Esthetic Perio-Implantology

美学区牙周种植手术精要

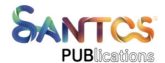

SANTOS
PUBlications

Esthetic Perio-Implantology

美学区牙周种植手术精要

（巴西）胡里奥·塞萨尔·乔利
（Julio Cesar Joly）

主　编　（巴西）保罗·费尔南多·梅斯奎塔·德卡瓦略
（Paulo Fernando Mesquita de Carvalho）

（巴西）罗伯特·卡瓦略·达席尔瓦
（Robert Carvalho da Silva）

主　审　侯建霞

主　译　张海东　刘　琦

北方联合出版传媒（集团）股份有限公司
辽宁科学技术出版社
沈　阳

图文编辑

刘 菲 刘 娜 康 鹤 肖 艳 王静雅 纪凤薇 刘玉卿 张 浩 曹 勇 杨 洋

©2023，辽宁科学技术出版社。
著作权合同登记号：06-2019第112号。

图书在版编目（CIP）数据

美学区牙周种植手术精要 /（巴西）胡里奥·塞萨尔·乔利，（巴西）保罗·费尔南多·梅斯奎塔·德卡瓦略，（巴西）罗伯特·卡瓦略·达席尔瓦主编；张海东，刘琦主译. — 沈阳：辽宁科学技术出版社，2023.1

ISBN 978-7-5591-2792-1

Ⅰ. ①美… Ⅱ. ①胡… ②保… ③罗… ④张… ⑤刘… Ⅲ. ①牙周病—治疗 ②种植牙 Ⅳ. ①R781.405 ②R782.12

中国版本图书馆CIP数据核字（2022）第202066号

出版发行：辽宁科学技术出版社
　　　　　（地址：沈阳市和平区十一纬路25号　邮编：110003）
印 刷 者：凸版艺彩（东莞）印刷有限公司
经 销 者：各地新华书店
幅面尺寸：235mm×305mm
印　　张：54.5
插　　页：4
字　　数：600千字
出版时间：2023年1月第1版
印刷时间：2023年1月第1次印刷
策划编辑：陈　刚
责任编辑：殷　欣
封面设计：袁　舒
版式设计：袁　舒
责任校对：杨晓宇

书　　号：ISBN 978-7-5591-2792-1
定　　价：998.00元

投稿热线：024-23280336
邮购热线：024-23280336
E-mail:cyclonechen@126.com
http://www.lnkj.com.cn

编者简介
Authors & Coauthors

主编

Julio Cesar Joly于1995年在Campinas大学Piracicaba牙科学院获得牙科学位，并在该校完成了硕士（1999）和博士（2002）课程。他是位于Campinas的São Leopoldo Mandic牙科研究中心种植学和牙周学硕士项目的负责人，在他的指导下进行了多项研究。他也是ImplantePerio研究所的教授，该研究所在São Paulo进行研究和高级牙科培训。他还是一些科学出版物和教科书的作者及合著者，重点关注天然牙和植体周的牙周组织处理。他是《Reconstrução Tecidual Estética》（2009）一书的作者之一，该书以葡萄牙语、西班牙语和意大利语出版

Paulo Fernando Mesquita de Carvalho于1994年在Alfenas大学获得牙科学位。在Alfenas大学获得颌面外科的专业认证（1998）；在São Paulo大学Ribeirão Preto牙科学院获得牙周病学的专业认证（2002）；在SENAC获得牙科美学专业认证（2008）；并于2004年在Campinas的São Leopoldo Mandic牙科研究中心完成了硕士课程。他也是ImplantePerio研究所的教授，该研究所在São Paulo进行研究和高级牙科培训。他是一些科学出版物和教科书的作者及合著者，重点关注天然牙和植体周的牙周组织处理。他是《Reconstrução Tecidual Estética》（2009）一书的作者之一，该书以葡萄牙语、西班牙语和意大利语出版

Robert Carvalho da Silva于1994年在Uberlândia联邦大学获得牙科学位。1997年获得巴西牙科协会/巴西利亚分会牙周病学专业认证，并在Campinas大学Piracicaba牙科学院完成硕士（2002）和博士（2004）课程。他是AAP授予的第一期Bud Tarson奖（2005）的首位获奖者，也是"Growth Against Recession–Esthetic case competition"（2011）的获奖者之一。他也是ImplantePerio研究所的教授，该研究所在São Paulo进行研究和高级牙科培训。他是一些科学出版物和教科书的作者及合著者，重点关注天然牙和植体周的牙周组织处理。他是《Reconstrução Tecidual Estética》（2009）一书的作者之一，该书以葡萄牙语、西班牙语和意大利语出版

参编

Guilherme Paes de Barros Carrilho于2001年在São Paulo大学Bauru牙科学院获得牙科学位。2003年获得颌面畸形重建医院种植牙科的专业认证；2004年获得Ribeirão Preto牙科协会牙周病学的专业认证；2009年，在Santo Amaro大学完成了硕士课程。他也是ImplantePerio研究所的助理教授，该研究所在São Paulo进行研究和高级牙科培训

Victor Clavijo于2002年在Campinas的Paulista大学获得牙科学位。他在Araraquara的Estadual Paulista大学（2004）获得口腔内科学的专业认证，并在该校完成了硕士（2007）和博士（2011）课程。他是Southern California大学牙体保存和粘接牙科的客座教授，也是一些科学出版物和教科书的作者及合著者，重点关注天然牙和植体周的修复

Murilo Calgaro，牙科技师，Curitiba–Brazil

Leonardo Bocabella，牙科技师，Curitiba–Brazil

审译者简介
Contributors

主　审

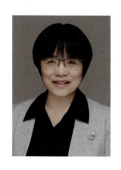

侯建霞
主任医师，教授，博士研究生导师
北京大学口腔医学院虚拟仿真教研室主任
中华口腔医学会牙周病学专业委员会常务委员

主　译

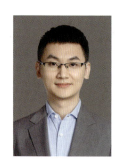

张海东
北京大学口腔医学博士
北京大学口腔医院牙周科主治医师
中华口腔医学会牙周病学专业委员会会员
中华口腔医学会口腔种植专业委员会会员

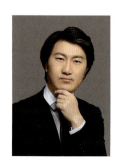

刘　琦
硕士，副主任医师
中华口腔医学会口腔种植专业委员会青年委员
北京医师协会口腔分会理事

副主译

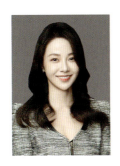

杨静文
副教授
北京大学口腔医院修复科副
主任医师
中华口腔医学会口腔种植专
业委员会青年委员
北京口腔医学会数字化口腔
医学专业委员会委员

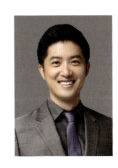

闫 夏
北京大学牙周病学博士
赛德阳光口腔牙周总监、口
腔种植微创治疗专家
中华口腔医学会牙周病学专
业委员会会员
中华口腔医学会口腔种植专
业委员会会员

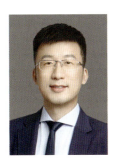

罗志强
北京大学口腔修复学硕士
极简·一站式口腔医疗集团
<数字美学中心>临床学科
带头人
全国卫生产业企业管理协
会数字化口腔产业分会
（CSDDI）专家委员会委员

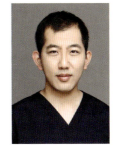

焦 剑
北京大学牙周病学博士
北京大学口腔医院门诊部主
治医师
中华口腔医学会牙周病学专
业委员会会员
中华口腔医学会镇静镇痛专
业委员会会员

审译者名单
Contributors

主　审　侯建霞

主　译　张海东　刘　琦

副主译　杨静文　闫　夏　罗志强　焦　剑

译　者　刘　擎　殳　畅　靖无迪　柏景萍　韩　烨　岳兆国

　　　　高一博　姬克文　许　敏　孙雨哲　索　超　崔晓曦

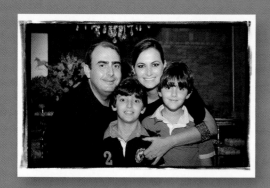

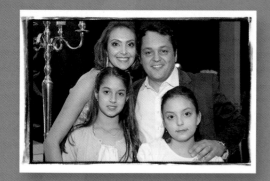

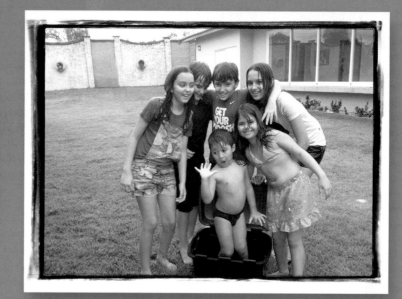

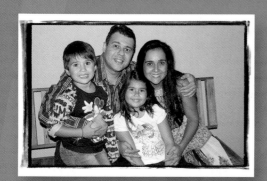

To **Aline**, **Heitor** and **Thomaz**

Joly

To **Cássia**, **Ana Carolina** and **Maria Clara**

Paulo

To **Andréa**, **Agatha** and **Cássio**

Robert

致挚爱的妻儿，即使相隔天涯，也永远在我们的心中。

感谢你们的理解、宽容、忍耐和无条件的爱。

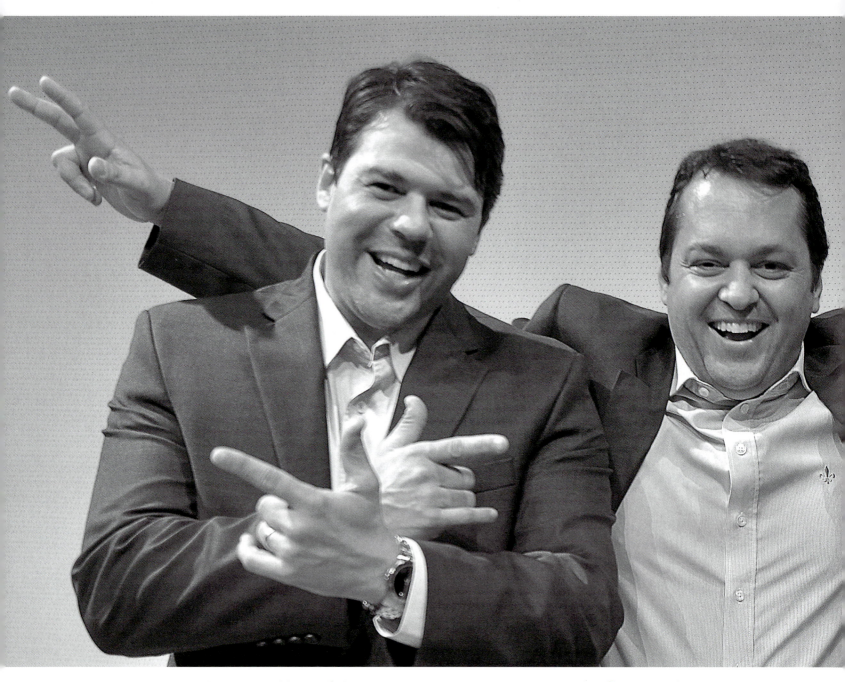

Robert Carvalho da Silva   Paulo F. M. de Carvalho

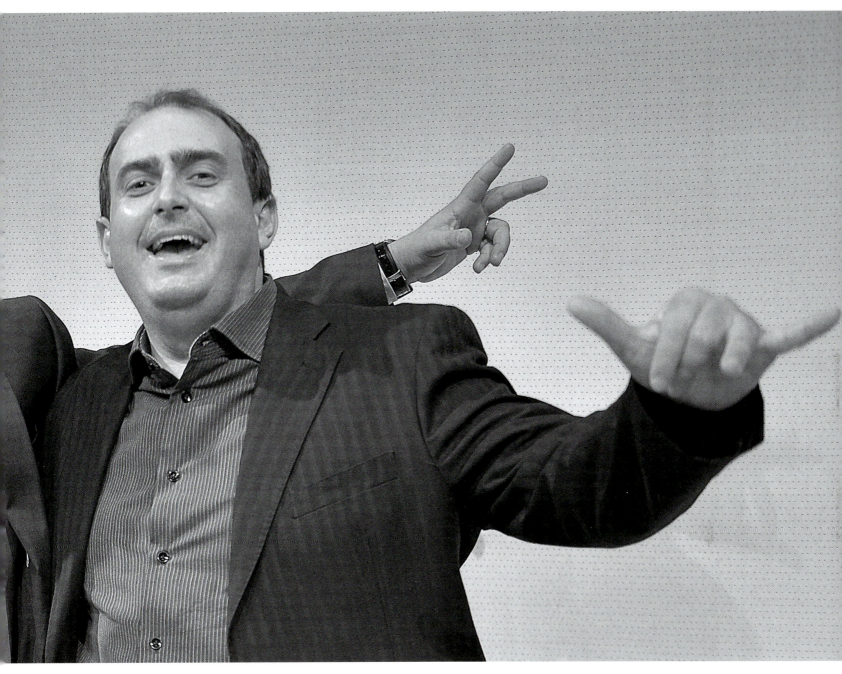

Julio Cesar Joly

当我们身处不确定的时候，是周围的人们让我们不要放弃。这本书里展示的工作更像是我们对他们的一个承诺，如果没有这些人或直接或间接的参与，完成这一切是不可能的，也毫无价值。在此，谨向以下人士致以最崇高的谢意：ImplantePerio团队中所有充满热情且富有职业精神的伙伴们，本书的编者们，帮我们建立知识体系的所有老师们，设计并完成这本书的出版商，技艺精湛的技师们，我们的所有商业伙伴，亲爱的朋友、学生和患者们，与我们并肩奋进、陪伴我们实现理想的家人们。

序言
Forewords

亲爱的读者，

首先我想恭喜你们拿到了一本杰作！

当你浏览这本书的时候，你可以看到近6000幅精美的临床照片与模式图，这确实可以成为你在自己的牙科专业书架上为它保留一席之地的绝佳理由，然而随着你深入阅读，你将真正了解它的魅力。

多年以来，我作为牙科领域的教育者，有幸在世界各地演讲并结识了许多杰出的医生、学者以及牙科工业的代表人物。可以说，"牙周–种植学"这个概念在大多数地方鲜有提及。

3位在本专业领域现象级的好朋友向我们分享了他们的热爱：对家庭的热爱，对临床牙周–种植学的热爱以及对教学艺术的热爱。

仔细审视Joly、Carvalho和Silva医生展现出来的品质，我们不难发现他们身上闪现着的毅力、科学智慧与高超技艺。

他们丰富的知识在多中心协作的网络中大大彰显。3个人产生的协同效应使得"牙周–种植学"这个理念成为典范——在这一领域，没有人否认我们需要作为一个团队去工作，然而我们在现实中的尝试却常以失败而告终。根据Malcolm Gladwell的研究，熟练掌握任何一项技能大概需要10000个小时的实践，其他学者如Mathew Syed等，则使用"目的性训练"这一术语来描述获取这类技能的方式，而这个牙周种植三人组已经把他们的合作关系坚持了12年之久，本书正是他们多年纯粹如兄弟般的团队合作以及他们对涉及该领域的知识技能纯熟驾驭的一个缩影。

早在2009年，他们就出版了他们的第一本书，从此以后，他们将工作的重心放在发展基于他们丰富经验同时严格依托循证医学理念（本书有超过1000处科学文献引用）的临床方法上。

概括而言，这3位杰出的巴西医生完美展现了他们团队的力量——这力量当然蕴含在每个个体之中，然而一个高效协作的团队一定是比单枪匹马的个人更为强大的。

我由衷希望这部图文并茂的著作可以在每一个有志于在口腔种植及牙周美学领域深耕的牙医同仁的书架上拥有属于它的位置。它将会给更多临床医生以及牙科教育者带来启示，激励他们借助团队的力量，不断将自己作为个体所能到达的边界向外扩展。

Ricardo Mitrani

亲爱的同行朋友们，

非常荣幸向你们推荐这本书，它着眼于美学膜龈手术和种植修复领域，兼具翔实的科学证据与全面的临床展示。这正是当下对于医患双方都颇富挑战与意义的话题，本书为我们提供了值得学习的清晰的指引。3位作者长年的亲密合作为我们呈现了这样一部杰作，它既有临床技术，又不乏科学理解，还展示给我们经过了长期随访的可靠方法。美学牙周种植领域的不同主题和概念用一种清晰而严谨的逻辑组织起来，同时又通过漂亮的病例展示及示意图加以验证。我们在对患者进行治疗时，遇到的最困难的挑战之一，是对生物、科学和临床这几方面联合起来的透彻理解，本书通过对诊断和治疗选择的详细展示，很好地满足了读者的这一需求。

我曾经与本书的几位作者有非常愉快的合作，也目睹了他们对专业以及患者所做的有价值的工作。在我看来，他们树立了一个良好的榜样，具有开阔的视野，无论在生活还是工作中都堪称典范。真的非常荣幸能够向所有致力牙周种植手术以及美学牙科学领域的同行们隆重推荐本书——当你们在治疗有膜龈问题或种植需求的患者，面临临床决策、步骤以及其他问题的时候，它会成为一个绝佳的参考。

Sascha A. Jovanovic

亲爱的同行朋友们，

当我第一次遇见Julio Cesar Joly、Paulo Fernando Mesquita de Carvalho和Robert Carvalho da Silva这3位医生的时候，让我印象最深刻的是，他们所创建的ImpaIntePerio团队将临床治疗、科研与教育完美结合起来。过去10年间，他们始终站在美学牙周和种植治疗的前沿，无论是外科还是修复方面。更加难能可贵的是，这几位作者一直致力于将创新的技术与方法进行标准化应用。本书用一种便于所有医生（无论全科医生还是专科医生）所接受的形式，向读者展示了从最基本的到最新的外科和修复步骤。我相信，每一位读者都可以从本书中获取知识，书中展示的病例以及插图为我们后续的临床实践提供了很好的参考。我为几位作者给我们带来这样一部杰作表示由衷的祝贺！

Eric Van Dooren

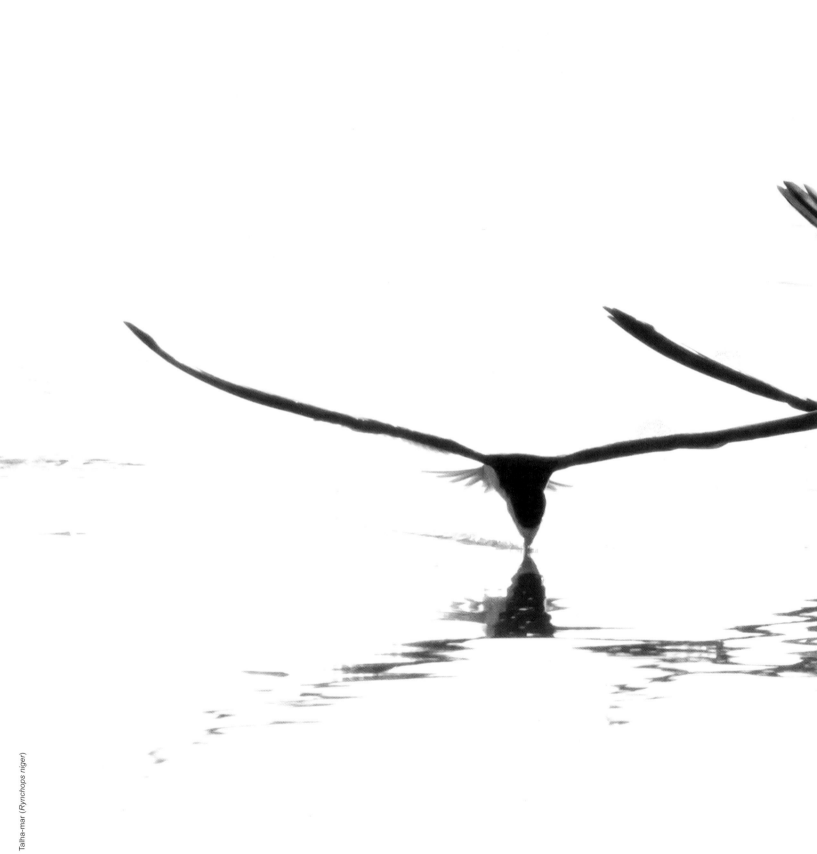

Talha-mar (*Rynchops niger*)

在本书中，每一章都以极具特征性的巴西鸟类的照片作为篇章页。鸟喙的形状、颜色与功能多种多样，这与我们的牙科治疗有异曲同工之妙。大自然用她的丰富多彩告诉我们，我们治疗的每一个患者都是独一无二的。

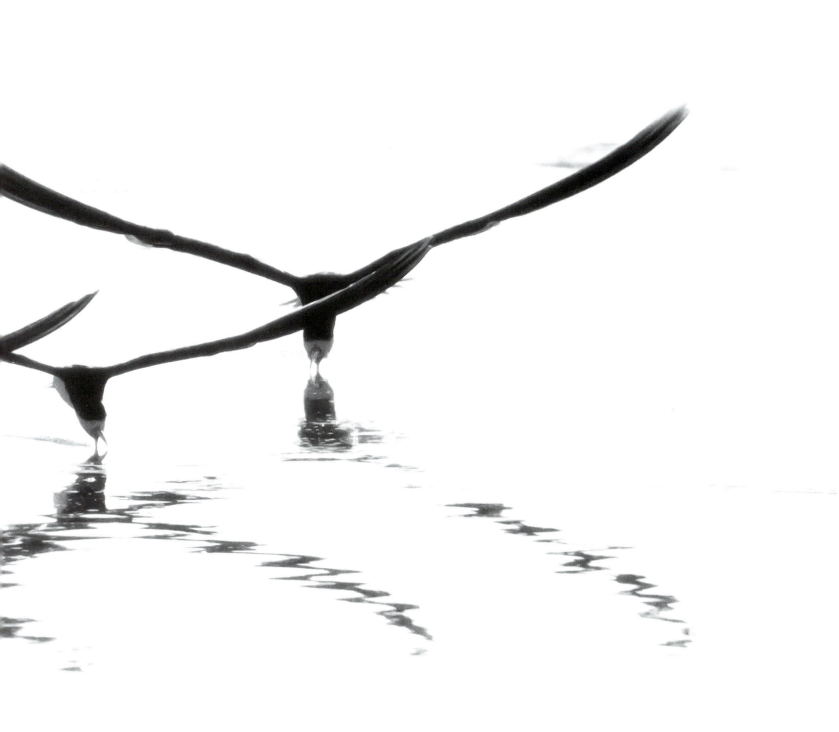

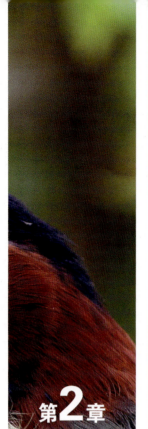

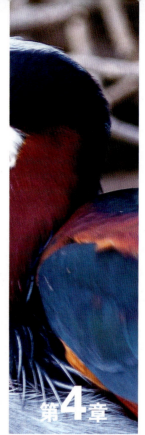
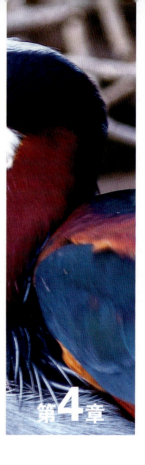
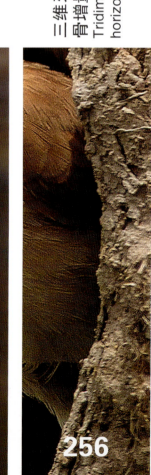
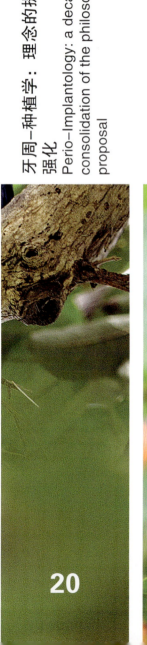
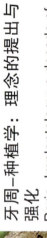

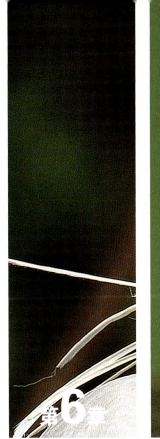

第6章

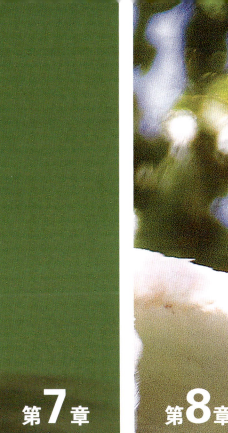

第7章

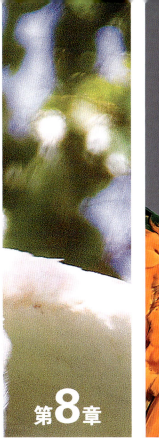

第8章

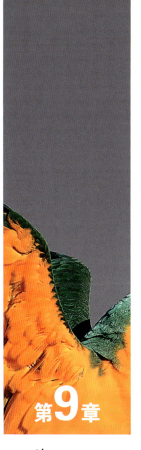

第9章

第10章

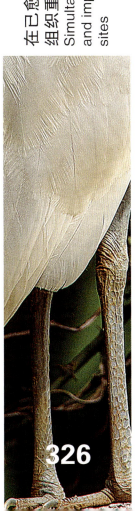

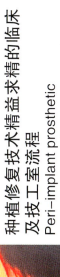

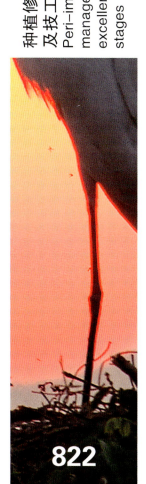

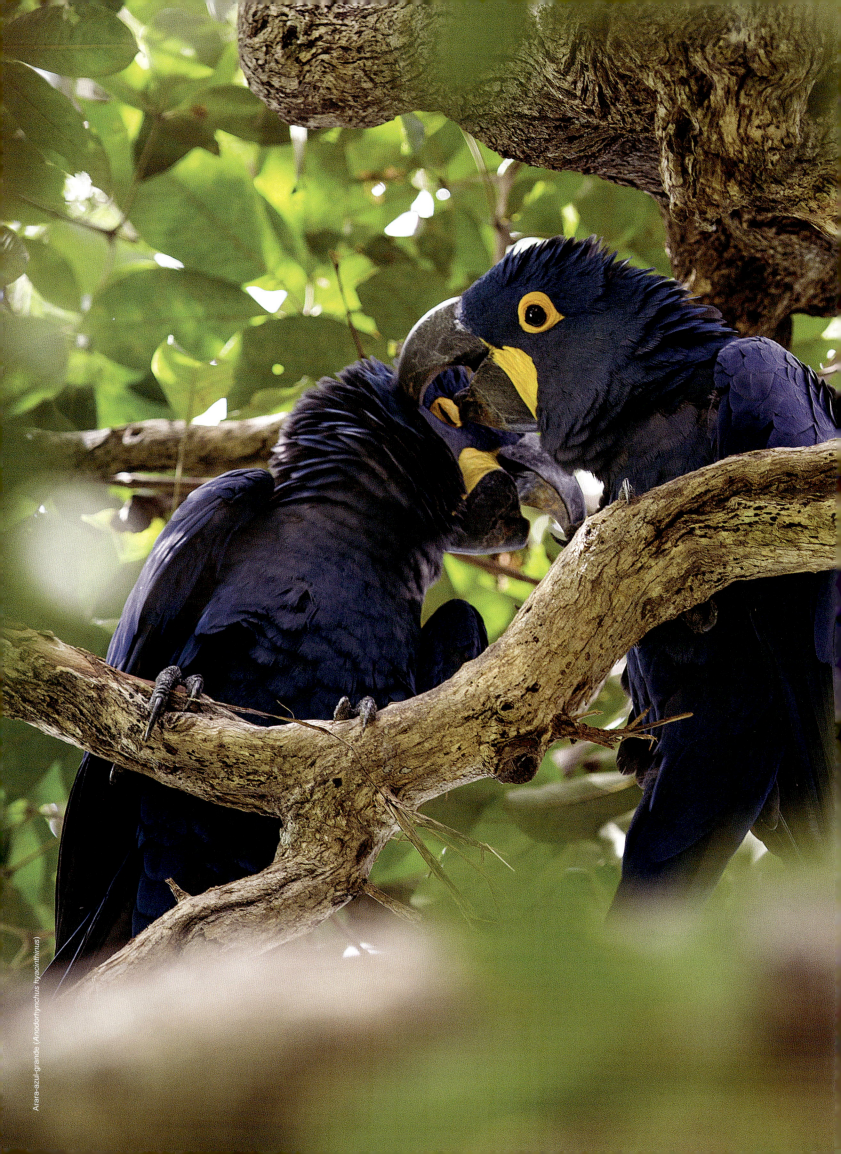

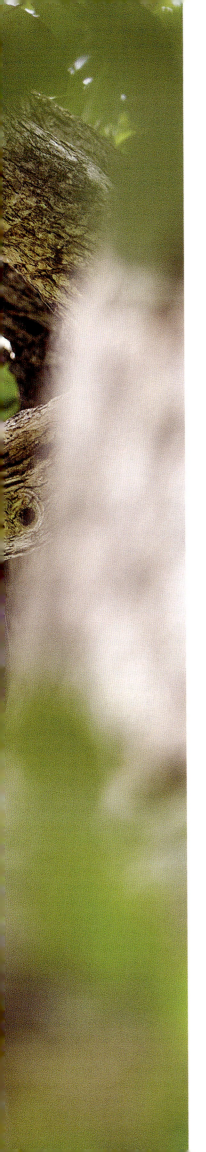

第 **1** 章

牙周-种植学：

理念的提出与强化

Perio–Implantology: a decade of consolidation of the philosophical proposal

Julio Cesar Joly | Paulo Fernando Mesquita de Carvalho | Robert Carvalho da Silva

当我们站在现代牙科学的视角考虑时，可以发现局限于单一学科的、孤立的牙科诊疗服务已日渐式微。局限于某一学科的知识会妨碍医生在面对不同治疗需要时的全局视角，而这对于治疗计划的制订有至关重要的影响。成功的治疗有赖于在正确的时机采取正确的措施。面对极具挑战的复杂病例，牙周病学可以被视为所有相关学科中最重要的基石之一[1]。

从实用主义的视角出发，随着现代牙科学在追求完美美学效果的道路上发展出越来越多的交叉学科，牙周病学也不再仅仅局限于单一预防和治疗牙周病[2]。尽管修复材料和技术取得了长足进步，但我们必须承认，倘若我们想获得和谐的美学效果，就必须在牙体硬组织和软组织（牙周和/或植体周）上达到平衡[3-4]。

通过机械治疗的方式消除和控制牙周疾病的重要性不容置疑，为了防止疾病的复发，需要进行定期的牙周维护[5]。然而，健康早已不是现代牙周病学的唯一目标[6]。

运用再生性或成形手术进行组织重建是牙周病学的另外一个重要支柱，因为完全或部分恢复受损的牙周支持组织，有助于牙齿的长期维护[7]。每一个重建步骤都是精细而敏感的，因此治疗方法的选择，需要有基于生物学和美学概念的缜密的治疗计划。我们需要遵循每种技术的适应证，并将其以个性化的方式运用到每个病例中。

尽管科学技术经历了革命性的进步，医生仍要清楚，对预后不确切的患牙进行保存治疗是有局限性的。用经验主义的方法对患牙进行"堂吉诃德式"的保存尝试绝非上策[8]，因为我们要面临持续的组织丧失的风险。因此，我们必须明白用修复体代替无望保留的患牙（尤其是种植修复体），同样是现代牙周病学的目标之一。当然，这并不意味着我们简单地建议对不健康的牙齿一拔了之，相反，不管是文献还是我们的临床经验都显示种植体的预期寿命并不会比完善治疗的天然牙更持久[9-10]。

口腔种植学在过去很长时间内把实现骨结合作为主要，甚至是唯一的成功标准。大量仅以X线片而缺乏临床症状和体征的纵向观察性研究显示种植体可以获得相当可观的存留率[11-13]。诚然骨结合的发生与保持对于种植成功具有根本性意义，但其他因素同样不容忽视。短视的、不加选择的口腔种植引发了无尽的美观与功能问题，这些病例，尽管获得了成功的骨结合，却并不能令医患双方感到满意。将口腔种植学作为一个孤立学科的观点是令人困惑的。我们更希望把种植看作是用于替代既已缺失的或无望保留的天然牙的修复计划中的一种外科工具。因此，种植必须是一个融汇了所有相关学科理念的交叉学科。种植治疗的最终目标是修复，这一点永远不能忽视。仅对余留牙槽骨质与量进行局部评估，并将其作为制订种植计划的主要因素，可能使接下来的治疗步骤面临明显风险。真正决定种植体三维位置的是修复需要，而非余留的骨量[14]。种植修复的理想美学效果有赖于3个重要因素：**以修复为导向的种植体植入、美学组织重建以及修复体的处理**（图1.1）。我们认为，只有当术者对于牙周病学相关的生物原则和基本技巧有深刻理解时，才能正确掌握种植重建步骤的适应证并充分发挥其优势。这也是牙周–种植学的基本原则（图1.2）。

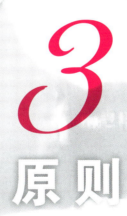

以修复为导向的种植体植入

修复体的处理

美学组织重建

图1.1

理想种植修复的三原则。

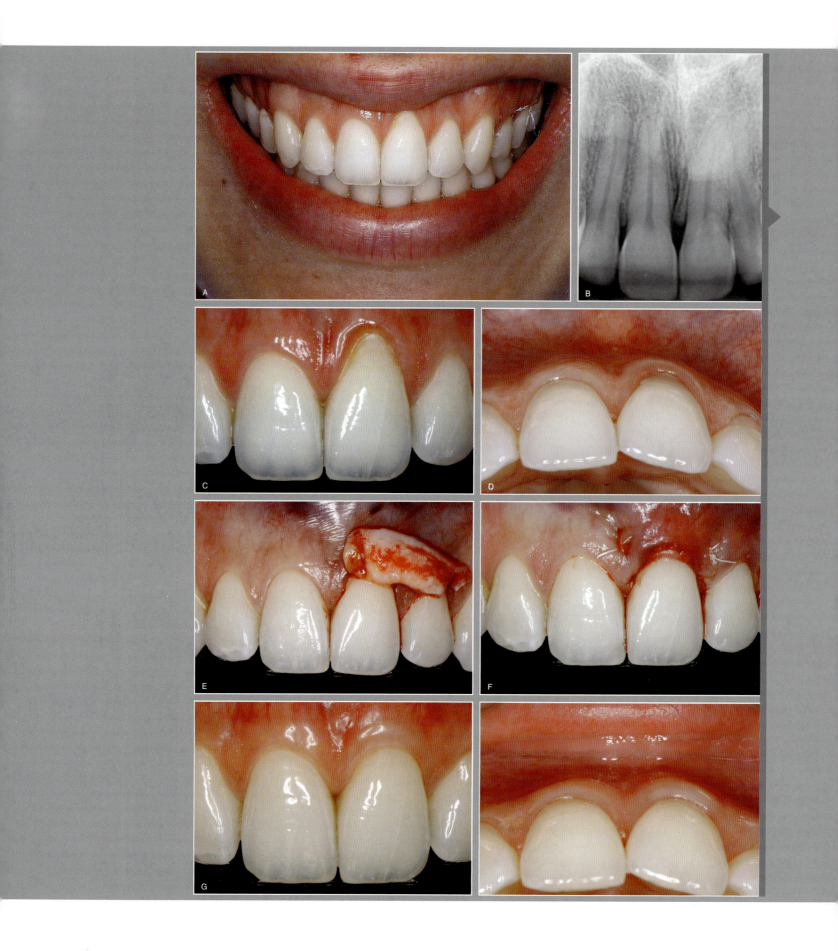

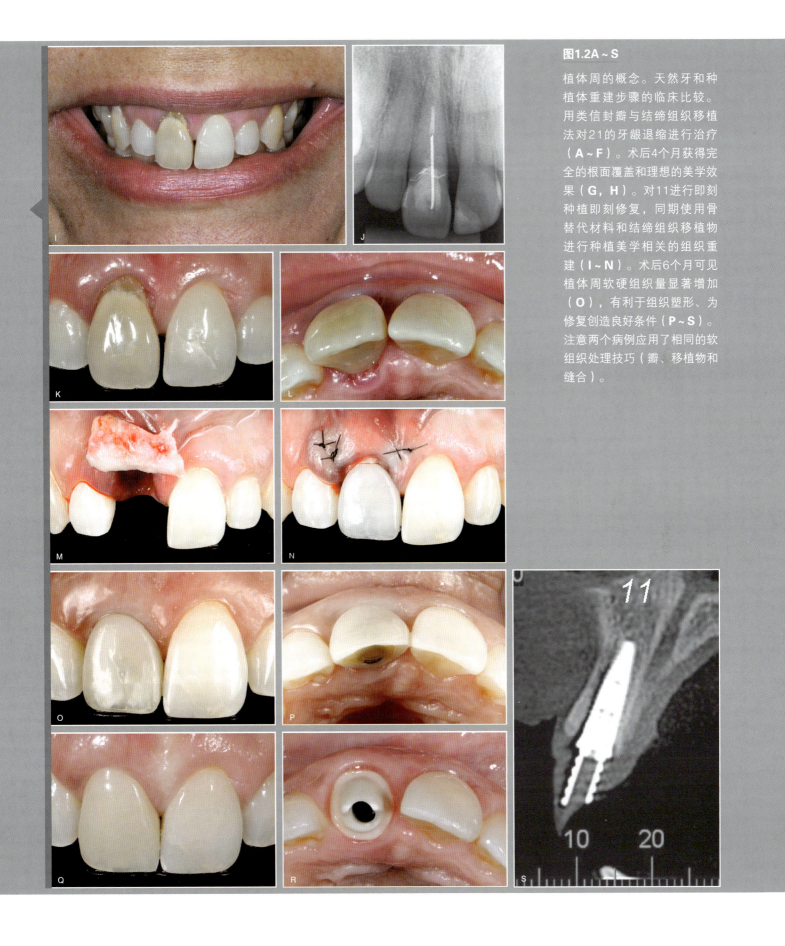

图1.2A～S

植体周的概念。天然牙和种植体重建步骤的临床比较。用类信封瓣与结缔组织移植法对21的牙龈退缩进行治疗（**A～F**）。术后4个月获得完全的根面覆盖和理想的美学效果（**G，H**）。对11进行即刻种植即刻修复，同期使用骨替代材料和结缔组织移植物进行种植美学相关的组织重建（**I～N**）。术后6个月可见植体周软硬组织量显著增加（**O**），有利于组织塑形、为修复创造良好条件（**P～S**）。注意两个病例应用了相同的软组织处理技巧（瓣、移植物和缝合）。

组织生物型

如果读者意识到薄龈生物型是天然牙和植体周软组织边缘向根方退缩的风险因素[1,15-16]，也便抓住了关于组织生物型主题的讨论重点。生物型的分类，以及天然牙和植体周组织对创伤和炎症损伤的反应，决定了我们以最佳的临床效果为目标，制订个性化治疗计划。

关于不同组织生物型的最早描述见于Oschenbein和Ross[17]的研究以及Weisgold[18]的综述。这些研究者定义了两种组织生物型：薄/扇形和厚/平坦形。是基于分组分析提出这两种分类，在统计时确定一个共同特征，根据这种特征的不同可分为两组。牙龈、骨和其他因素可以一起分析以便对牙龈生物型进行分类。所有这些特征可能由基因所决定，尽管一些研究[19-20]显示牙龈厚度与牙位和位于上颌还是下颌等因素关系很大。但不同组织生物型的差异被Olsson和Lindhe[21]的研究进一步证实，从而使这一分类更具有临床实际应用价值（表1.1）。

表1.1　牙周组织生物型

厚型	薄型
厚的软组织	薄的软组织
宽的角化组织	窄的角化组织
厚的牙槽骨	软组织下方存在骨开裂
产生牙周袋的风险	牙龈退缩的风险
短的龈乳头	长的龈乳头
接触点位于中1/3	接触点位于切1/3
方形牙冠	三角形牙冠

一些学者认为厚生物型占主流[21-22]。而一些研究则显示，大多数人（75%～80%）并不呈现厚生物型表现[23-24]。或许这种不同源于研究者们各自采取的主观评价标准。不同研究采用的测量牙龈厚度的方法各不相同。一些研究者将牙周探针置于龈沟内，检查牙龈是否可以透出探针颜色[22,25]。另外一些研究者则使用牙周探针、卡尺、根管锉、超声器械或CBCT等工具对牙龈厚度进行定量测量[23,26-27]。上述方法同样适用于测量角化组织的量[24]。目前为止，并没有哪种方法展现出其他方法无法比拟的决定性优势。

毫无疑问，组织生物型的客观判断标准的缺乏带来了另外一些临床挑战。事实上，极端的情况（薄和厚的生物型）均非主流[20]，相比之下，兼具两种生物型的中间类型可能更为常见[23,28-29]（图1.3）。我们认为，这些中间类型在治疗中应被视为薄生物型来处理，因为在实际临床工作中出现误诊是很频繁的。我们接受生物型的二分类：

（1）**厚型**：具有充足组织量的全部特征，不需要采取组织重建步骤。

（2）**非厚型**：即薄型和中间型，倾向于采用以增加组织量为目的的组织重建步骤。

生物学宽度

生物学宽度，也称为生物学空间，指的是龈沟底与牙槽嵴顶之间的龈牙结合部[30]。它包括这一范围内的结合上皮与结缔组织。任何损伤（牙折、穿孔、吸收、龋或牙体预备），如果其范围超过龈沟，都会侵犯生物学宽度并引发炎症反应及后续的骨吸收。这种炎症反应的临床后果与组织生物型有直接关系，在厚型患者中易形成牙周袋，在非厚型患者中易引起牙龈退缩。

根据Gargiulo等[31]的尸体解剖研究，构成生物学宽度的结构可包括：龈沟（0.67mm）、结合上皮（0.97mm）和结缔组织（1.07mm）。尽管这些数据已成为学界广泛引用的经典，但该研究所采用的测量方法仍存在争议，另外，缺乏针对不同生物型分类的分组数据，也是该研究值得商榷之处[32]。与厚的牙周组织相比，薄的牙周组织往往意味着更窄的生物学空间，这与其组成结构，尤其是龈沟的差异性有关。薄型牙周组织的生物学宽度更易受到侵犯，也更容易出现牙龈退缩[20,28]（图1.4）。

另外一个重要事实是，生物型差异不仅存在于不同个体之间，即便在同一个体、不同牙位之间也可能存在差异。基于此，我们理解生物学宽度取决于组织生物型，而且是一个具有高度个体差异性的指标，而非标准化测量的平均值。对健康天然牙和种植体进行牙周探诊与骨探诊的比较，可见邻面区域的探诊深度要比颊舌侧更深，而植体周组织的探诊深度比天然牙普通深1～1.5mm[33]。

厚型　　　　　　　　中间型　　　　　　　　薄型

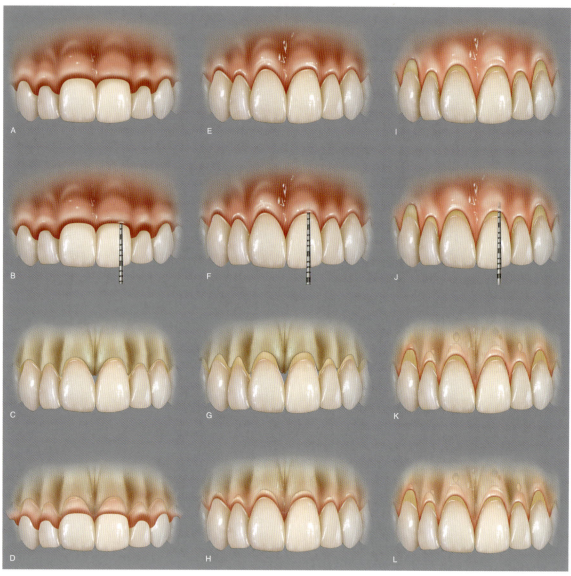

图1.3A～L

牙周组织生物型的示意图。厚型（**A～D**），中间型（**E～H**）和薄型（**I～L**）。注意表1.1所描述的特征。

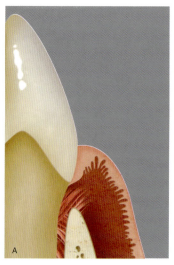 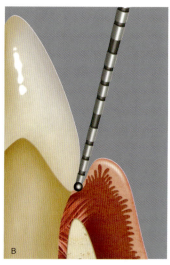

图1.4A，B

生物学宽度组成结构的模式图（**A**）。注意牙周探诊的重要性。牙周探针可穿过结合上皮的根方（近釉质牙骨质界），达到牙槽嵴顶冠方约2mm的位置（**B**）。

从临床的角度看，建立组织生物型和生物学宽度的直接联系并非易事。Fischer等[34]对80例患者进行评估，发现颊侧和邻面的牙龈范围（从龈缘到牙槽嵴顶的距离）在不同生物型（厚和非厚）个体中呈相似表现。他们同时对牙冠形态和龈乳头高度是否应作为生物型分类的依据提出质疑，因为从数据上看二者并无显著相关性。Stellini等[35]通过比较3种标准的牙形（三角形、卵圆形和方形）的牙周特征，发现三角形牙齿的患者与卵圆形牙齿的患者相比有更长的龈乳头、更窄的角化龈和更薄的组织厚度，同样的，牙形为卵圆形者与方形者相比，其龈乳头更长、角化龈更窄、组织厚度更薄。然而，通过临床探诊和测量龈缘到牙槽嵴顶的距离等指标确定的牙龈范围与牙冠形态并无显著相关性（图1.5）。

约10年前，当我们提出牙周-种植学的概念时，这一理论尚缺乏严谨的对照性的科学证据作支持。然而，牙周-种植学涉及的组织重建策略对美学效果的改善却日益显现[36-37]。尽管如此，我们采用的方法仍植根于牙周病学的经典文献。随着临床经验的不断积累，用简便易行的方法实现可复制的临床效果一直是我们团队不变的目标[38-40]。

现在我们不仅要考虑提供给患者满意的美学效果，而且要确保其长期稳定[41-43]。当我们给予患者重建性的治疗方法时，我们追求的也不仅仅是术后短期的理想效果，我们经常遇到的临床状况是，术后短期获得了舒适和可接受的治疗结果，但随着时间的推移却出现组织（颊侧和邻面）退缩、牙龈透色和体积减小等问题[44-45]（图1.6和图1.7）。

我们认为，没有必要对天然牙和植体周的重建性治疗方法加以区分，因为二者面临的问题往往是相通的，区别仅在于治疗的对象是牙还是种植体。这一技术旨在纠正边缘的组织缺陷（根面覆盖术和美学冠延长术）以及增加骨和/或软组织的体积与高度，这些对于获得平衡、舒适、持久的临床效果具有至关重要的意义。接受并吸纳这一理念无疑将增加我们工作的安全、简单及可预期性。

扫一扫即可浏览
参考文献

厚型

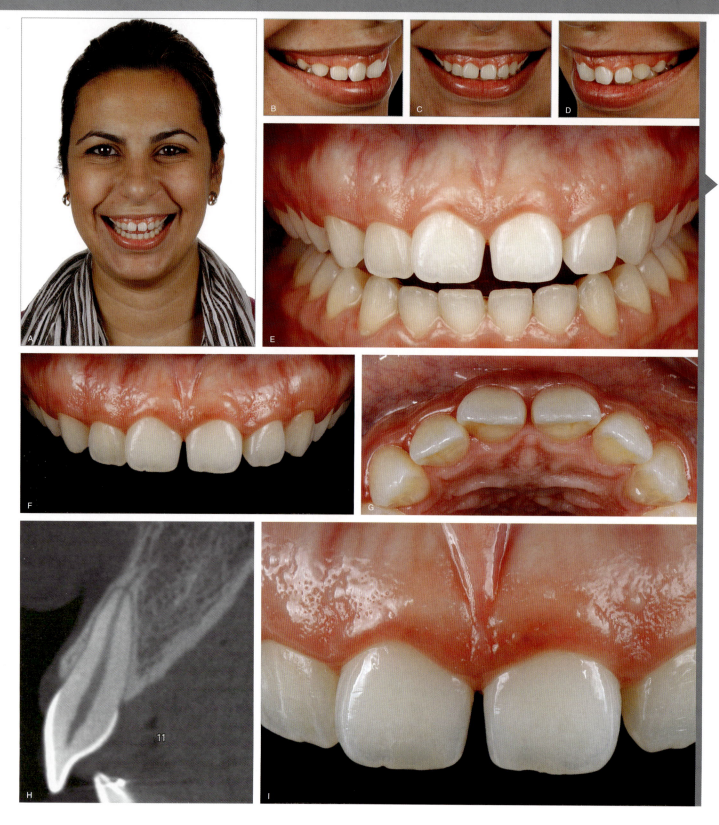

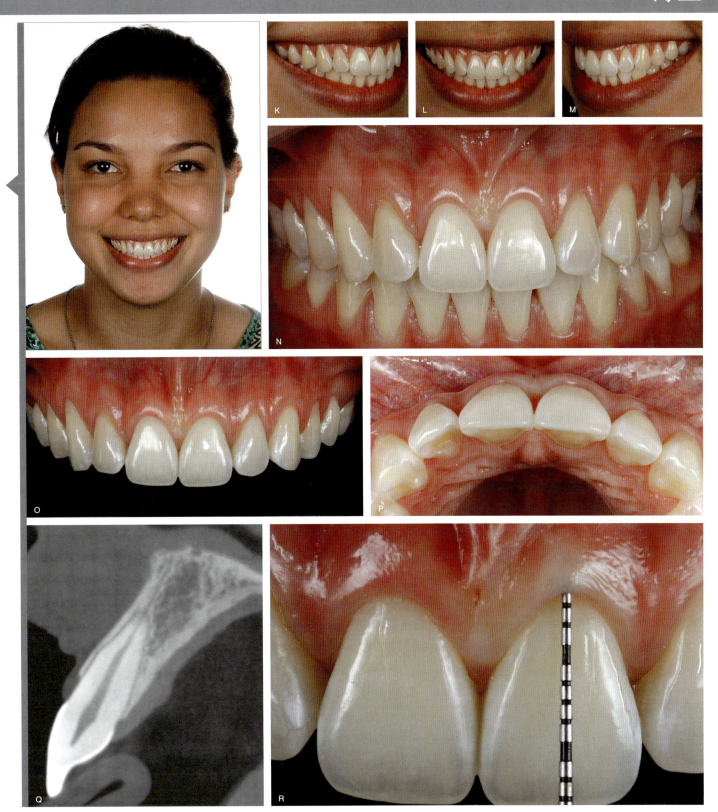

图1.5A ~ R

厚和薄生物型的临床和CBCT比较。注意厚生物型患者软组织和其下方的骨量均较充足（**A ~ I**）；相比之下薄生物型患者可透过边缘龈看到牙周探针，软组织下方伴有骨开裂（**J ~ R**）。上述特征的描述参见表1.1。

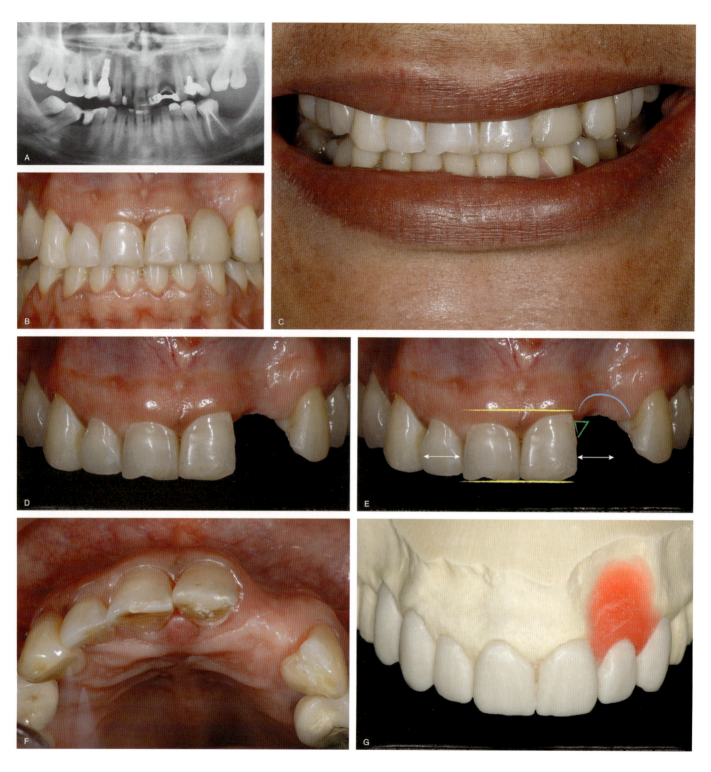

图1.6A～L

临床和影像学检查可见患者存在低位笑线以及受损的牙周和修复状况。由于旧的马里兰桥修复失败，患者的22需要进行种植修复。该缺失患牙的颊侧和邻面存在组织丧失，龈缘不协调（**A～F**）。以修复为导向制订治疗计划，制作诊断蜡型和诊断饰面（**G～I**）。在导板指引下进行不翻瓣的冠延长术，并戴入临时修复体（**J～L**）。

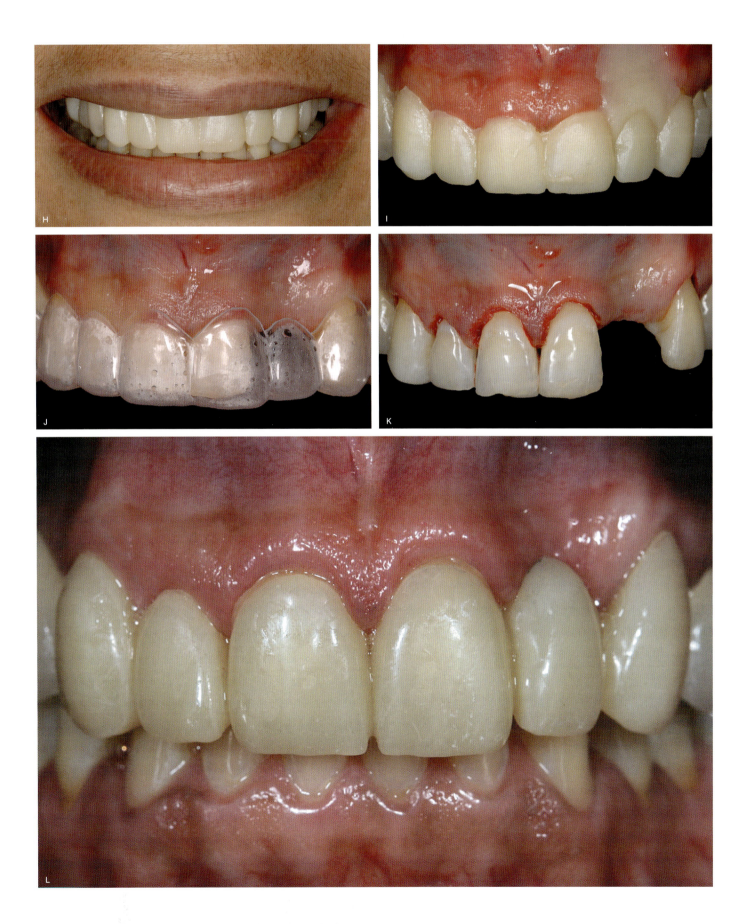

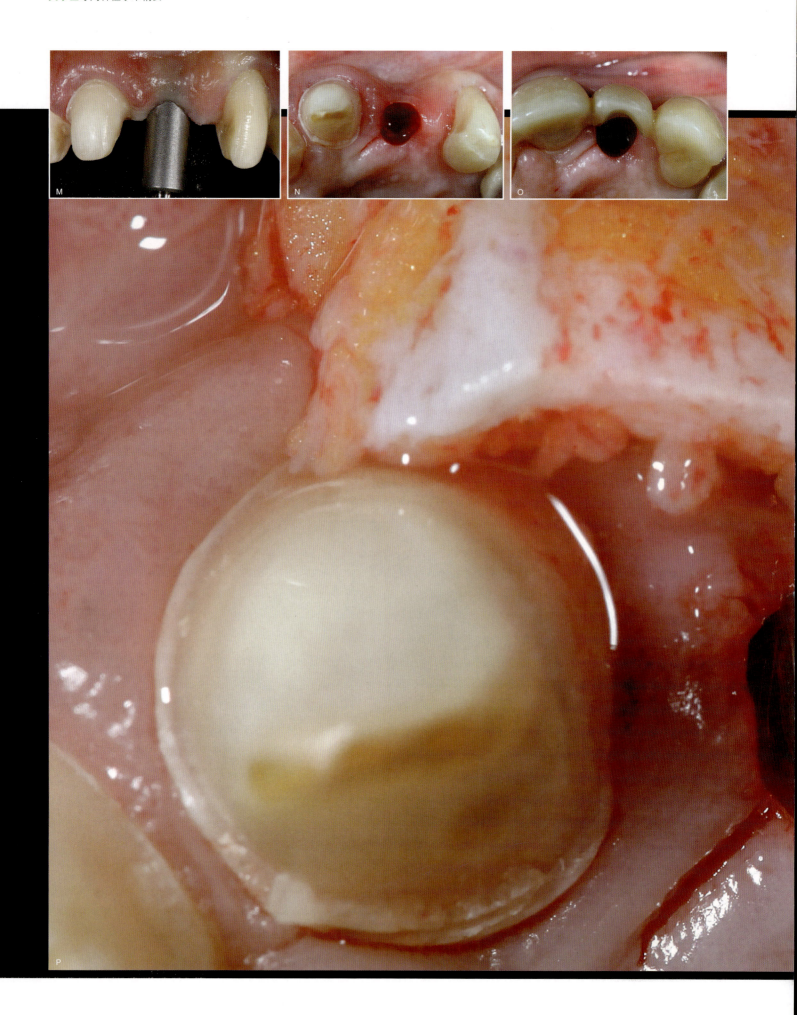

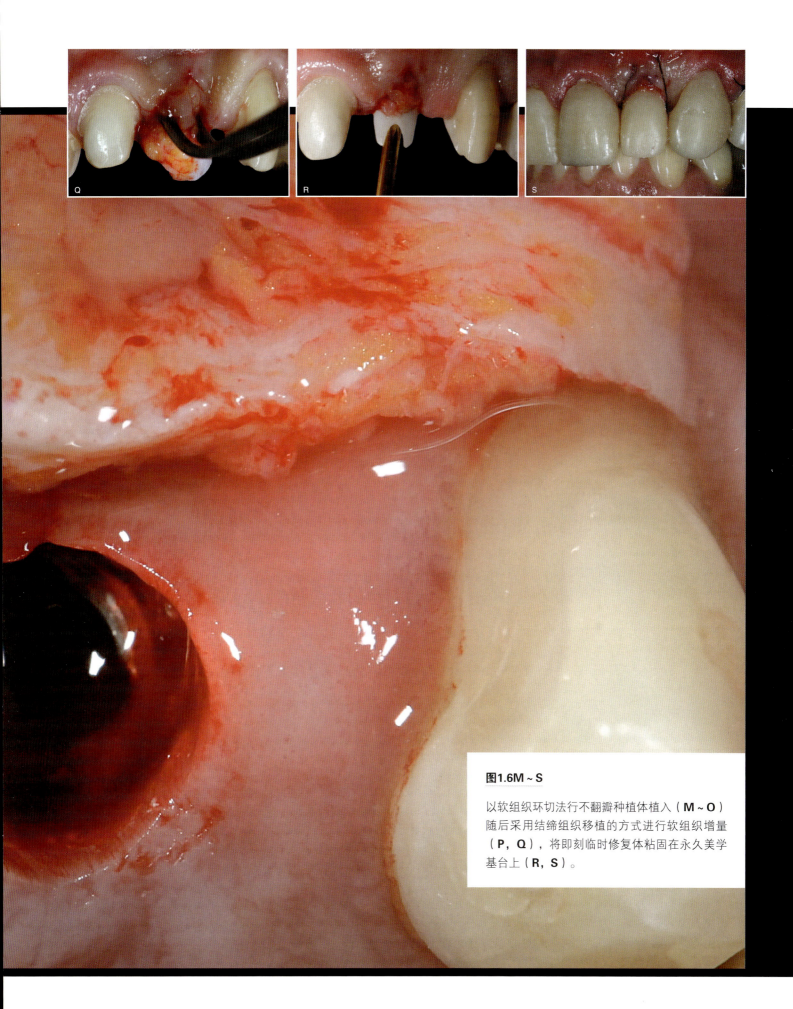

图1.6M～S

以软组织环切法行不翻瓣种植体植入（**M～O**），随后采用结缔组织移植的方式进行软组织增量（**P，Q**），将即刻临时修复体粘固在永久美学基台上（**R，S**）。

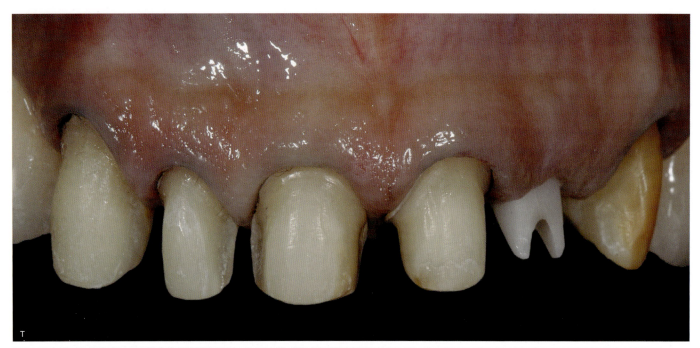

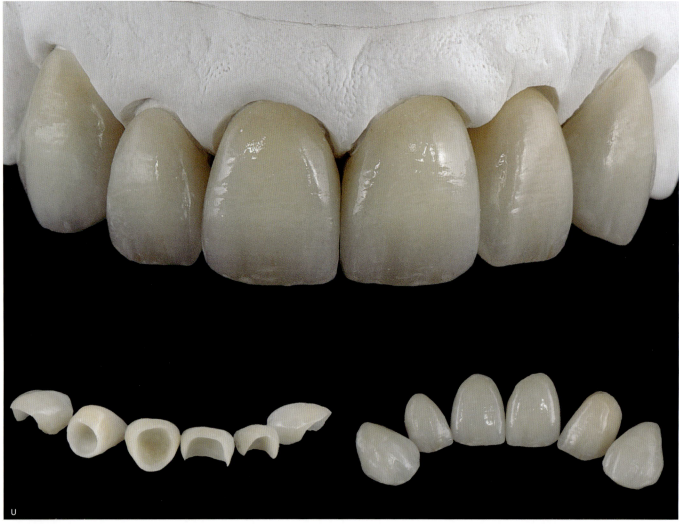

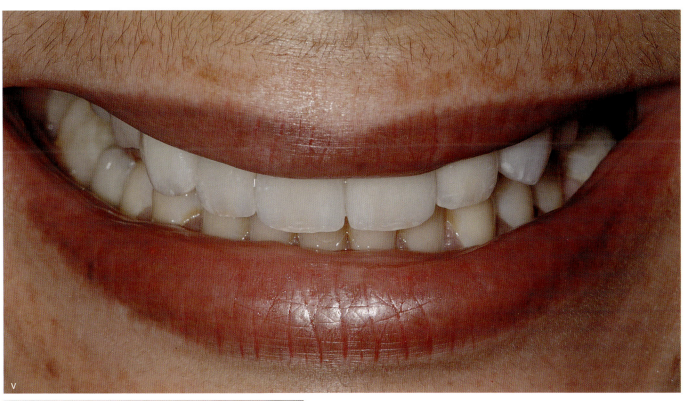

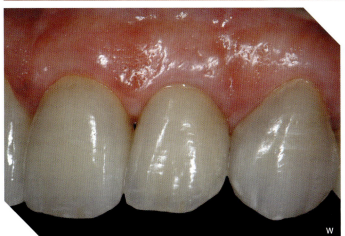

图1.6T ~ X

全瓷修复完成后，达到了极佳的美学与功能效果（**T ~ X**）。

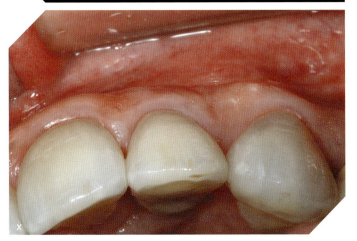

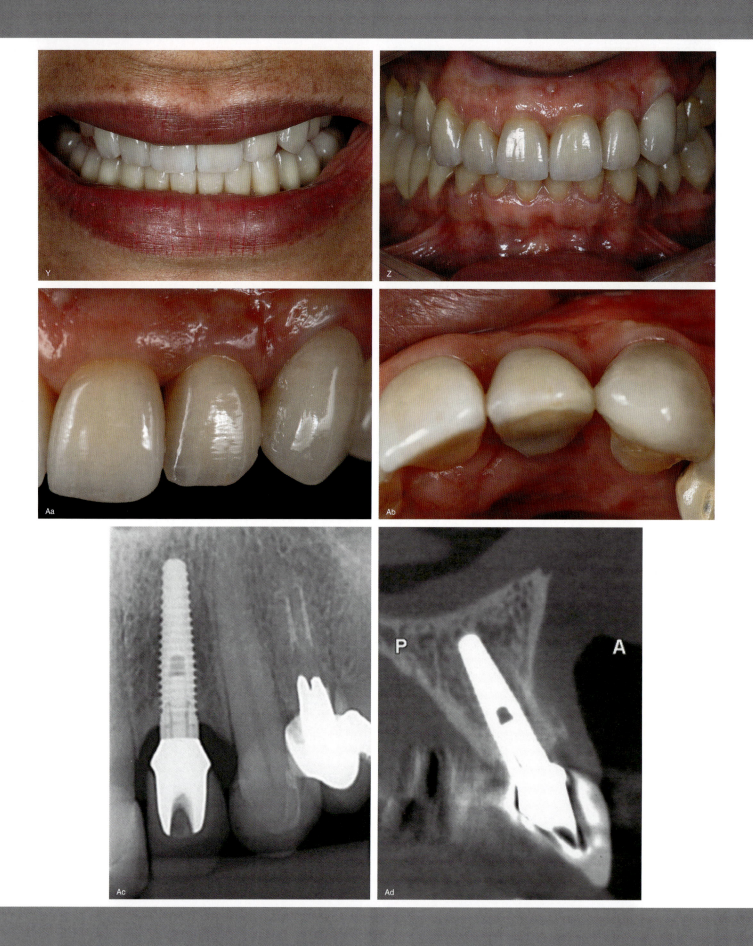

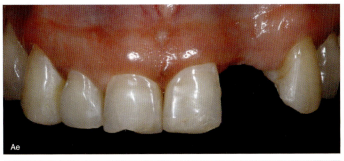

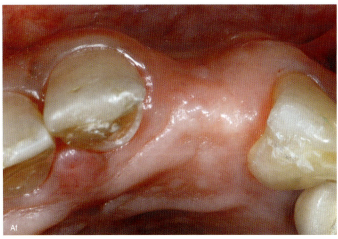

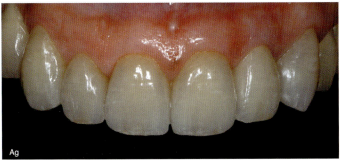

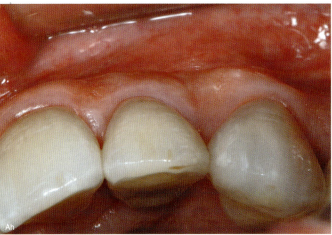

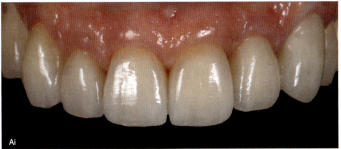

图1.6Y ~ Aj

7年后的临床和CBCT检查。可见软组织体积和黏膜高度保持稳定（**Y ~ Ad**）。术前（**Ae, Af**）、修复完成后（**Ag, Ah**）和7年后（**Ai, Aj**）的比较。修复团队：修复医生：Oswaldo Scopin de Andrade和Fabio Hiroshi Fujiy；技师：Murilo Calgaro和Alexandre Santos。

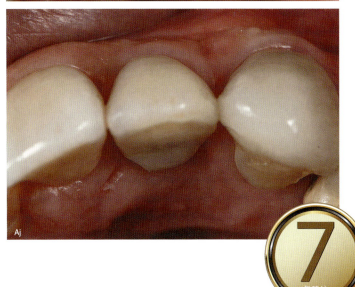

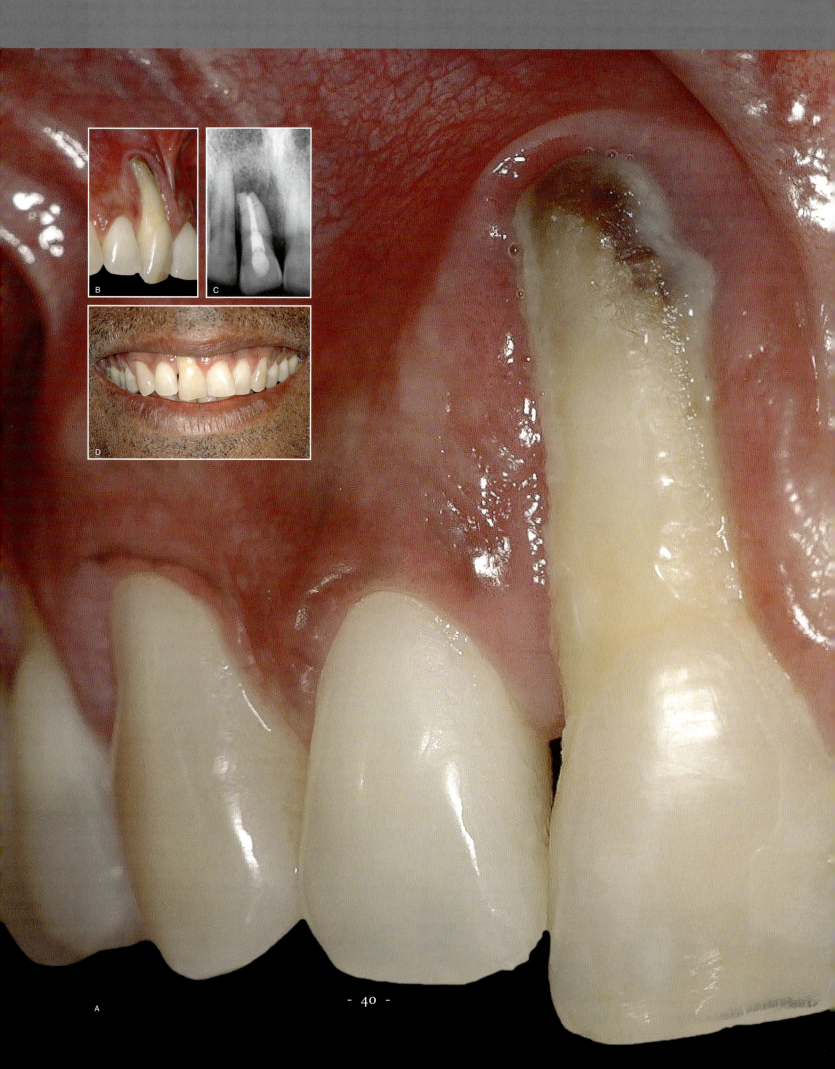

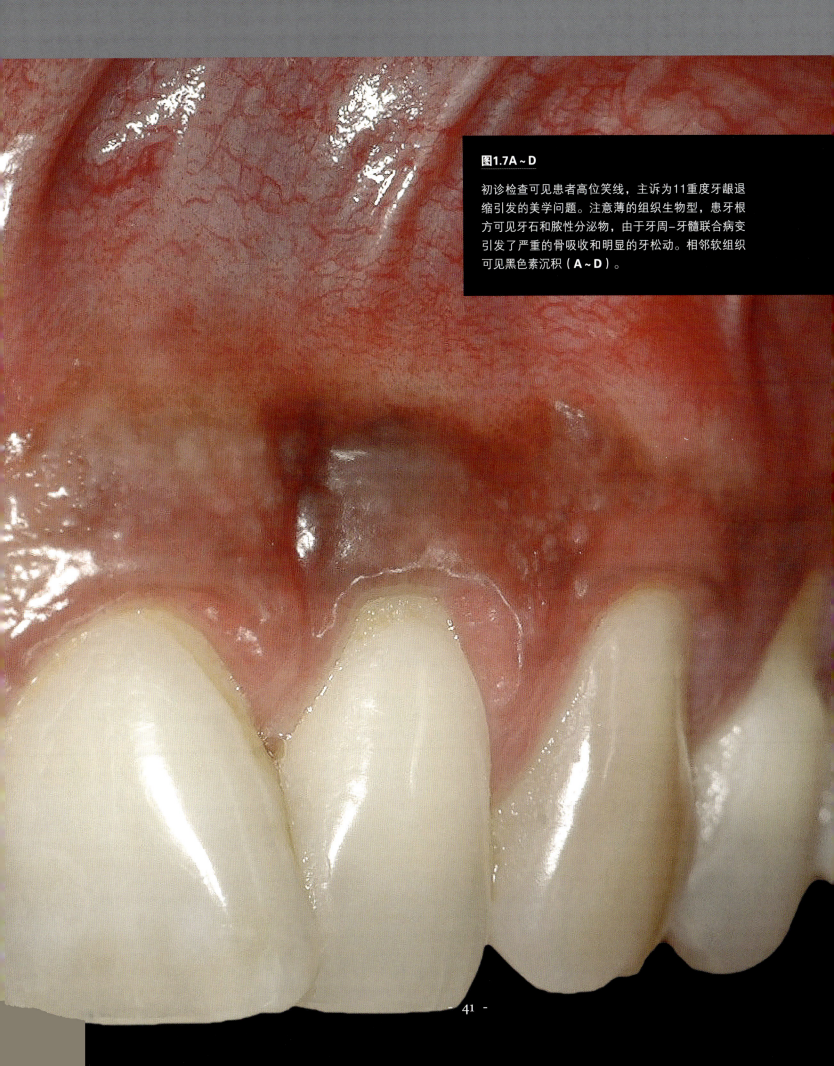

图1.7A ~ D

初诊检查可见患者高位笑线，主诉为11重度牙龈退缩引发的美学问题。注意薄的组织生物型，患牙根方可见牙石和脓性分泌物，由于牙周−牙髓联合病变引发了严重的骨吸收和明显的牙松动。相邻软组织可见黑色素沉积（**A ~ D**）。

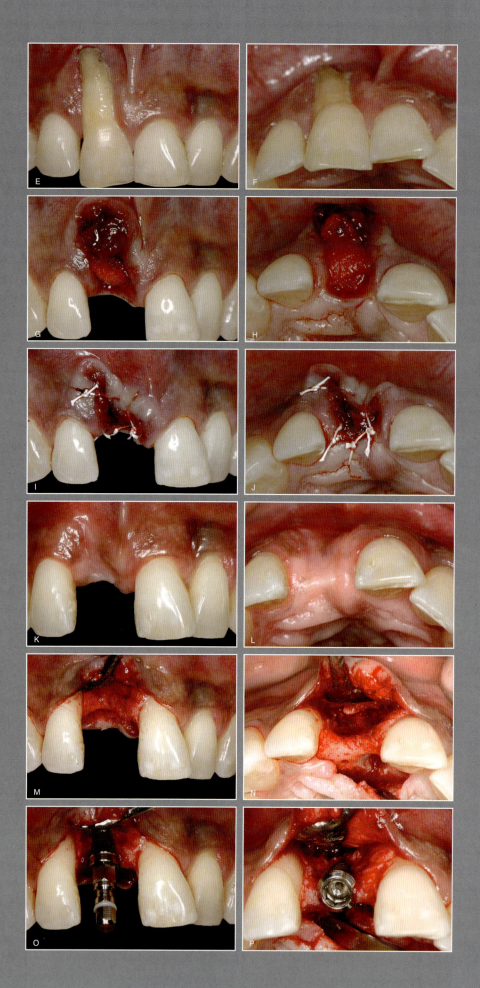

图1.7E ~ Ab

不翻瓣微创拔除患牙，对牙槽窝内的
肉芽组织进行转瓣，与边缘软组织对
位缝合（**E ~ J**）。拔牙窝愈合3个月
后进行种植体植入。翻黏骨膜瓣，可
见存在水平向骨缺损。完整的腭侧骨
板使术者得以在理想的修复位置植入
小直径（3.3mm）种植体。种植体部
分螺纹暴露，故需要同期进行组织重
建步骤（**K ~ P**）。上覆盖螺丝，用
自体骨覆盖暴露的螺纹，外侧覆盖去
蛋白小牛骨和胶原膜（**Q ~ S**）。将
腭侧带蒂瓣旋转到颊侧以增加软组织
体积。注意不要离断蒂部，保证瓣的
血供（**T ~ V**）。在旋转带蒂瓣表面
覆盖再生性材料（**W，X**）。无张力
缝合（**Y，Z**）。术后6个月的颊侧和
𬌗面观，可见充足的组织量（**Aa，
Ab**）。

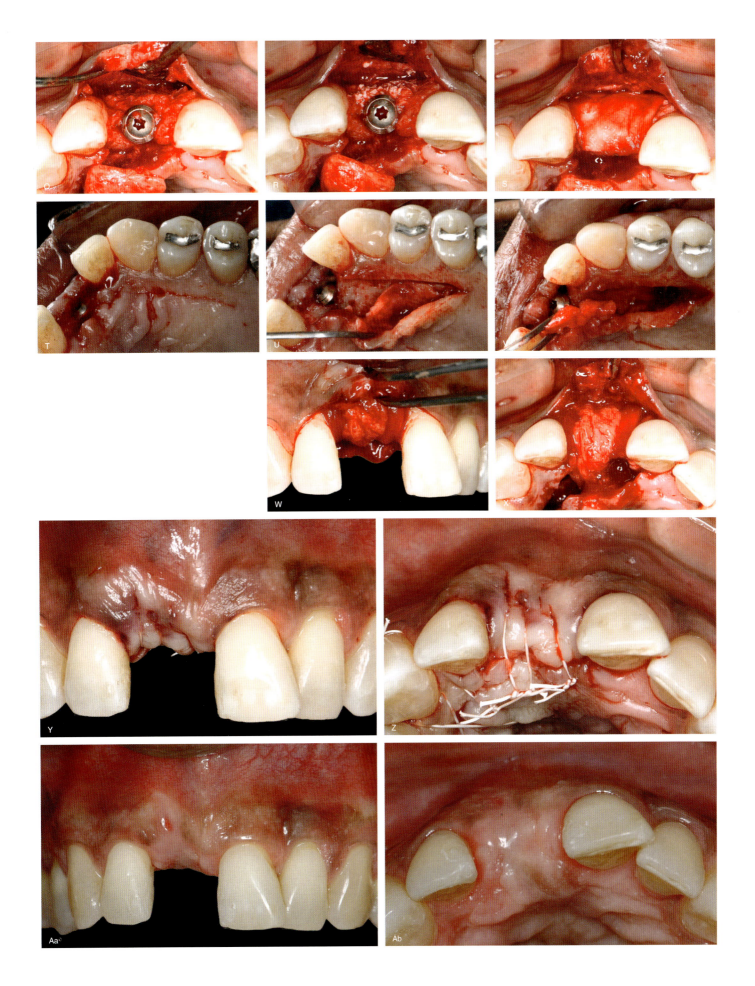

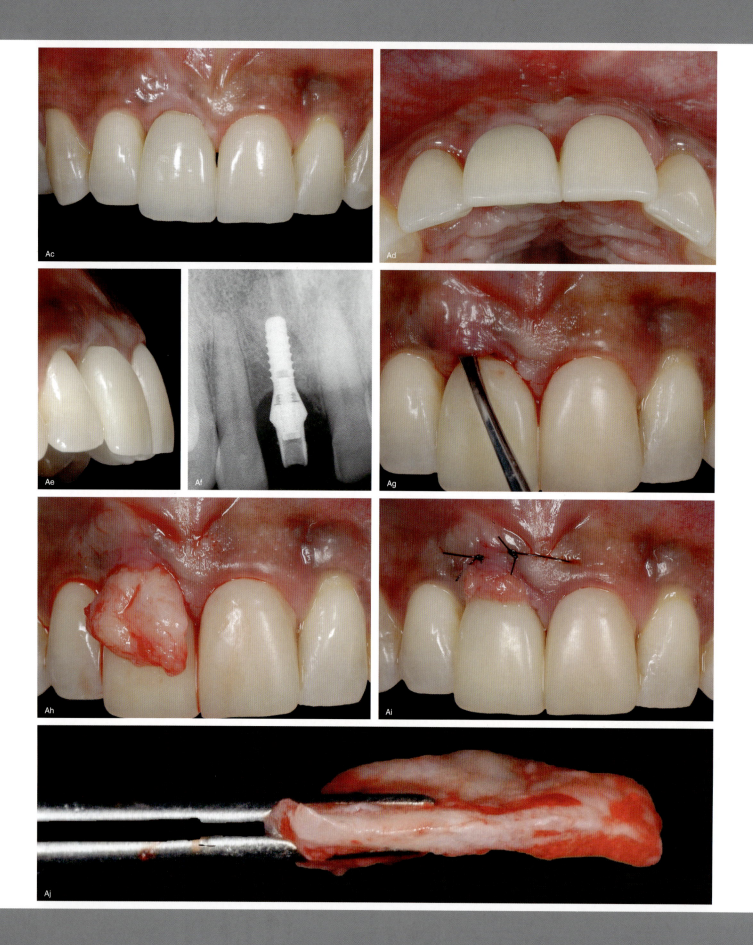

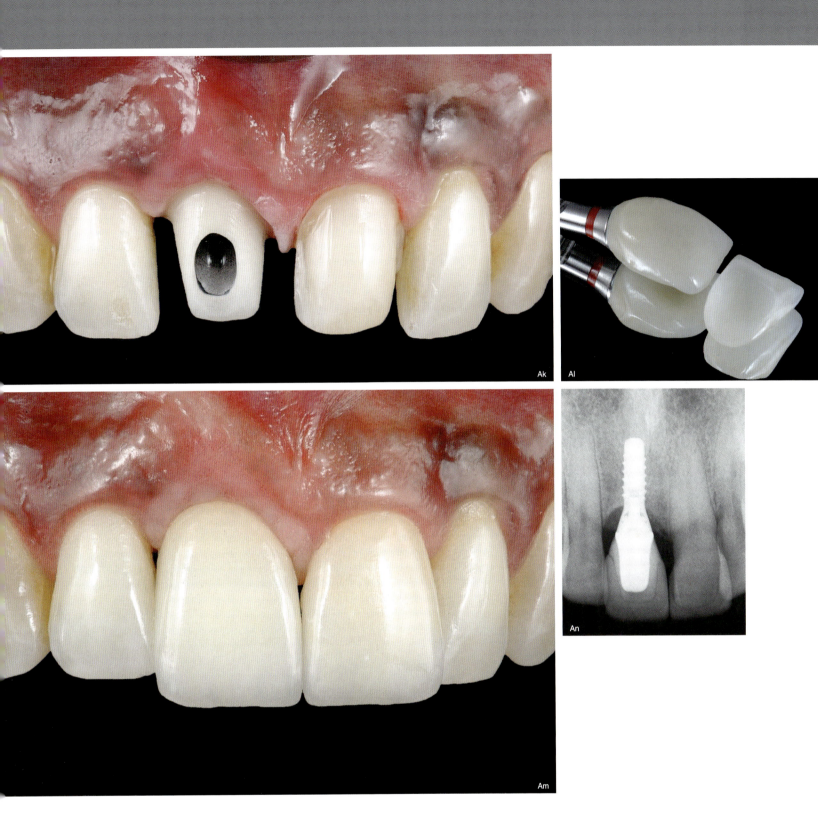

图1.7Ac～An

二期手术、种植体支持的临时修复（11）和贴面修复（21）。X线片显示基台完全就位，骨水平稳定（**Ac～Af**）。注意11轻微的软组织缺陷，需要用类信封瓣再进行一次结缔组织移植以改善美观效果（**Ag～Aj**）。戴入个性化美学基台和全瓷冠（11）、瓷贴面（21）。X线片显示边缘骨水平稳定（**Ak～An**）。

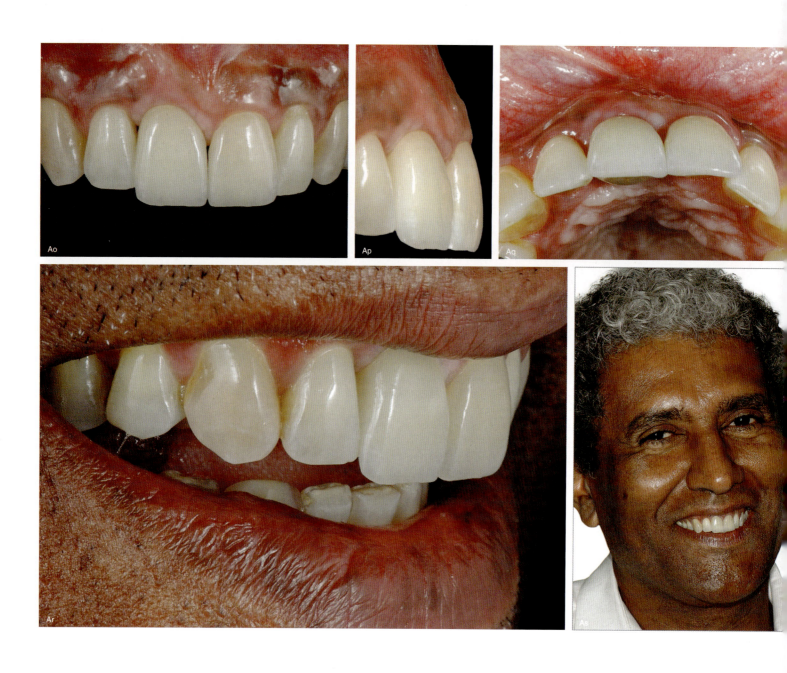

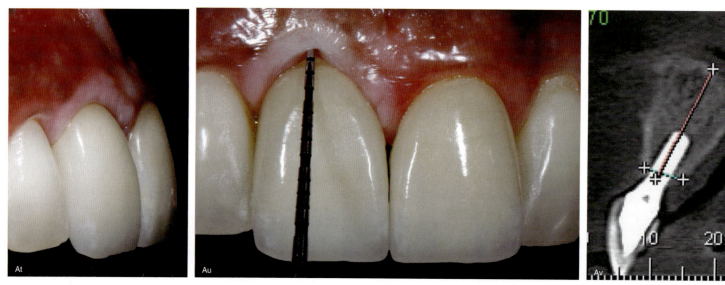

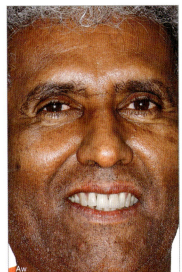
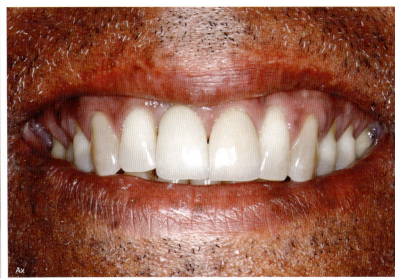

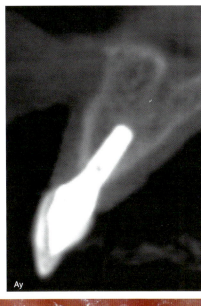
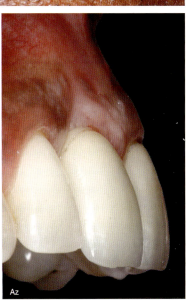

图1.7Ao ~ AAa

颊侧、侧方和𬌗面观，可见修复体与周围软组织获得了和谐美观的临床效果（**Ao ~ Aq**）。患者对微笑时的美学效果非常满意（**Ar，As**）。2年后（**At ~ Av**）和6年后（**Aw ~ AAa**）的临床和CBCT检查。修复团队–修复医生：Fabio Hiroshi Fujiy；技师：Luiz Alves Ferreira。

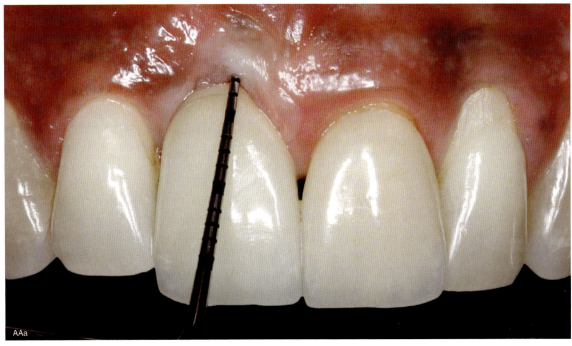

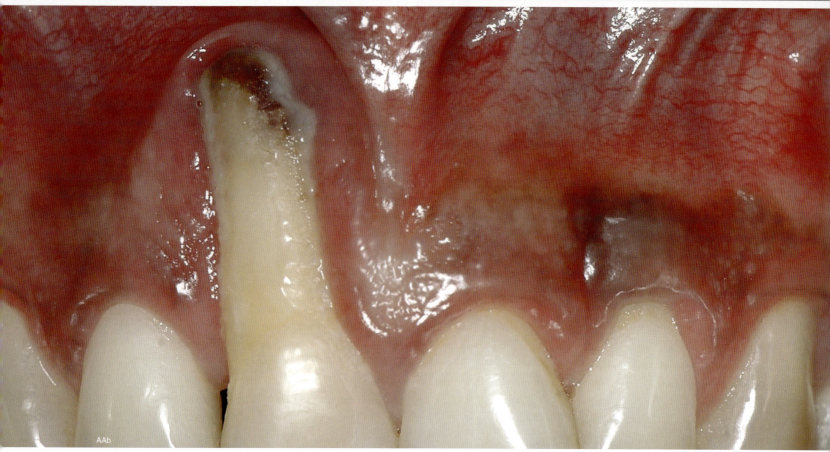

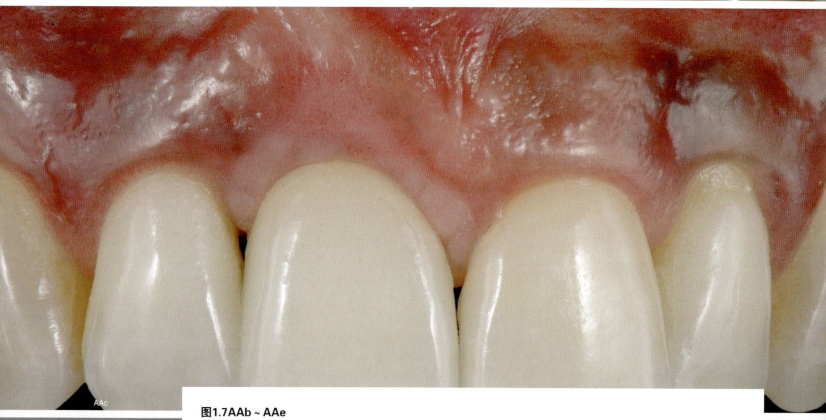

图1.7AAb ~ AAe

术前和术后6年的对比，注意植体周软组织边缘和体积在多年后仍保持稳定（**AAb ~ AAe**）。

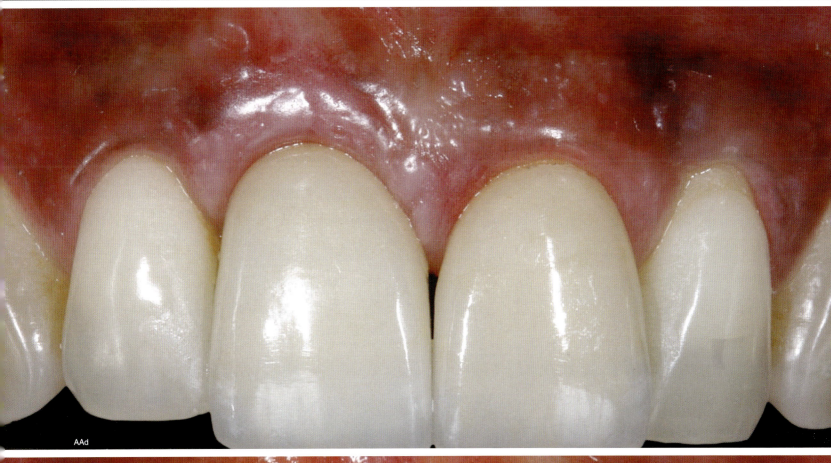

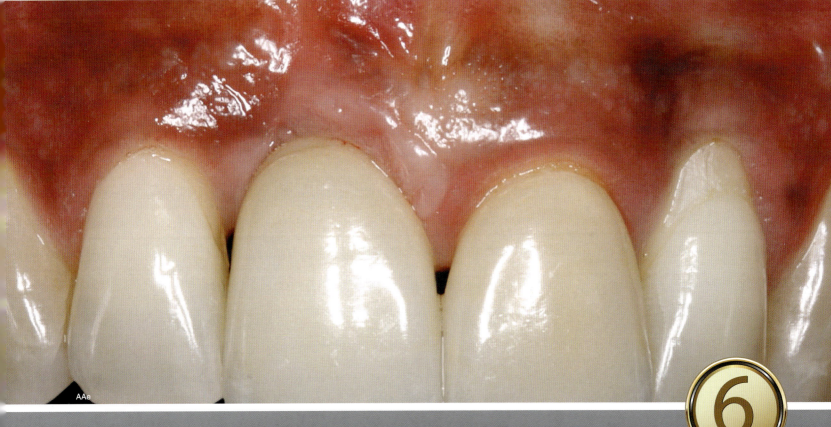

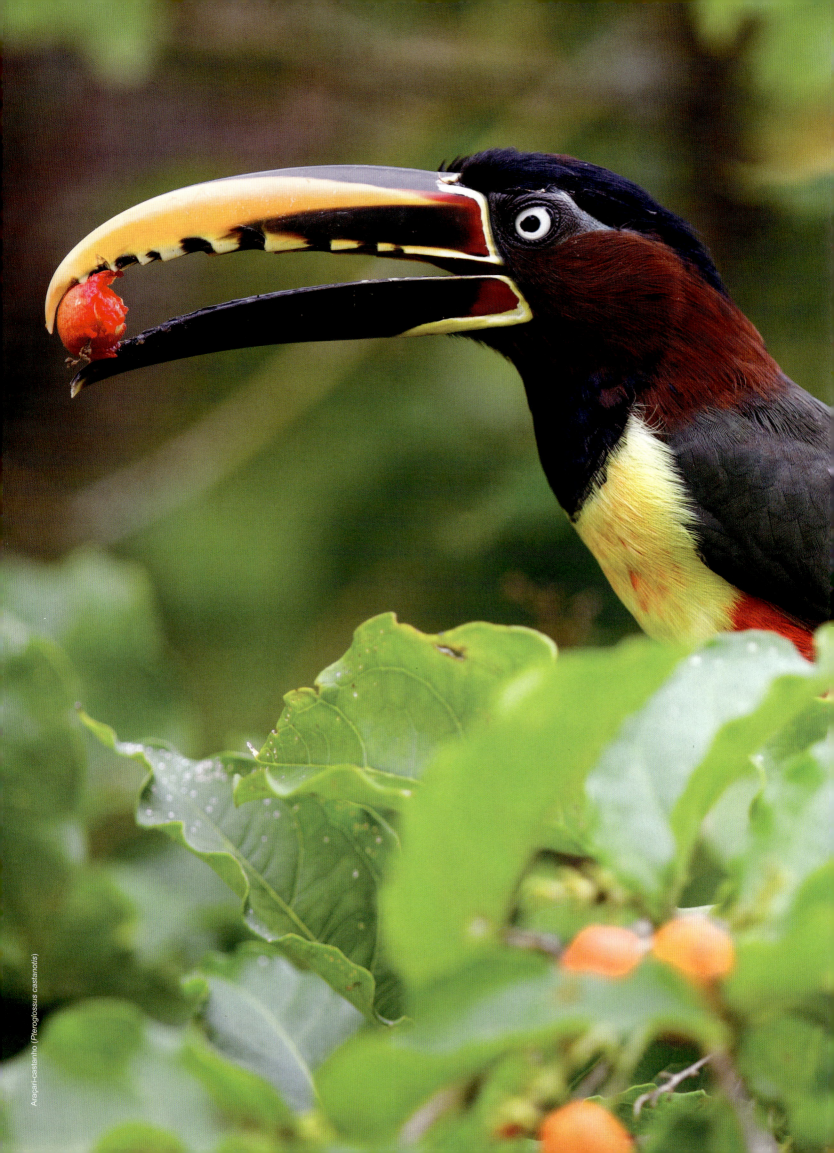

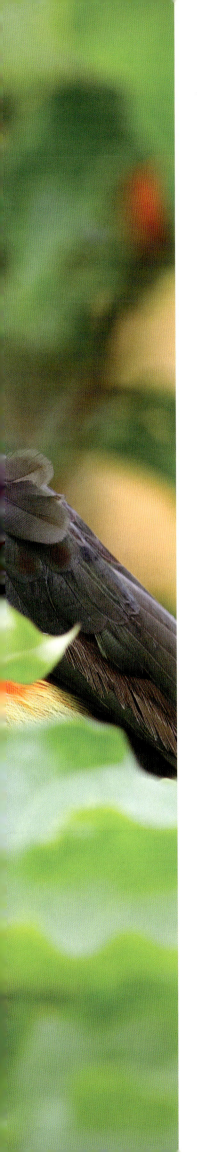

第 **2** 章

软组织移植物、

瓣和组织替代物

Soft tissue grafts, alveolar flaps and tissue substitutes

Julio Cesar Joly | Robert Carvalho da Silva | Paulo Fernando Mesquita de Carvalho
| Guilherme Paes de Barros Carrilho

在大多数情况下，牙周膜龈手术和植体周软组织成形术的治疗计划都涉及使用软组织移植物或需要通过病损邻近区域的转位瓣来进行特殊的软组织处理[1]。根据美国牙周病学会（AAP）[2]的定义，**移植物（graft）**是指从其他区域取出的没有营养供给的组织，而**瓣（flap）**是指从供区分离并能通过与供区相连的基底部获得营养的软组织（图2.1）。

为了选择能满足特定需求的适宜技术，医生必须对供区有充分了解。医生在选择供区时须经过个性化分析，考虑以下几点因素：组织的可获得性和质量、手术入路的难度、医生经验、手术风险和术后的舒适程度[3]。没有一种技术可以满足以上所有情况，因此了解每种技术的优缺点和局限性便尤为重要，方才可以做出最好的选择。

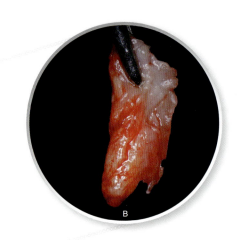

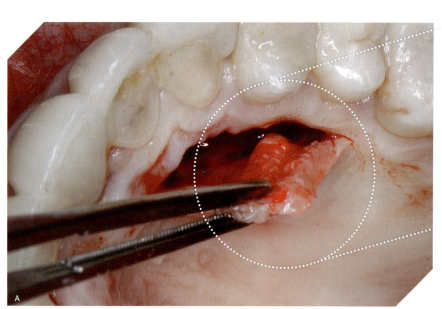

图2.1A ~ C

移植物（**A**，**B**）和瓣（**C**），二者的主要差别在于有无维持营养血供的基底部。

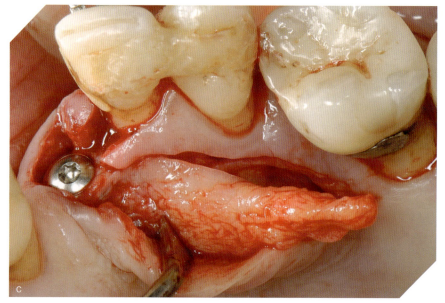

解剖学考量

最常用的供区是腭黏膜，但是其他区域如上颌结节区、缺牙部位和腭侧瓣内侧也应在考虑范围内（图2.2）。通常选择上腭区域是由于这个部位的结缔组织充足易得，然而它未必是最佳选择，尤其是在组织厚度和致密度方面[4]。另外，我们必须预估到该区域存在较大的解剖变异性。常常会制约移植物的获取，如上腭浅和/或腭黏膜薄的病例就有这样的问题。因此，选择供区前应进行全面考虑。此外，治疗的目标同样影响供区的选择：供区不同，移植物的形状和长度也不同，比如上颌结节区移植物厚而短，而上腭移植物薄而长。

要获取移植物或进行瓣的处理还必须考虑到一些上腭区域的解剖学特性。硬腭区的咀嚼黏膜分为两层：上皮层和结缔组织层，后者又细分为固有层和黏膜下层（图2.3）。最外层是上皮层，厚约300μm[5]。上皮层下方是固有层，组织的细胞成分少而富含胶原纤维。纤维组织不易形成瘢痕，因此，以该层组织作为移植物相对有优势。黏膜下层富含脂肪和/或腺体，其分布与位置有关：位于前部硬腭区的黏膜下层一般更加肥厚，富含脂肪，而位于后部硬腭区的黏膜下层则更加纤薄，富含腺体。一项对前部硬腭区结缔组织移植物的组织学研究呈现出多样化的结果，一些移植物仅由固有层组成，而另一些则主要由脂肪组织构成[6]。在实际临床操作中可能也会经常看到上腭区移植物的这种变异性。

腭穹隆拥有不同的形状，可能会影响获取移植物的手术入路。分析显示从釉牙骨质界（CEJ）到腭大神经血管束的平均距离分别是17mm（高弓状的腭穹隆）、12mm（平均高度水平的腭穹隆）和7mm（低弓状的腭穹隆）[7]。需要加以注意的是浅平的上腭，这种上腭出血的风险很大，但幸好这种形态学特点仅出现在极少数病例中。神经血管束在腭大孔的开口一般位于两条假想线的交点处：一条是双侧上颌第二磨牙远中区域的连线，另一条从腭中缝和龈缘中点处从前向后走行[8]（图2.4）。在血管走行的路径中，血管在腭沟中从后至前穿行，变得越来越细，越靠前越表浅，距龈缘越近。近来，对上腭区域的解剖学方面也进行了再评估和重新确定[9]。

对腭黏膜厚度的测定可以在术前麻醉下进行穿龈探诊，或者辅助以超声或CBCT方法。腭黏膜的厚度在尖牙到前磨牙区更厚，而在切牙区和第一磨牙腭根区域更薄[10]。Barriviera等[11]利用软组织CBCT测量了腭黏膜的厚度，发现前磨牙区更厚（图2.5）。Yu等[12]对34具人体半侧上颌骨的腭黏膜进行组织形态学评估得出，固有层（包括上皮层）越靠近腭中缝而越薄。因此，在临床上最好选择靠近龈缘的组织以获得更好质量的组织。当然，也可选择其他区域的腭黏膜，但这可能增加手术难度和风险，降低获取组织的组织质量，且对操作灵敏度和经验要求更高。

腭黏膜的厚度和组织生物型可能存在正相关性。Müller等[13]观察到腭黏膜薄的患者大多属于薄龈生物型，而上腭肥厚者大多属于厚龈生物型。拥有薄龈生物型和薄上腭的患者通常需要进行结缔组织移植术。Song等[10]的研究证实了上述结果，并发现女性的腭黏膜通常薄于男性。在大多数病例中，该处组织的厚度和可用性对结缔组织移植术的安全操作而言是足够的[8]。

  除非患者供区有严重的解剖变异，医生只要适当地考虑到这些解剖学特点，便可以最大限度地降低出血风险。所有上腭区域的移植技术都需要有效麻醉以达到充分止血和疼痛控制。我们建议在靠近神经血管束出现的区域浸润注射半支带有血管收缩剂的麻药，并在术区的若干位点辅助浸润注射剩下半支麻药。有效的血管收缩可以提供更好的术区视野，避免术区大量出血以减免患者不适，减少手术时间。

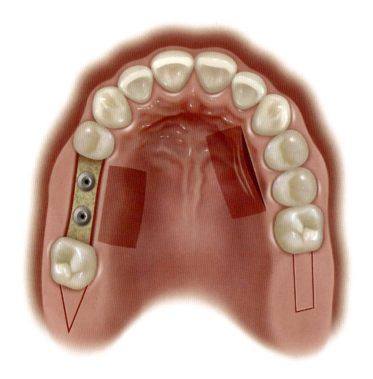

图2.2

主要供区的示意图。

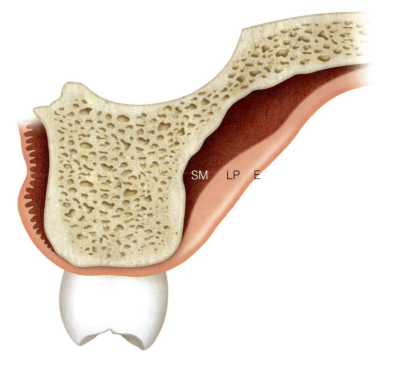

图2.3

上腭咀嚼黏膜3层组织示意图：上皮层（**E**），黏膜固有层（**LP**）和黏膜下层（**SM**），注意黏膜固有层厚度随远离龈缘而逐渐减少。

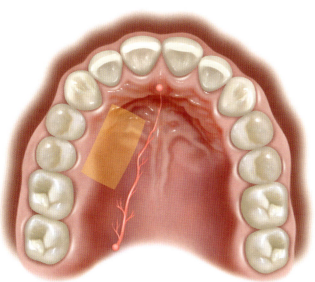

图2.4

软组织移植物安全移取的理想区域示意图，注意移植物边缘和神经血管束的距离。

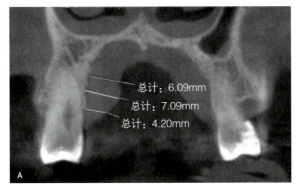
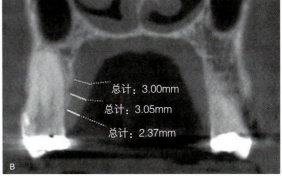

图2.5A，B

前磨牙区测量腭黏膜厚度的冠状位图，注意黏膜厚度的变化影响了可获取的移植物的厚度（**A，B**）。

移植物

关于移植物的种类，有带上皮的、不带上皮的以及二者的结合（图2.6）。带上皮的移植物指的是游离龈移植物，近来因美观的限制在临床中较少采用。该移植技术简单，但缺点是术区暴露需二期愈合。因此，要严格控制移植厚度不能超过2mm，以保证结缔组织和骨膜覆盖。移植物的长度和形式要根据缺损特征来决定（图2.7）。近来，我们严格控制传统的带上皮移植术的选择，仅用于一些需要增加天然牙和植体周的角化组织，且不影响患者美观的病例[5]。Landsberg和Bichacho[14]描述了由游离龈移植术派生出的牙槽窝封闭技术。从上腭区或上颌结节区取游离龈移植物，尺寸略大于受区。一些学者推荐使用环切刀。我们不建议这种做法，因为环切刀很难使取下的移植物满足与受区相匹配的个性化形态（尤其是在经典形状为椭圆形的前磨牙区）。我们建议的移植物厚度约为3mm，这样利于避免组织坏死。此外，需要注意的是，该类型的供区是二期愈合，患者会较为不适。供区应使用改良交叉褥式法进行缝合（图2.8和图2.9）。

一些学者建议通过对游离龈移植物去除上皮层的方式来获取结缔组织移植物[15]（图2.10），这种方法获得的移植物大部分由固有层组成，较厚且富含胶原纤维[16]。我们认为该技术仅适用于对移植物的需求较小、较薄，且上腭厚度有限者。因为该区的锐分离可能会导致组织开窗，或因创口表面组织过薄增加上腭组织坏死的风险[17]。

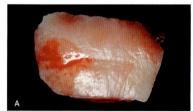 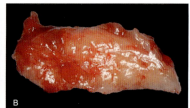 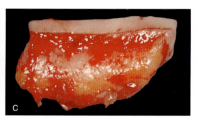

图2.6A ~ C

移植类型：带上皮的游离龈移植物（**A**）、结缔组织（**B**）和带上皮结缔组织混合型（**C**）。

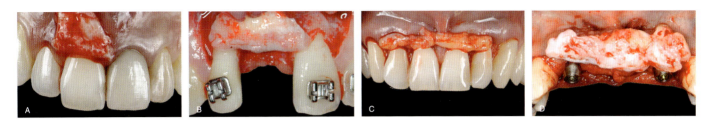

图2.7A ~ D

移植的尺寸和形状可由受区决定（**A ~ D**）。

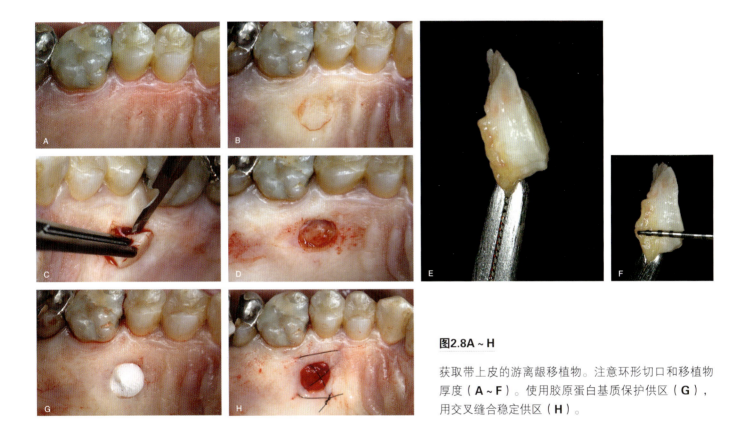

图2.8A ~ H

获取带上皮的游离龈移植物。注意环形切口和移植物厚度（**A ~ F**）。使用胶原蛋白基质保护供区（**G**），用交叉缝合稳定供区（**H**）。

图2.9A ~ C

获取游离龈移植物封闭拔牙创示意图。环形切口（**A**）。用胶原蛋白基质保护供区（**B**），交叉缝合固定。封闭上前牙拔牙窝（**C**）。

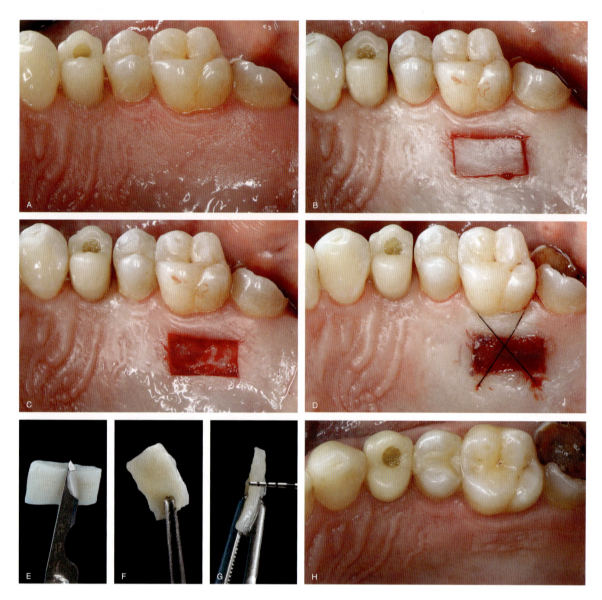

图2.10A～H

获取带上皮移植物的技术。因游离龈移植物较薄，故可以从上腭更后方的区域切取（**A，B**）。注意切取结缔组织要表浅，以保留足够的结缔组织保护供区（**C，D**）。术中去除上皮层（**E**）。注意纤维样外观表明移植物内缺乏脂肪组织（**F，G**）。术后90天随访发现术区仍可见瘢痕组织（**H**）。

结缔组织移植物可能会覆盖一小片上皮带，根据手术目的，可以保留或丢弃上皮带。Liu和Weisgold[18]提出以下分类方法（表2.1和图2.11）：

表2.1 获取结缔组织移植物的方法

I 型	A	· 水平切口
	B	
II 型	A	· 水平切口 · 1 垂直切口 · L形
	B	
III 型	A	· 水平切口 · 2 垂直切口 · U形
	B	

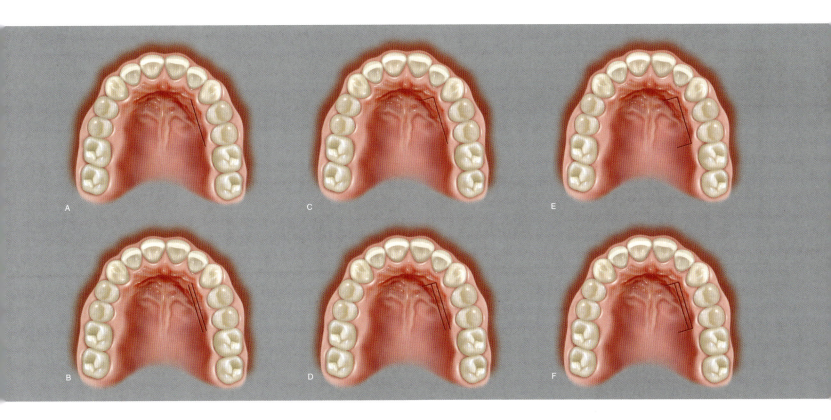

图2.11A ~ F

从上腭获取结缔组织移植物的不同方法示意图：I A型（**A**）；I B型（**B**）；II A型（**C**）；II B型（**D**）；III A型（**E**）；III B型（**F**）。注意B亚型中的双水平切口。

　　A亚型指的是在制取结缔组织时使用单个切口，而B亚型指的是两条平行的切口，连带着一条上皮带。这种切口可以使用特殊的双刃手术刀，但由于两条刀口之间的距离被限定了，因此它也限制了移植物的厚度，而这不利于创口边缘的适应性。为了有利于受区的一期愈合，需要选择不同的移植物厚度（图2.12），A亚型这种传统的单切口更为常用。

　　我们建议在大多数病例中使用线形切口（ⅠA型）。应该考虑医生的偏好和经验，但我们认为垂直和水平切口可能不利于组织瓣的复位和缝合，患者术后易产生不适，坏死风险也容易增高。Del Pizzo等[19]通过对不同技术的对比发现，采用水平技术（线形切口），术中出血和术后不适更少，且愈合更快。Wessel和Tatakis[20]于2008年证实了该结论。

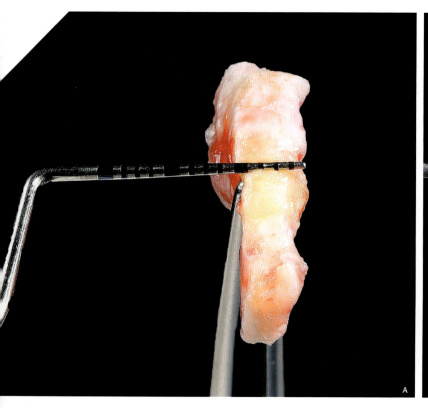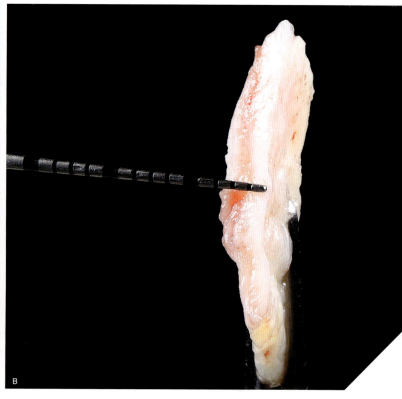

图2.12A，B

用传统的单切口技术取出移植物。注意获取不同厚度移植物的多样性（**A，B**）。

　　单线切口技术指从距龈缘2~3mm处垂直于上腭组织面做水平切口，深度直达牙槽嵴顶。切口的长度取决于手术目的，但一般限于尖牙和第一磨牙之间。第二道切口沿第一道切口向根方平行于上皮层做锐分离，以暴露结缔组织层。外侧的上皮层至少需要留1mm且厚度应保持相对统一，以减少坏死风险。为了增加手术入路，外侧瓣的近远中径应大于第一道切口，以便于观察到切取的结缔组织边界。随后做近远中方向的瓣内侧向切口和位于基底的切口，并将其与垂直切口相连。了解刀片的尺寸，有助于控制移植物的大小（图2.13）。

图2.13

刀片尺寸。1mm的斜面和7mm的工作尖。

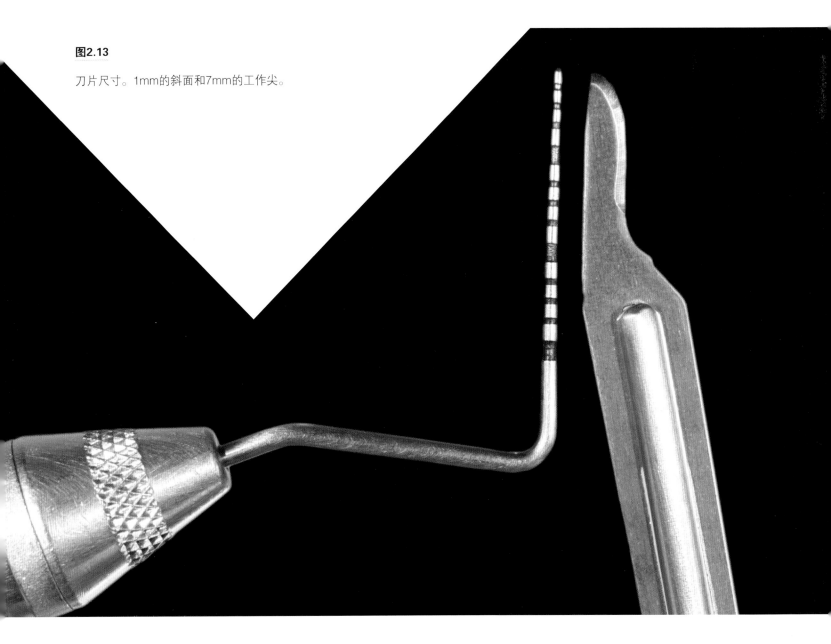

　　制取的移植物包括部分或全部骨膜，其厚度取决于手术目的和医生偏好。取下全厚的移植物更为简单，因为可以用骨膜分离器，但它也会同时连带腺体和脂肪组织一同取下（图2.14）。

　　半厚的移植物指的是将结缔组织移植物从其下方的骨膜锐分离下来，从而获取薄而均一的移植物以满足特定的临床需要（图2.15）。但我们建议取全厚的移植物，对于植体周组织更应如此。最后，移植物下方细小的纤维附着可能会妨碍组织的完全分离，此时应在移植物和供区之间做额外切口。

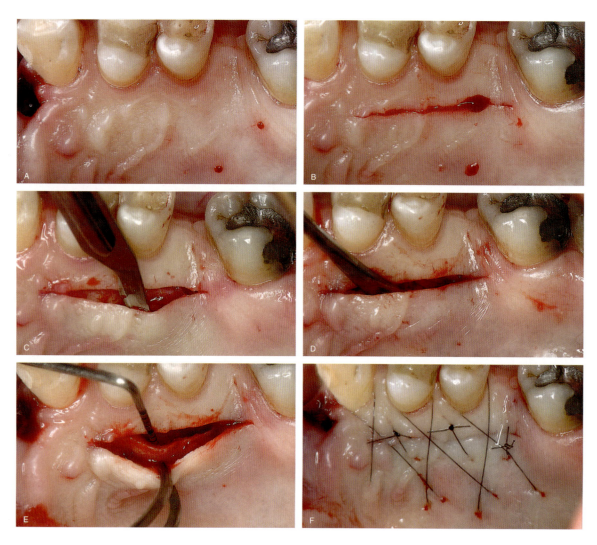

图2.14A～F

获取ⅠA型包含骨膜的移植物的单线切口技术。黏骨膜瓣（**A～F**）。注意暴露骨面时骨膜分离器的位置（**D，E**）。

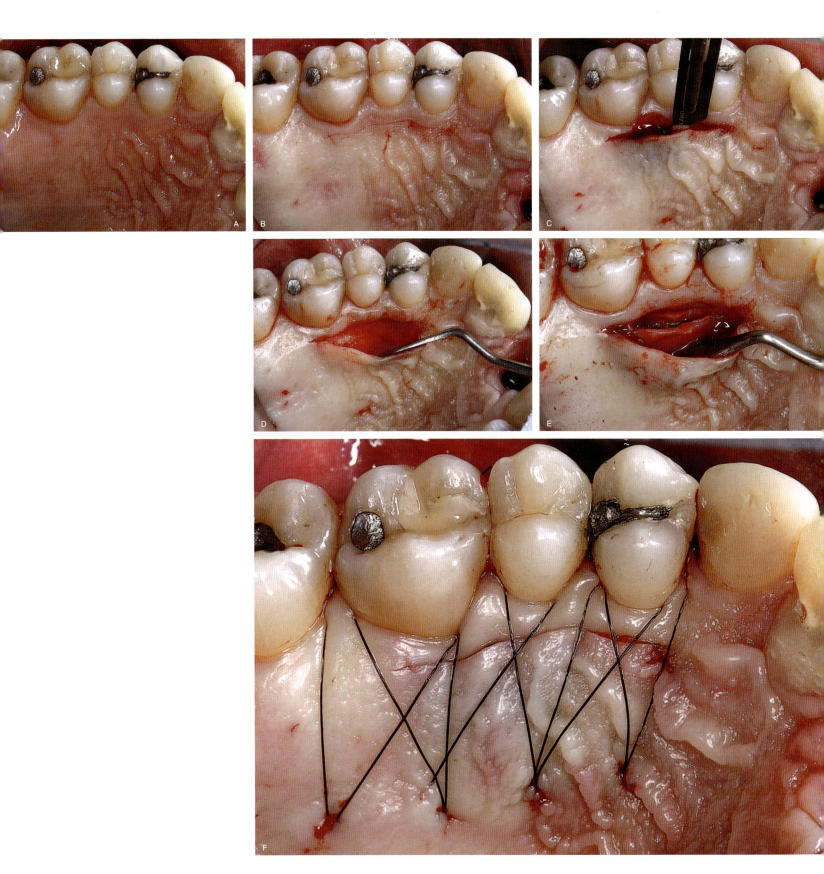

图2.15A ~ F

获取 I A型不含骨膜的移植物的单线切口技术。分离半厚瓣（**A ~ F**）。注意分离结缔组织移植物时的附加切口（**C**），以保证骨膜黏附于骨面（**D，E**）。供区改良交叉褥式缝合（**F**）。

　　上腭的纤维成分可有不同，这也决定了移植物的特性（图2.16）。富含纤维的移植物通常更易处理、切取和固定，切取过程中出血更少，而含纤维少的则相反。

　　应当尽快，甚至应在处理受区之前缝合供区以减少出血。在使用移植物前应将其置于灭菌生理盐水中。我们推荐使用止血敷料并/或允许在更短时间内再次获取移植物，因为这一步可增加供区厚度[21]（图2.17）。建议使用改良交叉褥式缝合来对接创口边缘，有效止血（图2.18和图2.19）。在切口末端和邻间区使用简单悬吊缝合，并用湿纱布轻压术区以消除残余血块。

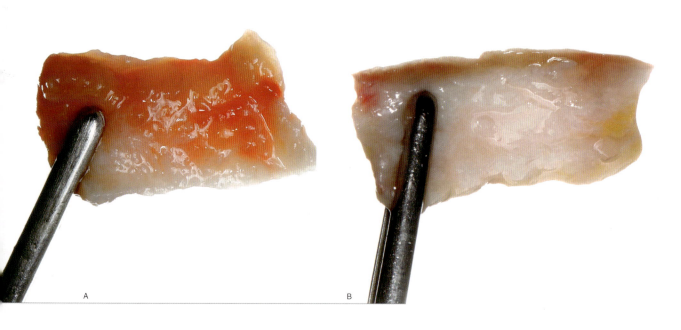

图2.16A，B

上腭移植物的不同特征。富含脂肪的移植物（**A**）和富含纤维的移植物（**B**）。

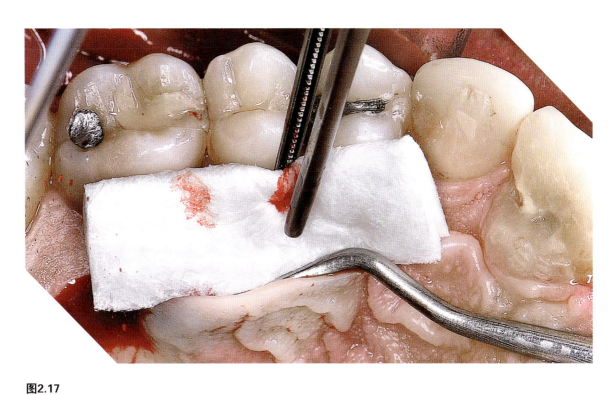

图2.17

在上腭创口处使用胶原蛋白基质。

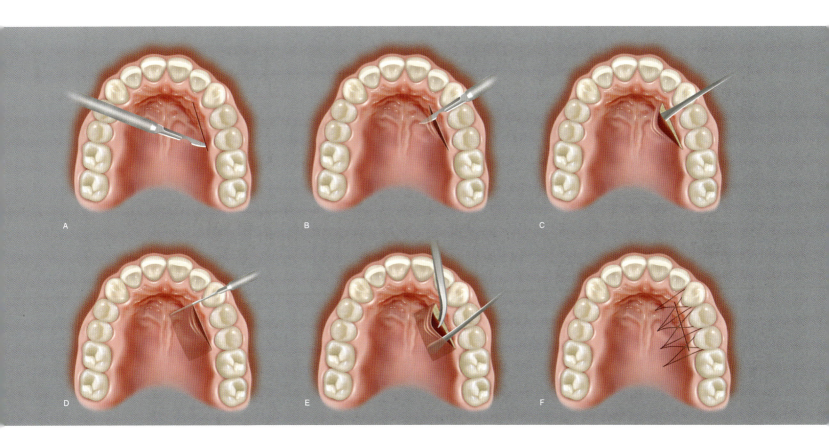

图2.18A ~ F

单线切口技术获取结缔组织移植物的示意图。垂直牙槽嵴顶的水平切口（**A**）。水平半厚分离瓣（**B**）。用骨膜分离器分离骨膜（**C**）。侧方和根方切口以分离移植物（**D**），取出移植物（**E**），用改良交叉褥式缝合来固定供区软组织瓣（**F**）。

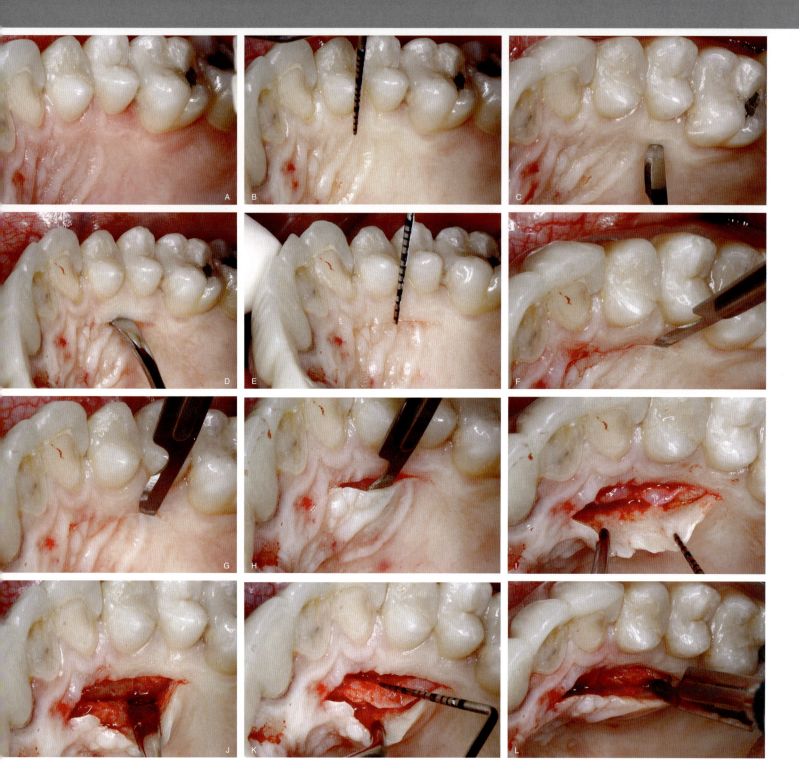

图2.19A ~ T

用单线切口技术（ⅠA型）分离黏骨膜瓣。初始口内像（**A**）。垂直牙槽嵴顶做水平切口，距龈缘约3mm（**B ~ E**）。做半厚分离，注意刀刃倾斜45°（**F**），随后水平向锐分离（**G**，**H**）。暴露结缔组织，保留上皮（**I**，**J**）。松弛结缔组织移植物，暴露下方骨面（**K**）。做侧方和根方切口（**L ~ N**）。取结缔组织移植物（**O**，**P**）。用胶原蛋白基质保护创口（**Q**，**R**）。改良交叉褥式缝合和间断缝合（**S**）。3周后创口愈合。注意创口的完全关闭（**T**）。

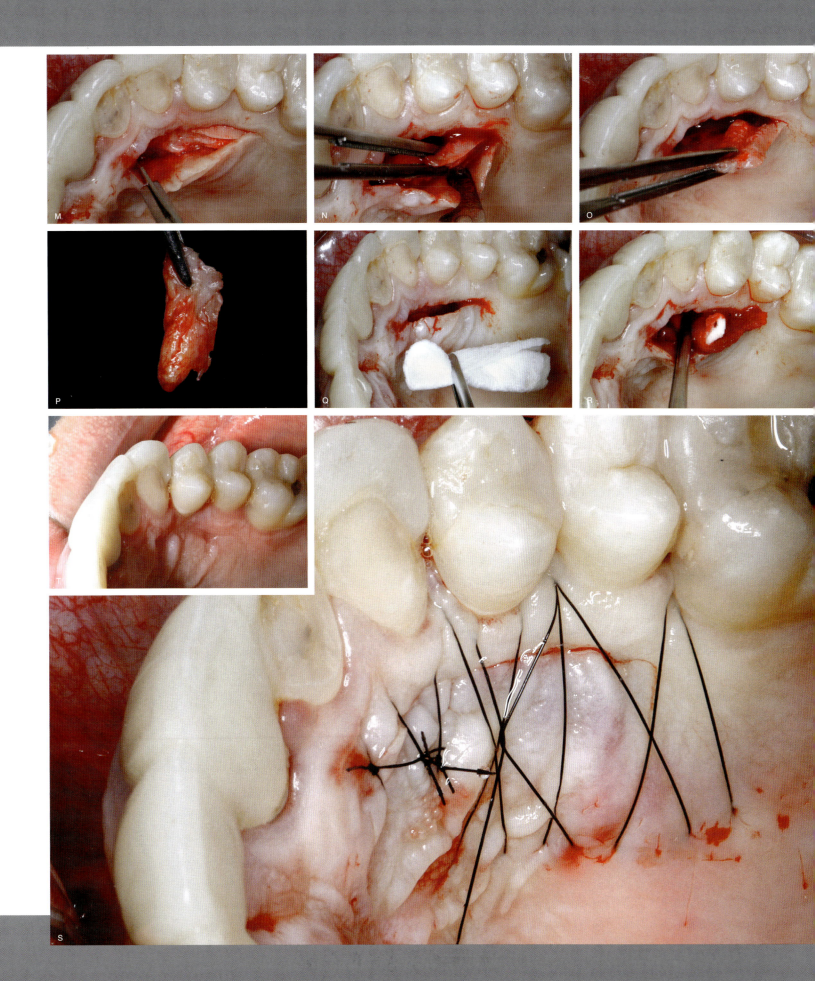

　　Thalmair等[22]建议使用改良单线切口技术来减小上腭坏死的风险。第一道切口应较为表浅，不要直抵骨面，随后分离半厚瓣来暴露结缔组织。在距离第一道切口根方1.5mm处做平行于第一道切口的第二道水平切口，直抵骨面。然后像之前一样取结缔组织移植物。该方法是为了提高瓣的支持性和稳定性，利于缝合时边缘的接合。这种方法在组织带不限制瓣长度的情况下较为适用（图2.20）。在一些需要暴露部分结缔组织的情况下，可使用另一种改良方法。取带上皮的结缔组织，把结缔组织移植物放置于瓣下，让一部分圆形或椭圆形的上皮暴露在口腔环境中。这种技术兼具拔牙窝封闭与软组织增量的优势（图2.21）。

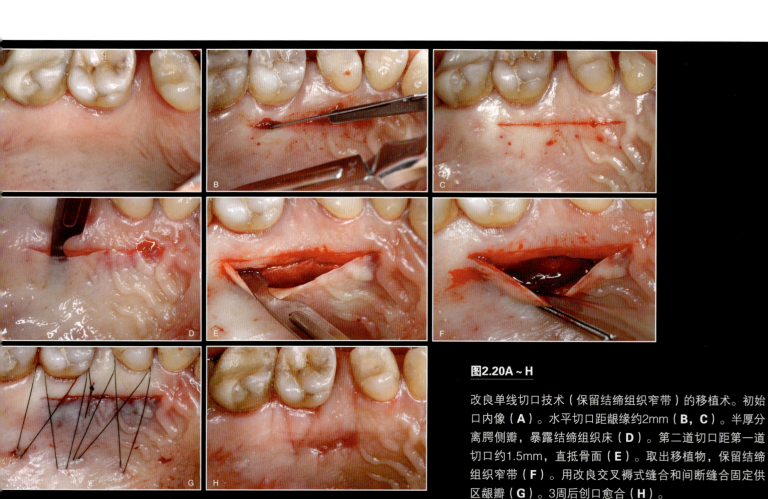

图2.20A ~ H

改良单线切口技术（保留结缔组织窄带）的移植术。初始口内像（**A**）。水平切口距龈缘约2mm（**B**，**C**）。半厚分离腭侧瓣，暴露结缔组织床（**D**）。第二道切口距第一道切口约1.5mm，直抵骨面（**E**）。取出移植物，保留结缔组织窄带（**F**）。用改良交叉褥式缝合和间断缝合固定供区龈瓣（**G**）。3周后创口愈合（**H**）。

一些学者建议使用丙烯酸腭护板[22]或外科敷料[17,23]来保护术区。笔者在临床实践中，除采用氯己定溶液做好有效的化学控制和给予患者充分的术后护理指导以外，并未采用任何特殊的创口保护措施。

有时腭黏膜的厚度可能不足以取到足量的移植物[24]，Carnio等[21]介绍了一种在进行移植前预先增加上腭组织厚度的技术。先距离龈缘2～3mm做水平切口，然后向腭中缝翻全厚瓣（距第一道切口不超过9～10mm），在其中插入含水的胶原海绵。最后间断缝合关闭创口。原作者推荐使用高黏度的氰基丙烯酸盐黏合剂来保护创口，但我们则更推荐采用改良交叉褥式缝合而不使用黏合剂。然而，当医生感觉创口关闭不完善时，使用组织黏合剂很有帮助，且可能减少组织坏死风险。该技术可显著增加上腭供区厚度，8周后即可再次取到足量的移植物[25]（图2.22）。

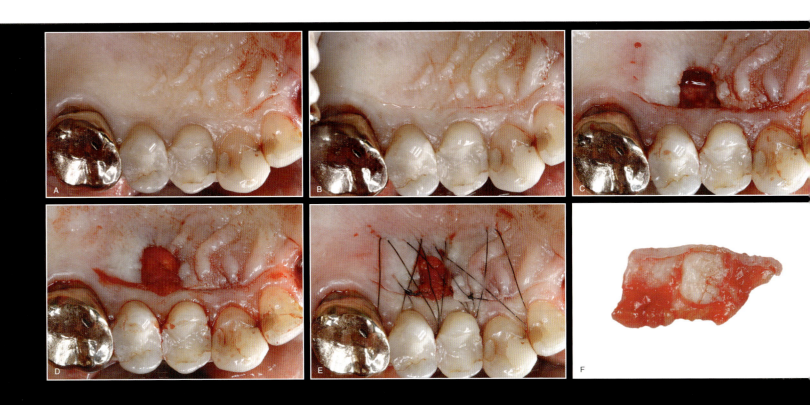

图2.21A～F

改良单线切口技术（保留上皮组织的上皮中心部分）的移植术。初始口内像（**A**）。做完水平切口后（**B**）。做上皮中心切口以保存术区上皮，锐分离移植物（**C，D**）。注意有部分结缔组织覆盖骨面。用胶原蛋白基质保护创口（**E**）。改良交叉褥式缝合和间断缝合（**F**）。

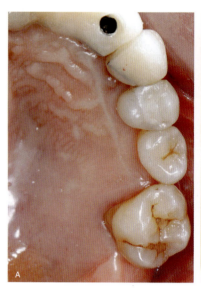
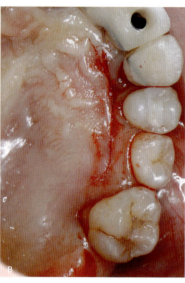
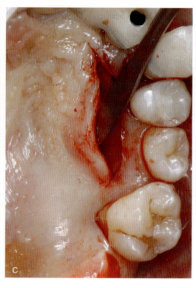
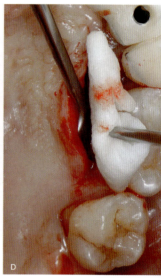

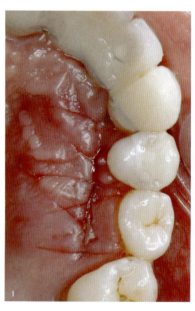
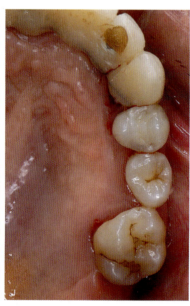
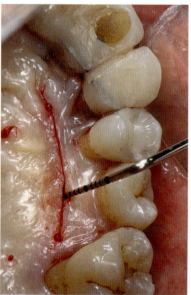
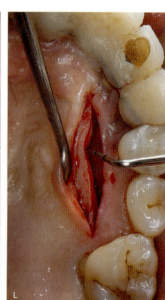

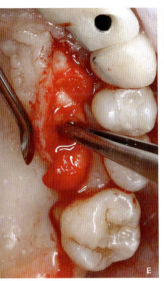
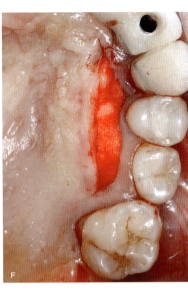
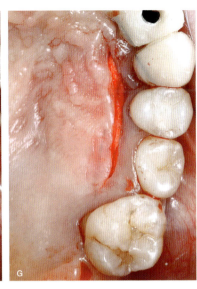
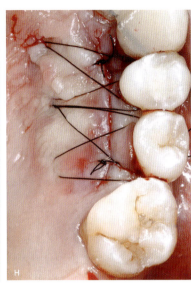

图2.22A ~ P

增加腭黏膜厚度的技术。初始口内像显示组织厚度不足（**A**）。垂直骨面做水平切口，距龈缘3mm（**B**）。翻全厚瓣（**C**）并插入含水明胶海绵（**D ~ G**）。用改良交叉褥式缝合和间断缝合的方式稳定软组织瓣（**H**）。术后2周（**I**）和术后3个月（**J**），创口愈合。应用单线切口再次打开术区，获得足够厚度和大小的移植物（**K ~ O**）。2周后创口愈合（**P**）。

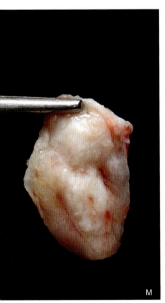
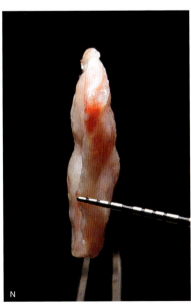
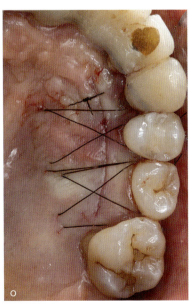
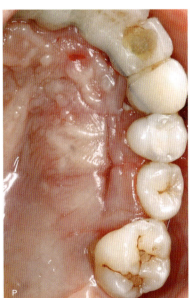

　　上颌结节区是另一个重要的供区。是否选择该区取决于入路的难易程度和组织易得性。存在第三磨牙或上颌结节较短可能会限制该区域的使用。一般来说，较厚的移植物（2.5~4mm）可以从上颌结节区获取，也可以进行半厚分离以增加长度[26]或根据需要整块使用。该区的结缔组织非常密实，富含胶原纤维，几乎没有腺体和脂肪组织。我们可以根据临床目的来选择平行或楔形切口（图2.23）。当我们选择平行切口技术时，一般将第一道切口轻轻斜向颊侧，第二道切口距第一道切口3~4mm斜向腭侧，用长斜面获取较多的结缔组织。两道切口在上颌结节远中汇合，翻起腭侧瓣后，在基底做附加切口来限定移植物的范围（图2.24和图2.25）。楔形技术的切口设计为三角形，因为颊侧和腭侧的切口始于口内末端余留牙的远中线角，止于上颌结节远中（图2.26）。其他操作步骤与平行技术相似。楔形技术经常用于邻近缺牙区的情况中，以使切口尖端朝向近中（图2.27）。我们通常选择水平切口，因其对最后一颗磨牙远中区的瓣的操作较为简便。这些技术获得的移植物带有上皮带，根据手术目的，可以使用或去除上皮带。使用水平褥式缝合和间断缝合关闭创口（图2.28）。

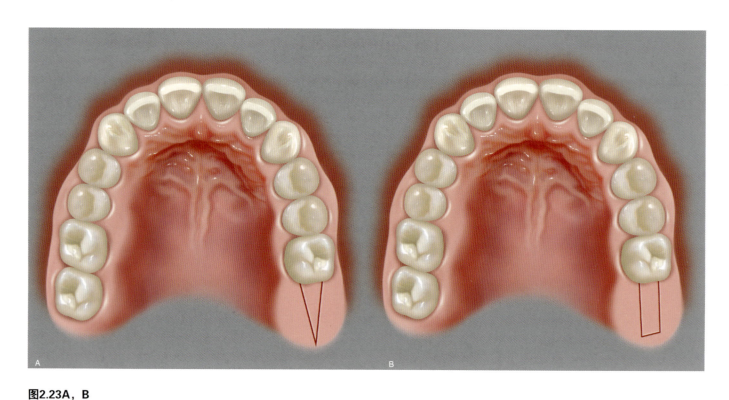

图2.23A，B

用楔形切口（**A**）和平行切口（**B**）来处理上颌结节的示意图。

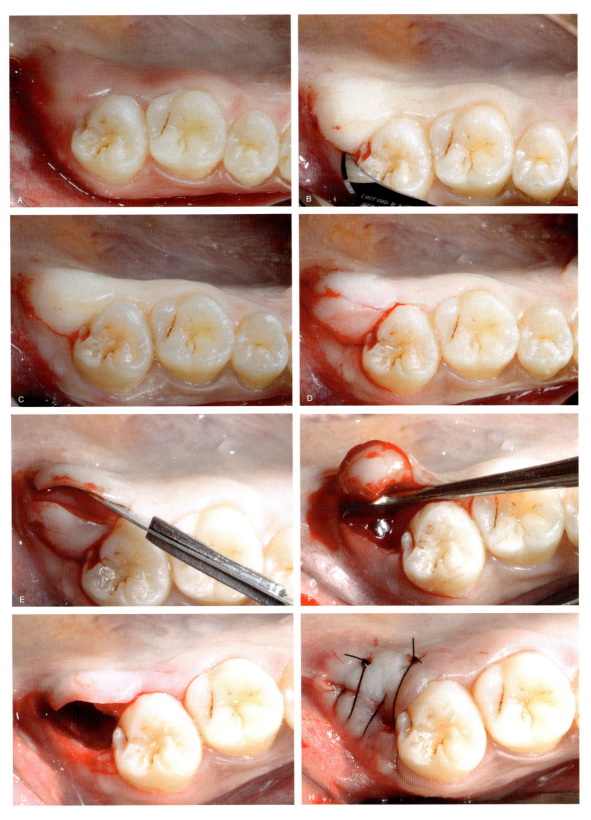

图2.24A ~ H

初始口内像（**A**）。在上颌结节区用12D刀片做平行切口（**B ~ D**）。锐分离腭侧瓣（**E**）和黏骨膜瓣（**F，G**）。用褥式缝合关闭创口（**H**）。

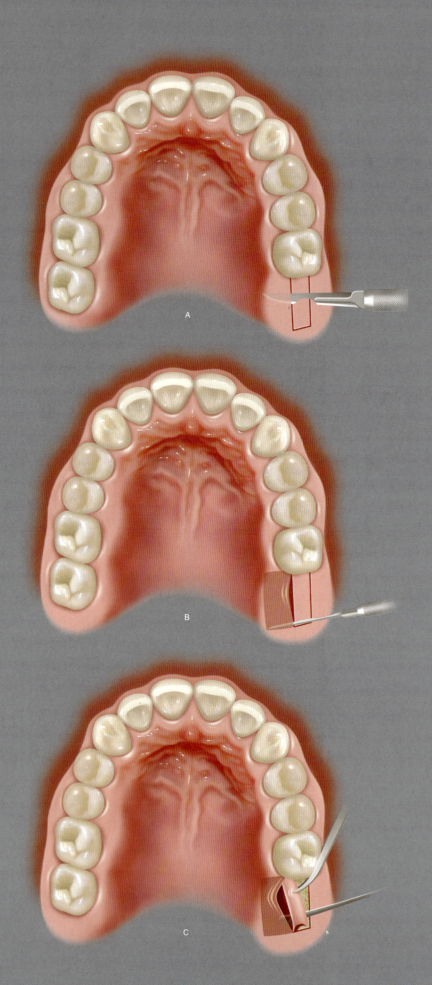

A

B

C

图2.25A ~ C

上颌结节区平行切口的示意图。锐分离腭侧瓣
（**A**）。切至牙槽嵴顶以分离移植物（**B**）。分离黏
骨膜移植物（**C**）。

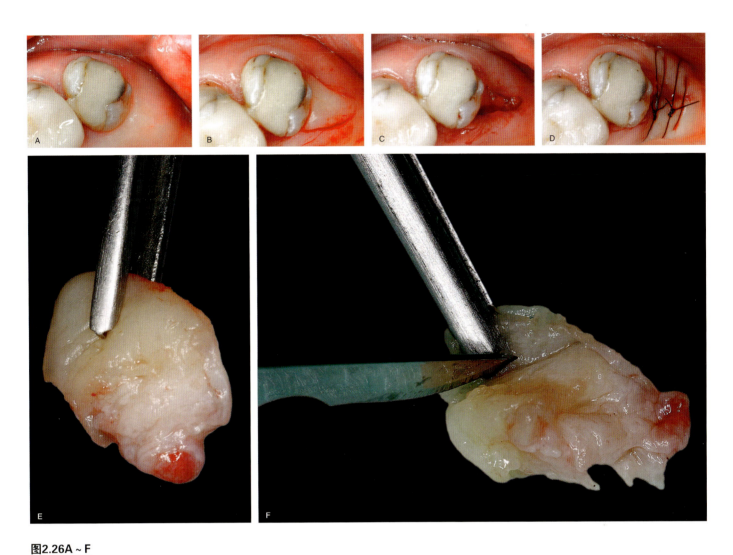

图2.26A ~ F

初始口内像（ **A** ）。在上颌结节区做楔形切口（ **B** ）。获取移植物（ **C** ），去除上皮带（ **D**，**E** ）。褥式缝合关闭创口（ **F** ）。

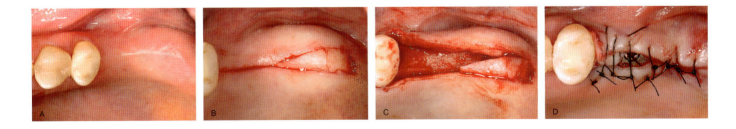

图2.27A ~ D

改良楔形切口。注意供区和受区是相邻的（ **A** ）。楔形切口尖端朝向近中（ **B**，**C** ）。该移植物用于增加种植体颊侧的软组织量（ **D** ）。

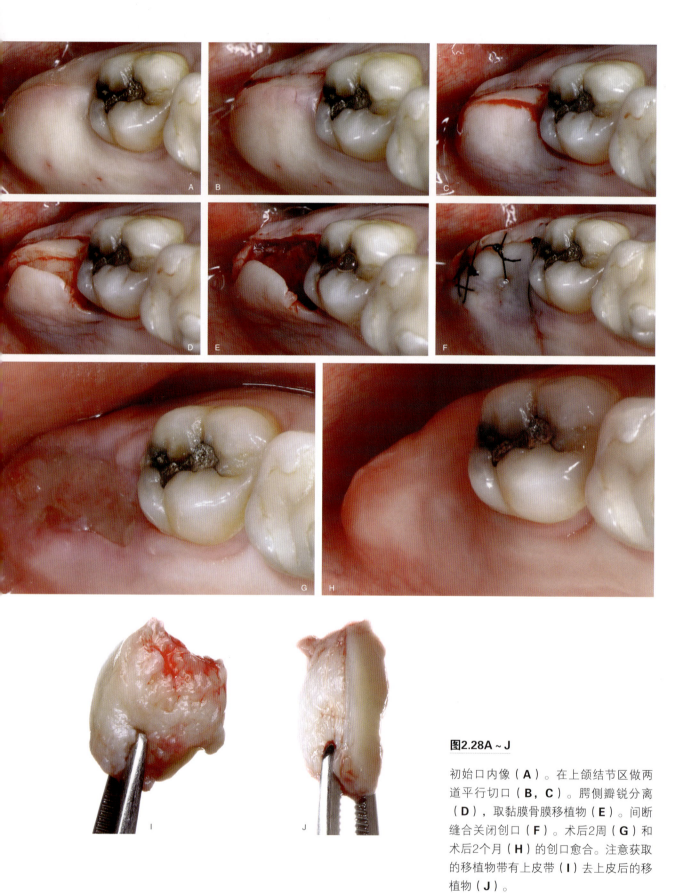

图2.28A～J

初始口内像（**A**）。在上颌结节区做两道平行切口（**B**，**C**）。腭侧瓣锐分离（**D**），取黏膜骨膜移植物（**E**）。间断缝合关闭创口（**F**）。术后2周（**G**）和术后2个月（**H**）的创口愈合。注意获取的移植物带有上皮带（**I**）去上皮后的移植物（**J**）。

另一种对上颌结节区的处理是制取复合移植物[27-28]（包括软组织和骨）。该技术使用直径匹配于受区大小（通常为4~5mm）的环钻（图2.29）。环钻必须放置于上颌结节上方，平行于最后一颗磨牙或稍偏远中，在充分冲洗的同时进行钻磨（图2.30）。使用根尖片和CBCT片评估邻牙牙根与上颌窦底的相对位置确定环钻的角度和深度是非常重要的。用十字交叉缝合关闭术区（图2.31）。

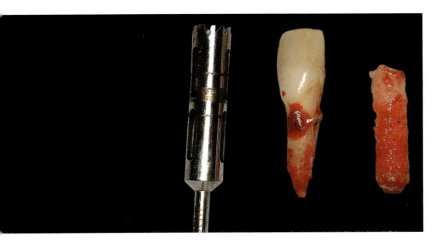

图2.29

上颌结节区的复合移植物。注意环钻的直径须与牙槽窝直径相匹配。

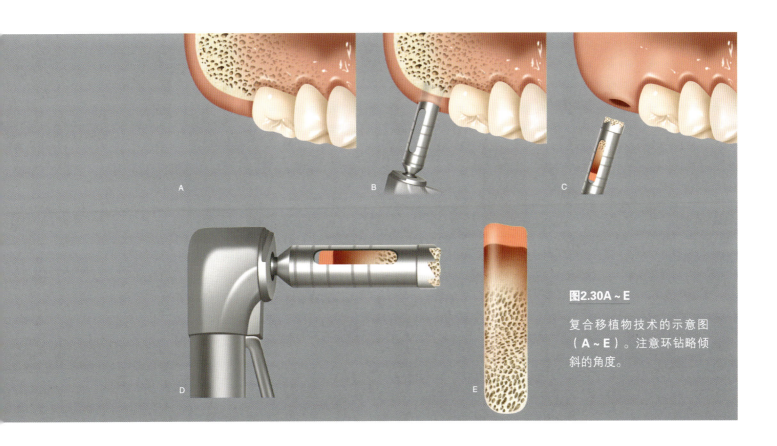

图2.30A~E

复合移植物技术的示意图（A~E）。注意环钻略倾斜的角度。

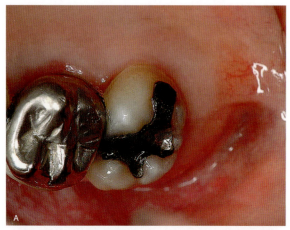

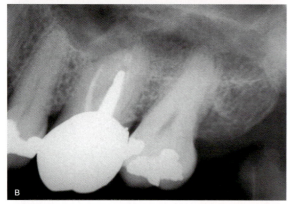

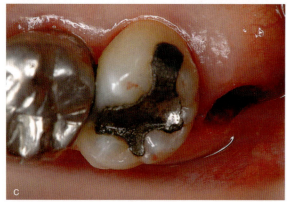

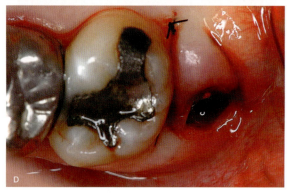

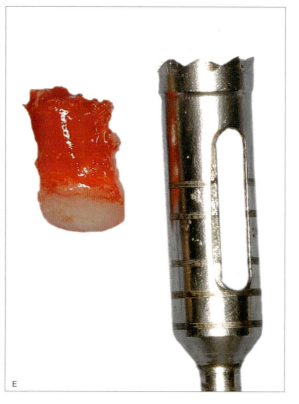

图2.31A ~ E

从上颌结节获取复合移植物的技术。临床和影像学评估可获取的组织量十分重要（**A，B**）。获取复合移植物，缝合供区（**C ~ E**）。

　　另一可用的供区是腭侧瓣的内侧部分，尤其适用于上颌前磨牙区和磨牙区。该技术分离了腭侧瓣，保存了靠近龈缘的部分，因此避免了腭侧牙龈退缩的风险（图2.32）。其主要优点是降低了与移植物获取相关的并发症发生率，因为该技术不需要其他供区。因此在植入种植体时、二期手术时，或消除腭侧牙周袋时均可获得移植物。有时缺牙区和增生区亦可作为供区（图2.33）。

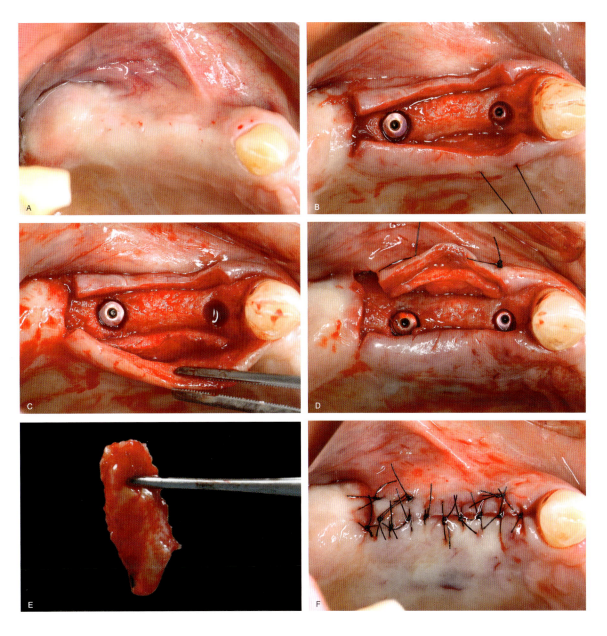

图2.32A ~ F

从腭侧瓣的内部获取软组织移植物。可以看到植入种植体后较厚的腭侧瓣和颊侧的缺损（**A，B**）。锐分离腭侧瓣（**C**）。将移植物转移至颊侧（**D，E**）。缝合软组织瓣（**F**）。

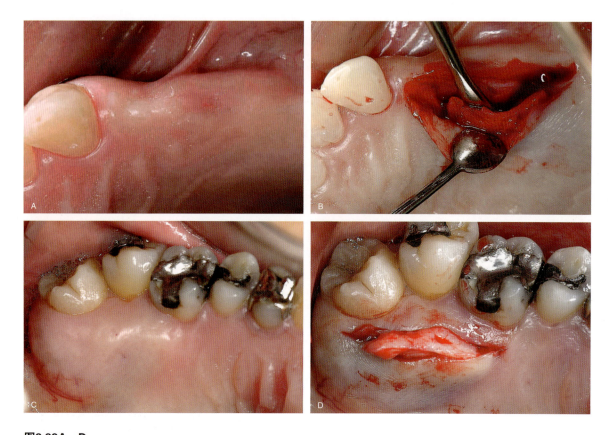

图2.33A ~ D

从缺牙区（**A，B**）和增生区（**C，D**）取软组织移植物。

通常应修剪移植物来达到更好的稳定。必须合理使用显微手术剪或新的刀片来去除多余的脂肪组织、腺体、上皮带，或修剪移植物的长度、宽度和厚度（图2.34）。当移植物的量小于需求量时，我们推荐采用Çetiner等[29]提出的技术，即通过在结缔组织的两侧增加小切口的方式使之获得更大的尺寸延展（图2.35）。该方法仅适用于特殊情况。根据手术需求，也可以适当折叠移植物以增加厚度。

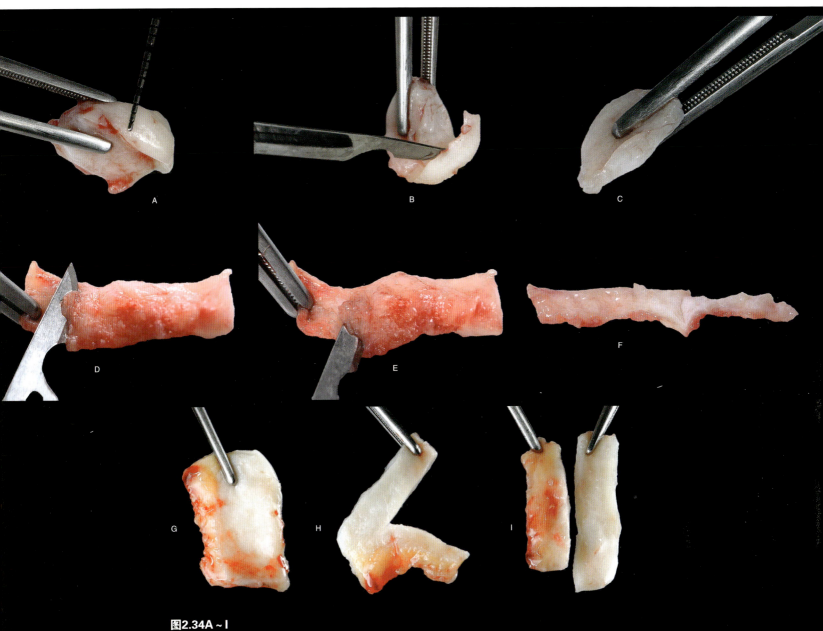

图2.34A～I

一些移植物的处理技巧。去除上皮带（**A～C**）。将移植物平分加倍来增加其长度（**D～F**）。通过分割移植物宽度的方式来增加其长度（**G～I**）。

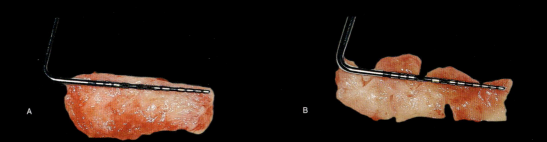

图2.35A，B

用双侧散在的小切口增加移植物的尺寸（**A，B**）。

牙槽骨和植体周转瓣术

牙槽骨和植体周转瓣源自邻近区域带蒂组织瓣的旋转，带蒂转瓣可以保证瓣具有充足的血供。该技术适用于当部分移植物需要暴露（封闭牙槽窝）或当需要进行垂直向的软组织增量时（会带来相应的牙龈退缩和/或轻度的相邻区域缺损）。

腭侧旋转瓣术

腭侧旋转瓣术[30-31]可用于关闭牙槽窝，主要用于上颌磨牙区。瓣的大小取决于牙槽窝的大小，且可以向近远中旋转以避免切取腭皱襞或血管。第一道切口（垂直切口）位于距邻牙龈缘2~3mm处，第二道切口（水平切口）沿牙槽窝的颊舌向而第三道切口（垂直切口）沿牙槽窝的近远中向。第四道切口（水平切口）与第一道切口平行并延至牙槽窝的另一端。对瓣进行锐分离并将其旋转以完全覆盖牙槽窝。为了辅助瓣的旋转，通常会施加反向的短斜切口。这类病例推荐的瓣的厚度在2mm左右。须在牙槽窝内充填胶原基质或骨替代物以防止瓣的塌陷。应用间断缝合和改良交叉褥式缝合对瓣进行固定，并保护供区的血凝块（图2.36）。

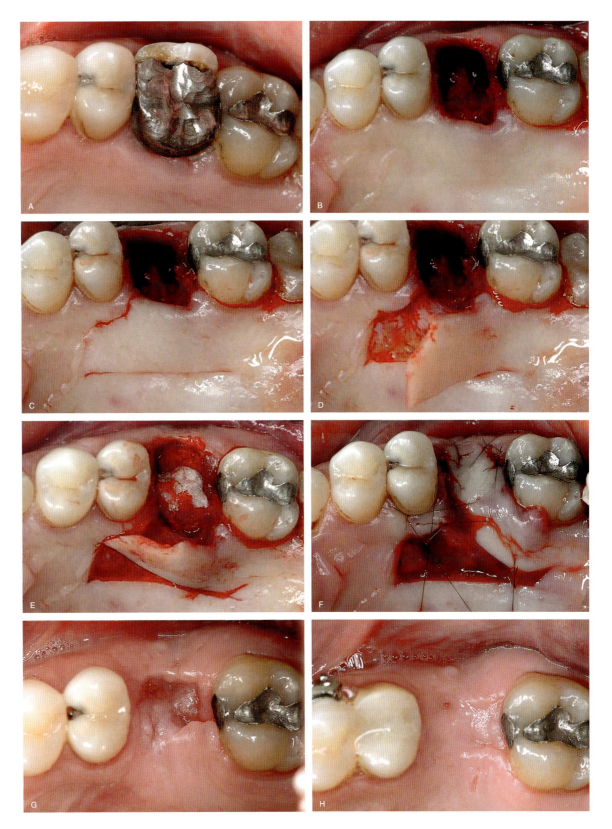

图2.36A～H

腭侧旋转瓣术。不翻瓣拔除患牙（**A，B**）。瓣的设计：腭侧垂直切口的长度取决于牙槽窝的近远中径，水平切口的长度取决于牙槽窝的颊舌径（**C，D**）。牙槽窝内放置明胶海绵（**E**）。旋转腭侧瓣，缝合固定（**F**）。术后30天（**G**）和术后60天（**H**），牙槽窝和供区愈合。

腭侧带蒂瓣术

　　腭侧带蒂瓣术[32]是一种常用术式，适用于植体周软组织处理的不同情况。该技术类似于采用了单线切口技术的结缔组织移植术，但有轻微调整以保留蒂，并将其旋转。第一道水平切口切至受区的远中区域，然后锐分离龈瓣，除了上腭区之外，整个缺损区的基底部分都应妥善处理以达到保证瓣的旋转的同时又不使瓣断裂（图2.37和图2.38）。必须保证带蒂部分的宽度以避免坏死，而且在旋转的同时必须确保瓣没有折叠，以免影响其血管化。当使用游离结缔组织瓣时，也最好覆盖以带蒂转移瓣来保证营养供给。对于带蒂部分而言，由于保留了血管，暴露的部分更容易愈合。最后使用前述的方法缝合术区（图2.39）。

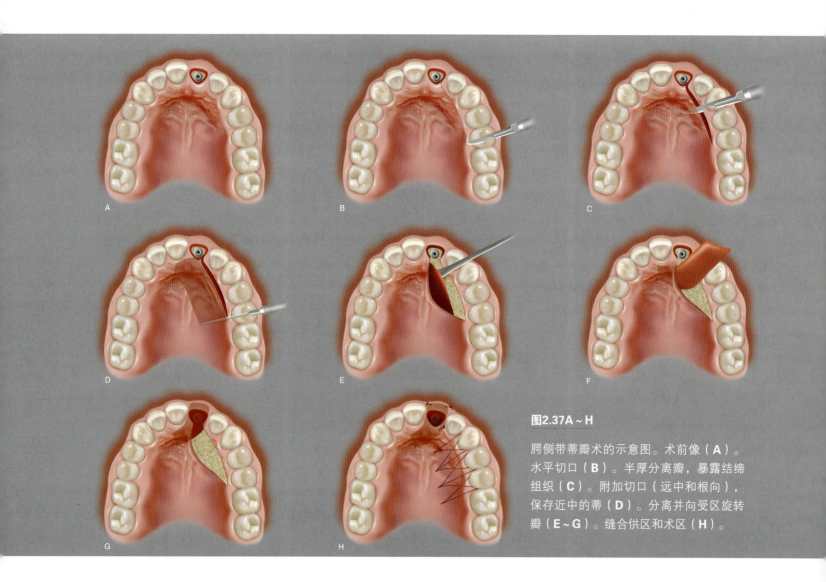

图2.37A～H

腭侧带蒂瓣术的示意图。术前像（**A**）。水平切口（**B**）。半厚分离瓣，暴露结缔组织（**C**）。附加切口（远中和根向），保存近中的蒂（**D**）。分离并向受区旋转瓣（**E～G**）。缝合供区和术区（**H**）。

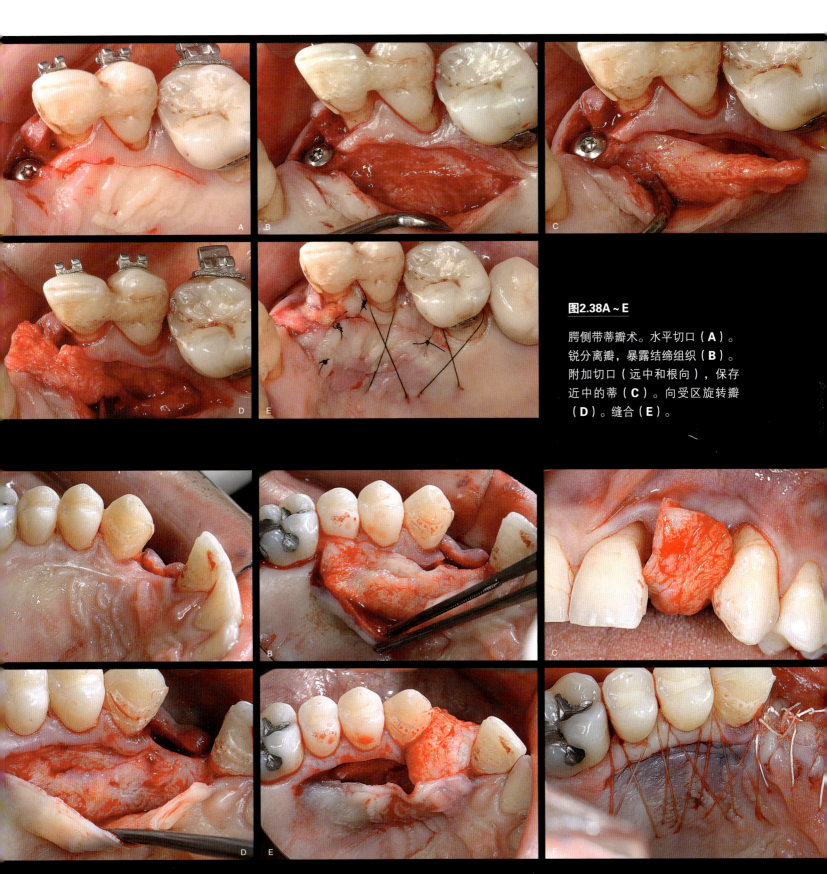

图2.38A～E

腭侧带蒂瓣术。水平切口（**A**）。锐分离瓣，暴露结缔组织（**B**）。附加切口（远中和根向），保存近中的蒂（**C**）。向受区旋转瓣（**D**）。缝合（**E**）。

图2.39A～F

腭侧带蒂瓣术。注意暴露结缔组织的范围（**A**，**B**），确保蒂的宽度和完整性，保证营养供给（**C**，**D**）。注意殆向和颊侧软组织量的增加（**E**）。缝合（**F**）。

　　Akcali等[33]对用结缔组织移植术或腭侧带蒂瓣术治疗中度牙槽嵴缺损进行比较研究，结果显示二者均可达到不错的效果。然而术后6个月，后者在增量体积的维持上表现更好。与初始状态相比，前者的增量减少了47%，而后者仅减少了6.4%。作者认为此差异是由于与游离移植物相比，带蒂瓣提供了更好的血供，增强了与受区的整合。

肉芽组织转位术

　　在一些牙周疾病或牙周–牙髓联合病变导致的大范围骨缺损的病例中，我们推荐使用肉芽组织转位术[1]。其主要优点在于既确保了牙槽窝的封闭，又避免了垂直切口或二期手术。在搔刮牙槽窝时，必须保留所有黏附于骨面的肉芽组织，仅去除侧壁的少量肉芽组织。应在术前1周进行牙周治疗。在局部软组织存在溢脓的病例中，预防性使用抗生素可减少组织的松脆程度及炎症状态，防止操作过程造成组织撕裂。笔者建议在牙槽窝内放置胶原基质或自体血离心材料（L–PRF：富血小板纤维蛋白）以形成支架。须将创口边缘和转位的肉芽组织边缘对位缝合，不可冠向复位，以免造成膜龈联合的移位（图2.40）。肉芽组织是富血管化的结缔组织，含有慢性多形核型炎症细胞（淋巴细胞和巨噬细胞）和血管。拔牙清创后，肉芽组织逐渐被修复性细胞如成纤维细胞所替代，成为修复性结缔组织[34]。该技术的成功取决于对肉芽组织的特征和可用性的谨慎评估。在上述条件均具备的情况下，采用这种术式可获得不错的效果。

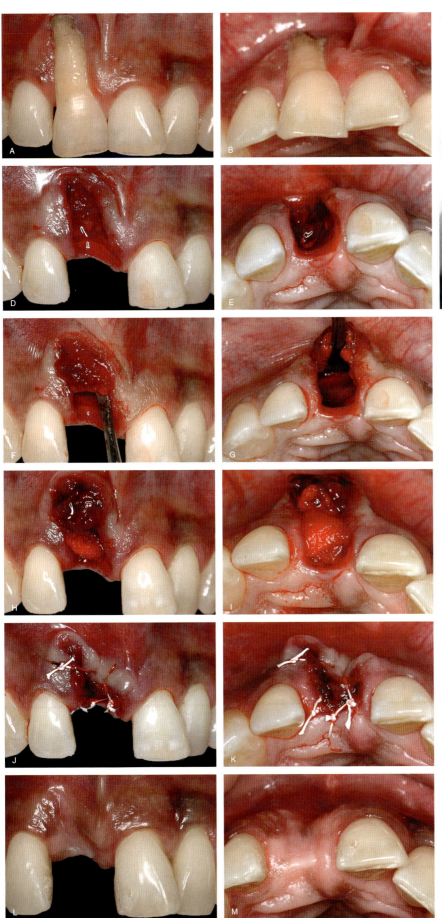

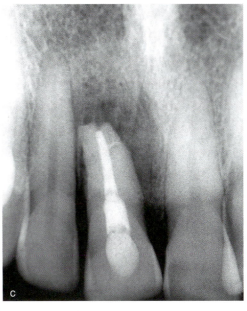

图2.40A～M

肉芽组织转位术。牙龈退缩（**A，B**）和大面积骨缺损（**C**）。拔牙后颊侧和腭面观。注意颊侧骨壁的缺损，牙槽窝剩余骨壁上黏附大量肉芽组织（**D，E**）。用骨膜分离器从腭侧分离肉芽组织，保证其与颊侧软组织的连接（**F，G**）。牙槽窝内放置胶原海绵，上方覆盖可吸收膜。注意此时肉芽组织黏附于颊侧软组织（**H，I**）。尽量对位缝合（**J，K**）。术后3个月颊侧和腭面观。注意尽管有少量组织缺损，但组织边缘位置较好（**L，M**）。

并发症

并发症可以分为术中并发症和术后并发症（早期和远期）。术中并发症和早期术后并发症更为常见，常与动脉破裂导致的搏动性或弥漫性出血相关。但幸运的是，只要术者在术前对前文所涉及的解剖学限制有充分考量，上述情况并不常见，即使不幸发生，也较易控制。一旦出现该情况，我们首先要追加局麻药来控制出血，改善术区视野，用生理盐水湿纱布用力按压出血区3~5分钟。若为搏动性出血，可以用止血钳结扎血管[1]。若仍不能控制出血，可用4-0丝线和长针进行深层缝合[35]。

远期术后并发症常与病理性出血和坏死有关。前者较为少见，常与尚未明确的血液疾病或术后局部创伤有关。治疗方法与之前提到的类似（麻醉，压迫，深部缝合）。在更严重的情况发生（如持续性的间断出血）时，应收住院，给予电凝法治疗。考虑到术后出血并发症的危险性，术前明确既往史十分重要，若不能确定，则需要对软组织移植物供区的凝血情况进行评估。

另一方面，上腭坏死是比较常见的术后远期并发症[36]。移植物过薄，缝线断裂脱落和/或术后创伤都可造成坏死。一些坏死病例可伴有疼痛症状，除了使用强效镇痛药之外，还应保护创口。我们建议对坏死区域在局麻下以大量生理盐水充分冲洗，去除坏死组织，创口放置胶原蛋白基质，然后应用高黏度氰基丙烯酸盐组织黏合剂（PeriAcryl90®或Histoacryl®）（图2.41）。组织黏合剂隔离了术区，进而减少了患者的不适[37]。尤其在一些大范围坏死的病例中，使用胶原基质前应使用生物改性剂如釉质基质衍生物和L-PRF来加快组织愈合及创口关闭。应严格监控供区的情况直至二期愈合完成。上腭坏死的发生率与医生经验直接相关，经验丰富的医生一般不会出现该问题。感觉异常是一种少见的远期术后并发症，且一般来说都具有自限性和暂时性[36]。

软组织移植物及转位瓣的应用对很多临床情况大有裨益，不能因害怕手术风险和并发症而放弃该技术，因为如果在术前对解剖条件进行仔细评估，并按照规范的手术流程进行操作，上述问题是很少见的。即便出现，也是可控的。

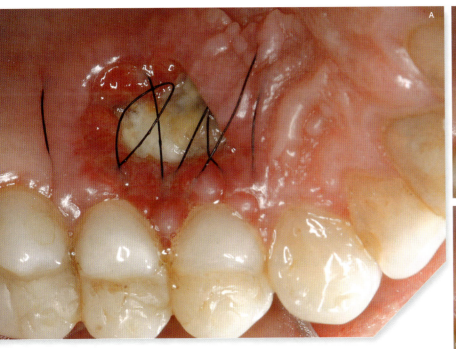

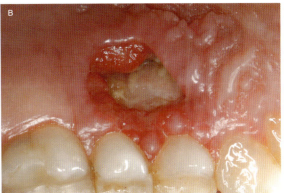

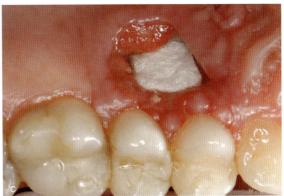

图2.41A～E

对上腭坏死的处理（**A**）。去除表面坏死组织，用生理盐水大量冲洗（**B**）。在术区放置胶原基质（**C**），在创口表面涂布薄层高黏度组织黏合剂（**D**）。2周后显示创口愈合（**E**）。

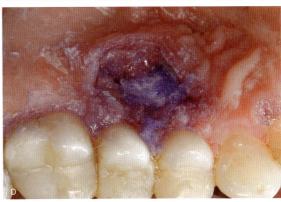

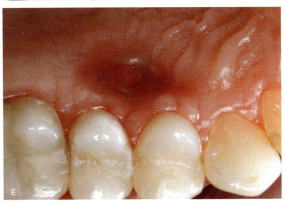

组织替代材料

　　自体移植现在仍然是软组织移植术的金标准，但受限于解剖条件、可获取的供区组织量和患者期望值，获取自体软组织移植物并非一向可行。因此，我们考虑采用组织替代材料来作为第二选择，虽不如自体移植物，但仍较为有效[37-39]。当前的组织替代材料主要分为两大类：脱细胞真皮基质（Alloderm®和Pure Dermis®）和胶原基质（Mucograft®）（图2.42）。

　　脱细胞真皮基质来源于人尸体皮肤（同种异体替代物），它为再血管化、细胞增殖和组织重建提供支架。将其处理后可分为明显的两层：由上皮细胞迁移形成的基底层，以及允许血管再生和成纤维细胞增殖的多孔真皮基质层。从组织学上看，该基质与人体牙龈组织的区别在于富含弹性蛋白。虽然在人体口腔黏膜中存在弹性蛋白，但它不属于牙龈成分[40-41]。在处理过程中，使用不同产品冲洗该材料，进行病毒灭活，减少排异性，然后冻干保存，维持其结构和生化性能的完整[42]。

　　在愈合方面，脱细胞真皮基质与自体移植物有很多区别。自体移植物含有细胞和血管，其再血管化取决于与受区的吻合。而基质不含细胞，主要依靠的是再血管化、细胞浸润和营养供给。只有当基质直接接触骨膜和/或位于瓣内时才会发生再血管化[43]。没有被瓣覆盖的部分发生再血管化的可能较小，且容易坏死。一旦暴露，不宜用真皮基质进行牙根覆盖，即便使用，其初步愈合后的外观也将不甚理想。因此我们建议，如果使用真皮基质材料，其表面应被龈瓣完

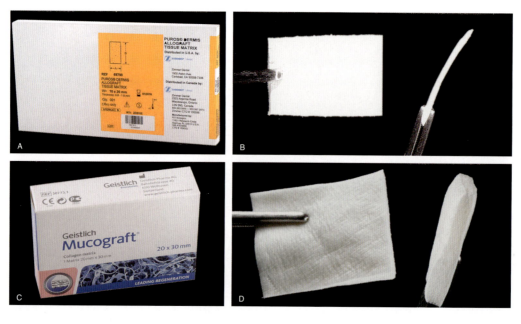

图2.42A～D

组织替代物：脱细胞真皮基质（A，B）和胶原基质（C，D）。

全覆盖。Harris[37]对比了牙龈退缩治疗中自体移植物和脱细胞真皮基质的疗效，发现二者在根面覆盖率方面疗效相似。然而4年之后，自体结缔组织移植物的效果明显更加稳定[37]。Efeoglu等[43]的研究表明在单颗牙的根面覆盖方面，自体移植物的临床表现优于脱细胞真皮基质。

当治疗目的是增宽角化龈时，手术材料（自体移植物或脱细胞真皮基质）必须裸露覆盖于骨膜受植床表面。Wei等[44]表示自体移植物的效果更优。

生物胶原材料在牙科中应用广泛，常作为引导性组织再生术的屏障膜或止血海绵使用。胶原是人体中最庞大的蛋白质家族，在创口愈合时，易被中性粒细胞、单核细胞和成纤维细胞释放的基质金属蛋白酶所分解[44]。其天然来源和易生物降解性使得胶原成为再生手术中很好的材料。

Mucograft®是一种纯的、非交联的、三维立体基质，由猪的Ⅰ型和Ⅲ型胶原结合生产而来。处理该胶原，使其分为两层：一层菲薄，排列规则而紧密，另一层则较厚且疏松多孔[45]。菲薄的致密层来源于猪腹膜，富含弹性，可以缝合于受区。多孔层来源于猪的皮肤，允许组织黏附，促进愈合和细胞整合。该层必须朝向受区以促进细胞渗透和血凝块的稳定。胶原基质的孔径为5~200μm，致密层孔径小，多孔层孔径大，其总体孔隙率为90%[45]。

将Mucograft®放置于受区时，并无证据显示会出现免疫反应或异体排斥，这显示了其良好的生物相容性。胶原基质中心区的再血管化至少在30天后才会发生，这可能是由于其致密层在第一个月内阻止了细胞渗透。这种缓慢的再血管化同时也是形成了一道屏障，保证了新生组织形成所需的时间[45]。

临床观察和组织形态学均证实了Mucograft®结构的脆性。种植术后3天，多孔层便丧失了约2/3的厚度，这可能与其三维结构的塌陷有关。在愈合期的第一个10天，致密层的厚度尚能维持不变，但在60天后，胶原基质的整体厚度减少了57%[45]。毫无疑问，这种初始厚度的丧失限制了其更为广泛的临床应用。

Mucograft®在根面覆盖术和角化龈增宽术中应用潜力较大[46-47]。在根面覆盖术中，必须保证胶原基质完全由龈瓣覆盖不暴露，而在角化龈增宽术中，只要下方骨膜受植床存在，是否暴露则不那么重要。

可以发现，只有考虑到组织增量的特定条件，且胶原基质被软组织瓣完全覆盖、无暴露时，它才可以作为自体软组织移植物的替代品。因此，只有当获取自体移植物较为困难时，才考虑使用胶原基质。

扫一扫即可浏览
参考文献

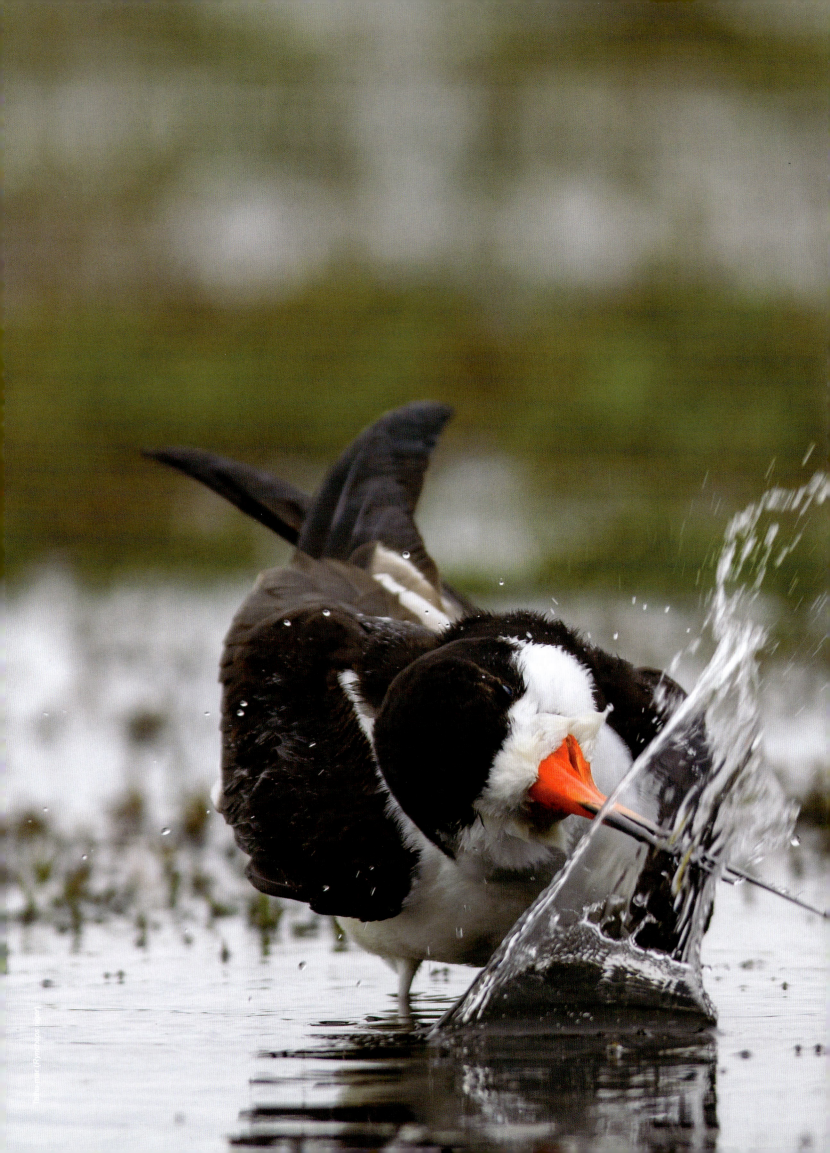

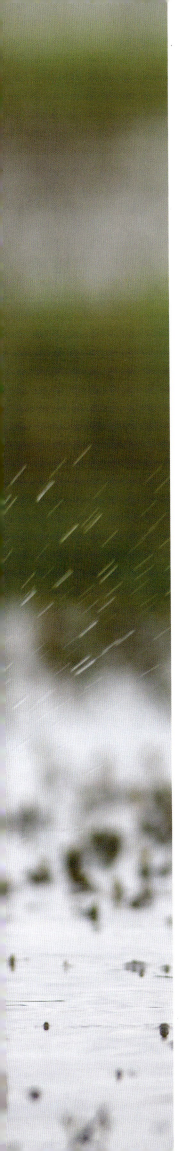

第 **3** 章

单牙和多牙牙龈退缩：
治疗计划和手术操作

Single and multiple recession defects: treatment
planning and surgical procedures

Julio Cesar Joly | Paulo Fernando Mesquita de Carvalho | Robert Carvalho da Silva
| Guilherme Paes de Barros Carrilho

牙龈退缩可以定义为龈缘由CEJ向根方的迁移，会导致根面暴露[1]。除了会影响美观之外[2]，牙龈退缩还会造成一系列功能问题，如牙根敏感[3]，非龋性牙颈部缺损风险的增高[4]以及根面龋[5-6]。无论患者的口腔卫生状况如何，牙龈退缩都可能会影响菌斑控制[7-10]。菌斑滞留或刷牙方法不当造成的创伤也会导致牙龈炎，这被认为是牙龈退缩的主要病因[11]。其他危险因素，如薄生物型、骨开裂、牙异位、咬合创伤、系带附着异常、年龄、吸烟和医源性操作也都是可能引起牙龈退缩的不容忽视的因素[12-14]。因此我们可以推论，炎症环境、薄的软组织与骨开裂这样的不利解剖条件协同决定了牙龈退缩的发展（图3.1）。

Miller[15]根据邻面牙槽骨的高度和牙龈根向退缩与膜龈联合的关系提出了牙龈退缩的分类（表3.1和图3.2）。Miller分类的最大优点是指出了牙龈退缩治疗的预后与邻面牙槽骨高度的相关性。因此，在Ⅰ类和Ⅱ类缺损中，由于邻面牙槽骨没有丧失，可以达到较完全的根面覆盖，但Ⅰ类的远期稳定性更优[16]。在Ⅲ类牙龈退缩中，确定邻面牙槽骨的丧失程度则尤为重要。邻面牙槽骨高度决定了根面覆盖的量，但根据第十次欧洲牙周病学学会（European Academy of Periodontology）[17]的共识，如果只有极小的邻面附着丧失，仍可达到完整的根面覆盖，这种非常细微的邻面骨缺损可能不会是限制根面覆盖预后的因素。Esteibar等[18]在邻面骨丧失小于3mm、邻面软组织无缺损的窄的MillerⅢ类牙龈退缩病例中使用厚度大于2mm的移植物，同样实现了完全根面覆盖。Ⅳ类牙龈退缩预后较差，因为其邻面骨缺损已达到牙龈退缩的水平，这意味着没有骨可以为根面覆盖组织提供支撑。

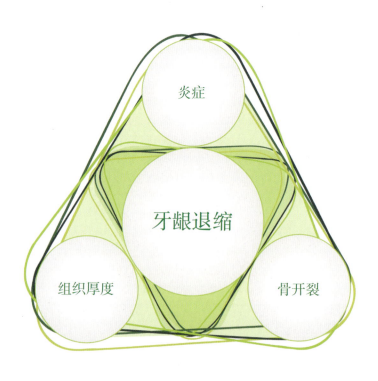

图3.1

牙龈退缩的决定因素。

表3.1 牙龈退缩的Miller分类

Ⅰ类	牙龈退缩**未达到**膜龈联合处，**无**邻面牙周附着丧失。
Ⅱ类	牙龈退缩**达到**或超过膜龈联合，**无**邻面牙周附着丧失。
Ⅲ类	牙龈退缩达到或超过膜龈联合，**有**邻面牙周附着丧失，但邻面附着丧失位于唇颊侧龈缘的**冠方**。
Ⅳ类	牙龈退缩达到或超过膜龈联合，**有**邻面牙周附着丧失，且邻面附着丧失位于唇颊侧龈缘的**根方**。

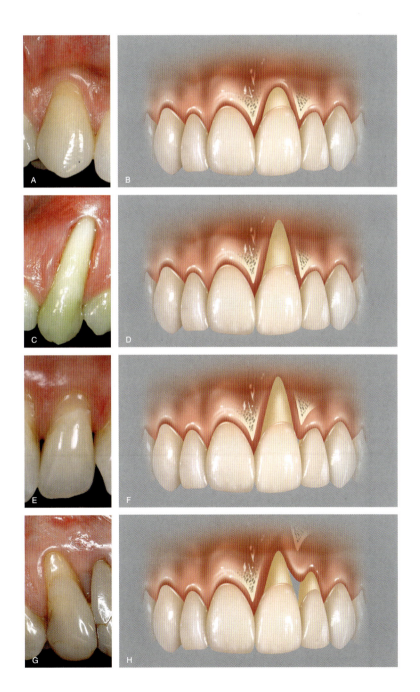

图3.2A～H

牙龈退缩的Miller分类：Ⅰ类（**A**，**B**）；Ⅱ类（**C**，**D**），Ⅲ类（**E**，**F**），Ⅳ类（**G**，**H**），注意各分类中龈缘和邻面牙周组织高度的不同关系。

Zucchelli等[19]注意到即使邻面高度充足，也不一定可获得令人满意的结果。一些解剖因素如非龋性牙颈部缺损，会增大分辨釉牙骨质界的难度；牙齿位置的改变（向内或向外），增加了骨和釉牙骨质界之间的距离，这些情况其实也限制了根面覆盖的效果，应该予以评估（图3.3）。另外，环境暴露因素如吸烟等也会影响结果[20-21]。

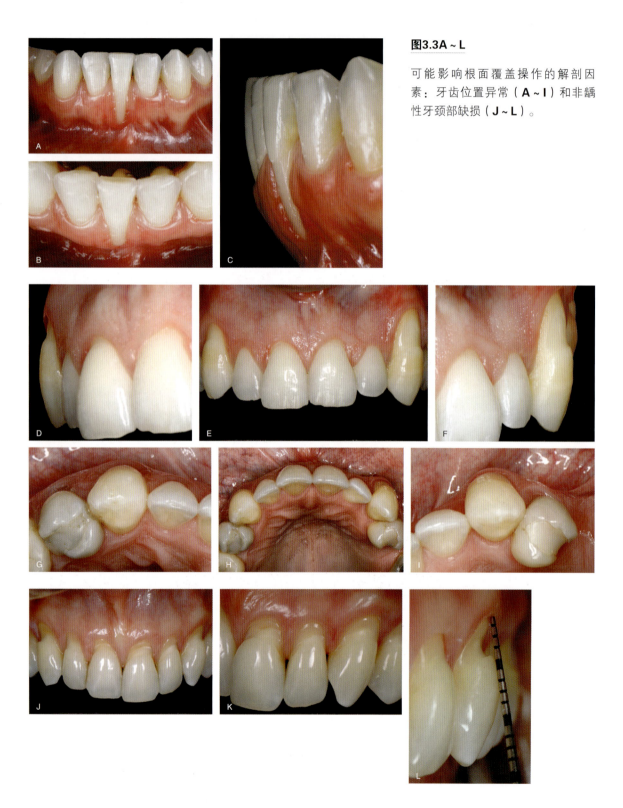

图3.3A～L

可能影响根面覆盖操作的解剖因素：牙齿位置异常（**A～I**）和非龋性牙颈部缺损（**J～L**）。

根据切口类型的不同，是否使用垂直切口，是否使用结缔组织移植物等，我们可将单牙和多牙牙龈退缩治疗技术分为许多种类。无论使用哪种技术，临床成功的标准均为达到完全的根面覆盖、牙周探诊深度小于3mm、无牙龈炎，且牙龈的色形质与相邻区域一致，与其他非治疗区无明显区别[22]。牙齿敏感症状的缓解亦可作为一个成功标准。Clauser等[23]发现，只有完全的根面覆盖才可以确保敏感症状完全消除，但部分根面覆盖亦可减轻不适症状[24]，提高患者生活质量[25]。这些信息并不总是与临床观察一致，因为牙齿敏感性还受其他因素影响，比如非龋性牙颈部缺损和人体间痛阈的差别。常常可以看到中重度牙龈退缩的患者并没有牙齿敏感的主诉，而另一些患者的敏感症状却十分明显。根面覆盖治疗的美学效果可以从5个方面来评价：（1）龈缘高度；（2）龈缘轮廓；（3）牙龈质地；（4）膜龈联合是否一致；（5）牙龈颜色。参考上述指标，可对根面覆盖的治疗效果做出客观评价[26]。

一般来说，只要使用了合适的技术，便可实现较高的根面覆盖预期[6,27-28]。然而其结果变异较大，这主要源自三方面的因素：（1）缺损的解剖特点：暴露根面的高度和宽度、邻近组织的质量和厚度、是否有肌肉纤维插入，以及最为重要的一点——邻面牙槽骨高度；（2）手术技术：切口类型，是否使用组织移植物或组织替代物，是否使用生物调节剂；（3）患者因素：伤口愈合模式、术后配合等。

在各种技术中，带或不带结缔组织移植物（CTG）的冠向复位瓣（CAF）应用最多，其有效性和可预期性均较好[29-31]。但使用结缔组织移植物可能会增加结果的长期稳定性[32]。Zucchelli等[32]分别采用单纯CAF和使用CAF+CTG两种术式，经过6个月和1年的随访发现，两种技术在治疗牙龈退缩方面同样有效；但5年之后，使用CTG的区域牙龈退缩量更小，完全的根面覆盖位点更多，牙龈轮廓也更好。Kuis等[16]用相似的方法在60个月的随访期内追踪了114位单牙牙龈退缩的患者，结果显示CAF+CTG法的远期效果更佳。是否使用结缔组织移植物要经过对每位患者临床情况的仔细评估，它更适用于一些龋性或非龋性牙颈部缺损[33]、很少或几乎没有角化龈[34]和薄生物型[13]的患者。而在厚生物型的患者中，则没有太大必要使用移植物，因为它可能会影响角化龈的美观[32]。而在中等或薄生物型的患者中，使用CTG意味着更高的根面覆盖率，更多病例可实现完全的根面覆盖，以及角化龈宽度和牙龈厚度的增加[32]。

da Silva等[30]进行了一项分口对照研究。在Miller I 类、牙龈退缩大于3mm的患者的口内左右两侧分别单独使用CAF和使用CAF+CTG进行治疗，对比发现，术后6个月二者在根面覆盖方面均达到不错效果；但使用移植物的一侧角化龈的宽度和牙龈厚度增加明显。牙龈厚度增加是一个重要的临床客观评价指标，因为牙龈退缩的病因与牙龈厚度密切相关。因此，使用CTG除了可获得更佳的根面覆盖效果，还可有效防止牙龈退缩的复发。Pini-Prato在相似试验中[31]（多牙牙龈退缩）进行了5年的术后随访，发现使用CTG组术后长期稳定性较高，而仅使用CAF组出现了复发（图3.4）。

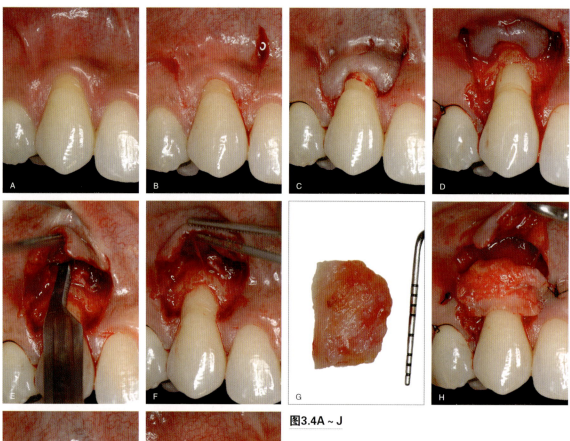

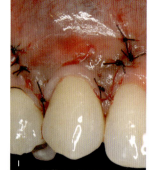
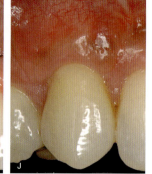

图3.4A ~ J

使用冠向复位瓣+结缔组织移植物治疗Miller I 类的牙龈退缩（**A**）。做两道垂直切口，翻全厚瓣（**B~D**）。在骨膜做水平切口，切开颊侧内部黏膜，使瓣可以无张力复位（**E，F**）。注意移植物不能与松弛切口重叠（**G，H**）。将组织瓣覆盖于结缔组织移植物和牙龈退缩区并缝合（**I**）。1年后随访可以看到完全的根面覆盖。可以在垂直松弛切口附近看到细小的瘢痕组织形成（**J**）。

Baldi等[13]研究发现牙龈厚度是根面覆盖术预后的一个重要因素，当龈缘厚度小于0.8mm时，CAF法在任何位点均不能形成完全的根面覆盖，当牙龈厚度足够时则可通过此术式获得完全的根面覆盖。Jung等[35]发现加入CTG后，牙龈厚度增加，术后30个月根面覆盖都较为稳定。因此，对非厚生物型而言，我们认为使用软组织移植物效果较好。

另一方面，Wennström和Zucchelli等[29]表示术后长期稳定性最重要的方面并非单纯牙龈厚度的增加，而是纠正口腔卫生习惯，尤其是控制刷牙力度。而笔者认为，虽然纠正口腔卫生习惯十分重要，但想要实现并非易事。

当存在牙颈部龋或非龋性牙颈部缺损时，可能需要在进行根面覆盖术前用不同的材料恢复牙根外形，这在术前应进行讨论明确[36-38]。无论使用什么材料，修复体表面必须高度抛光。了解牙颈部缺损的解剖特性对修复工作十分重要，而这需要对缺损的冠根部分进行评估。根据Pini-Prato等[4]的观点，在评估缺损时，必须明确CEJ是否可以辨认以及冠根部之间"台阶"的大小。"生物学修复"的概念是指用常规修复材料（如复合树脂）修复冠部缺损，然后用CTG"修复"牙颈部凹陷区，这是一个较为合理的选择[33,39]。根据Mele等[39]的研究，放置于根面凹陷区的结缔组织移植物，不但补偿了牙体硬组织的缺损，防止软组织塌陷，还为冠向复位瓣提供了支持和稳定。冠方的修复恢复了牙齿外形，为冠向复位瓣提供了一个稳定且光滑的凸面[19]。Pini-Prato等[40]将牙颈部缺损按深度分为浅度（≤1mm）和深度（>1mm）两类。笔者认为在深度缺损中，应当使用两块移植物。关于是否需要测量牙颈部缺损的深度，笔者认为这应当根据移植物的厚度而非数量来决定。当由于牙颈部缺损而使CEJ难以辨别时，我们可以通过观察邻牙和对侧同名牙的解剖形态来确定，或通过影像学评估邻面牙槽嵴顶来重设一个新的CEJ，用修复材料充填冠方缺损，然后进行手术治疗[19,41]（图3.5和图3.6）。

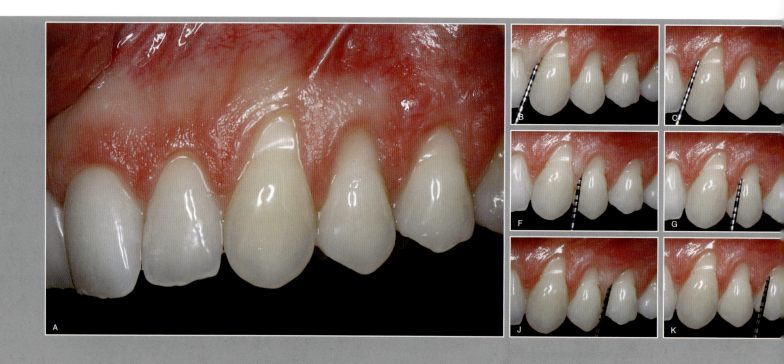

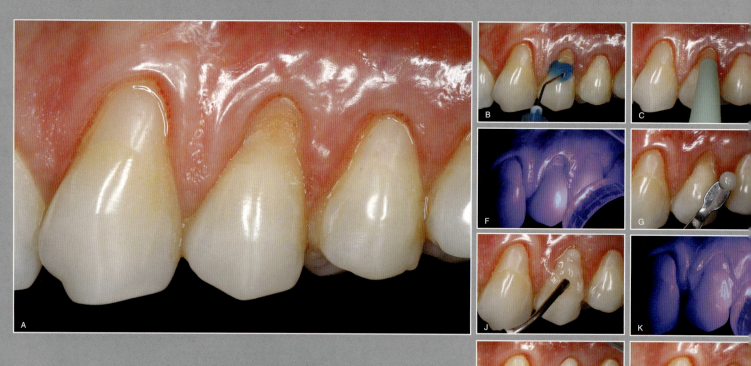

图3.6A ~ S

伴非龋性牙颈部缺损的牙龈退缩（**A**）。确定好新的CEJ后，充填冠方。酸蚀釉质，应用粘接系统（**B ~ F**）。用光固化复合树脂充填冠部缺损（**G ~ I**）。在树脂最外层涂抹丙三醇以防止出现氧化抑制层（**J，K**）。完成树脂充填（**L，M**），用橡皮杯、碳化硅刷和带状磨光盘蘸取抛光膏分别进行抛光（**N ~ Q**）。在手术操作前评估充填治疗的质量（**R**）。术后4个月（**S**）。注意术后牙龈的色形质。充填治疗：Roberta Neves。

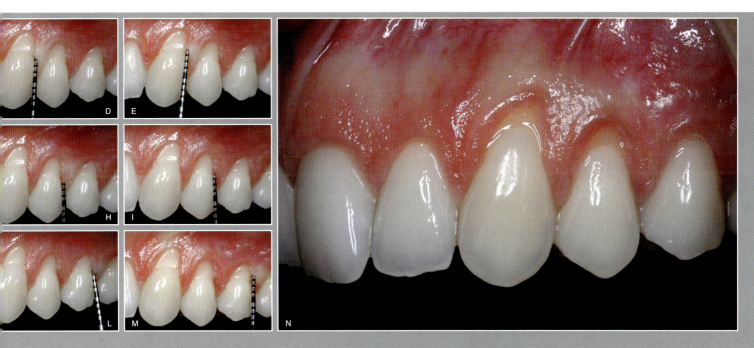

图3.5A～N

伴非龋性牙颈部缺损的牙龈退缩（**A**）。通过探诊评估邻面骨高度，确定新CEJ的位置（**B～M**）。手术操作前以复合树脂充填牙颈部缺损的冠方（**N**）。充填治疗：Guilherme Carrilho。

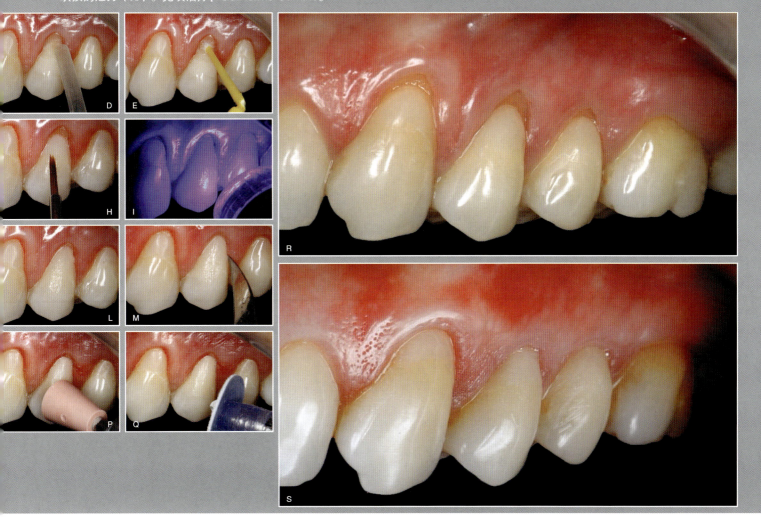

其他方面，如瓣缝合的位置与CEJ的关系也会影响根面覆盖率[42-43]。当瓣缝合于CEJ的冠方时，根面完全覆盖率增加。Pini-Prato等[42]研究发现当将瓣边缘缝合于CEJ水平时，根面完全覆盖率仅达17%，而将瓣边缘缝合于CEJ冠方时，根面完全覆盖率达100%。Cortellini等[44]研究发现在CAF法中，将瓣边缘置于CEJ冠方约1mm处，术后1个月，60%的病例出现了（1.5+0.6）mm的牙龈回升。根据以上研究可以证明，在缝合前采用骨膜切口使瓣充分减张，对于获得理想的根面覆盖效果非常重要[45]。

在瓣冠向复位之前应该先对暴露根面上的污染进行机械清理。可以使用超声器械或刮治器[46-47]。当需要去除多余的根面凸起或修整非龋性牙颈部缺损的边缘时，可以使用金刚砂车针等旋转磨除器械[48]。

一般建议在机械清理后使用化学试剂（生物改性剂）如柠檬酸[49]或四环素[50]来去除机械预备产生的玷污层，暴露胶原纤维[44]。但是这些物质的酸性增加了相邻牙周组织坏死[51]和牙根吸收的风险[52]，因此并不推荐常规使用这些试剂[53]。笔者不建议在进行机械清理后使用酸性物质。

根面覆盖可能出现的组织学结果有长结合上皮，最终形成岛状的结缔组织附着，或牙根吸收、骨固连等[54-55]。当使用CTG或组织替代物（胶原基质[56]、脱细胞真皮基质[57]）时结果也是如此。从临床角度看，这些愈合方式提供了较为稳定的长期效果[6,27-28]。另一方面，牙根与软组织之间的牙周再生（新骨形成、新生牙骨质和牙周膜）是更好的结果[58-59]，这可以通过使用生物介质如釉基质衍生蛋白（EMD）来实现。而且，该生物材料可能会加速愈合过程，减轻术后不适[17,60]。一些临床实验使用了EMD并获得良好疗效[44,61-62]。虽然使用EMD和传统治疗的短期效果相近[63-64]，但前者的长期预后和稳定性优于后者[65]。根据EMD使用规定，在使用EMD前先用24%的中性EDTA（乙二胺四乙酸）处理暴露根面2分钟，然后用生理盐水充分冲洗。EDTA可以有效清除玷污层，暴露胶原纤维，且不会损伤相邻的牙周组织[66]。基于EMD在获得牙周再生和稳定术后效果方面的优点，笔者建议在有条件的情况下使用该材料来改善愈合过程。

　　如第2章中所说，大多数研究显示应用组织替代物的临床效果不如使用自体移植物[67-79]。但是，当CTG不易获取或供区可用量不足时，推荐使用组织替代物。无论是脱细胞真皮基质还是胶原基质，与CAF联合应用时，其根面覆盖率和牙龈增量（角化龈宽度和牙龈厚度）均优于单独使用CAF者[70-71]。因此，当有条件时，我们都推荐联用组织替代物，而非单独使用CAF（图3.7）。

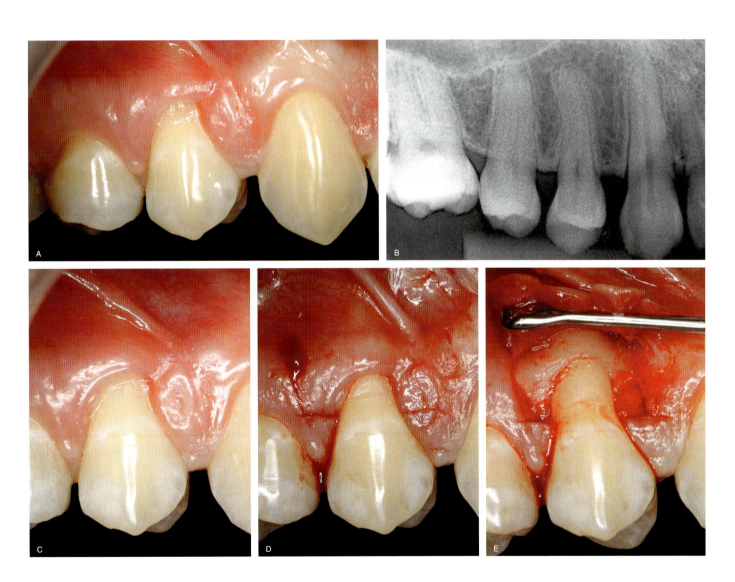

图3.7A～E

应用冠向复位瓣+胶原基质（组织替代物）来治疗Miller I 类牙龈退缩（**A～C**）。做两道垂直切口，翻全厚瓣（**D，E**）。

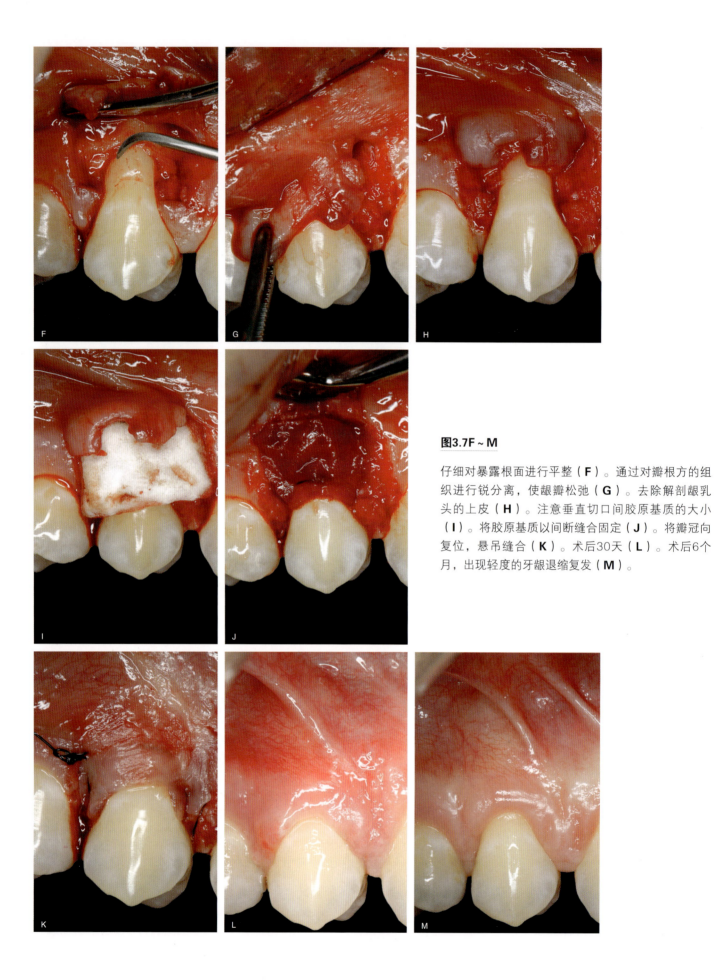

图3.7F ~ M

仔细对暴露根面进行平整（**F**）。通过对瓣根方的组织进行锐分离，使龈瓣松弛（**G**）。去除解剖龈乳头的上皮（**H**）。注意垂直切口间胶原基质的大小（**I**）。将胶原基质以间断缝合固定（**J**）。将瓣冠向复位，悬吊缝合（**K**）。术后30天（**L**）。术后6个月，出现轻度的牙龈退缩复发（**M**）。

可选的治疗手段

　　我们的术式选择是基于对牙龈退缩解剖特征的审慎评估做出的：例如是单牙还是多牙牙龈退缩，上颌还是下颌，深度还是浅度的缺陷，角化龈的高度和宽度，是否存在牙颈部缺损，龈乳头的高低[72]。

单牙牙龈退缩

　　为了更好地制订手术计划，将牙龈退缩按其深度分为浅度（＜4mm）、中度（4～6mm）和深度（＞6mm）[73]。但对于同一种临床情况，尤其是不同分类的临界病例，常常有不止一种治疗方法（图3.8）。

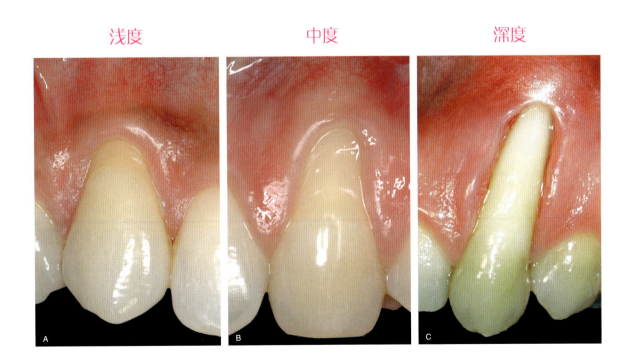

图3.8A～C

单牙牙龈退缩的亚分类：浅度（**A**）、中度（**B**）和深度（**C**）。

对**浅度牙龈退缩**（＜4mm）者，**改良信封技术**常作为首选。该方法与传统的冠向复位瓣相比，既具有更佳的美观效果，同时增加了牙龈厚度和角化龈宽度[74]。传统的信封技术[75]制备不包含龈乳头的半厚的类信封瓣，将CTG置于其中，并使其部分暴露（图3.9）。我们推荐一种使用混合瓣的改良术式。用钝性隧道器械剥离全厚瓣至膜龈联合水平，在根方锐分离来保证瓣具有一定的冠向移动度[73]。然后将CTG放置于瓣下并以间断缝合固定。移植物的稳定性对达到快速的再血管化十分重要[76]。全厚瓣缩短了手术时间，最大程度减小了软组织创伤，保证了血供[48]，从而避免了对根面覆盖效果的负面影响[77]（图3.10）。只要有80%的移植物位于龈瓣

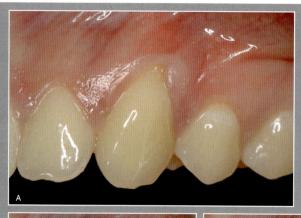

图3.9A ~ J

应用经典的信封技术治疗23浅度牙龈退缩一例（**A**）。用保留龈乳头半厚切口制备信封（**B~D**）。将瓣冠向复位至CEJ水平（**E**）。稳定复位瓣和结缔组织移植物（**F**）。术后1年达到完全的根面覆盖和良好的美观效果（**G**）。术后8年结果稳定（**H~J**）。

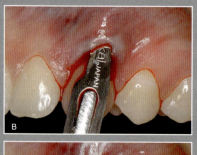
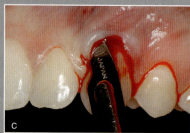
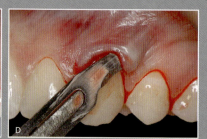
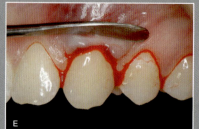
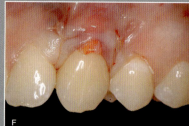
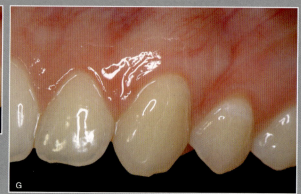

下方以保证营养，移植物的部分暴露便不会对根面覆盖的结果造成影响（图3.11）。若发现瓣或移植物不稳定或暴露过多，可以采用缝线不穿过龈乳头尖端的改良悬吊缝合来加强稳定（图3.12）。移植物必须与受区大小一致。我们建议移植物的宽度至少要达到相邻龈乳头的中点处，长度根据CEJ至膜龈联合处的距离而定，平均5~6mm，其厚度约1mm（图3.13）。如果切取的移植物的量不足，应当改变术式以免发生术后并发症甚至手术失败。对经验尚浅的医生，我们建议先切取移植物，再处理受区，这样一旦出现问题便于调整。当准备了充足的CTG后，CAF法或其他包含垂直切口的术式也可以用于浅度牙龈退缩的治疗。

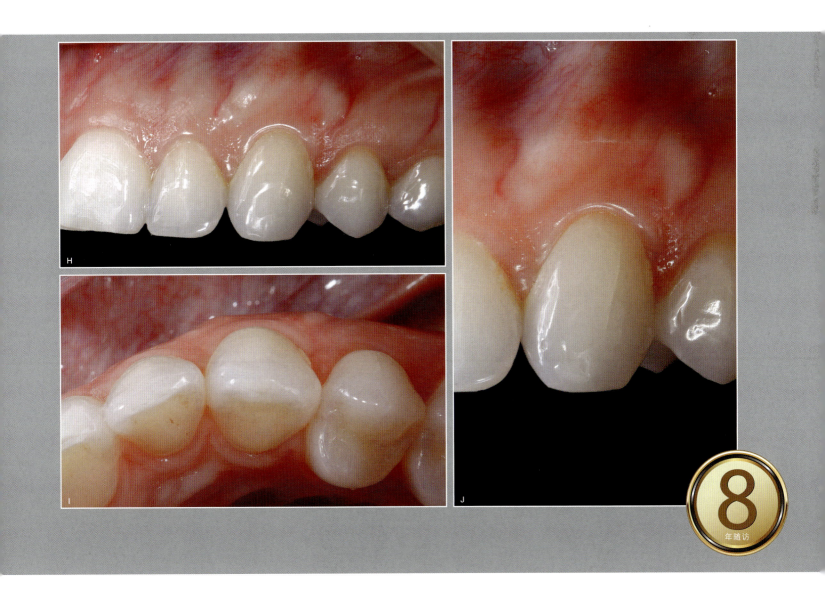

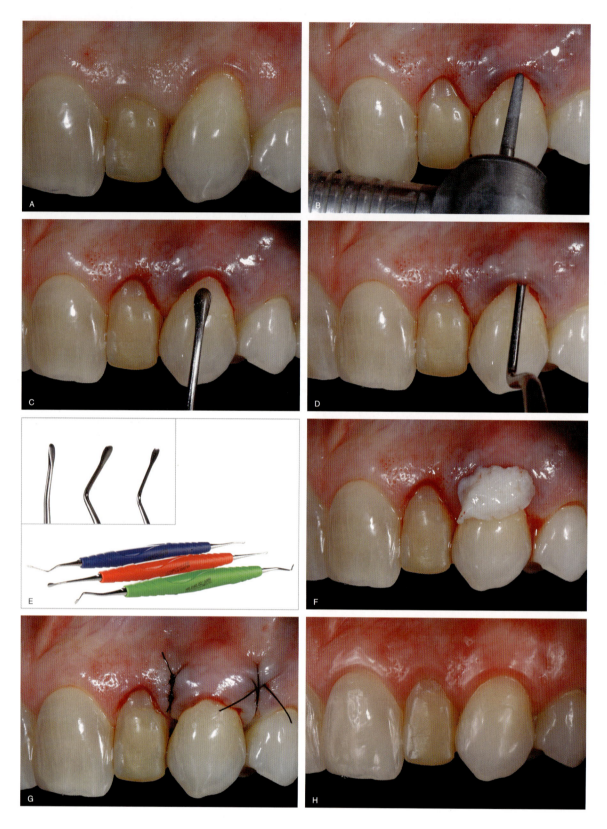

图3.10A～H

应用改良信封技术治疗23浅度牙龈退缩一例（**A**）。去除根方的树脂充填物（**B**）。钝分离获取全厚瓣（**C～E**）。评估结缔组织移植物的大小（**F**）。改良悬吊缝合，将结缔组织移植物与瓣进行固定（**G**）。术后6个月，实现了完全的根面覆盖和良好的美学效果。注意边缘龈的厚度有所增加（**H**）。

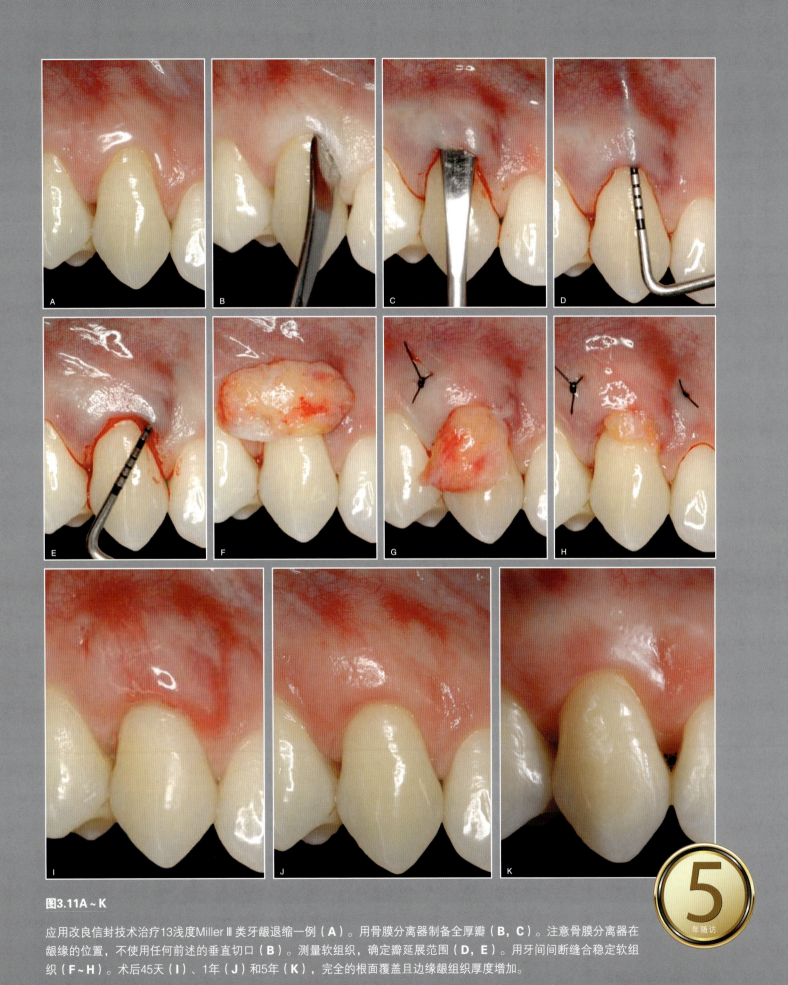

图3.11A ~ K

应用改良信封技术治疗13浅度Miller Ⅲ类牙龈退缩一例（**A**）。用骨膜分离器制备全厚瓣（**B，C**）。注意骨膜分离器在龈缘的位置，不使用任何前述的垂直切口（**B**）。测量软组织，确定瓣延展范围（**D，E**）。用牙间间断缝合稳定软组织（**F~H**）。术后45天（**I**）、1年（**J**）和5年（**K**），完全的根面覆盖且边缘龈组织厚度增加。

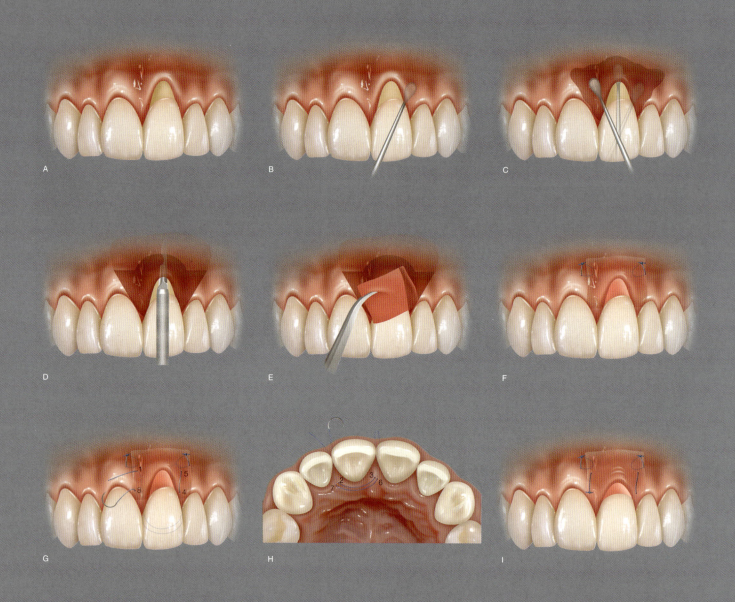

图3.12A~I

改良信封技术示意图。21的浅度牙龈退缩（**A**）。用隧道器械获取全厚类信封瓣，注意信封邻面（邻牙）和根方（膜龈联合处）的边界（**B，C**）。用15C刀片在信封根方做切口，以便瓣冠向复位（**D**）。牙间间断缝合固定结缔组织移植物（**E，F**）。冠向复位龈瓣，改良悬吊缝合，缝线不穿过龈乳头。数字1~8代表了缝合顺序（**G，H**）。改良悬吊缝合后，移植物的非覆盖面减少（**I**）。

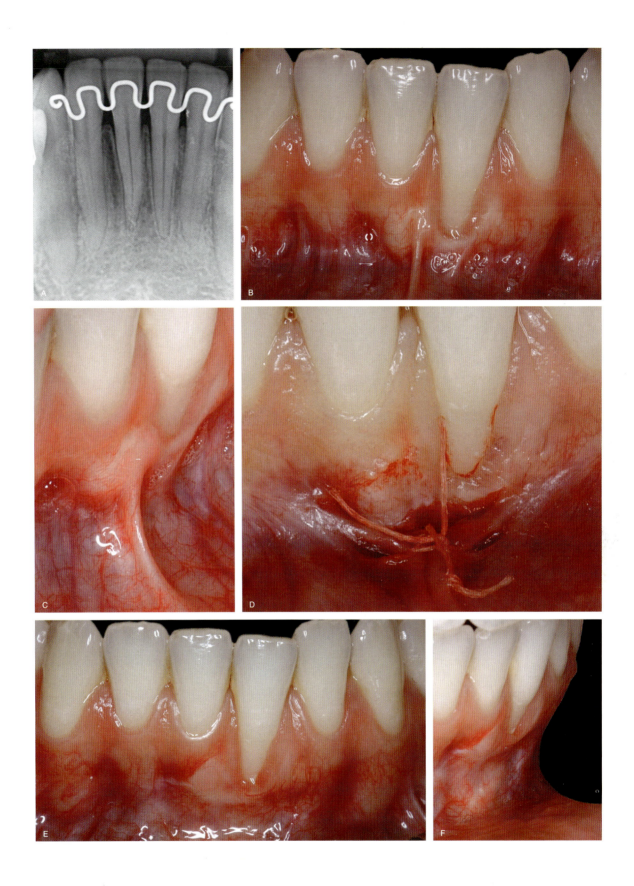

图3.13A～F

应用改良信封技术治疗31浅度牙龈退缩。由于之前游离龈移植术不成功，该处牙龈色泽和牙龈量与相邻组织不一致。可以看到系带与龈缘很近（**A～C**）。行系带切除术（**D**）。术后2个月的临床照（**E，F**）。

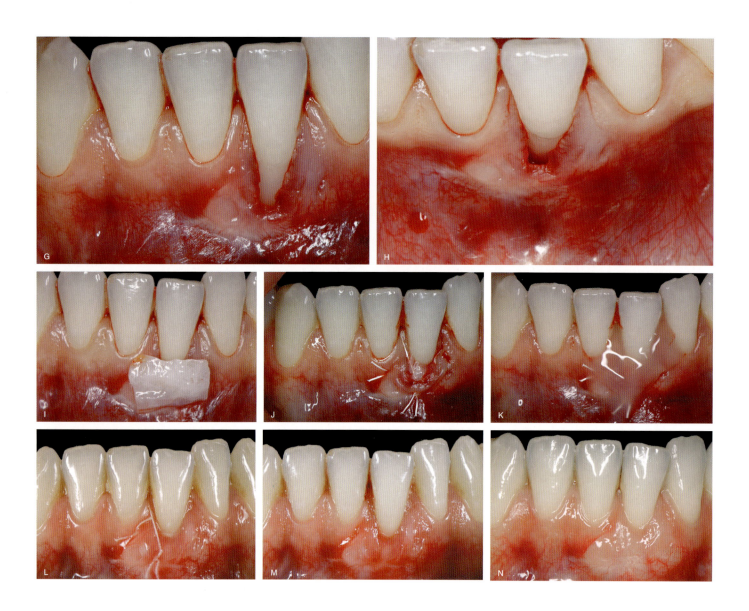

图3.13G～O

翻起全厚类信封瓣（**G，H**）。检查结缔组织移植物的大小（高5mm，至少达两侧龈乳头的中点处）（**I**）。间断和悬吊缝合瓣和结缔组织移植物（**J**）。使用釉基质衍生蛋白促进愈合（**K**）。术后1周（拆线前和拆线后）（**L，M**）。术后6个月，完全的根面覆盖。牙龈色泽的不一致与之前的游离龈移植术有关（**N**）。术后5年，效果稳定（**O**）。

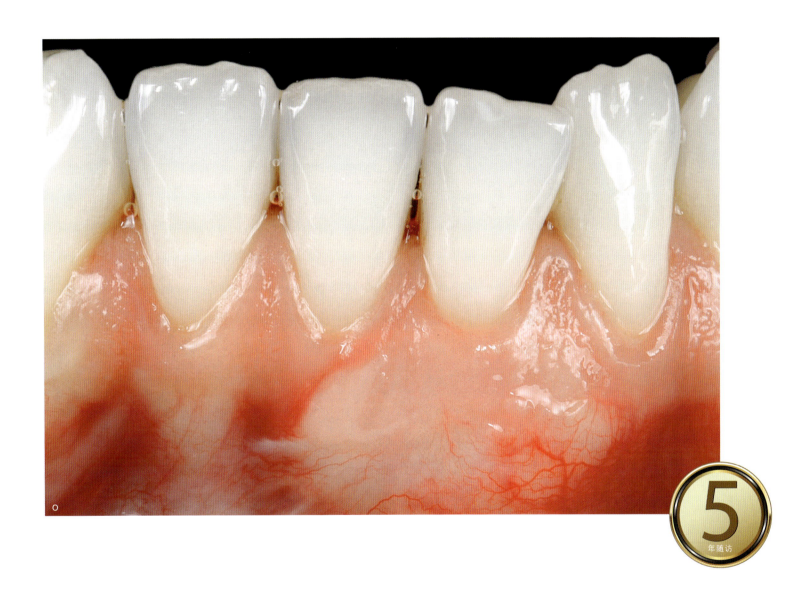

对于**中度的单牙牙龈退缩（4~6mm）**而言，**可以使用L形冠向复位瓣、改良冠向复位瓣**或**根部紧缩的改良类信封瓣**。这些情况均应尽量避免使用传统方法的两道垂直松弛切口，因为它不仅会增加产生瘢痕的风险，还会影响瓣的血供[79]。我们提出L形冠向复位瓣技术[73]，与传统冠向复位瓣术相比，该术式减少了一道垂直切口[46,80-81]，同样可以使瓣无张力冠向复位。将垂直切口做在远中区，从而尽量减少近中部位瘢痕组织的形成（图3.14）。

改良冠向复位瓣术源自传统的用于治疗多牙牙龈退缩的经典技术[82-83]（详见后文）。自龈乳头基底部做牙龈旁切口，该切口可有不同设计：倾斜的、水平的、双水平[84]的或V形的。应在

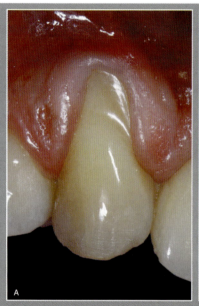 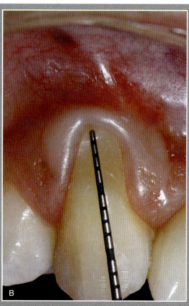 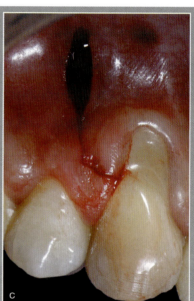 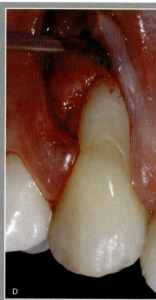

图3.14A~K

L形技术治疗13中度牙龈退缩（4mm）（**A~C**）。在缺损远中做垂直切口（**D**）。翻全厚瓣（**E**），在其根方锐分离后将瓣向近中冠方复位（**F**）。将解剖龈乳头去上皮（**G**）。在瓣的垂直切口处行间断缝合，用悬吊缝合将瓣固定于龈缘处（**H，I**）。术后9个月，完全的根面覆盖，软组织厚度增加（**J，K**）。

翻起L形瓣之后用显微剪或新的15号刀片将解剖龈乳头去上皮。移植物可单独缝合，也可与瓣缝合在一起以便固定，具体如何缝合可依术者个人喜好而定，重要的是移植物应稳定不动。移植物应完全被冠向复位瓣所覆盖，除非增加角化龈宽度也是手术的目的之一。在这种情况下，如前文所述，只能暴露至多20%的移植物（图3.15~图3.17）。

根部紧缩的改良信封技术与前文所述的治疗浅度牙龈退缩的技术相似，但该改良术式包括一道牙龈退缩的最根方的缝合，其目的是使瓣的边缘贴紧，减少无血供区域的大小，避免移植物的过多暴露（图3.18）。

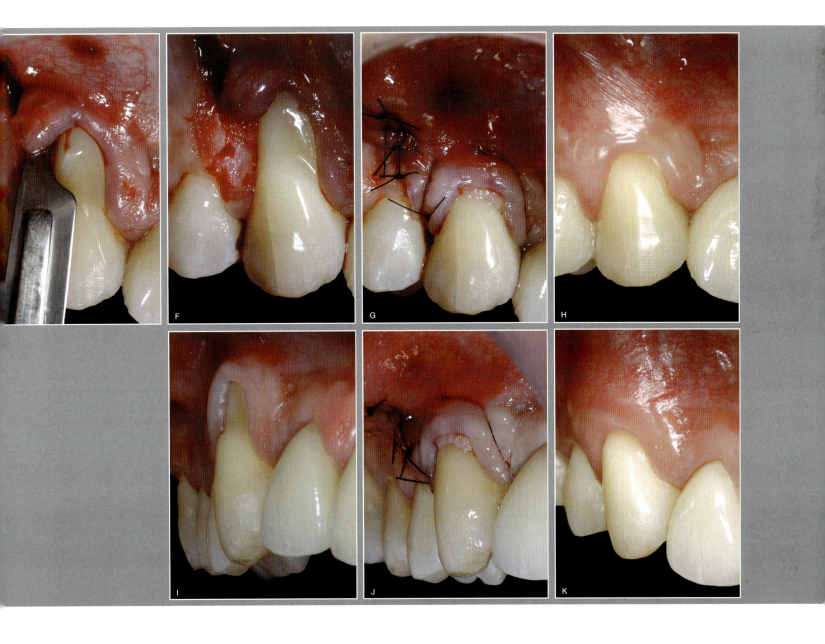

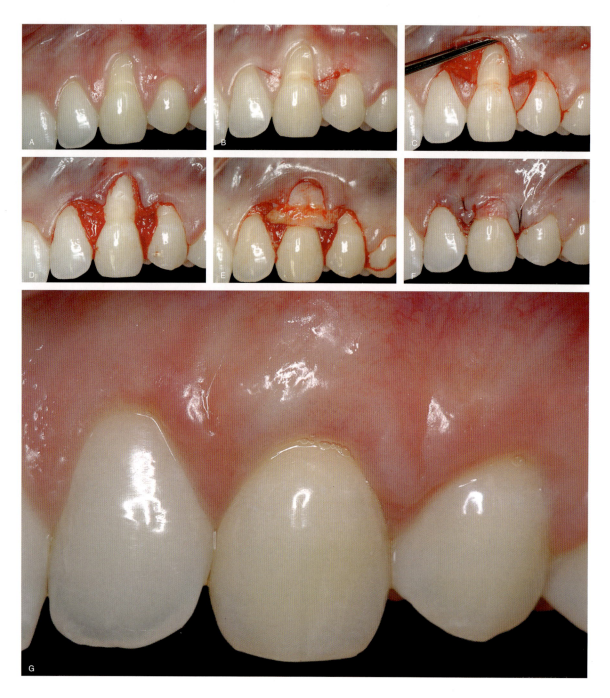

图3.15A ~ G

改良冠向复位瓣技术治疗23中度牙龈退缩（4mm）。术前照（**A**）。从患牙的CEJ向两侧邻牙牙龈顶点做两道倾斜切口（**B**）。从冠方向根方，以"半厚–全厚–半厚"的方式翻瓣，以保证瓣的活动度（**C**）。将近远中解剖龈乳头去上皮（**D**）。悬吊缝合固定冠向复位瓣和结缔组织移植物。注意有部分结缔组织移植物暴露（**E**，**F**）。术后6个月可见完全根面覆盖，软组织厚度增加（**G**）。

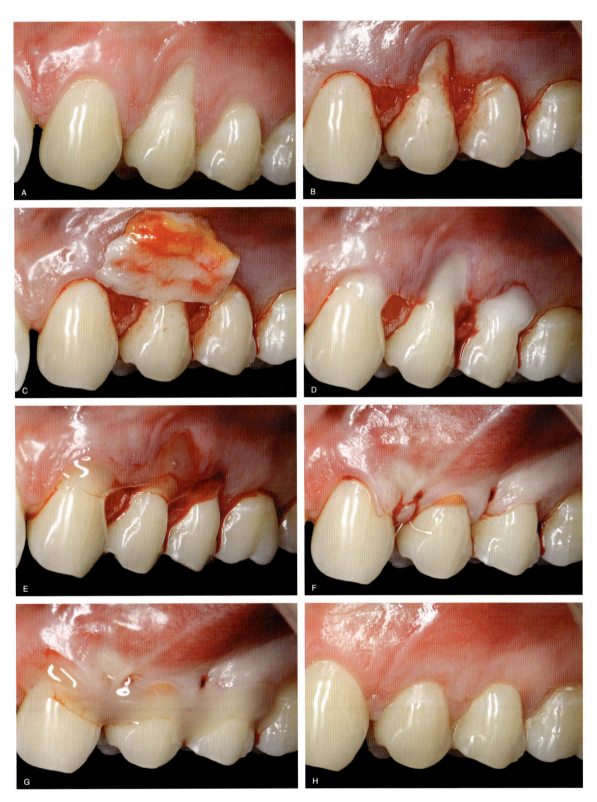

图3.16A ~ H

改良冠向复位瓣技术治疗24中度牙龈退缩。术前照（**A**）。从受累牙的CEJ向两侧邻牙牙龈顶点做两道倾斜切口，并做沟内切口。从冠方向根方，以"半厚–全厚–半厚"的方式翻瓣，以保证瓣的活动度。将近远中解剖龈乳头去上皮（**B**）。检查结缔组织移植物的大小（**C**）。用24%EDTA将根面生物改性2分钟（**D**），充分冲洗后应用EMD（**E**）。同时用悬吊缝合固定冠向复位瓣和结缔组织移植物（**F**）。在瓣外使用EMD来加速愈合（**G**）。术后6个月可见完全的根面覆盖，软组织厚度增加（**H**）。

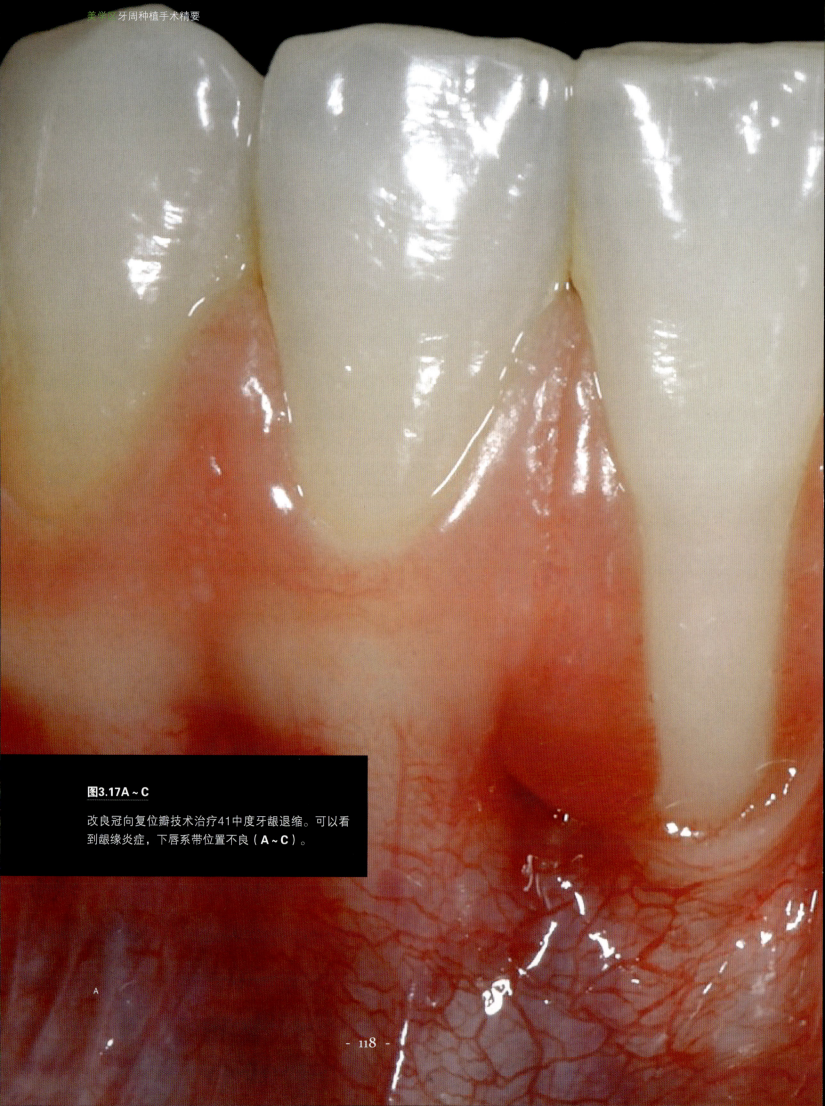

图3.17A ~ C

改良冠向复位瓣技术治疗41中度牙龈退缩。可以看到龈缘炎症，下唇系带位置不良（**A ~ C**）。

A

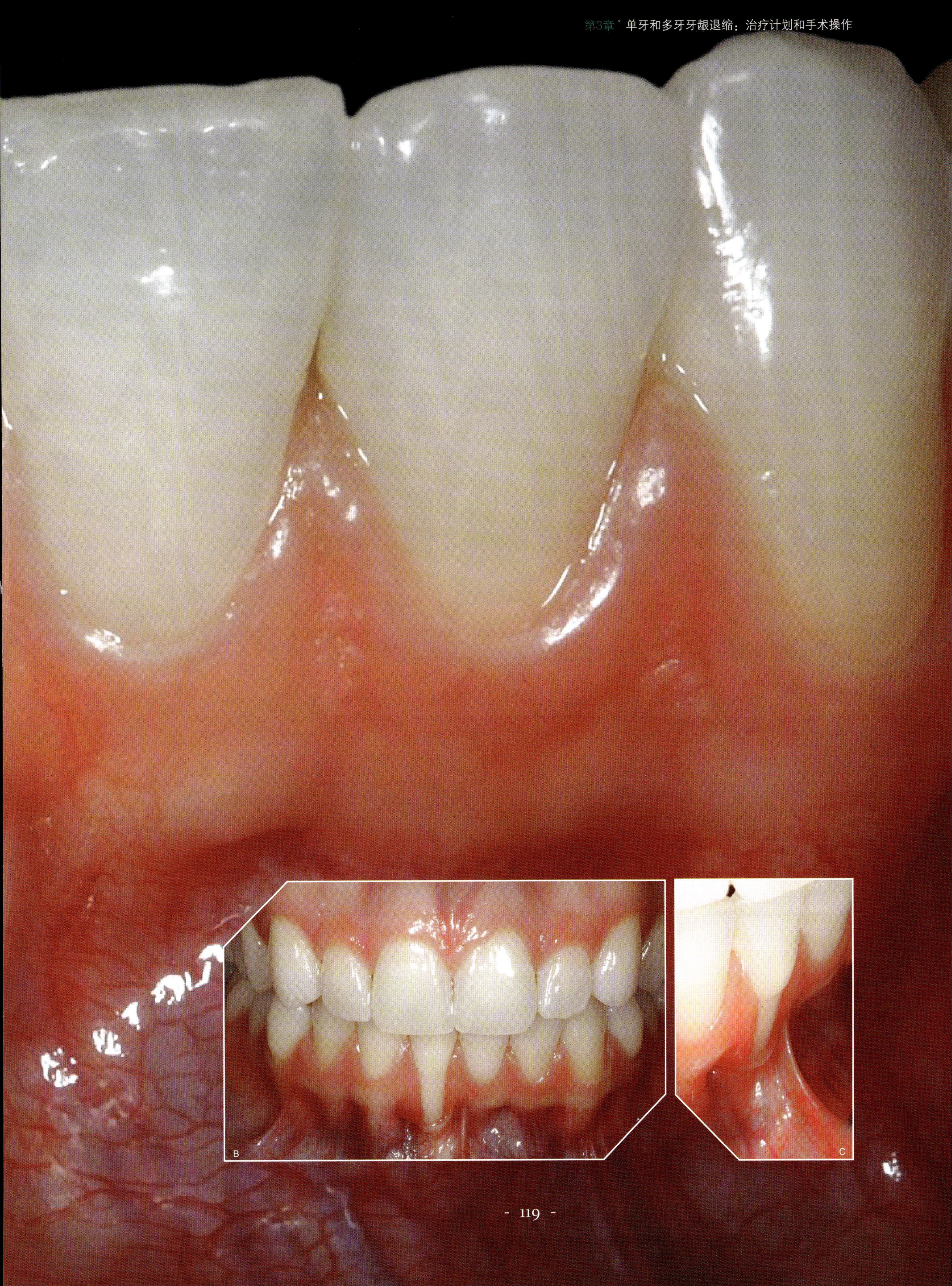
B
C

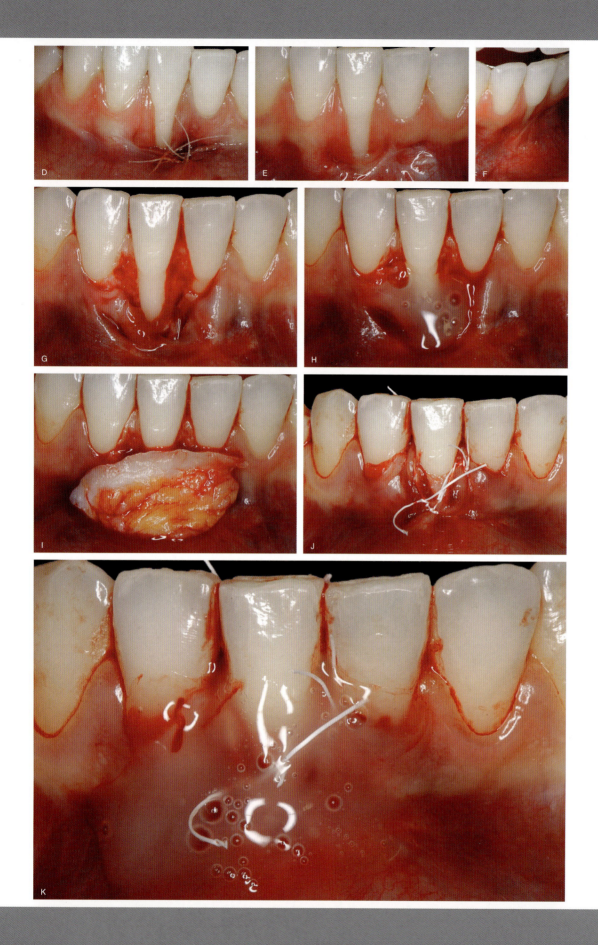

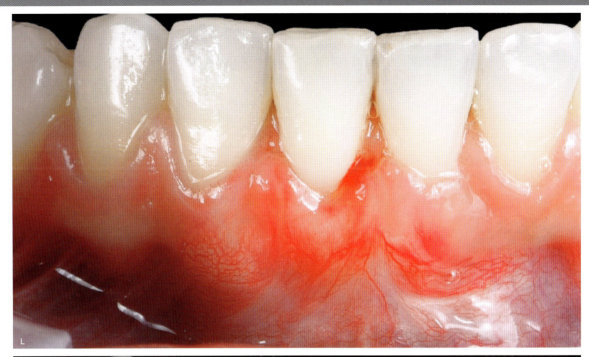

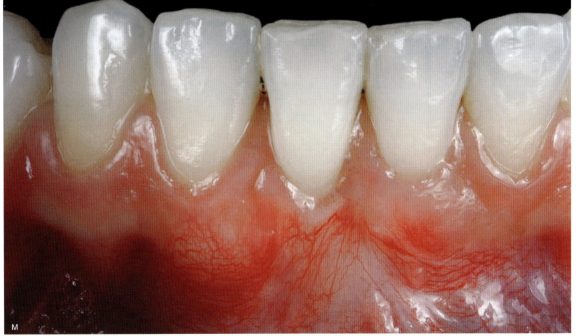

图3.17D ~ M

在进行根面覆盖术前先行系带切除术（**D**）。术后2个月（**E，F**）。从受累牙的CEJ向两侧邻牙龈顶点做两道倾斜切口，并做沟内切口。从冠方向根方，以"半厚–全厚–半厚"的方式翻瓣，以保证瓣的活动度。将近远中解剖龈乳头去上皮（**G**）。使用EMD（**H**）。同时固定冠向复位瓣和结缔组织移植物（**I，J**）。在瓣外使用EMD来加速愈合（**K**）。术后15天（**L**）。和术后6个月可见完全的根面覆盖、软组织厚度增加，同时牙周组织重新恢复到健康状态（**M**）。

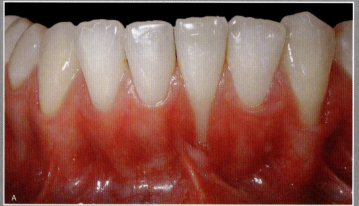
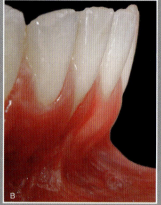
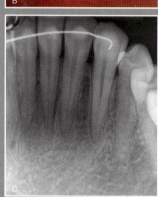
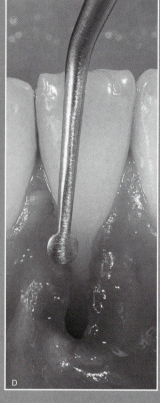
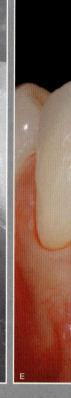

图3.18A ~ N

根部紧缩的信封技术治疗31中度牙龈退缩。牙龈退缩的临床和影像学表现。菲薄的薄生物型（**A ~ C**）。用隧道器械小心地翻起全厚类信封瓣（**D ~ I**）。用超声工作尖和刮治器进行根面平整（**J，K**）。用24%EDTA处理根面2分钟，使其生物改性（**L**）。检查结缔组织移植物的大小（**M**）。在牙根表面使用EMD（**N**）。

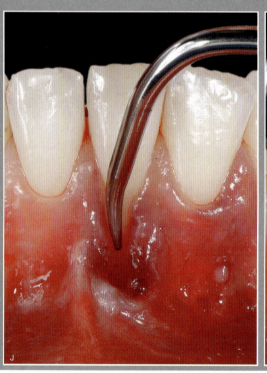
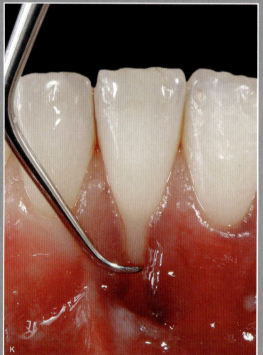
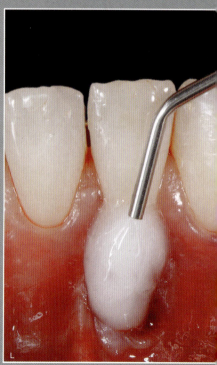

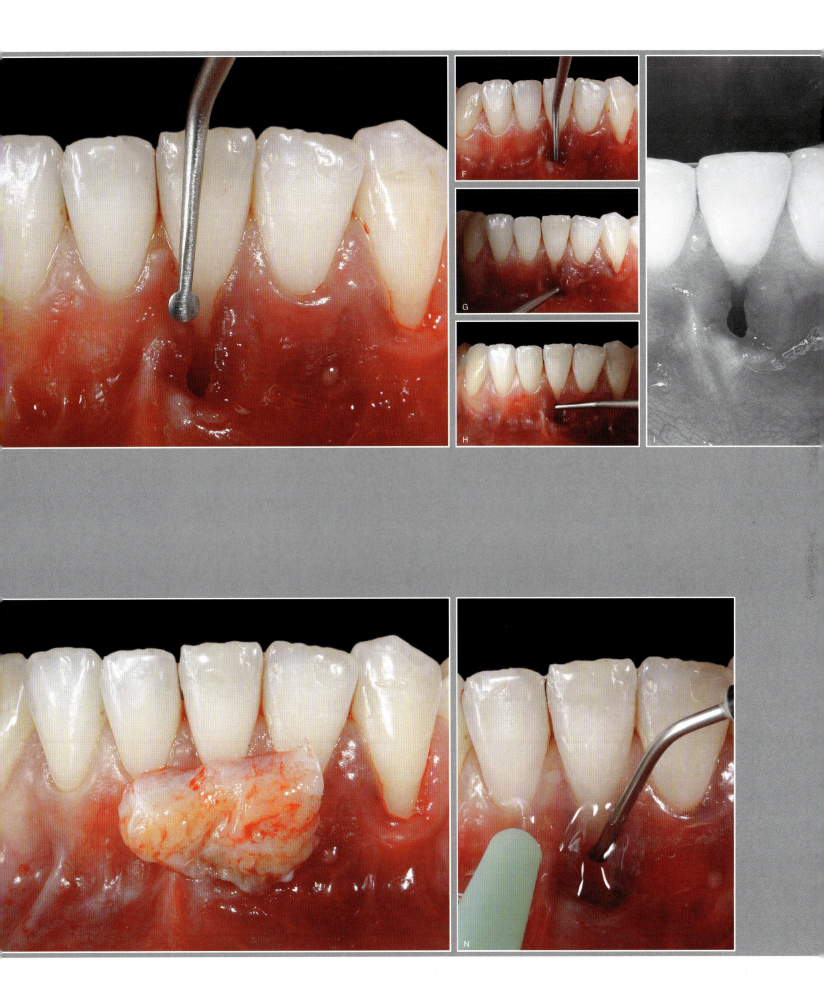

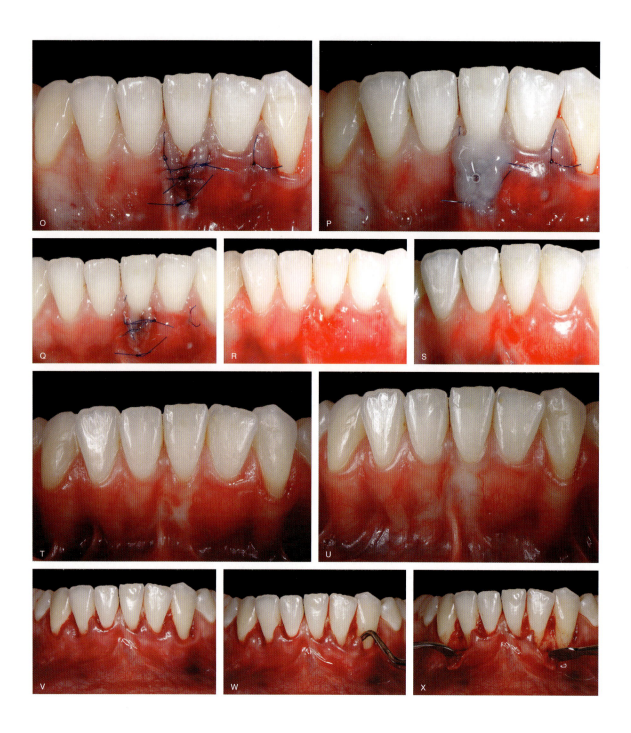

图3.18O ~ Ac

用间断缝合固定结缔组织移植物，同时缝合牙龈退缩的根方部分，减少移植物的暴露量（**O**）。在信封表面使用釉基质衍生蛋白（**P**）。术后15天（**Q，R**），术后2个月（**S**）。术后4个月，下中切牙实现完全根面覆盖，下前牙区（33~43）薄生物型（**T，U**）。在下中切牙区翻起保留龈乳头的全厚瓣（**V ~ X**）。使用EMD（**Y，Z**）。使用脱细胞真皮基质（ADM），测量尺寸（**Aa**），放置ADM（**Ab，Ac**）。

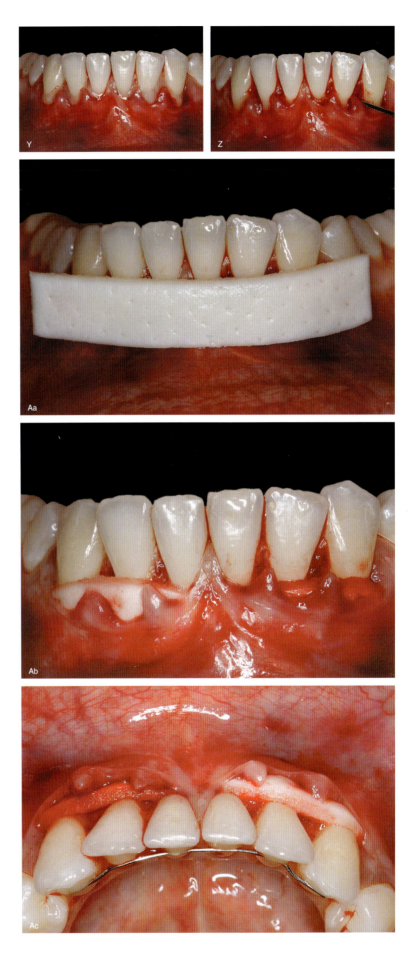

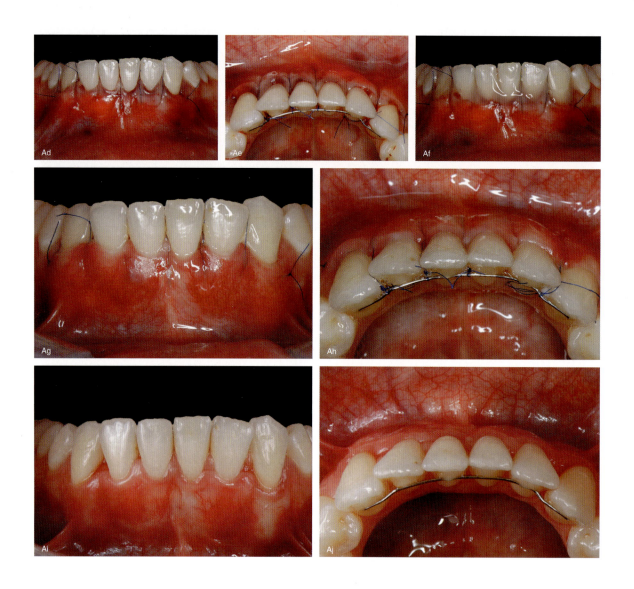

图3.18Ad～Am

用悬吊缝合固定ADM和冠向复位瓣（**Ad，Ae**）。在瓣外使用EMD（**Af**）。术后15天（**Ag，Ah**）。术后4个月，31和33实现完全的根面覆盖，软组织厚度增加（**Ai～Am**）。

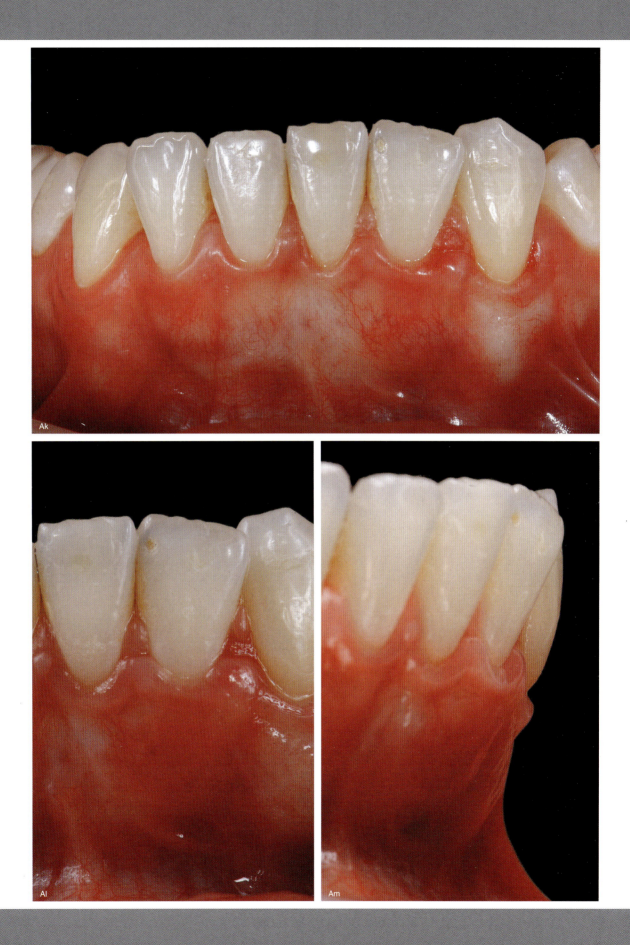

对于**深度牙龈退缩（＞6mm）**而言，可以根据缺损位置选择**经典的冠向复位瓣术**或**侧向转位瓣术**。

当口腔前庭较深时，应选择冠向复位瓣术。该技术需要连续操作[46,81]，沿龈乳头基底部做两道小的水平切口并至少延展至龈乳头中心，但不能到邻牙处。做两道放散的垂直切口向根方延伸超过膜龈联合。翻全厚瓣，松弛根方骨膜，将解剖龈乳头去上皮。瓣冠向复位，以悬吊缝合固定于外科龈乳头基底部，间断缝合关闭垂直切口。该技术主要难点在于使瓣无张力冠向复位，因为黏膜下肌层与龈缘连接紧密。分离这些肌肉附着可以增加瓣的延展性[85-86]（图3.19和图3.20）。

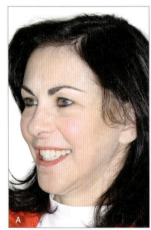
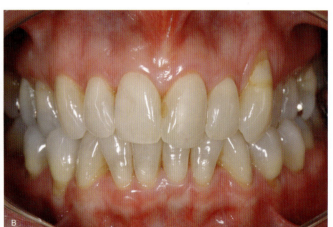
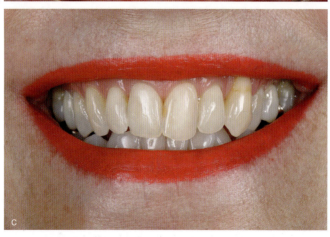

图3.19A～G

冠向复位瓣术治疗23深度牙龈退缩（6mm）。面像、牙列正面观、微笑时全牙列正面观和尖牙口内观（A～D）。做两道垂直减张切口，冠根向翻起"半厚–全厚–半厚"瓣，保证瓣的活动度。将近远中龈乳头去上皮（E）。放置结缔组织移植物（F）。缝合固定（G）。

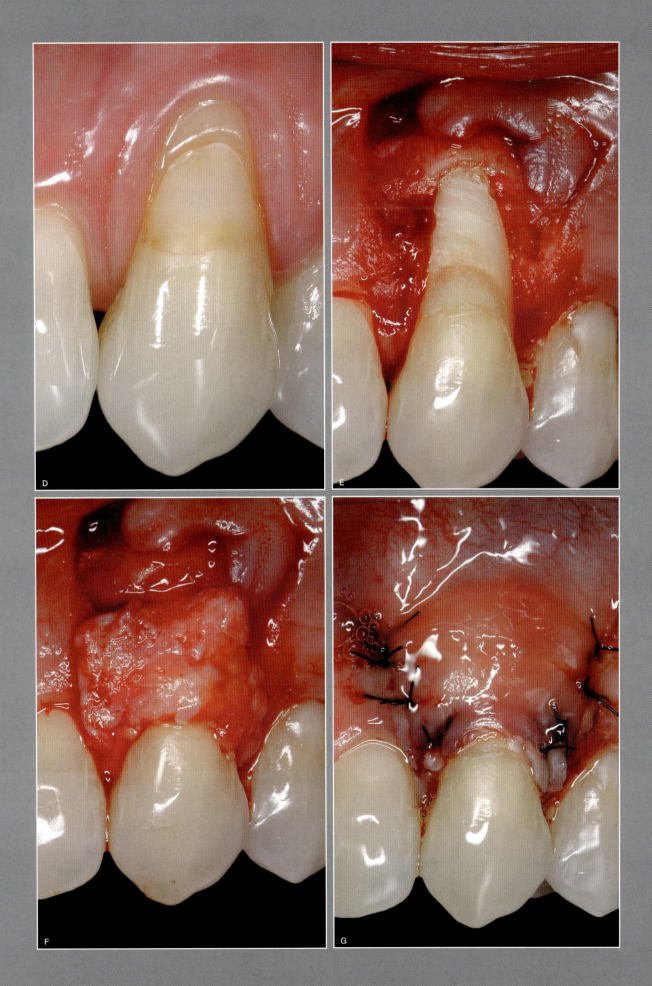

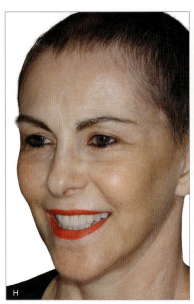

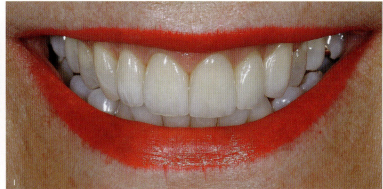

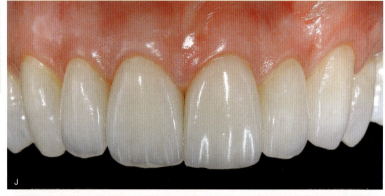

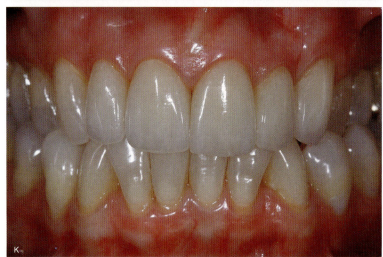

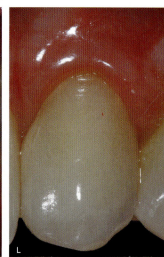

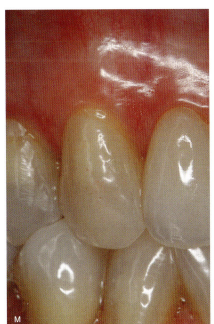

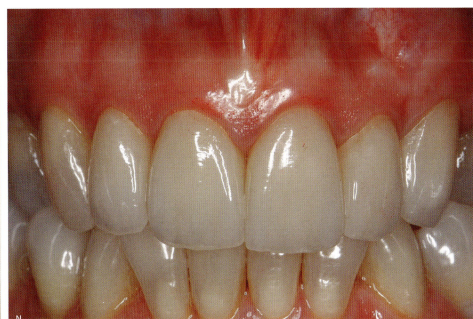

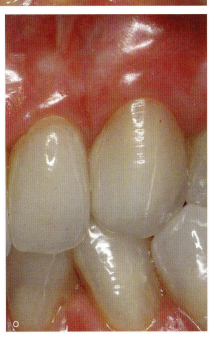

图3.19H～O

术后6个月，可见完全的根面覆盖和软组织厚度的增加。注意软组织处理和
牙体修复是如何提高美观度的（**H～L**）。术后2年（**M～O**）。修复治疗：
Bruno Godoy；技师：Marcos。

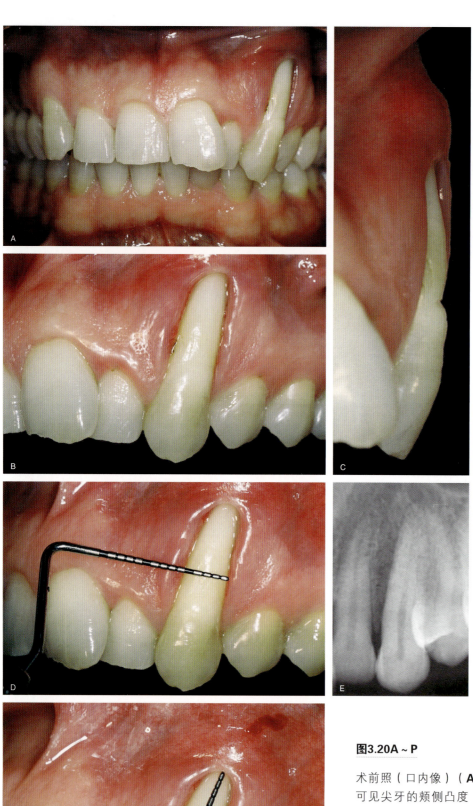

图3.20A ~ P

术前照（口内像）（**A**）。23牙龈退缩12mm（**B**）。侧面像可见尖牙的颊侧凸度（**C**）。根尖片显示邻面牙槽嵴顶完整（Miller II 类）（**E**）。测量牙龈退缩的宽度及长度（**D，F**）。自釉牙骨质界根方2mm处做保留龈乳头的水平切口，做两道垂直切口至被覆黏膜处（**G**）。翻瓣（**H**）。手用和机用器械进行根面处理。注意邻面骨内缺损（**I~K**）。在缺损区放置明胶海绵，覆盖可吸收膜（**L，M**）。以间断缝合将结缔组织移植物固定（**N**），以悬吊缝合将瓣冠向复位于牙颈部，在松弛切口处做间断缝合（**O**）。术后15天，组织修复（**P**）。

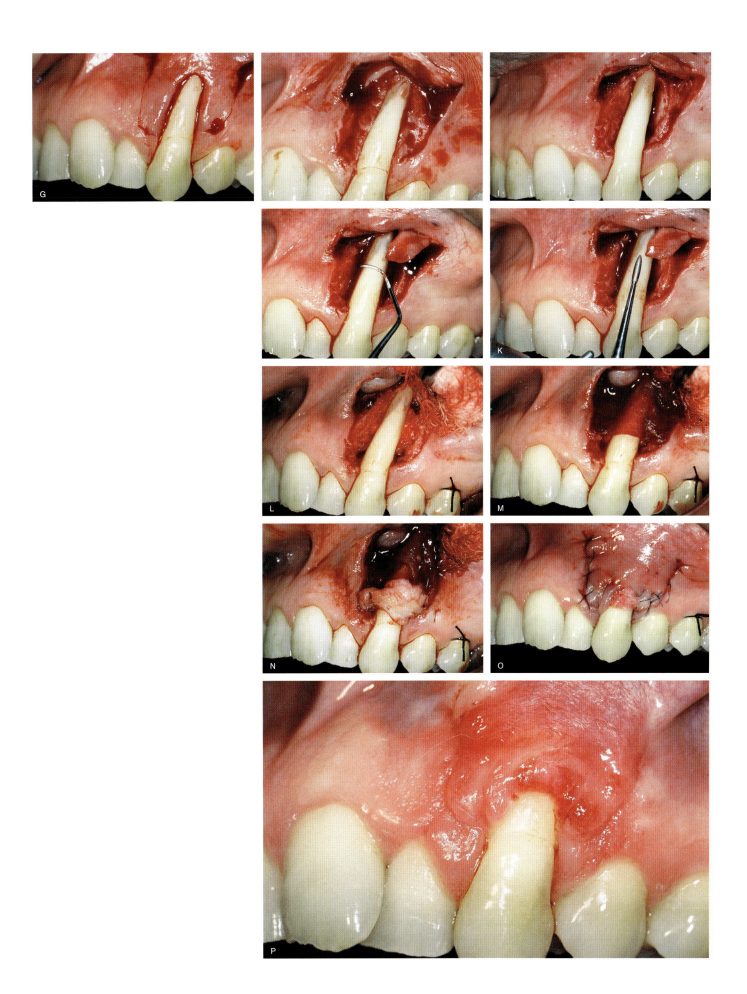

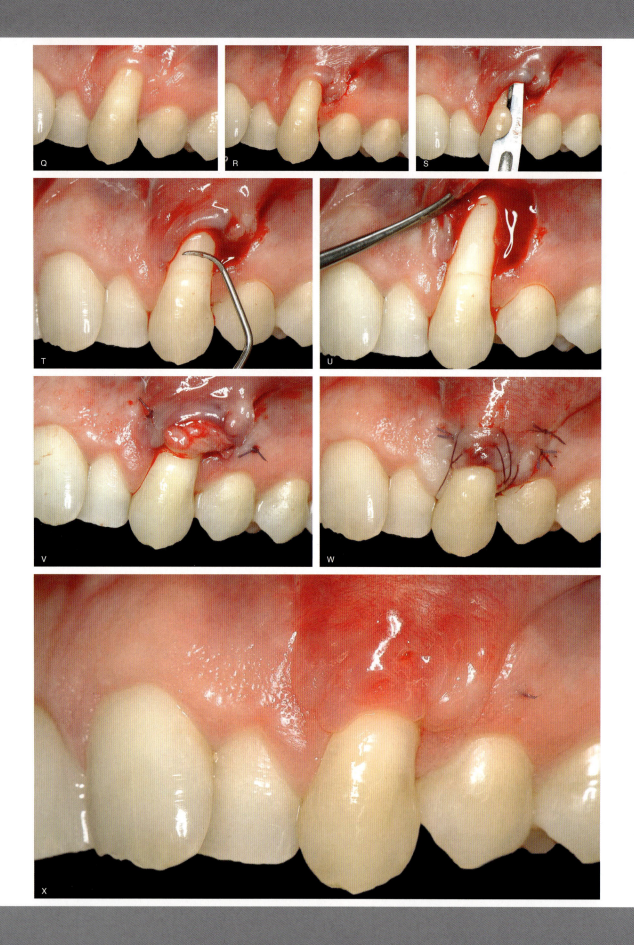

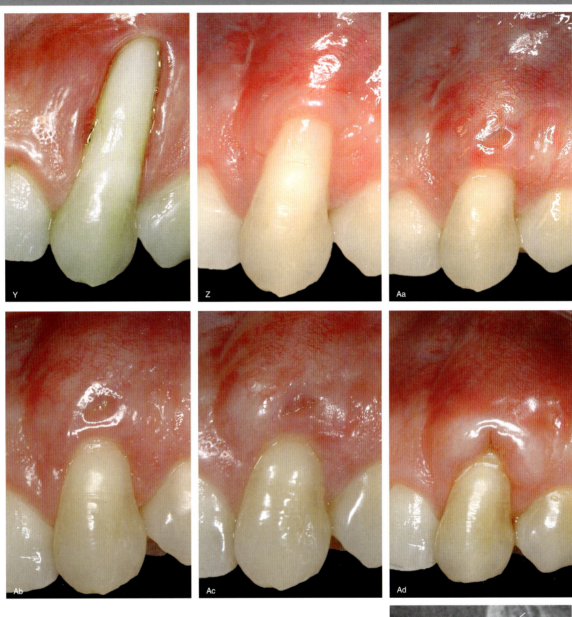

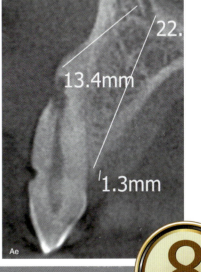

图3.20Q ~ Ae

术后90天随访发现仍存在3mm的牙龈退缩（**Q**）。使用L形瓣术。在远中面釉牙骨质界根方1mm处做一道水平切口，然后做垂直切口至被覆黏膜（**R**）。翻全厚瓣（**S**），在根方锐分离（**T**）。用手用器械平整根面（**U**）。以间断缝合将结缔组织移植物的近中与瓣缝合固定，远中与邻近区域的附着龈固定（**V**）。将瓣冠向复位于CEJ附近，悬吊+间断缝合（**W**）。术后15天（**X**）。患区演变：初始口内像（**Y**）；术后3个月，第二次手术前（**Z**）。术后6个月（第二次术后3个月）。可见完全的根面覆盖，软组织厚度增加（**Aa**），术后1年（**Ab**），术后4年（**Ac**）。术后8年随访，发现牙龈退缩复发、溢脓、牙根吸收，导致患牙拔除（**Ad，Ae**）。

侧向转位瓣术曾经广泛用于牙龈退缩的治疗[87]，但随着其他术式的推出，其地位日渐式微。但是Zucchelli等[88]重新设计了该技术，明确了其治疗深度缺损的适用标准。邻近缺损区是否具有足够宽度和厚度的角化龈是适用该技术的关键。该技术最大的优点是瓣的冠方移动很小，因而不会产生很大张力。自龈乳头基底部边缘做一3mm的水平切口，通常位于牙龈退缩的近中，然后做朝向龈缘的垂直切口以形成三角形区域，去上皮。在远中区的角化龈内做一略弯的沟内切口，始于龈乳头边缘，位于邻牙龈沟底根方约1mm。其近远中范围为最冠方龈缺损宽度加上6mm。在远中做垂直切口并超过膜龈联合，翻混合瓣，即自龈缘至距离垂直切口至少3mm处为全厚瓣，自该处锐分离。为了增加瓣的活动度，做一小的根方斜行切口，使瓣可以侧向移动。将侧向转位瓣悬吊缝合于牙颈部，间断缝合关闭垂直切口。远中暴露的骨膜为二级愈合。该技术更适合于下切牙和上颌第一磨牙近中根的牙龈退缩。在所阐述的治疗深度牙龈退缩的技术中均推荐联合应用CTG，其缝合方法参见前文（图3.21和图3.22）。根部紧缩的改良信封技术同样适合于深窄牙龈退缩的病例，尤其是发生于下切牙者。

图3.21A ~ Q

侧向转位瓣，冠向复位瓣术治疗错位的31牙龈退缩。注意牙龈炎症源自口腔卫生不良（**A**）。正畸导致牙龈退缩的颊面、切端和侧面观（**B~D**）。正畸前照片。牙齿位置和牙周健康状况均得以改善（**E~G**）。做内斜切口去除牙龈退缩的沟内上皮，在邻牙做牙龈旁切口，然后做垂直松弛切口。翻全厚瓣（近牙龈退缩处为全厚，近垂直切口处为半厚）（**H，I**）。对根面进行生物改性后，以间断缝合和悬吊缝合对瓣和结缔组织移植物进行固定（**J**）。术后15天，拆线前（**K**）和拆线后（**L**），术后30天（**M**），术后3个月（**N**）。该处龈缘与下前牙区不协调。对32、41、42和43做不翻瓣的冠延长术（**O**）。术后15天（**P**）。术后3个月，完全的根面覆盖，下前牙区牙龈协调一致（**Q**）。正畸医生：Sven Feneberg。

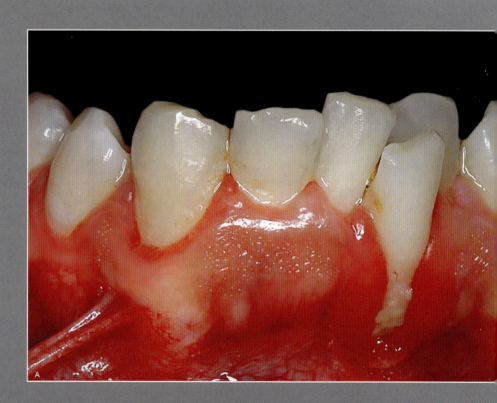

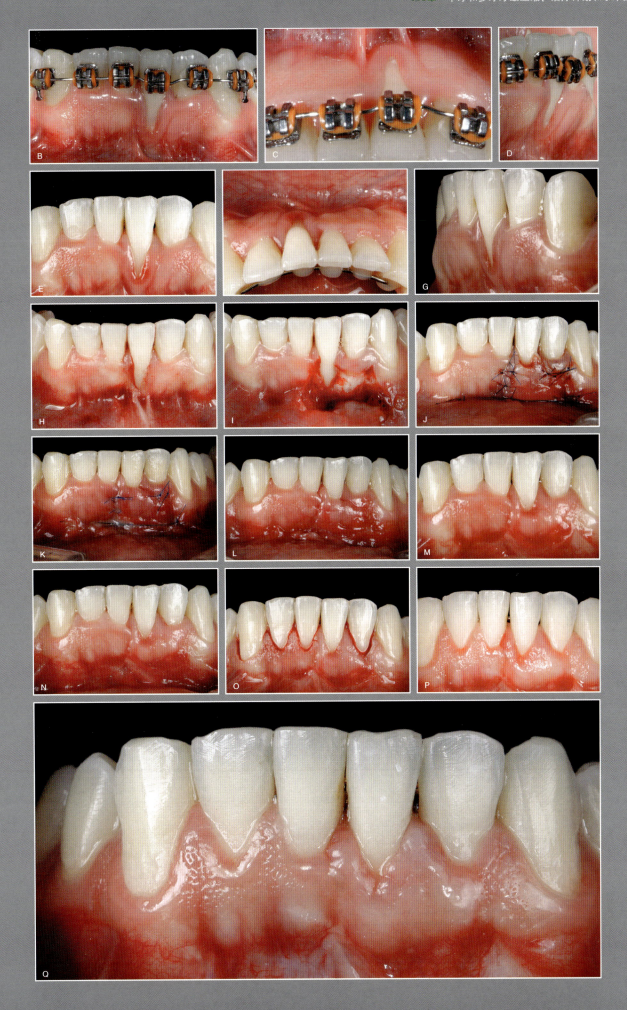

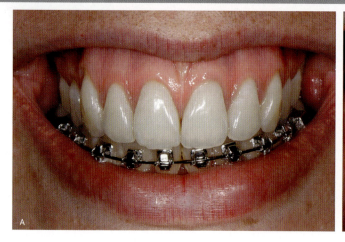

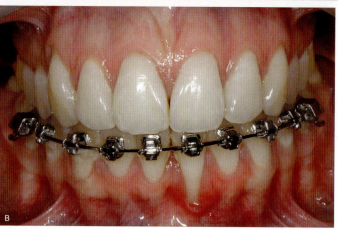

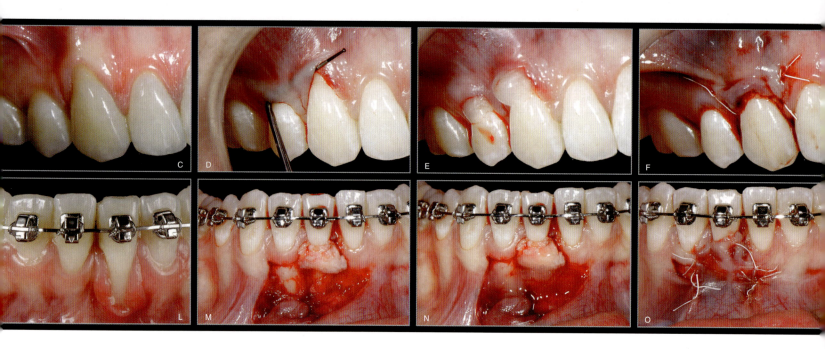

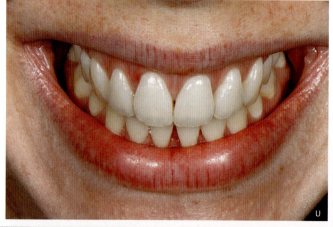

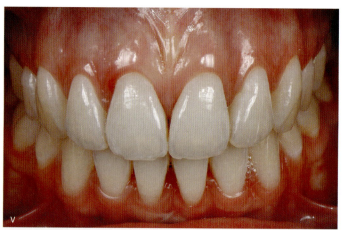

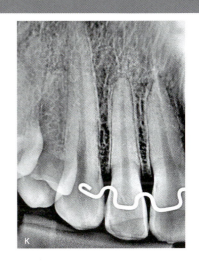

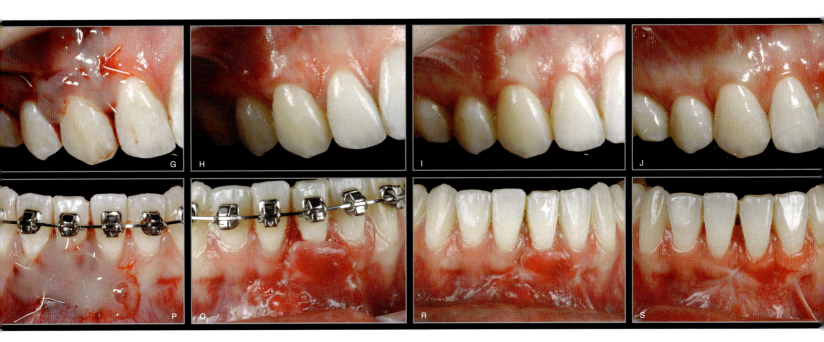

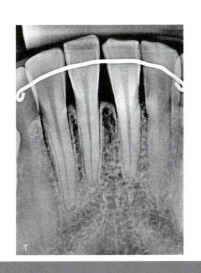

图3.22A ~ V

改良信封技术治疗13牙龈退缩，侧向转位瓣+冠向复位瓣术治疗31牙龈退缩。术前照显示出13浅度牙龈退缩，31中度牙龈退缩（**A，B**）。受区处理同前。此二位点均使用结缔组织移植物和EMD。根据缺损形态不同选择相应术式（退缩深度、软组织形态等）（**C~N**）。术后15天（**O，P**），术后30天（**Q，R**）。术后2年结果显示完全的根面覆盖和软组织量的增加（**S~V**）。

多牙牙龈退缩

不同于单牙牙龈退缩，多牙牙龈退缩不可以根据退缩深度进行分类，因为相邻牙齿的退缩深度可有不同。治疗多牙牙龈退缩需特定的方法。

隧道技术可以用来治疗多牙龈退缩[89-92]。该技术基于改良信封技术，包含多牙但不离断龈乳头，可以将移植物放置于邻间组织下方。当使用钝性器械小心抬起龈乳头时，应以釉牙骨质界作为参考以免撕裂龈乳头。虽然不常做垂直切口，但有时还是需要做一些来辅助瓣的冠向复位及移植物的进入，并调整其位置。当龈乳头较为宽长且需要使用CTG[89-92]或组织替代物[93]时，应当使用该技术。但在使用组织替代物时，应将其完全覆盖在瓣的下方以免造成组织坏死[93-95]。该技术很好地适用于上颌（图3.23和图3.24）和下颌（图3.25）前牙区的牙龈退缩以及虽有邻面骨丧失（Miller III类）但龈高度尚好者。

采用龈缘旁切口的信封技术可以用于不同程度的多牙龈退缩治疗。也可以使用经Zucchelli和De Sanctis[82]改良CAF技术及改良Bruno技术[83]。改良CAF技术可分为正面入路和侧方入路两类。在侧方入路时，无论前牙还是后牙区，均以最中心处的牙齿为参考牙做切口。当受累牙数为偶数时，以中心两牙中牙龈退缩更严重者作为参考牙。在参考牙的CEJ附近做龈缘旁切口，斜向近远中，止于邻牙的龈缘。其他龈缘旁切口位于每一个龈乳头，分别平行于第一个切口（图3.26）。当缺损局限于两尖牙之间时，使用正面入路。该情况下应将患者的中线作为第一个龈缘旁切口的参考。当两中切牙均受累时，应尽量保存中间的龈乳头并在龈乳头下使用隧道技术（图3.27）。斜行切口将冠方的解剖龈乳头和根方的外科龈乳头分离，向膜龈联合处翻黏骨膜瓣，然后做根方的锐分离来获取无张力复位瓣。龈乳头去上皮，将瓣冠向复位并悬吊缝合。该技术适用范围广，可用于不同的临床情况（图3.28～图3.31）。

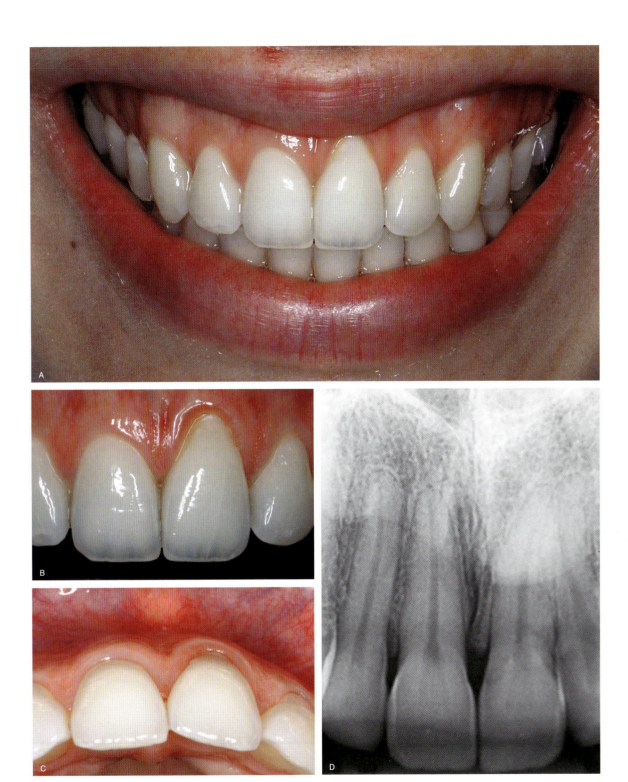

图3.23A～D

采用隧道技术对多牙牙龈退缩进行治疗。21为中度牙龈退缩，22为浅度牙龈退缩，初诊的临床和影像学表现。注意21的树脂充填物，患者对其美观不满意（**A～D**）。

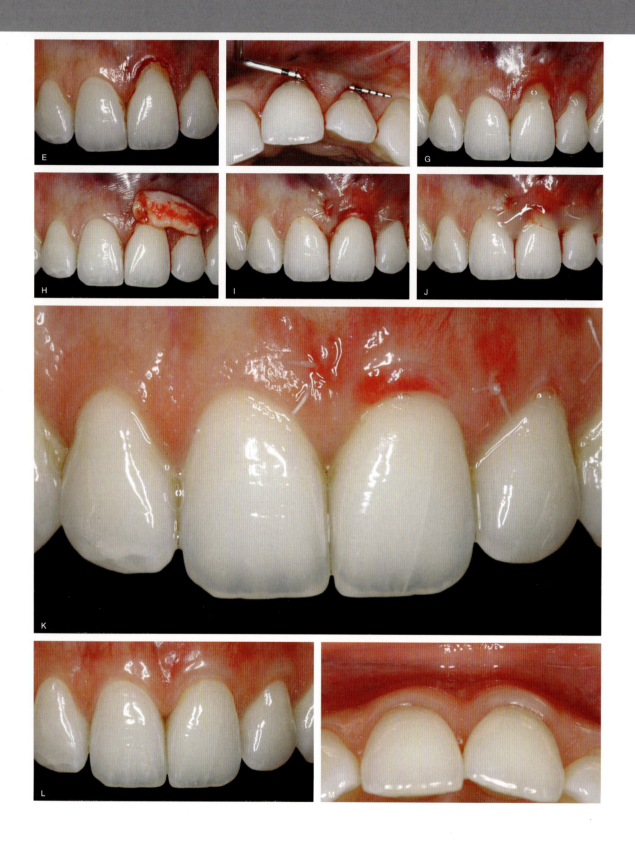

图3.23E ~ S

去除旧充填物后（**E**）。翻全厚类信封瓣，制备隧道（**F**）。使用EMD（**G**）。缝合固定结缔组织移植物与隧道瓣（**H ~ J**）。术后1周，愈合良好（**K**）。术后4个月的颊侧和𬌗面观可见完全的根面覆盖，以及增加的软组织厚度（**L, M**）。术后5年效果稳定。与术前对比，获得了美观协调的效果（**N ~ S**）。

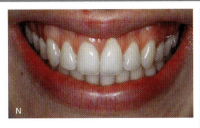

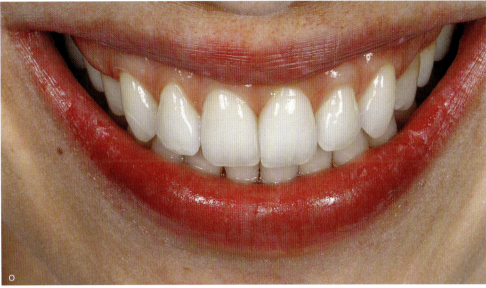

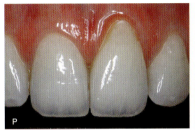

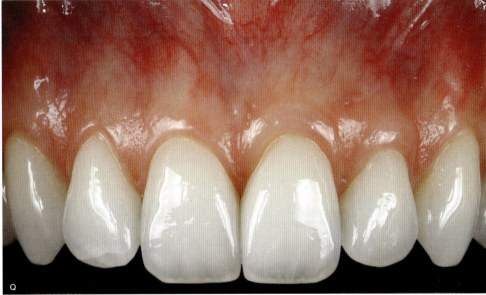

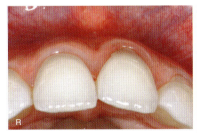

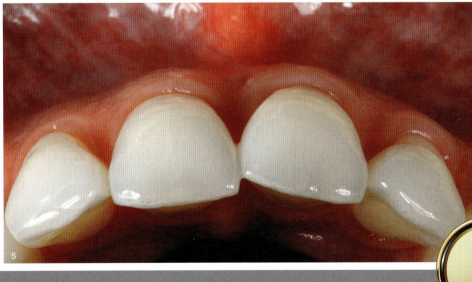

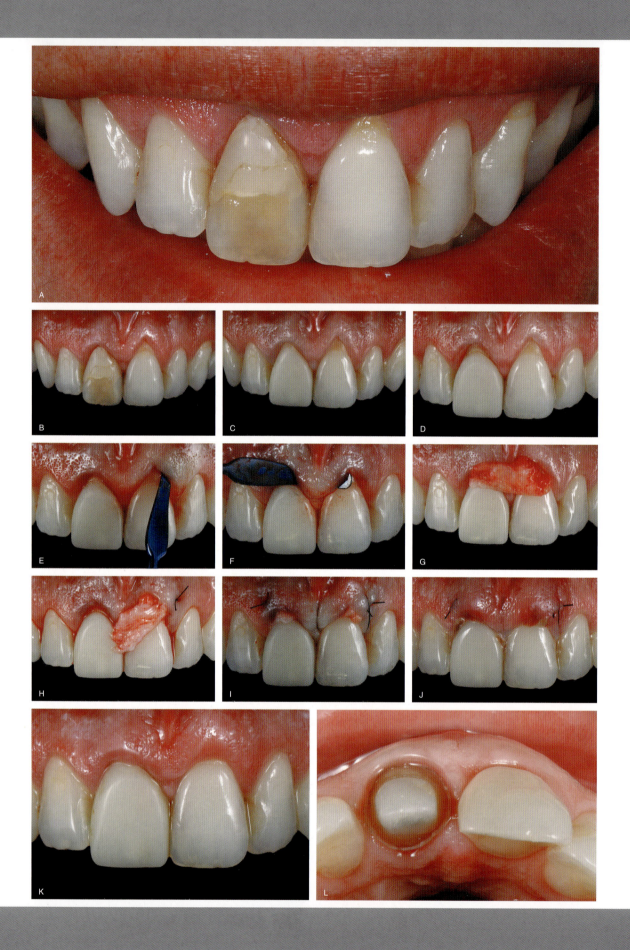

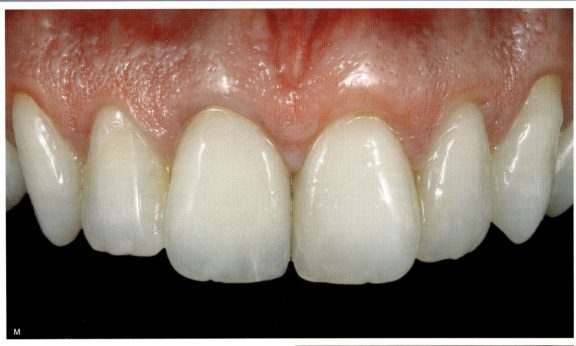

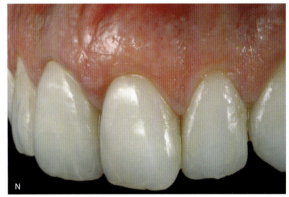

图3.24A～O

应用隧道技术对多牙牙龈退缩进行根面覆盖。双侧上中切牙的浅度牙龈退缩（**A～D**）。先制备保留龈乳头的全厚隧道瓣（**E，F**）。将结缔组织移植物放置于隧道内，龈乳头的下方（**G，H**）。悬吊缝合固定移植物与龈瓣（**I**）。术后15天（**J**）。术后4个月可见完全的根面覆盖，软组织量增加（**K**）。进行修复治疗后，美观效果改善（**L～O**）。修复医生：Victor Clavijo；技师：Rodrigo Monsano。

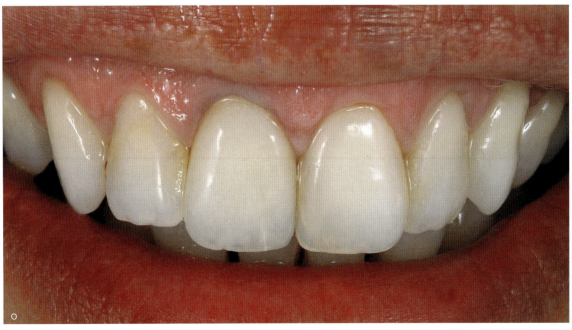

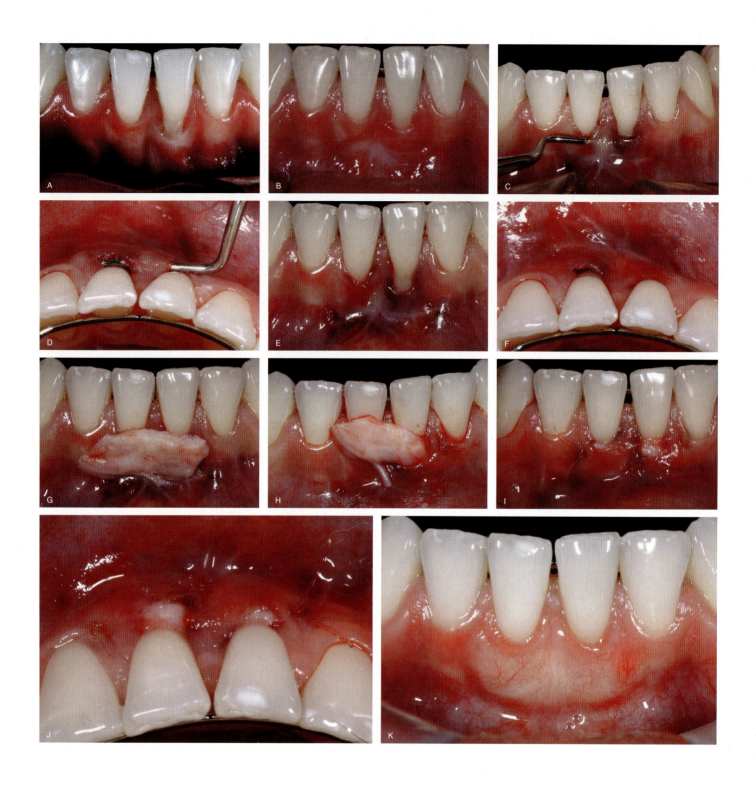

图3.25A ~ K

采用隧道技术对多牙牙龈退缩进行根面覆盖。双侧下中切牙的浅度牙龈退缩、缺乏角化龈（**A，B**）。用小的骨膜分离器翻保留龈乳头的全厚隧道瓣（**C ~ F**）。将结缔组织移植物放置于隧道内，龈乳头下方，使用改良牙间悬吊缝合，避免对龈乳头尖端产生压力（**G ~ J**）。术后8个月，可见完全的根面覆盖，软组织量增加（**K**）。

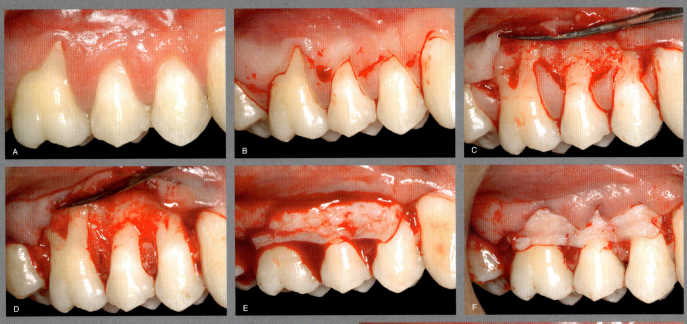

图3.26A ~ J

冠向复位瓣术（侧方入路）对多牙牙龈退缩进行根面覆盖。14、15、16伴非龋性牙颈部缺损的牙龈退缩（**A**）。以15为参考牙，从其釉牙骨质界到邻牙龈缘做斜向切口和沟内切口（**B**）。翻全厚瓣（**C**）。将龈乳头去上皮（**D**）。放置软组织移植物（**E**）并缝合（**F**）。将瓣冠向复位并悬吊缝合（**G**）。术后4个月可见完全的根面覆盖，软组织量增加（**H**）。术后6年（**I**）。对牙颈部行树脂充填（**J**）。充填治疗：Humberto Carvalho。

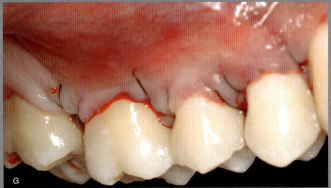

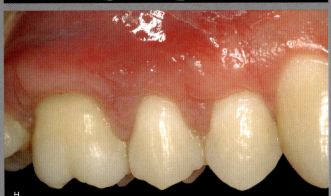

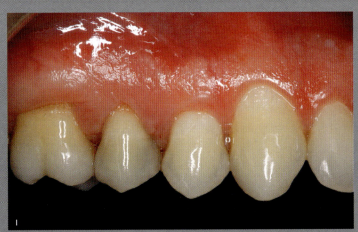

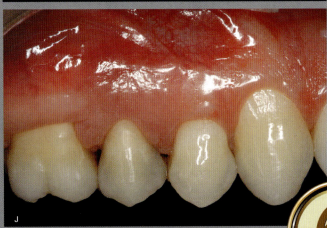

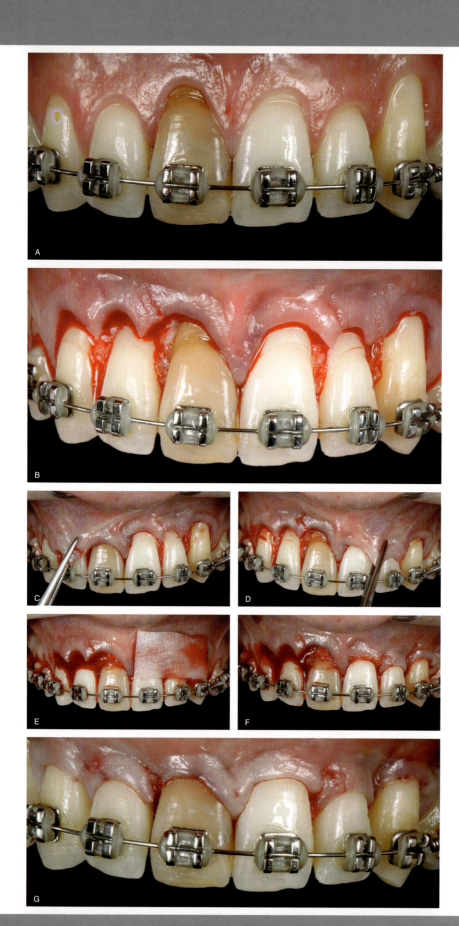

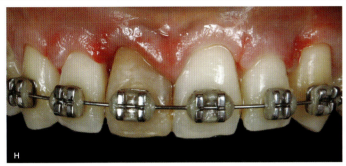

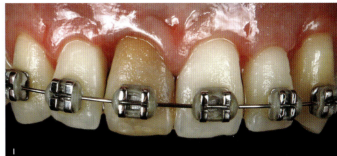

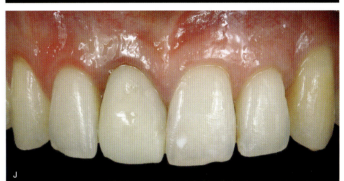

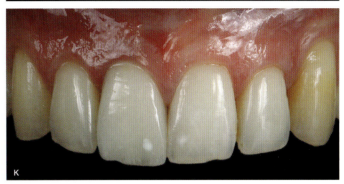

图3.27A～L

冠向复位瓣术（正面入路）对上颌前牙区多牙浅度牙龈退缩进行根面覆盖（**A**）。该方法将中线作为龈缘旁切口的参考，从中切牙远中CEJ处向邻牙龈缘做切口，附加切口方向与其一致，保留中切牙间的龈乳头。翻全厚瓣，将解剖龈乳头去上皮（**B～D**）。评估胶原基质（软组织替代物）的大小（**E**）。将软组织替代物和瓣以悬吊缝合方式固定（**F，G**）。术后2周（**H**）和术后4周（**I**）。术后4个月拆除正畸装置，使用新的临时冠以适应软组织（**J，K**）。对11行全瓷修复（**L**）。软组织与修复体实现了良好的粉白美学效果。修复医生：Victor Clavijo；技师：Murilo Calgaro。

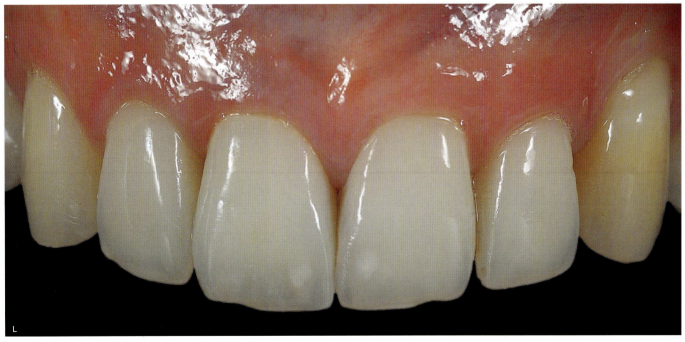

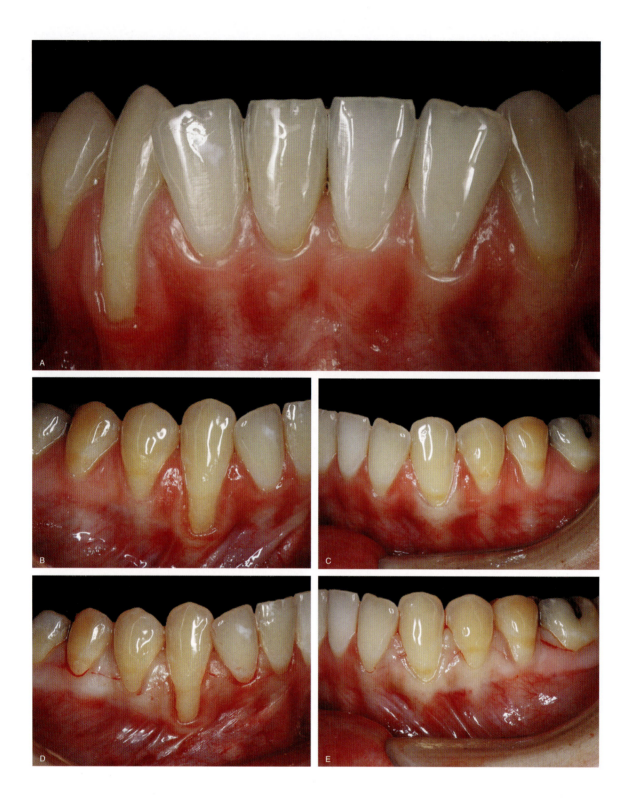

图3.28A ~ O

冠向复位瓣术（侧方入路）对32–35和43–45多牙牙龈退缩进行根面覆盖（**A ~ C**）。34和43作为龈缘旁切口的
参考牙（**D，E**）。翻全厚瓣（**F，G**）。骨膜松弛后，检查瓣的活动度（**H，I**）。将龈乳头去上皮（**J，K**）。
放置软组织移植物（**L，M**），悬吊缝合固定移植物和瓣（**N，O**）。

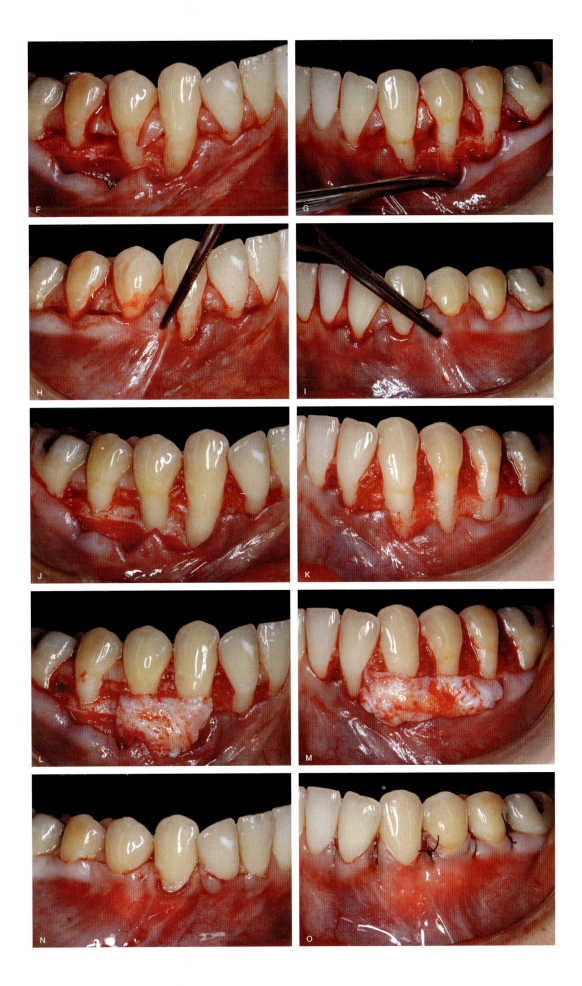

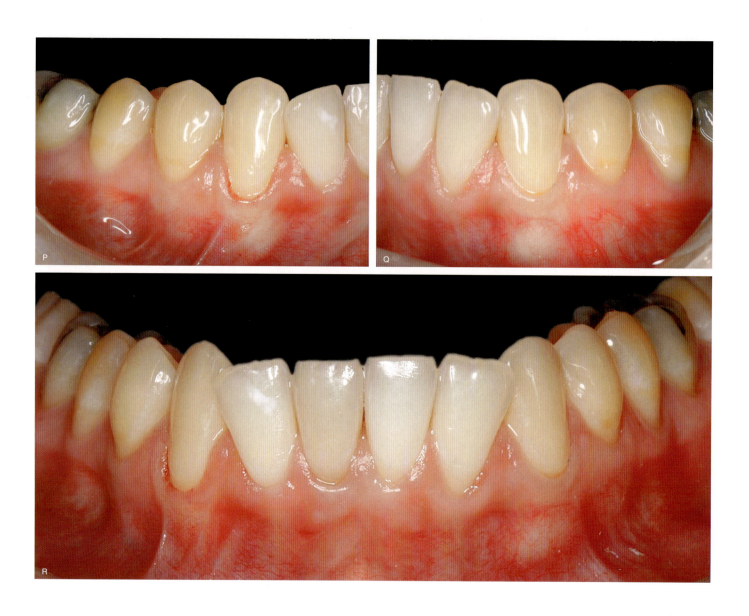

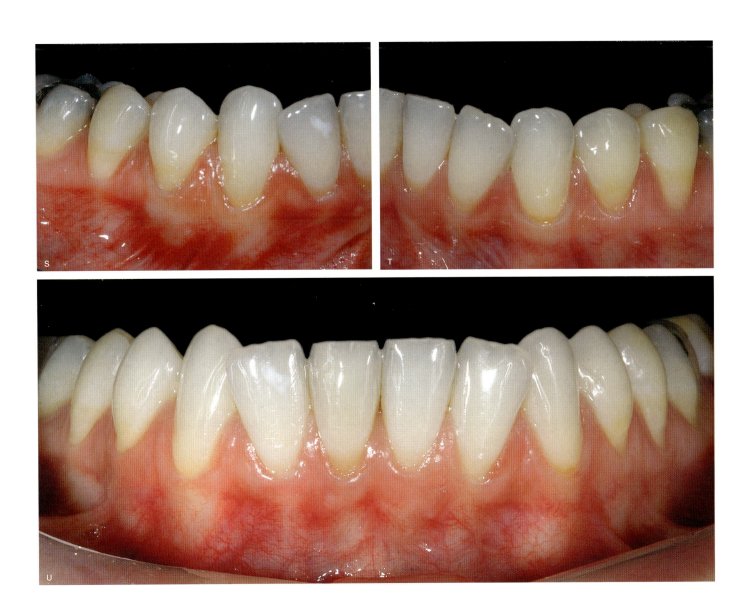

图3.28P ~ U

术后2个月（**P~R**）和术后1年（**S~U**），根面覆盖完全，软组织量增加。

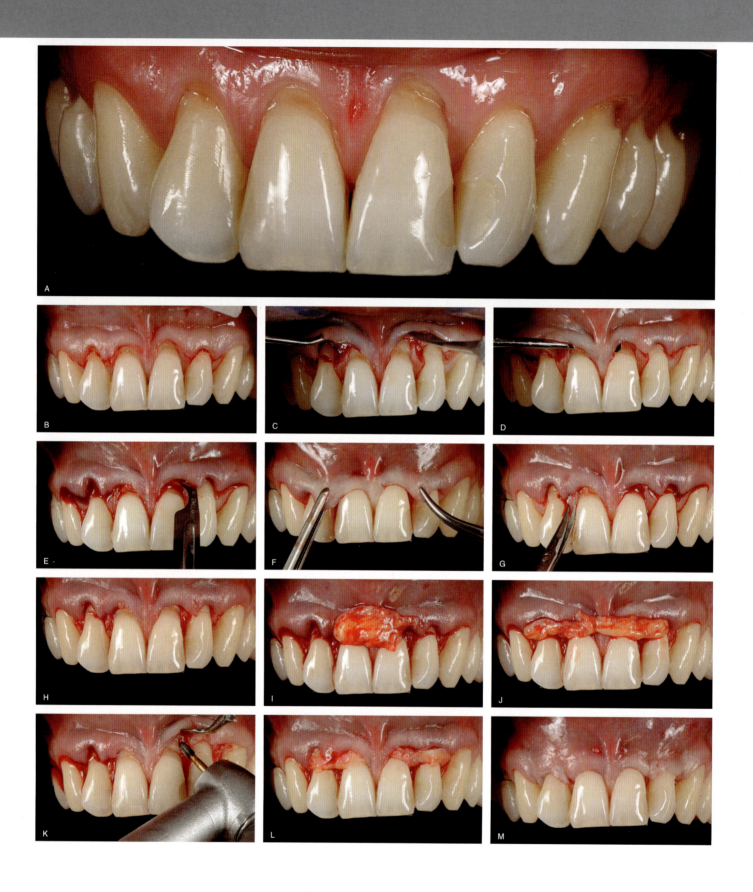

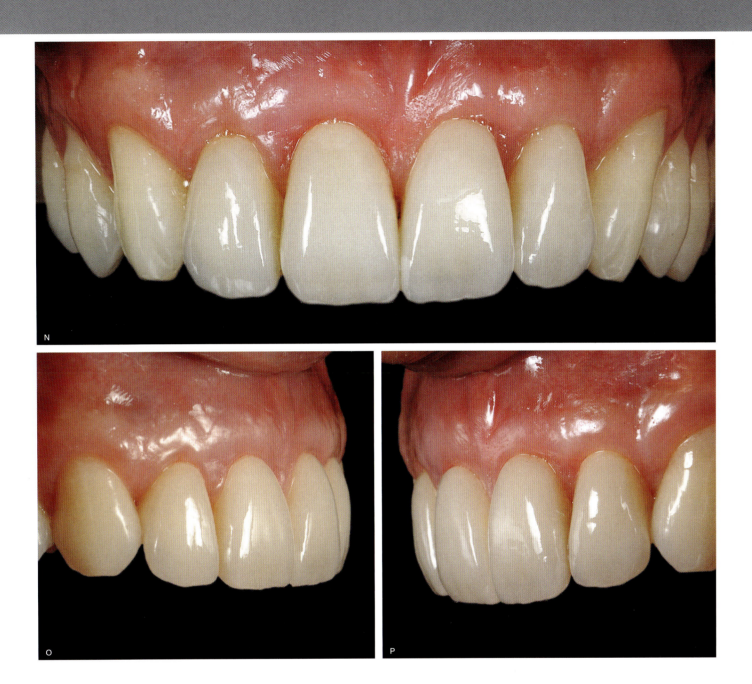

图3.29A ~ P

冠向复位瓣术（侧方入路）对12-22多牙牙龈退缩进行根面覆盖。23、24、25、14和15有非龋性牙颈部缺损（**A**）。术前对牙颈部缺损进行充填（**B**）。从12和22的CEJ向两侧邻牙龈缘做斜向切口（**B**）。翻全厚瓣，在两中切牙间乳头处剥离隧道（**C，D**）。在瓣根方进行锐分离，增加其动度（**E，F**）。将所有解剖龈乳头去上皮（**G，H**）。评估结缔组织移植物的尺寸，修剪移植物以更好适应受区（**I，J**）。用抛光钻平整根面使移植物更贴合（**K**）。放置移植物（**L**）。悬吊缝合固定移植物和瓣（**M**）。术后8个月，完全的根面覆盖，软组织量增加。对中切牙行贴面修复（**N ~ P**）。修复医生：Rogério Marcondes；技师：Jhonatan Bocutti。

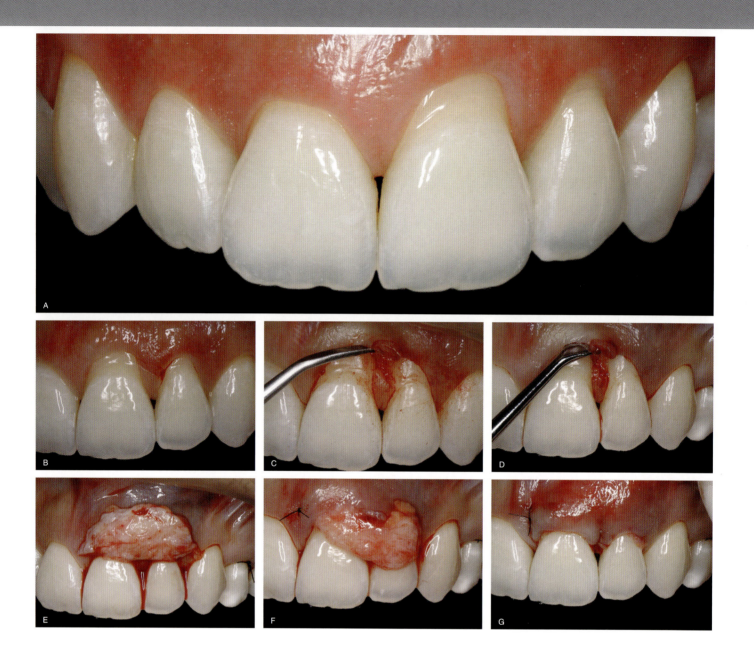

图3.30A ~ J

采用冠向复位瓣术治疗多牙牙龈退缩。口内像可见21和22（**A**）。该病例仅在22的CEJ向21的龈缘做一个斜向切口（**B**），然后做沟内切口，翻全厚瓣，将解剖龈乳头去上皮（**C，D**）。将结缔组织移植物间断缝合固定于近中（**E，F**）。瓣冠向复位并悬吊缝合（**G**）。术前术后对比（**H，I**），术后9个月（**J**）。

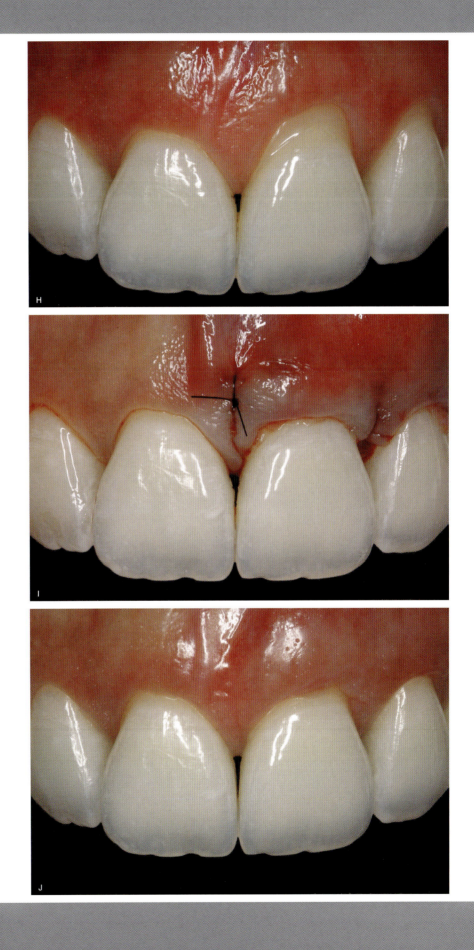

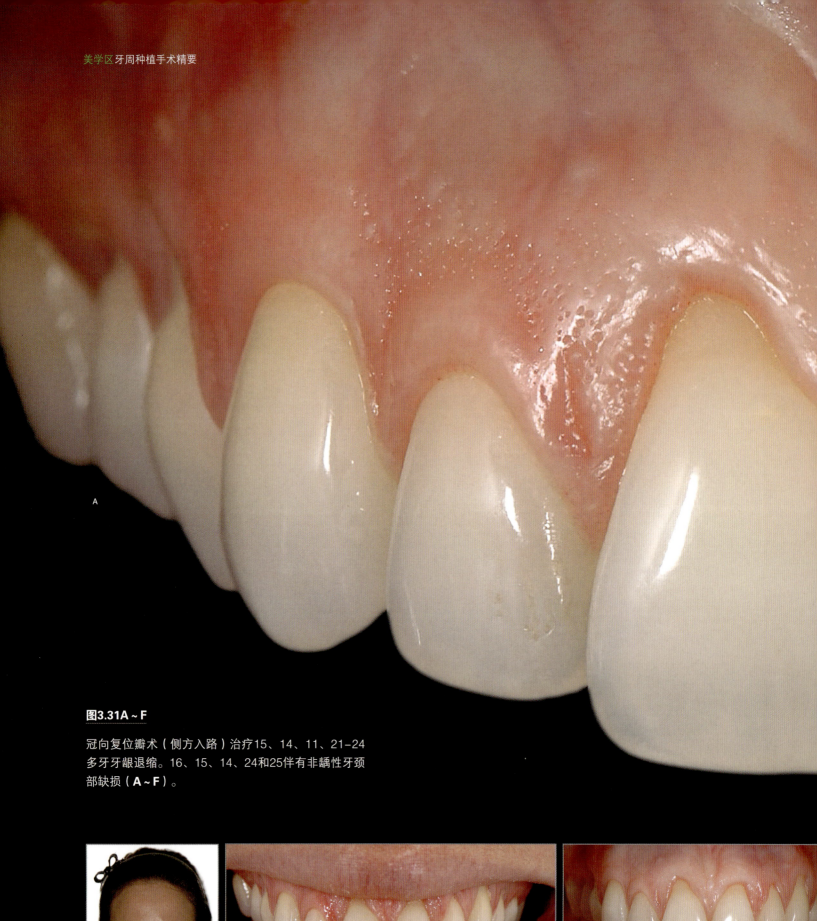

图3.31A～F

冠向复位瓣术（侧方入路）治疗15、14、11、21-24
多牙牙龈退缩。16、15、14、24和25伴有非龋性牙颈
部缺损（A～F）。

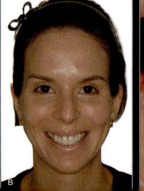

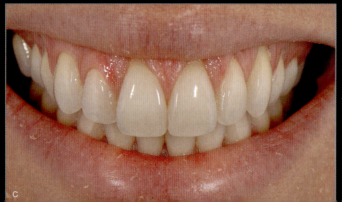

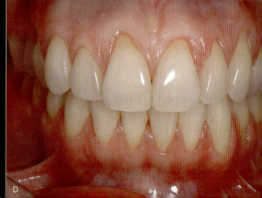

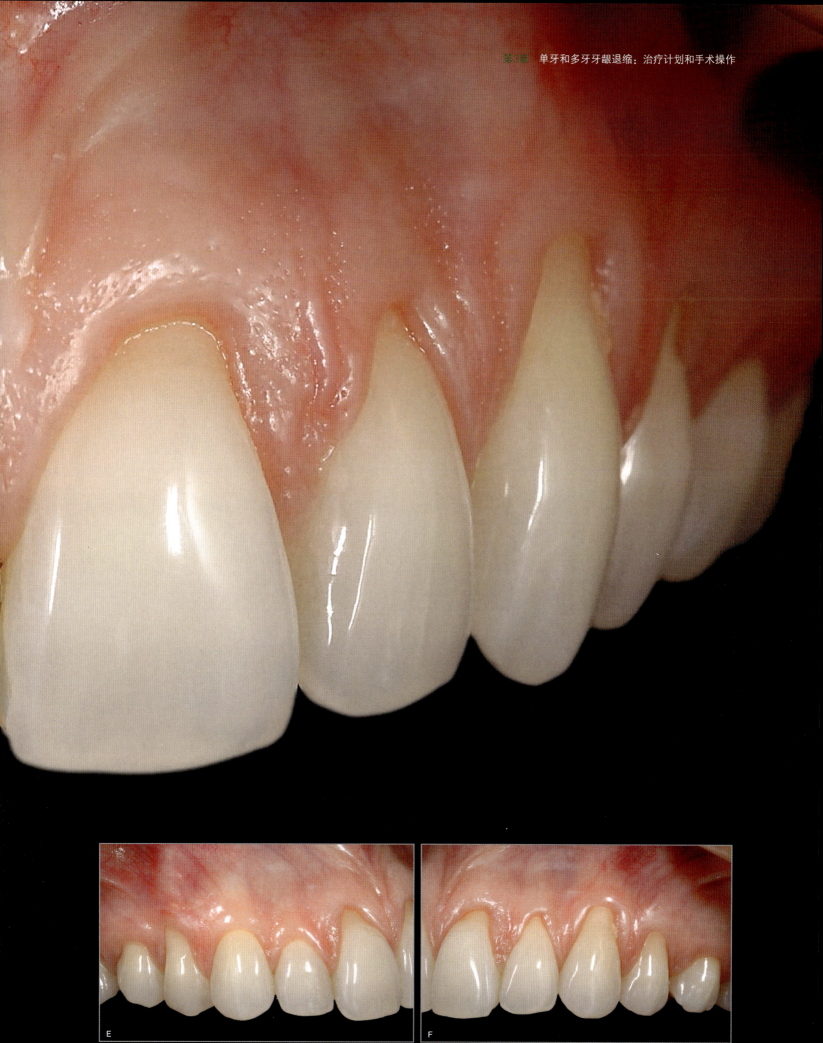

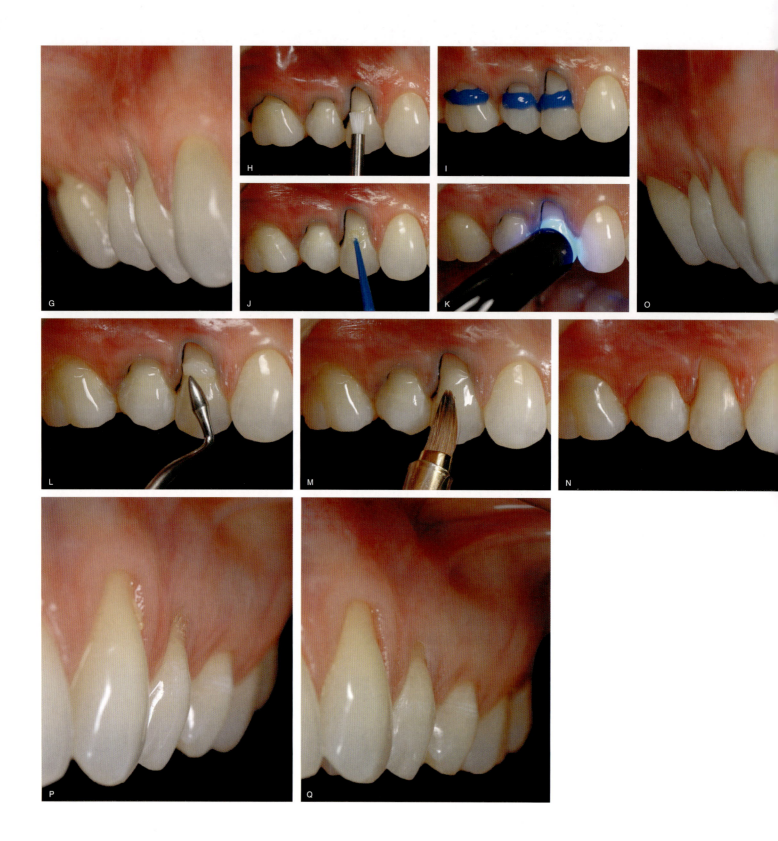

图3.31G～Ae

对16、15、14解剖牙冠部分的非龋性牙颈部缺损进行充填治疗（**G～O**），以及24和25（术前术后对比）（**P，Q**）。将14和23作为参考牙（**R，S**）。翻全厚-半厚混合瓣，在双侧中切牙间龈乳头处剥离隧道（**T～Z**）。用手工器械平整根面（**Aa**），将解剖龈乳头去上皮（**Ab**）。评估结缔组织移植物的大小（**Ac～Ae**）。

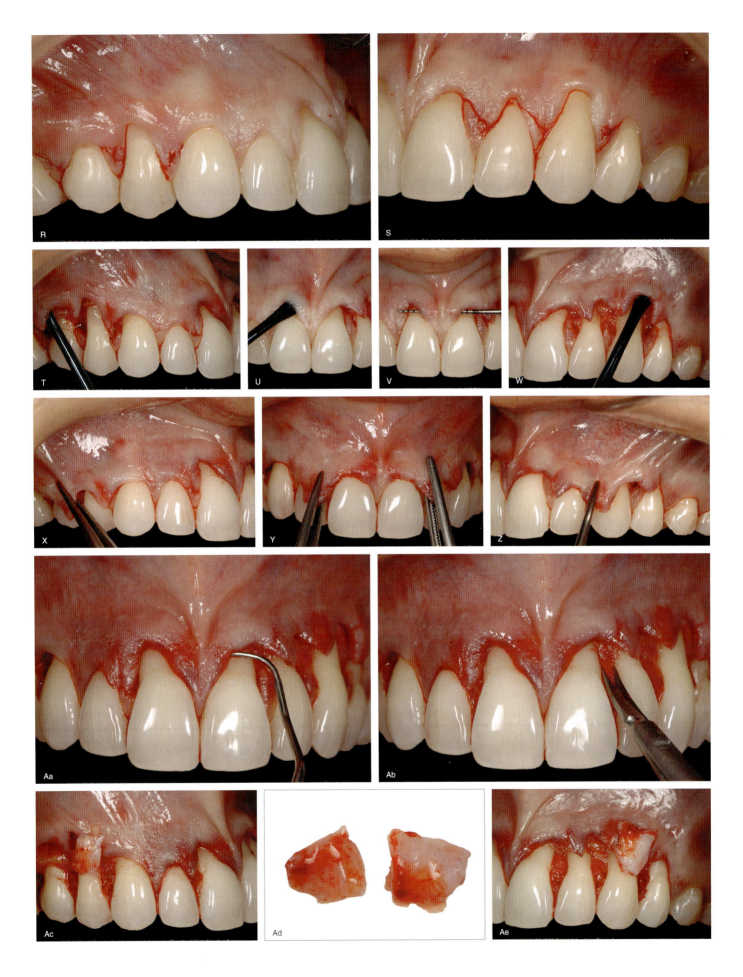

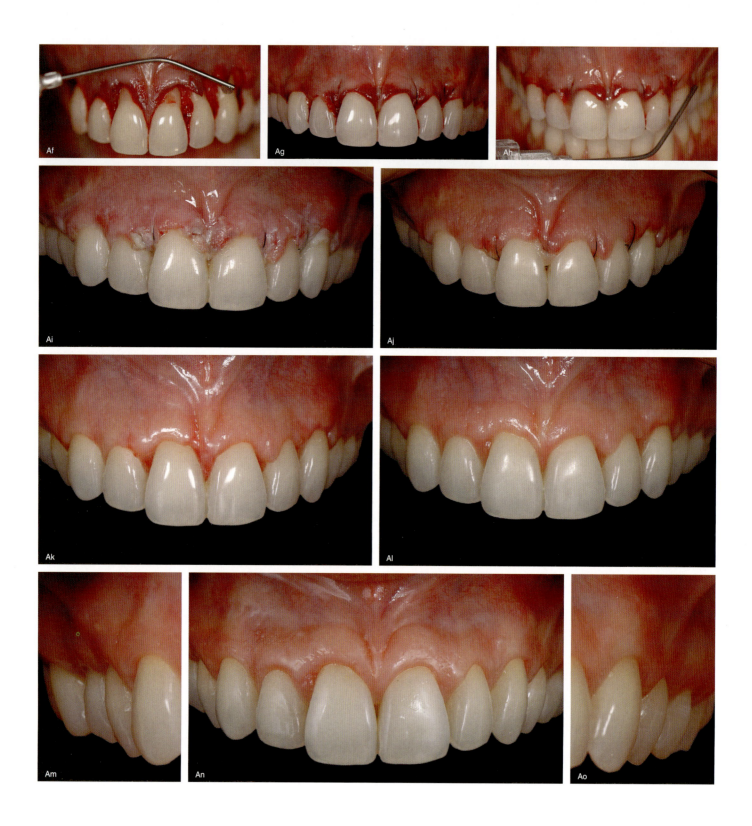

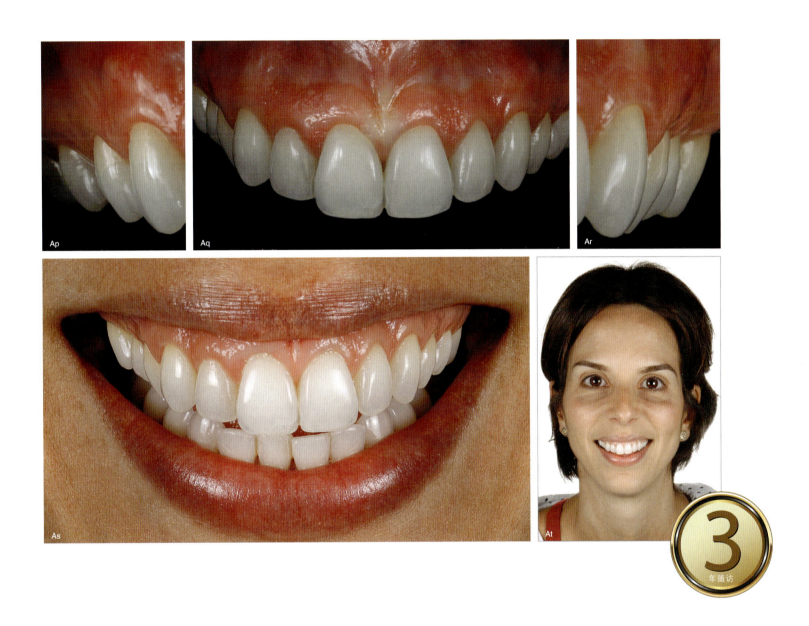

图3.31Af ~ At

在根面使用EMD（**Af**）。悬吊缝合固定瓣和移植物（**Ag**）。在瓣外侧使用EMD以促进愈合（**Ah**）。术后3天（**Ai**）。术后1周（**Aj**）。术后2周（**Ak**）。术后1个月（**Al**）和术后3个月（**Am ~ Ao**）。观察其直至软组织成熟、根面完全覆盖的整个愈合过程。术后3年效果稳定，笑容自然和谐（**Ap ~ At**）。充填治疗：Simone Magalhães。

Bruno技术[83]是在龈乳头的基底部做水平切口，翻瓣放置CTG后将瓣原位复位，使CTG不完全被龈瓣覆盖，因此可增加角化龈宽度（图3.32）。该技术改良了龈乳头去上皮的方式，从而使瓣冠向复位并完全覆盖移植物。然而，此种改良法并不能使外科龈乳头和解剖龈乳头精准对位，因为这些结构的形状并不相同。为了最大限度地解决这一问题，建议在龈乳头基底部做两道相隔1.5mm的平行水平切口，然后将其间的角化龈去上皮，将瓣冠向复位并保留龈乳头尖端[84]。

另一个关于Bruno技术的改良术式是在龈乳头基底部依照龈乳头轮廓做V形切口。笔者认为该改进优于传统技术和其他改良技术，因其对外科龈乳头的对位更优[73]。如上所述，治疗多牙牙龈退缩的首选应该是龈缘旁斜向切口，但是有时由于龈乳头和CEJ位置的解剖因素而不能做斜

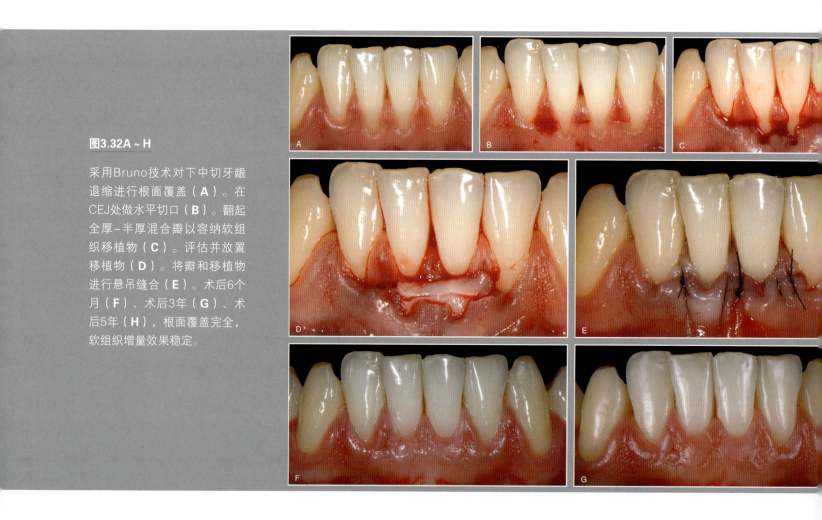

图3.32A ~ H

采用Bruno技术对下中切牙龈退缩进行根面覆盖（**A**）。在CEJ处做水平切口（**B**）。翻起全厚-半厚混合瓣以容纳软组织移植物（**C**）。评估并放置移植物（**D**）。将瓣和移植物进行悬吊缝合（**E**）。术后6个月（**F**）、术后3年（**G**）、术后5年（**H**），根面覆盖完全，软组织增量效果稳定。

向切口时，可以选择V形法。当最深的缺损位于非中心牙时，可以做一垂直切口（图3.33）或增加一个龈缘旁切口以"模拟"牙龈退缩，从而有利于瓣的移动和贴合（图3.34）。

在治疗多牙牙龈退缩时，如果需要CTG，尤其是需要将其完全置于瓣下方时，需减小其宽度来使其尺寸精确[96]。我们必须明确，移植物应该集中于最靠近复位后的软组织瓣边缘的区域，可以把CTG放在最关键的区域，并将组织替代物放在周围区域（图3.35）。

只要术前充分了解缺损的解剖特征，严格选择符合适应证的术式，尽量微创精准手术治疗，上述关于单牙和多牙牙龈退缩的治疗方法都可以达到良好的功能和美观效果。并非所有病例都需要结缔组织移植物，是否需要移植物应基于以上所提及的因素进行判断。但最重要的一点是，一定要确保术后效果的长期稳定。

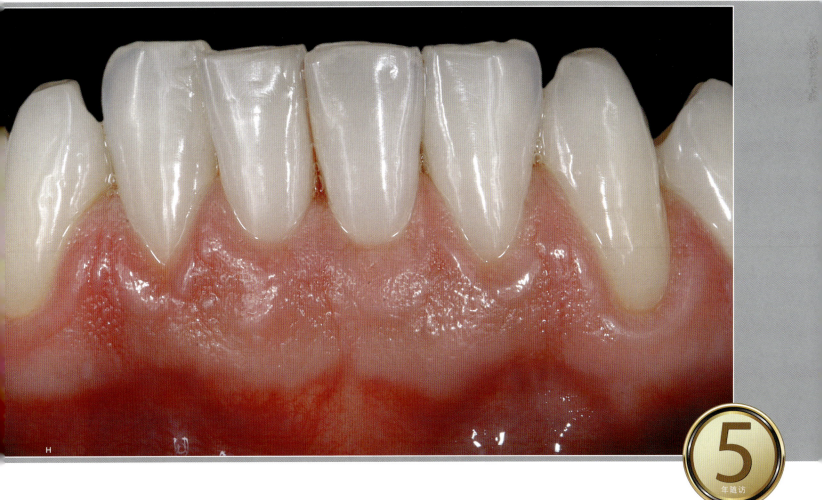

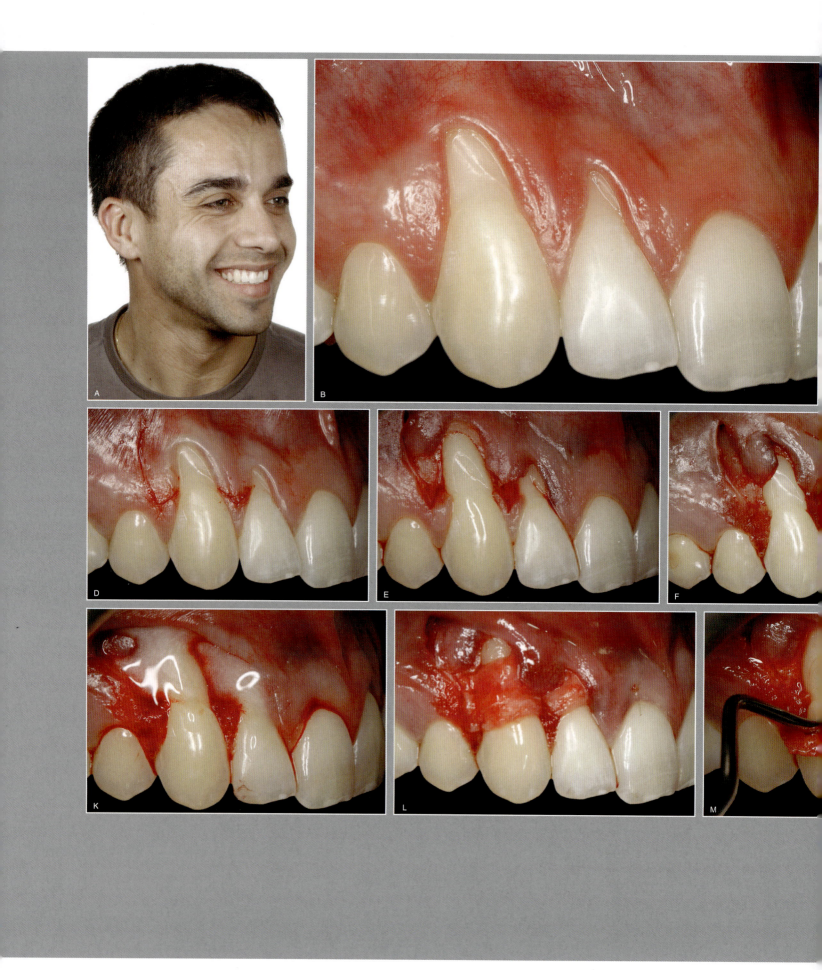

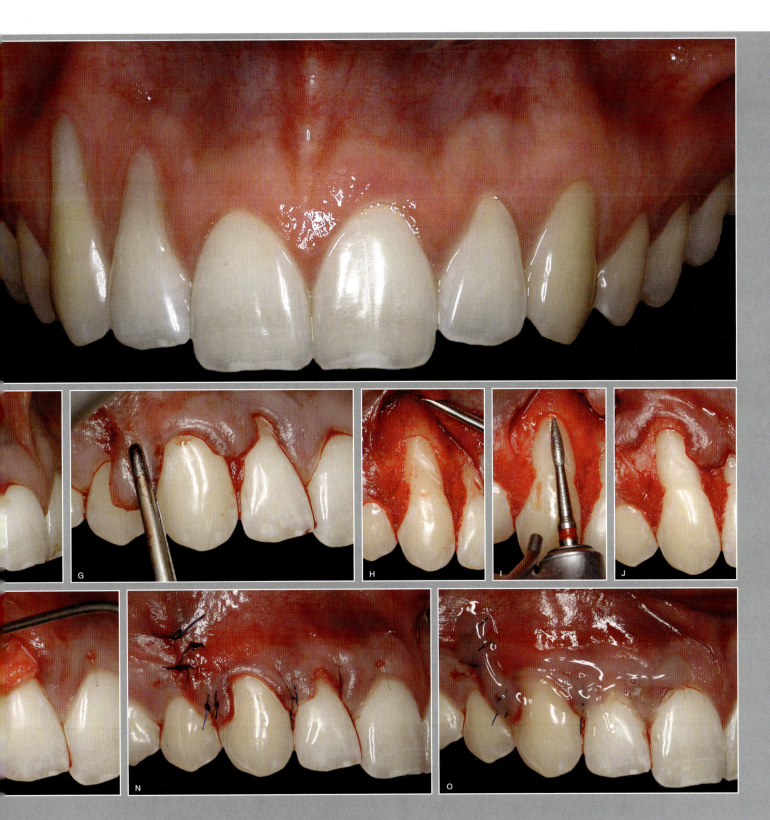

图3.33A～O

用L形瓣技术对12和13的牙龈退缩进行根面覆盖（**A～C**）。在13的远中龈乳头做L形切口，在其近中龈乳头基底部做V形切口（**D**）。在12近中龈乳头底部用隧道法进行全厚剥离，对解剖龈乳头去上皮（**E，F**）。在瓣根方锐分离，增其动度（**G**）。可以看到牙根表面不平整（**H**），用车针处理（**I，J**）。在根面使用EMD，间断缝合结缔组织移植物（**K～M**）。将瓣冠向复位，悬吊+间断缝合（**N**）。在瓣外表面使用EMD以加速愈合（**O**）。

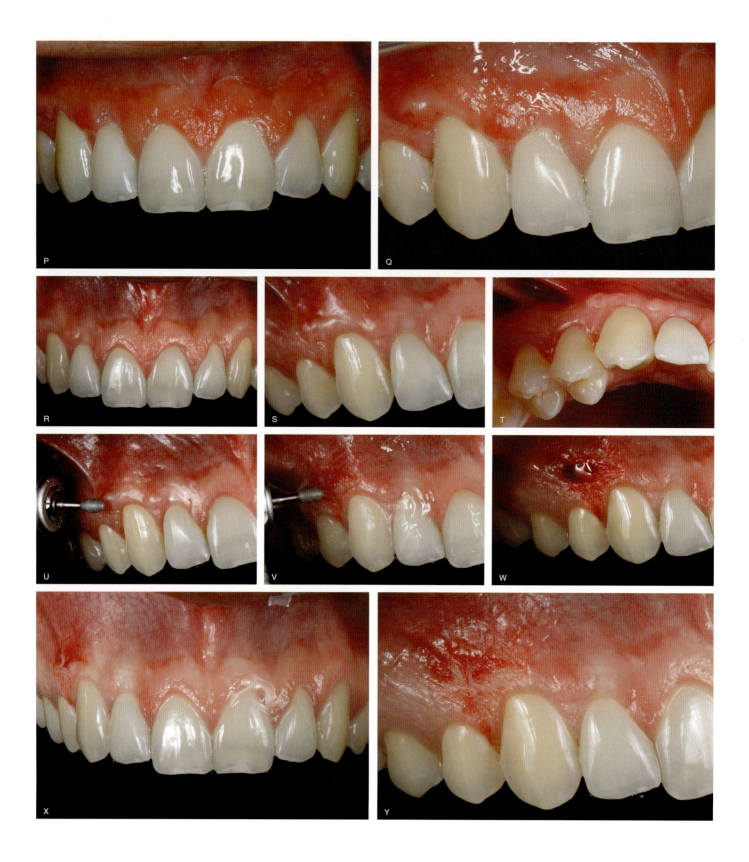

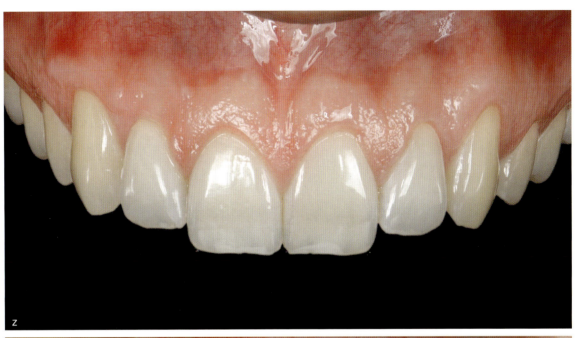

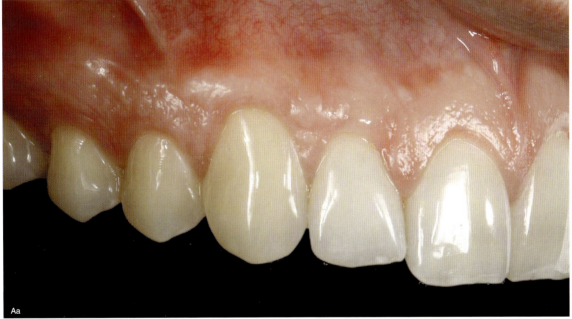

图3.33P ~ Aa

术后30天（**P，Q**）。术后3个月疗效稳定，在松弛切口处出现瘢痕组织（**R ~ T**）。用金刚砂车针打磨牙龈以减少瘢痕组织（**U ~ W**）。2周后（**X，Y**）和3个月后随访（**Z，Aa**）。

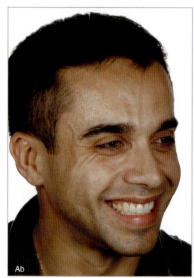

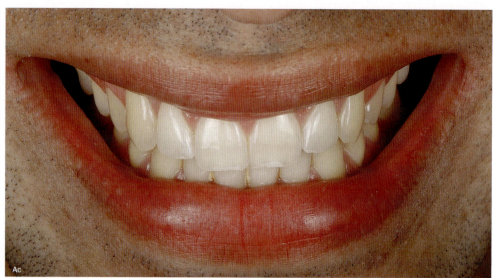

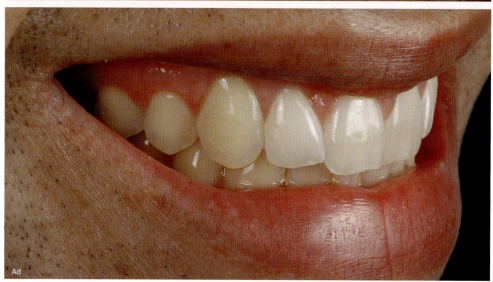

图3.33Ab ~ Ah

术后1年，患者和谐的笑容（**Ab ~ Ad**）。术前和术后1年对比（**Ae，Af**）。牙龈退缩完全消除，无瘢痕（**Ag，Ah**）。

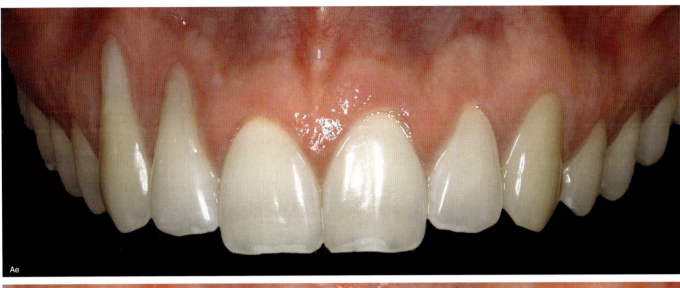

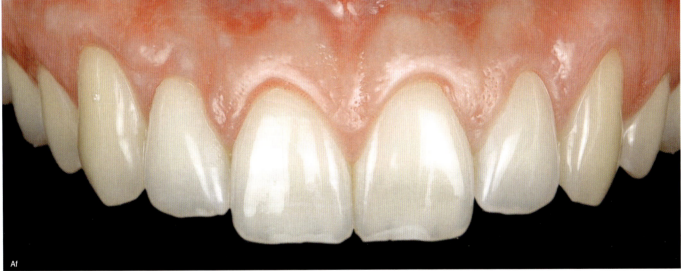

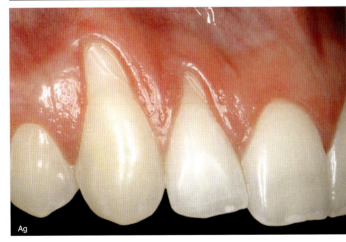

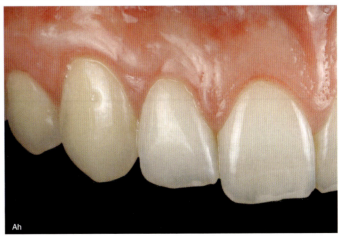

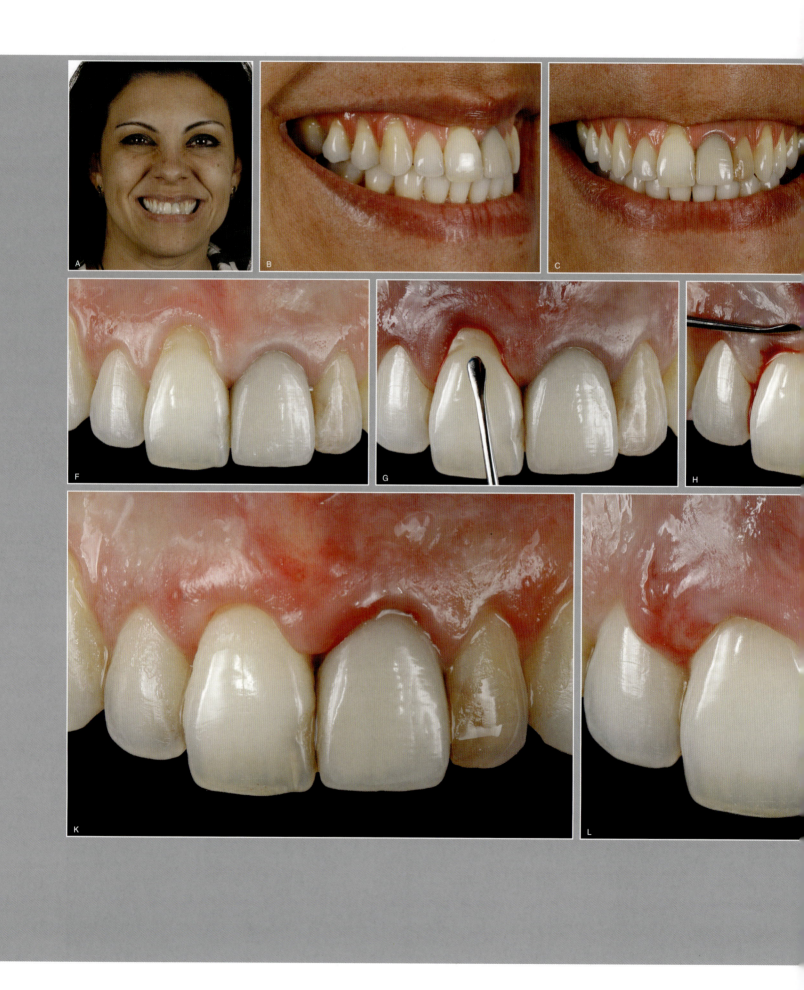

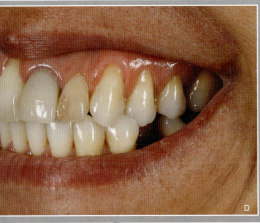

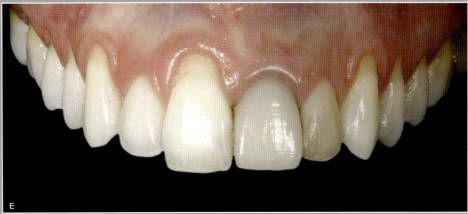

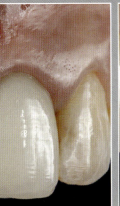

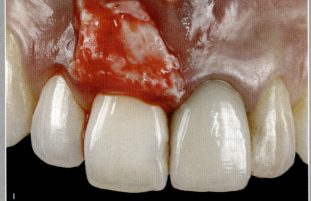

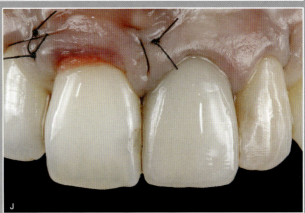

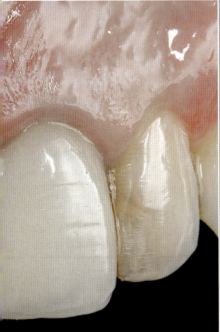

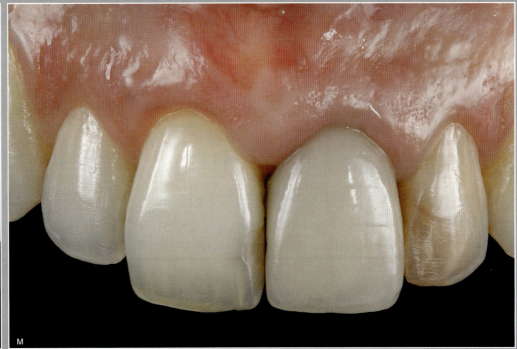

图3.34A～M

用改良冠向复位瓣术治疗后牙区的多牙牙龈退缩，用信封技术治疗11的牙龈退缩。口内像显示，上牙几乎都存在牙龈退缩，影响美观（A～E）。在11位点剥离信封样的全厚–半厚混合瓣以容纳结缔组织移植物（F～I）。用改良悬吊缝合固定移植物和瓣，使龈乳头尖端不受压迫从而得以保留（J）。术后10天（K）、30天（L）和60天（M）。

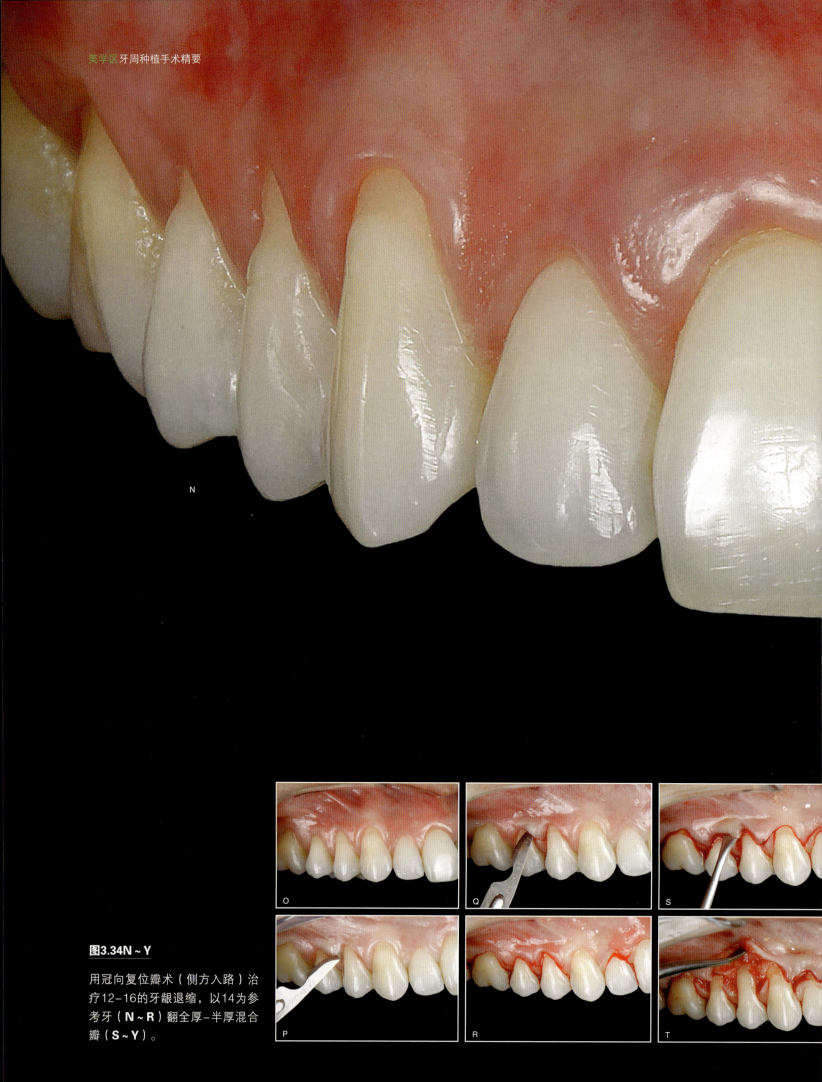

N

图3.34N ~ Y

用冠向复位瓣术（侧方入路）治疗12~16的牙龈退缩，以14为参考牙（N~R）翻全厚–半厚混合瓣（S~Y）。

O

Q

S

P

R

T

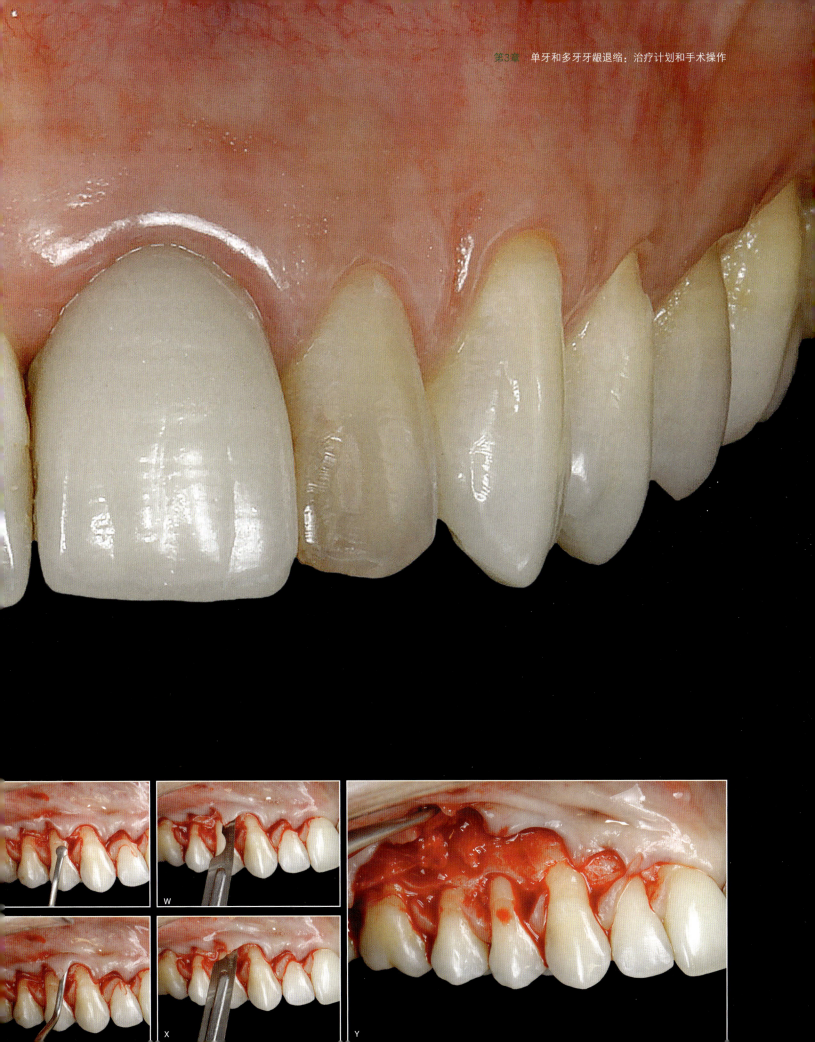

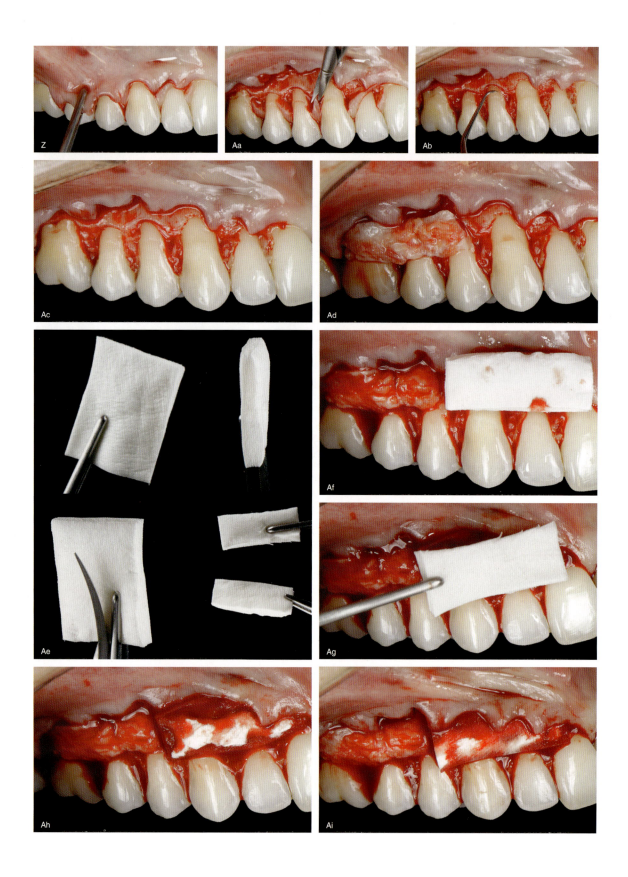

图3.34Z ~ Ai

瓣无张力冠向复位（**Z**）。将解剖龈乳头去上皮（**Aa**）。机械法行根面平整（**Ab，Ac**）。将16、15和14位点的软组织移植物和龈瓣缝合固定（**Ad**）。在12和13位点放置双层胶原基质（**Ae ~ Ai**）。

将龈瓣、结缔组织移植物和胶原基质以悬吊缝合固定（**Aj**）。术后30天（**Ak**）。术后3个月，临床和美观效果稳定。对左侧进行了同样的手术操作（**Al ~ Aq**）。

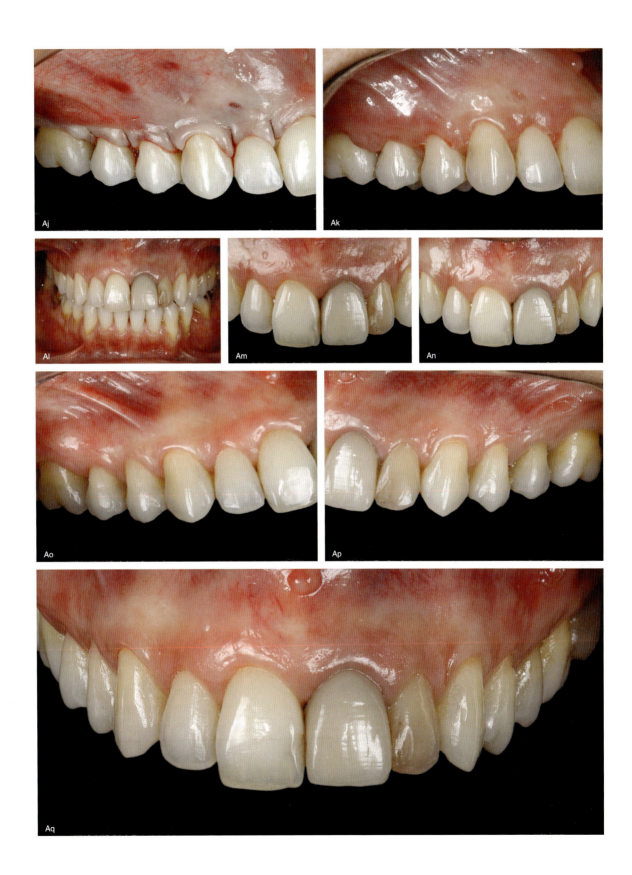

图3.34Aj ~ Aq

将龈瓣、结缔组织移植物和胶原基质以悬吊缝合固定（**Aj**）。术后30天（**Ak**）。术后3个月，临床和美观效果稳定。对左侧进行了同样的手术操作（**Al ~ Aq**）。

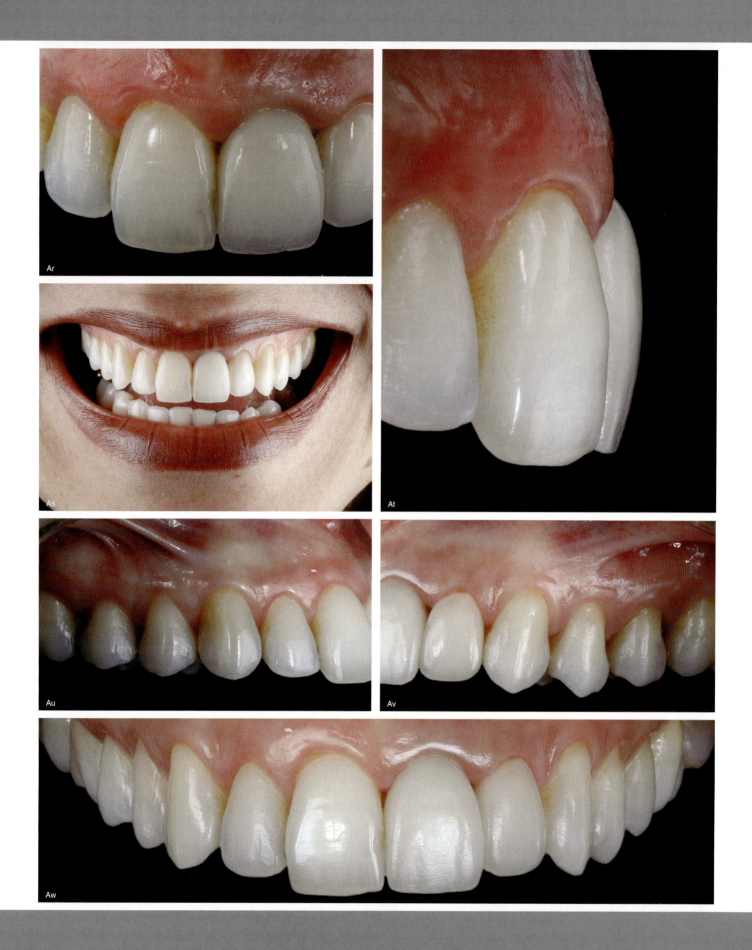

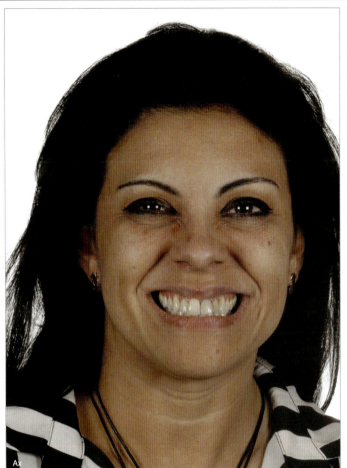
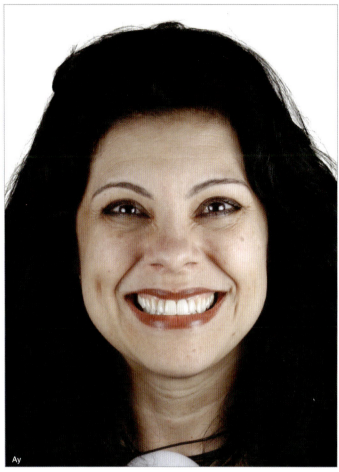

图3.34Ar ~ Ay

术后1年。对21和22进行了修复治疗（**Ar ~ Aw**）。术前（**Ax**）和术后1年（**Ay**）对比。修复医生：Ricardo Pina Dantas；技师：Emerson de Oliveira Silva。

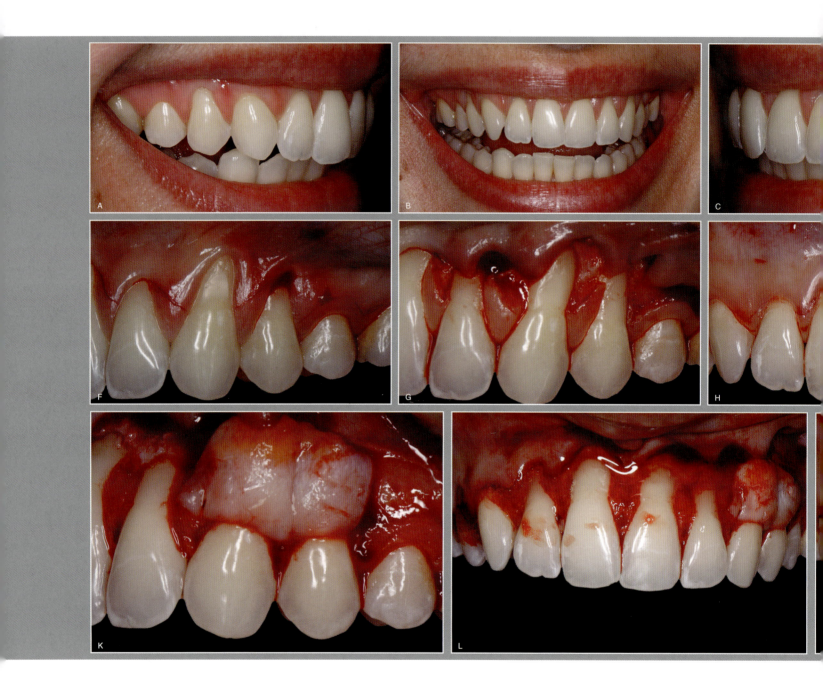

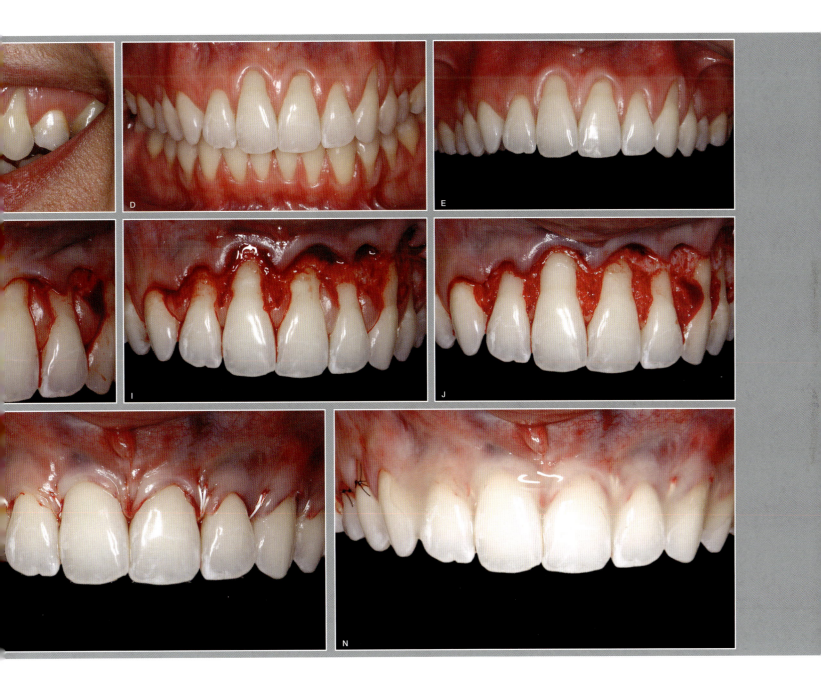

图3.35A～N

用联合法对多牙牙龈退缩进行根面覆盖。微笑时的正面和侧面观，大范围的根面暴露影响了美观（**A～C**）。术前口内像（**D，E**）。在左侧，23的近远中龈乳头和22的近中龈乳头的CEJ处做斜行的龈缘旁切口，朝向邻牙的龈缘，然后平行于24的龈缘做龈缘旁切口（**F**）。翻全厚-半厚混合瓣（**G**）。前牙区做V形瓣（**H**）。同样翻全厚-半厚混合瓣，并对所有龈乳头和24周围的龈缘旁组织去上皮（**I，J**）。将软组织移植物固定于23、24位点并在所有根面使用EMD（**K，L**）。冠向复位瓣并悬吊缝合（**M**）。在龈瓣外表面使用EMD（**N**）。

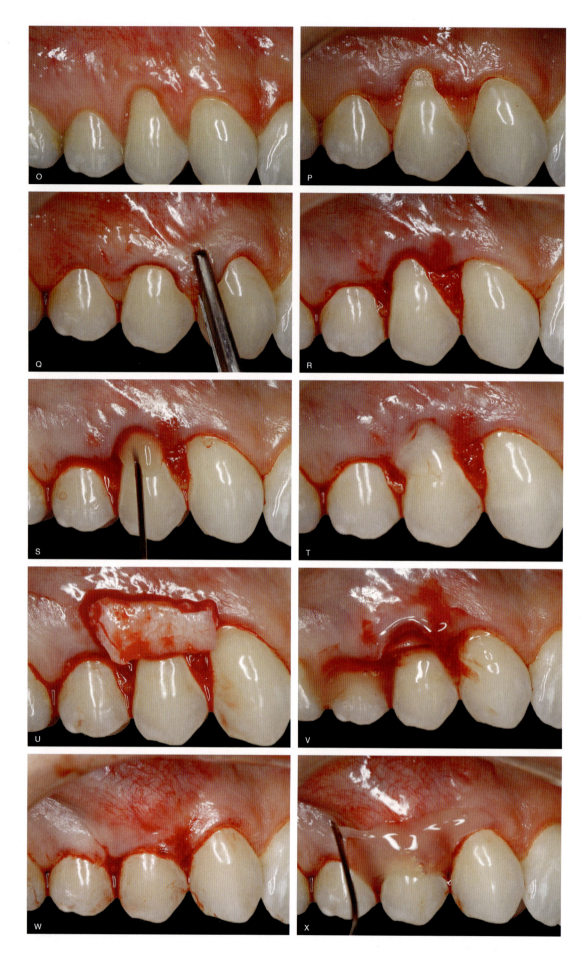

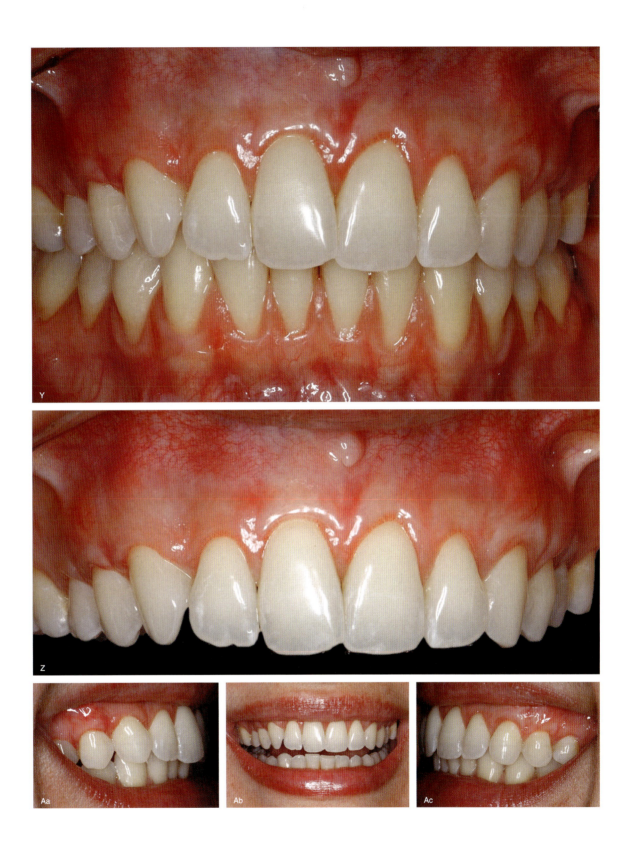

图3.35O ~ Ac

术后30天，对14进行治疗（**O**）。在相邻龈乳头处做V形切口（**P**），翻全厚−半厚混合瓣（**Q**）。将龈乳头去上皮（**R**）。用24%EDTA对根面进行生物改性（**S**），在所有暴露根面使用EMD（**T**）。将龈瓣和移植物缝合固定（**U ~ W**），在瓣外表面使用EMD（**X**）。术后3个月（**Y ~ Ac**）。

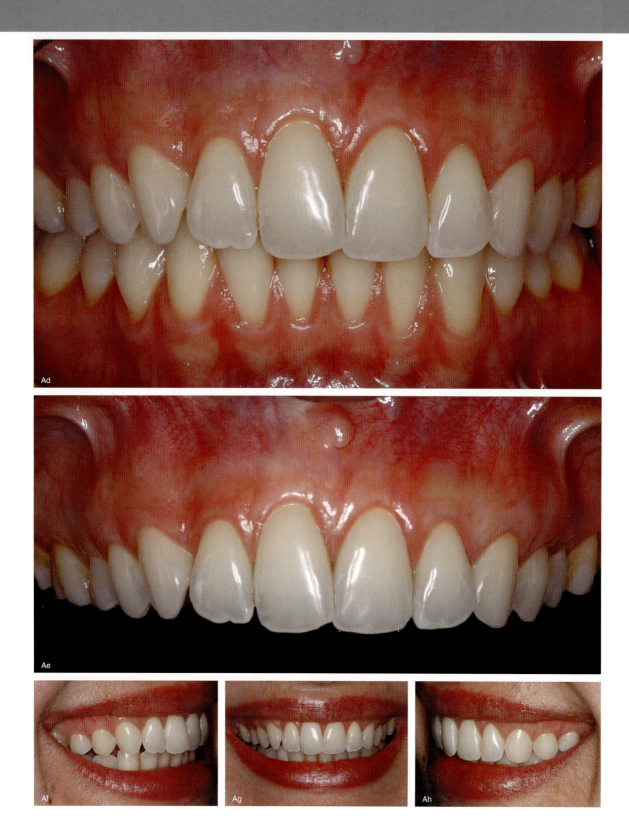

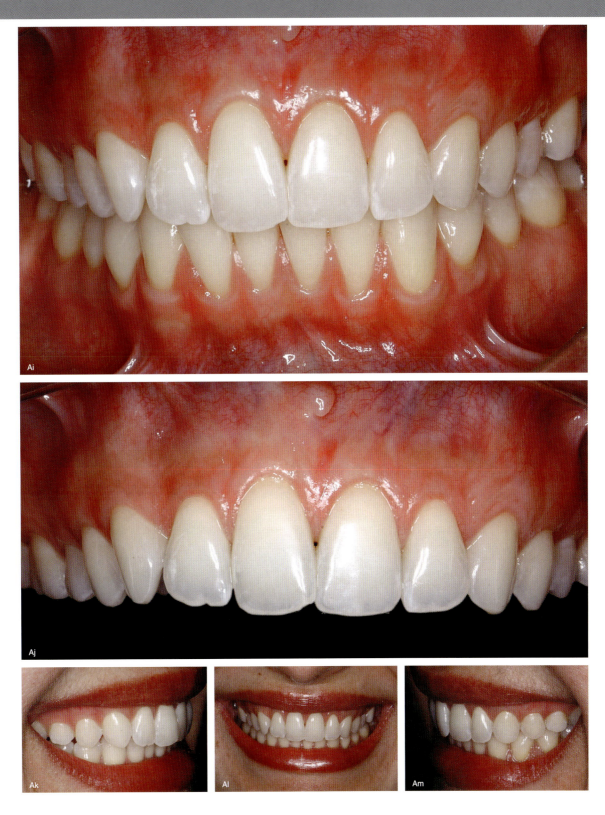

图3.35Ad～Am

术后1年（**Ad～Am**）和2年效果显示完全的根面覆盖，软组织量显著增加。下颌牙龈退缩也已得到治疗，患者呈现出良好的美观效果及和谐的笑容。

牙龈变色

用于治疗单牙浅度牙龈退缩的改良信封技术[74-75]和用于治疗多牙牙龈退缩的隧道技术[89,92]也可用于与透光性相关的牙龈变色的治疗。前牙区修复体边缘发灰的情况十分常见，该现象与牙根变色（常由根管治疗导致）和/或变色的基底（桩和基底冠）有关，可严重影响美观[97-98]。这种边缘发灰的现象常在薄生物型者患者中出现[99-100]。这些病例中，我们建议在进行手术前先制作临时冠。按前述的操作指南处理好受区后，小心地用金刚砂球钻处理牙根颈部、降低其凸度，提供容纳CTG的空间。牙根凸度的降低，对于防止术区愈合后软组织量的减小尤为重要。若不存在牙龈退缩，则无须将瓣冠向复位（图3.36）。

扫一扫即可浏览
参考文献

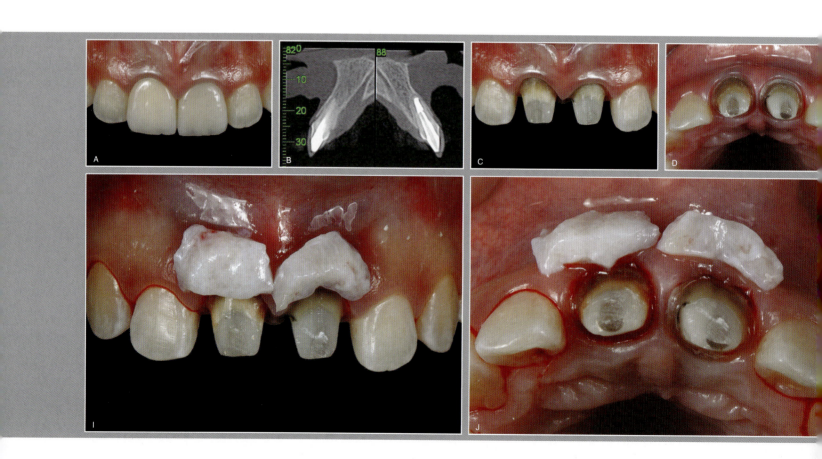

图3.36A～L

用改良信封技术治疗牙龈透色。牙龈变色的临床和影像学表现，变色与牙根变暗及薄生物型有关（**A～C**）。剥离全厚类信封瓣（**D～G**）。用金刚砂车针降低牙根唇面凸度以容纳结缔组织移植物（**H**）。测量和放置结缔组织移植物（**I**，**J**）。用间断和悬吊缝合固定移植物和龈瓣（**K**，**L**）。

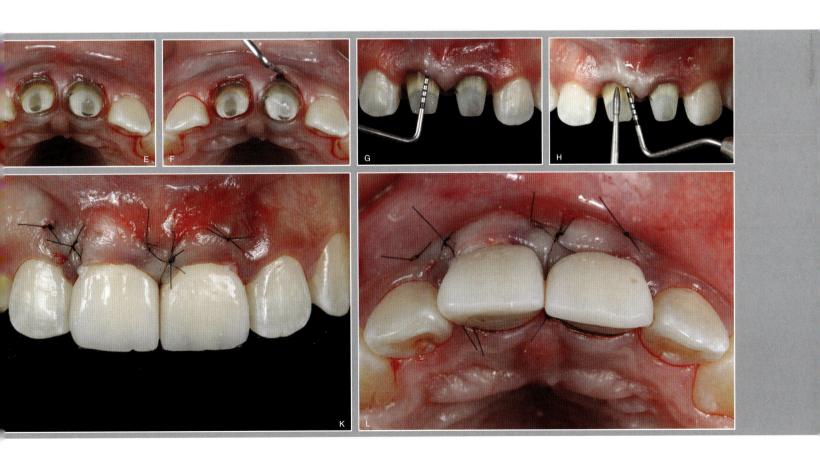

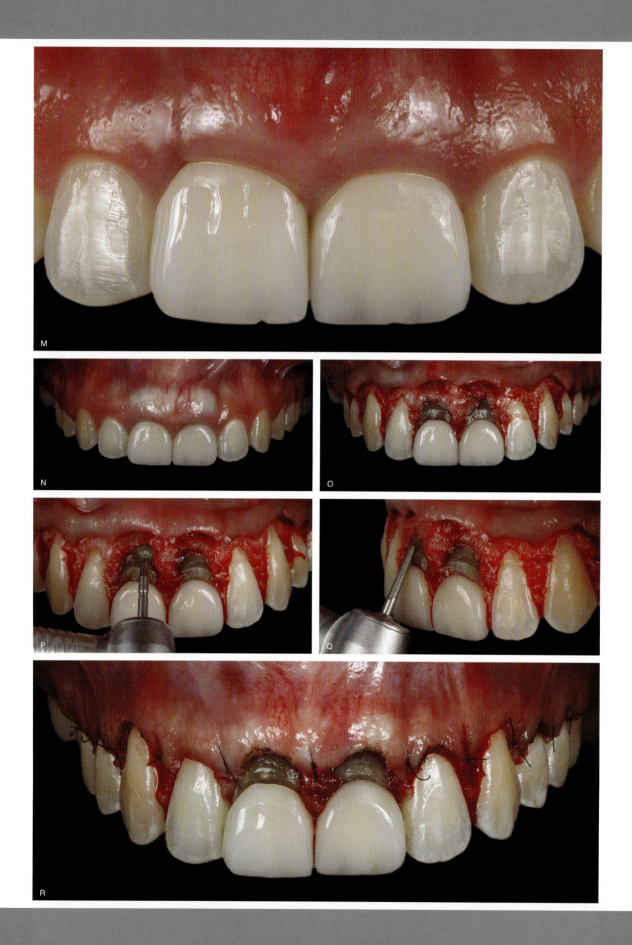

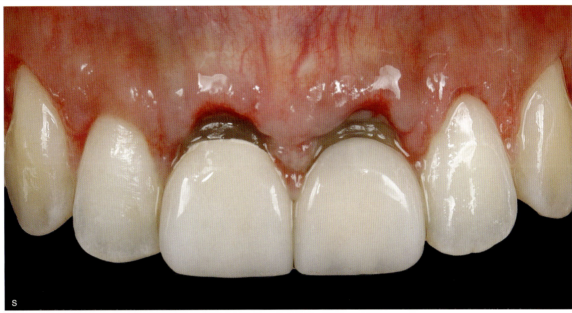

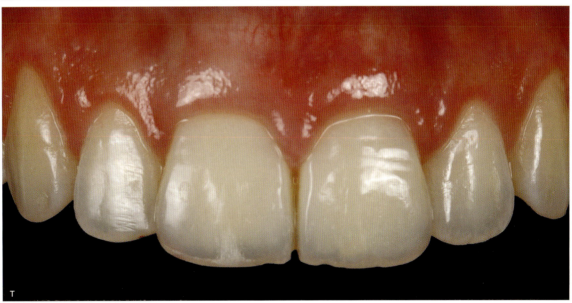

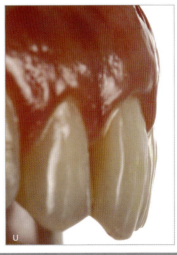
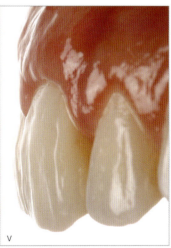

图3.36M～V

术后3个月，牙龈宽度明显增加，足以完全遮住牙根的暗色（**M**）。行冠延长术，对中切牙进行进一步的牙体预备（**N～R**）。术后15天（**S**）。临时冠塑形6个月后的临床照片。可见适合的外形轮廓和充足的软组织量（**T～V**）。修复治疗-修复医生：Victor Clavijo；技师：Rodrigo Monsano。

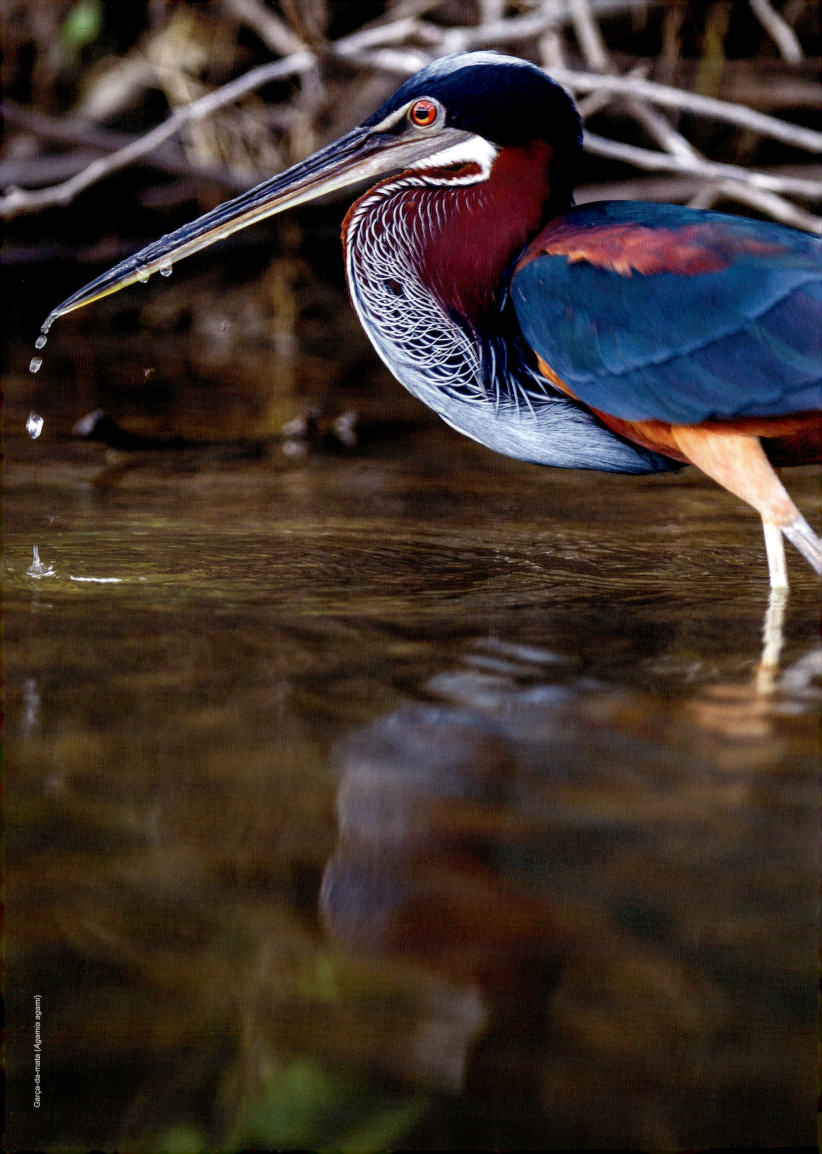

Garça-da-mata (*Agamia agami*)

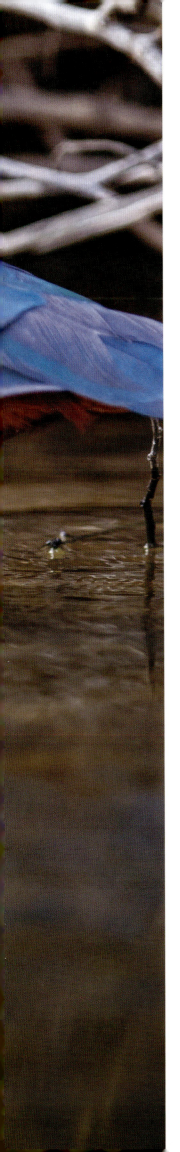

第 4 章

露龈笑的

治疗方法

Therapeutic alternatives to treat gummy smile

Paulo Fernando Mesquita de Carvalho | Robert Carvalho da Silva | Julio Cesar Joly

美丽、迷人健康的微笑涉及牙齿、嘴唇、牙龈的形状和对称性，以及这些结构与患者面部的联系和协调性[1]。因此，在制订和执行塑造迷人微笑的方案前，医生应对这些结构进行详细和精确的分析。

根据上前牙和周围的软组织暴露程度，笑线（又称为唇线）可分为低、中、高笑线[2]。在微笑时，低笑线不暴露软组织，中笑线一般只露出龈乳头的尖端，而高笑线会暴露龈乳头以及龈缘。需要特别提到的是，高笑线不等于是露龈笑。当牙龈暴露大于3mm时才定义为露龈笑[1,3-4]。微笑的类型也可能影响牙龈暴露的程度。当表达快乐和幸福时自然的微笑表现为眼睛半闭，眼周肌肉收缩，较社交性微笑时暴露更多的牙龈[5]（图4.1）。

露龈笑会影响患者的美观。这种说法显然是主观的，但必须承认的是，暴露过多牙龈的微笑难以称得上标准、正常和自然。Malkinson等[6]请牙医和患者对经修改过的牙龈显露量不同的照片进行评价，结果显示牙龈暴露减少的量与吸引力、诚信、智慧、和蔼等评分成正相关，表明纠正露龈笑可能对患者的生活质量产生积极的影响。

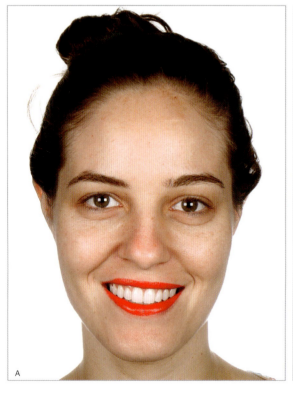
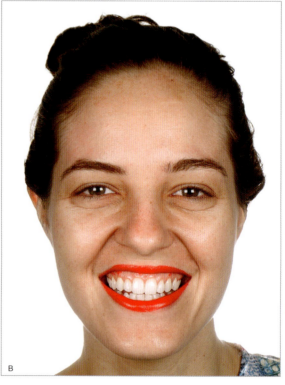

图4.1A，B

社交微笑（**A**）和自然微笑（**B**）的比较。不同微笑状态下牙龈显露量不同。

露龈笑可能由不同因素导致，对这些因素的理解对正确诊断和治疗计划都是至关重要的[1,4]。在这些因素中，最值得注意的是被动萌出异常、上牙槽骨外突、上颌骨过度发育、上唇过短或动度过大以及两种或两种以上的因素的组合（图4.2）。对于多种病因造成露龈笑的病例应在权衡每个致病因素的同时采用多学科联合治疗的方式治疗露龈笑。

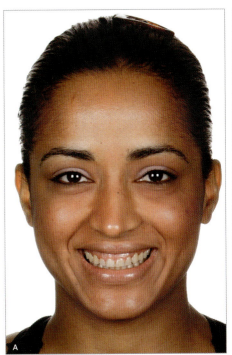
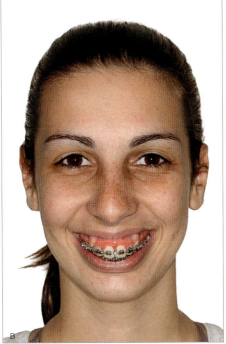
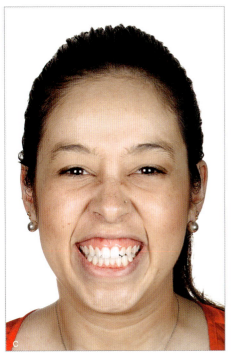

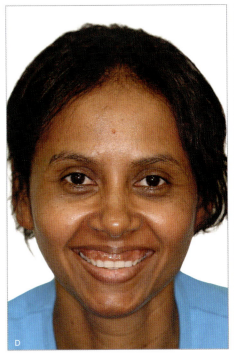
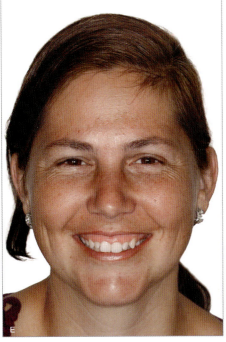

图4.2A ~ E

导致牙龈显露过多的不同病因：被动萌出异常（**A**）、上颌骨过度发育（**B**）、上唇过短或上唇动度过大（**C**），多种因素的组合（**D，E**）。

被动萌出异常

在牙齿主动萌出的过程中，软组织随牙冠移动。在这个过程的最后，龈缘向根方移动至CEJ，即被动萌出。有时龈缘不返回到原来的位置，而依然位于CEJ的冠方，从而表现为被动萌出异常。这种情况可以根据角化龈量进行分类并根据CEJ和牙槽嵴顶之间的距离细分为不同亚类[1,4]（表4.1）。

对于典型的被动萌出异常的病例，牙龈显露量过多与临床冠过短有关，其改善的治疗策略就是进行冠延长术。

表4.1 被动萌出异常的分类

类型1	存在过量的角化龈宽度
类型2	存在正常的角化龈宽度
亚组A	CEJ到牙槽嵴顶的距离小于1mm
亚组B	CEJ到牙槽嵴顶的距离大于1mm

冠延长术式的选择依赖于对组织特性的综合评估，包括：角化龈宽度、龈缘相对于CEJ（或未来修复体边缘）的位置和牙槽嵴顶到CEJ（或未来修复体边缘）的距离[1,4,7-9]。

切口的类型取决于角化龈宽度。当角化龈充足时，可通过内斜切口切除上皮领圈。切口应依照牙龈的形态并保留龈乳头（图4.3）。虽然保证牙龈健康所需角化龈的最小宽度尚无定论，但我们认为应保留至少3mm角化龈以确保龈缘的稳定和美观。显然，这是临床上最常见的情形（图4.4）。但当角化龈不足时，我们建议采用根向复位瓣技术，采用龈沟内切口，翻混合瓣

（龈缘到牙槽嵴顶为全厚瓣，根方为半厚瓣）并将瓣锚定于骨膜。针对介于两者之间的情况，可能需要同时运用上述两种技术采用内斜切口重塑牙龈外形结合根向复位瓣技术保留剩余的角化龈（图4.5）。

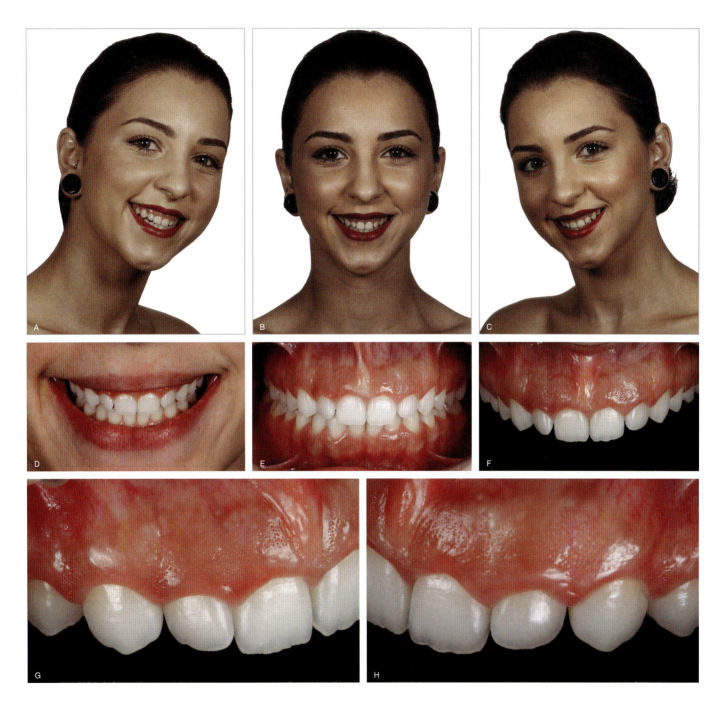

图4.3A ~ H

采用翻瓣冠延长术改善牙龈暴露过度的问题。微笑时的面像及口内像（**A ~ D**）。可以观察到患者的临床冠过短（被动萌出异常）（**E ~ H**）。

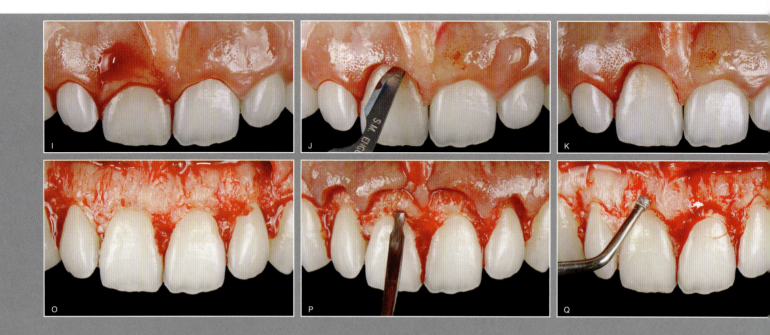

图4.3I ~ U

于11行内斜切口，刀片呈45°切至CEJ（**I~K**）。在21行与第一道切口对称的另一道切口（**L**）。26~16行内斜切口，保留龈乳头（**M**）。翻全厚瓣，可见牙槽嵴顶到CEJ的距离过近（**N，O**）。使用小骨凿（**P**）、超声骨刀（**Q**）和金刚砂球钻（**R**）进行骨切除和骨成形。在骨切除后，牙槽嵴顶到CEJ的距离约为2mm。骨成形的目的是削薄骨板（**S，T**）。使用悬吊缝合固定龈瓣（**U**）。

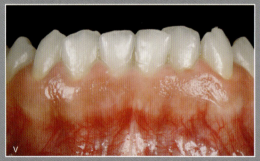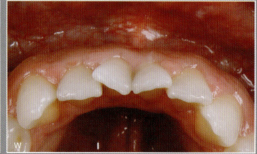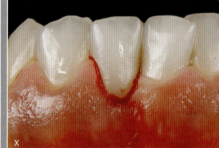

图4.3V ~ Ab

使用相同方法处理下颌前牙（**V，W**），内斜切口（**X，Y**）。翻全厚瓣（**Z**），进行骨成形（**Aa**）。通过悬吊缝合固定龈瓣。线结的位置（上颌的打在腭侧，下颌的打在颊侧）（**Ab**）。

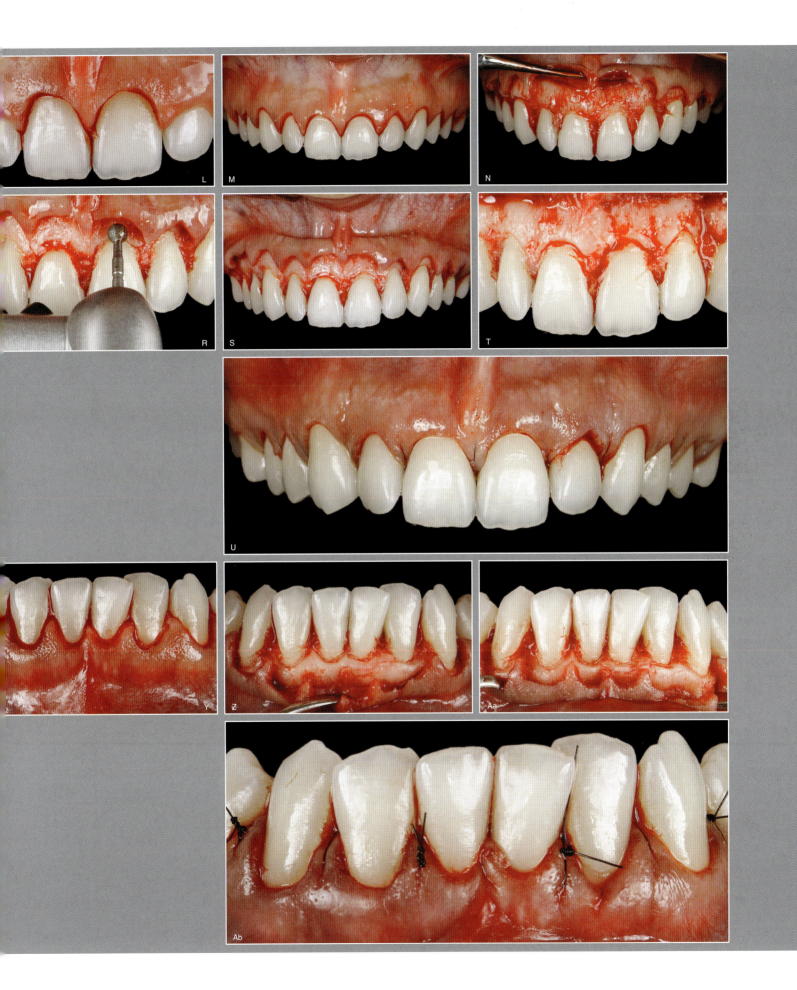

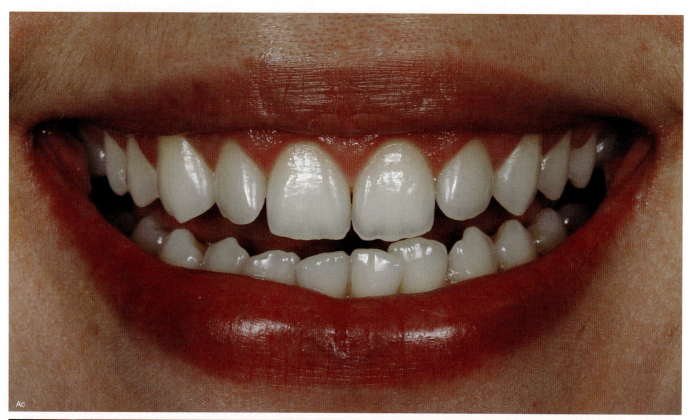

Ac

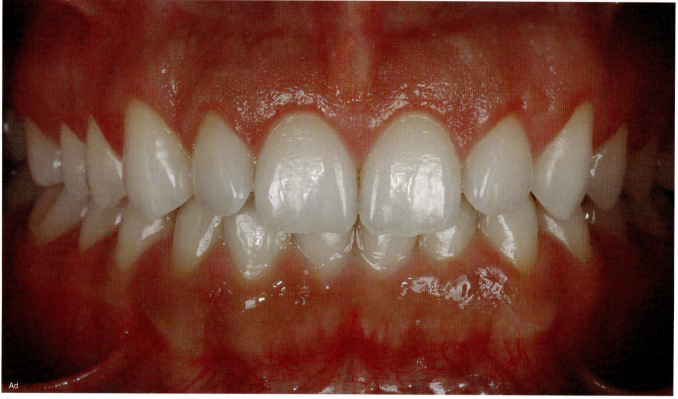

Ad

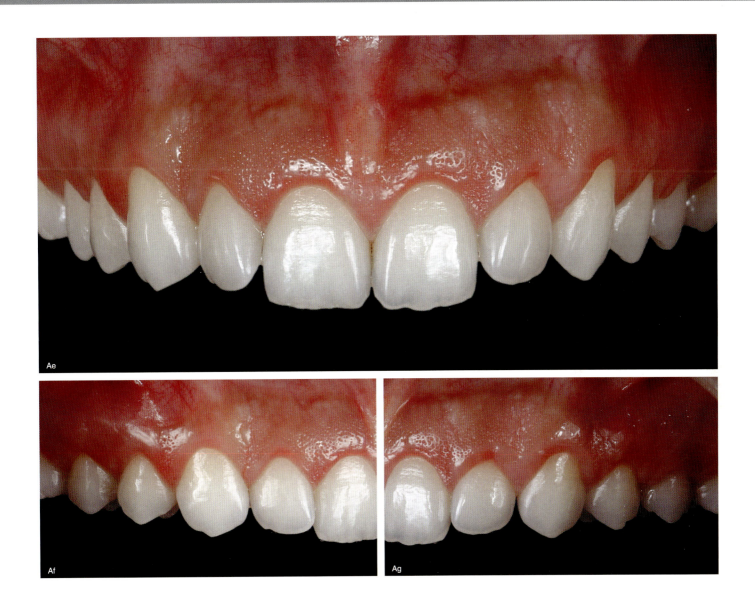

图4.3Ac～Ag

术后2个月随访。可以观察到牙龈愈合良好，牙冠的长度得到很好地改善，解决了牙龈显露过多的问题（**Ac～Ag**）。

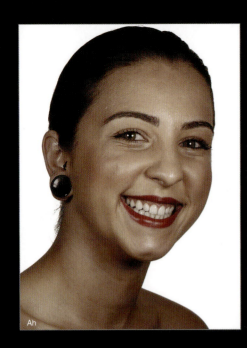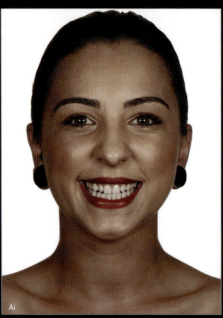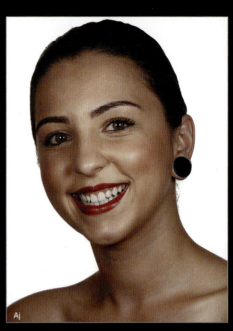

图4.3Ah ~ Ak

术后6个月随访，可以看到患者的微笑和谐而自然。冠延长后建议患者进行了牙齿美白（**Ah ~ Ak**）。修复医生：Gabriela Davini；摄影师：Dudu Mederios。

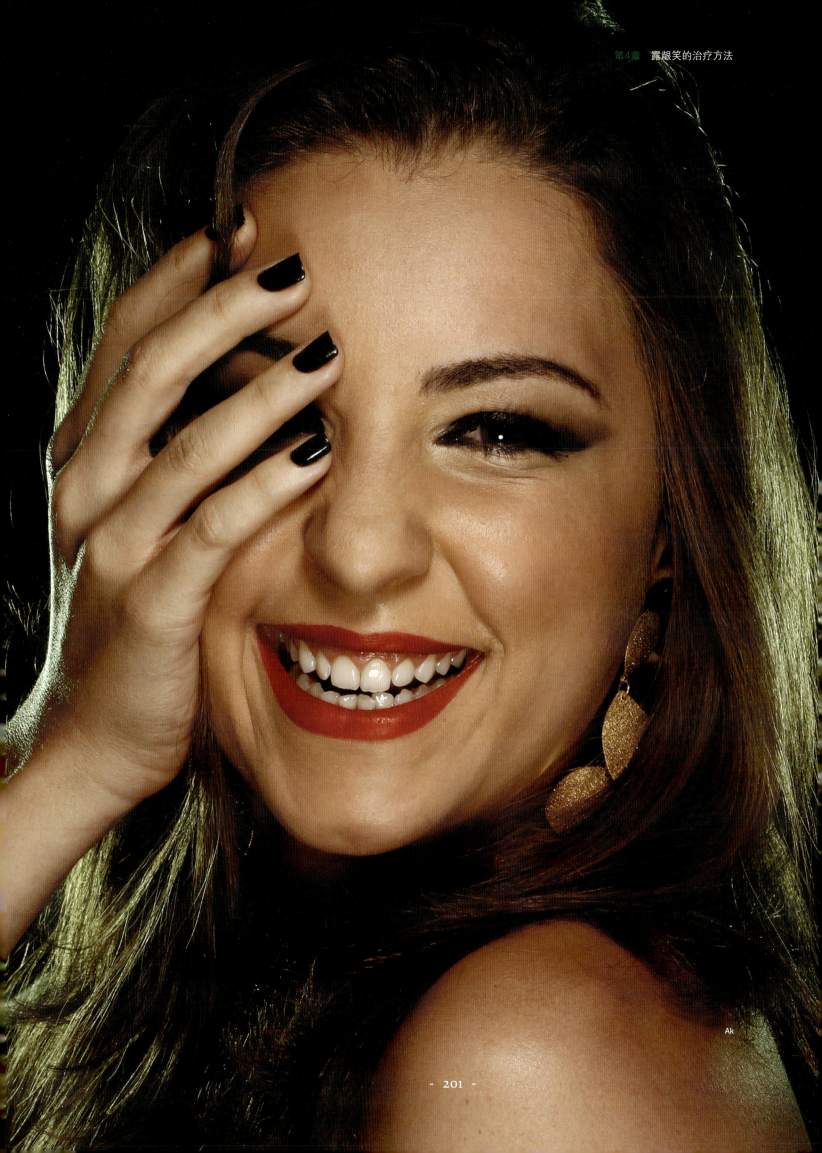

Ak

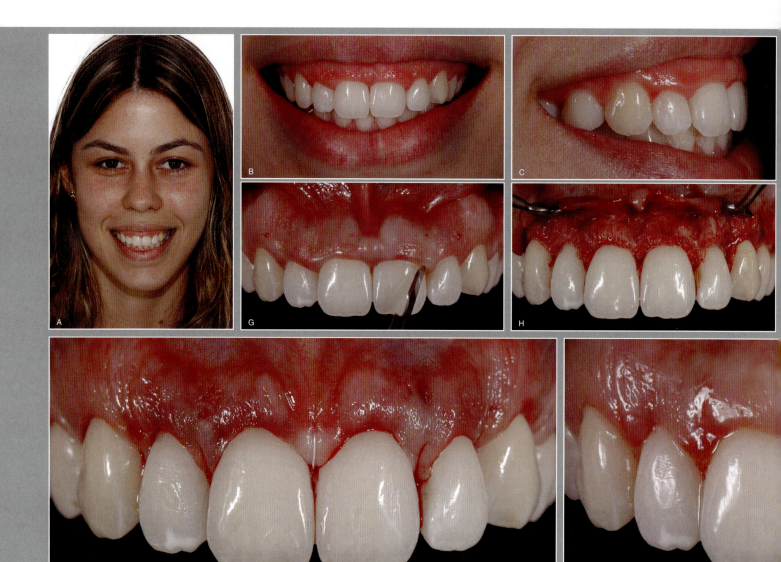

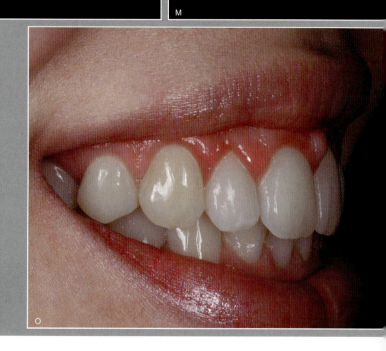

图4.4A～R

用翻瓣冠延长术改善牙龈过度暴露的问题。微笑时的面像及口内像（**A～C**）。可以观察到患者的临床冠较短（被动萌出异常）且中切牙之间龈乳头的牙龈过厚（**D**）。局麻下探及CEJ（**E**）和牙槽嵴顶（**F**）的位置。采用内斜切口（**G**），翻全厚瓣。观察到牙槽嵴顶到CEJ的距离近（**H**）。利用小骨凿（**I**）和金刚砂球钻（**J**）进行骨切除和骨成形。可以观察到术后牙槽嵴顶到CEJ的距离约为2mm。骨成形的主要目的是削薄牙槽骨（**K**）。采用悬吊缝合固定龈瓣（**L**）。术后2周（**M**）和2个月（**N，O**）随访。使用金刚砂球钻削薄牙龈（**P～R**）。

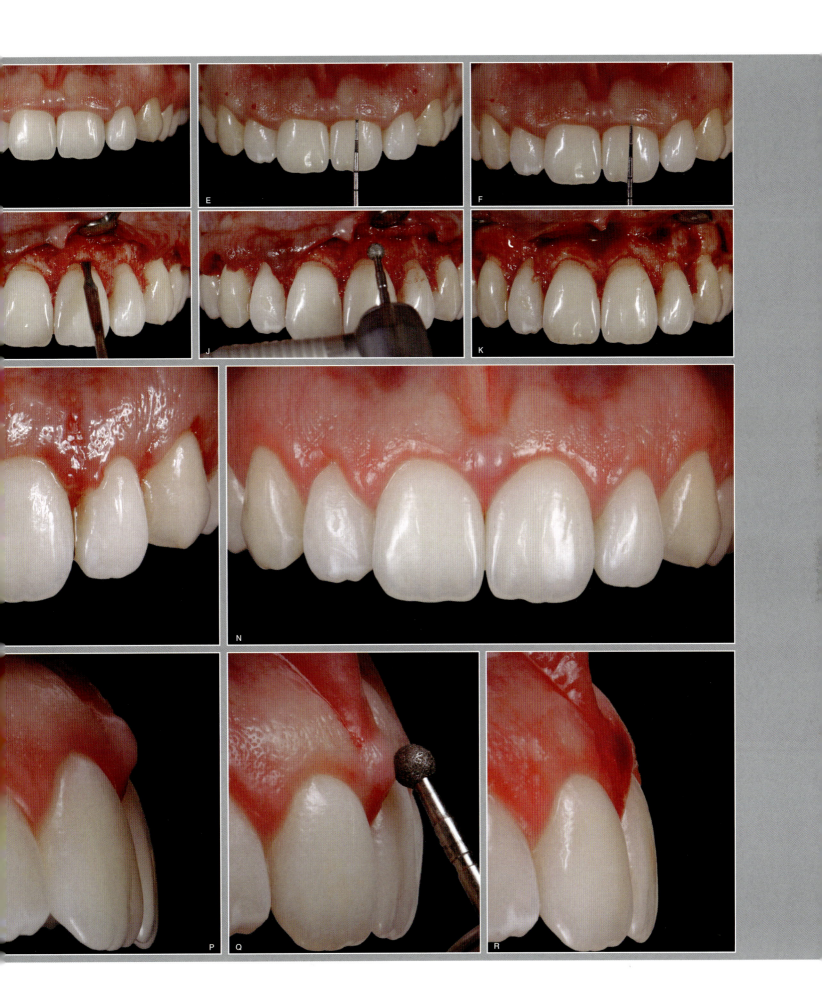

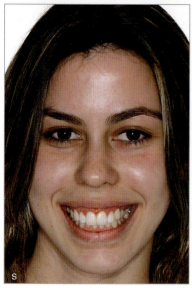

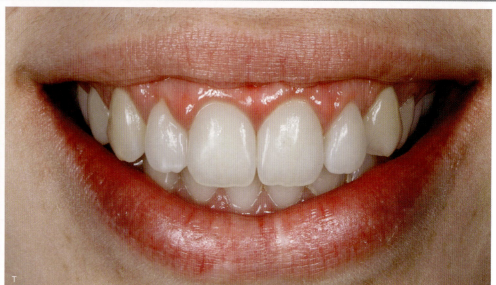

图4.4S ~ W

术后4个月随访,可以看到患者的微笑和谐而自然。龈乳头变薄,龈缘轮廓形态良好(**S ~ W**)。

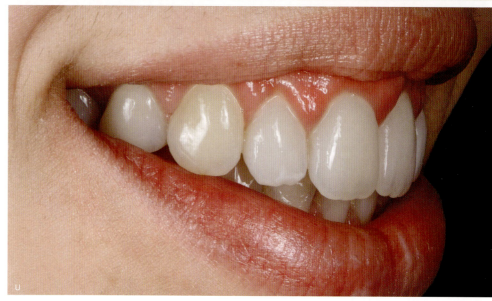

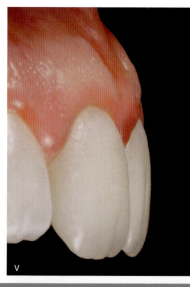

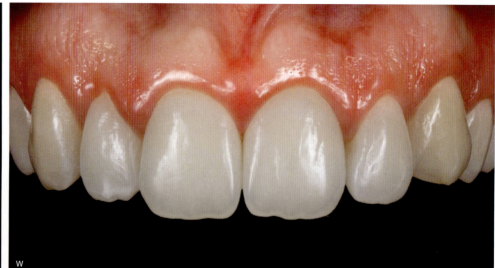

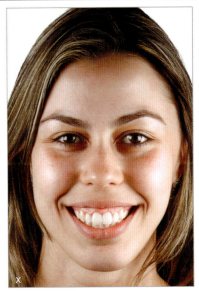

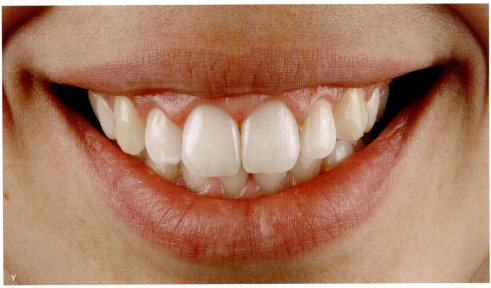

图4.4X ~ Ab

术后4年随访，治疗效果稳定
（**X ~ Ab**）。

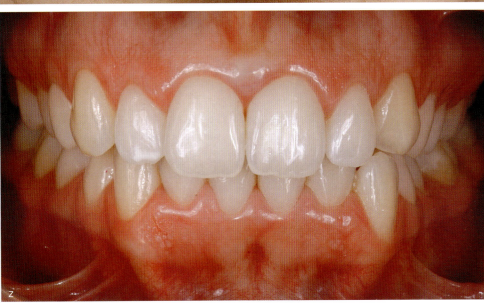

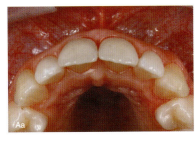

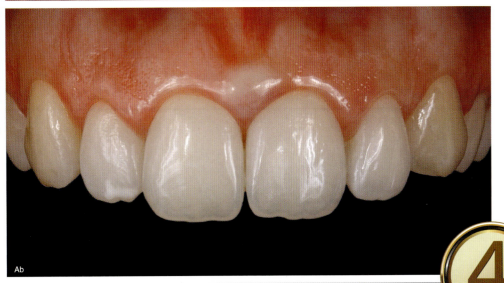

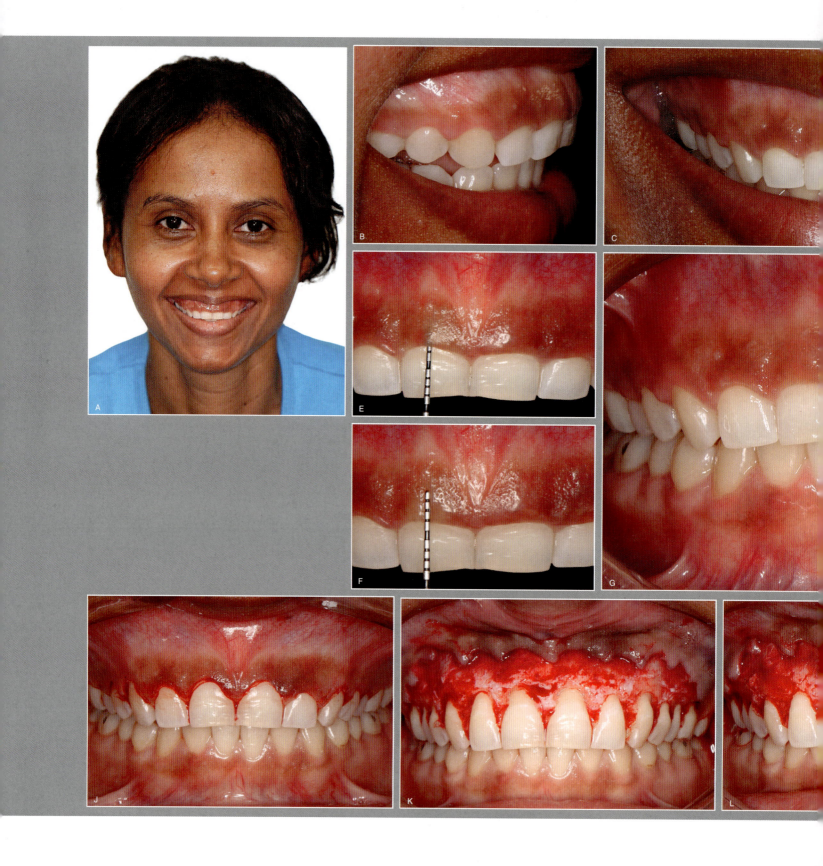

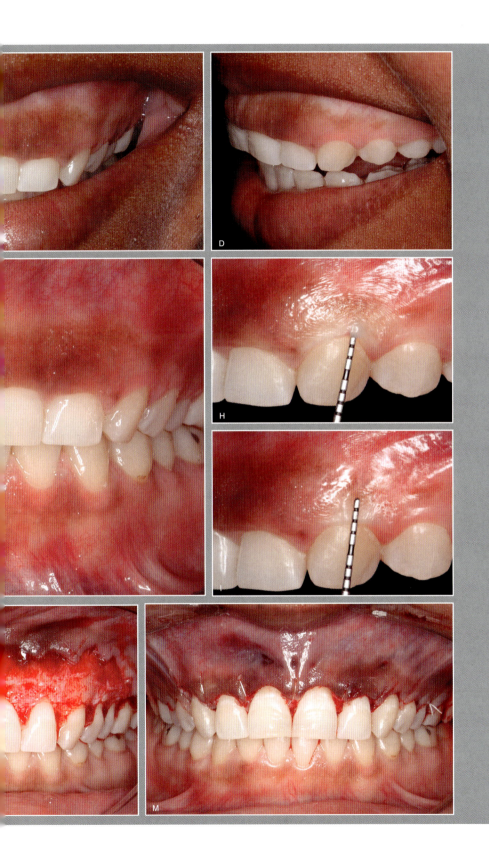

图4.5A~M

用翻瓣冠延长术联合贴面修复改善牙龈过度暴露的问题。可以观察到患者的临床冠较短（被动萌出异常）。患者上唇过短且动度较大（A~D）。临床照片显示患牙切端磨耗且角化龈宽度不足（E）。探查11（F，G）和23（H，I）CEJ（位于龈下3mm）的位置。采用内斜切口，翻全厚瓣并保留角化龈（J，K）。进行骨切除和骨成形（L），并采用悬吊缝合将龈瓣固定于骨膜（M）。

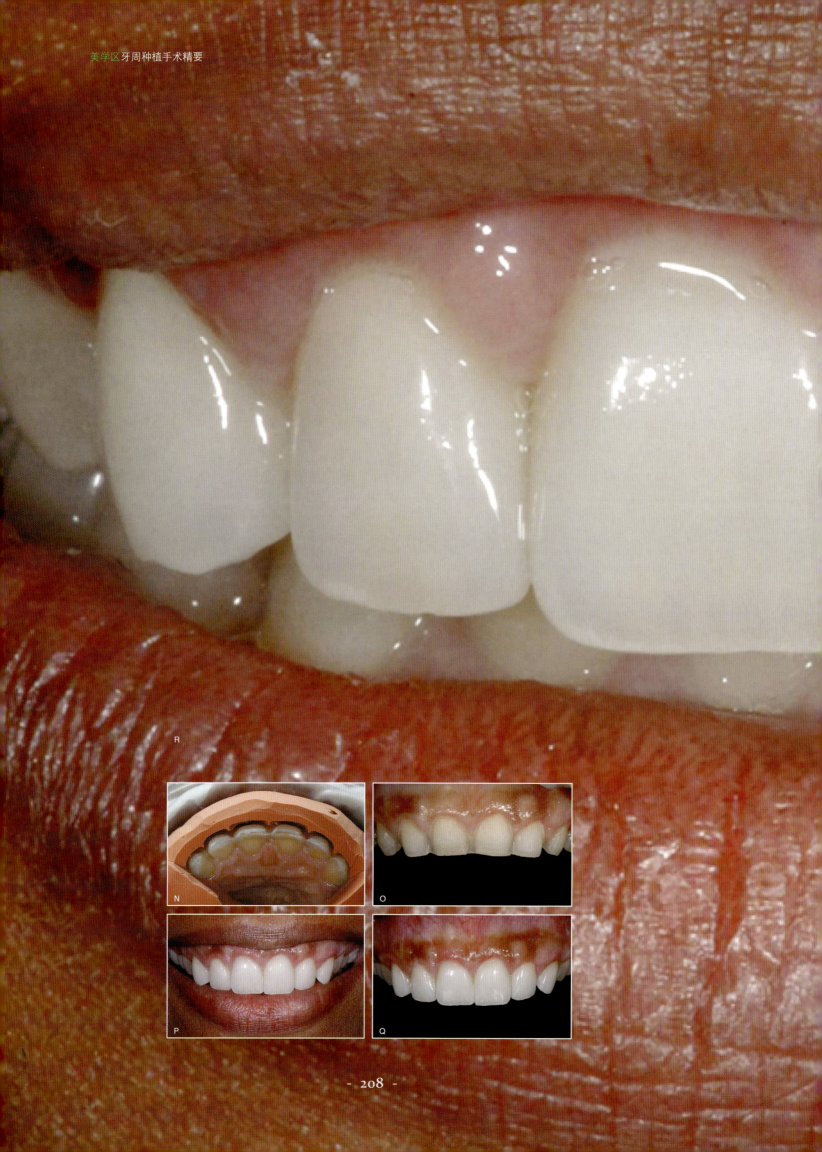

图4.5N~R

术后6个月，软组织已完全愈合。进行贴面修复前的牙体预备（**N**，**O**）。修复后的临床照片（**P**，**Q**）。1年后随访（**R**）。修复医生：Leonardo Buso；技师：Murilo Calgaro。

内斜切口通常使用15C刀片，切口与牙面成45°。我们建议在牙龈切除和成形后再使用显微剪精细修整牙龈形态。在控制牙槽骨热损伤风险的前提下[12]，也可使用软组织激光[10-11]代替刀片进行切开。我们推荐使用软组织激光处理被动萌出异常幅度较小并表现为牙龈增生的病例（图4.6）。

使用手术刀进行切开的技术敏感性较高，而外科导板的辅助使用在切开和骨成形时可降低手术难度、提高手术精度和速度[13-16]。在制作手术导板前应先行制作诊断蜡型和诊断饰面[8]。这些步骤在给予临床医生信心的同时也可让患者看到治疗的预期结果，有利于医患沟通。手术导板对于CEJ无法作为参考点的修复病例尤其重要。对于这些病例，导板就是未来修复界面的可靠参照。无论临床医生经验多丰富，在没有导板的情况下完成病例（尤其是切缘磨耗的病例）都是非常困难的。

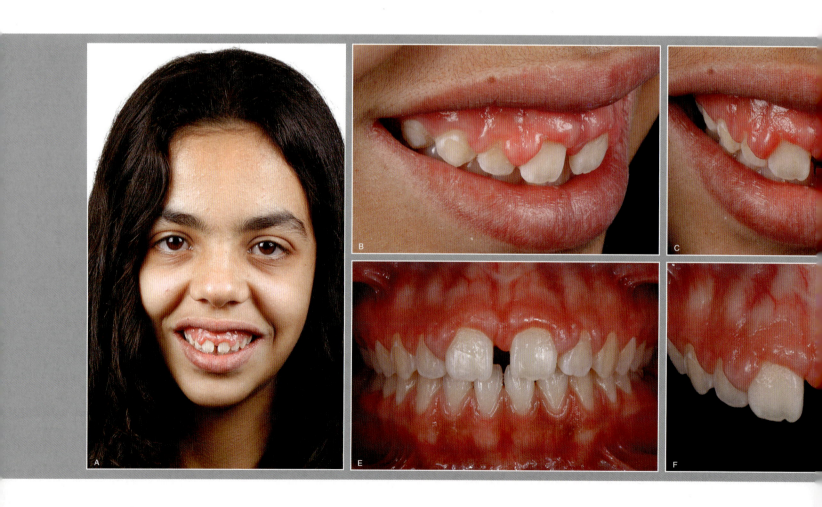

对于原有解剖结构完整的患牙而言，理想的切开参考线是CEJ。对于这些病例手术导板不是必需的。相反，识别CEJ对于定义切口的位置至关重要。使用三用枪向龈沟吹气有助于推开游离龈从而更容易定位CEJ。尖端带0.5mm直径小球的牙周探针也有助于检测CEJ。

牙槽嵴顶与CEJ（或修复边缘）的距离是判断是否需要进行骨切除的标准。经典的文献[17-19]报道牙槽嵴顶与CEJ（或修复边缘）之间需要2mm的生物学空间。此标准数值无疑是正确且有效的，但在应用时也应谨慎，它可能低估或高估了所需的生物学宽度，使手术后龈缘的位置不稳定。值得注意的是牙龈生物型之间的差异同样会影响我们对生物学宽度的判断[20-21]（第1章）（图4.7）。

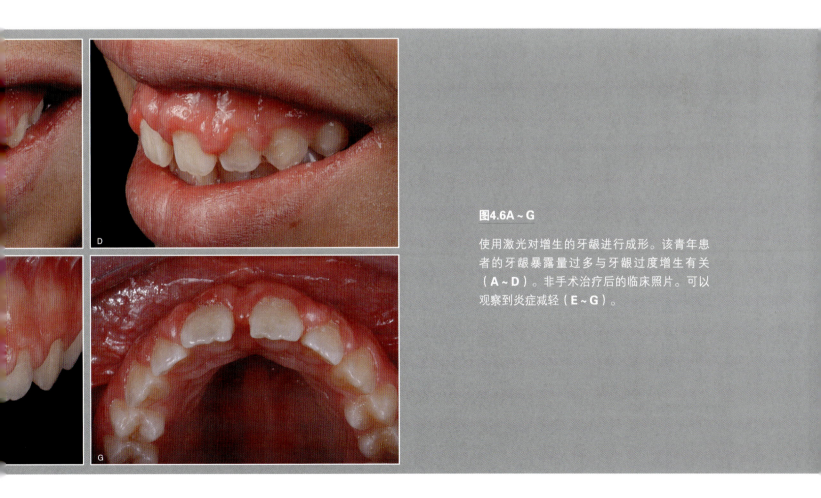

图4.6A ~ G

使用激光对增生的牙龈进行成形。该青年患者的牙龈暴露量过多与牙龈过度增生有关（A ~ D）。非手术治疗后的临床照片。可以观察到炎症减轻（E ~ G）。

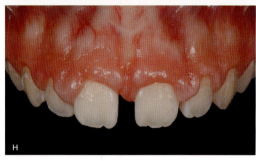

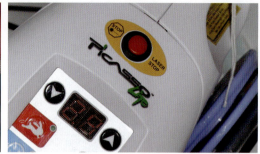

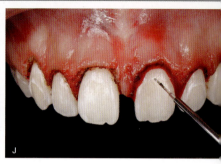

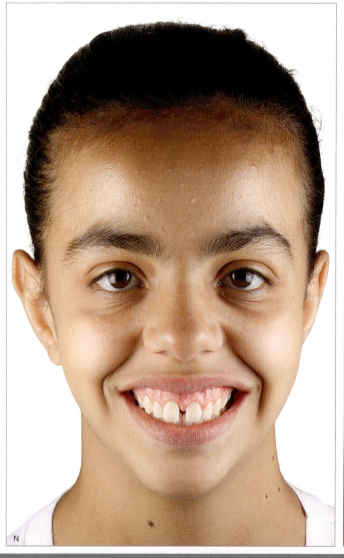

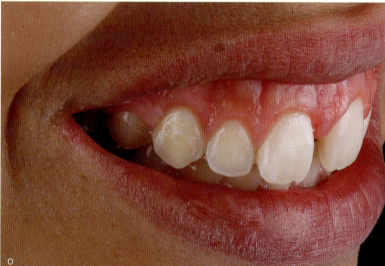

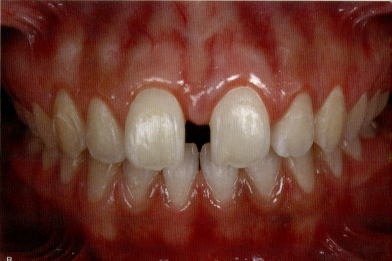

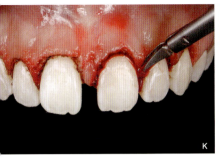
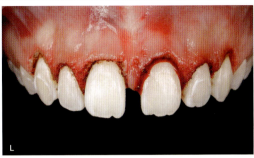
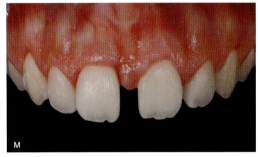

图4.6H ~ T

使用低能量的软组织激光进行牙龈成形（**H ~ J**）。使用显微剪精细修整龈缘（**K**）。术后即刻的照片。可见牙龈无出血（**L**）。愈合后45天。可观察到颊侧和牙间牙龈变薄（**M**）。6个月后随访显示美观和功能显著改善（**N ~ T**）。

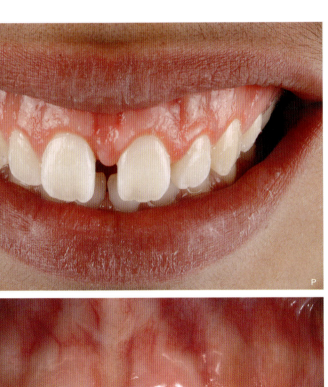
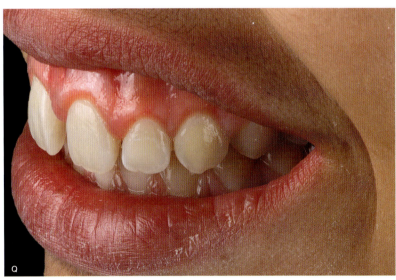
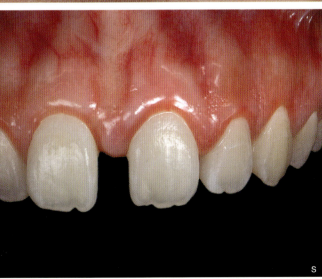
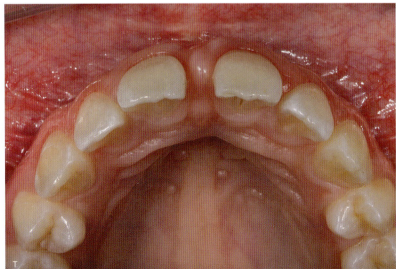

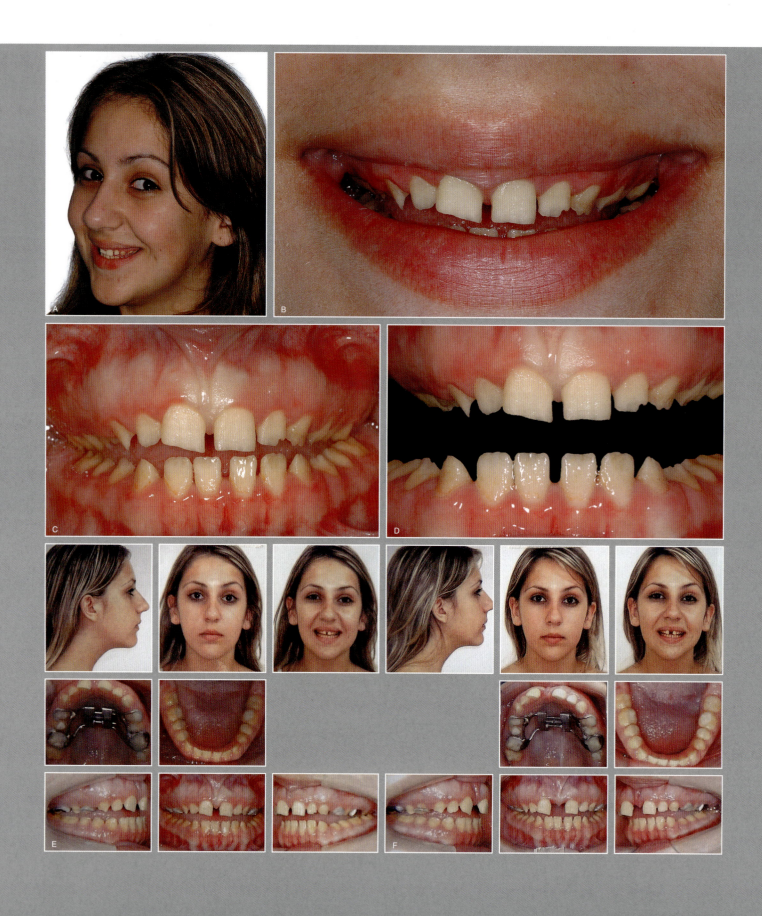

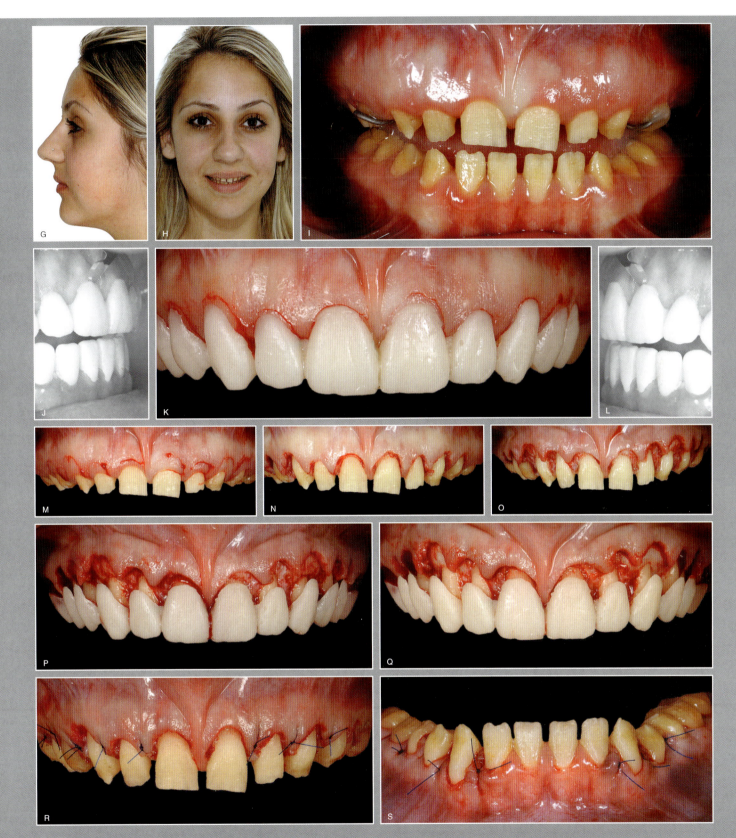

图4.7A～S

使用冠延长术辅助因釉质发育不全而需进行的修复重建。初诊照片显示错𬌗畸形和釉质发育不全导致咬合错乱（**A～D**）。通过正畸治疗对上颌扩弓并增加垂直高度（**E～I**），手术导板指示下行内斜切口（**J～N**）翻全厚瓣（**O**），在导板指示下进行骨切除（**P，Q**），采用悬吊缝合将龈瓣固定（**R，S**）。一次手术同时完成上下颌的治疗。

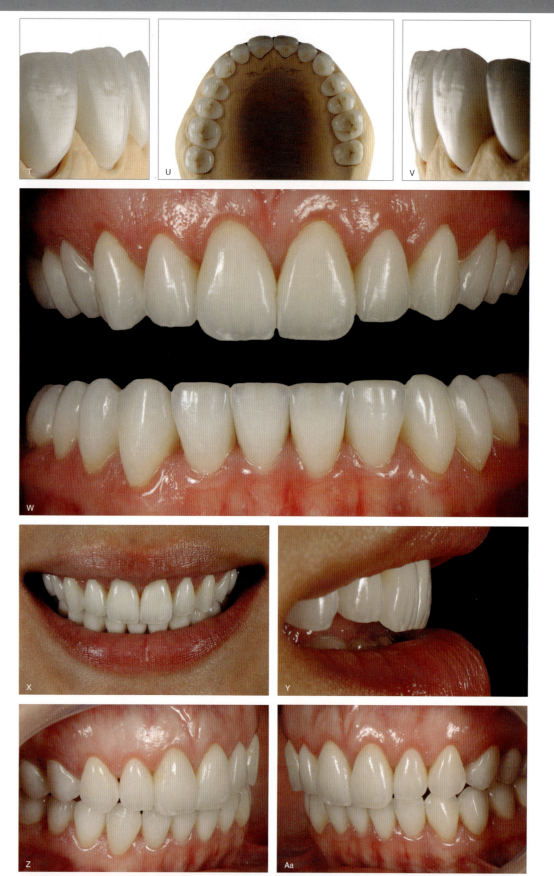

图4.7T～Ab

技工室流程（**T～V**）。通过全瓷修复体很好地恢复了患者的美观和功能（**W～Ab**）。修复医生：Rogério Marcondes；技师：Jhonatan Bocutti；正畸医生：Paulo Stroparo；摄影师：Brasílio Willie。

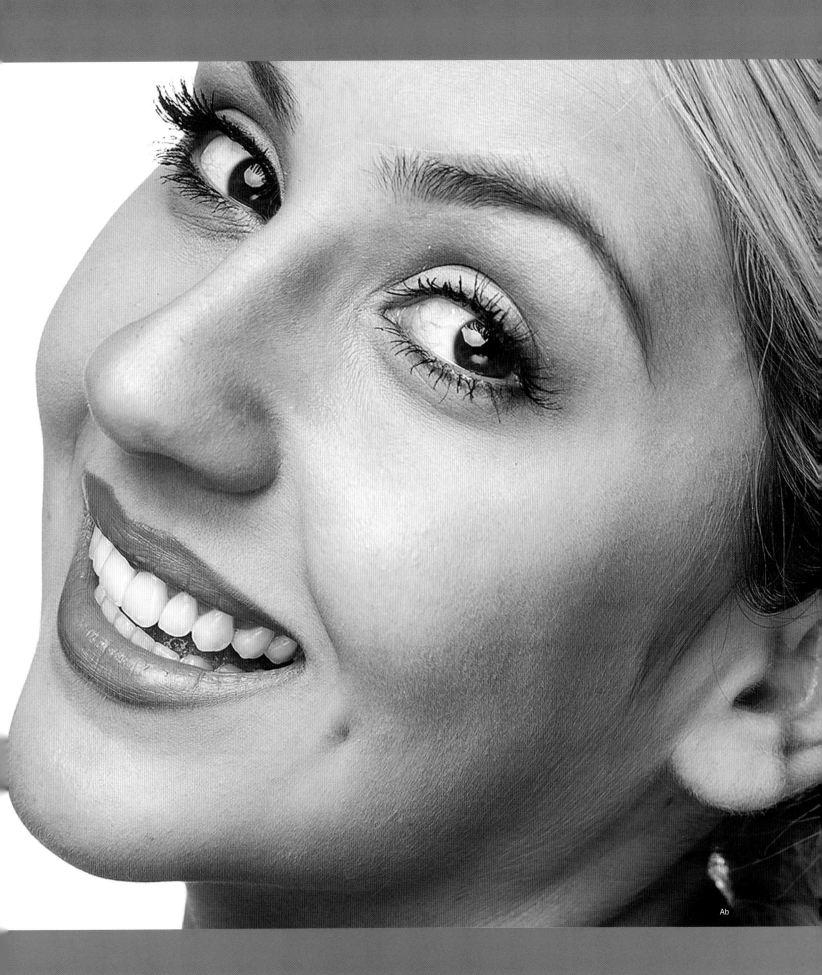

对于以CEJ作为参考的病例，若牙槽嵴顶到CEJ的距离小于2mm时，应进行骨切除以重建两者间的最小距离。对于厚生物型的病例，骨切除后牙槽嵴顶到CEJ的距离应增加至3mm。对于薄生物型的病例应特别注意术后根面暴露的风险。对于修复重建的病例，为防止龈沟内修复体的边缘侵犯生物学宽度，牙槽嵴顶到CEJ的距离应为2.5～3mm[18,22-23]。

对于厚龈生物型的病例，在翻全厚瓣（内斜切口）或者混合瓣（根向复位瓣）后，通常在生理盐水充分冷却下使用高速手机结合柱形金刚砂车针（侧方无切削功能）进行骨切除。

骨切除时应将车针平行牙长轴且垂直于牙槽嵴长轴放置。之后，可使用小骨凿进行精修。通过骨切除恢复生物学宽度，龈缘位置方可稳定。

除了骨切除外还需进行骨成形术（减少牙槽骨的厚度），尤其对于牙槽骨肥厚呈平台样的区域。该步骤的目的是使牙槽骨的轮廓呈协调的扇贝状并与牙龈的形态相一致。骨切除时常在生理盐水冷却下使用高速金刚砂车针或通过超声骨刀来完成（图4.8）。

通常使用悬吊缝合固定龈瓣，保证龈缘的复位。当翻全厚–半厚混合瓣时应通过缝线将瓣固定于下方的骨膜以保证瓣的根向复位。

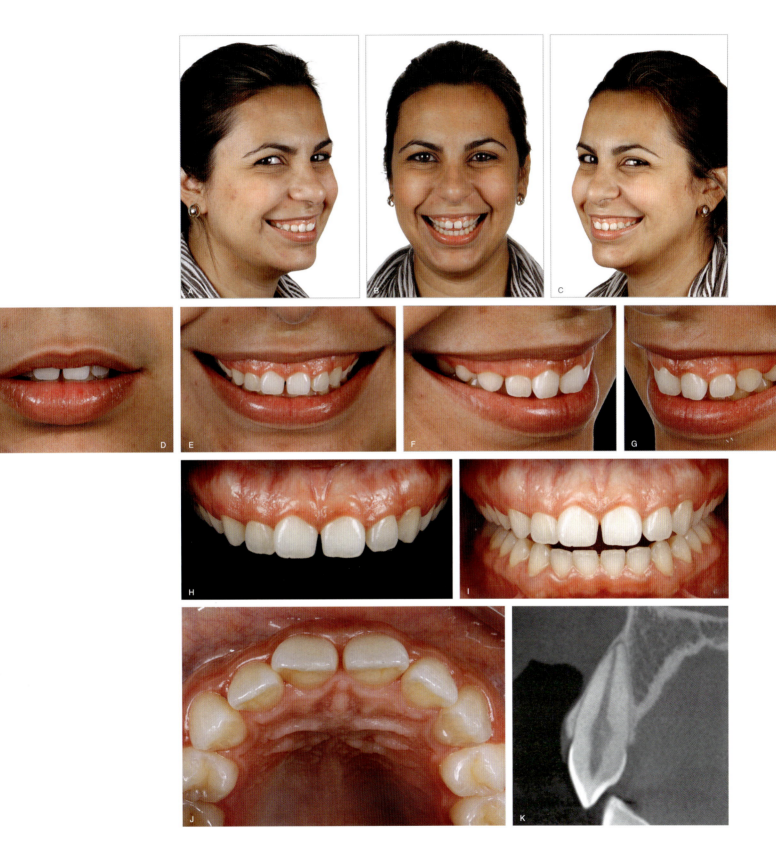

图4.8A ~ K

使用全厚瓣冠延长术改善牙龈显露过多问题。微笑时的面像及口内像（**A ~ G**）。可以观察到患者的临床冠较短（被动萌出异常）且为厚生物型（**H ~ J**）。CBCT（23）显示患牙唇侧牙槽骨和软组织较厚，龈缘位于CEJ冠方3mm，牙槽嵴顶位于CEJ水平（**K**）。

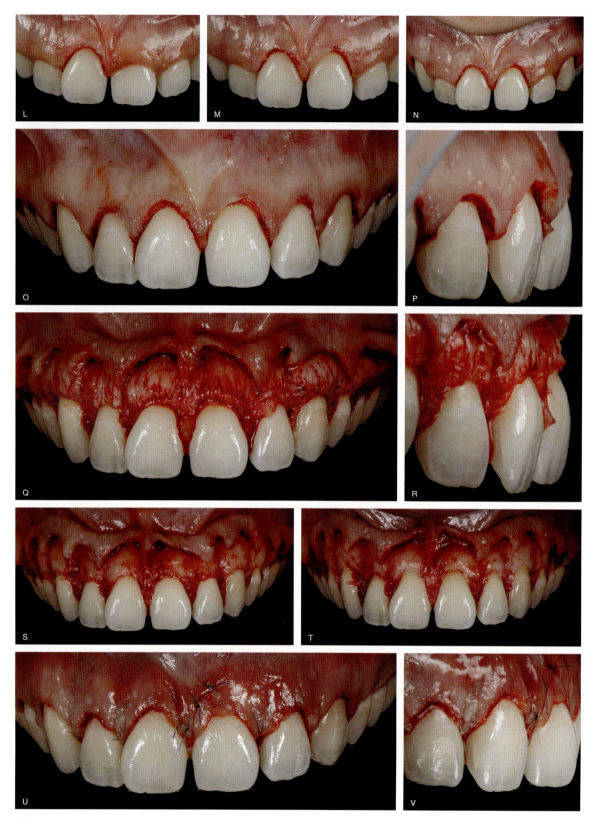

图4.8L～V

内斜切口。切口的顺序依次为：中切牙、尖牙、侧切牙、前磨牙和磨牙（**L～P**）。翻全厚瓣发现牙槽嵴顶与CEJ的距离近，牙槽骨过厚（**Q**）。使用小骨凿和金刚砂球钻行骨切除（**R**）和骨成形（**S**）。在骨成形后，牙槽嵴顶到CEJ的距离为2mm（**S**）。通过骨成形减少牙槽骨的厚度（**R**）。通过悬吊缝合固定龈瓣。通过系带切除进一步实现龈瓣的被动复位（**T，U**）。两周后随访（**V**）。

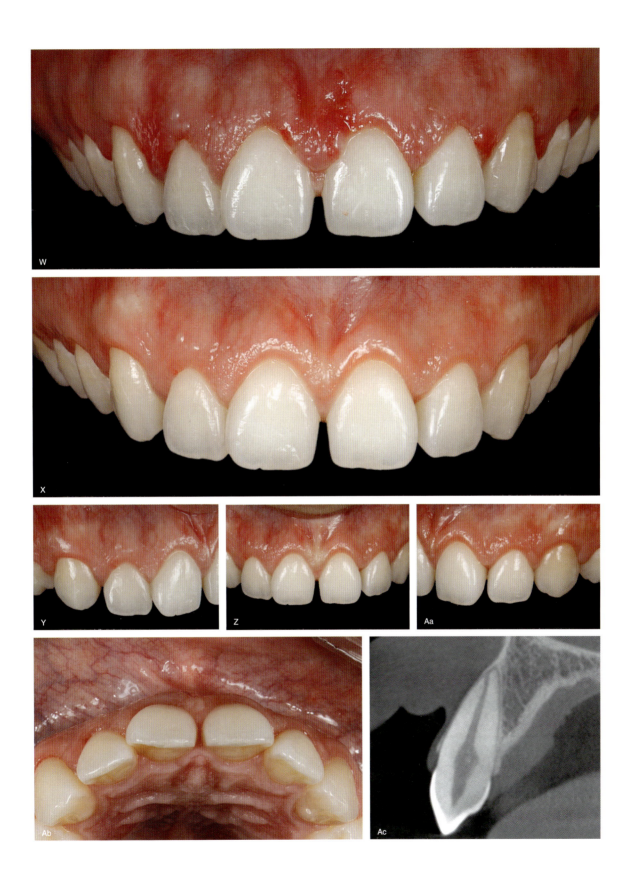

图4.8W ~ Ac

术后4个月的临床照片显示牙冠的长度显著改善，颊侧软组织的厚度变薄（**W ~ Ac**）。

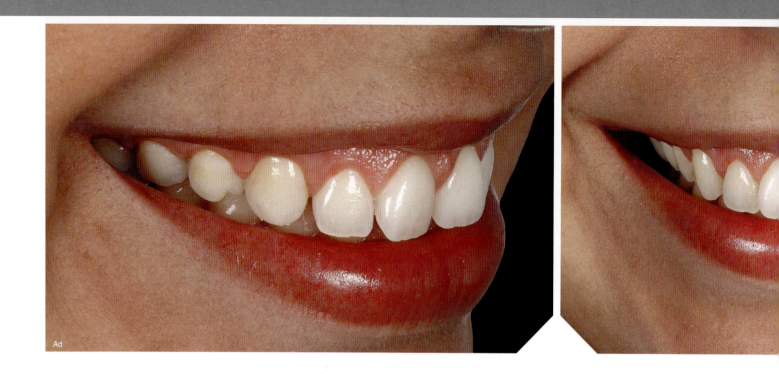

图4.8Ad ~ Ai

微笑时的正面像和侧面像显示美观效果显著改善（**Ad ~ Ai**）。

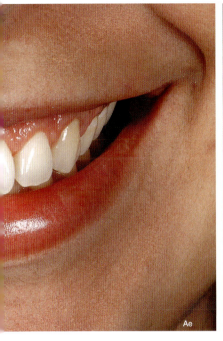
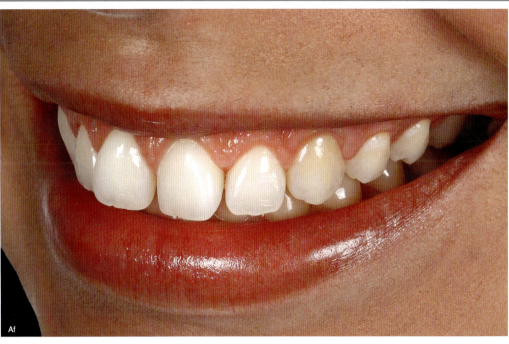

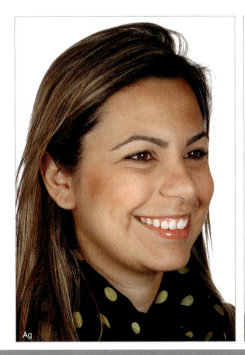
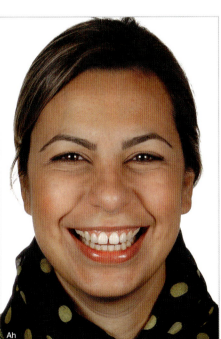
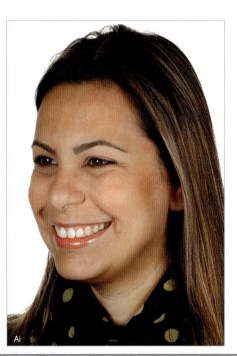

随着微创手术的需求越来越大，我们也可以选择通过不翻瓣的技术进行冠延长术[8,24-25]。不翻瓣技术减少了手术时间，加快了愈合速度，降低了术后不适且不需要缝合（图4.9）。使用锋利的小骨凿通过龈沟以精细可控的操作避免对龈缘的损伤（图4.10）。由于该方法为非直视下操作，即无法直接观察下方骨的形态，需全程使用带刻度的牙周探针检查牙槽嵴顶的位置和轮廓。这种技术通常用于非厚生物型、角化龈较宽、无须进行骨成形的病例（图4.11）。临床上对牙槽骨厚度的测定是困难且主观的，而软组织CBCT（在拍摄时使用颊拉钩分离周围软组织）可以帮助我们进行判断。需要强调的是，由于无法进行骨成形，使用不翻瓣技术治疗厚生物型的病例可能难以获得满意的美观效果。由于不需要缝合，在术后应使用生理盐水湿纱布压迫止血约5分钟。鉴于手术的操作是非直视的，不翻瓣技术的技术敏感性较高，因此在选择术式时医

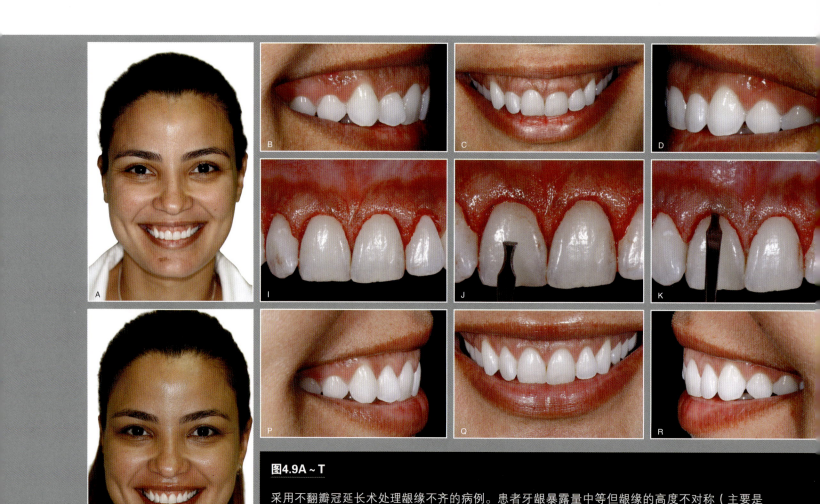

图4.9A～T

采用不翻瓣冠延长术处理龈缘不齐的病例。患者牙龈暴露量中等但龈缘的高度不对称（主要是两颗侧切牙），影响美观（**A～F**）。患者为非厚生物型。对患牙进行CEJ和骨形态的探查（**G，H**）。使用内斜切口修整牙龈轮廓（**I**）。通过龈沟入路在不翻瓣的情况下通过小骨凿进行骨切除。请注意小骨凿在龈沟内的位置（**J，K**）。使用显微组织剪精细修整牙龈的轮廓（**L**）。通过湿纱布压迫止血稳定牙龈软组织，无须缝合（**M**）。术后3个月，软组织的轮廓良好，龈缘协调，微笑时牙龈暴露量也得到改善（**N～R**）。术后3年，软组织稳定（**S，T**）。

生应考虑自身的专业经验。Ribeiro等[26]的临床研究对比了翻瓣和不翻瓣冠延长术的效果，经过一年的随访，发现两组均获得了稳定的临床效果（图4.12）。

对于修复相关的病例，在最终的牙体预备前应给组织（龈沟趋于稳定）足够的愈合时间。根据骨切除的范围，愈合时间3～6个月不等，甚至可达到一年[27]。在牙龈愈合期内应试戴龈上边缘的临时修复体。预先判断最终修复体将来可能出现的美学并发症。

偶尔，冠延长术可用于治疗牙龈变色。应根据病例的临床和解剖特征，选择是否进行翻瓣（图4.13）。

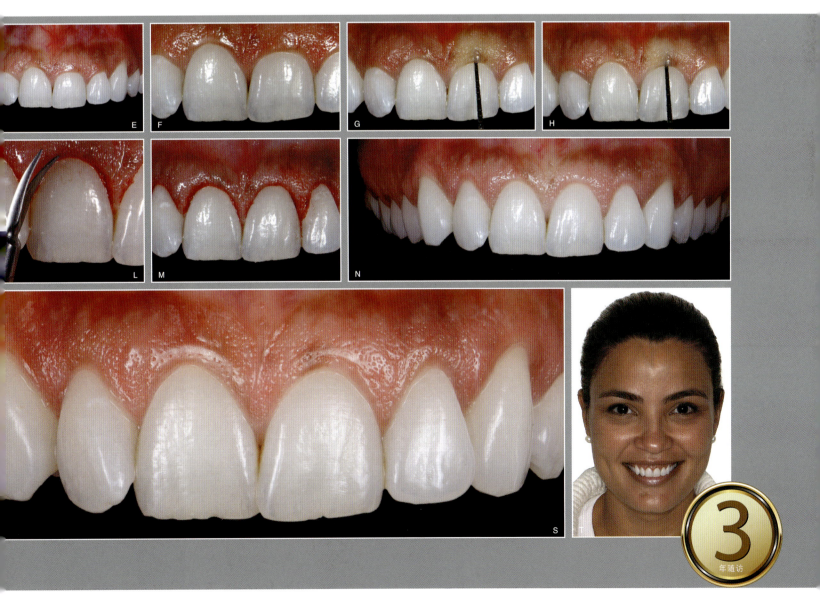

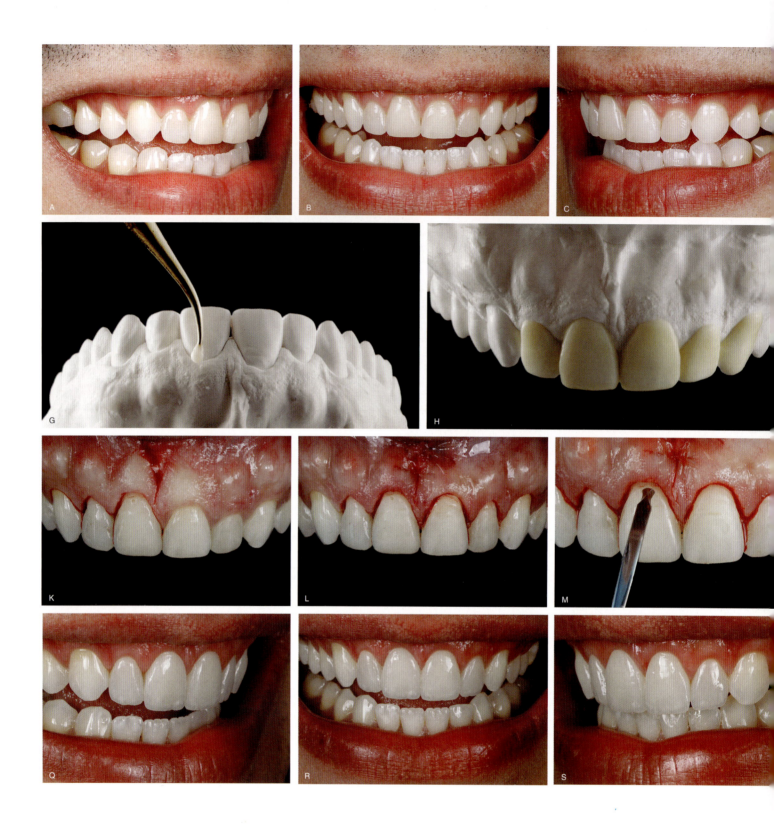

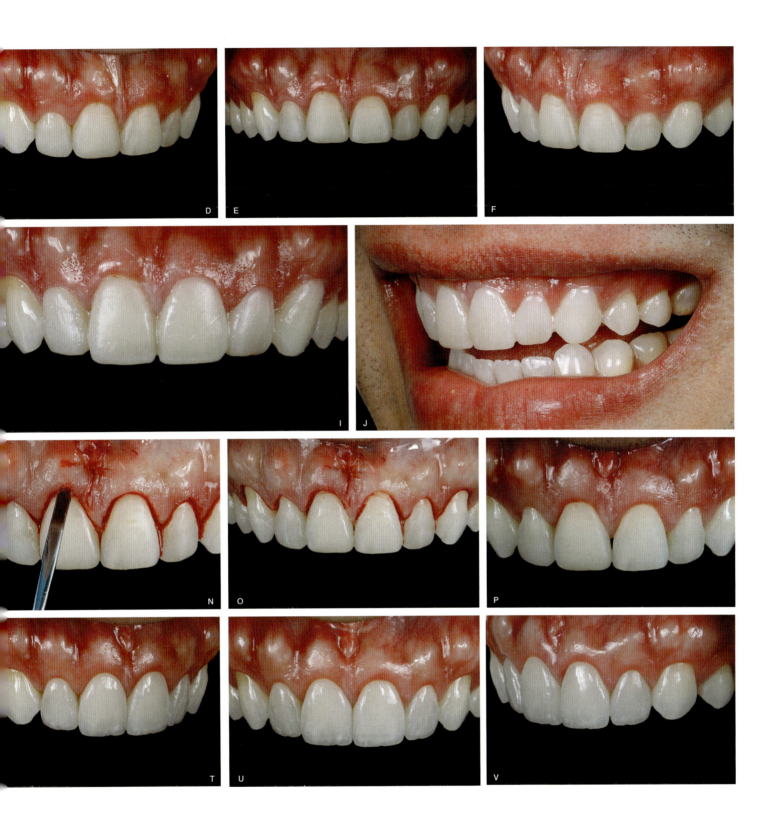

图4.10A ~ V

采用不翻瓣冠延长术治疗修复相关的病例。微笑时患者牙龈暴露过多，左侧更甚（**A ~ C**）。注意左右侧龈缘的位置不对称（左侧更偏冠方）（**D ~ F**）。诊断蜡型（**G，H**）和诊断饰面（**I，J**）。参考CEJ的位置进行唇系带切除和内斜切口（**K，L**）。在不翻瓣的情况下通过龈沟入路使用显微骨凿进行骨切除。注意显微骨凿在龈沟中的位置（**M，N**）。术后即刻的照片，无须任何缝合（**O**）。30天后愈合情况（**P**）和上颌切牙修复后的最终效果（**Q ~ V**）。

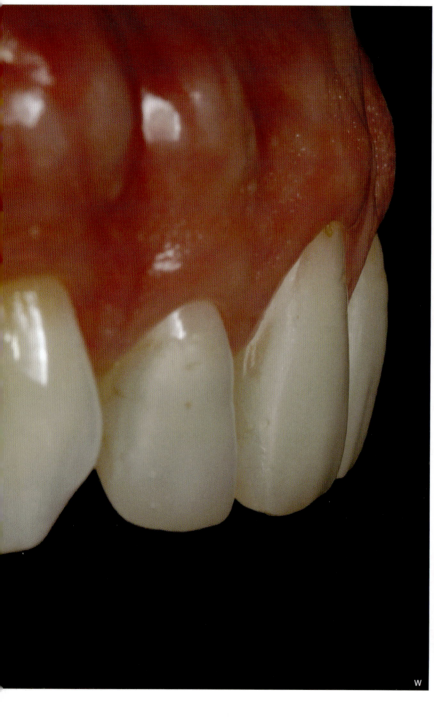
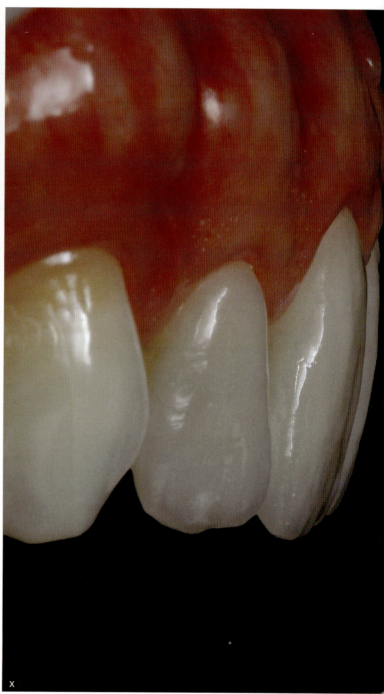

W　　　　X

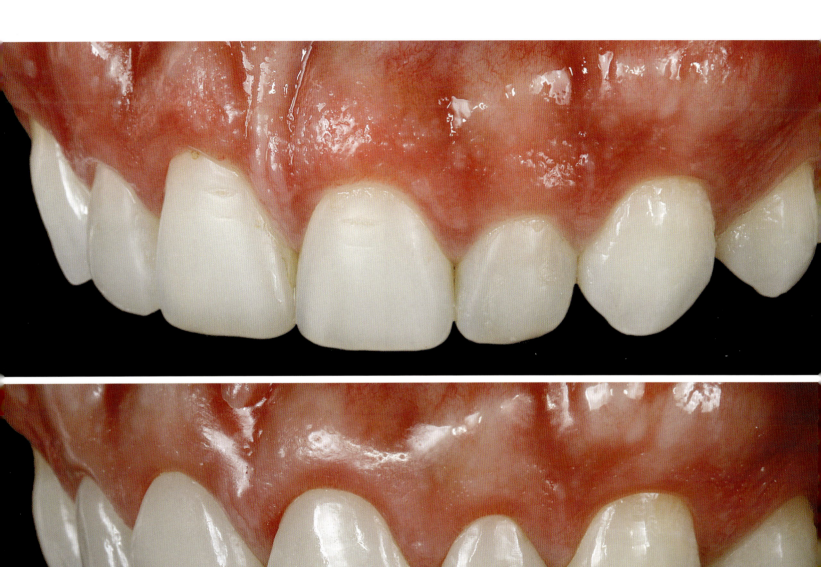

图4.10W ~ Z

术前、术后对比发现牙周组织与修复体实现了粉白美学的协调（**W ~ Z**）。修复医生：Victor Clavijo；技师：Cristiano Soares。

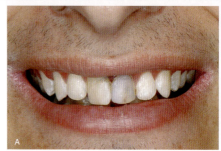
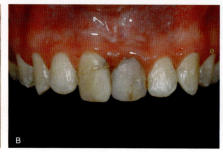
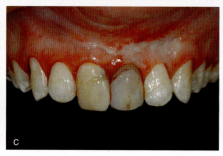
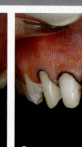

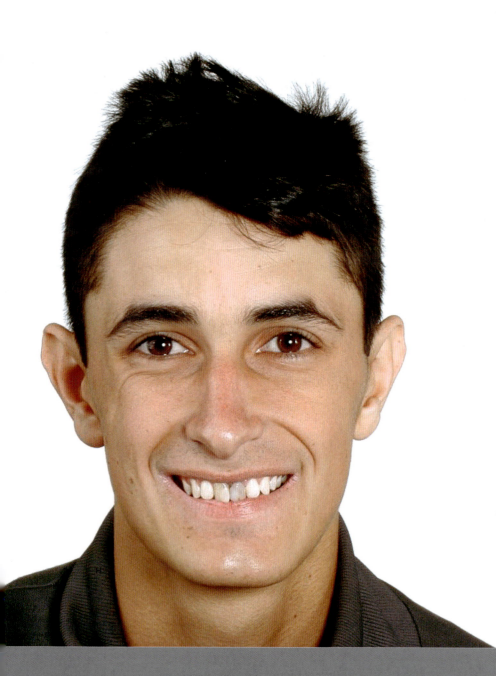

图4.11A～I

采用不翻瓣冠延长术治疗修复相关的病例。患者为低笑线，微笑时牙龈不暴露，但龈缘不协调。注意不良修复体刺激导致龈缘的炎症，该病例的修复难度较高（**A～C**）。采用不翻瓣冠延长术（**D**）。软组织愈合6个月后，开始修复治疗，进行牙体预备（**E**）。技工室流程（**F**，**G**）。经过全瓷修复后患者的美观和功能得到了很大的改善（**H**，**I**）。修复医生和技师：Ivan Ronald Huanca。

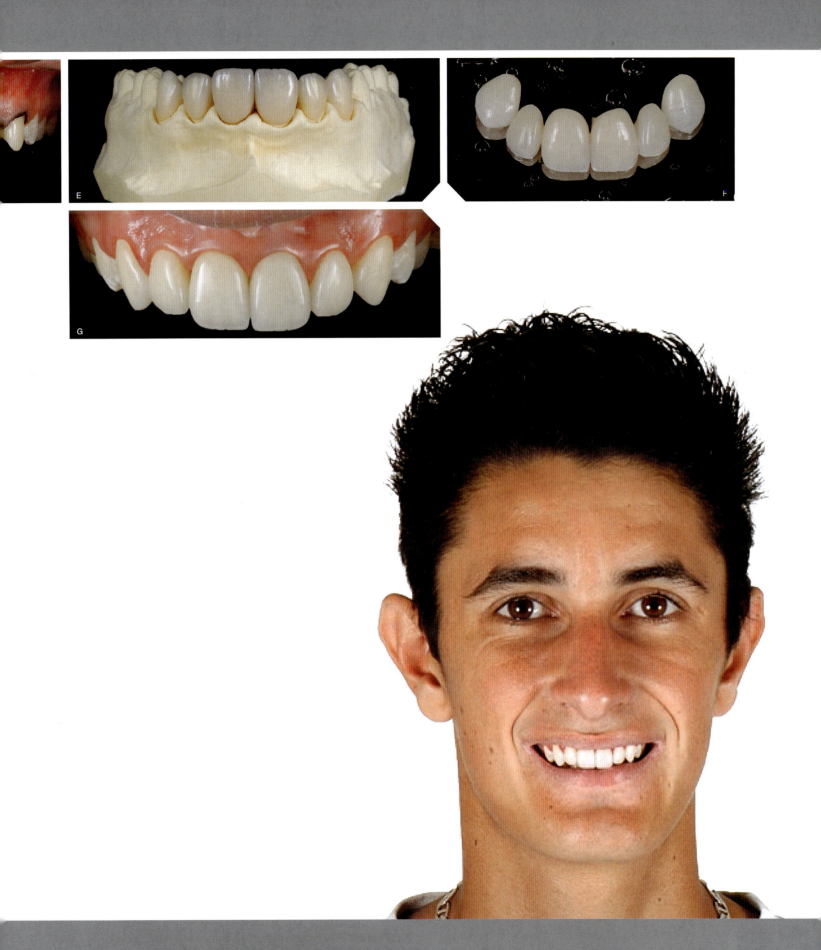

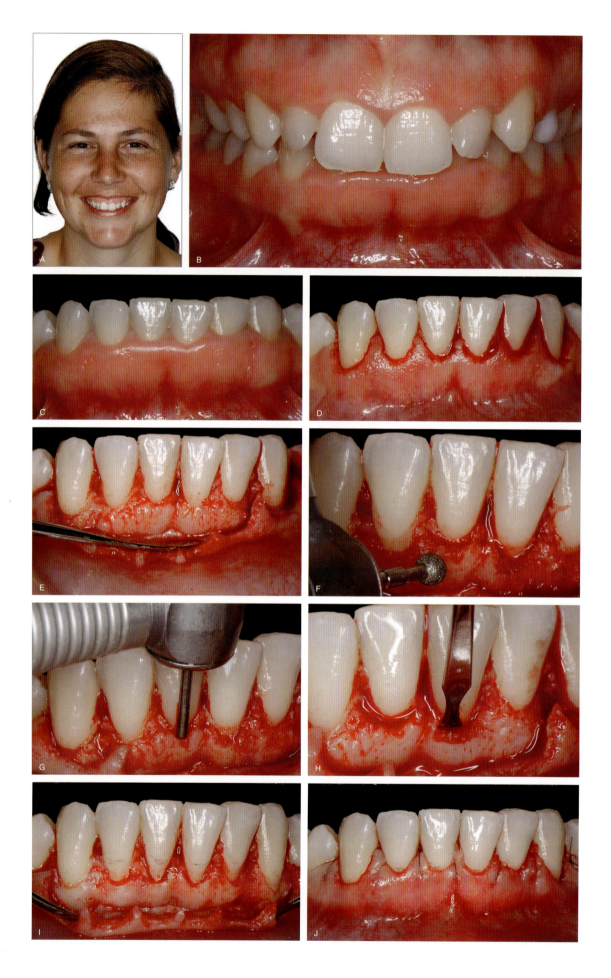

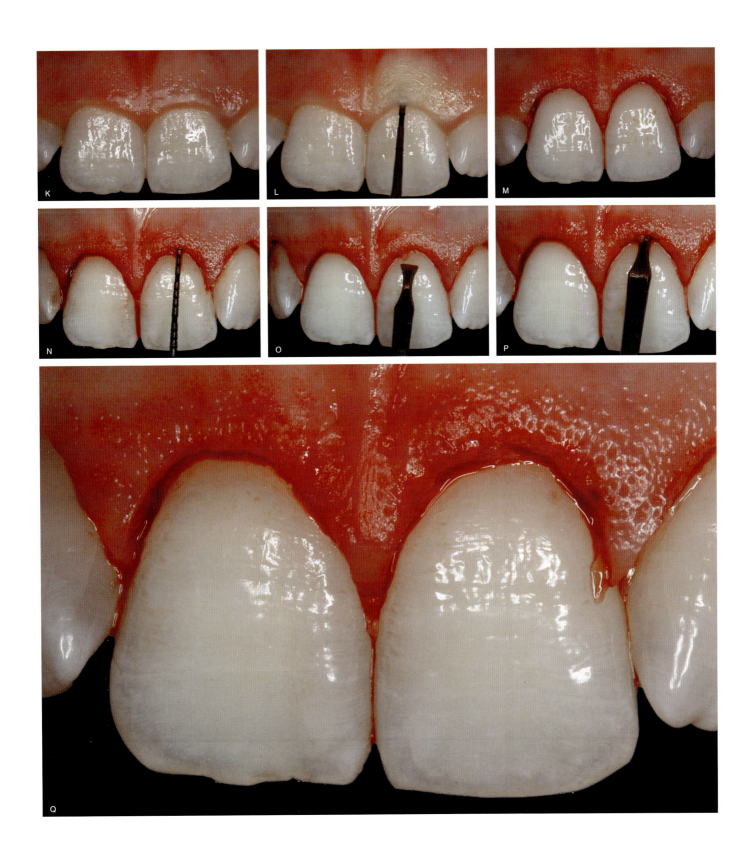

图4.12A ~ Q

上颌采用不翻瓣冠延长术，下颌采用翻瓣冠延长术。微笑时牙龈暴露过多与临床冠较短（被动萌出异常）相关。注意患者的侧切牙为过小牙，且覆𬌗较深（下切牙不可见）（**A，B**）。在下颌采用翻瓣冠延长术（**C~E**）。使用高速涡轮手机结合手用器械进行骨切除（**F~I**），通过悬吊缝合固定龈瓣（**J**）。在上颌采用不翻瓣技术（**K~N**）。使用显微骨凿经龈沟入路进行骨切除（**O，P**）。无须缝合（**Q**）。

图4.12R～W

术后1个月随访。注意不翻瓣技术较翻瓣技术的优势，尤其是在龈乳头尖端的位置（**R，S**）。术后6个月随访，微笑时牙龈暴露量减少，两种术式愈合的效果相似。我们对上侧切牙进行了树脂修复，下侧切牙也显露了出来（**T～W**）。修复医生：Ronaldo Hirata。

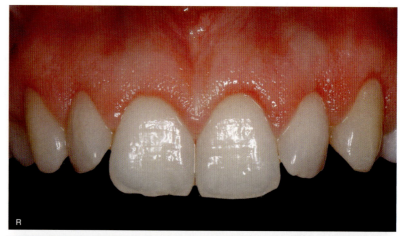

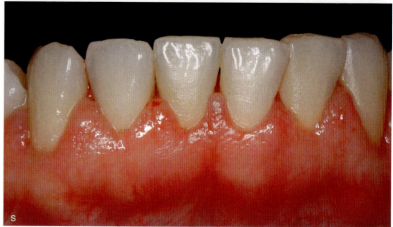

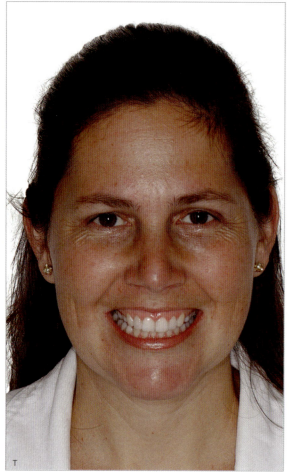

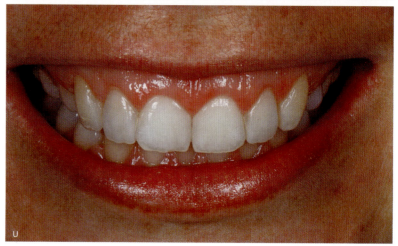

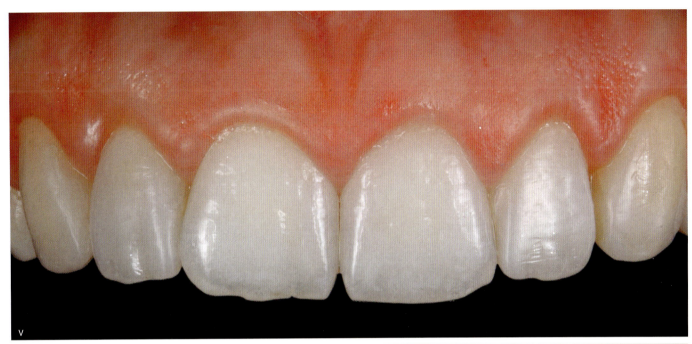

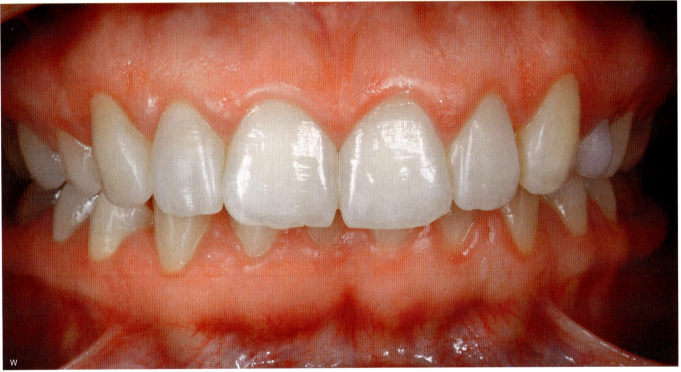

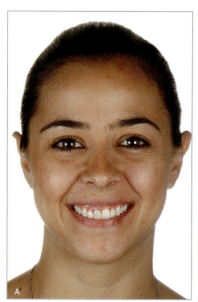

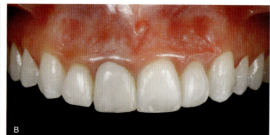

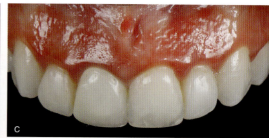

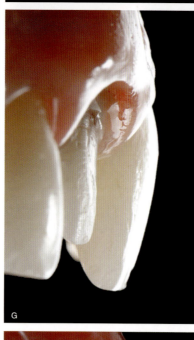

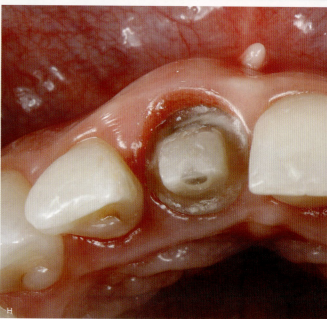

图4.13A～N

采用不翻瓣冠延长术治疗牙龈变色的病例。初诊照片显示患牙的临床冠较短、11牙根变色导致牙龈变色（**A，B**）。11制作临时冠（**C**）。采用内斜切口（**D，E**）。制备全厚的类信封瓣，经龈沟入路进行牙体预备。通过间断缝合和悬吊缝合固定软组织移植物和类信封瓣（**F**）。临时修复5个月后的临床照片。注意软组织的厚度显著增加，修复体的穿龈轮廓和颈部轮廓良好（**G～J**）。外科手术和全瓷修复后的美学效果（**K～N**）。修复医生：Rafael Martins；技师：Jhonatan Bocutti。

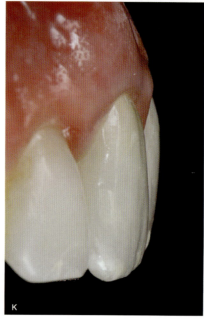

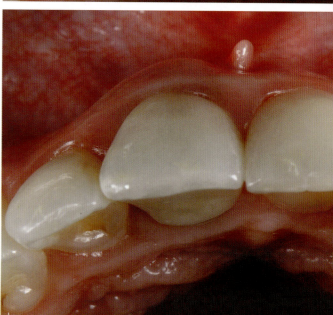

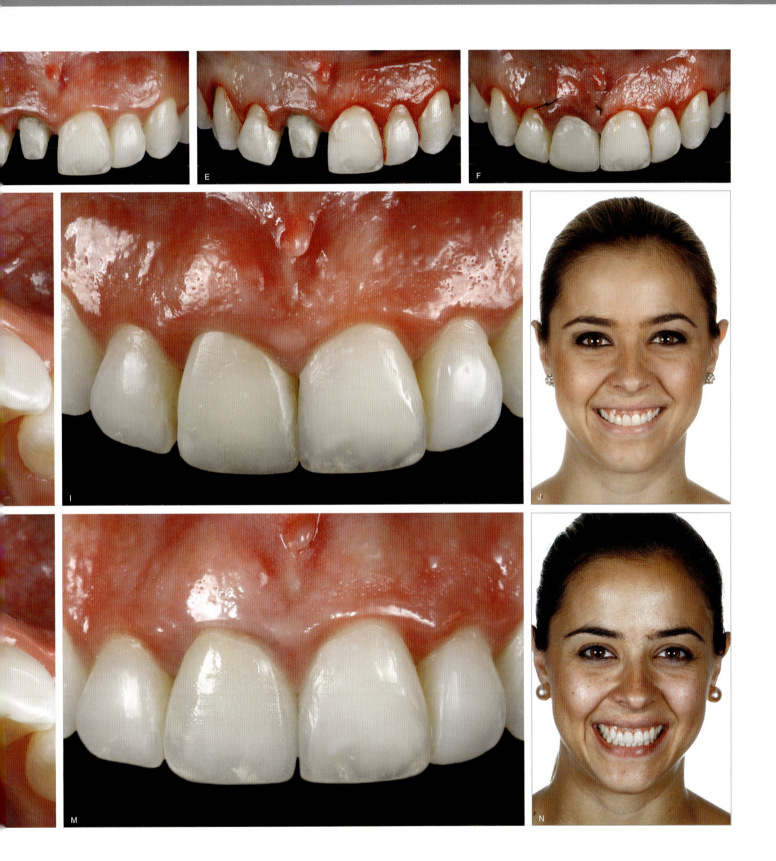

上颌垂直向发育过度、上唇短、上唇动度过大

　　对于上颌垂直向发育过度伴牙槽骨突出的病例，需要通过结合或不结合正畸治疗的正颌外科手术治疗露龈笑[1]。露龈笑本身并不是上颌骨Le Fort I 型截骨术的指征。静息状态下切缘露出上唇的量是通过正颌外科手术治疗露龈笑的最重要依据。中切牙切缘平均显露量（从切缘至上唇下缘）在男性为1～3mm，在女性为1～4mm。测量时应该半张口并使口周肌肉处于松弛状态。肌肉的异常收缩可能对测量的精确性和面部分析的结果造成影响。除了中切牙暴露量，在正颌手术前也应对上唇长度、唇间的距离和微笑时肌肉收缩等方面的情况进行评价[28-31]（图4.14和图4.15）。

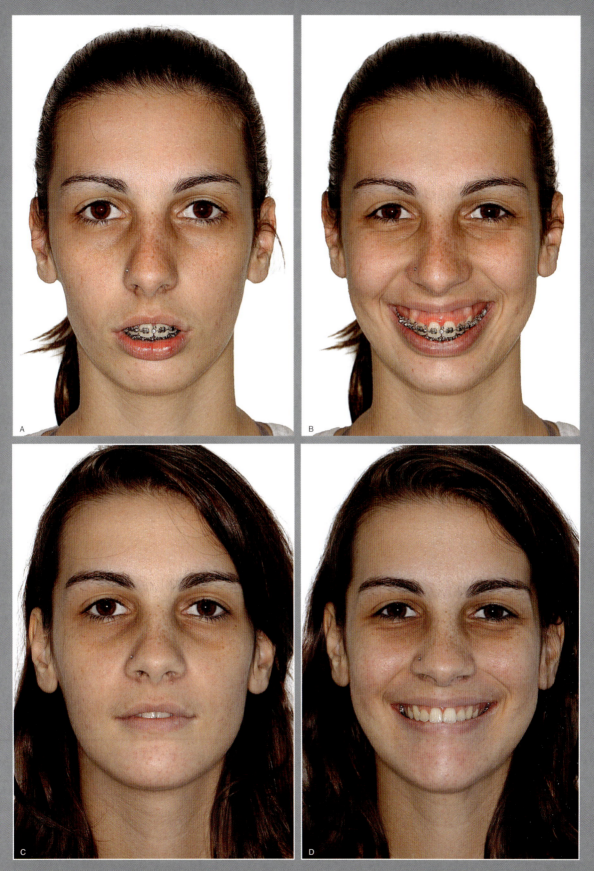

图4.14A ~ D

正颌–正畸联合治疗牙龈暴露量过多的问题。一名年轻女性患者初诊时的临床照片显示其牙龈显露量过多（静息状态下，上切牙显露9mm）伴下颌前后向发育不足（**A，B**）。通过正颌手术上移上颌骨，前移下颌骨和颏部。经过多学科联合治疗后的最终临床效果。注意患者静息状态下牙龈不再显露，切牙的暴露量明显降低（**C，D**）。颌面外科医生：Rodrigo Alvitos；正畸医生：Juliana Reys。

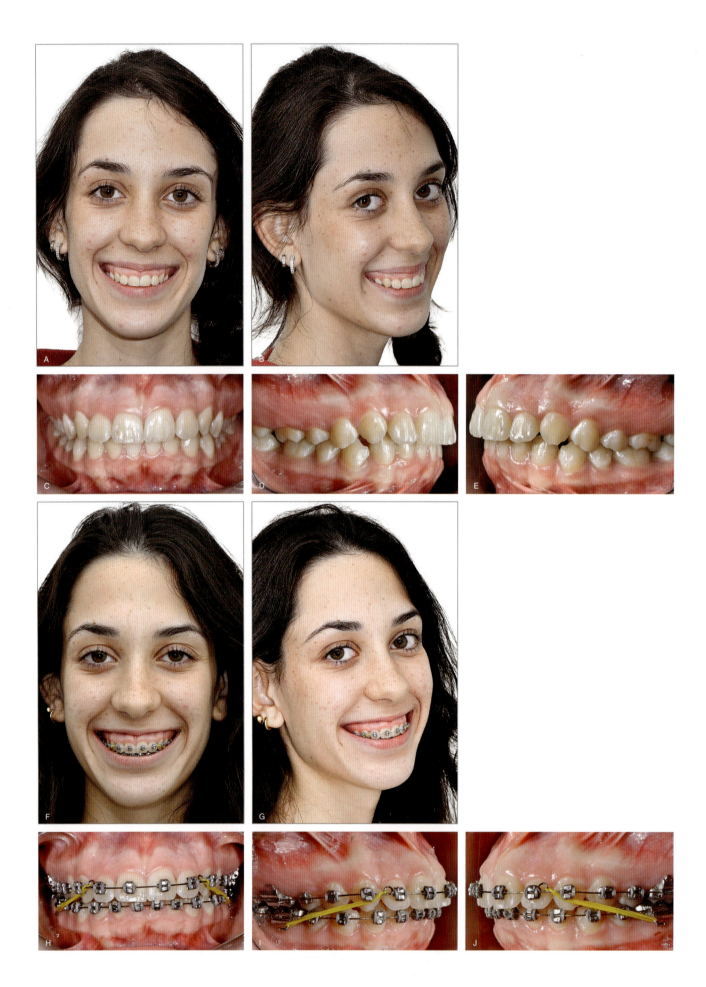

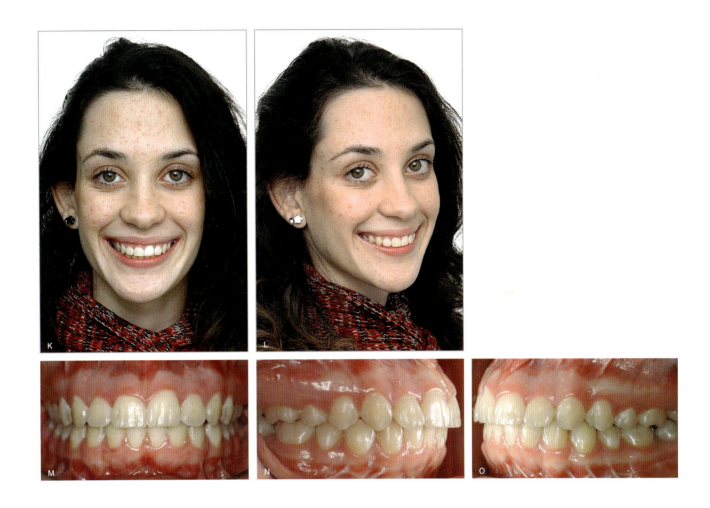

图4.15A～O

正颌-正畸联合治疗牙龈暴露量过多的问题。患者上颌垂直向过度发育伴龈缘不对称（**A～E**）。在正颌手术前进行正畸治疗（**F～J**）。正颌-正畸联合治疗6个月后随访（**K～O**）。

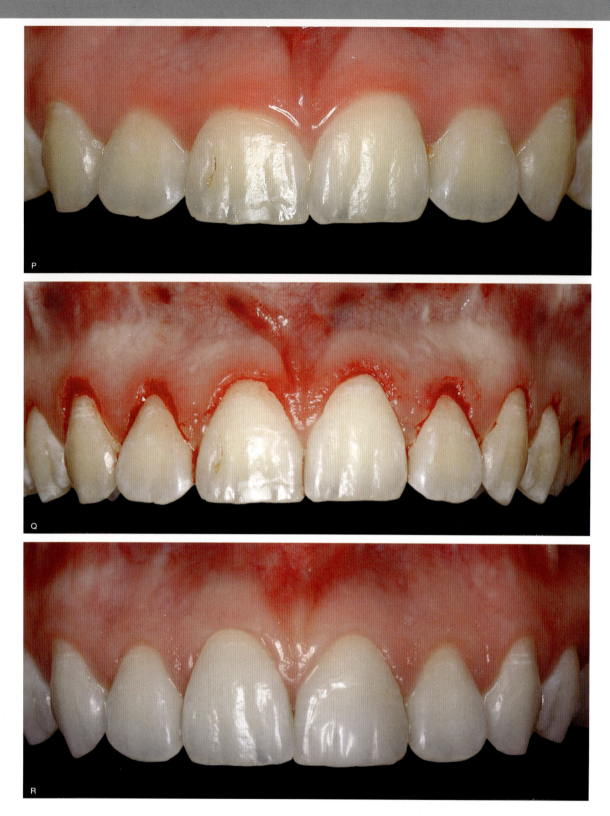

图4.15P～R

临床照片显示前牙龈缘位置不协调（**P**），通过前述的不翻瓣冠延长术修正龈缘位置（**Q**）。术后2个月修复11的釉质发育不全（**R**）。

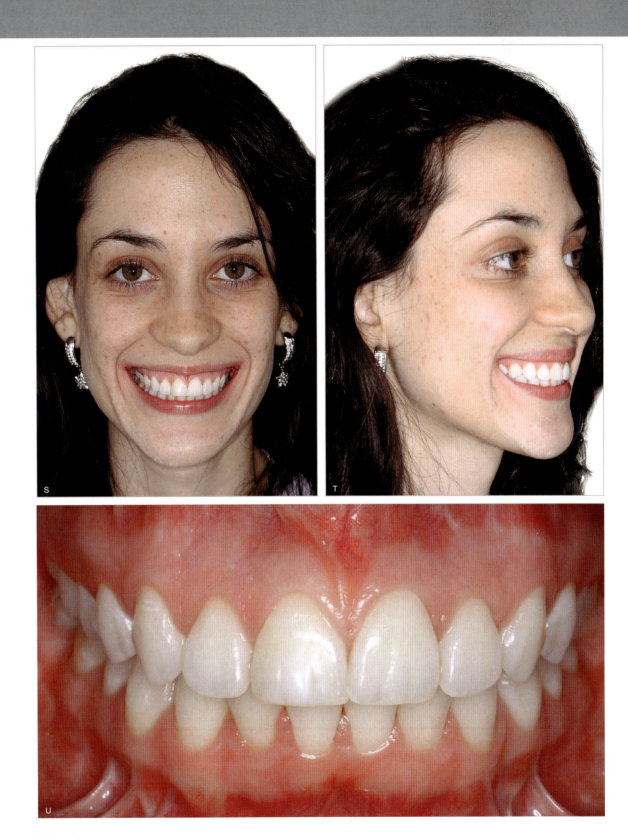

图4.15S～U

术后30个月随访显示患者的美观和功能得到改善（**S～U**）。正畸医生：Messias Rodrigues；颌面外科医生：Fernando Davanzo；修复医生：Oswaldo Scopin。

当患者面部和牙齿的比例正常时，露龈笑一般与上唇过短和/或上唇活动度过大有关。对于这类病例应采用上唇再定位术。该术式较唇延长术、鼻成形术及肌肉分离术更为保守[4,32]，较注射肉毒杆菌的效果更稳定[33-35]。

手术过程包括切除部分牙槽黏膜、将上唇冠向移位。从一侧磨牙到对侧磨牙或在大笑时可见的区域于膜龈联合处做水平切口并在该切口根方10～12mm处[36-37]，再行一平行切口。通过远中的垂直、椭圆或者V形切口连接两切口。对切口间的组织进行锐分离（1mm厚）以切除黏膜带。切口较浅，因此骨膜及小腺体得以保存。不切除肌肉，将根方黏膜冠向复位至膜龈联合处。使用5-0单丝线缝合龈乳头对应的术区，使用6-0缝线间断缝合关闭其余创口（图4.16）。

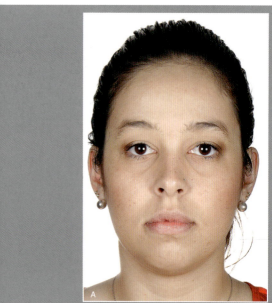
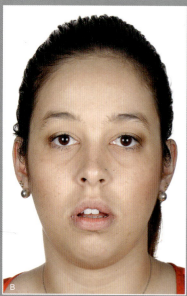
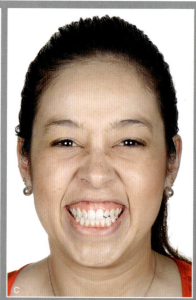
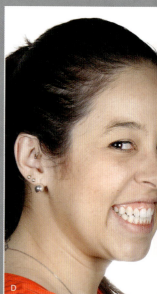

术前可以通过缝合将上唇冠向复位至膜龈联合以模拟最终的治疗效果（10～12mm）。该方法也是重要的疗效可视化术前工具，可增加医患双方对手术效果的信心。Jacobs和Jacobs[38]长达3年的随访表明该术式平均可减少6mm的牙龈暴露量。

患者经唇再定位手术后除了术后水肿和轻微的不适外，也可能感觉上唇变硬。膜龈联合处常见瘢痕的形成，但只要保证瘢痕在唇线下方就不会对患者造成影响。该手术额外的好处就是可以增加患者唇红的长度[39]。Silva等[39]观察到唇再定位术后唇红的长度增加了2mm。

由于角化龈宽度不足会影响软组织瓣的拉拢和复位，因此角化龈不足是唇再定位手术的禁忌证[37]。对于一些伴被动萌出异常的病例，唇再定位手术也可结合冠延长手术治疗露龈笑[33,35]（图4.17）。

扫一扫即可浏览
参考文献

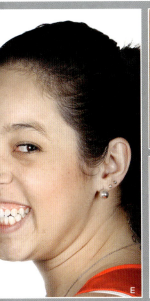
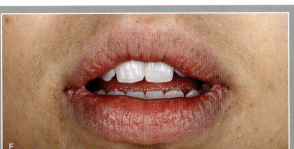
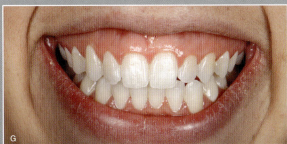
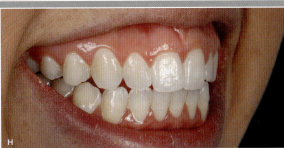
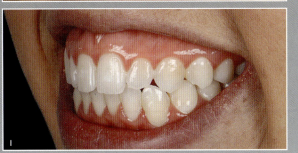

图4.16A～I

唇再定位手术治疗牙龈暴露过度。初诊照片显示患者上唇动度过大。注意患者的露龈笑与被动萌出异常无关（A～I）。

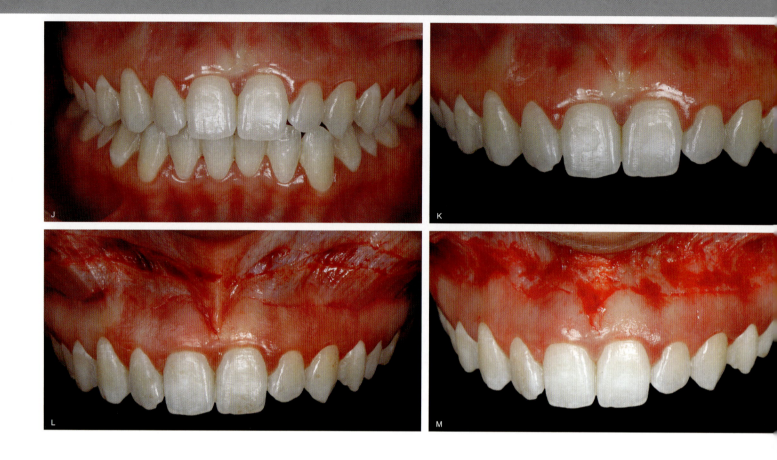

图4.16J~Q

术前口内像（**J，K**）。从磨牙区到对侧磨牙区行两道平行的间距10mm的浅表切口。第一道切口位于膜龈联合处，第二道切口位于其根方10mm处的牙槽黏膜。两道切口在末端处由垂直切口连接（**L**）。通过锐性分离切除切口之间的牙槽黏膜（**M**）。将牙槽黏膜冠向复位至膜龈联合处，采用间断缝合固定邻面区域的龈瓣（主缝线）（**N**）。在主缝线间进行辅助缝合（**O**）。术后60天随访显示牙龈显露量显著降低，上唇厚度也有所增加（**P，Q**）。

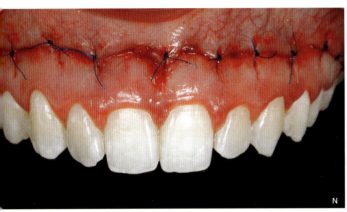

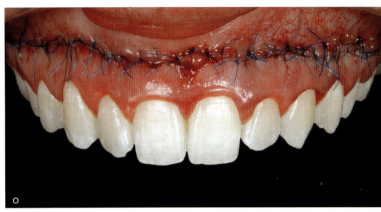

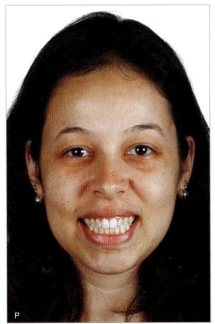

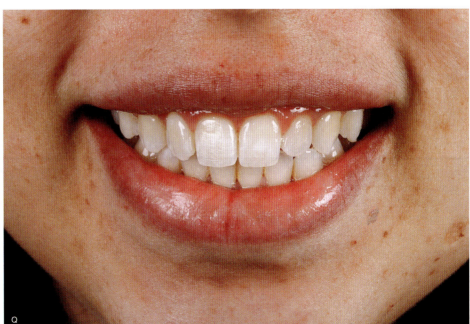

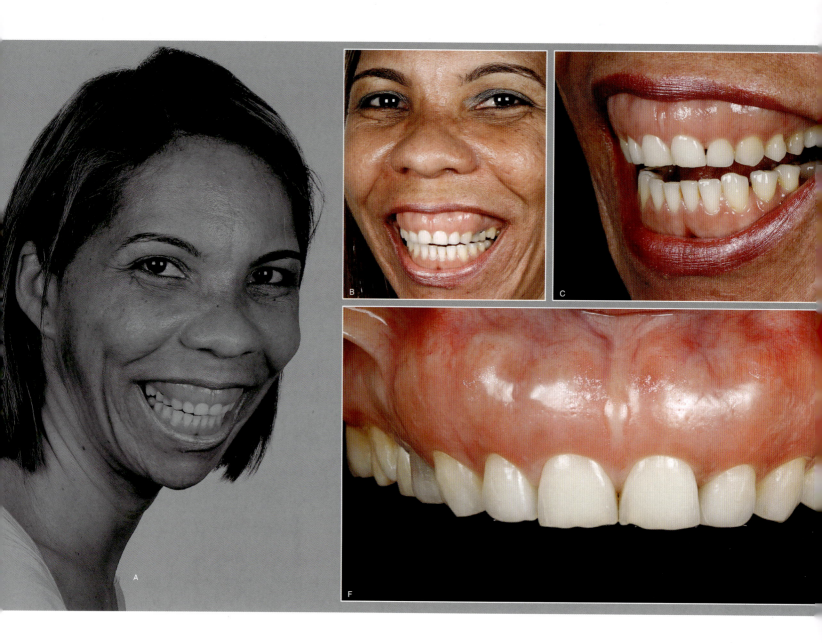

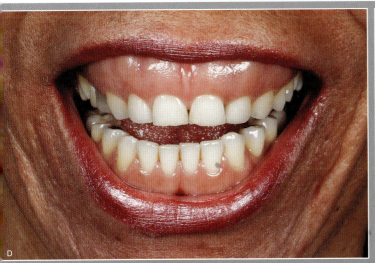
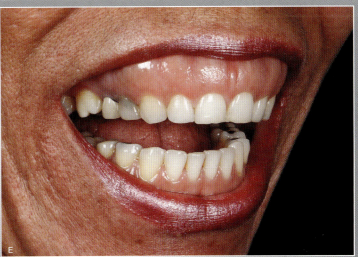
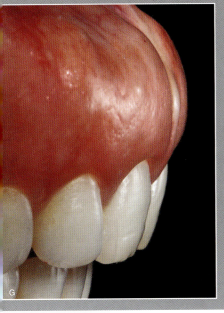

图4.17A～G

多学科联合治疗牙龈暴露量过多。患者同时存在被动萌出异常和上唇过短、动度过大的问题。注意患者颊侧骨板较厚（**A～G**）。

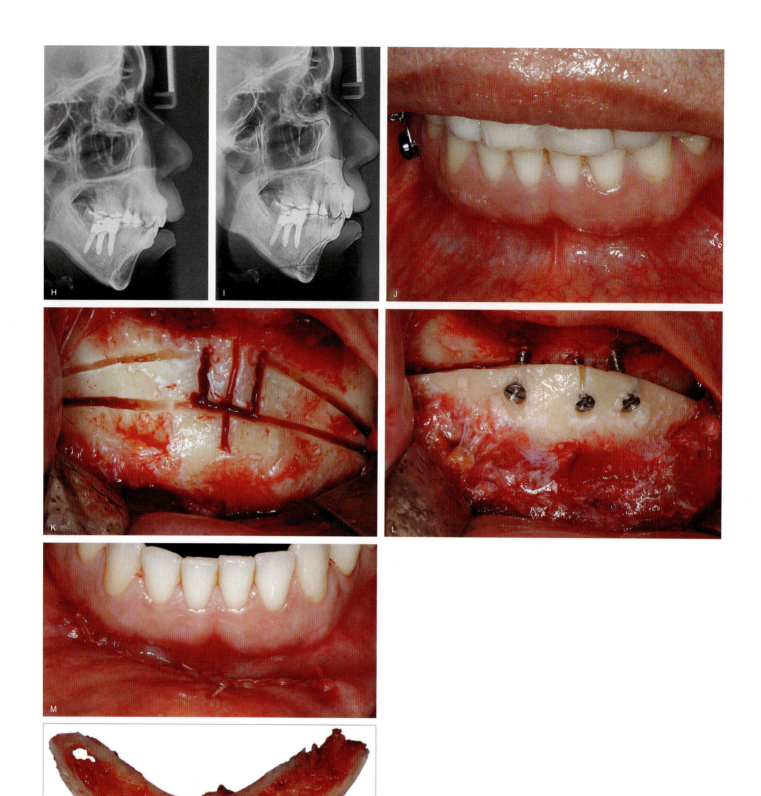

图4.17H～U

颏成形术（**H～N**）结合翻瓣冠延长术。注意患者的上颌骨并未上移。在外科导板的指示下完成手术（**O～U**）。

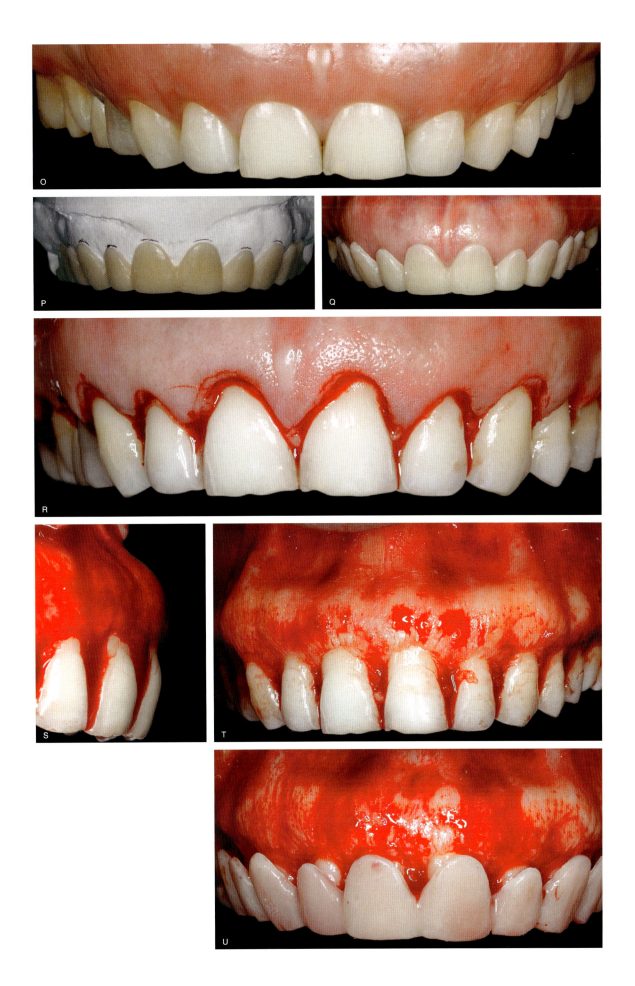

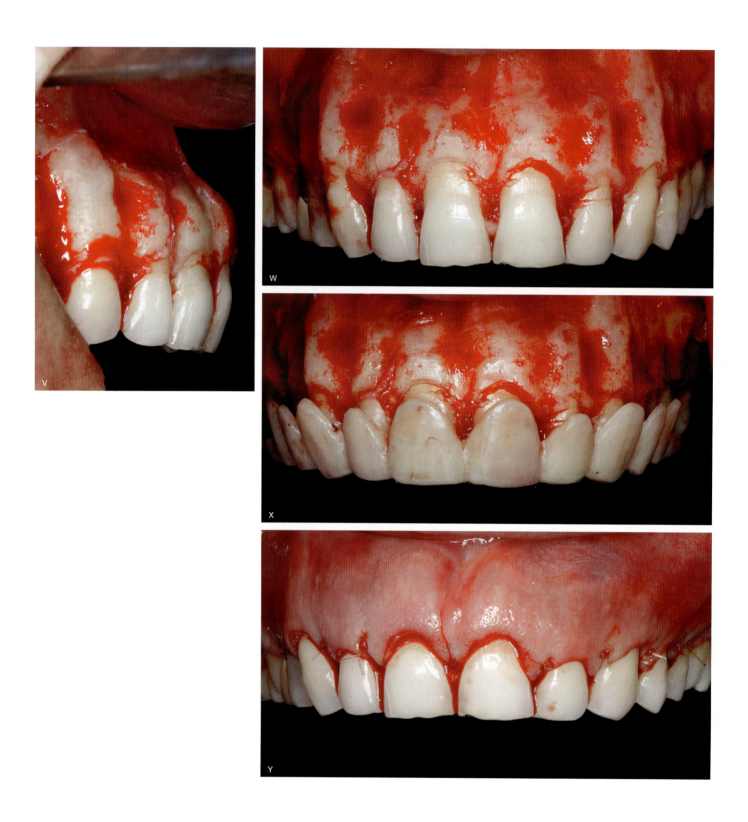

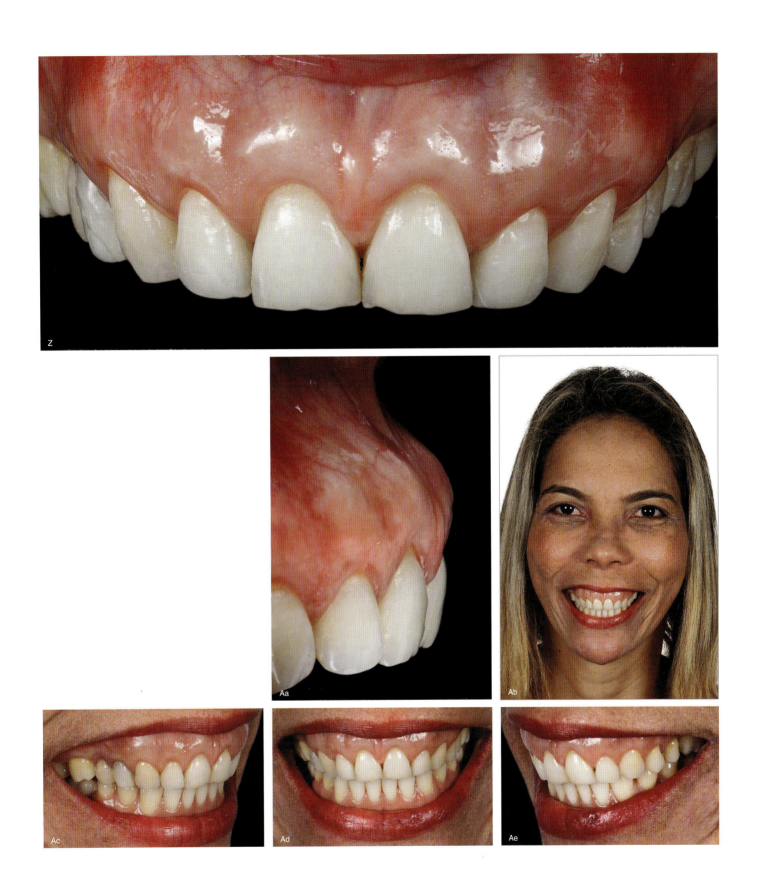

图4.17V ~ Ae

进行大范围的骨切除和骨成形（**V ~ Y**）。愈合90天后随访。注意患者的美观得到很大的改善（**Z ~ Ae**）。

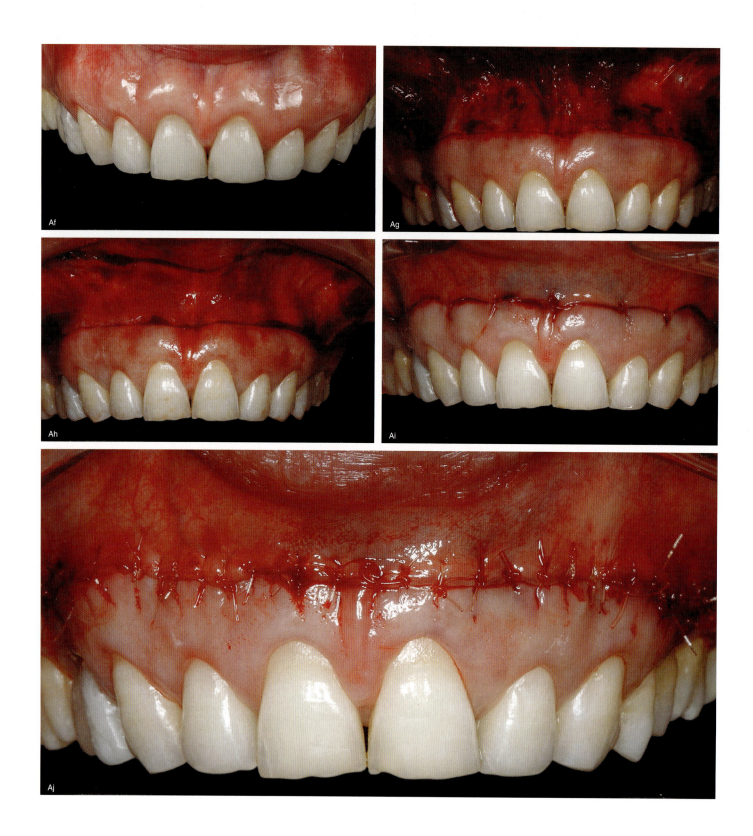

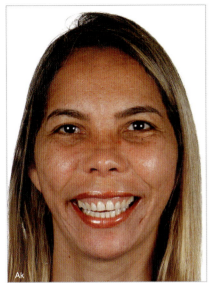
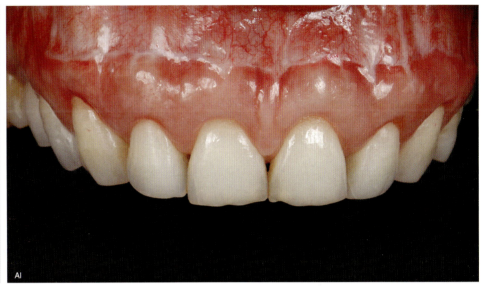
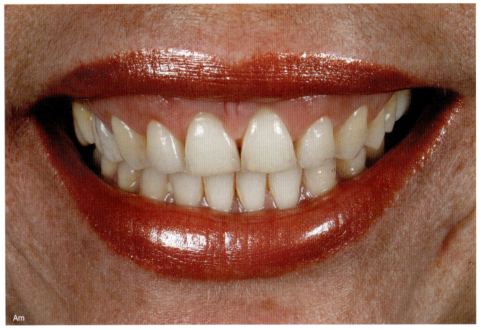

图4.17Af ~ Am

唇再定位术（**Af ~ Aj**）。术后90天，牙龈暴露量显著降低。注意上唇的厚度有所增加。患者将接受瓷贴面修复（**Ak ~ Am**）。颌面外科医生：Rogério Zambonato和Claudia Furlan。

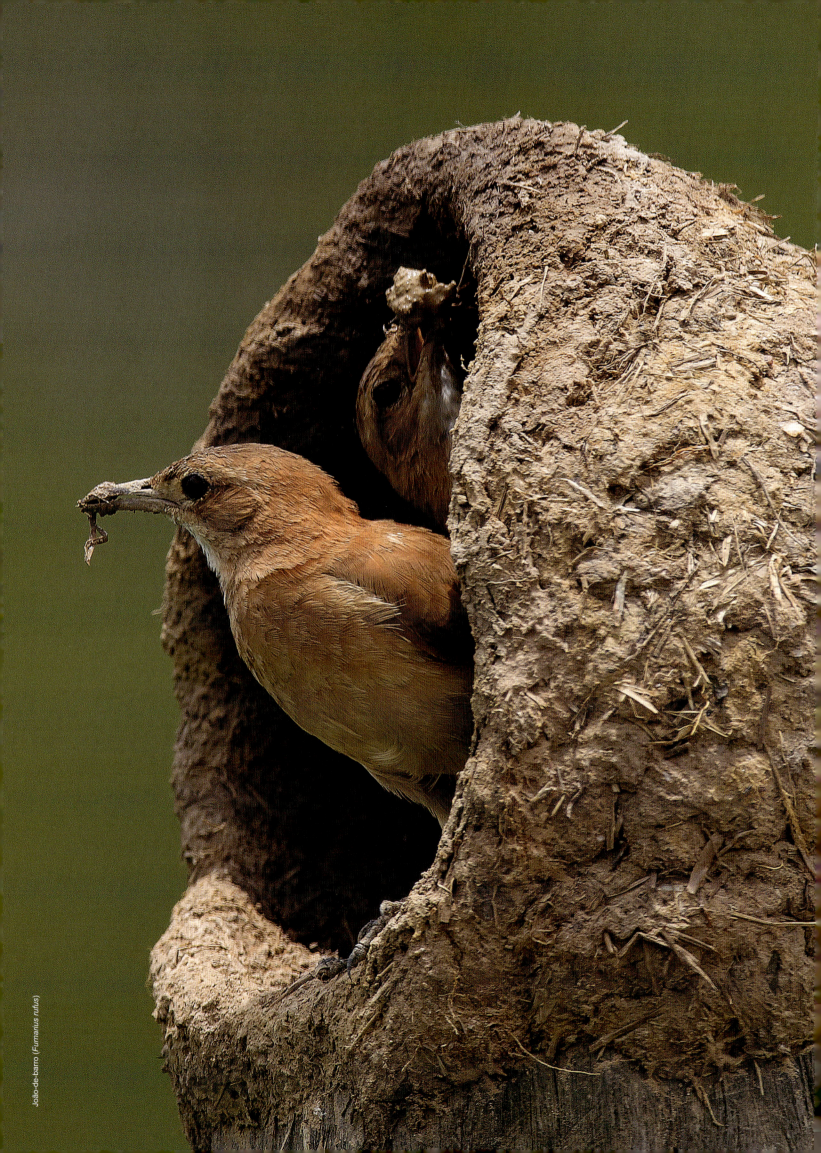

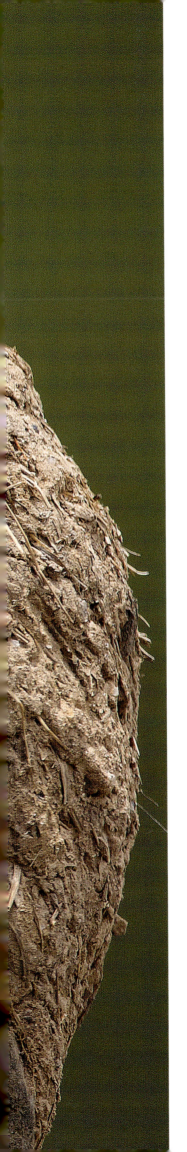

第 **5** 章

三维牙槽嵴增量：

垂直和水平骨增量技术

Tridimensional ridge augmentation: horizontal and vertical

Robert Carvalho da Silva | Julio Cesar Joly | Paulo Fernando Mesquita de Carvalho

当我们在已经愈合的牙槽嵴进行种植修复时，余留骨的状况是必须要考量的因素。拔牙创伤、拔牙后的时间以及牙周病等原因，均可导致骨缺损，进而妨碍理想的种植体植入的三维位置。面对此类病例，我们可以在种植体植入的同期完成组织重建（同期植入方式），也可以先进行组织重建，待几个月后骨组织稳定后再植入种植体（延期植入方式）。当我们面临治疗方式的抉择时，应当问自己：我们是否可以在存在骨缺损的情况下将种植体植入以修复为导向的理想位置？如果答案是肯定的，我们可以选择同期植入方式，否则应当选择延期植入方式[1]。

带有牙龈赝复体的修复体或短种植体是牙槽嵴增量技术的替代方案。医生应和患者充分讨论这些方案。带有牙龈赝复体的修复体可以减少患者在治疗过程中的并发症、简化治疗步骤、缩短整个治疗的时间、降低费用，同时实现良好的美学修复效果。但另一方面，这类修复体的缺点是难以清洁，可能妨碍口腔卫生维护（图5.1）。短种植体在牙槽嵴宽度足够的情况下，也可以作为垂直骨增量的替代方案，但如何实现良好的菌斑控制仍然是无法回避的问题。另外，修复体较长的合龈距可能引发生物机械并发症[2-3]。总而言之，这些替代方案可能存在功能或美学方面的问题。口腔卫生维护难度的增大对其长期预后可能有不利影响。

牙槽嵴增量可借由多种不同的材料和技术所实现，包括块状的或颗粒状的自体骨、同种异体骨、异种骨等骨移植物，可吸收或不可吸收的屏障膜以及生长因子等[4-8]。所有技术都有其特定的优缺点，因此我们很难断言某种技术一定比其他技术更好[8]。尽管牙槽嵴增量的方法各异，其最终目标是一致的，即重建出具有足够宽度/高度的有活性的骨组织，使医生可完全以修复为导向完成种植体植入，种植体可实现成功的骨结合、功能性负荷并支撑软组织[4-9]。科学研究显示，医生将种植体植入再生的骨组织内，其存留率、颈部骨吸收等指标与植入原生骨组织的种植体相比，并无明显差异[7,10-14]。

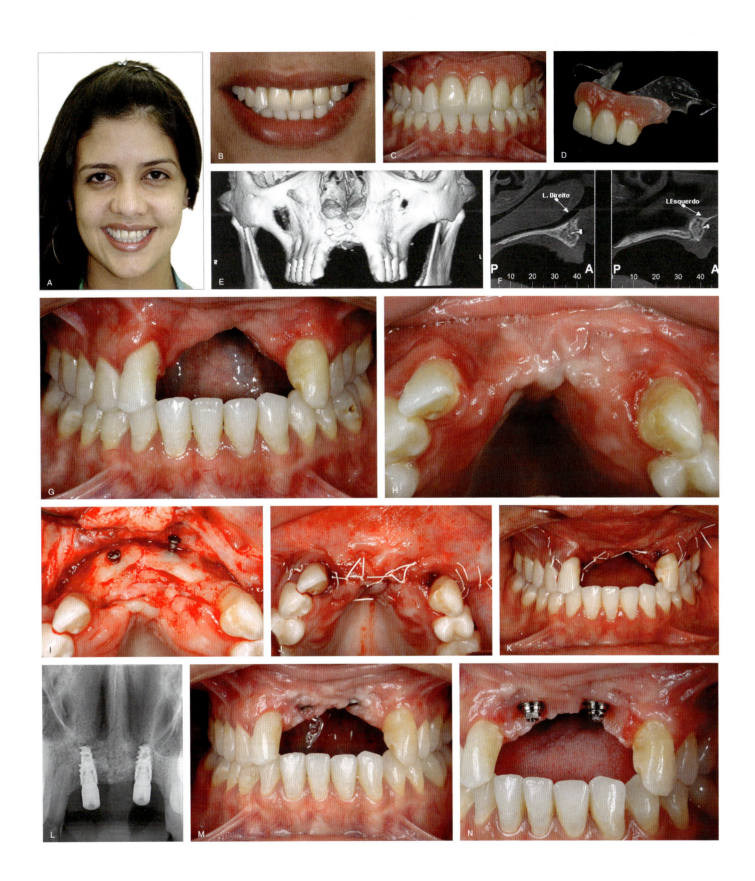

图5.1A～N

因外伤和不良修复所致的广泛的软硬组织缺损。患者主诉可摘局部义齿在美观和功能上均难以令其满意（**A～H**）。行引导骨再生以创造条件植入两颗短植体，注意牙槽嵴顶大面积骨缺损，同样，因为之前失败的骨增量，无法在剩余的再生骨上种植（之前移植的自体骨块完全吸收）（**I～N**）。

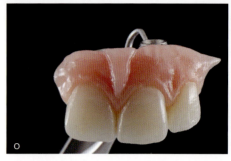
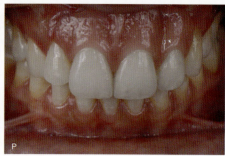
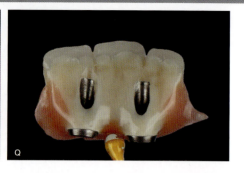

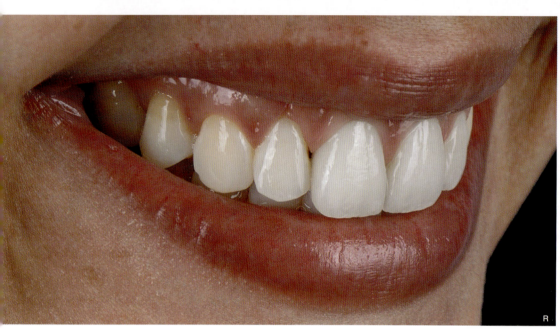
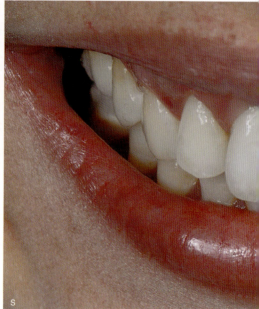

图5.1O ~ V

以牙龈瓷的方式修复（**O ~ Q**）。患者对最终的美观效果满意（**R ~ V**），然而，我们须意识到这类修复体增加了患者菌斑控制的难度。

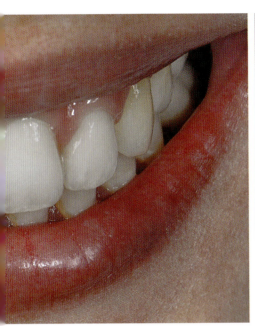
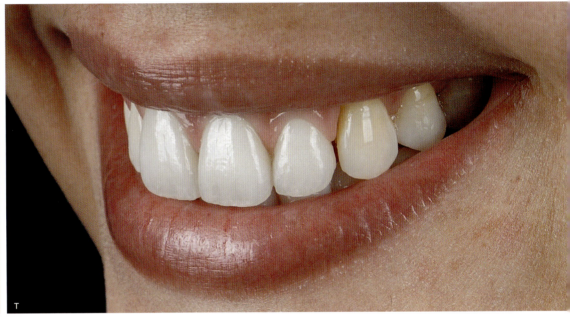
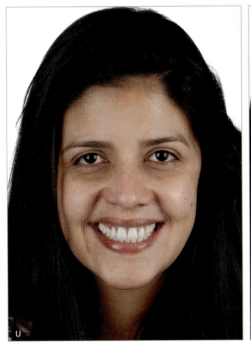
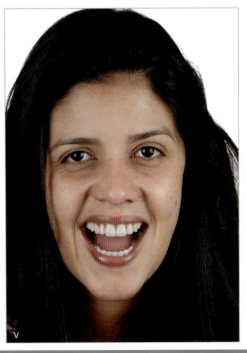

牵引成骨可以在相对短的时间（4~6周）内实现垂直骨再生，且不需要取自体骨，从而减少了相关的并发症[8,15]。然而，其他并发症，如牵引成骨装置的断裂/松动，感染以及不适当的牵引力大小或方向等却屡见不鲜[8,16]。除此以外，被牵引的骨组织仅能在垂直方向生长，且该技术并不能解决水平骨量不足的问题，并伴有一定的骨吸收，在种植体植入时仍然需要进行水平及垂直骨增量[8]。

块状骨移植毫无疑问是最常用的牙槽嵴再生术式。其成骨的可预期性的优点与供区相关并发症的缺点同样突出[4-8,17-18]。Cordaro等[19]的研究显示，这种植骨方式可以成功地获得平均6.5mm的水平骨增量和3.5mm的垂直骨增量，然而愈合后亦会有不同程度的骨吸收（垂直向的骨吸收为42%，水平向的骨吸收为23.5%）。组织学研究描述了块状骨被受区吸收的过程[20]，皮质松质骨块较皮质骨块而言会更快地被受区骨床吸收[17]。为减少供区创伤，一些研究者采用新鲜冰冻的同种异体骨块和异种骨块来替代自体块状骨移植，其吸收速率具有一定差异[17,20-22]。相较于易碎的牛源性异种骨块而言，马源性异种骨块可以更好地固定于受区骨床，更利于成骨[22]。

块状骨移植是解决骨缺损问题的有效方式。但笔者认为，该技术相关的并发症发病率较高，且它是一种"单向的"植骨方法，因为骨生长的方向完全取决于骨块的放置方式。事实上，骨吸收带来的骨量不足需要一种三维的植骨方法，以保证在各个方向上均可实现骨再生。

引导骨再生（GBR）技术的原理是采用屏障膜阻止软组织来源的细胞侵入骨缺损区，从而选择性地使骨细胞在膜覆盖的区域内增殖[23-25]（图5.2）。GBR是一种对不同类型的骨缺损均有良好效果的植骨技术，无论是骨开裂、骨开窗，还是水平或垂直骨缺损[26-33]。当然，GBR也具有一定的技术敏感性。纵向研究显示，将种植体植入通过GBR再生的骨内，其存留率与颈部骨吸收等指标与植入未进行骨再生的原生骨内相比，并无显著差异[7,10-14,34]。然而，与不植骨的简单种植相比，GBR并发症发病率更高（如感染、膜暴露），尤其是当使用不可吸收膜进行垂直骨增量时[7,34]。

空间保持材料：屏障膜

在GBR技术中使用的屏障膜分为可吸收膜和不可吸收膜两种[36-37]（图5.3）。屏障膜应具有生物相容性，对软组织来源的细胞的屏障能力以及一定的空间保持能力，还应该易于操作，具有良好的组织亲和性并且不妨碍营养物质的交换[36-38]。

医生应根据临床目的，骨缺损类型、范围、部位以及是否易于固定等来决定选用何种屏障

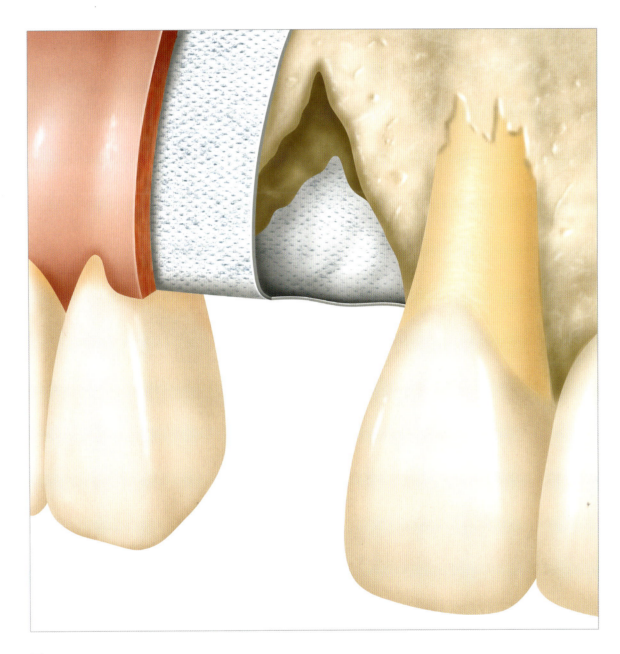

图5.2

GBR生物学原理的示意图。使用屏障膜将骨缺损与周围软组织隔离，从而使细胞选择性再生以形成新骨。

膜。不可吸收膜由聚四氟乙烯（PTFE）构成。PTFE膜根据结构不同分为两类：疏松的PTFE膜（ePTFE）（图5.3A）及高度致密的PTFE膜（dPTFE）（图5.3B）。前者（ePTFE）经过长期的应用，直到目前仍然是屏障膜材料的金标准。ePTFE膜具有一定的延展性，上面有8μm的微孔。后者（dPTFE）为较晚出现的产品，相关的科学证据相对缺乏。与ePTFE膜相比，dPTFE膜更硬，其微孔直径更小，约为0.3μm，小于细菌的尺寸。因此使用dPTFE膜可降低膜暴露后骨移植材料感染的风险，具有一定的临床优势[36,38]。除此以外，这两种膜具有相似的临床效果[39]。PTFE膜内可加入钛支架，从而能够增加膜的空间保持能力[35,40]。不可吸收膜需要二次手术取出，此时常可见到屏障膜下形成了骨膜样的组织。这种0.5～1mm厚的非矿化结缔组织可能是膜的微小移动和/或成纤维细胞渗入[24]所形成的[41-43]。总体来讲，不可吸收膜常伴随较高的并发症发生率，尤其是膜暴露及感染，可能引起骨再生的失败[28,13-45]。

可吸收膜，尤其是胶原膜，则不需要二次手术取出[35,43]，其并发症发生率也相对较低。可吸收膜的屏障作用应维持至少4周的时间，但根据制作工艺的不同，其吸收时间也可延长[46-47]。常用的可吸收膜分为非交联型和交联型两种。前者由天然的猪或牛来源的Ⅰ型和Ⅲ型胶原制成（图5.3C，D），后者则经戊二醛等化学手段处理后人工合成（图5.3E，F）。尽管这两类可吸收膜在GBR效果上均已得到可靠验证，但非交联型可吸收膜具有更好的组织相容性[48-49]。当胶原膜暴露在口腔环境时，会迅速降解，同时软组织封闭暴露面[7,43,50]。基于此，我们在临床上应尽可能地使用胶原膜。

近期一种包含弹性纤维的新型的猪胶原膜上市，其吸收时间长（大约5个月），抗撕裂能力强以及良好的延展性[51]。在一项动物实验中，研究者分别将此种胶原膜与传统胶原膜植入大鼠背部皮下组织内，20个月后，这种新型胶原膜的厚度仅有少量减少，而传统胶原膜则减少了50%。这个结果为牙槽嵴增量提供了新的思路，特别是在垂直方向上，可吸收膜或许同样能得到成功的应用。然而，这种假设尚需临床研究所证实。

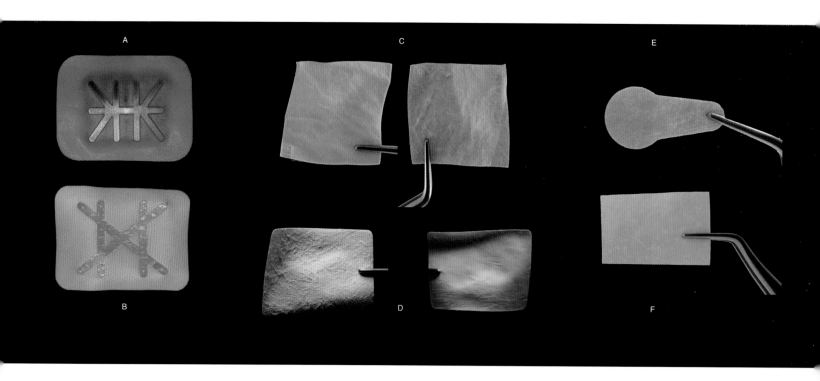

图5.3A ~ F

GBR手术所用的屏障膜：疏松的钛加强不可吸收膜（**A**）和高度致密的钛加强不可吸收膜（**B**）。无弹性蛋白的非交联可吸收胶原膜（**C**）含有弹性蛋白的非交联可吸收胶原膜（**D**）。注意膜正反面的区别。不同形状的交联型可吸收胶原膜（**E，F**）。

钛网由于其良好的机械性能、生物相容性以及临床效果，可作为不可吸收膜的替代产品（图5.4）[36]。然而，钛网较难进行修剪与调整。由于其较硬的边缘可能导致软组织瓣穿孔，应尽可能选用较薄的钛网，并将覆盖在骨面上的部分充分磨光，以防止瓣的穿孔。在愈合过程中，新骨常可长到钛网表面上方，有时钛网甚至可能和软组织发生粘连，这些均会增大二次手术取出钛网的难度。不过，钛网的孔径大小应适合组织营养灌注，大孔径钛网利于新骨形成[52]。

不可吸收膜和钛网均可有效地实现引导骨再生，然而，当暴露在口腔环境时，其临床结果却完全不同。不可吸收膜一旦暴露，菌斑在其表面快速堆积，并卷入龈瓣内，这将导致急性软组织炎症与感染（图5.5）[10,34,53–54]。但是，钛网表面的多孔结构可抑制菌斑在瓣下方的散播，这是钛网表现出的组织友好性的一面，尽管暴露的钛网下方的部位成骨会受到一定影响，却并没有妨碍整个骨再生的过程[36,55]。基于此，在我们的治疗决策树中，钛加强的不可吸收膜更多地用在后牙区，而钛网可以用在前牙区。

钛网并非屏障膜；因其表面是多孔的，所以无法对细胞进行选择性屏蔽。为了满足GBR的原则，钛网的表面应该再覆盖可吸收胶原膜[56]。覆盖胶原膜的钛网在垂直骨增量方面也完全可以呈现出与钛加强的不可吸收膜类似的效果[57]。

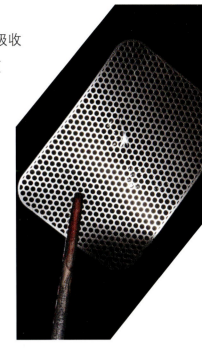

图5.4

大孔径钛网。

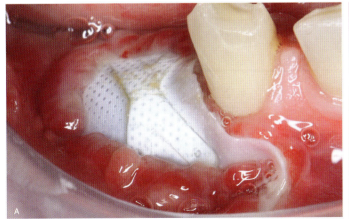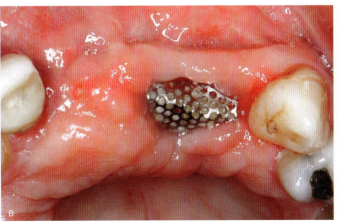

图5.5A，B

不可吸收膜暴露（**A**）。钛网暴露（**B**）。在不可吸收膜周围可见明显的炎症和感染，而钛网则不明显。

骨移植物

在GBR技术中，许多不同类型的骨移植材料（自体骨、同种异体骨、异种骨、合成材料等）均能表现出可预期的效果，这说明GBR成功的基础在于屏障膜的功能[42,58]。然而，多项研究似乎证实，将自体骨和异种骨按照一定比例（如1∶1）混合（图5.6），可以在水平和垂直骨缺损的病例中带来可预期且稳定持久的骨再生效果[13,41,59-61]。

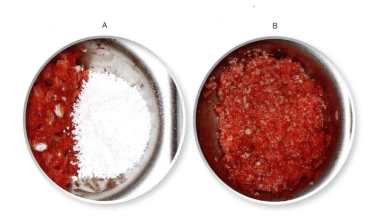

图5.6A，B

用于充填三维骨缺损的骨移植物材料。自体骨和去蛋白小牛骨以1∶1的比例混合，（**A**）为混合前。（**B**）为混合后。

自体骨

自体骨是引导骨再生的金标准材料。因为它符合几乎所有的生物再生原则：骨诱导［具有骨形态发生蛋白（BMP）］，骨引导（为细胞和血管生长提供支架）以及骨生成（有活性的成骨细胞）[7,62-63]，这对于垂直骨增量而言尤其重要[12]。然而，收集自体骨需要增加临床步骤并耗费更多的时间，而且会增加患者术后的不适感（疼痛、肿胀和出血）[64]。术中出血和神经血管损伤也是必须考虑的因素[17,65-66]。

自体骨可由口内获得（下颌升支、颏部和上颌结节），也可由口外获得（颅顶、髂嵴和胫骨），可以是颗粒状骨，也可以是块状骨[66]。笔者在临床实践中仅收集口内来源的自体骨，多数情况下以下颌升支为供区。颏部取骨仅在包括下颌前部的术区时采用。如果上颌结节区骨量充足，亦可作为供区的备选。笔者建议取颗粒状自体骨。可收集骨屑的特殊设计的取骨钻是我们获取自体骨的首选工具（图5.7）。刮骨器同样是收集自体骨不错的选择（图5.8）。笔者不推荐使用骨过滤器，因为自体骨在收集过程中可能发生污染、脱水、失活[67-68]。

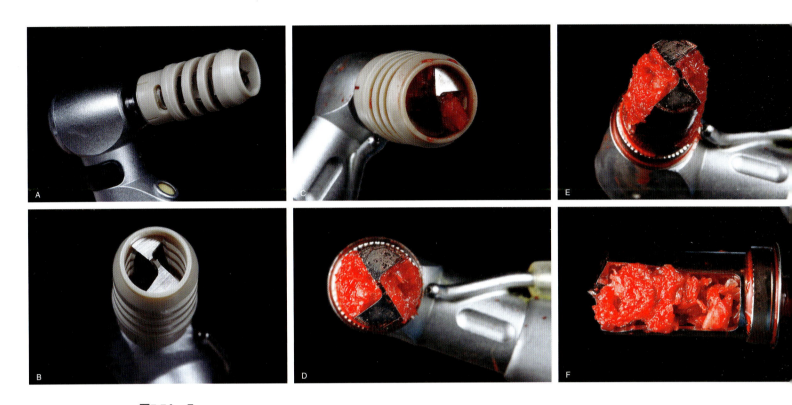

图5.7A ~ F

取骨钻，取骨前（**A，B**）和取骨后（**C，D**）。取下硅胶止动圈之后，可见采集的自体骨量（**E，F**）。

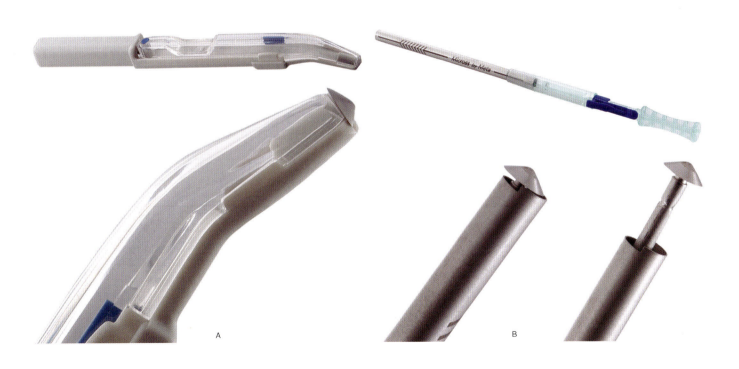

图5.8A，B

一次性刮骨器。注意工作刃角度和形状的不同（**A，B**）。

去蛋白小牛骨

去蛋白小牛骨作为一种具有良好骨引导特性的材料，在牙周及植体周组织的再生手术中有着长期的成功应用[1]。这类材料的一些特点尤其重要，比如其具有多孔状的微观和宏观结构以及接触区，亲水性，与人骨相近的钙磷比，以及较低的吸收速率[69-74]。这种生物材料的颗粒可良好地整合于再生的骨组织内[61,75-76]，从而增加其骨密度[77-78]。去蛋白小牛骨如同盾牌一样在基骨外侧起到保护作用，防止骨吸收，这对维持美观具有至关重要的意义[79-80]。此外，将去蛋白小牛骨与自体骨联合应用，将需要采集的自体骨量减少了50%，从而减轻了因获取自体骨而引起的不适感。

决策树

当我们选择牙槽嵴增量的合理术式时，一些因素必须予以考量，包括治疗的区域（上颌还是下颌、前牙还是后牙、局限的还是广泛的区域），软组织的质和量，患者预期，术者的喜好，以及最重要的一点，骨缺损的解剖结构。对骨缺损的经典分类方法，需要考虑其水平向和垂直向的构成[81]。

- Ⅰ类：颊舌向的缺损（单纯水平向），正常骨高度。
- Ⅱ类：单纯垂直向缺损，正常骨宽度。
- Ⅲ类：合并骨缺损（垂直向及水平向均有骨缺损）。

由于骨缺损的解剖形态对于判断骨增量手术的预后具有重要意义，笔者倾向于根据解剖形态来进行的简单分类。因此，**水平骨缺损**（图5.9A ~ E）在影像学上的特征为连接两个邻牙牙槽嵴顶的水平直线，而**垂直骨缺损**（图5.9F ~ H），也被称为三维骨缺损，则表现为连接两个邻牙牙槽嵴顶、弯向根方的曲线。水平骨缺损可以根据CBCT上皮质骨板内是否有松质骨影像进行进一步的细分（图5.9C，E）。

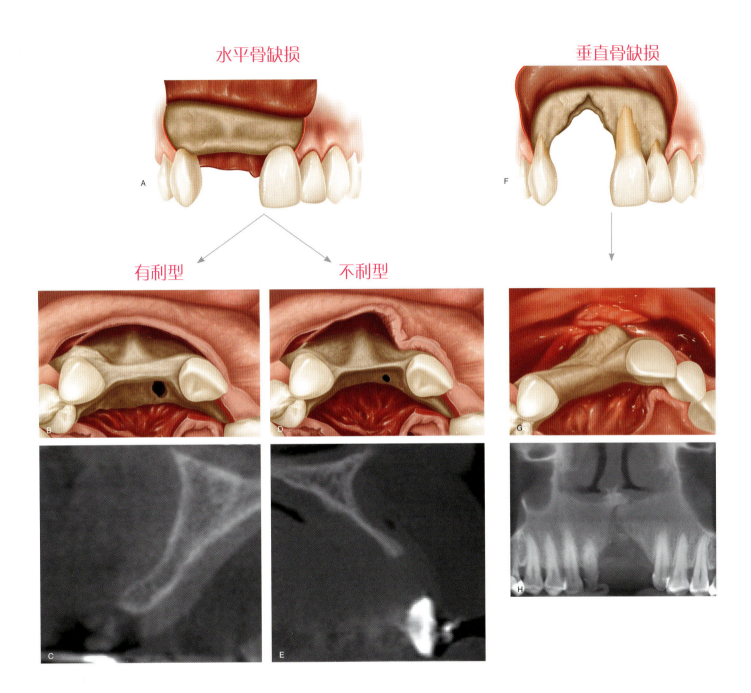

图5.9A ~ H

水平骨缺损分类的示意图及CBCT（**A ~ E**）。内部具有松质骨结构（有利型）（**B，C**）。内部无松质骨结构（不利型）（**D，E**）。垂直骨缺损（**F ~ H**）。

具有内部松质骨的水平骨缺损

由于有丰富的骨髓腔来源的血管和细胞滋养，此类骨缺损预后通常较良好。此类缺损当然可以通过自体块状骨移植术取得良好的效果，获取的块状自体骨可通过螺钉固定在受区。笔者建议，在骨块表面及邻近的空间应采用去蛋白小牛骨和胶原膜进行覆盖，以尽可能减少骨改建造成的骨丧失。该术式的缺点和局限性已在前文进行讨论。

我们团队倾向于采用可吸收胶原膜和颗粒状骨（自体骨和去蛋白小牛骨1：1混合）的GBR术式，这样更有利于再血管化以及移植物的成骨[82]。我们推荐使用水平向的帐篷钉作为骨增量范围的参考，减轻软组织施加在移植物表面的压力并且防止膜的塌陷[83]。头部膨胀的螺钉是首选。选用螺钉的高度由邻牙颊侧牙根最突点所决定。螺钉的数目和位置则因临床条件而异。这一步骤不是必需的，但考虑到前文所述的诸多临床优点，笔者仍然强烈推荐。骨移植物应该严密地充实颊侧和舌侧的骨缺损，另外非常关键的一点是屏障膜要覆盖骨粉颗粒，并使其稳固不动。其他重要的步骤，包括膜的固定以及其他外科考量（瓣的设计/控制，受区的预备以及缝合技术等将在后续章节予以讨论）。这项技术需要6个月的时间以等待骨成熟（图5.10和图5.11）。

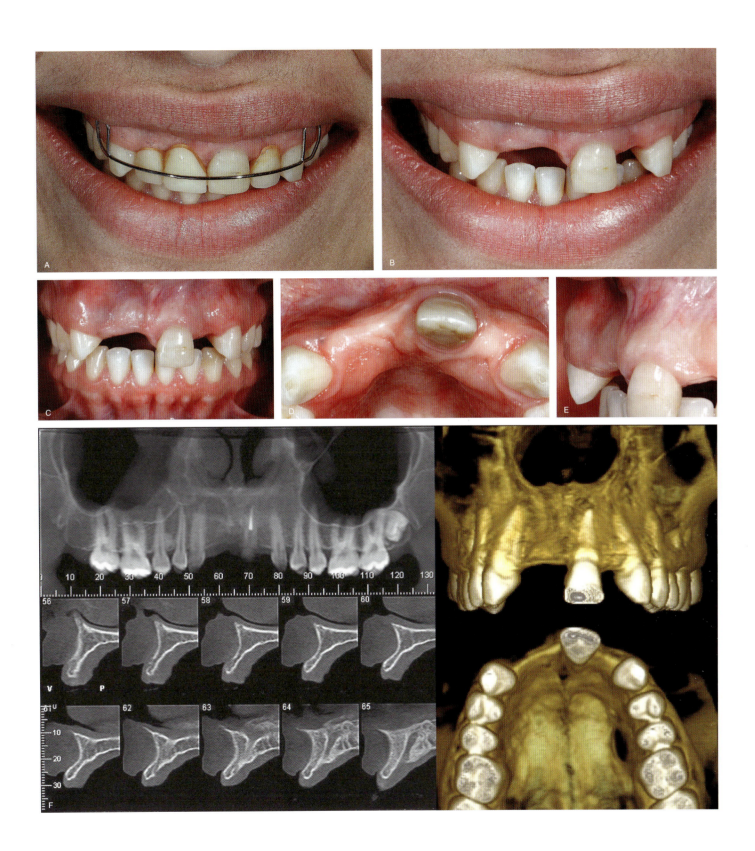

图5.10A～F

水平骨增量（内部有松质骨）。戴与不戴可摘局部义齿时的微笑像（**A，B**）。颊侧、殆面和侧面观显示12、11以及22缺失，注意组织的体积缺损（**C～E**）。对该区域进行CBCT检查显示，颊舌向骨吸收，但在皮质骨板之间尚存在一定量的松质骨（**F**）。

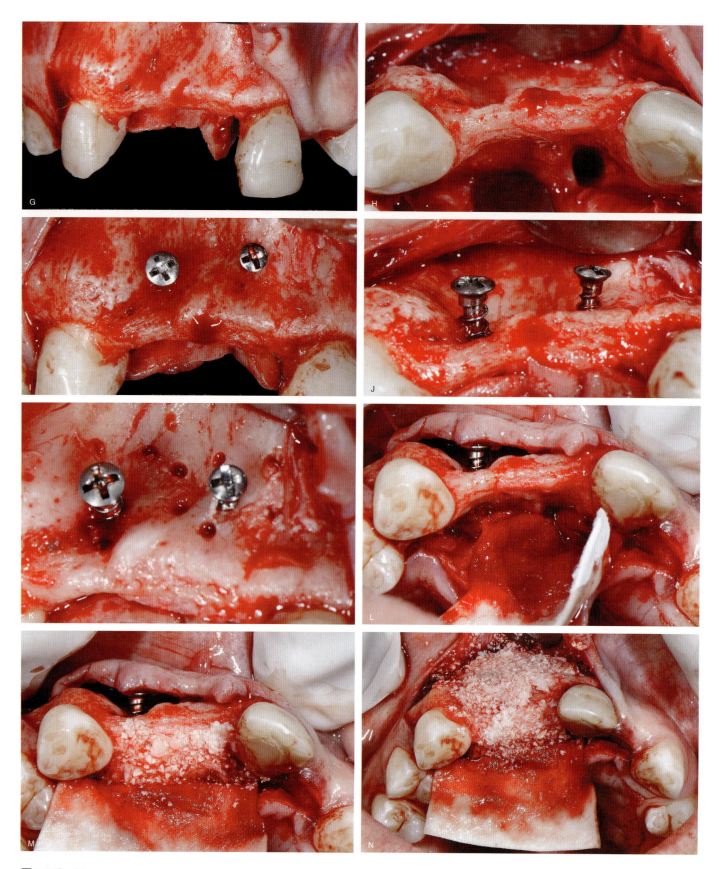

图5.10G～N

翻全厚瓣后的颊侧和𬌗面观。彻底清理鼻腭神经管内的软组织。注意在远离中线的尖牙远中做单侧垂直减张切口（**G，H**）。植入帐篷钉，钉的头部与邻牙的颊侧轮廓位于同一高度（**I，J**）。在受区骨床做去皮质处理，以利于具有成骨潜能的细胞与血管进入（**K**）。将胶原膜通过微型螺钉固定在腭侧（**L**）。将骨移植物充填到间隙内（**M，N**）。

注意观察，移植物的最外层由去蛋白小牛骨构成（**O，P**）。以膜钉固定屏障膜。由于一张膜无法完全覆盖、保护下方的骨移植物，因此第二张膜由根方向殆方放置（**Q，R**）。做骨膜减张切口以利于创口的无张力关闭（**S，T**）。使用聚四氟乙烯缝线无张力关闭软组织瓣（**U，V**）。

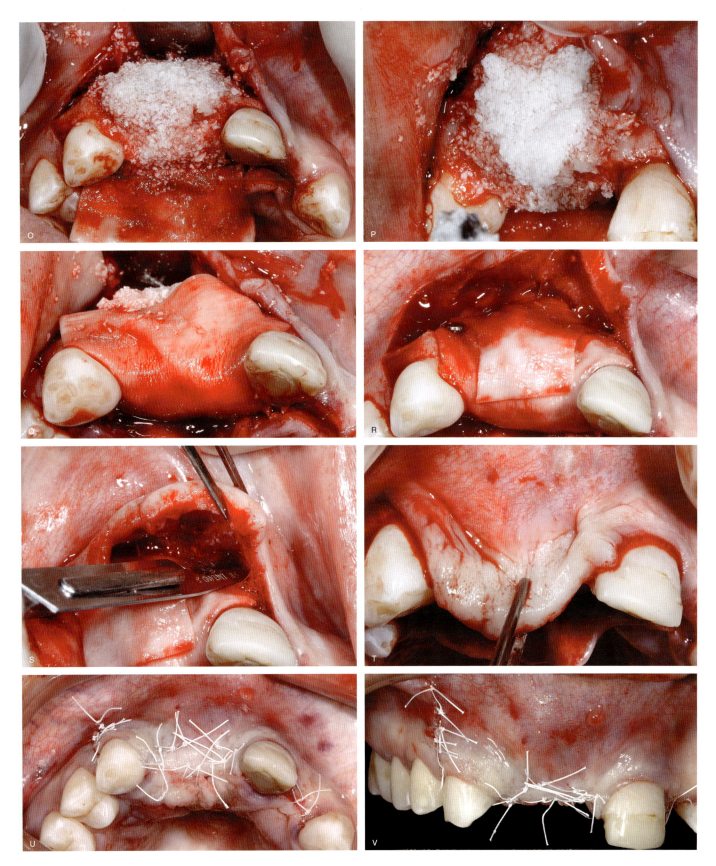

图5.10O～V

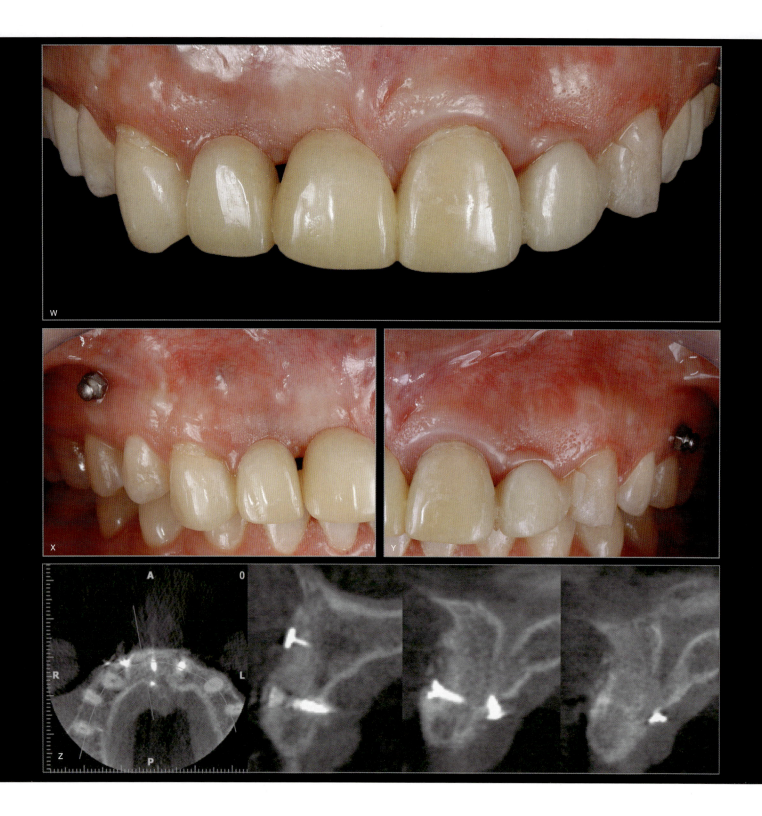

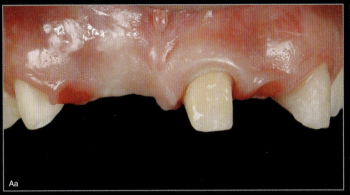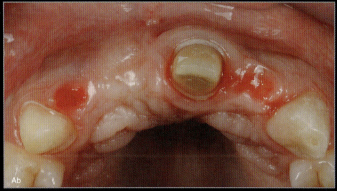

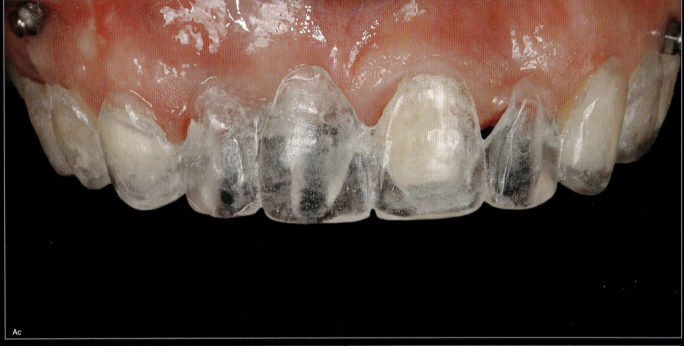

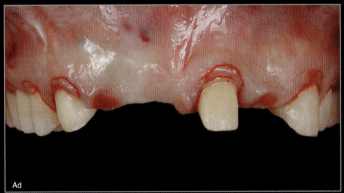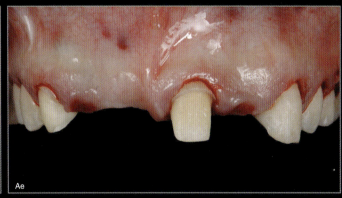

图5.10W ~ Ae

两个月后的临床照片。注意第一副临时义齿戴入患者口内，同时植入正畸支抗钉（W ~ Y）。6个月后的CBCT显示颊腭侧均有显著的骨量增加，增加的骨量与邻牙的既有骨量相匹配（Z）。术后9个月，未佩戴临时修复体的颊侧和𬌗面观。正畸治疗在此阶段展开（Aa，Ab）。手术导板就位，为冠延长术和种植体植入提供参考（Ac）。采用内斜切口去除牙龈颈圈（Ad，Ae）。

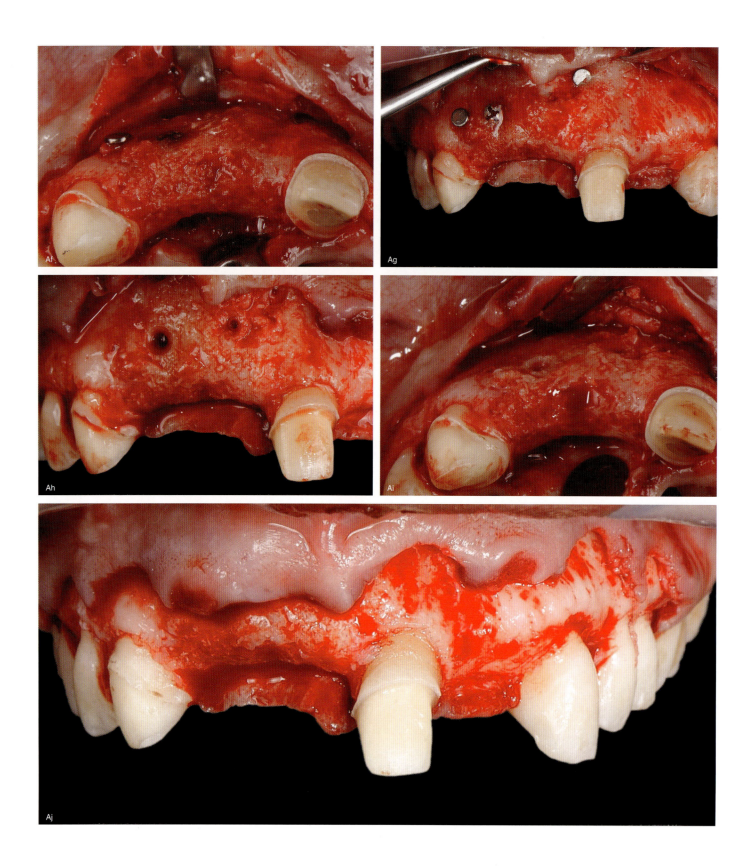

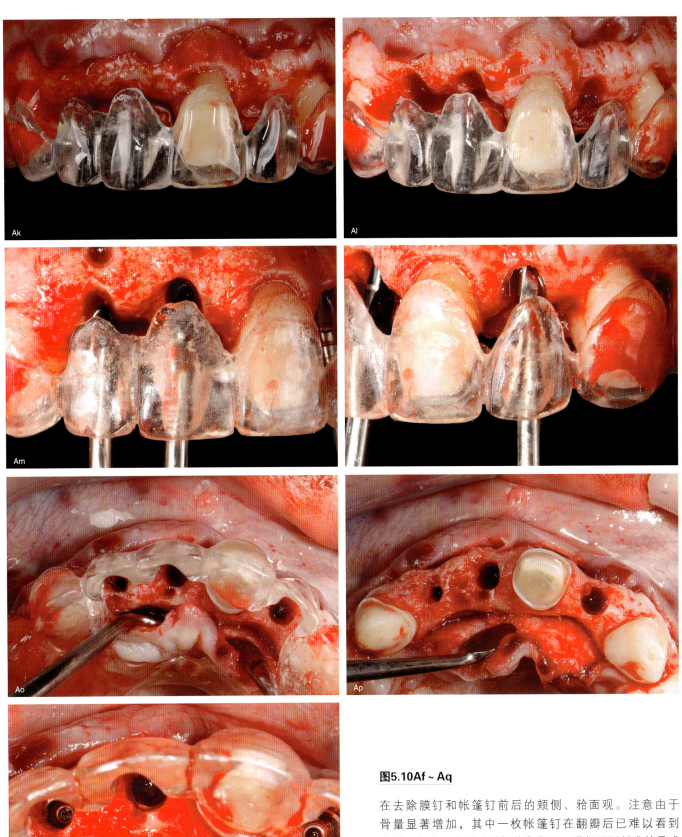

图5.10Af～Aq

在去除膜钉和帐篷钉前后的颊侧、殆面观。注意由于骨量显著增加，其中一枚帐篷钉在翻瓣后已难以看到（**Af～Ai**）。在手术导板的参考下，进行冠延长术的骨成形步骤（**Aj**）。将缺牙区牙槽嵴修整成扇贝形的前后，放置手术导板协助判断骨修整是否充分（**Ak，Al**）。手术导板引导下的种植逐级备洞（**Am～Ap**）。种植体植入后（**Aq**）。

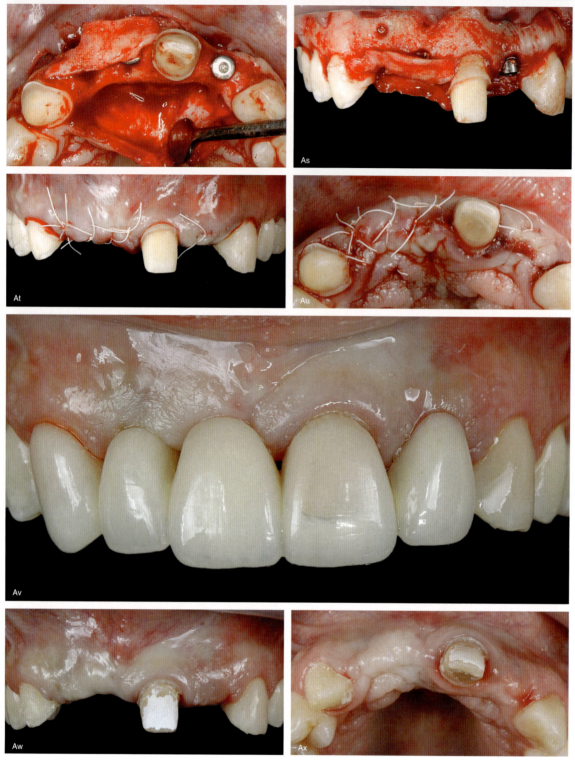

图5.10Ar ~ AAe

采用结缔组织移植增加软组织量（**Ar，As**）。缝线固定软组织瓣（**At，Au**）。3个月后的临床随访显示足够的软组织体积和理想的轮廓。注意调整后的新的临时修复体（**Av ~ Ax**）。二期手术，同期软组织增量并戴入种植体支持的临时修复体（**Ay，Az**）。2个月后的临床和影像学随访显示软组织塑形开始。X线片显示临时修复就位的情况（**AAa ~ AAe**）。修复医生：Oswaldo Scopin；技师：Luiz Alves Ferreira。

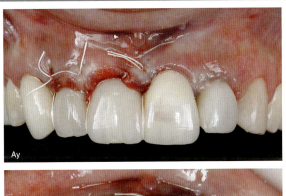

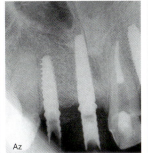

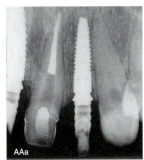

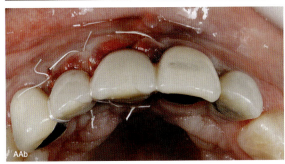

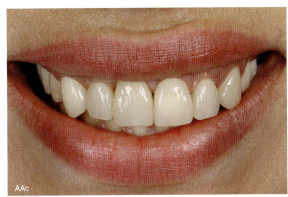

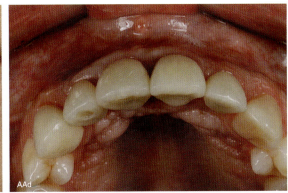

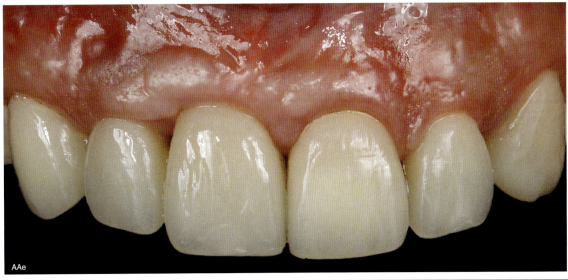

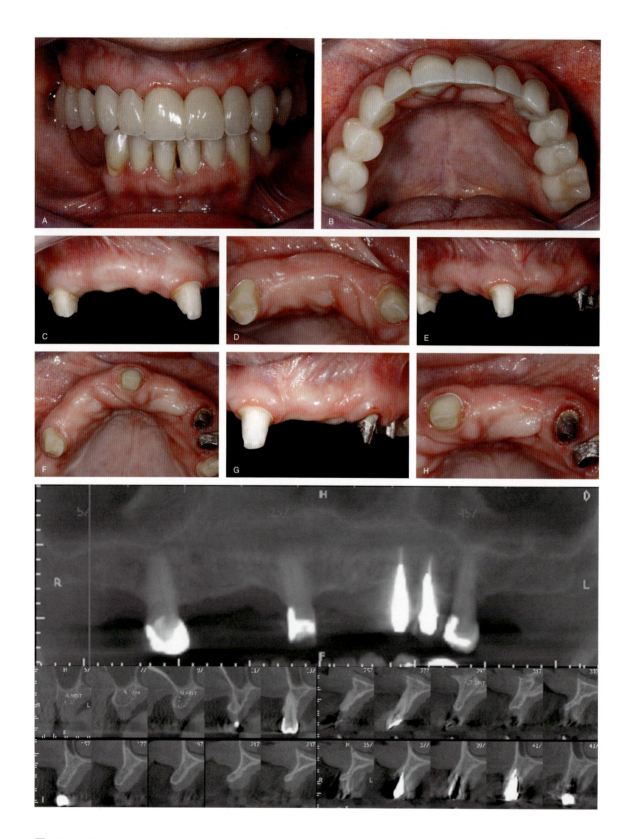

图5.11A ~ Ac

具有内部松质骨的水平骨增量病例。佩戴临时固定义齿的颊侧及殆面观（**A，B**）。未佩戴临时修复体的颊侧及殆面观（**C ~ H**）。上前牙区CBCT。注意皮质骨板间存在松质骨（**I**）。翻全厚瓣（**J**）皮质骨钻孔（**K**）。殆面观显示牙槽嵴顶厚度（**L ~ N**）。放置帐篷钉（**O**），骨充填（**P**）放置屏障膜（**Q**）。无张力缝合软组织瓣。注意调整临时修复体，切勿压迫创口（**R ~ W**）。6个月后的颊侧和殆面观（**X ~ Ac**）。

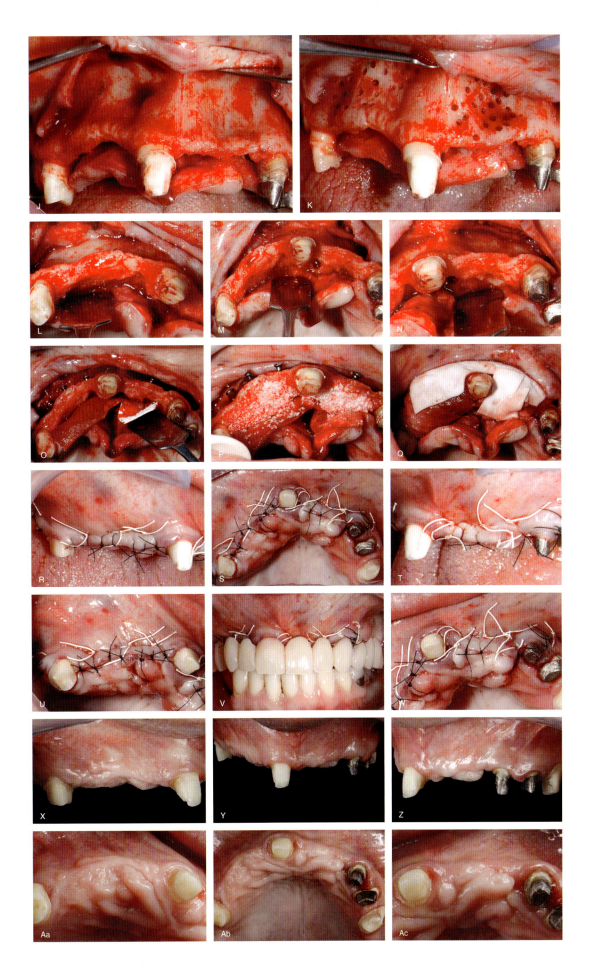

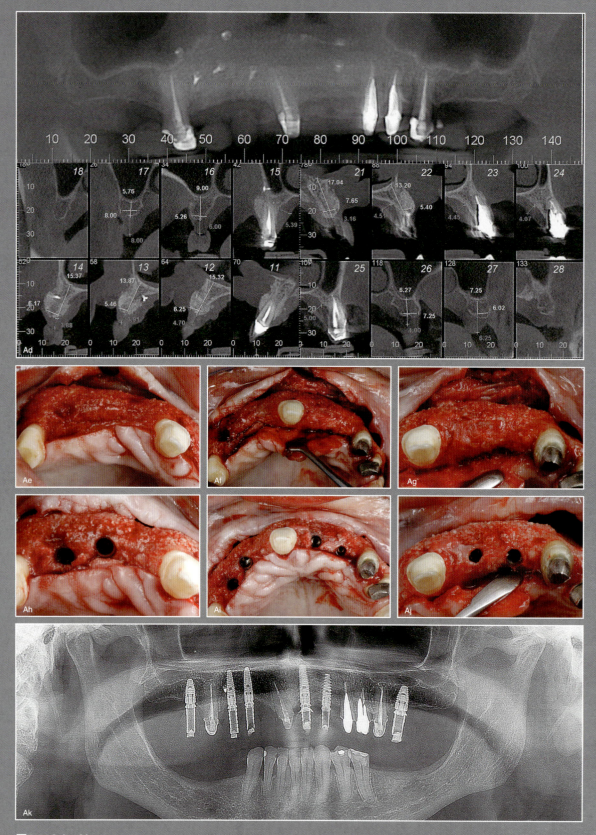

图5.11Ad ~ Ak

CBCT显示骨量显著增加（**Ad**）。6个月后再生骨的临床照片（**Ae ~ Ag**），充足的骨量使种植体得以植入合适的位置。注意植体周的骨量（**Ah ~ Aj**）。3个月后的X线片（**Ak**）。

无内部松质骨结构的水平骨缺损

这类缺损，也称为刃状牙槽嵴，总体来说是比前文描述的范围更大的骨缺损，且缺乏来自骨髓腔的血管和细胞的供养。由于难以固定以及缺乏血供等原因，块状骨移植术不适用于这种骨缺损类型。因此，引导骨再生技术是这类骨缺损唯一可预期的治疗手段。我们可以采用前文描述的方法来进行植骨，但是此类缺损无法放置水平向的帐篷钉，因为有限的余留骨量使帐篷钉的固定变得非常困难。需要指出的是，在这类缺损中，膜的固定，特别是采用膜钉进行膜的固定也可能很困难，因为受区骨板异常菲薄、脆弱。基于此，我们建议在受区采用刚性装置（不可吸收膜、钛网等）固定颗粒状骨移植物（自体骨和去蛋白小牛骨1∶1混合），这与面对垂直骨缺损时所采用的方法类似。在后牙缺损区我们采用钛加强的不可吸收膜，而覆盖可吸收胶原膜的钛网则用于前牙区。采用自攻型螺钉固定这类刚性材料较膜钉固定更为容易，这些将在后续的章节详述。然而，正如前文所述，考虑到可能的膜暴露风险，医生在选择使用可吸收胶原膜还是不可吸收膜或钛网时，必须充分权衡成本与收益。这项技术需要6～8个月的时间使骨移植物成熟（图5.12）。

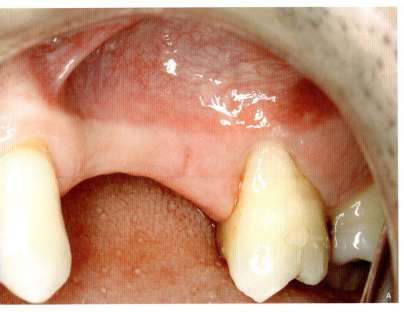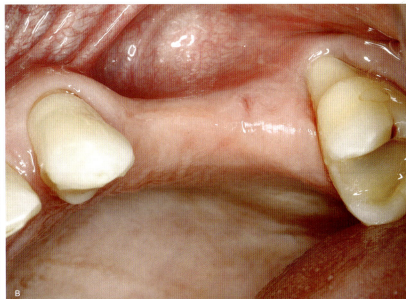

图5.12A，B

颊腭侧皮质骨板间无松质骨的水平骨增量病例。颊侧及𬌗面观（**A，B**）。

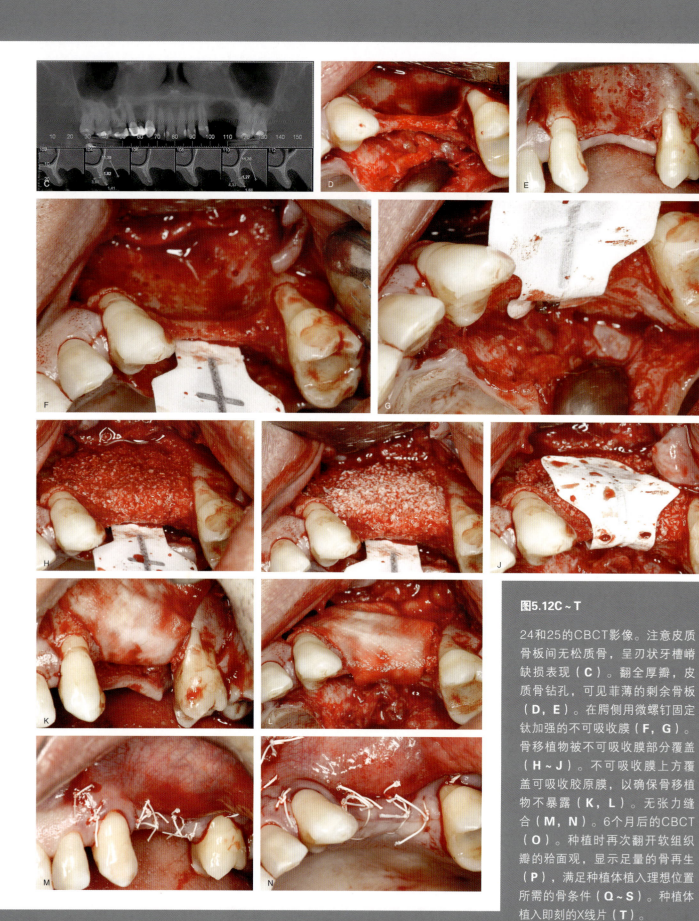

图5.12C～T

24和25的CBCT影像。注意皮质骨板间无松质骨，呈刃状牙槽嵴缺损表现（C）。翻全厚瓣，皮质骨钻孔，可见菲薄的剩余骨板（D，E）。在腭侧用微螺钉固定钛加强的不可吸收膜（F，G）。骨移植物被不可吸收膜部分覆盖（H～J）。不可吸收膜上方覆盖可吸收胶原膜，以确保骨移植物不暴露（K，L）。无张力缝合（M，N）。6个月后的CBCT（O）。种植时再次翻开软组织瓣的殆面观，显示足量的骨再生（P），满足种植体植入理想位置所需的骨条件（Q～S）。种植体植入即刻的X线片（T）。

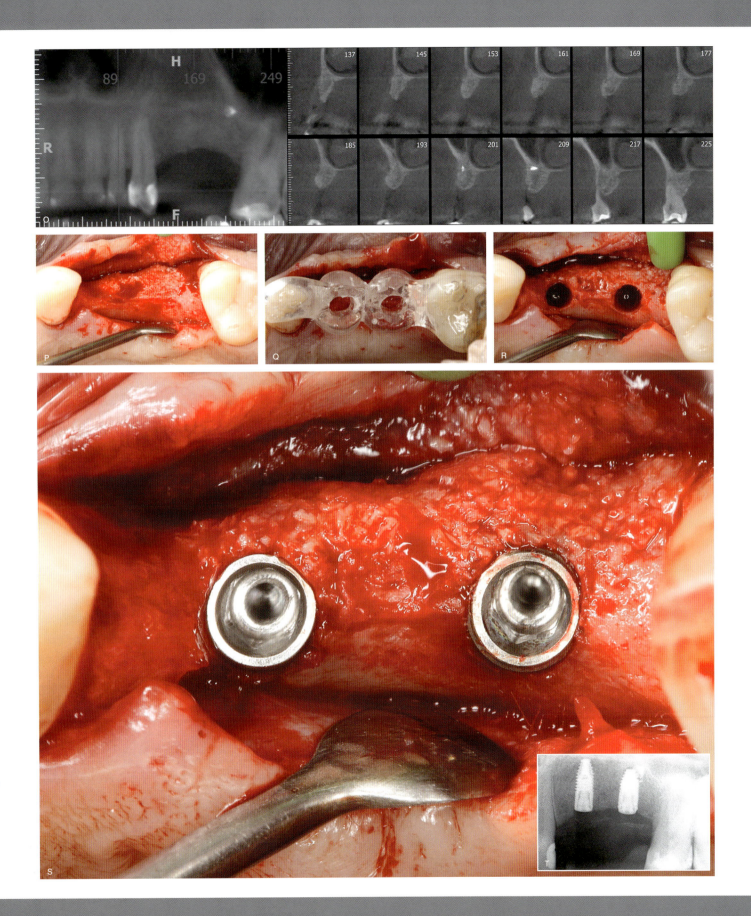

垂直骨缺损

对垂直骨缺损而言，一般需要在骨缺损最深的部位放置帐篷螺钉，一方面作为骨再生的参考，为屏障膜提供支撑，另一方面，也可减少软组织施加在移植物上方的压力，防止膜的塌陷。头部膨胀的螺钉是首选，螺钉头部应与邻牙牙槽嵴顶高度平齐。垂直骨增量同样采用颗粒状骨移植物（自体骨与去蛋白小牛骨1∶1混合），但需要用刚性装置来稳固移植物、防止软组织塌陷。如前所述，笔者团队在后牙区使用钛加强的不可吸收膜，在前牙区则使用钛网，外层覆盖可吸收胶原膜。这项技术需要9~12个月的时间使骨移植物成熟。如果缺损的基底部具有足够的宽度，邻牙牙槽嵴顶到缺损最深处的高度落差在4mm以内，可以在GBR同期植入种植体，并可以种植体作为帐篷钉。一般而言，此类病例应在6~8个月之后进行二期手术，取出屏障膜、暴露种植体（图5.13）。

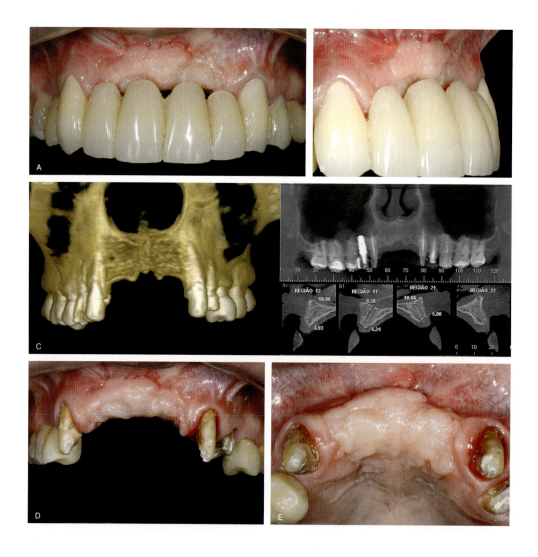

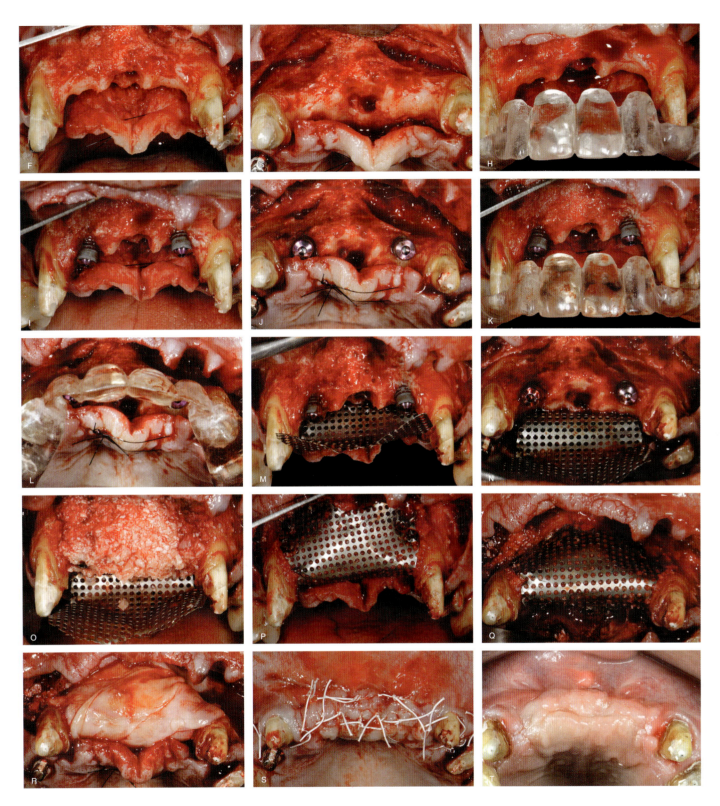

图5.13A ~ T

垂直骨增量同期植入种植体。上颌颊侧和侧方的临床照片显示中切牙和侧切牙缺失（**A，B**）。可以观察到因早期暴露导致失败的块状骨移植术后遗留的瘢痕。CBCT显示有足够厚度的骨量供种植体植入，但是在邻牙牙槽嵴顶之间以及骨缺损的中部可见少量垂直骨缺损（**C**）。去除牙支持式临时修复体后的颊侧及殆面观显示缺损的轮廓（**D，E**）。翻全厚瓣，试戴种植导板（**F~H**）。导板引导下将种植体植入侧切牙位置。注意以邻牙牙槽嵴顶高度为参考，种植体有3~4mm的螺纹暴露（**I~L**）。将钛网放置在骨缺损区，皮质骨钻孔（**M，N**）。将骨移植物与L-PRF混合（**O**）。调整钛网使其适应骨缺损形态，稳定下方的骨移植物（**P，Q**）。钛网表面覆盖可吸收胶原膜以及L-PRF纤维膜（**R**）。无张力缝合关闭软组织瓣（**S**）。6个月后的临床照片（**T**）。

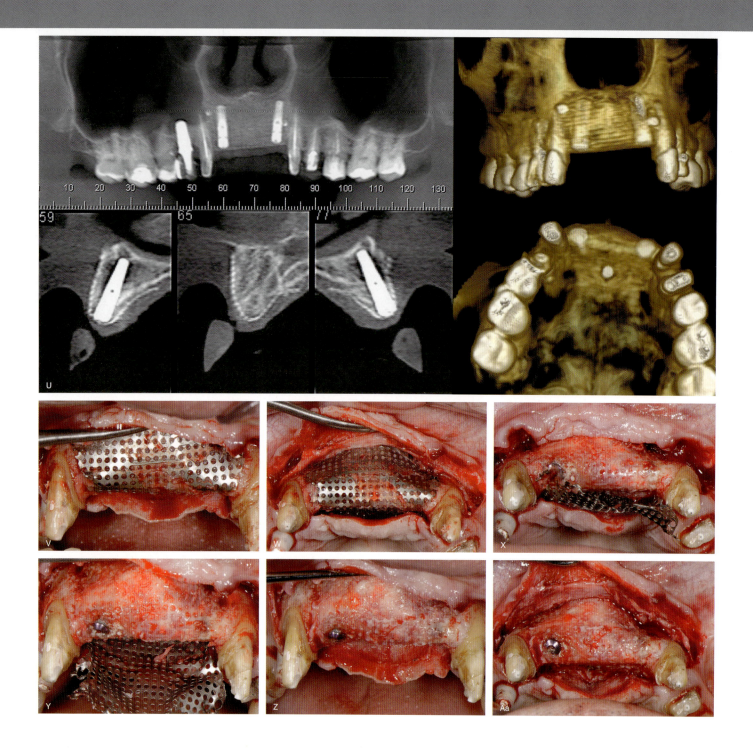

图5.13U ~ Ak

6个月后的CBCT显示钛网下方完全的骨填充（**U**）。翻瓣后去除钛网。注意原骨缺损区域实现了完全的骨再生（**V ~ Aa**）。安放愈合基台，采用去蛋白小牛骨和可吸收胶原膜保护再生的骨组织（**Ab ~ Ae**）。上皮下结缔组织移植增加软组织量（**Af，Ag**）。缝合创口（**Ah，Ai**）。3个月后的愈合状况（**Aj，Ak**）。

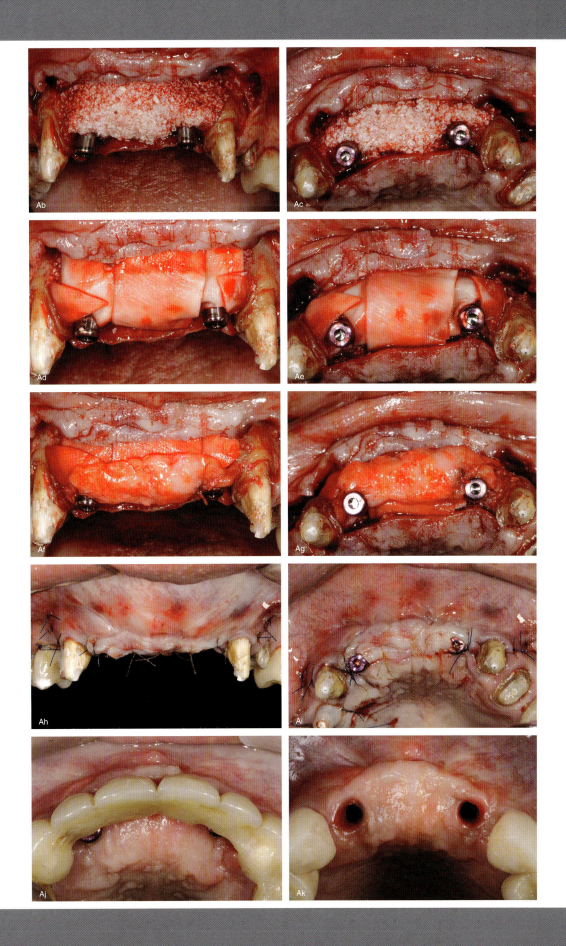

辅助治疗

近年来，在牙周种植领域，一种更加突出生物学导向的再生治疗方法逐渐替代了旧有的机械方法。生长因子这类促进伤口愈合的生物介质，以及细胞疗法在临床上的应用日渐广泛。组织工程是一个较宽泛的领域，着眼于在细胞、生物活性分子以及支架材料的参与下，重建丧失的或损伤的组织[84-86]。生长因子是一种重要的生物活性分子，可以激动特定的细胞外受体，与一系列因素协同诱发"瀑布效应"以促进愈合[84,87]。临床上，我们的选择是自体血来源的浓缩物［富血小板血浆（PRP）、富血小板生长因子（PRGF）、白细胞和富血小板纤维（L-PRF）］（图5.14A～C），重组人血小板衍生生长因子（PDGF-rh）（图5.14D）以及重组人骨形态发生蛋白（BMP-rh）（图5.14E）。上述不同种类的生长因子的外源性应用似乎可以促进创口的愈合反应，从而有利于组织再生[84,88]。

BMP-rh能使间充质细胞分化成成骨细胞进而诱导新骨形成[89]。有证据显示，BMP-rh在诸如牙槽窝保存、上颌窦底提升、植体周组织重建以及牙槽嵴增量等再生性手术中具有一定效果[90-94]。这种生物材料必须以胶原海绵作为载体，也有学者建议可以加入颗粒状的骨移植物，以增加再生骨的密度[93]。术后严重的肿胀很常见，但目前的研究并无关于其他副作用的报告。然而，在其他医学领域，如整形外科，有一些关于BMP-rh引起危及生命的严重反应以及形成肿瘤等病例的报告[95-96]。高昂的价格是制约BMP-rh在临床上投入使用的另一个重要因素[92]。

PDGF是一类具有促进成骨细胞和未分化间充质细胞有丝分裂及趋化的细胞因子。它可以促进血管生成和基质形成，天然存在于血小板内的阿尔法颗粒中，在软硬组织的愈合与修复过程中扮演重要角色[86,97-98]。可以通过合成工艺将PDGF浓缩到自体血内浓度的1000倍，达到

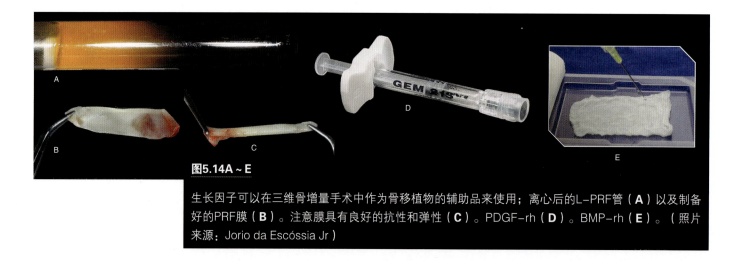

图5.14A ~ E

生长因子可以在三维骨增量手术中作为骨移植物的辅助品来使用；离心后的L-PRF管（**A**）以及制备好的PRF膜（**B**）。注意膜具有良好的抗性和弹性（**C**）。PDGF-rh（**D**）。BMP-rh（**E**）。（照片来源：Jorio da Escóssia Jr）

0.3mg/mL，存放在0.5mL真空瓶内[99]。此产品的另一个重要特征是，可观察到其在骨代谢相关的生化标记物中的延长效应（可长达12周）[100]。一系列动物和人体研究显示这种生物材料具有一定的促进牙周及骨再生的效果[14,82,101-107]。然而，联合使用覆盖骨移植物的屏障膜和这类材料的效果尚不明晰。在动物模型中，屏障膜可以显著降低骨增量的效果[101-102]。另一方面，在人体临床研究中，无论是水平和垂直骨增量，还是上颌窦底提升，并未因加入屏障膜而降低再生的效果[14,82,107]。

经过离心的生长因子浓缩液在牙科领域的应用已经有很长的历史。PRP是第一类得到应用的具有促进软组织愈合效果的材料，但是PRP在诱导骨形成方面的作用存在争议。除此以外，制备过程的复杂性也使得临床医生对它的兴趣逐渐降低。另一方面，L-PRF作为一种100%自体来源、制备过程中不需要任何化学添加物、且使用体验更为友好的材料，在包括牙科在内的许多医学专业领域得到广泛的应用[108-111]。采集外周静脉血，以2700r/min的速率离心12分钟后，将纤维状的离心产物收集，并且在专门的操作盒中进行制备。经过制备后，可以得到包括95%的血小板和约50%的白细胞在内的纤维膜或栓塞，可以在牙周及再生性手术中得到应用[112]。离心过程中的渗出物中包含细胞外基质中重要的黏附多功能糖蛋白（纤连蛋白和玻连蛋白），这些糖蛋白可以使骨移植物更具亲水性[113]。这种材料制备完成后，可在长达4小时的时间内保持活性[114]。三维纤维基质的稳定性对于愈合反应具有关键作用[111]，它的降解时间在7天以上，并能持续释放生长因子[113]。L-PRF可以促进软组织愈合，在某些特定的缺损区似乎也有加速骨形成的作用[115]。

在我们的临床步骤中，选用的移植材料（自体骨和去蛋白小牛骨的1∶1混合物）是不变的，然而我们会尽可能地采用生长因子来促进愈合反应。除了上述因素之外，L-PRF因其较低的成本和使用的便利性，在我们的病例中得到了广泛的应用（图5.15）。

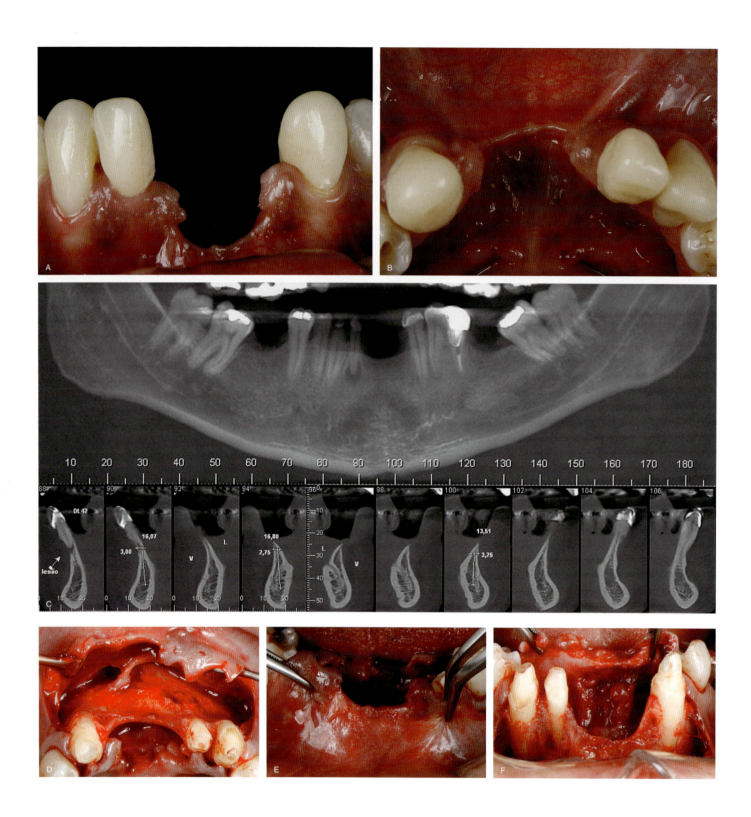

图5.15A ～ N

下颌前牙区大范围垂直骨增量。颊面和舌面观显示3颗下切牙缺失（**A，B**）。缺损的形态特征。由曲面体层片可见，尽管缺牙区有严重的垂直向骨缺损，但邻牙的牙槽嵴顶高度未见明显降低，这保证了垂直骨增量的良好预后。注意42有根尖病变，因此牙髓治疗是必要的（**C**）。瓣的处理。注意小心地完成舌侧瓣的减张步骤（**D ～ F**）。采用取骨钻从颏部取骨（**G，H**）。将自体骨、去蛋白小牛骨和切成小片的L-PRF纤维混合，并加入L-PRF渗出液（**I，J**）。以邻牙牙槽嵴顶为参照放置帐篷钉。注意邻牙的骨缺损以及42的根尖病变（**K ～ N**）。

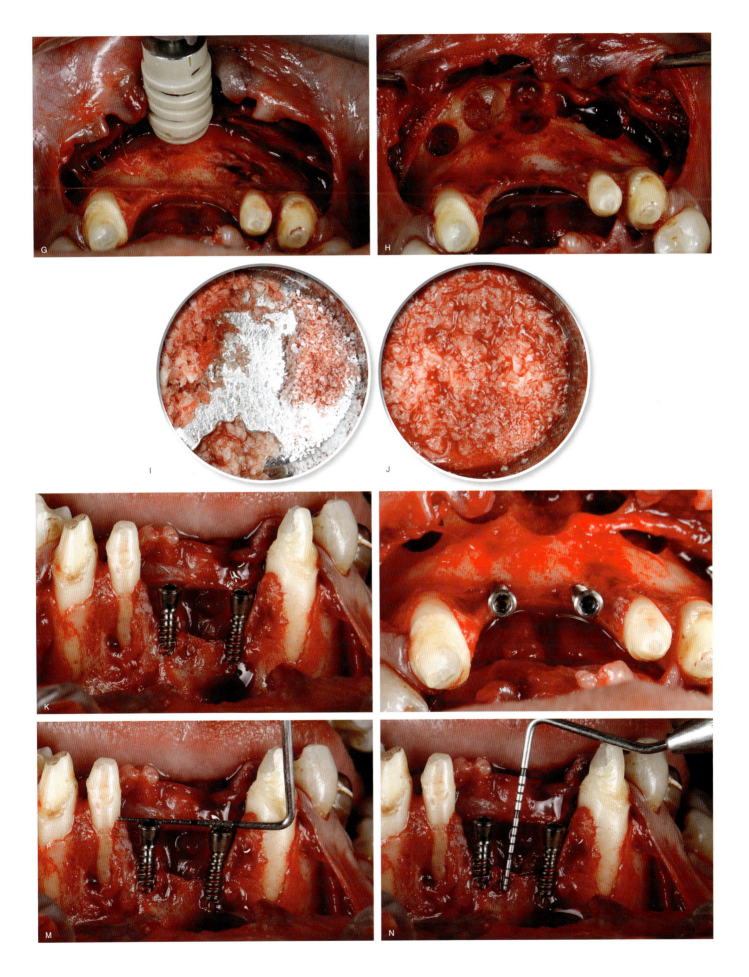

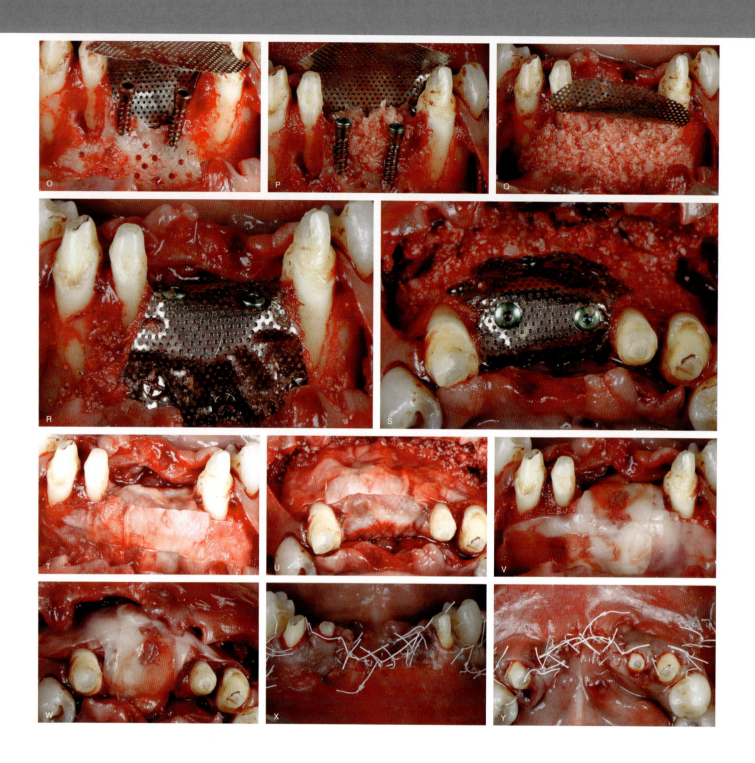

图5.15O ~ Ah

修剪钛网、皮质骨钻孔、覆盖螺丝固定钛网（**O ~ S**）。钛网表面覆盖可吸收胶原膜和L-PRF纤维膜（**T ~ W**）。无张力缝合（**X，Y**）。9个月后的临床及影像学检查显示骨缺损完全充填，根尖病变完全消失（**Z ~ Ab**）。二期手术去除钛网（**Ac，Ad**）。与术前的对比（**Ae，Af**）种植体植入时。注意明显的新骨形成（**Ag，Ah**）。

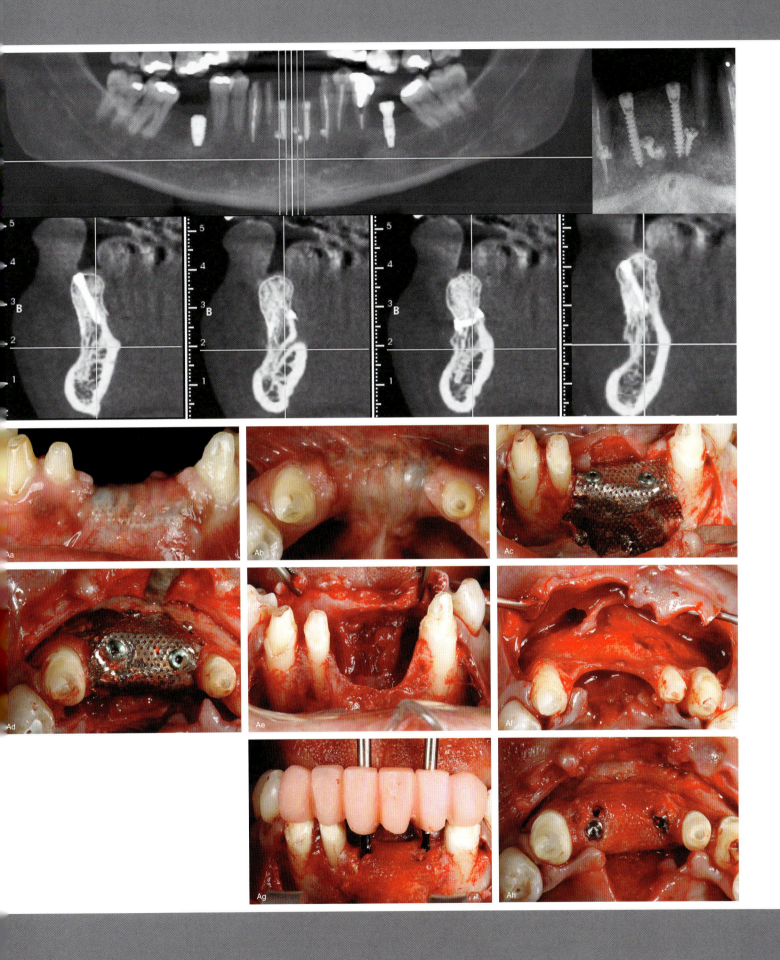

牙槽嵴增量技术的可预期性

术前很重要的一点是，根据缺损的特征评估拟进行骨增量区域的再生潜能。Elian等[9]提出"骨矩形"理论，该理论界定了在以修复为导向的最佳三维位置植入的植体周理想的骨形态。笔者建议，在种植体各个面均应该有至少2mm的骨，骨的高度应该位于邻牙CEJ根方3mm。骨矩形应该是以修复为导向的，然而对这一形态的创造应该是以生物学为导向的，我们并不能保证在任何情况下都可以实现足够的、可预期的骨再生。骨再生的可预期性由所谓的解剖标记所决定：邻牙的颊舌向突度，缺损邻面的牙槽嵴顶高度以及缺损的底部（图5.16）。

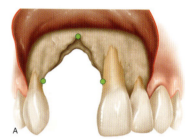

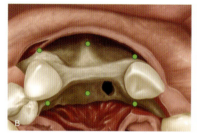 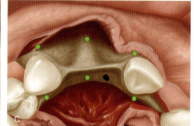 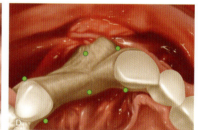

图5.16A～D

图示说明了决定GBR预后的解剖标记（**A～D**）。

在一些病例中，新生骨完全充满了解剖标记内的空间，这反映出牙齿丧失、骨改建之前天然牙周围的实际骨量。然而，即使上述解剖标记完全丧失，我们仍可以获得多达7mm的骨再生，只要满足下列标准：屏障膜上方采用褥式缝合方式无张力关闭创口、受植位点进行皮质骨钻孔、自体骨的应用、膜的稳定性以及12个月的愈合期[29]。

Wang和Boypati[116]发表的文章强调了相同的原则，称为"PASS"理论。每个字母都代表着一项原则：P指的是一级愈合（primary intention healing），A指的是血管形成（angiogenesis），S指的是空间保持（space maintenance），第二个S指的是伤口的稳定（wound stability）。

　　一级愈合可加速创口愈合的过程，并减轻患者的不适感[118]。早期膜暴露可能导致成骨受损及感染[28,117]。良好的瓣的设计及处理对于实现一级愈合至关重要。缝合时，颊侧和舌侧瓣都应该移动到牙槽嵴顶的冠方。为实现这个目标，下颌的嵴顶切口应位于牙槽嵴顶正中，均分颊舌侧角化龈[30]，而在上颌，嵴顶切口应该略偏颊侧，起自邻牙线角的龈乳头基底部，在角化组织内走行[9]（图5.17）。上下颌切口位置的不同主要与舌/腭侧的组织的质量有关。上颌腭侧的牙槽黏膜完全由锚定在骨面上的附着性的角化组织构成；而在下颌，舌侧软组织一部分由被覆上皮和肌肉组织构成，这有利于软组织瓣被动的冠向复位。上下颌牙槽嵴顶切口的颊侧面，以及上颌牙槽嵴顶切口的腭侧面，均应该与邻牙沟内切口相连续，并延伸到缺牙区外1～2颗邻牙的位置。在下颌，舌侧沟内切口应延伸至缺牙区牙槽嵴顶周围3颗邻牙的位置[30]。在重度缺牙的位点，牙槽嵴顶切口的长度应该超过膜边缘7～8mm。垂直减张切口通常位于颊侧沟内/牙槽嵴顶切口的末端，延伸超过膜龈联合。如果可能，只做一道垂直切口可减少出血，在下前磨牙区制备垂直切口时应小心，避免损伤颏神经[118]。

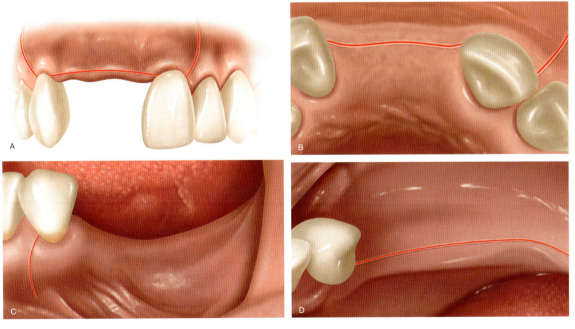

图5.17A～D

图示骨增量技术中的切口设计。注意上颌切口位置略偏颊侧（**A，B**）而下颌则位于嵴顶正中（**C，D**）。注意垂直减张切口起自龈乳头基底部，向外侧斜行、呈一定弧度越过膜龈联合。

　　切口制备完成后，使用钝性骨膜分离器械翻起黏骨膜瓣，使计划进行骨增量的骨缺损区完全暴露。有时也会将湿纱布放在骨和软组织瓣之间，可以使软组织瓣更微创地翻起，并减少过程中的出血对视野造成的影响[118]。解剖知识（血管、神经、腺体）对这一步骤至关重要[118]。颊侧的骨膜减张切口需要使用新的15C刀片。这一切口位于软组织瓣的基底部，用刀轻轻划破骨膜到达黏膜下层或肌层浅部，在近远中向延伸到瓣的全长。骨膜减张切口越深，则软组织瓣越容易冠向移动实现无张力关闭；然而，这也可能导致更多的出血、血肿和水肿[118-119]。在下颌前磨牙区进行骨膜减张时应格外小心，避免损伤颏神经（图5.18）。膜龈联合位置的改变是很正常的术后表现，这在垂直骨增量等需要大范围冠向移动软组织瓣以获得一级愈合的病例中尤其明显。膜龈联合的位置在术后随访中随着年限的增加，有恢复到术前位置的倾向，尽管如此，我们仍常常需要通过膜龈手术的方式纠正膜龈联合位置的改变（图5.19）。

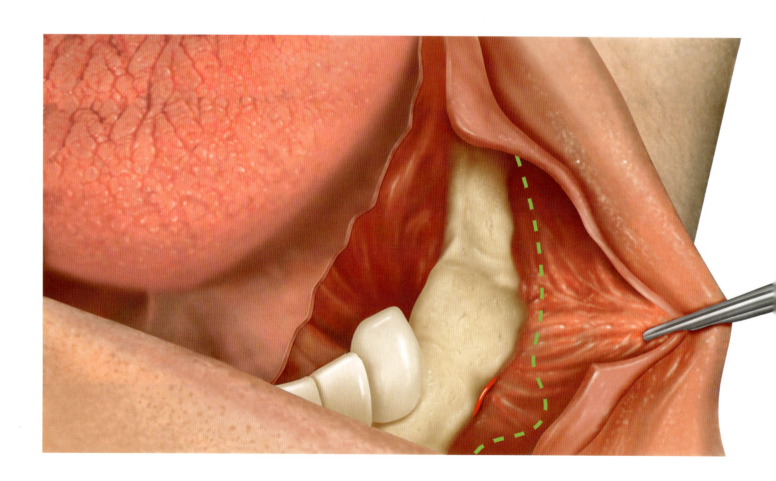

图5.18

图示颊侧骨膜减张切口。注意切口在颏神经区域略向冠方走行，以避免造成颏部的神经血管损伤。

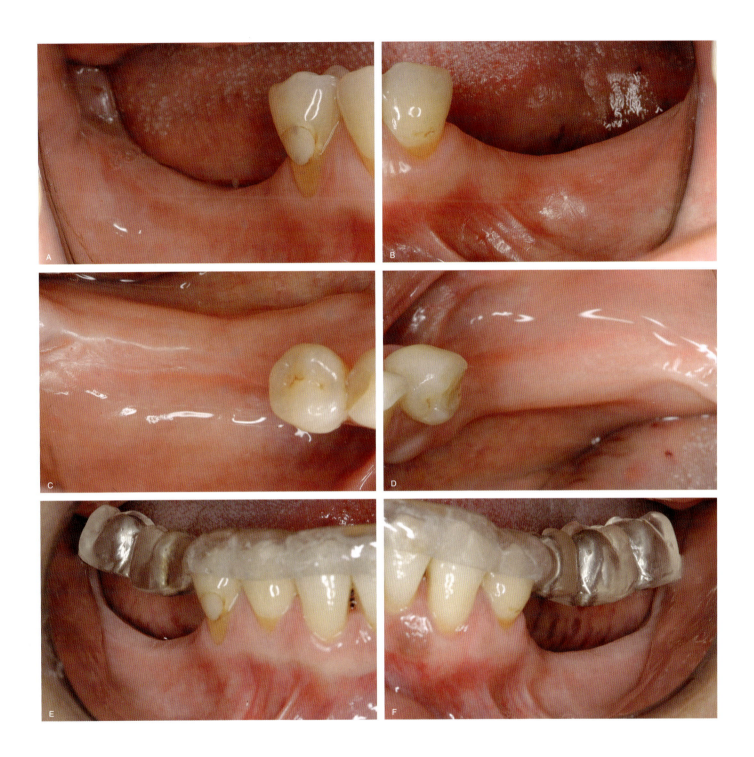

图5.19A ~ F

双侧下后牙区分别选用致密的和蓬松的钛加强不可吸收膜来进行垂直骨增量。双侧的颊侧与
殆面临床照片。注意，末端余留牙远中显著的垂直向组织缺损（**A ~ D**）。术前戴入放射导板
的临床照片（**E，F**）。

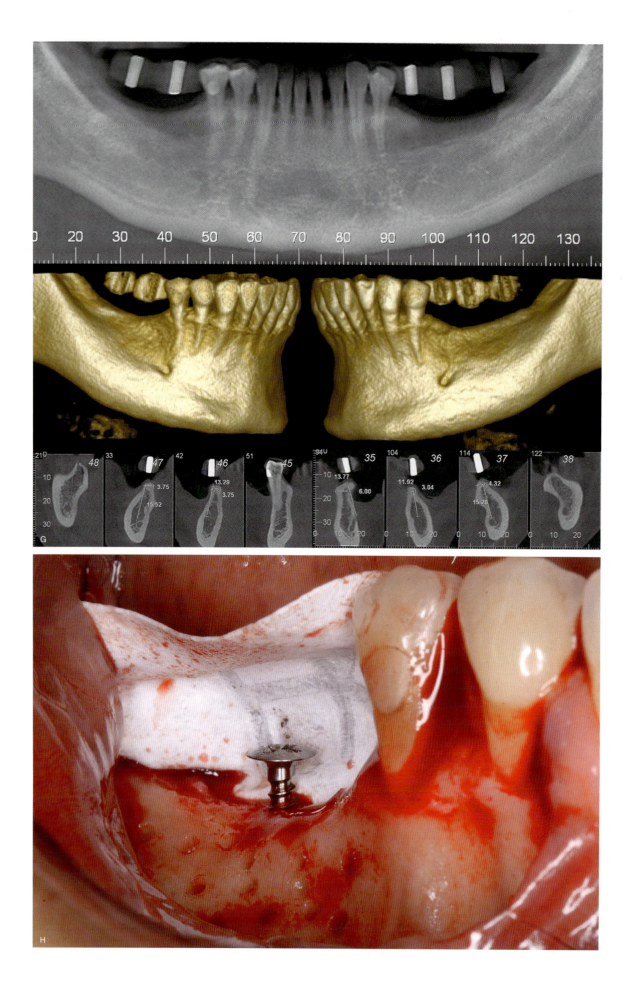

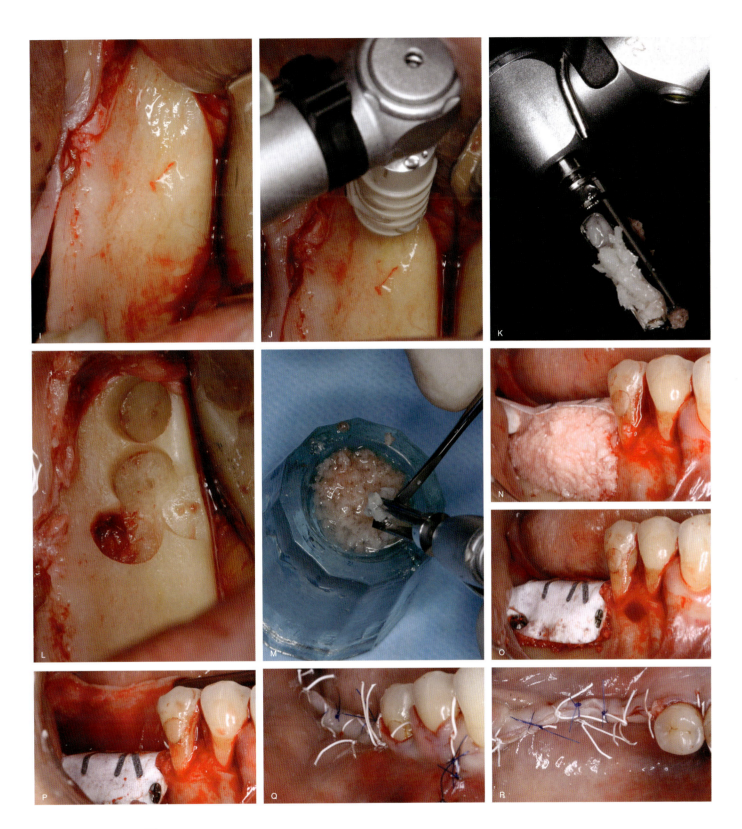

图5.19G ~ R

CBCT显示双侧水平和垂直骨缺损（**G**）。对受植床的皮质骨进行钻孔，放置头部膨大的帐篷螺钉，将蓬松的钛加强不可吸收膜以两枚自攻型微螺钉固定在舌侧（**H**）。用专用的取骨钻在下颌升支收集自体骨。注意，尽管钻孔深度很浅，但医生仍然用这种简单、微创、快速的方式获取了足量的自体骨（**I ~ M**）。将骨移植物放置并固定在膜的下方，注意舌侧瓣在钝性分离后获得的冠向的被动延展（**N ~ P**）。水平褥式加间断缝合无张力关闭创口（**Q，R**）。

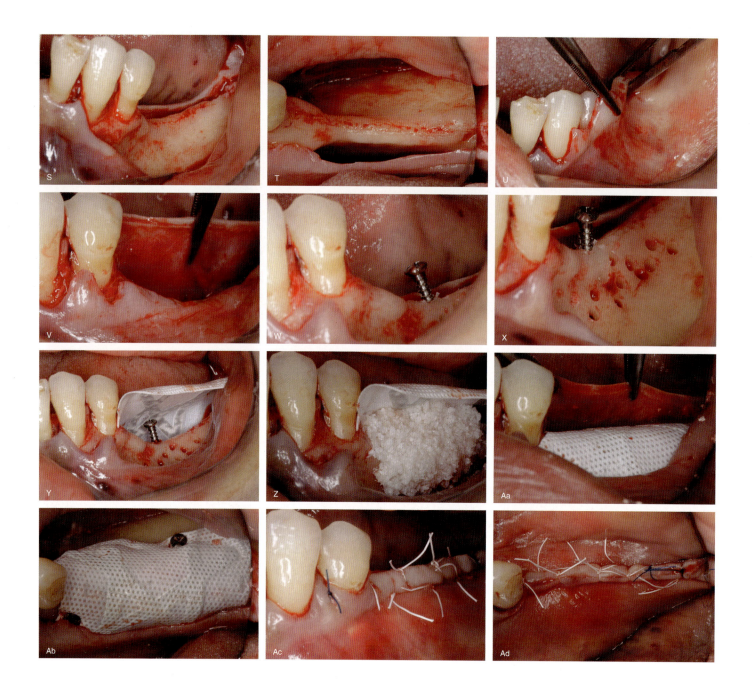

图5.19S ~ Ai

术后30天，对侧采用相同手术步骤进行垂直骨增量，屏障膜换成了致密的钛加强不可吸收膜（**S ~ Ad**）。垂直骨增量9个月后的颊侧及𬌗面临床照片。注意黏膜的"透射影"（**Ae ~ Ah**）。9个月后的CBCT显示，无论是水平向还是垂直向均获得了显著的骨量增加（**Ai**）。

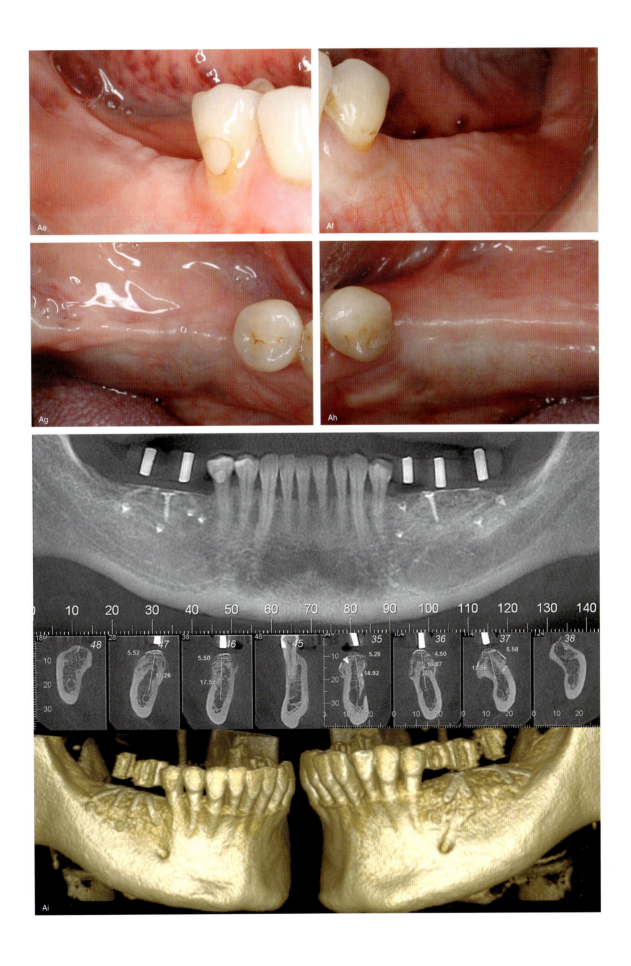

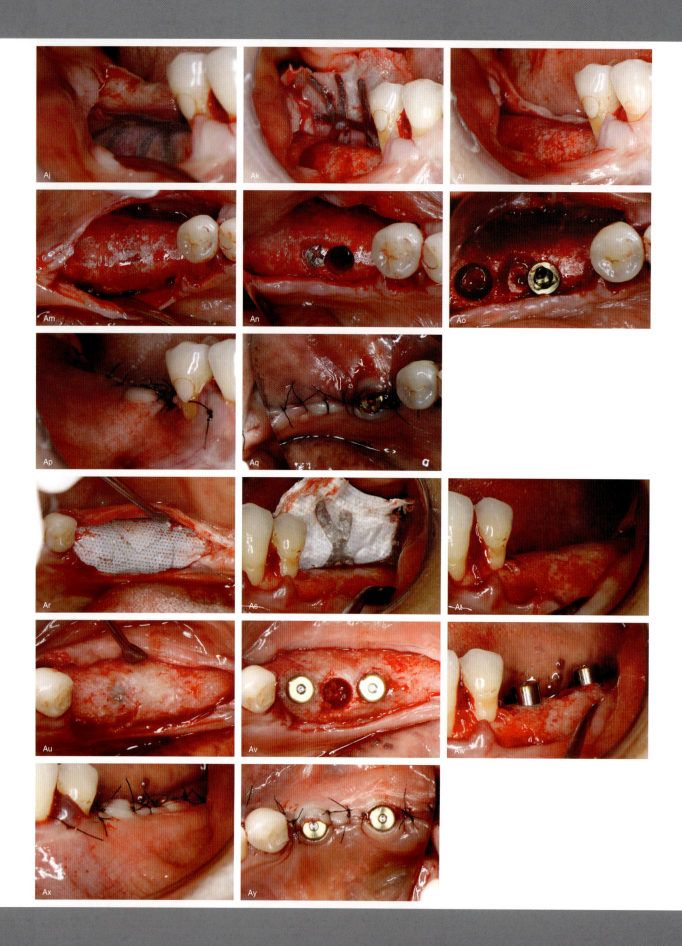

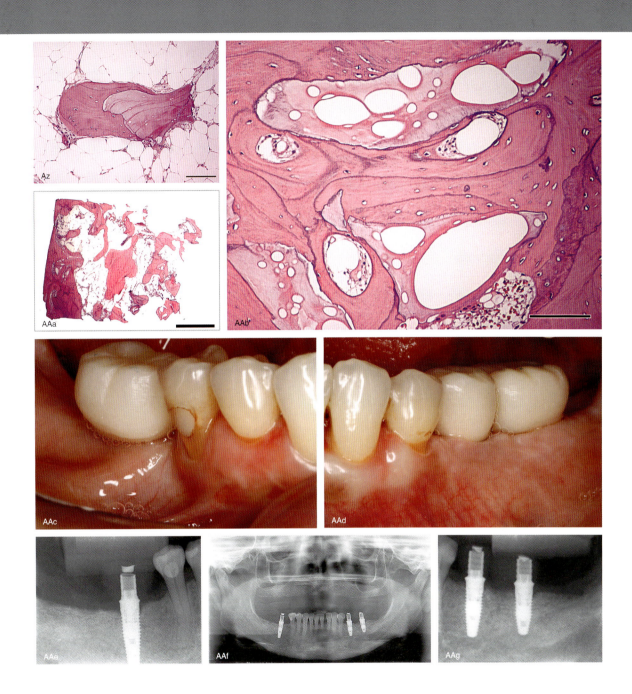

图5.19Aj ~ AAg

再次翻开软组织瓣，在再生的骨组织上植入种植体（**Aj ~ Ay**）植骨区取活检，镜下可见左侧近牙槽嵴顶区域有皮质骨存在。在对侧和中心区域可见松质骨和骨髓。比例尺：1mm（**Az**）。左侧标本皮质骨部分的高倍镜下表现。破骨细胞占据的陷窝表明有显著的薄层状新骨形成，而空的陷窝则是去蛋白小牛骨颗粒。此区域大的液泡常伴有去蛋白小牛骨颗粒存在。比例尺：100μm（**AAa**）。中央和右侧标本的高倍镜下表现。骨小梁陷窝内可见破骨细胞（左侧），这表明有显著的薄层状新骨形成。空的间隙（右侧）则是巨噬细胞包围的去蛋白小牛骨。比例尺：100μm（**AAb**）。组织学分析：Luis Antonio Violin Dias Pereira。临床（**AAc，AAd**）和影像学（**AAe ~ AAg**）图像显示负荷3个月后的种植体支持的过渡式修复体。修复医生：Lilian Brito；技师：Julio Cesar dos Santos。

　　如前所述，腭侧瓣无法冠向移动，这也是为什么上颌嵴顶切口应略偏颊侧。然而，我们可以采用一些创造性的解决方式，如腭侧黏膜的切开和旋转等，来实现瓣的关闭（图5.20）。

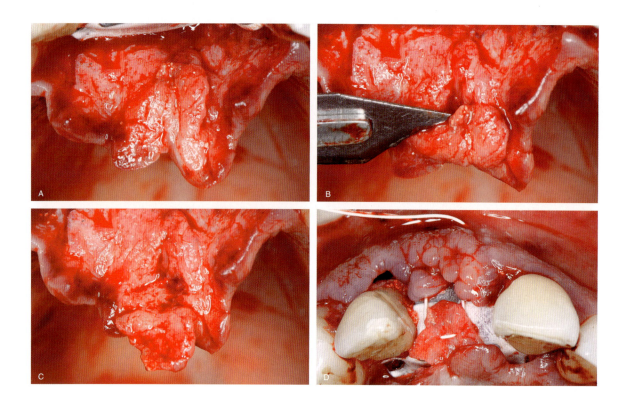

图5.20A ~ D

对腭侧瓣的处理使软组织可以更好地覆盖屏障膜（**A ~ D**）。注意通过刀片的内切分离腭侧软组织半厚瓣。

　　下颌后牙舌侧瓣可以通过分离下颌舌骨肌的表层纤维获得多达15mm的冠向移动度（图5.21）。舌侧的减张通过钝性分离实现。以组织镊轻轻夹起舌侧软组织瓣，用钝性骨膜剥离子从瓣的基底部轻划。也可以用湿纱布塞到软组织瓣和骨之间，施加一定压力来完成这一过程。将钝性器械以牵引的方式冠向移动，可以把表层纤维从软组织瓣分离，从而使瓣获得额外的30mm的冠向移动度。受限于前牙和磨牙区之间解剖结构的不同，这项技术不能在前磨牙区使用。因此，笔者建议，可以用手术刀的刀背轻轻划破骨膜的最浅层。然后用牙周探针、龈乳头分离器或者剪刀等小心地分离纤维，以免损伤重要的解剖结构（血管、神经、腺体等）。经过减张处理的颊侧软组织瓣，其边缘应可以无张力冠向拉拢到邻牙的𬌗面/切缘的位置（图5.22）。

图示后牙区（**A**）和前牙区（**B**）的舌侧瓣减张。在后牙区需要用到钝性骨膜剥离子，在前牙区则使用15C刀片。笔者感谢Dr. Paolo Rossetti对于舌侧瓣减张技术的描述。

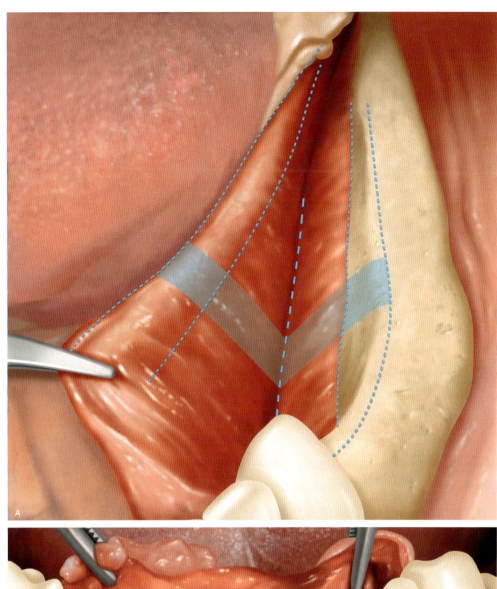

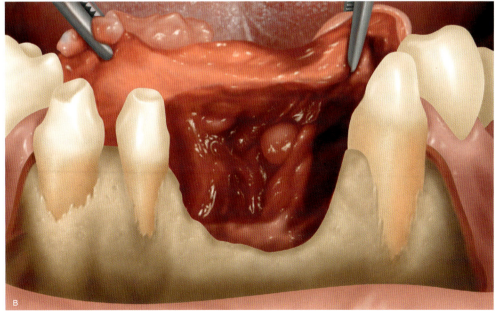

图5.21A，B

图示后牙区（**A**）和前牙区（**B**）的舌侧瓣减张。在后牙区需要用到钝性骨膜剥离子，在前牙区则使用15C刀片。笔者感谢Dr. Paolo Rossetti对于舌侧瓣减张技术的描述。

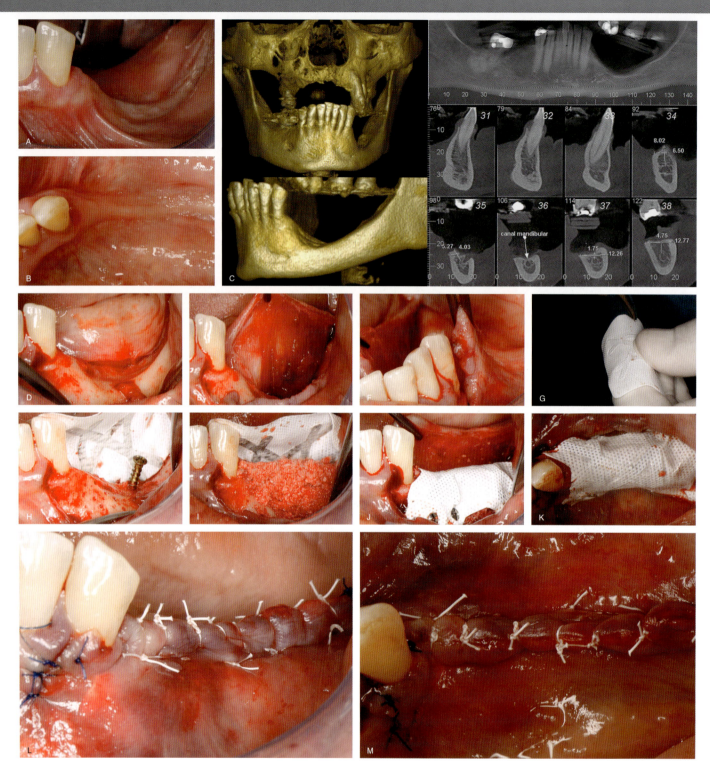

图5.22A～V

单侧下颌广泛的垂直骨增量。左下后牙颊侧和殆面观（**A，B**）。CBCT显示广泛的垂直骨丧失。注意颏神经从牙槽嵴顶穿出（**C**）。翻开颊侧及舌侧瓣。颊侧瓣采用骨膜开窗的方式进行减张（操作过程中须格外小心，以防损伤颏神经），舌侧则通过钝性分离下颌舌骨肌浅层纤维的方式减张（**D～F**）。膜的修剪与弯折。需要指出的是，在这一步应更换新的无菌手套，以减少污染的风险（**G**）。将膜固定在舌侧，皮质骨钻孔，放置帐篷钉，充填骨移植物，评估瓣被动向冠向复位的能力，以及对致密的钛加强不可吸收膜完成最终固定（**H～K**）。缝合软组织瓣（**L，M**）。9个月后的临床及影像学表现。注意显著的水平和垂直骨增量（**N～P**）。重新翻开软组织瓣，取出不可吸收膜，植入种植体。注意再生的骨表面覆盖有厚厚的假性骨膜（**Q～T**）。缝合软组织瓣（**U**）。负荷2个月后的种植体支持式临时修复体（**V**）。修复医生：Cassio Orth；技师：Fabio Henrique Fernandes。

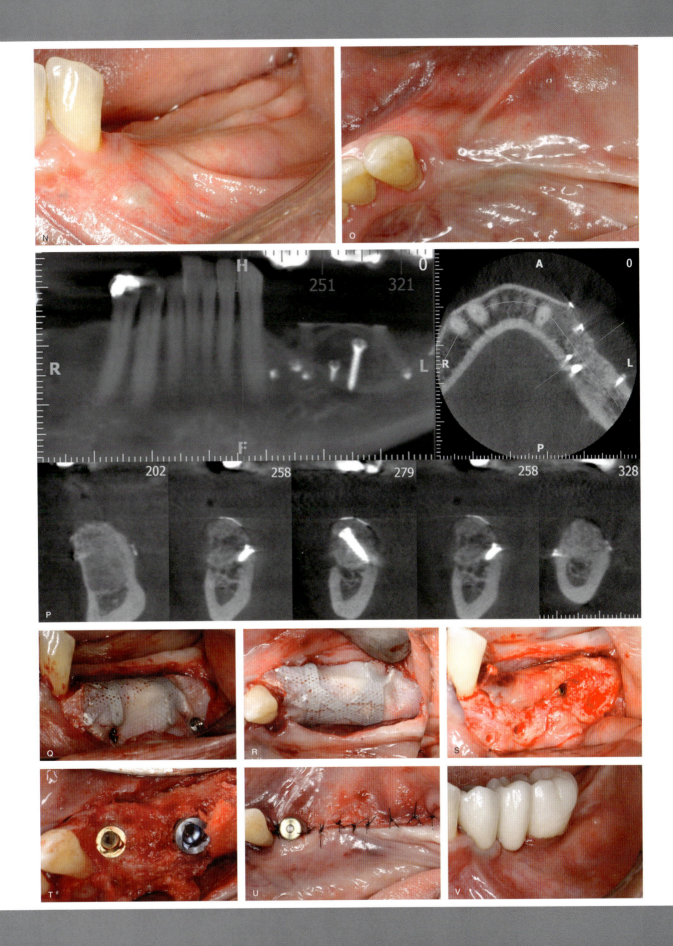

通过受区皮质骨钻孔的方式，可以使骨髓腔内的细胞、血管和生长因子与外界相通，进而促进新生血管生成[120-123]。新生血管与新生骨的形成直接相关[121-122]，除此以外，皮质骨钻孔增加了新生成骨细胞和前体细胞的数量，加快了成骨的进程[124]。术者可以使用超声骨刀、柱形或球形车针等器械完成此步骤。

空间保持需要骨移植材料和屏障膜协同完成，这是GBR成功的一大关键因素[23,82,116,125-127]。如前所述，用于水平和垂直牙槽嵴增量的帐篷钉，以及刚性的支架结构[29,83]均可作为预期增量范围的参照，减少瓣对于移植物的压力，阻止屏障膜的塌陷。

移植物和血凝块的稳定同样是GBR成功不可或缺的要素[61]膜的固定是此二者稳定的基础。在固定屏障膜之前，必须确保膜的形态与骨缺损区相贴合。膜的边缘应至少超出缺损边缘3mm以上，对于与天然牙或种植体相邻的骨缺损病例，膜（尤其是不可吸收膜或钛网）应与邻牙保持至少2mm的距离以避免经由龈沟而来的污染。自攻型微螺钉以及膜钉均可用于固定屏障膜。总体而言，前者适用于固定有一定刚性结构的屏障膜（钛加强不可吸收膜和钛网），而膜钉更适用于固定可吸收膜（图5.23）。然而，这并非绝对。目前，已经有反角刃的微螺钉以及更加坚固锐利的膜钉问世，这些特征均可以提高其使用效果。组织凝胶（氰基丙烯酸盐粘接剂）因其良好的生物相容性、可降解性及抑菌性，也可作为辅助的膜固定工具使用[128-131]（图5.24）。

无张力的创口关闭是GBR的最后一步。术者需要先对瓣进行调整以便精准对位，然后进行双层缝合[9,118,132]。首先进行的、也是最重要的是水平褥式缝合，其目的是使瓣的边缘拉近并外翻，使两侧瓣内的结缔组织紧密接触。这种缝合也增大了切口和膜的距离。沿切口走行方向，以3mm为间隔，可进行尽可能多的褥式缝合。第二层为间断缝合。笔者推荐分别使用PTFE缝线和单股线完成第一和第二层缝合。尽可能保留长的线结可便于拆线。缝合完成后，我们建议对术区进行10分钟的加压以减少出血和血肿[118]。

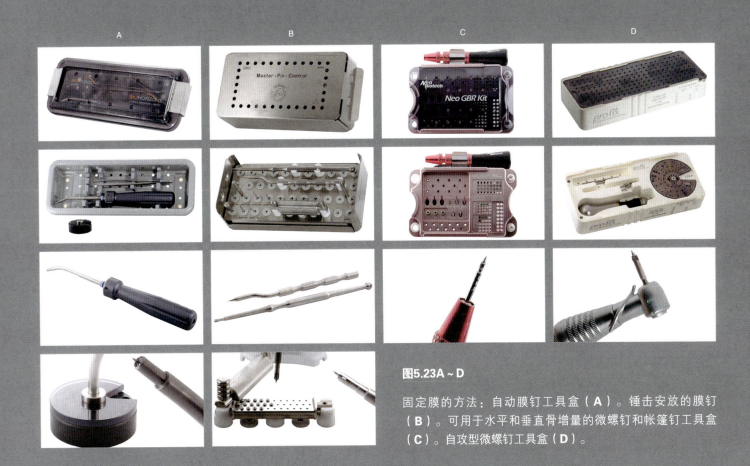

图5.23A ~ D

固定膜的方法：自动膜钉工具盒（**A**）。锤击安放的膜钉（**B**）。可用于水平和垂直骨增量的微螺钉和帐篷钉工具盒（**C**）。自攻型微螺钉工具盒（**D**）。

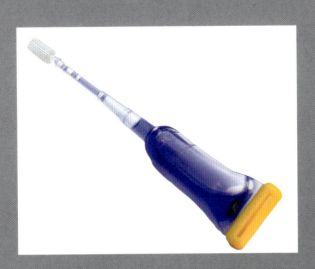

图5.24

氰基丙烯酸等生物黏合剂也可用于膜的固定。

术前评估

对于任何外科手术而言，术前和术后的评估都是非常重要的，由于GBR的复杂性和独特性，这些评估显得尤为关键。对局部和全身性疾病的控制是必需的。在术前应通过牙周治疗减轻软组织的炎症。发炎的组织在缝合中更容易撕裂，进而导致愈合期伤口的裂开。除此以外，菌斑和牙石都是潜在的感染源。笔者建议术前1周对患者进行最后一次预防性洁治，术前3天开始含漱0.12%氯己定漱口水，从而最大限度地实现术前的菌斑控制。牙髓病变和不良修复体同样应当在术前予以治疗[133]。对于软组织过薄以及角化黏膜缺如的部位，可在术前进行上皮下结缔组织移植或游离龈移植，但需要进行仔细地评估。肌肉附着（系带）和瘢痕组织可能在创口关闭过程中增加瓣的张力，因此，建议在GBR术前至少30天进行系带和瘢痕的修整。

众所周知，一些全身状况对伤口愈合有消极影响[132]。吸烟是极其有害的，因烟草中的成分可部分阻断氧、营养物质和细胞到达植骨区域[134-135]。应建议患者至少在术前1周停止吸烟，在整个愈合过程中均应停止吸烟；然而，很显然，患者在很多情况下不能完全遵从医嘱[134]。由于免疫系统的移植以及组织过度的炎症反应，糖尿病患者感染的易感性更高[136-137]。糖代谢后，自由基随之产生并且与内皮细胞和巨噬细胞发生反应，从而增加了毛细血管通透性，产生更多炎性细胞因子。血糖水平在术前必须要得到有效控制。

另外，近期有研究显示，由于与骨代谢密切相关，胆固醇和维生素D水平的改变可能干扰骨愈合的过程[138]。高胆固醇（尤其是低密度脂蛋白），可降低成骨细胞及碱性磷酸酶的活性，减少矿化结节的形成，促进成骨细胞凋亡，增加破骨细胞数量。他汀类药物可用来控制这一过程，一些学者推测，其可以作为再生性手术的辅助药物来使用[139-140]。维生素D可以促进成骨细胞胞外基质的形成，因而在骨代谢过程中扮演着重要角色[138]。维生素D缺陷对骨再生的临床效果产生消极的影响。补充维生素D同时保持规律的日晒可以增加维生素D的水平。

术后评估

建议患者在术后使用0.12%氯己定漱口液，每天含漱两次，持续至少两周。患者的饮食也需多加注意，应建议患者在术后若干天避免进食热的或硬的食物，以保护手术区域创口稳定。在术后开始的48小时内，冰袋冷敷对于缓解疼痛，减少出血、水肿、血肿尤为关键。患者应停止使用可摘局部义齿，以避免对植骨区造成压迫，特别是在缺牙区。术后2~3周，使用镊子和线剪小心拆除缝线，避免术区损伤。应给予患者抗生素、抗炎药、止痛药等，缓解术后疼痛与肿胀。

并发症处理

GBR最常见的并发症为膜的早期暴露及感染。大多数病例中，早期膜暴露发生在术后3～4周，随之可发生膜的污染[141]（图5.25）。成骨量的减少一般和膜暴露发生和持续的时间有关[28,117]。Fontana等[142]建议将膜暴露分为4类：

- ⊙ **Ⅰ类**：暴露量≤3mm，无溢脓。对这类病例可采用0.2%氯己定溶液局部冲洗，3～4周后将暴露的部分剪掉，用结缔组织移植物关闭膜暴露的区域。
- ⊙ **Ⅱ类**：暴露量>3mm，无溢脓。Fontana等建议取出不可吸收膜。我们建议，在取出之后用可吸收胶原膜覆盖未成熟的骨移植物，如果可能的话，再覆盖L-PRF，以促进软组织愈合（图5.26）。
- ⊙ **Ⅲ类**：任何暴露量，有溢脓。应该立即取出膜及表层的骨移植材料。我们建议用可吸收胶原膜覆盖下方未被污染的未成熟的骨移植物。如果可能的话，再覆盖L-PRF，以促进软组织愈合。膜暴露发生的时间越早，成骨的预期就越差。
- ⊙ **Ⅳ类**：未发生膜暴露，但有脓肿形成。这主要是由于手术过程中膜及移植物的污染，或来自邻近的天然牙和种植体的感染。对于这类病例，应系统性给予抗生素，取出膜及所有骨移植材料。

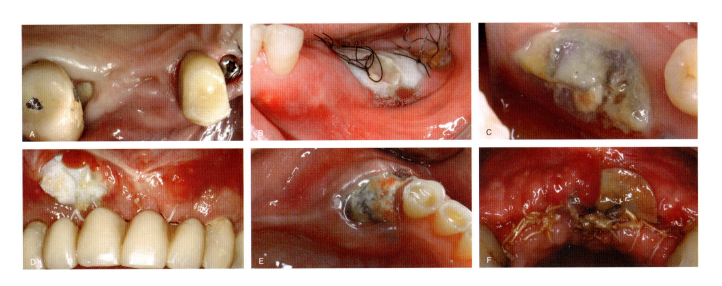

图5.25A～F

不可吸收膜暴露的临床照片（**A～F**）。注意周围软组织的炎症及感染表现。

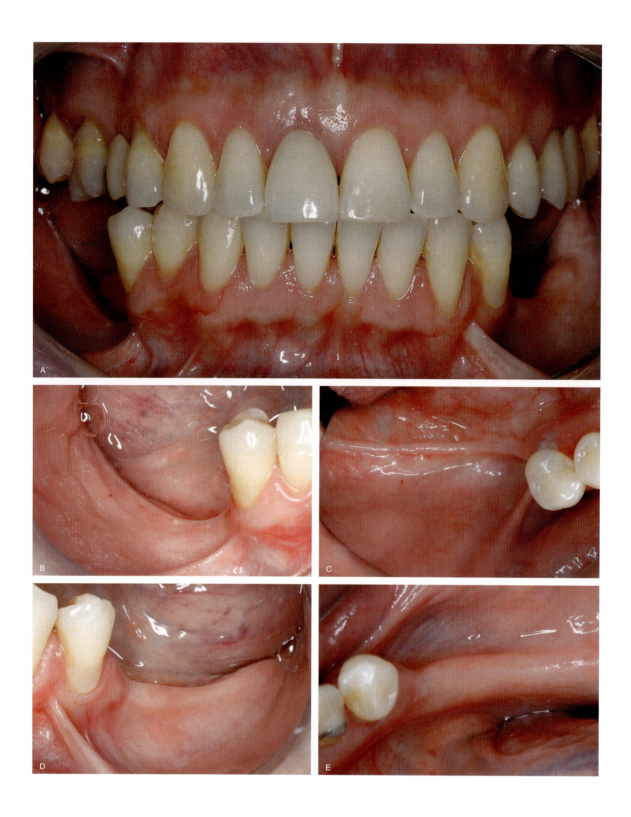

图5.26A ~ J

膜暴露相关的并发症。临床照片显示双侧下后牙游离缺失（**A ~ E**）。CBCT显示大范围垂直骨缺损（**F**）。左侧GBR术中照片（**G**）。9个月后的临床及影像学检查显示显著的骨增量（**H ~ J**）。CBCT显示左侧缺牙区完美的骨增量效果，右侧第二前磨牙近中牙槽嵴顶的位置较远中更靠近冠方，这使得主治医生倾向于拔除该牙，以获得更大的骨再生潜力（**J**）。

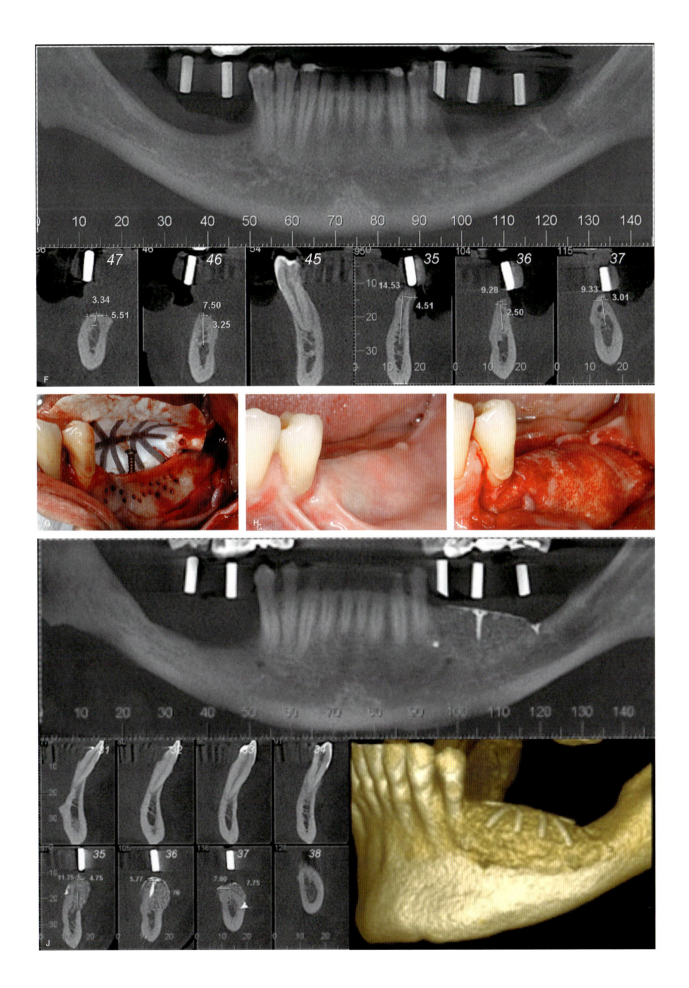

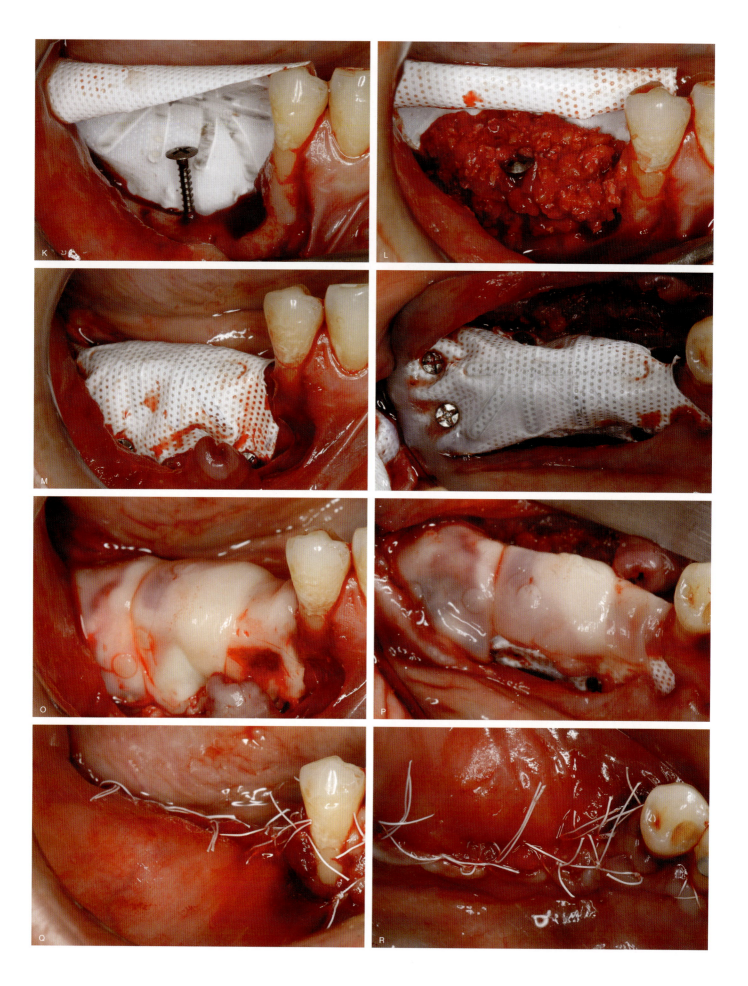

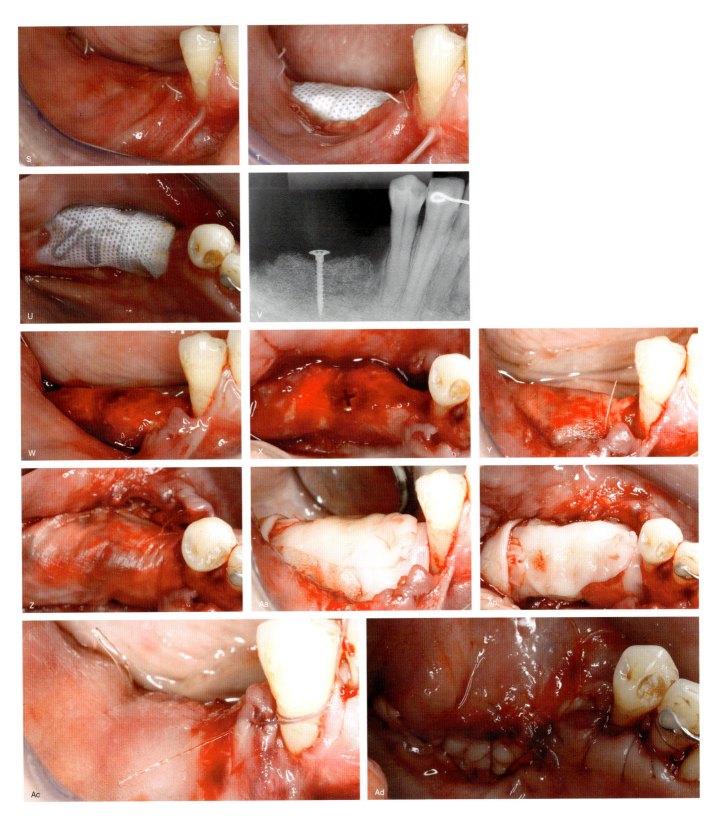

图5.26K～Ad

右侧GBR的过程。拔牙45天后，手术过程中使用L-PRF膜（**K～R**）。创口完全关闭30天后（**S**）。术后4个月的临床所见，膜暴露（**T，U**）。膜暴露发生在术后45天，采取0.2%氯己定冲洗的方式（每周3次）进行严格的化学菌斑控制，持续2个月。4个月后的根尖片显示再生的骨组织成熟。注意45愈合的牙槽窝（**V**）。4个月后取出膜，用氰基丙烯酸盐黏合剂固定可吸收膜，覆盖再生的骨组织。其上方再覆盖L-PRF膜。颊侧瓣减张，关闭创口（**W～Ad**）。

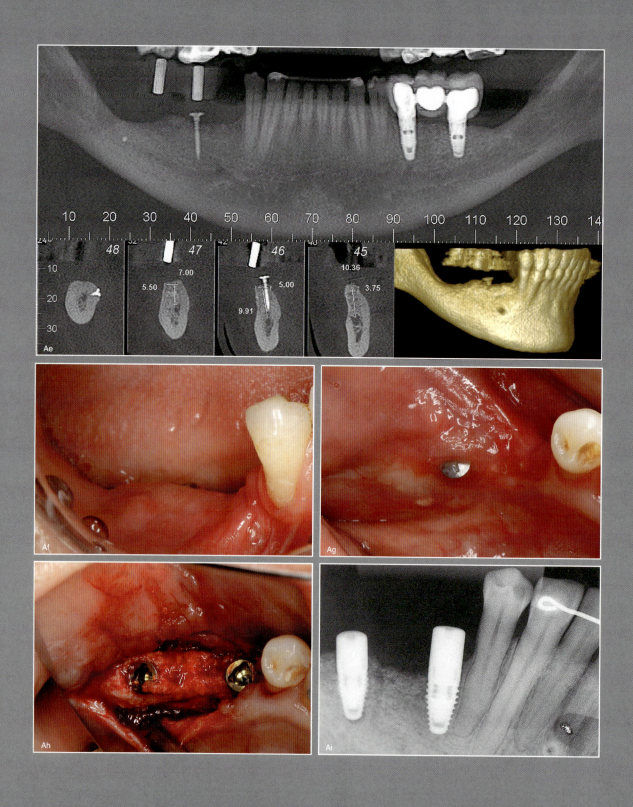

图5.26Ae ~ Ai

9个月后（种植体植入前）的CBCT（**Ae**）和临床照片（**Af**，**Ag**）。注意帐篷钉头部暴露，但并未伴有软组织炎症。尽管有之前膜暴露的状况，仍将种植体植入再生的骨组织内（**Ah**，**Ai**）。

　　术者的经验对于减少并发症发生率至关重要[13,30,53,58,143]。与掌握手术过程的学习曲线相伴的，是相关并发症发生率的降低。更重要的是，骨增量技术的成功有赖于对手术方法的严格遵循，对骨缺损解剖的准确了解以便明确骨增量的预期目标。广泛的骨缺损，尤其是垂直骨缺损的治疗，是具有高度技术敏感性的，必须由经验丰富的医生完成。另外一个关键点是我们应该明白骨增量技术在实现恢复功能的目标同时，也可以获得合理的美学效果（图5.27）。

扫一扫即可浏览
参考文献

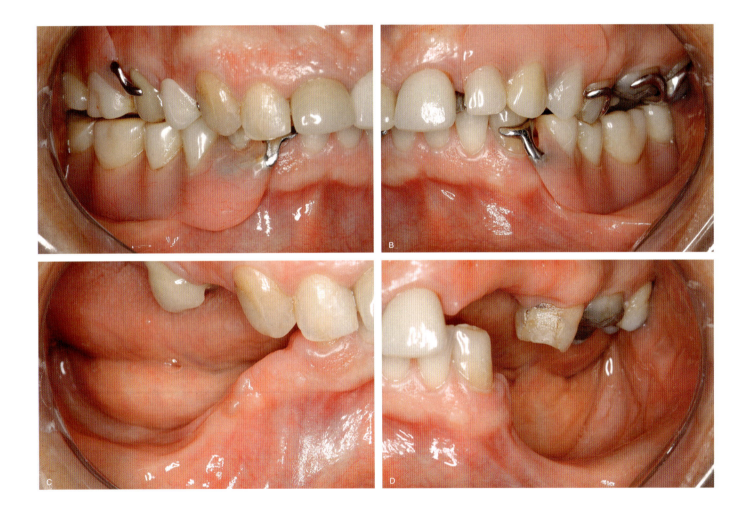

图5.27A ~ D

双侧下后牙垂直骨增量。佩戴及不佩戴可摘局部义齿时的临床照片。注意双侧严重的骨丧失（**A ~ D**）。

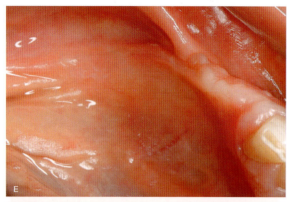

图5.27E ~ Q

临床及影像学检查，注意双侧严重的骨丧失（**E ~ I**）。使用致密的钛加强聚四氟乙烯膜进行垂直骨增量的步骤（如图5.19 ~ 图5.22所述）（**J ~ P**）。9个月后的临床照片，注意告知患者勿佩戴可能干扰植骨区愈合的可摘局部义齿（**Q**）。

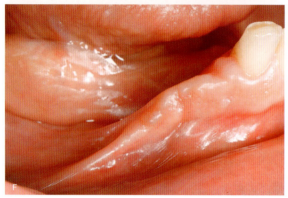

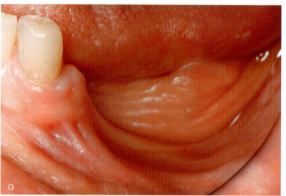

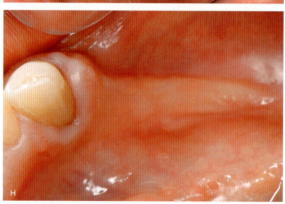

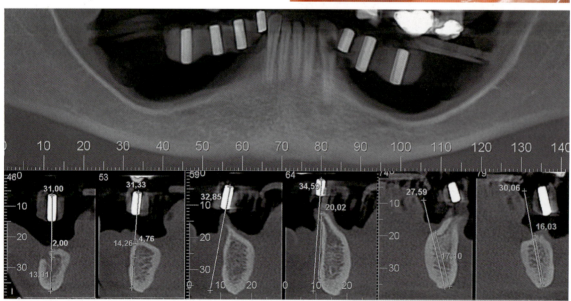

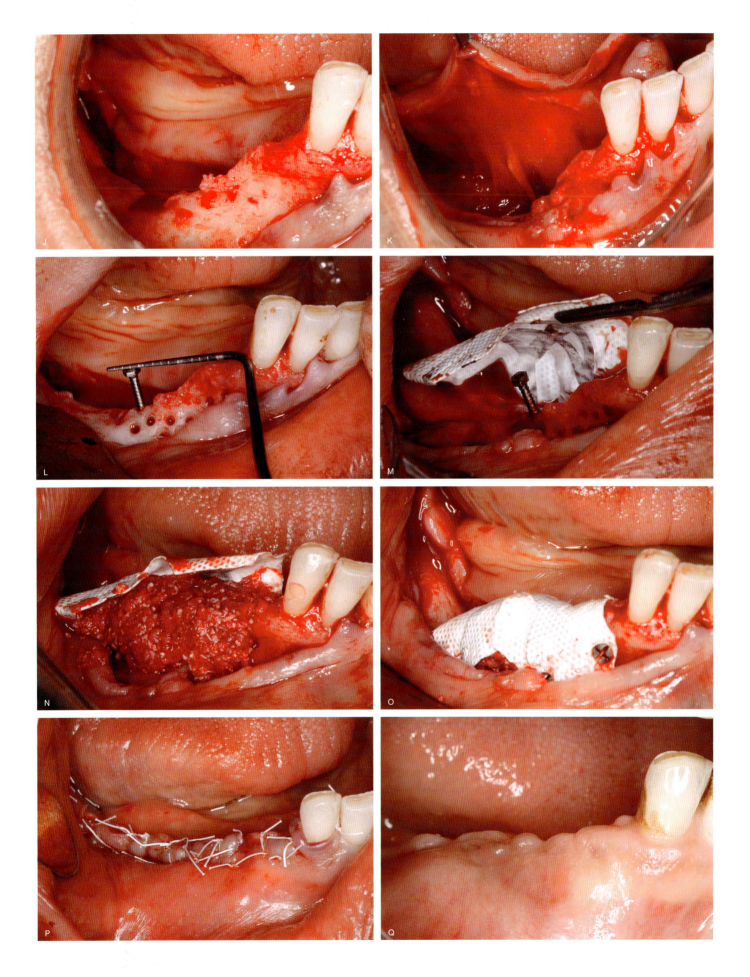

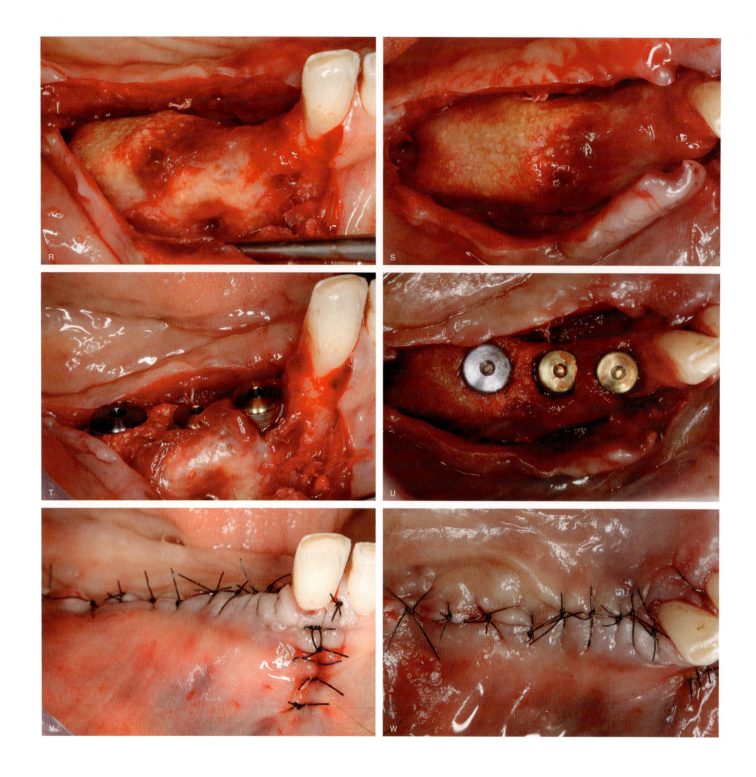

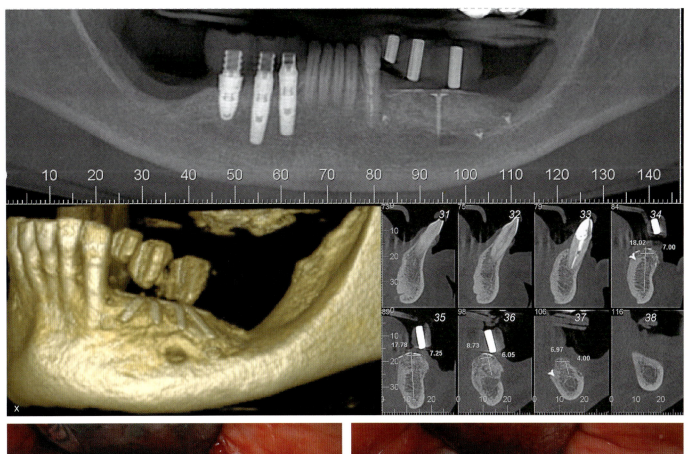

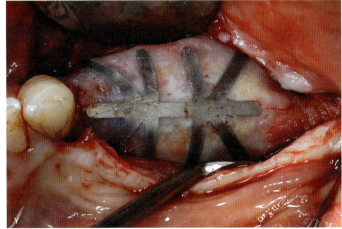

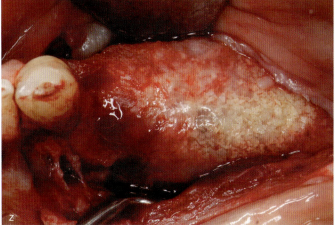

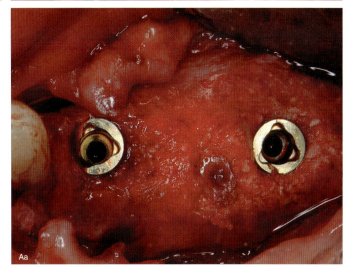

图5.27R ~ Aa

重新翻开植骨区，植入种植体（**R ~ W**）。右侧种植
后、左侧种植前的CBCT。注意牙槽嵴顶的高度以及
33根尖病变的完全愈合（**X**）。翻开左侧植骨区的软
组织瓣，取出不可吸收膜，植入种植体（**Y ~ Aa**）。

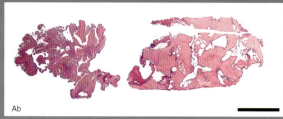

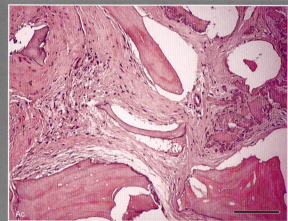

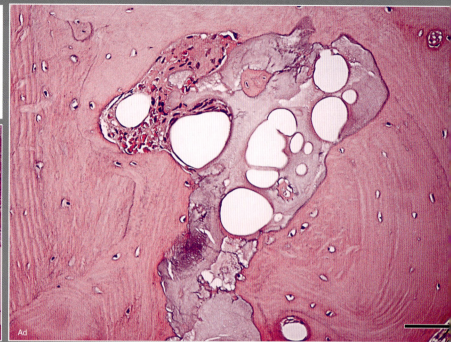

图5.27Ab ~ Ad

从植骨区取活检标本，染色后镜下所见。左侧植骨区的标本，近牙槽嵴顶区域呈现出骨小梁结构以及伴有致密结缔组织的骨髓。在右侧可见更厚的骨小梁结构，伴有疏松结缔组织的骨髓。比例尺：1mm（**Ab**）。左侧植骨区标本镜下可见伴有陷窝的骨小梁结构及致密结缔组织。比例尺：100μm（**Ac**）。右侧植骨区标本镜下可见更厚的骨小梁结构，陷窝内有骨细胞，这说明大量的薄层状的新骨形成；骨小梁中部可见以液泡状结构为特征的异种骨移植物。比例尺：100μm（**Ad**）。组织学分析：Luis Antonio Violin Dias Pereira。

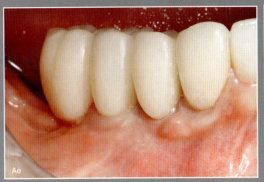
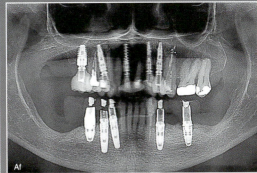
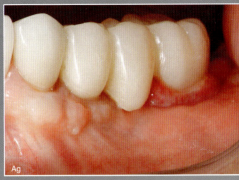

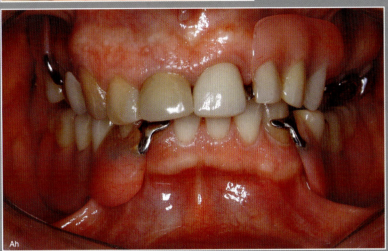
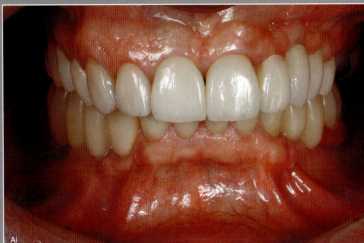

图5.27Ae ~ Ai

负荷2个月后，处于软组织塑形阶段的种植体支持的临时修复体的临床照片及X线片（**Ae ~ Ag**）。治疗开始阶段与临时修复阶段的比较（**Ah，Ai**）。修复医生：Marcio Seto；技师：Ricardo Albino e Ivan Huanca。

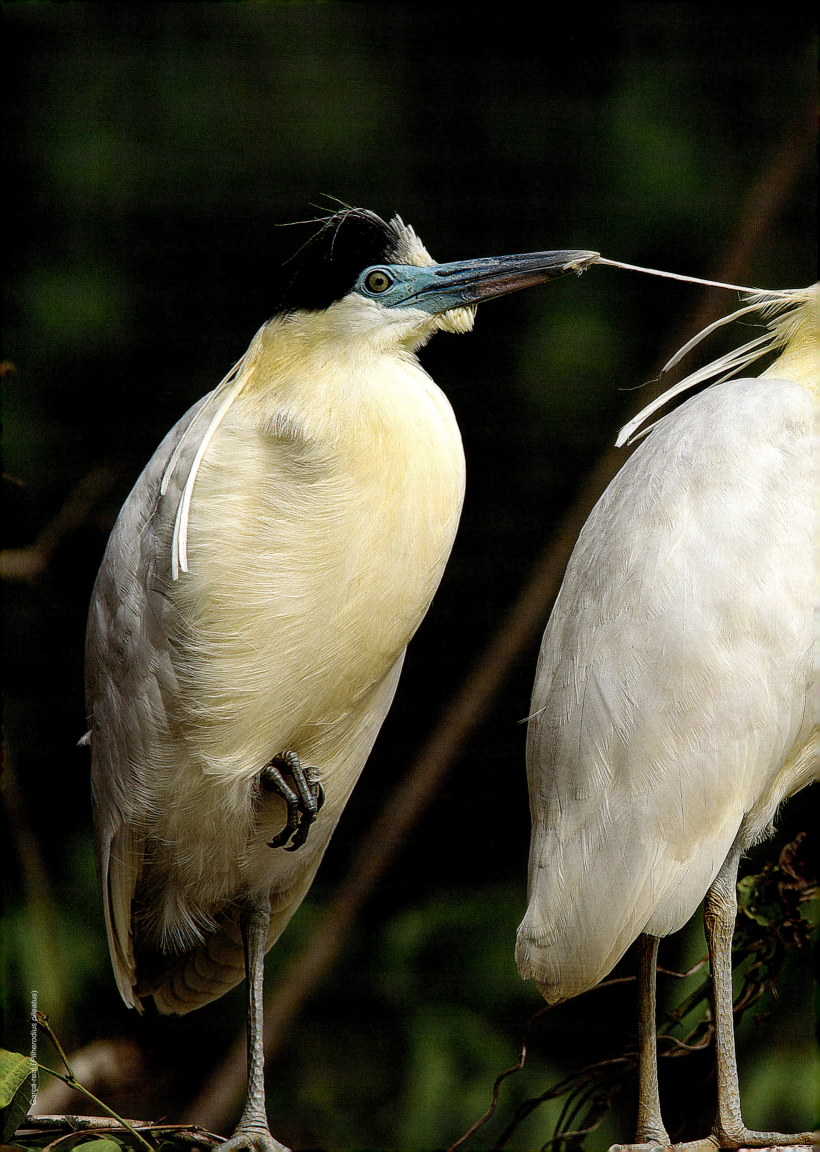

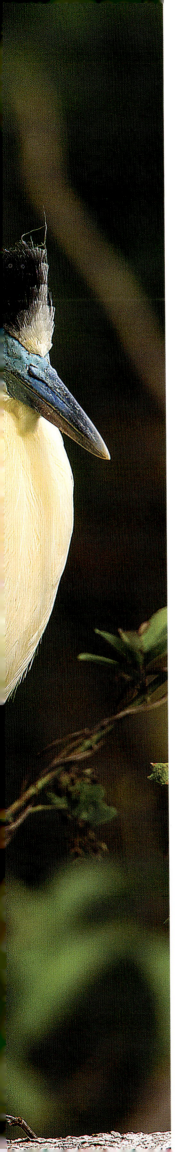

第 **6** 章

在已愈合的牙槽嵴种植的

同期组织重建

Simultaneous tissue reconstruction and implant placement at healed sites

Robert Carvalho da Silva | Julio Cesar Joly | Paulo Fernando Mesquita de Carvalho

在已愈合的牙槽嵴种植的同期组织重建首先要求种植区剩余的骨量足够支持以修复为导向的植体植入[1]。当拔牙后已经愈合的牙槽嵴存在骨缺损，或者虽进行位点保存但再生骨量不足时，需要在种植同期进行组织重建。

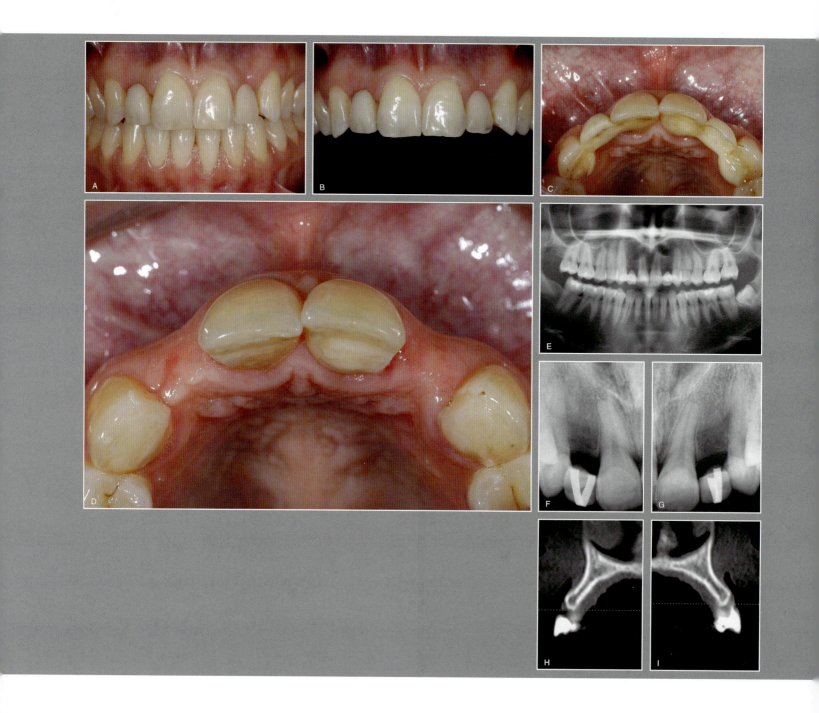

制订种植计划首先需要对种植位点以及相邻区域进行规范的临床及影像学检查。CBCT尤其重要，它可以给我们提供清晰准确的愈合后的牙槽嵴外形以及缺牙间隙邻近位点的骨高度信息。另外，种植计划的制订需要通过诊断蜡型、诊断饰面、临时修复体以及外科导板进行修复效果的评估，这些对于建立以修复为导向的参考、判断邻牙是否需要进行修复以及确定种植的三维位置非常重要（图6.1）。此外，在种植治疗计划中确定外科操作流程，如是否需要翻瓣，种植位点是否需要骨修整，骨修整采用何种工具（金刚砂车针、超声骨刀或者取骨钻等），是否需要进行骨组织或软组织增量，以及临时修复体的选择，是非常重要的。

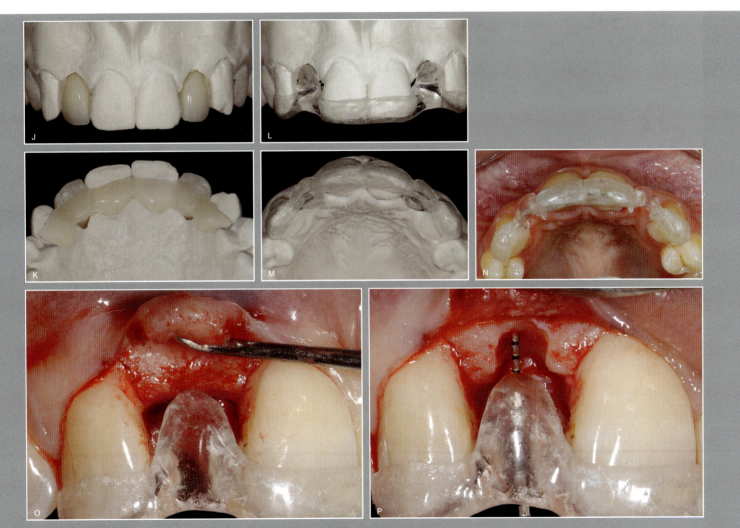

图6.1A～P

为修复先天缺失的上侧切牙，种植时同期进行组织重建。戴入马里兰桥（**A～C**）和未戴入时（**D**）的临床照片。曲面体层片（**E**）、根尖片（**F，G**）及CBCT图像（**H，I**）。注意水平向骨缺损。灌制模型制作诊断蜡型、临时修复体（**J，K**）和手术导板（**L，M**）。试戴手术导板（**N**）。手术导板就位。请注意修复导向的种植手术在确定种植体最终位置时的重要性。预备种植窝洞，建立种植体平台距未来修复体边缘（手术导板的CEJ）3～4mm的距离（**O，P**）。

外科流程和临时修复体制作

　　判断是否需要翻开黏骨膜瓣取决于种植位点剩余骨量、软组织的厚度和质量，以及临时修复体的选择这3个因素（图6.2）。

　　当种植位点在三维方向都有足够的骨量，不需要进行骨修整以形成扇贝形外形时，可以选择更加微创的不翻瓣种植。使用与种植体直径匹配的手用或机用环切钻进行龈切后植入是一种常用方式，也可直接用15C刀片进行环切。

　　种植体植入后，如果有很好的初期稳定性（至少35Ncm），可以使用种植体支持式临时修复体，这样有助于软组织的塑形，避免了二期手术。相反，如果种植体植入时的扭矩较低，推荐使用愈合基台，这样也避免了二期手术，同时不影响种植体骨结合过程。鉴于上述观点，我们在临床上很少使用封闭螺丝进行种植体的埋入式愈合。当种植体颊侧需要进行软组织增量时，我们可以在颊侧使用钝的隧道器械在不抬起龈乳头的情况下，制备黏骨膜类信封瓣（图6.3）。另一种软组织增量的手术方式是VISTA技术[2-3]，即在术区的近中侧增加小的垂直切口，从牙槽黏膜开始向附着龈延伸，止于龈乳头下方，然后运用隧道技术分离龈瓣直到龈沟。这也是一种有效的备选方法。

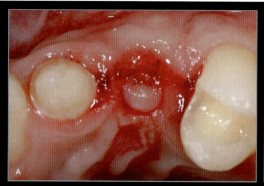
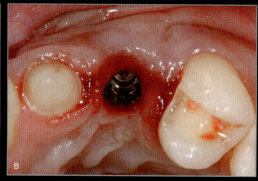
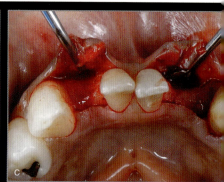

　　当种植区骨量充足，但是需要进行骨成形术，以调整种植体的冠根方向的位置，形成扇贝状骨外形时需要进行翻瓣。例如上侧切牙缺失，缺牙区牙槽嵴的高点位于牙槽嵴中央，如果在这种情况下做不翻瓣种植，可能会导致种植体肩台位置太浅、临床冠过短，影响前牙区的美学效果。这种情况，应先做缺牙区牙槽嵴顶中央切口，辅以邻牙的沟内切口，翻开全厚瓣之后，进行骨修整，可以使用不锈钢或者金刚砂球钻，或者使用超声骨刀，辅以大量的生理盐水冲洗。骨修整的目的是形成和邻牙相似的扇贝状外形。外科导板和邻牙的骨外形线是非常重要的参考。精细的手工骨凿也可以完成骨修整。然而，无论使用什么器械，一定不能破坏邻面支持龈乳头部位的牙槽骨（图6.4）。

　　当存在骨开裂或者骨开窗，即使缺牙区的剩余骨量足以支持在正确的三维位置植入种植体，仍然需要翻更大范围的全厚瓣。瓣的外形和范围取决于缺牙区的解剖结构，既要保证能够在直视下暴露骨缺损，同时也要为骨增量创造足够的空间。一般用牙槽嵴顶的中央切口，辅以邻牙的沟内切口。如果需要做垂直切口，一定要注意保护好龈乳头。我们建议在翻开黏骨膜瓣后立即做根方骨膜的减张切开，以避免在手术结束时大量出血。这种情况下，一般使用封闭螺丝覆盖植体，进行埋入式愈合，待骨组织愈合后进行二期手术暴露植体（图6.5）。

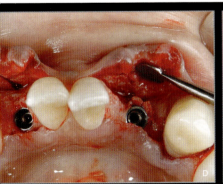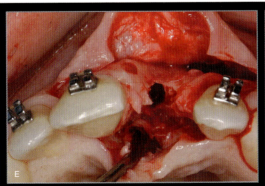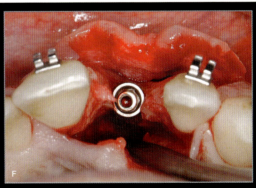

图6.2A～F

已愈合的牙槽嵴可有不同的外科入路，这取决于可利用的组织量以及组织增量的需要：不翻瓣（**A，B**）；微创翻瓣（**C，D**）；做减张切口进行更大范围翻瓣（**E，F**）。

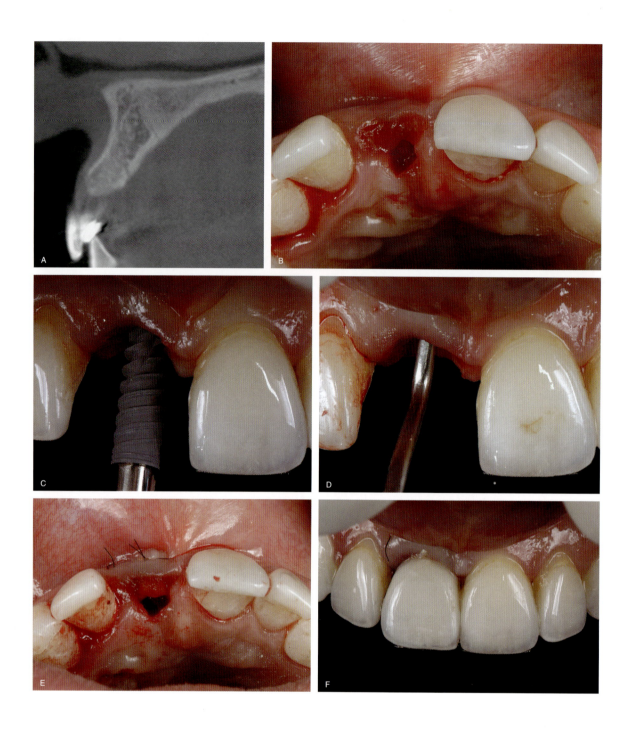

图6.3A～F

已愈合的牙槽嵴唇侧存在少量组织缺损，不翻瓣种植（**A～C**）。种植体植入同期进行结缔组织移植，增加软组织量。注意龈乳头处不做切口，而是制备类信封瓣（**D，E**）。这一方法有助于进行即刻临时修复（**F**）。

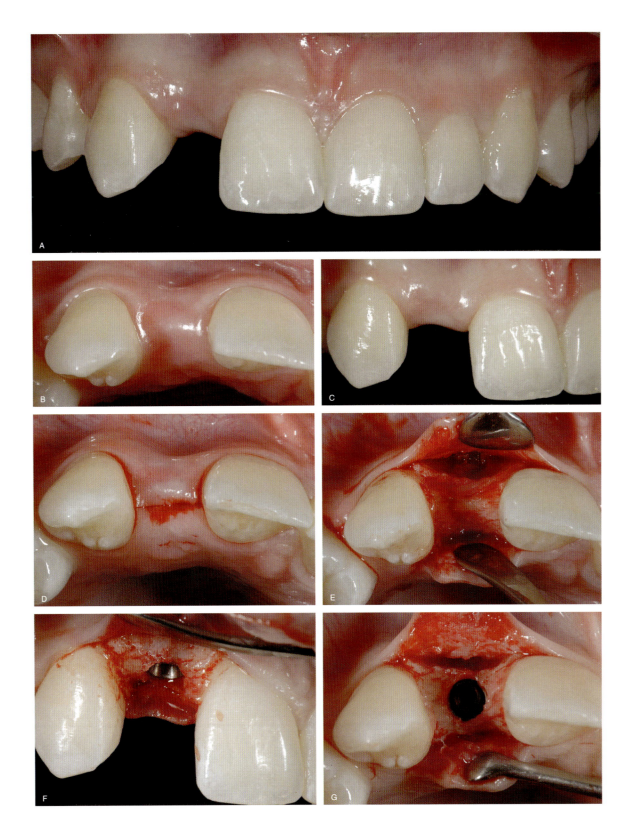

图6.4A ~ G

种植同期软组织重建。单侧侧切牙先天缺失（12）。注意唇侧少量组织缺损（**A ~ C**）。做牙槽嵴顶切口及邻牙沟内切口（**D**），翻全厚瓣（**E**）。植入种植体。可见骨量足够供种植体植入，但唇侧骨轮廓稍显不足（**F**，**G**）。

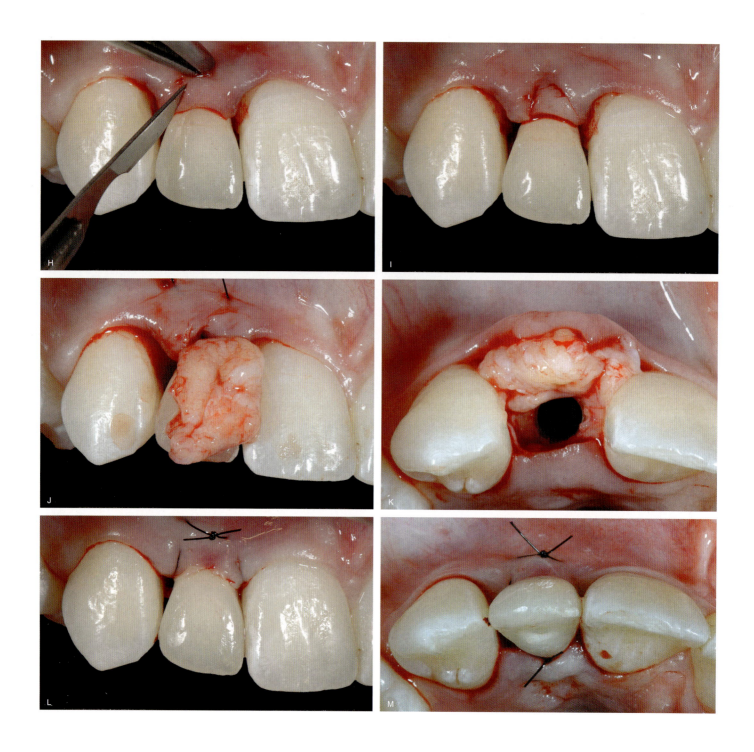

图6.4H ~ T

对唇侧瓣做少量牙龈成型，以帮助邻面软组织更好地适应邻牙（**H**，**I**）。间断缝合固定结缔组织移植物，完成软组织增量（**J**，**K**）。悬吊缝合，即刻临时修复固定软组织瓣。注意唇侧软组织增量的效果（**L**，**M**）。愈合6个月后开始修复。采用个性化基台（**N**，**O**）和全瓷冠修复，美学效果良好，组织缺损得到恢复（**P ~ T**）。

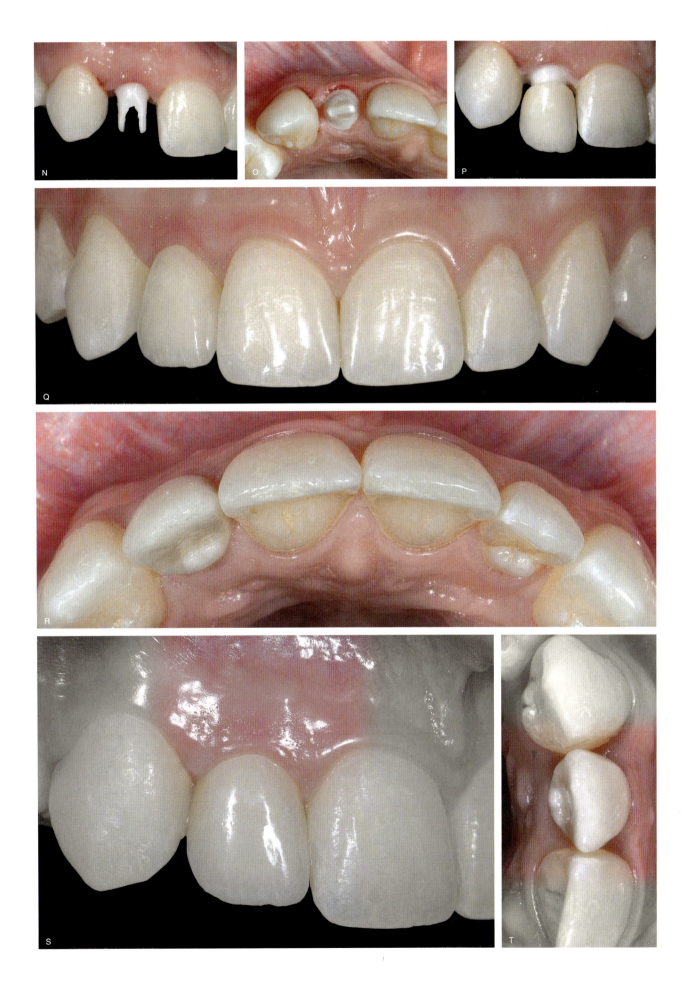

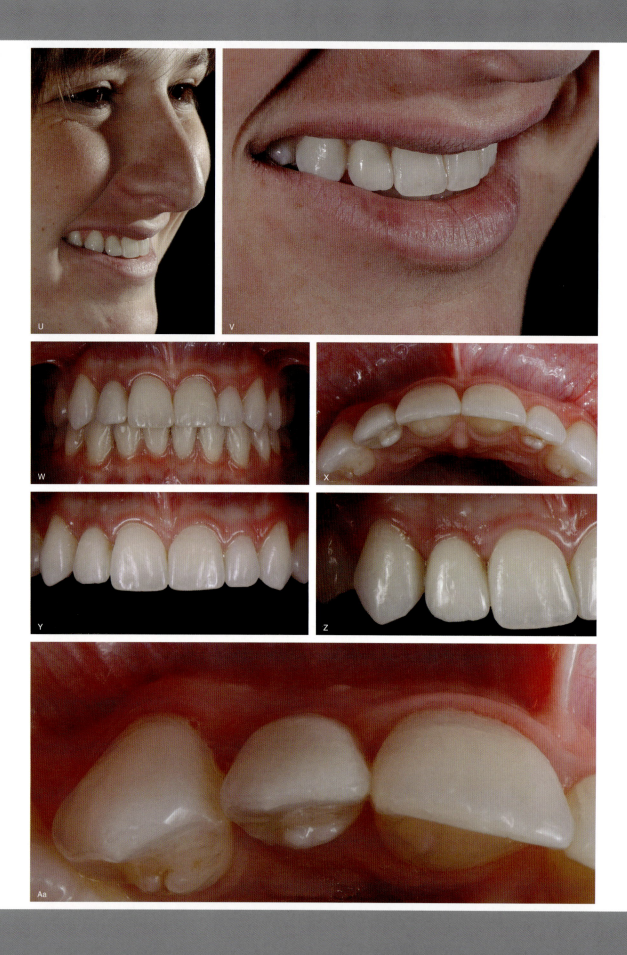

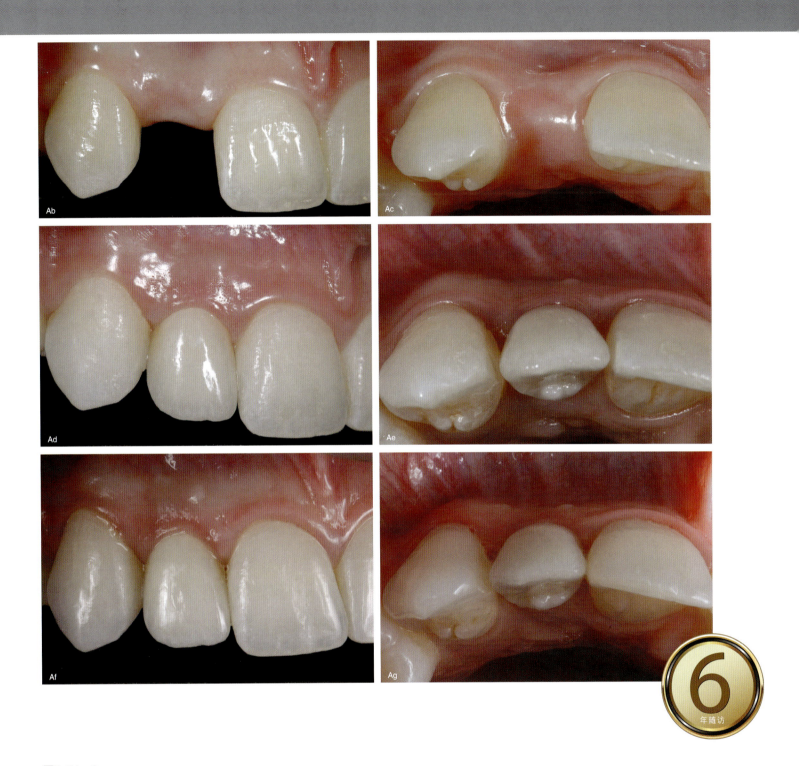

图6.4U ~ Ag

植体周过渡区自然（**U，V**）。7年后随访治疗效果稳定（**W ~ Aa**）。比较3个不同时刻（术前、修复后和7年随访时）的唇侧和殆面观，可见软组织量稳定（**Ab ~ Ag**）。修复医生：Leonardo Buso；技师：Murilo Calgaro。

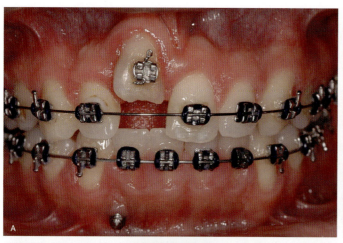

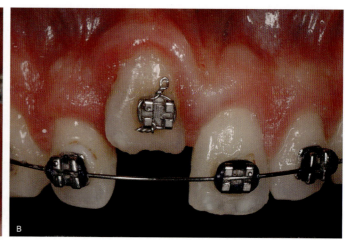

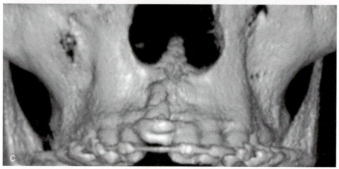

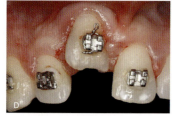

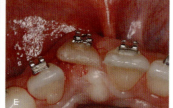

图6.5A ~ M

联合同期组织重建。临床检查及CBCT三维重建提示11固连。注意龈缘位置严重偏根方（**A ~ C**）。翻瓣拔牙（**D ~ I**），分别使用胶原基质和结缔组织移植物充填，封闭拔牙窝。将软组织瓣和移植物以间断缝合固定（**J ~ M**）。

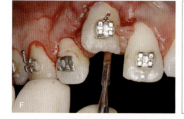

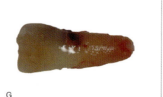

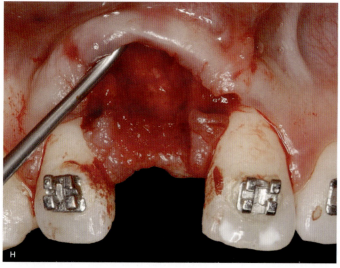

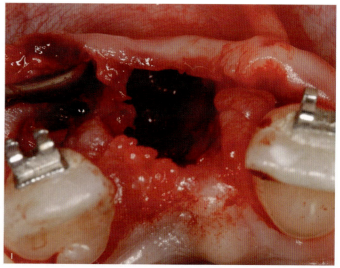

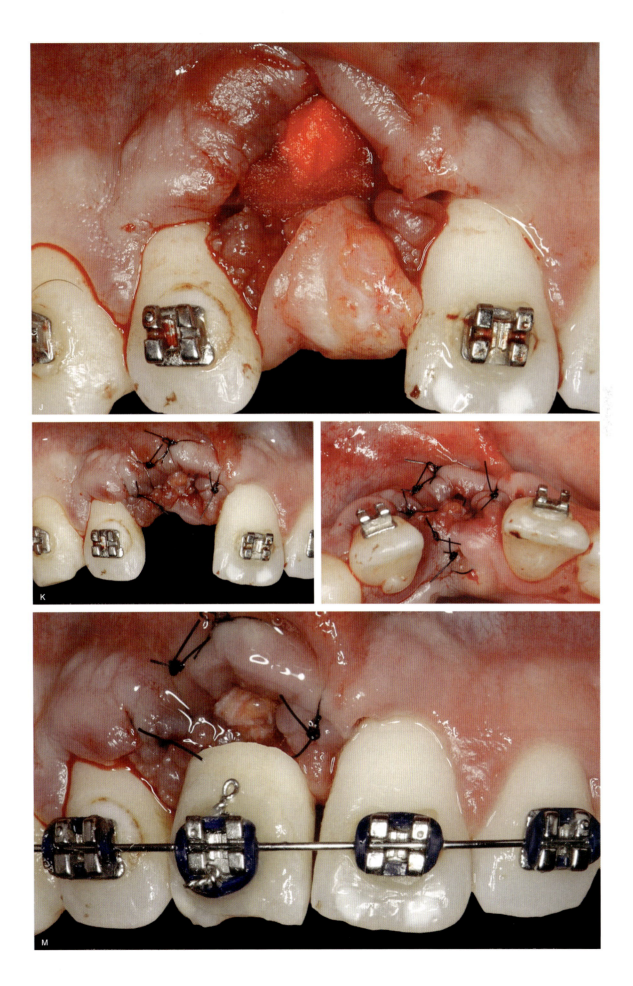

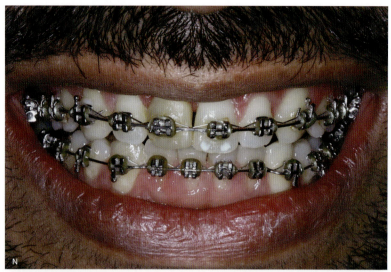

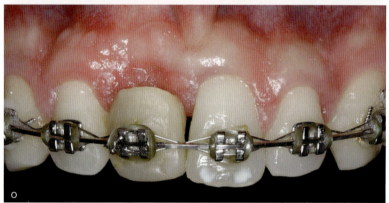

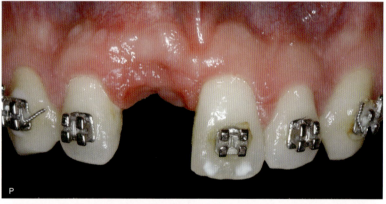

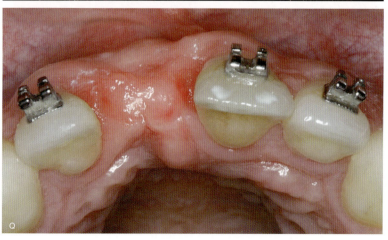

图6.5N ~ Ae

愈合3个月后，戴用及取下临时修复体的临床照片。注意龈缘位置基本满意，但仍存在骨缺损（N ~ Q）。翻起全厚瓣后可见水平向缺损（R，S）。种植体植入后唇侧部分螺纹暴露（T ~ X）。采用去蛋白小牛骨、胶原膜和结缔组织移植物完成引导骨再生和软组织增量（Y ~ Ac）。缝合固定组织瓣（Ad，Ae）。

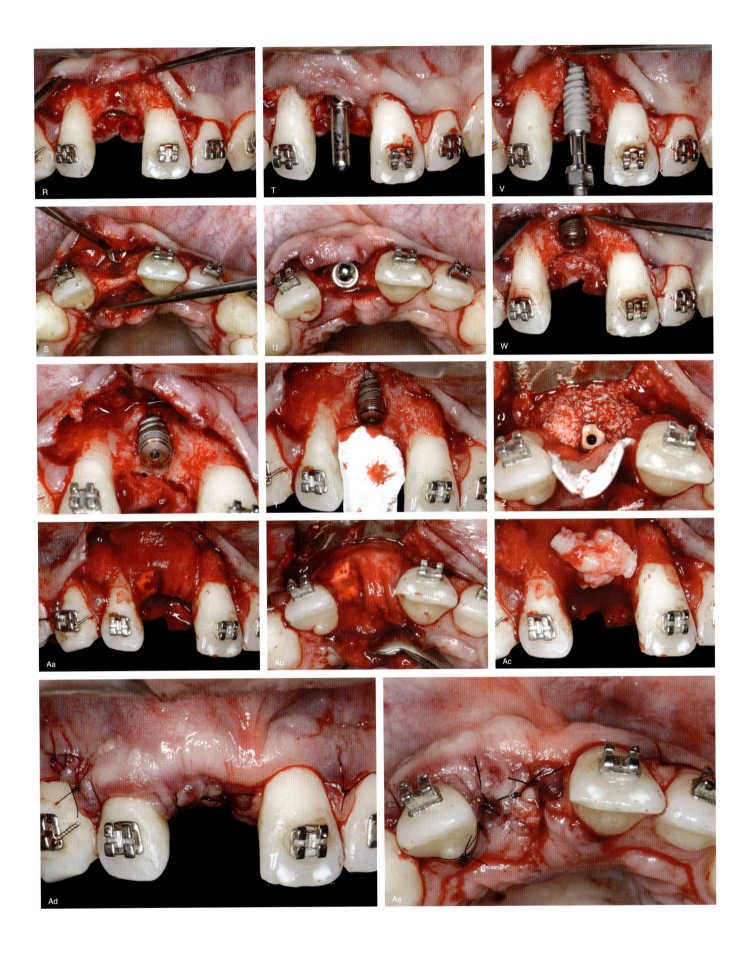

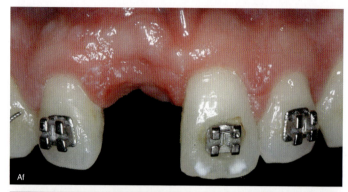

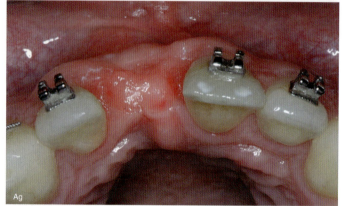

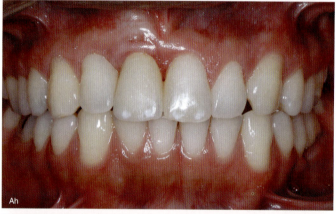

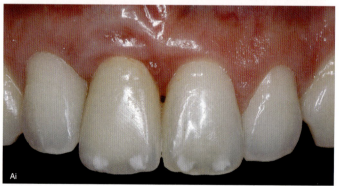

图6.5Af～Ao

愈合6个月后，组织增量效果显著（**Af，Ag**）。全瓷修复后，可见组织量及外形均充分恢复，但修复体颈缘处存在瘢痕（**Ah～AK**）。CBCT检查证实唇侧骨板得到完全重建（**Al**），根尖片显示邻面边缘骨稳定，修复体密合度良好（**Am**）。患者微笑时并未暴露过渡区（**An，Ao**）。修复医生和技师：Dario Adolfi。

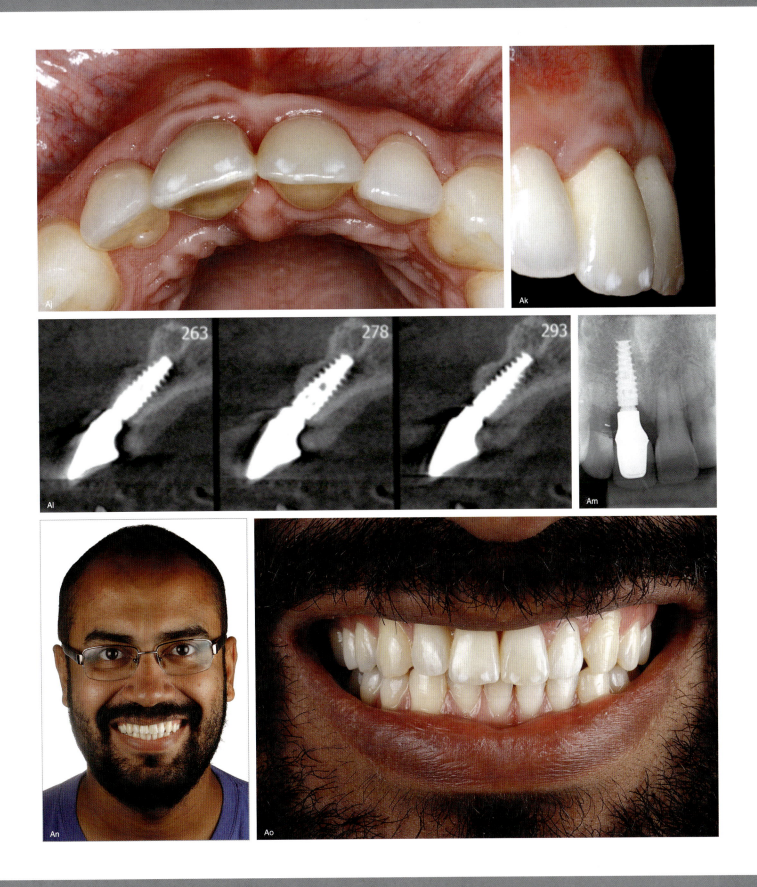

种植位点的预备

根据剩余骨量的多少，种植位点的预备可以采用不同的方法。当种植区存在有利的解剖外形时，可以根据所选的种植系统的外科操作步骤进行简单的常规预备。尽管常规预备简单快速，但是在扩孔过程中仍不可避免造成骨损耗，进而可能导致骨开窗或者骨开裂。

随着骨宽度的减少，采用传统的预备方式会变得更加困难，因为预备过程会产生骨损耗，导致植体的初期稳定性不足或者无法将植体植入理想的位置。骨扩张和骨劈开技术在保存骨量的同时可扩张颊舌侧的皮质骨板，是这种情况下较好的选择。然而，这种技术更加耗时，技术敏感性更高，需要使用特殊的工具。区分骨扩张和骨劈开是很重要的。骨扩张是一个更广义的概念，指通过外科手段增加颊舌向的宽度；而骨劈开是一个具体的外科操作，通过在牙槽嵴顶近远中方向切开皮质骨至骨髓腔，最终形成颊侧垂直向的皮质骨分离，从而实现皮质骨板的移动[4]。运用这一类技术的种植体存留率和其他的骨增量技术（如自体骨块移植和引导骨再生技术）类似，因此骨劈开是一项可靠的、结果可预期的技术。另外，骨劈开避免了从供区取骨，相对其他技术更加微创[5-8]。

运用这类技术，需要注意是否满足以下标准：中度的骨缺损（剩余颊舌向骨宽度约3mm），在颊舌侧骨板之间存在松质骨，种植体长轴和牙槽嵴长轴平行[5-6]。控制任何可能的危险因素，如邻牙的牙周炎症和牙髓感染，对于最终的成功也非常重要[9]。

骨扩张技术通常使用手用器械、骨凿和扩孔钻（也叫骨扩张器）（图6.6），或者使用连接在反角手机或扳手上的旋转骨扩张器[10]。我们建议首先使用一个1.5mm的先锋钻预备到植体需要的深度[7]，然后使用连接在反角手机上的自攻性旋转型骨扩张器，以20Ncm扭矩、30r/min的速度从细到粗扩张预备，直至骨宽度足以容纳所选植体，如果机用骨扩张器遇到骨阻力，可以使用棘轮扳手。这个技术的优点在于较大的植入扭矩[11-12]和骨内的反转[13]导致骨小梁轻微折裂和压缩，可能有助于后期的骨结合[14]。另外，这些器械的使用消除了传统光滑面器械敲击式操作导致的不适[15-16]。使用特殊的超声骨刀器械可以更好地调整方向及骨外形[17]。Preti等[18]研究传统骨钻和超声骨刀预备后牙槽骨的分子生物学指标及组织学形态，发现超声骨刀预备后的早期骨结合速度更快，炎症反应更轻。其他的一些研究也显示当使用超声骨刀器械进行预备后，相比传统骨钻预备，可以获得更高的植体植入扭矩[19-21]。

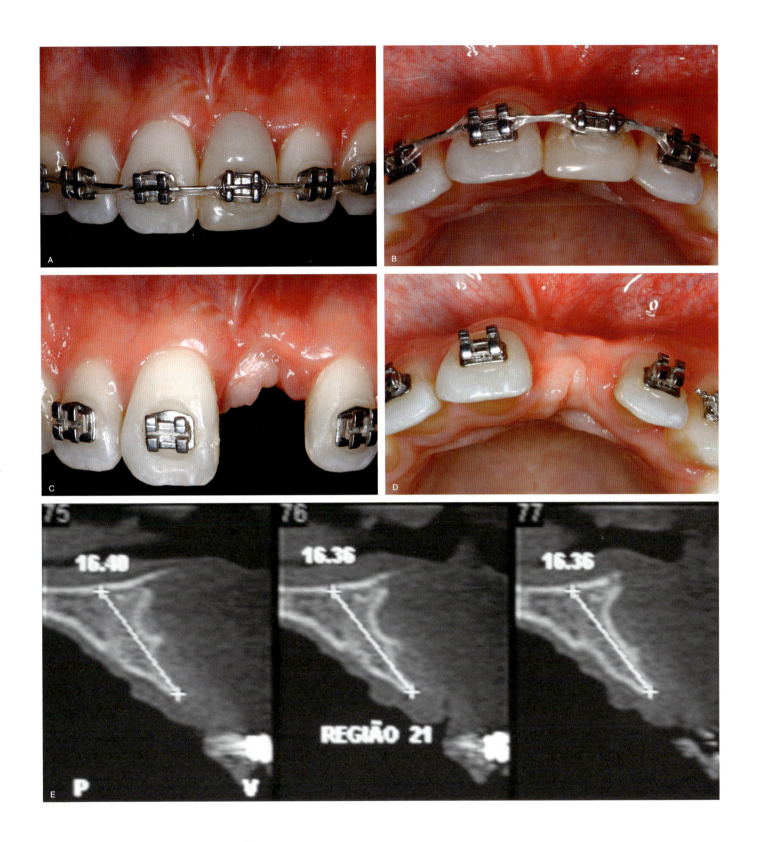

图6.6A ~ E

在植入植体的同时用骨扩张（通过手用器械）来进行组织重建。临床和CT检查可见21大范围水平向骨缺损（**A ~ E**）。

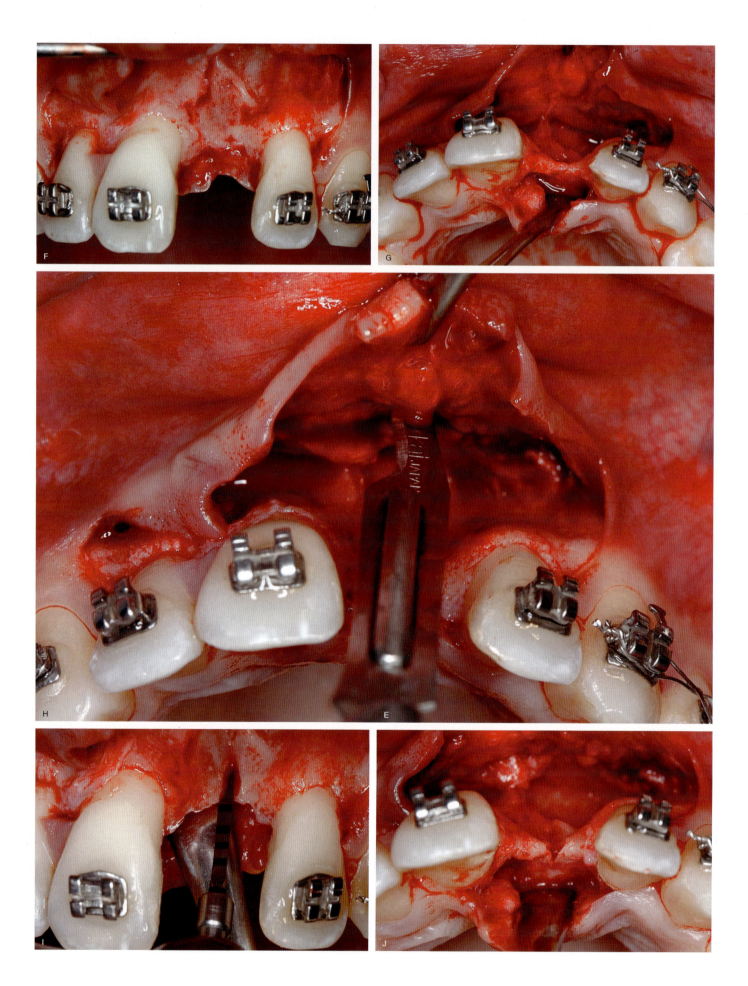

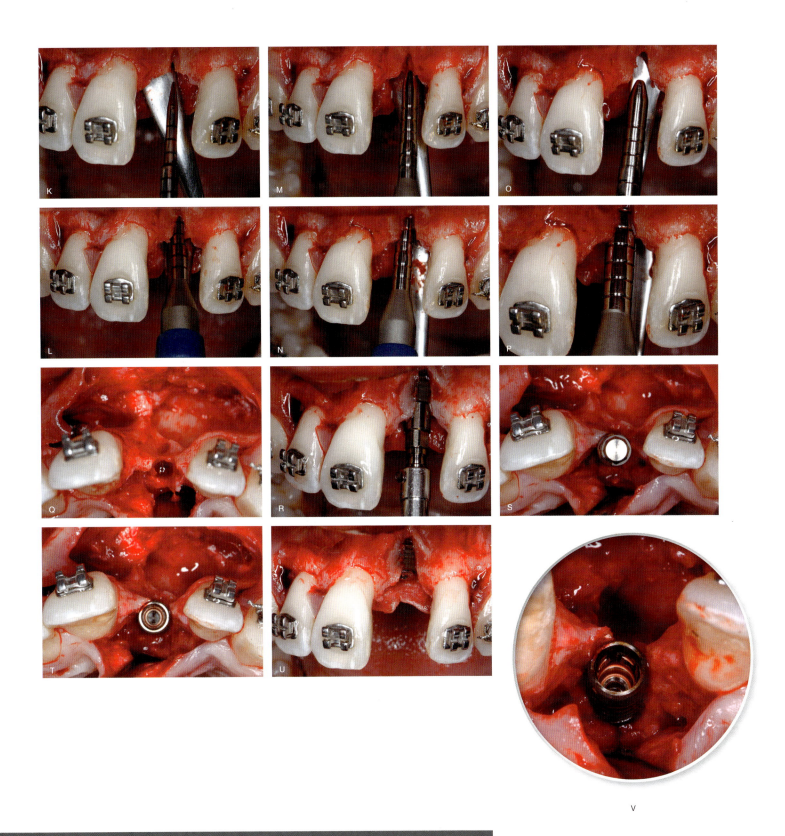

图6.6F～V

做垂直松弛切口，翻大范围的全厚瓣，充分暴露骨缺损区（**F，G**）。根方区锐分离增大组织瓣的动度（**H**）。枪钻确定种植窝洞位置。注意骨量不足（**I，J**）。手用器械预备种植窝洞（**K～P**），种植体植入后唇舌侧螺纹暴露（**Q～V**）。

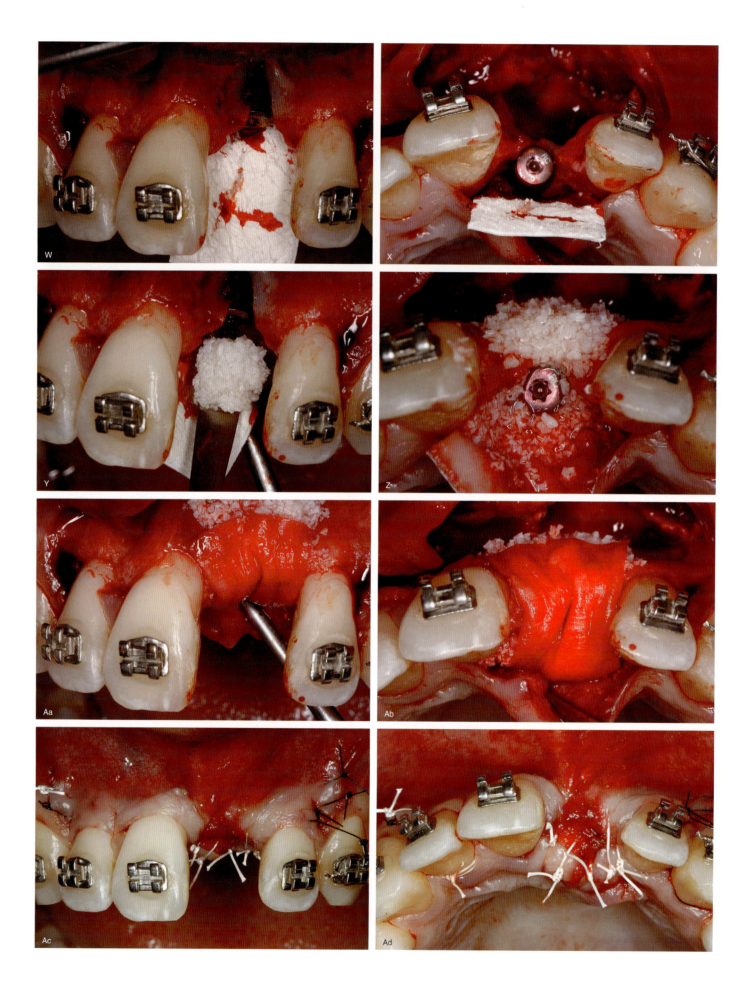

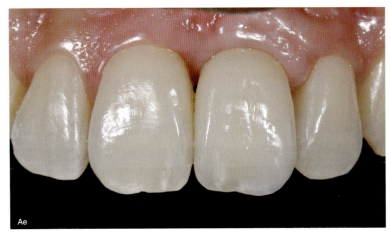

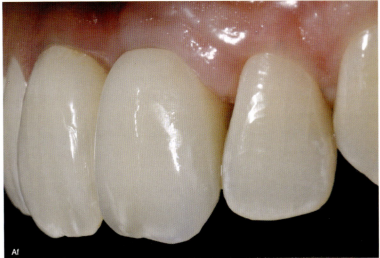

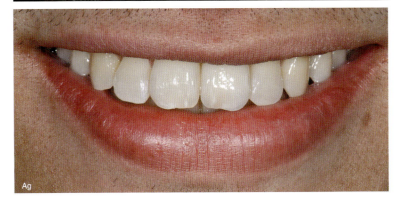

图6.6W ~ Ag

采用去蛋白小牛骨及双层胶原膜完成引导骨再生（颊舌侧）（**W ~ Ab**）。缝合固定组织瓣（**Ac，Ad**）。全瓷修复。注意患者为低笑线（**Ae ~ Ag**）。

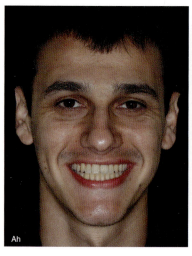

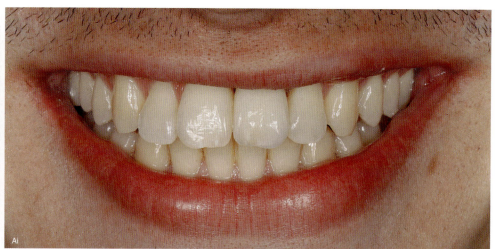

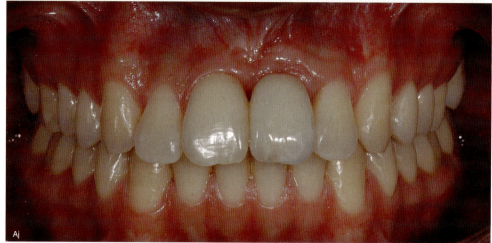

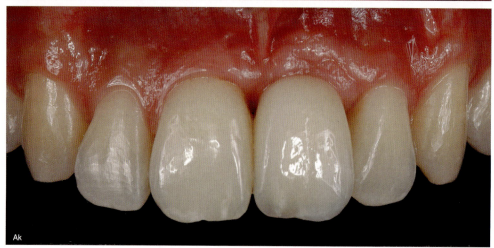

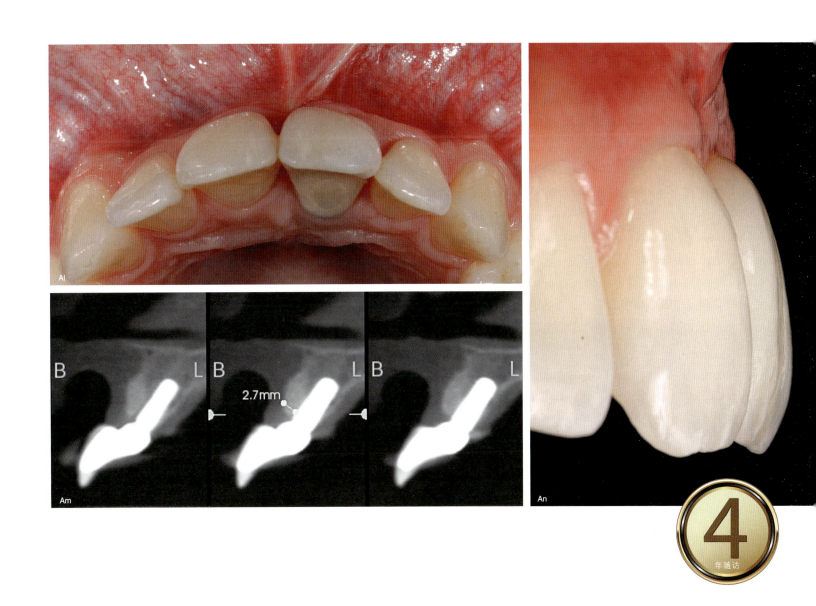

图6.6Ah ~ An

4年随访临床检查及CT检查可见效果稳定。CT图像可见颊侧骨量充足（**Ah ~ An**）。修复医生：Leonardo Buso；技师：Adriano Scheider。

　　骨劈开技术，也叫牙槽嵴劈开术，是在牙槽嵴中央先做近远中向的皮质骨切开，直到骨髓腔，与邻牙保持1～2mm安全距离。推荐使用超声骨刀的锯状工作尖，它的操作灵敏度更高，不损伤软组织，更加精确、有效[22-23]（图6.7）。同时也需要进行近中或远中垂直向的皮质骨切开，以避免颊侧骨板折裂[8]（这是骨劈开技术最常见的并发症）（图6.8）。完成牙槽嵴中间部位的皮质骨切开后，后续的外科操作和骨扩张术一样（使用1.5mm的扩孔钻预备到植体所需的深度，再使用机用旋转型骨扩张器以及超声骨刀进行种植位点的骨修整）。Danza等[24]对在延期种植中使用骨劈开技术和常规的植体预备技术进行比较，两者在植体的成功率和存留率方面是相似的，从而证明骨劈开技术可行有效。Tolstunov和Hicke[17]也对使用骨劈开技术的植体进行5年成功的追踪观察，但他们同时强调外科技术的重要性。Kolerman等[25]的研究也再次证实了骨劈开技术的长期成功率可靠，但也强调骨劈开的同时使用骨移植材料和可吸收胶原膜进行骨再生非常重要。这些与GBR相关的步骤主要是防止较薄的颊侧骨板吸收，同时在扩张的牙槽嵴中部使用骨移植材料进一步增量[26]。在手术过程中加用生长因子，如PRGF等，可以促进软组织愈合，改善临床疗效[27]。如果没有超声骨刀，使用机用骨盘或骨锯也是可行的，但与超声骨刀相比，后者缺乏生物学方面的优势。

　　当使用骨劈开技术进行延期种植时，我们建议尽量使用直径较小的植体，以降低骨开窗或骨开裂的风险。

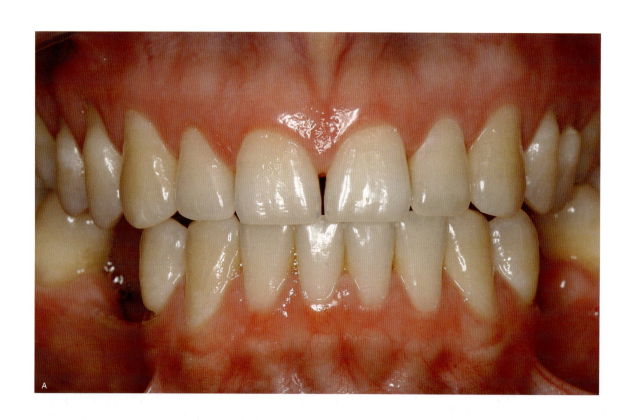

A

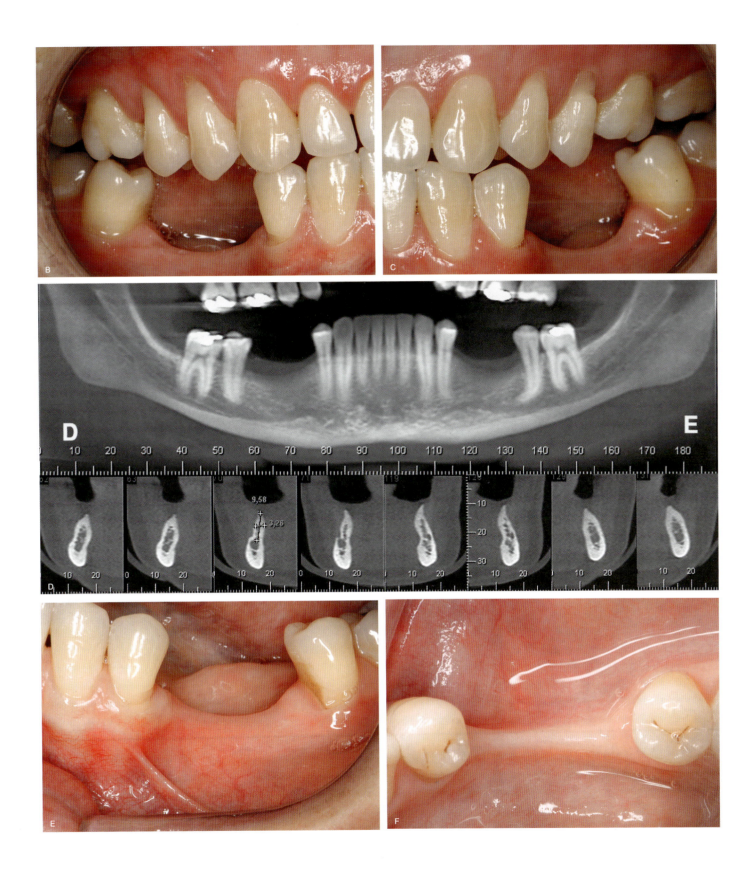

图6.7A~F

下颌后牙区牙槽嵴劈开技术。双侧后牙缺牙区的临床及CT图像。可见水平向骨缺损（**A~F**）。

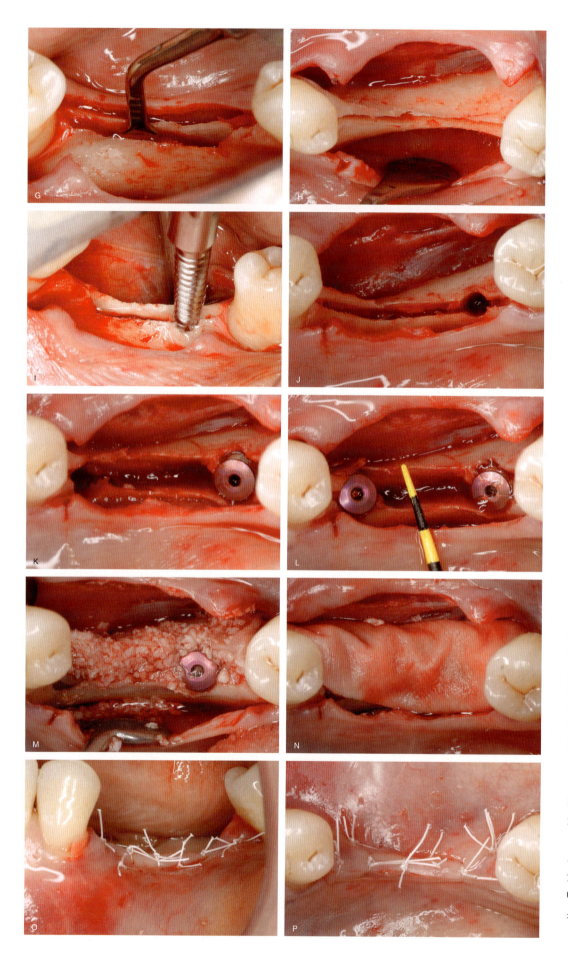

图6.7G～T

超声骨刀切开近远中皮质骨，劈开牙槽嵴（**G，H**）。1.5mm先锋钻预备至合适深度后，采用直径逐渐增大的旋转骨扩张器预备种植窝洞（**I，J**）。种植体植入后，可见牙槽嵴扩张后宽度明显增加（**K，L**）。使用去蛋白小牛骨及胶原膜进行引导骨再生（**M，N**）。缝合组织瓣，种植体埋入式愈合（**O，P**），6个月后进行二期手术。照片可见骨增量效果显著（**Q，S**）。CT图像显示植体周成骨效果良好（**T**）。

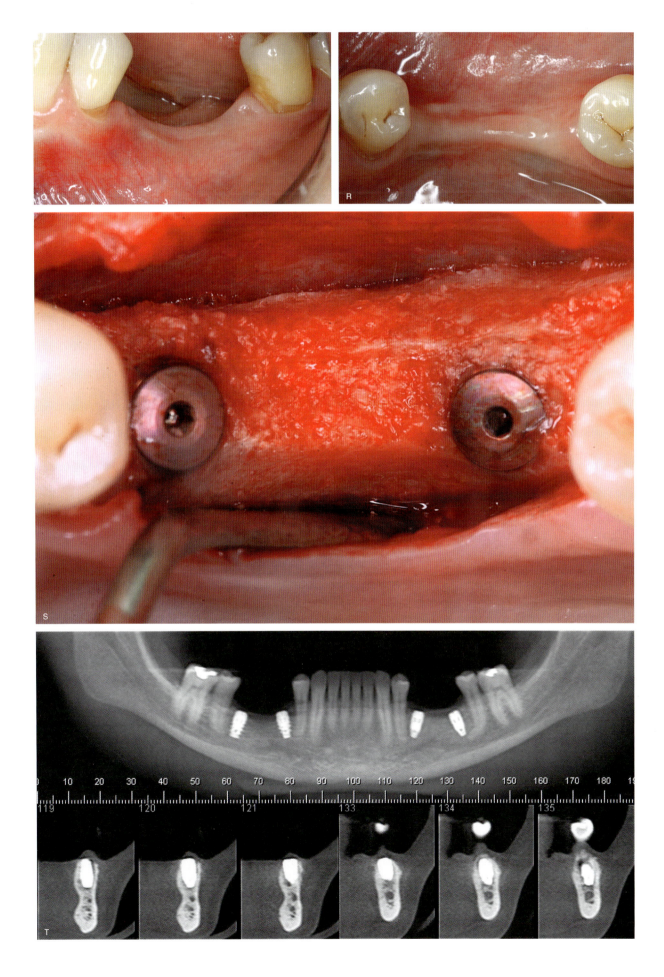

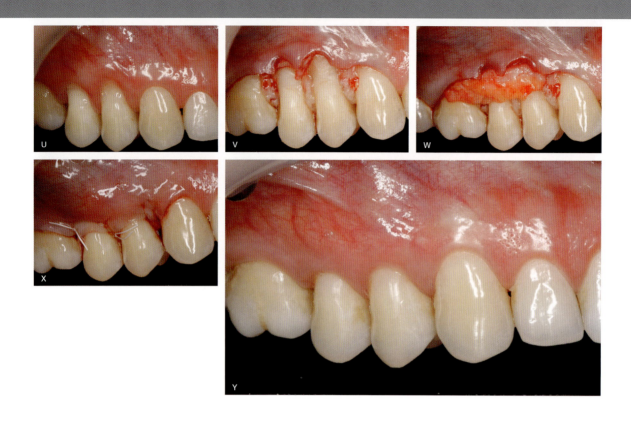

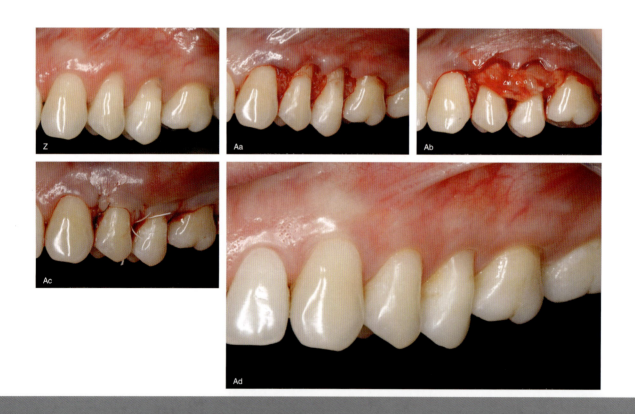

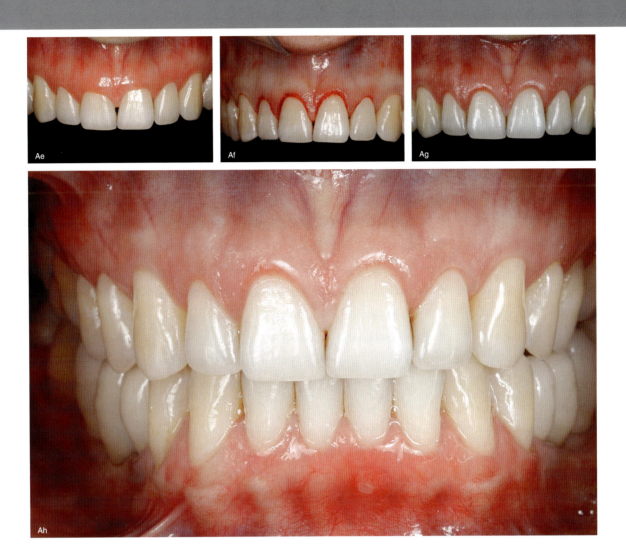

图6.7U ~ Ah

后续完成一些补充性成形手术：双侧根面覆盖（**U ~ Ad**），前牙区不翻瓣冠延长（**Ae ~ Ag**）。愈合完成后，双侧均采用三单位烤瓷桥完成修复。考虑到修复间隙有限，我们最终选择修复成3颗前磨牙。可见牙周成形手术后良好的美学效果（**Ah**）。修复医生：Andréa Crispim Silva；技师：Emmanuel Celestrino。

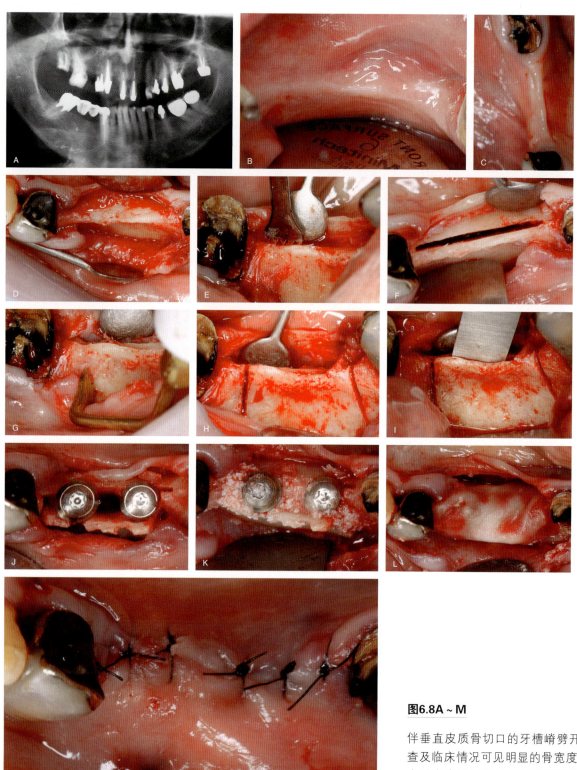

图6.8A～M

伴垂直皮质骨切口的牙槽嵴劈开术。初诊影像学检查及临床情况可见明显的骨宽度不足（**A～C**）。配合垂直皮质骨切口，行牙槽嵴劈开术，使骨块可移动（**G～I**）。植入种植体（**J**），随后采用去蛋白小牛骨和胶原膜完成植骨（**K，L**）。缝合固定组织瓣（**M**）。

组织重建的方案

　　临床上对组织重建方案的选择取决于种植区域的骨组织及软组织的量。当种植位点的骨组织存在骨开裂或骨开窗，或者只有一薄层完整骨组织时，则需要进行骨增量手术（GBR），而软组织移植一般在有足够的支持骨的情况下进行（图6.9）。很多情况下需要联合进行骨增量和软组织增量（图6.10）。

　　种植同期进行骨再生可以联合使用自体骨、去蛋白小牛骨和胶原膜[28-30]。种植同期进行GBR可以为软组织提供足够的支撑，形成有利的外形，改善美观，利于长期效果的维持[31-32]（图6.11）。去蛋白小牛骨由于吸收速率较低，可以增加再生区域的骨密度，保持骨组织的长期稳定[33]。自体骨由于其骨诱导性被广泛使用，但是似乎兼具骨引导性和较低吸收速率的异种骨移植材料对于获得长期稳定的结果更为重要[34-35]。由于骨开裂或骨开窗均为有利型骨缺损，在这种情况下，我们经常仅使用去蛋白小牛骨，特别是可操作性更强的骨胶原，而不使用自体骨[36-43]（图6.12和图6.13）。轻柔地放置好生物材料，并调整好外形后，需用胶原膜完全覆盖骨移植材料。润湿的膜更好操作，可以有效地包裹住骨移植材料。通常，重建此类缺损时不需要使用膜钉固定。

　　足够的骨组织量对于植体周软组织的支撑和稳定非常重要，这也是进行骨组织重建的原因。但是，单靠骨增量并不能实现植体周组织完整的丰满度。软组织移植对于进一步增厚黏膜，并改进美学效果非常重要。研究已证实，上皮下结缔组织移植在增加软组织厚度的同时，也降低牙龈退缩的风险，这有利于形成和谐美观的修复体外形[44-48]。移植物来源既可以是游离结缔组织移植物，也可以是带蒂结缔组织瓣，或者是软组织替代材料[1,49]（图6.14）。

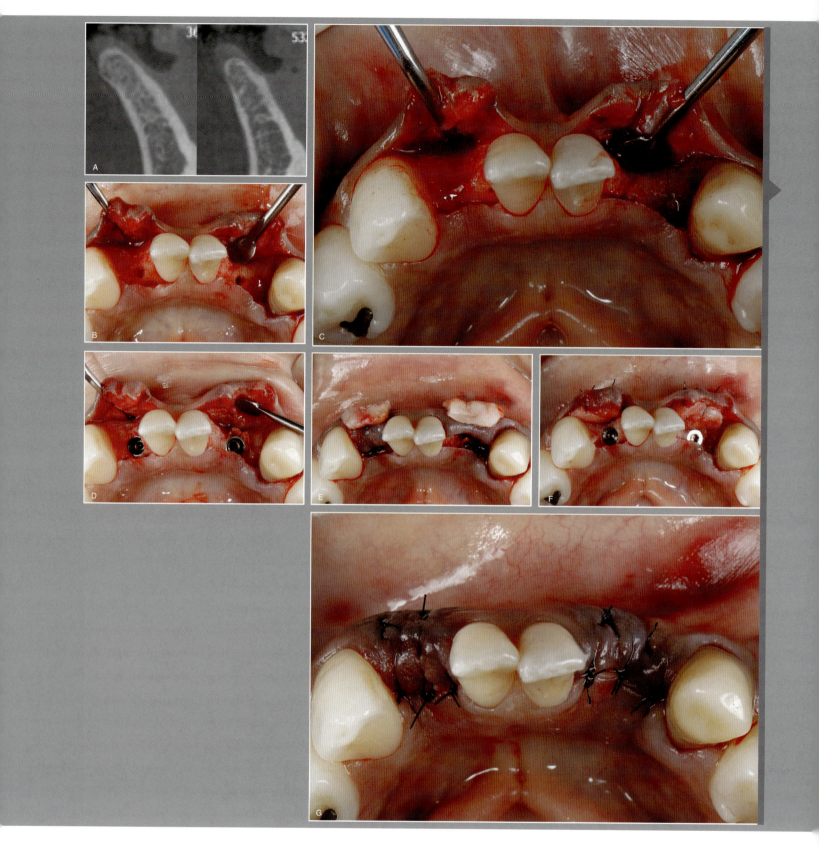

图6.9A ~ G

采用结缔组织移植进行组织增量。注意若无骨开裂、唇侧骨板也没有非常薄等的时候，并不需要植骨。该成形手术的目的在于弥补软组织量的不足（**A ~ G**）。

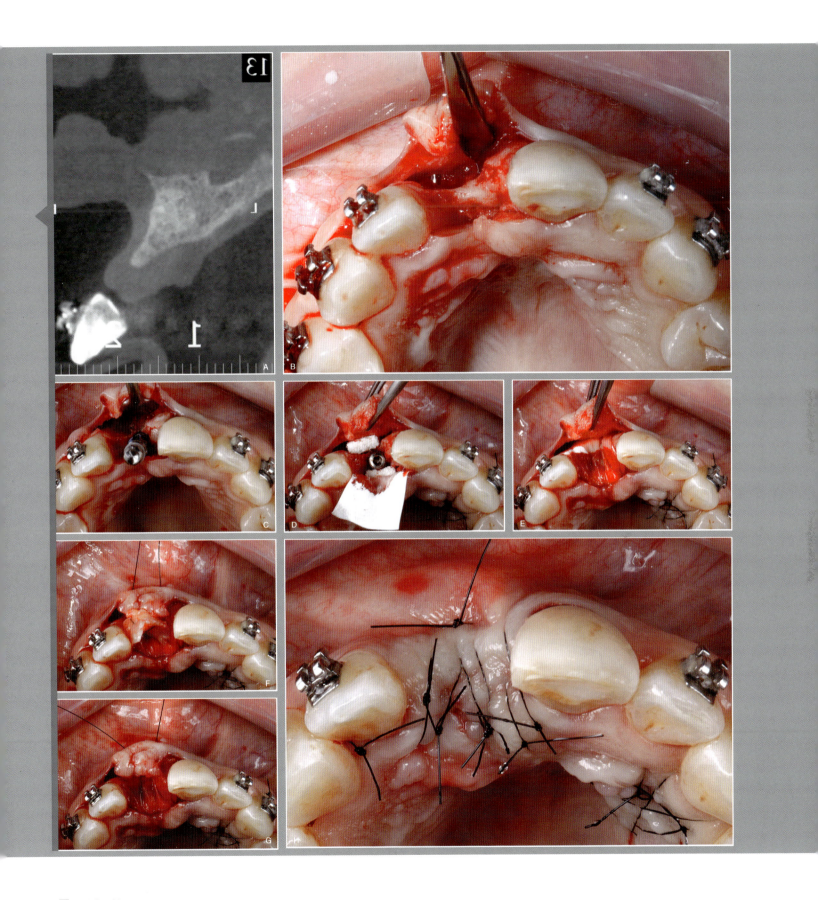

图6.10A~H

软硬组织的联合重建。注意存在骨开裂时，骨重建（去蛋白小牛骨和胶原膜）与成形手术（结缔组织移植）的联合应用（A~H）。

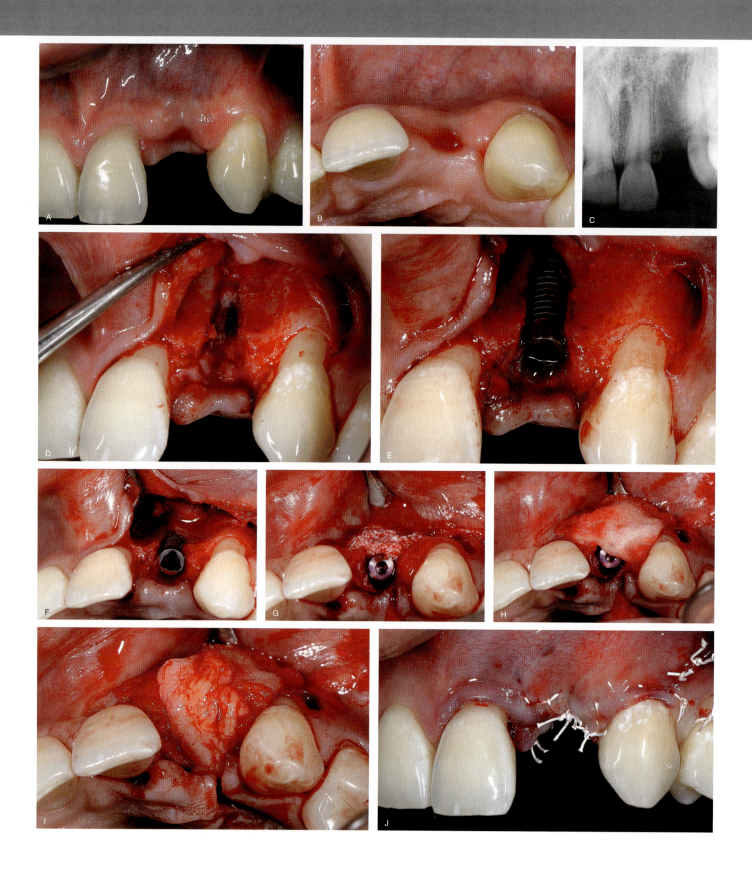

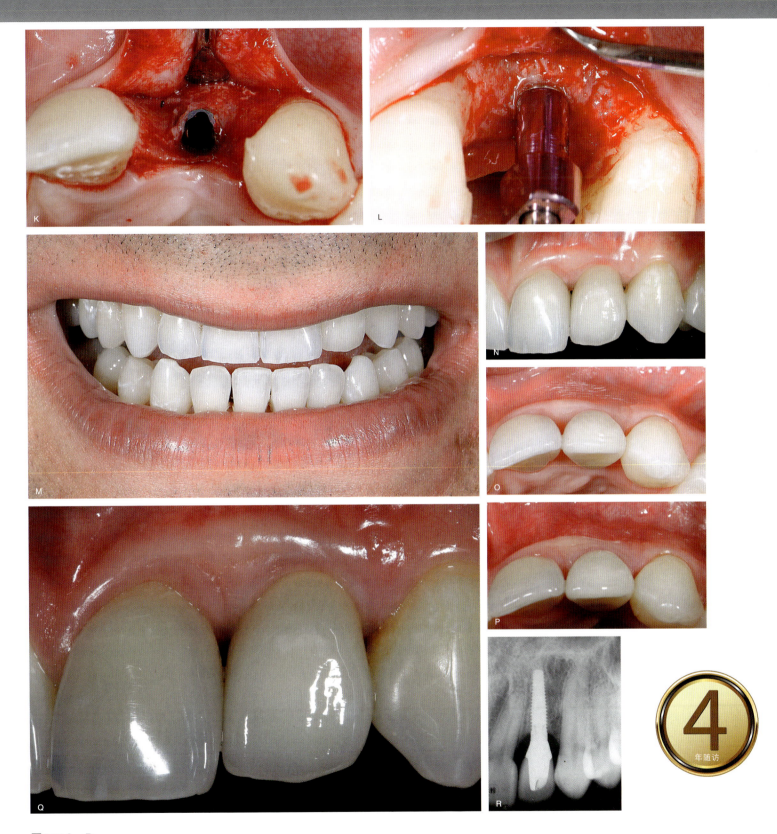

图6.11A ~ R

软硬组织的联合重建。初诊临床照片及根尖片显示22位点存在骨缺损。注意21牙龈退缩及龈乳头高度不足（**A ~ C**）。翻全厚瓣（远中做垂直减张切口）（**D**），将种植体植入尚不成熟的骨质内（早期种植）。种植体的唇侧螺纹几乎完全暴露（**E**）。骨再生（去蛋白小牛骨和胶原膜）（**F，G**）。腭侧旋转带蒂瓣行软组织增量（**H**）。缝合固定组织瓣。注意瓣冠向复位的位置（**I**）。7个月后再次暴露术区，可见完全的骨再生。注意种植体无任何螺纹暴露，这证明该技术效果良好（**J，K**）。修复阶段对22行全瓷冠修复，21远中部分贴面修复（**L ~ N**）。4年后随访，临床照片及根尖片显示效果稳定。注意组织量保持良好，龈缘位置令人满意（**O ~ R**）。修复医生：Oswald Scopin de Andrade；技师：Luiz Alves Ferreira。

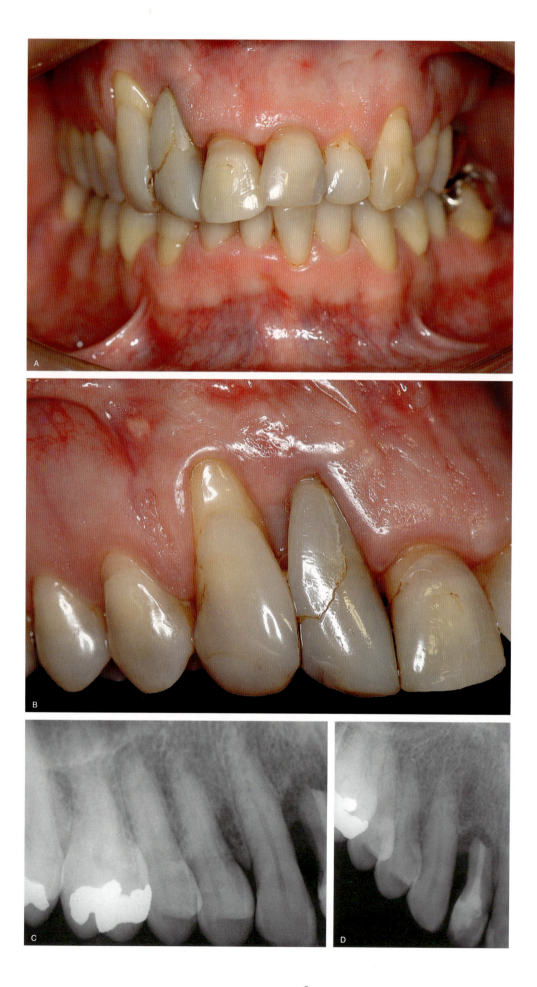

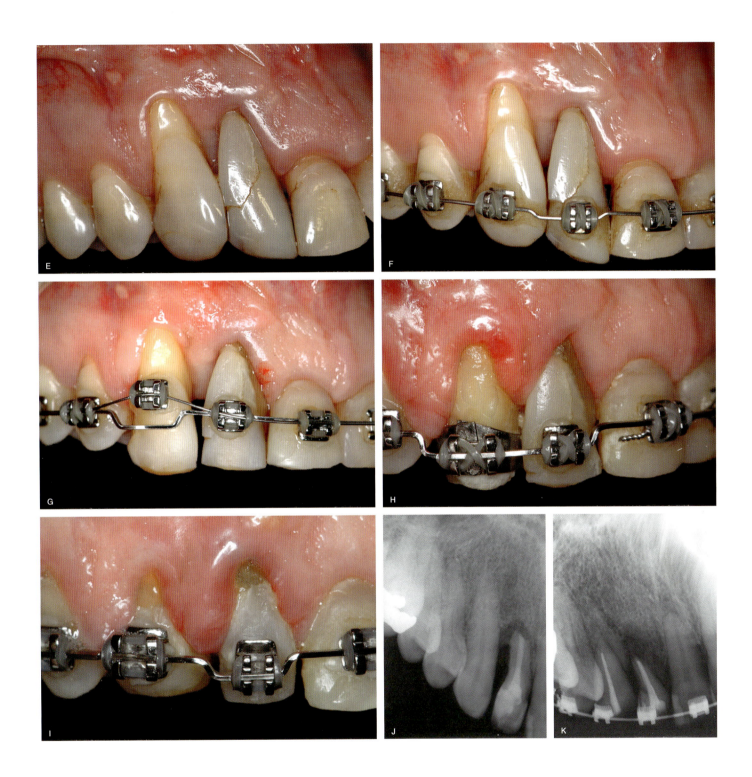

图6.12A～K

低速正畸牵引促进唇侧及邻面缺损的恢复（**A～E**）。注意12和13低速牵引，未来计划拔除12、种植修复，保留13进行全冠修复。3个月（**F**）、6个月（**G**）、9个月（**H**）及12个月随访（**I～K**）。

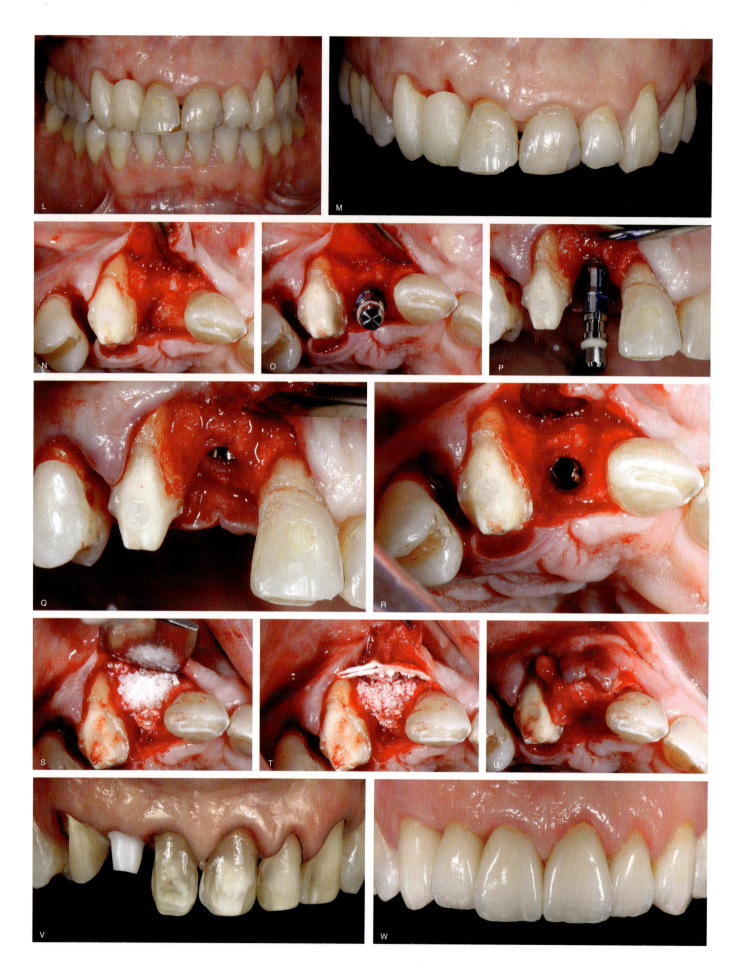

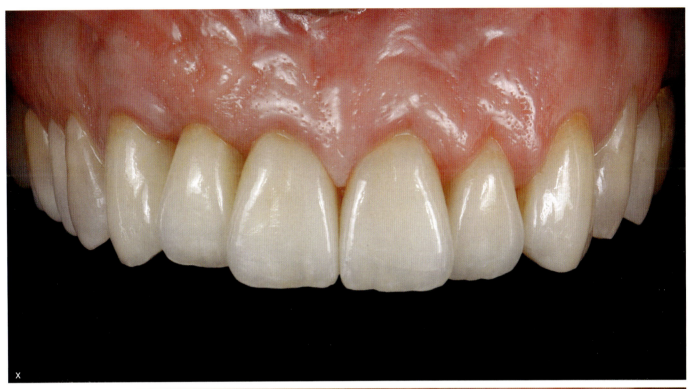

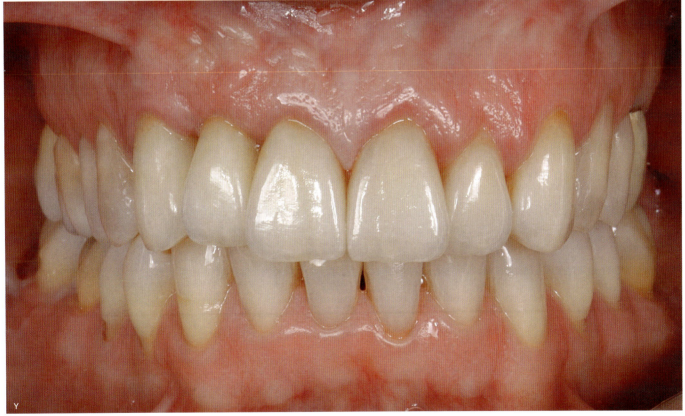

图6.12L～Y

12正畸牵引3个月后（**L，M**）。种植体植入时同期进行软硬组织重建（**N～U**）。软组织成形后进行正式修复，采用个性化美学基台及全瓷冠进行种植修复，余牙采用全瓷冠及瓷贴面修复（13-23）（**V，W**）。1年后临床随访，可见右侧龈乳头高度略不足（**X，Y**）。

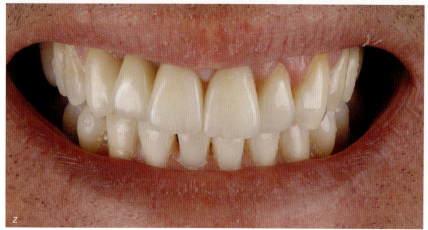

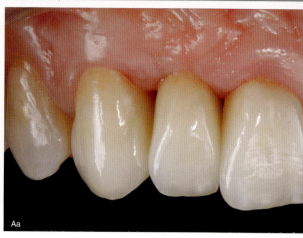

图6.12Z ~ Ah

3年后随访，临床照片及根尖片显示效果稳定。尽管存在组织缺损，最终仍呈现出良好的治疗效果（**Z ~ Ah**）。修复医生：Victor Clavijo；技师：Leonardo Bocabella；正畸医生：Rodrigo Ferreira Goulart。

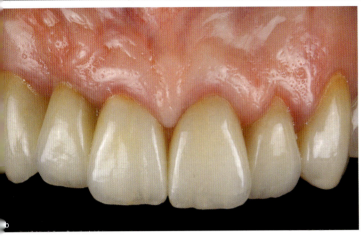

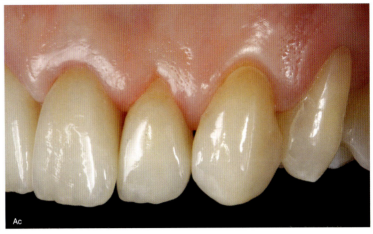

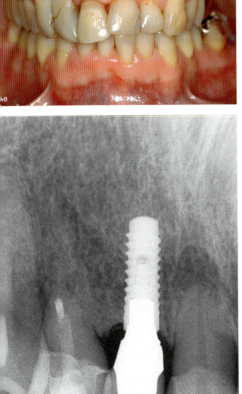

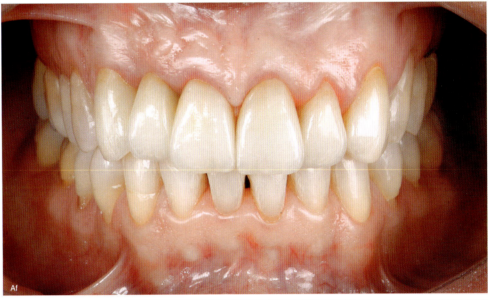

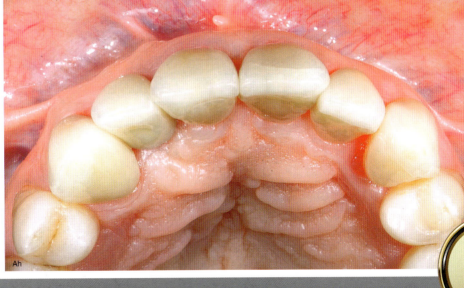

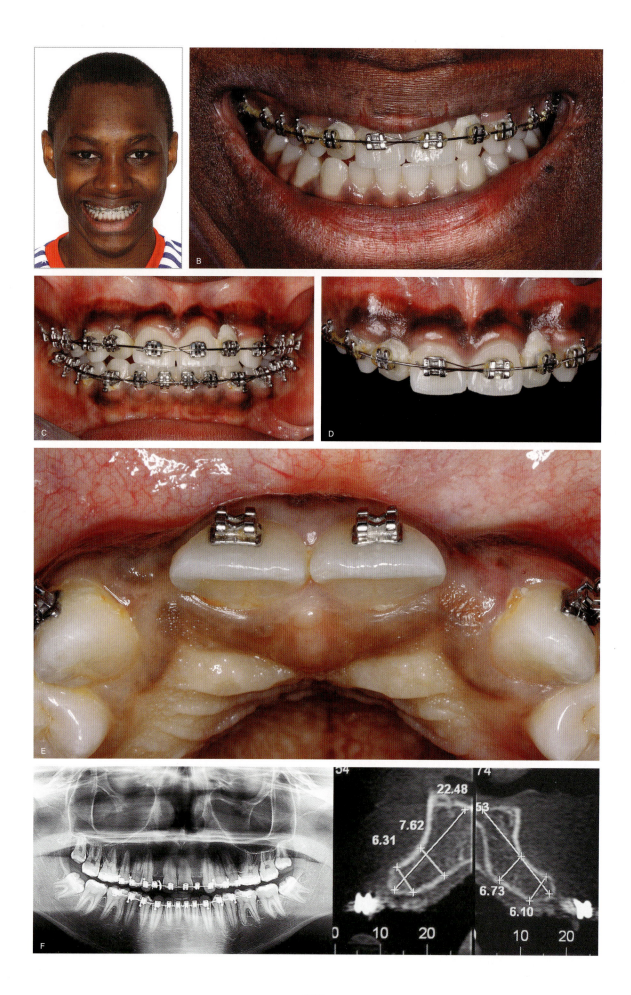

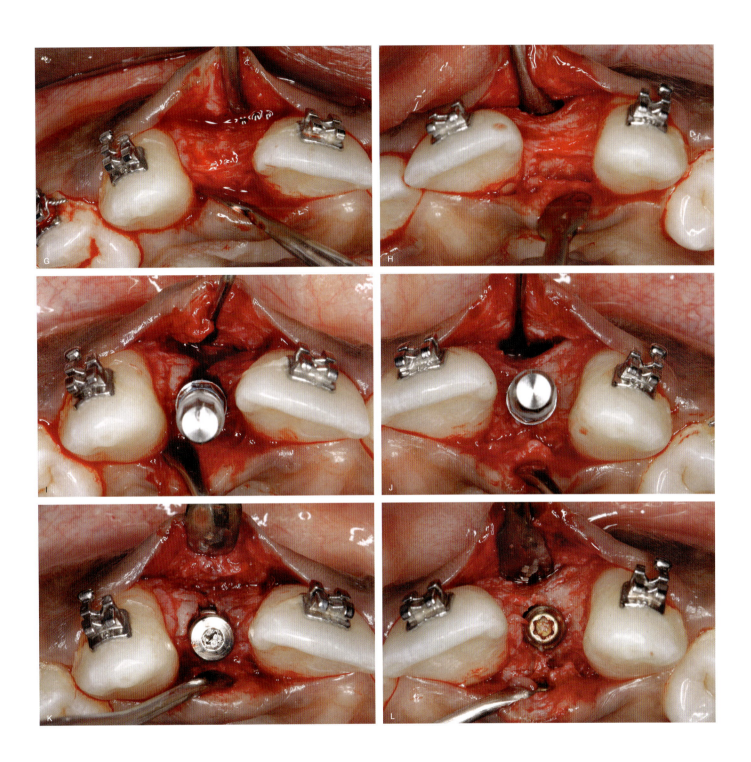

图6.13A~L

种植同期进行软硬组织重建。双侧侧切牙缺失，初诊临床照片、根尖片及CT图像。注意唇侧少量的组织缺损（**A~F**）。翻全厚瓣，植入种植体（**G~L**）。

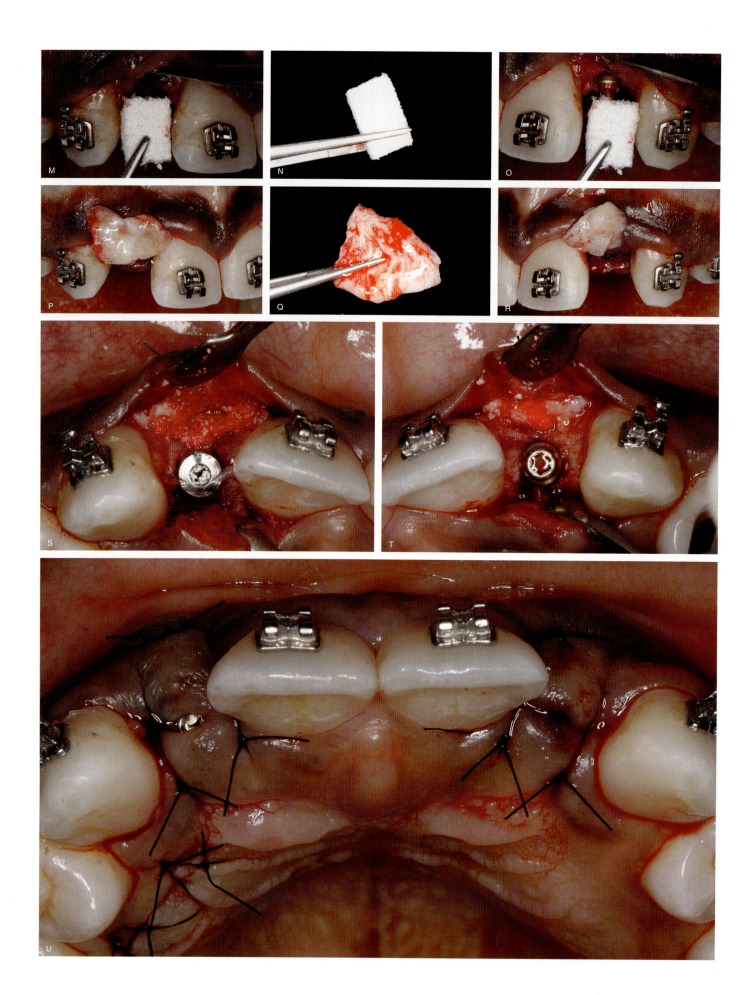

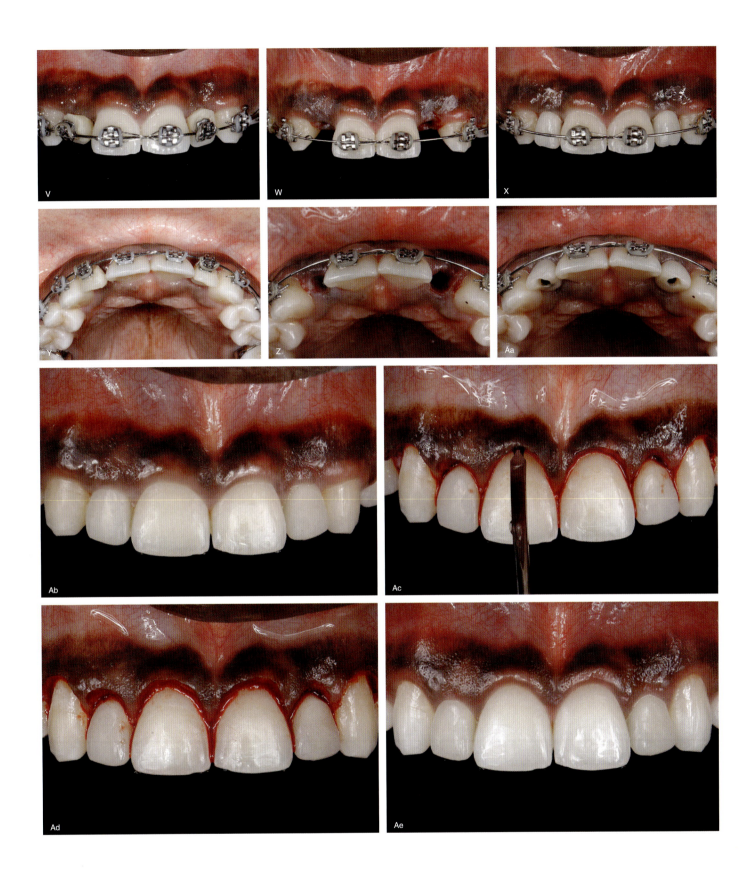

图6.13M ~ Ae

采用去蛋白小牛骨胶原及结缔组织移植物进行软硬组织联合重建（**M ~ T**）。缝合固定组织瓣（**U**）。3个月后随访（**V，W**）。软组织环切暴露种植体，进行临时修复（**X ~ Aa**）。软组织愈合后，进行冠延长术（**Ab ~ Ae**）。

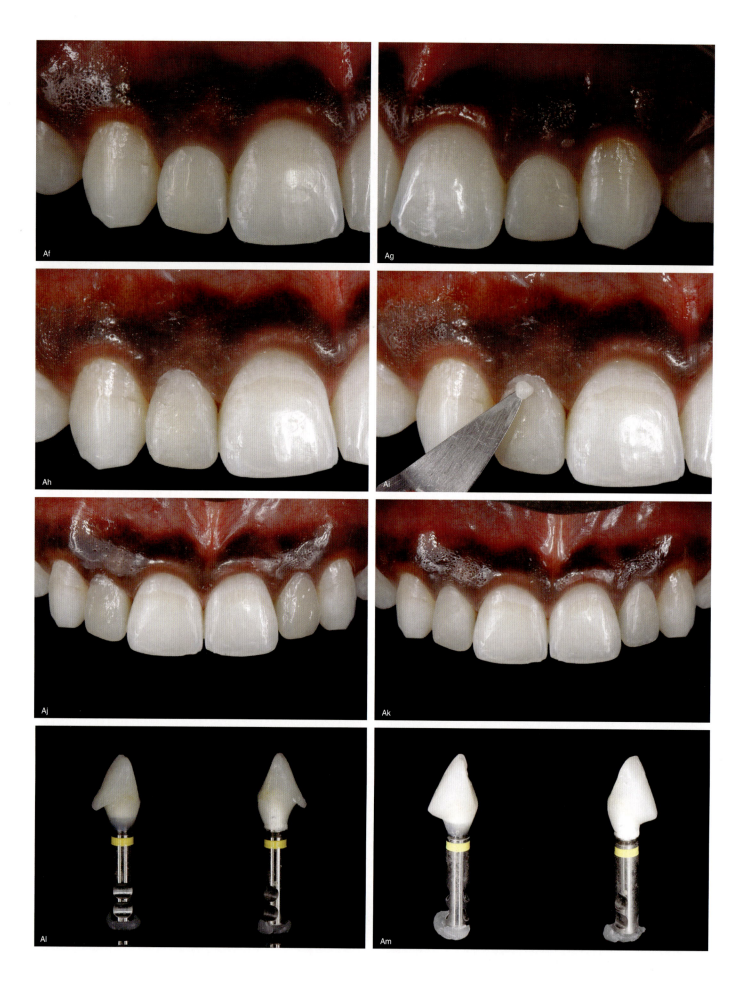

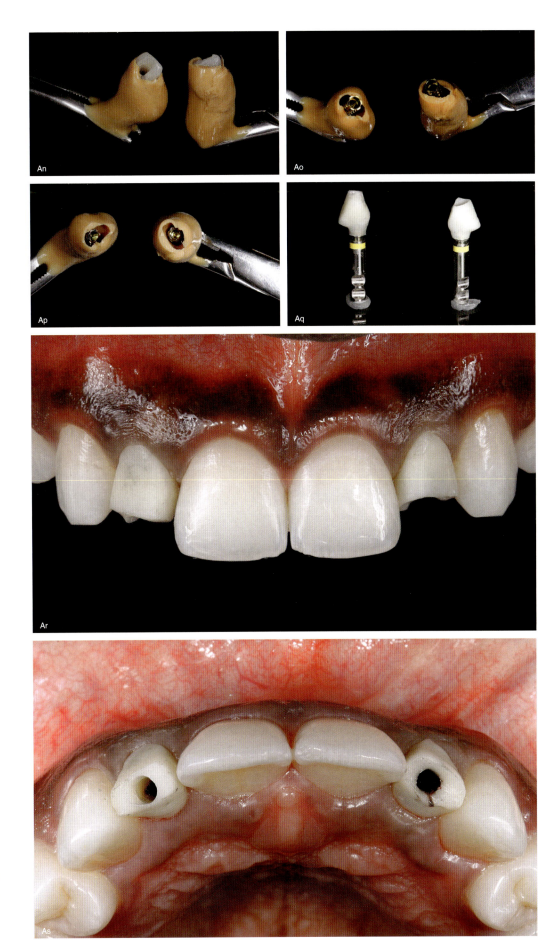

图6.13Af ~ As

修复流程，引导软组织塑形。向临时修复体上添加树脂（**Af ~ Am**）。复制临时修复体，制作个性化美学基台（**An ~ As**）。

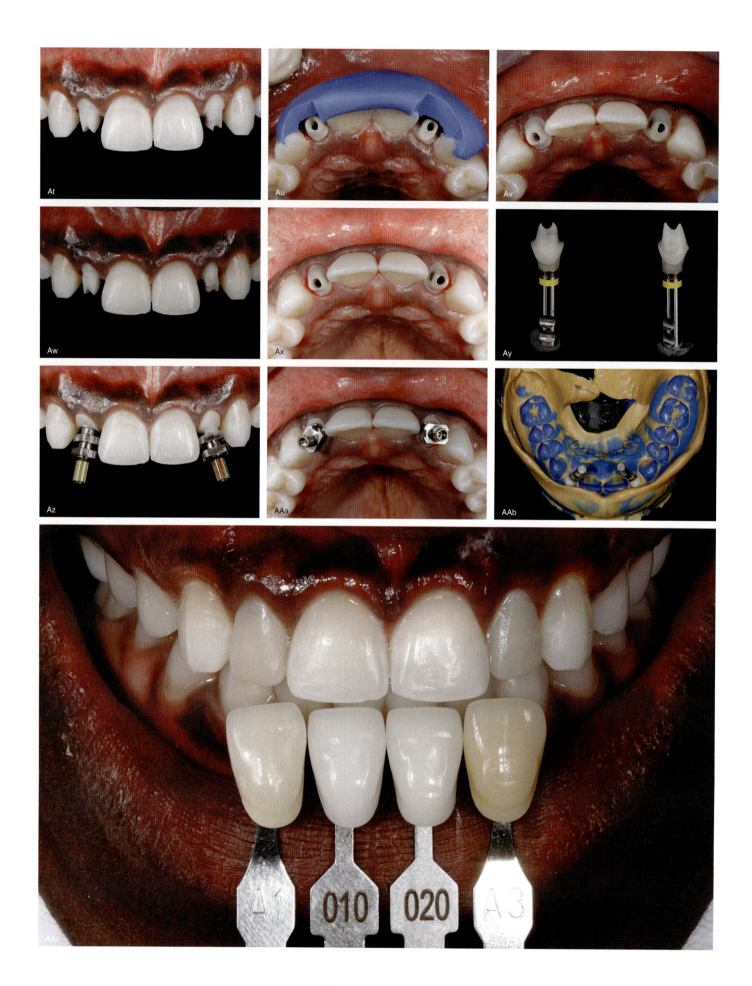

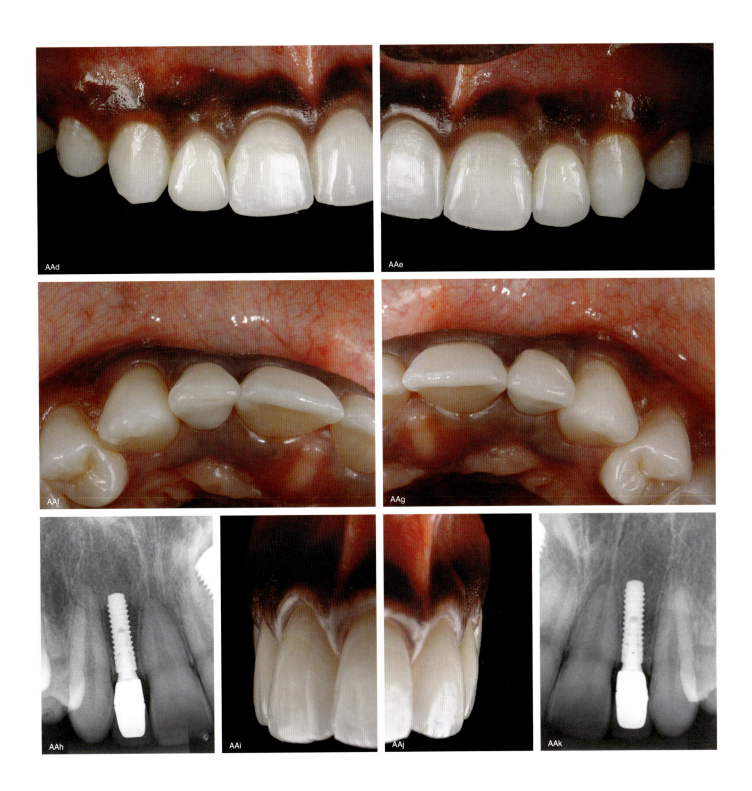

图6.13At ~ AAk

种植体取印模（**At ~ AAb**），比色（**AAc**）。全瓷修复后的临床照片和根尖片（**AAd ~ AAk**）。

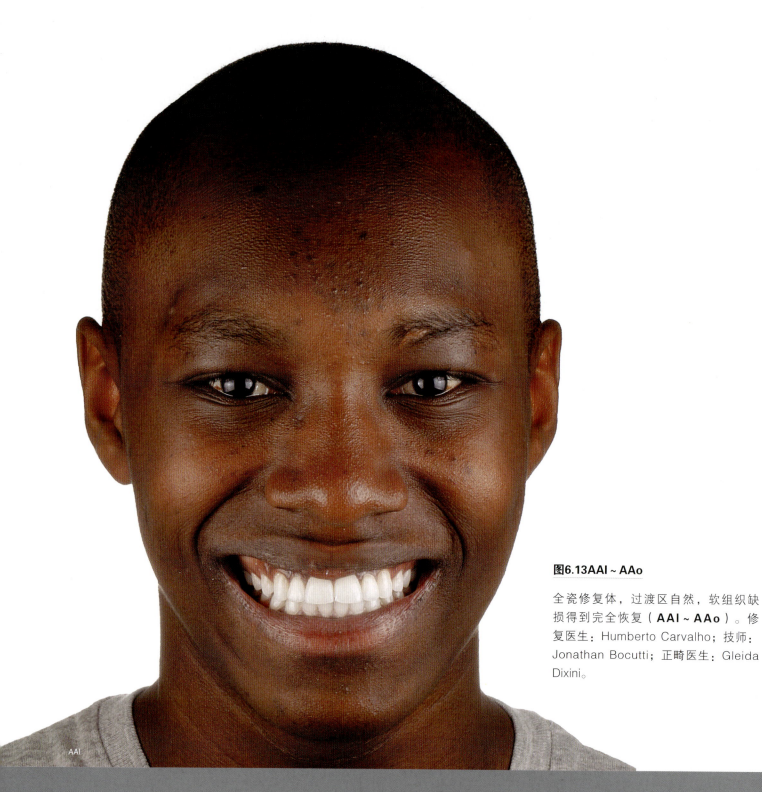

图6.13AAI ~ AAo

全瓷修复体，过渡区自然，软组织缺损得到完全恢复（**AAI ~ AAo**）。修复医生：Humberto Carvalho；技师：Jonathan Bocutti；正畸医生：Gleida Dixini。

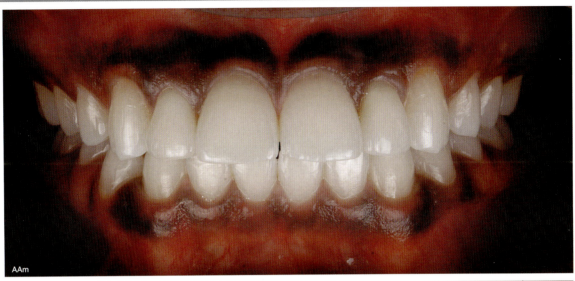

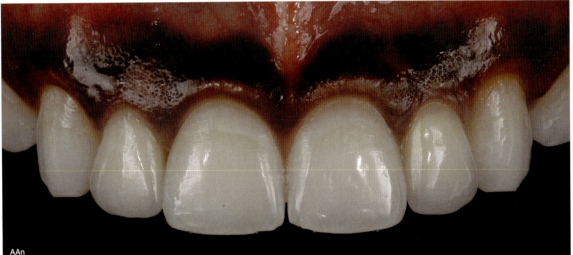

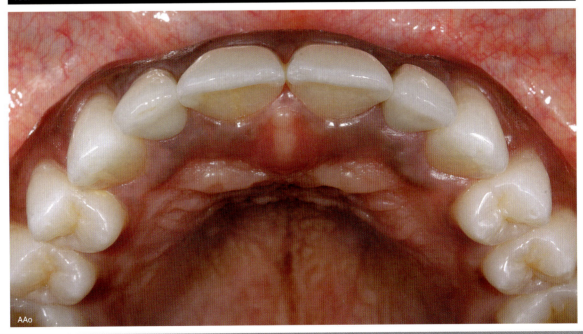

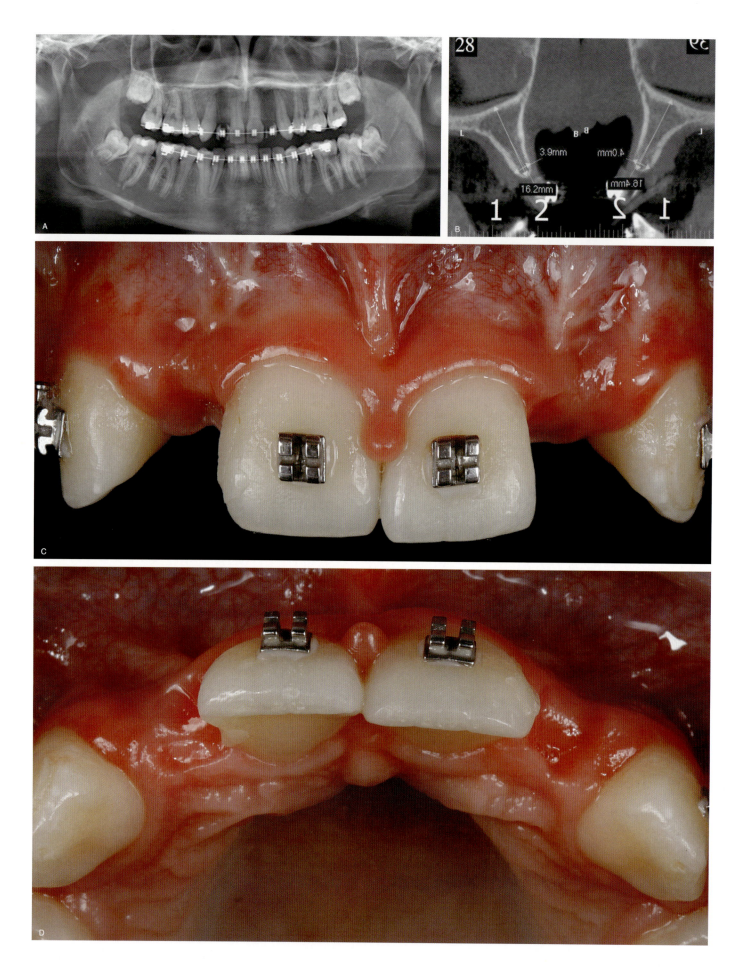

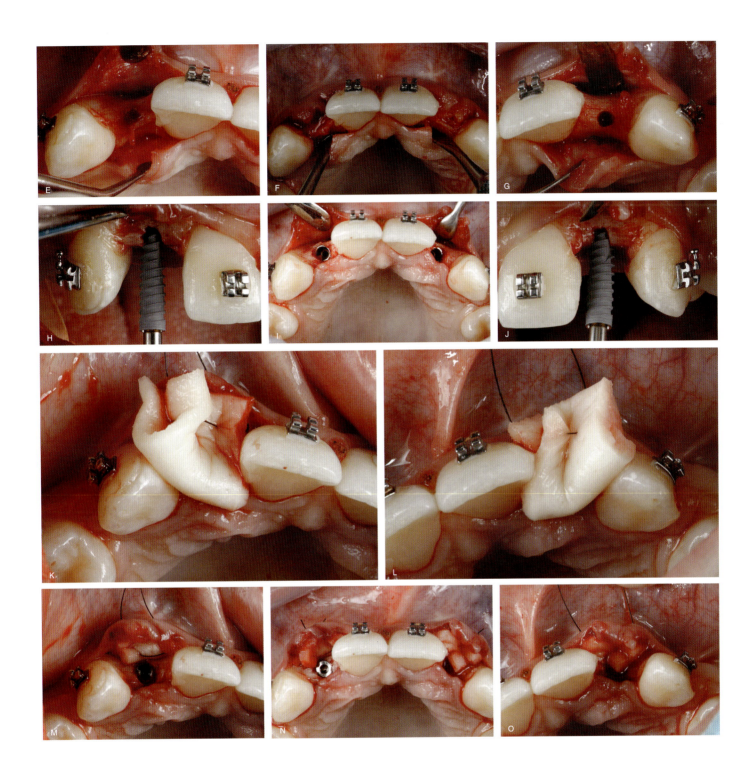

图6.14A～O

即刻种植同期使用软组织替代品扩增轮廓。初诊口内像、根尖片及CT图像显示侧切牙区域（先天缺失）存在明显的唇侧组织缺损（A～D）。完成受区预备及种植体植入（E～J）。采用胶原基质作为软组织替代材料增加组织量。注意将胶原基质固定在唇侧软组织瓣上（K～O）。

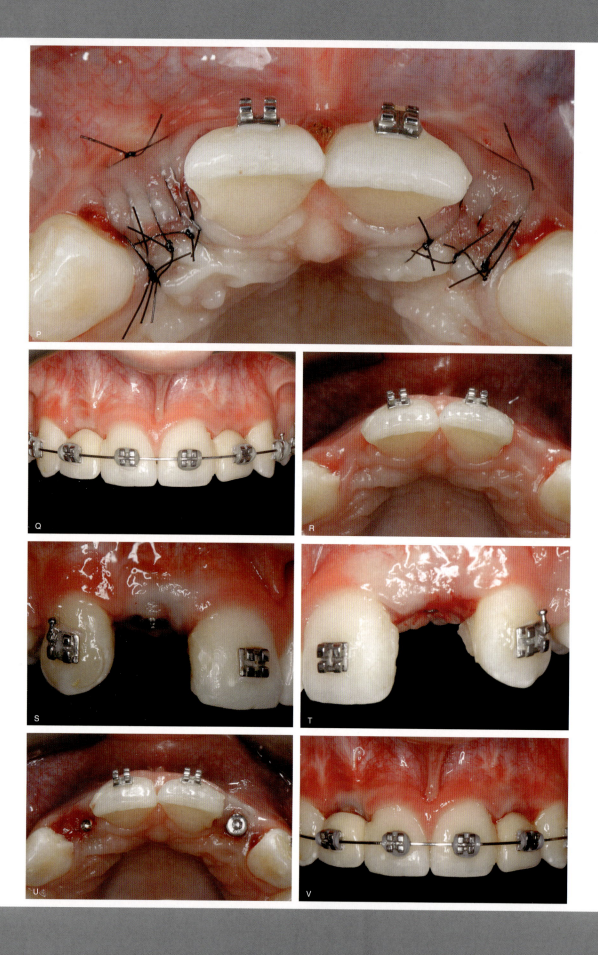

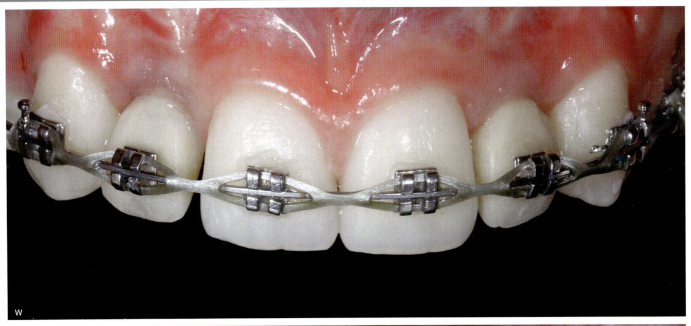

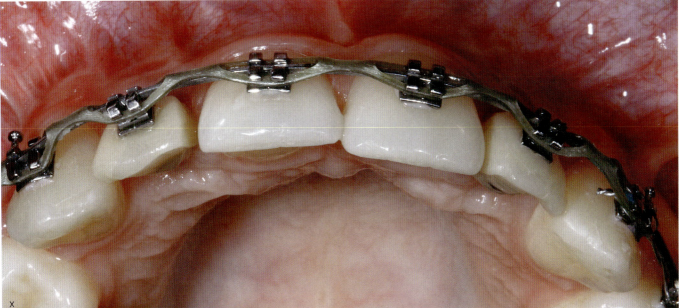

图6.14P ~ X

缝合固定组织瓣（**P**）。4个月后随访可见仅有少量组织缺损（**Q，R**）。二期手术暴露种植体，连接愈合基台（**S ~ V**）。戴入种植体支持式临时修复体，开始软组织塑形（**W，X**）。正畸医生：Juliana Romanelli；修复医生：Victor Clavijo。

即使是现在，对种植位点进行软组织移植的科学依据仍存在争议[50]。然而，充足的文献表明，若需达到可预期的美学效果，建议进行软组织移植[51-53]。另外，最近的研究显示增加植体周软组织的厚度，可以减少种植体颈部的骨吸收，也就是说增厚的软组织可以和下方的骨组织产生积极的相互作用[54-56]。鉴于以上观点，我们强烈建议当软组织量不足时，对种植体支持式义齿进行软组织增量，以改善植体周软组织的生物型（图6.15）。

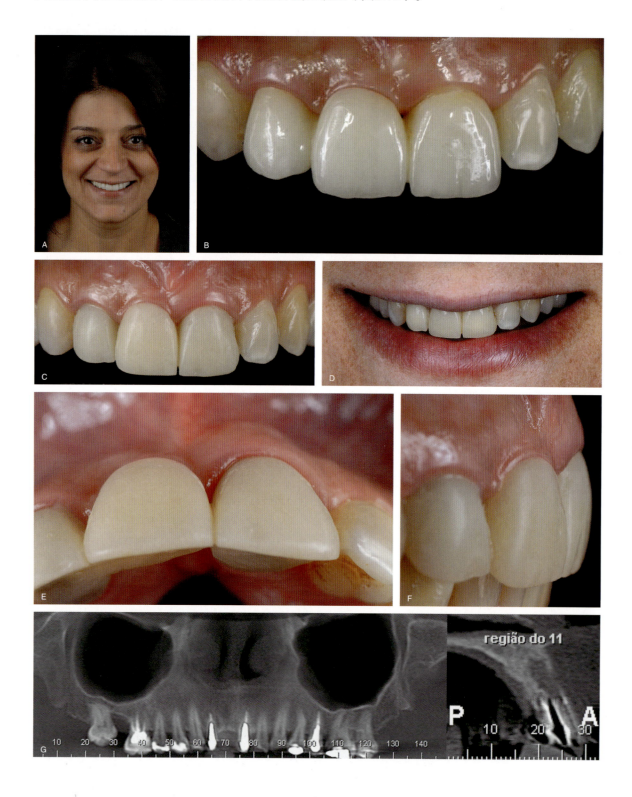

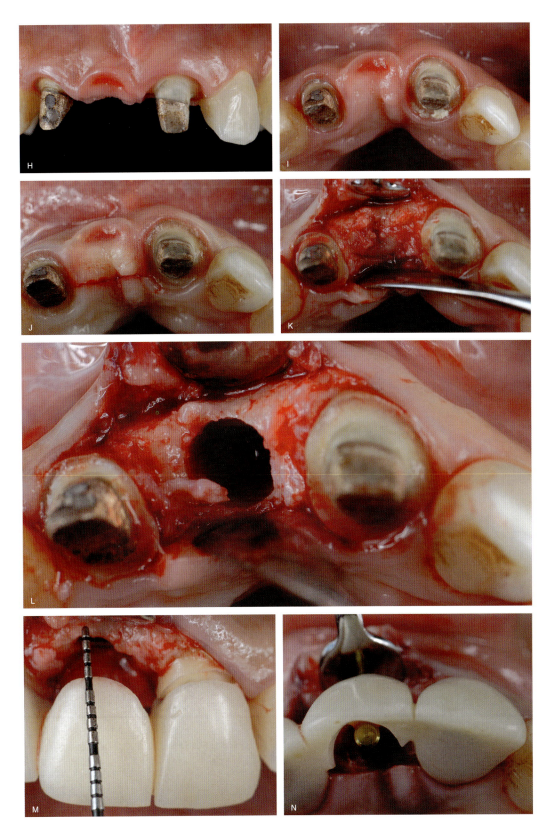

图6.15A~N

种植同期软组织移植的病例。计划采用种植体支持式全冠替代旧烤瓷桥（**A**，**B**）。戴入临时桥。可见桥体区域唇侧骨量缺损（**C~F**）。CT图像显示唇腭向骨宽度足以支持种植体植入（**G**）。去除临时修复体，行牙槽嵴顶正中略偏腭侧切口，翻全厚瓣，无须做垂直减张切口（**H~K**）。手术导板指引下预备种植窝洞（**L~N**）。

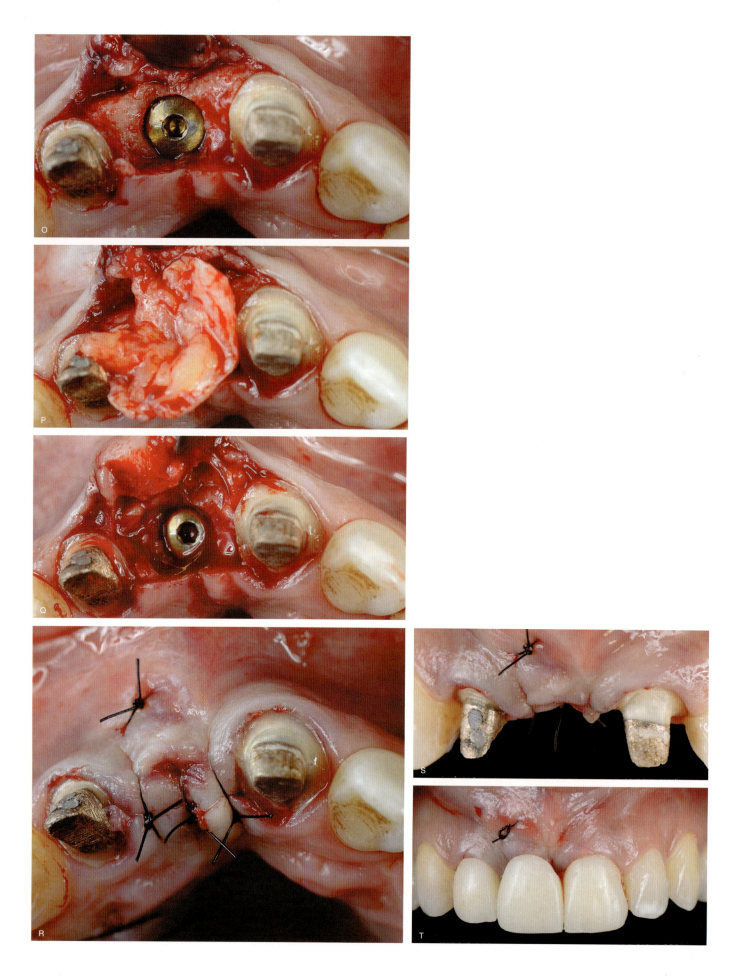

图6.15O ~ Ac

种植体植入理想的三维位置，完全由骨组织包绕（**O**）。将结缔组织移植物缝合固定于唇侧瓣上，以增加组织量（**P，Q**）。缝合固定组织瓣，戴临时桥（**R ~ T**）。4个月后，通过向桥体逐渐添加树脂的方式暴露种植体。可见软组织塑形的质量（**U ~ W**）。修复阶段涉及前牙的预备（尖牙到尖牙）、种植体印模制取以及比色（**X ~ Ac**）。

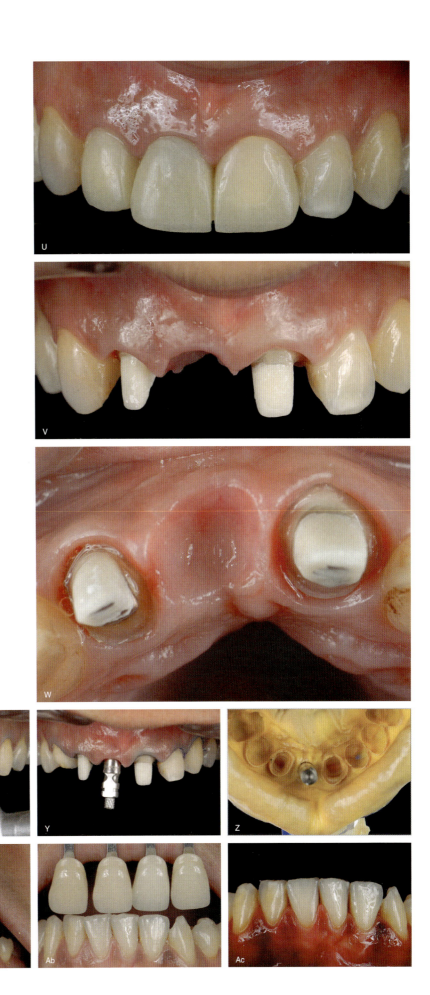

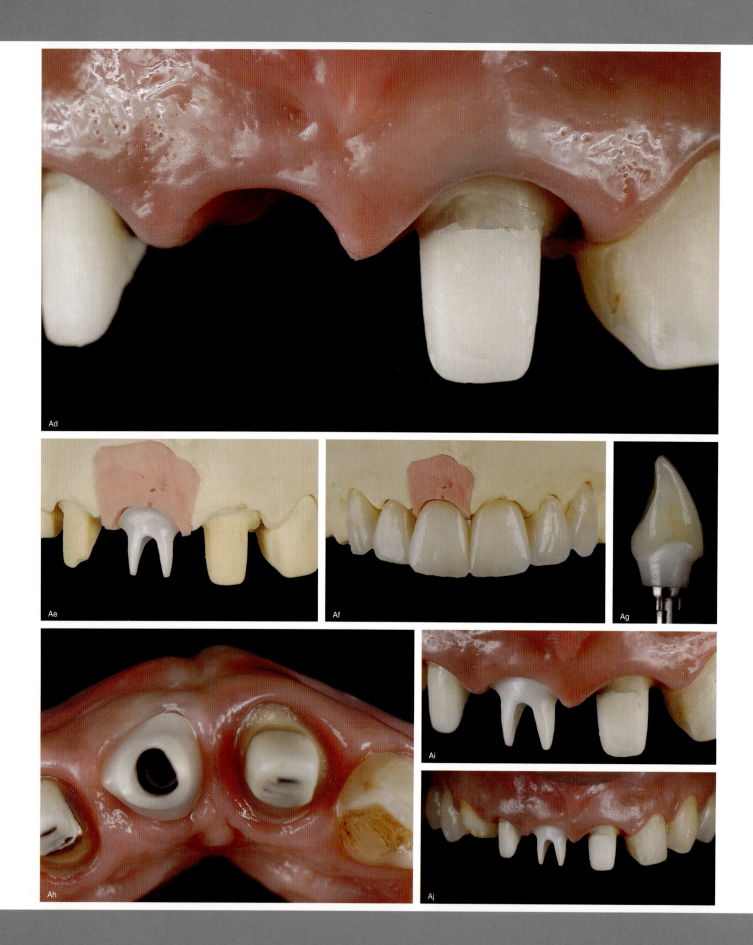

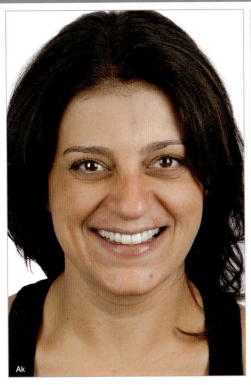

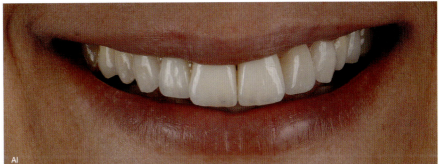

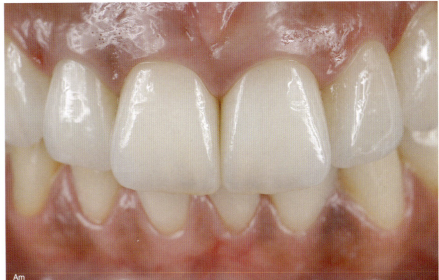

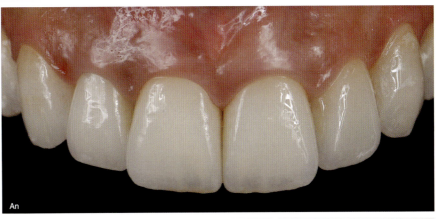

图6.15Ad ~ Ap

戴入个性化美学基台。基台设计严格模拟了预备体形态（**Ad ~ Aj**）。最终的全瓷修复完成后。修复效果十分完美，过渡区自然（**Ak ~ Ap**）。

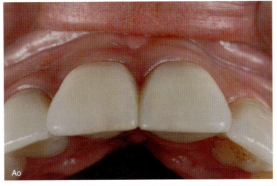

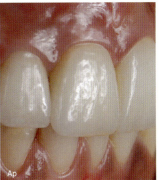

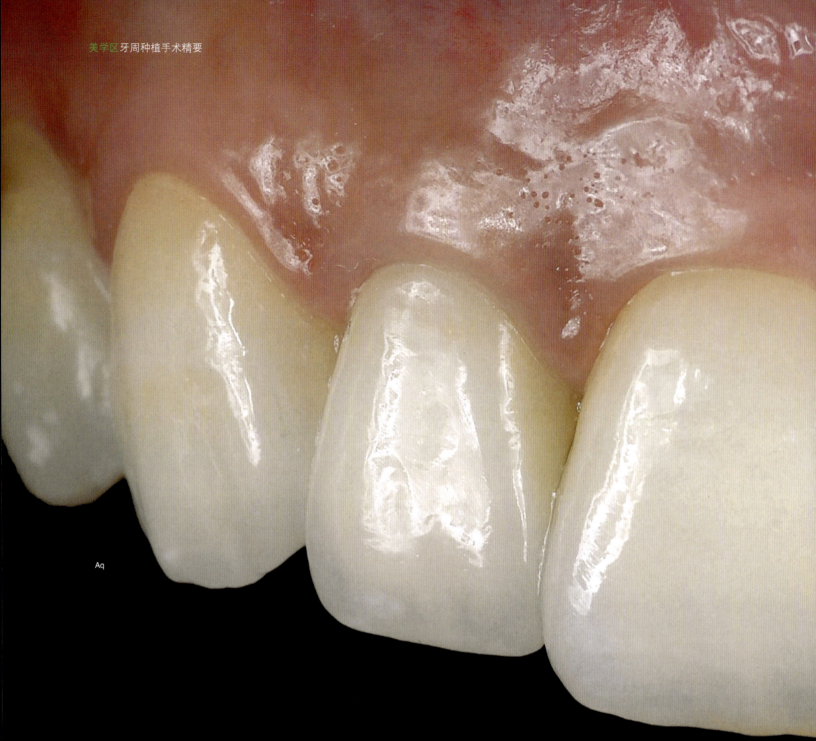

Aq

图6.15Aq ~ As

6个月后随访，龈缘及龈乳头的愈合状况（**Aq**）。结缔组织移植及软组织塑形前后的组织量对比（**Ar，As**）。修复医生：Fabio Hiroshi Fujiy；技师：Leonardo Bocabella。

当种植区的剩余骨量足够支持以修复为导向的种植时，即使有一些解剖上的缺陷，也可以在种植同期运用牙槽嵴增量技术进行组织重建。种植同期进行组织重建相对于分段手术，其优点在于缩短疗程、减少手术次数、降低治疗费用、减轻患者不适感，同时也更符合微创的理念。组织重建的方案和生物材料的选择是基于剩余牙槽嵴的解剖结构进行考量的。

扫一扫即可浏览
参考文献

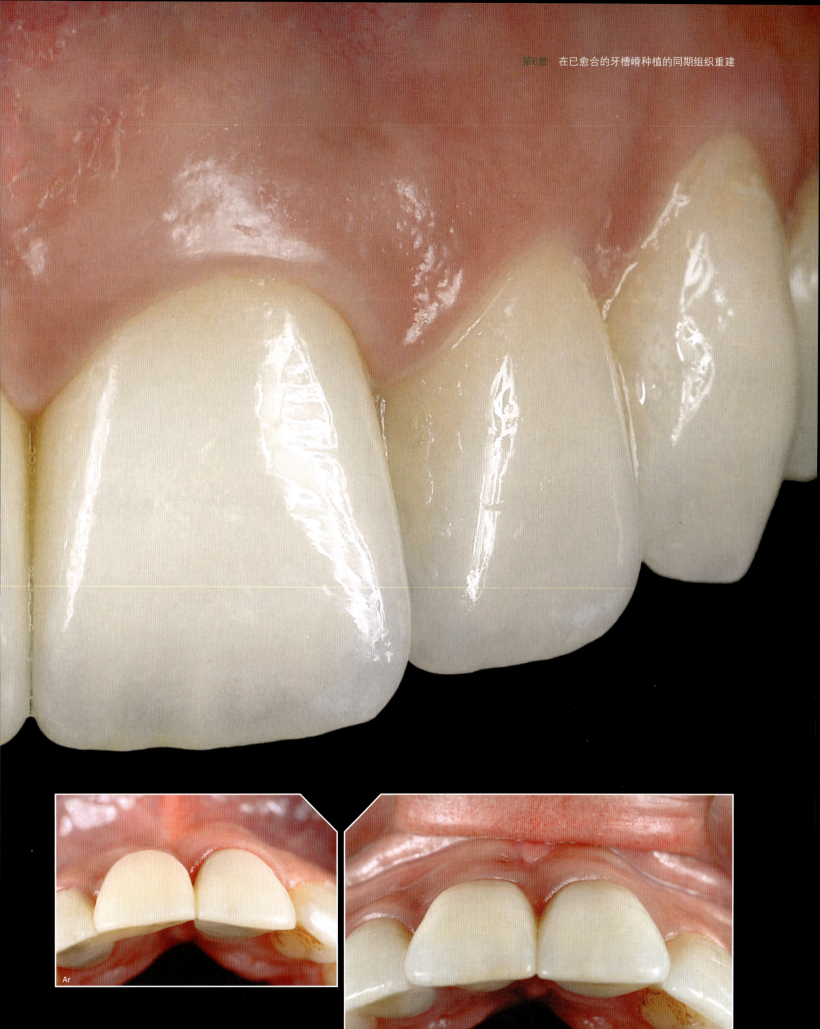

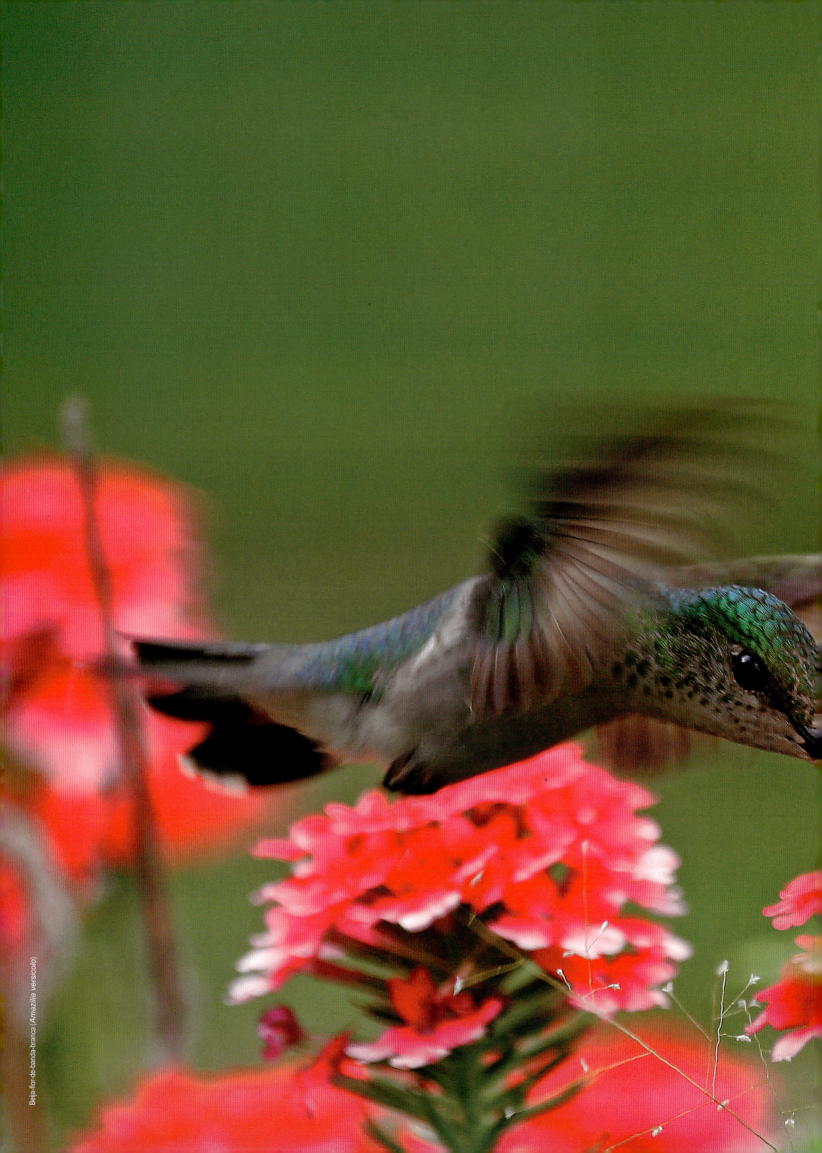

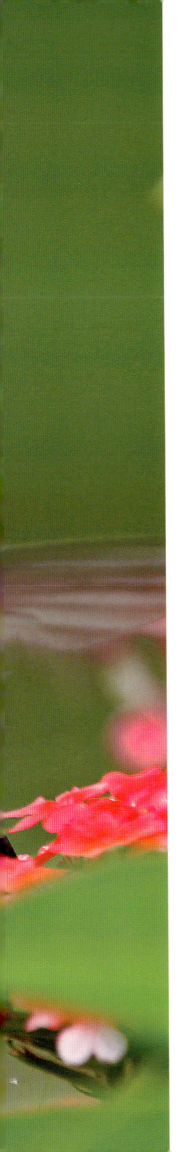

第 **7** 章

牙槽窝的管理：

即刻种植与位点保存

Socket management: immediate implant placement x
socket preservation

Robert Carvalho da Silva | Julio Cesar Joly | Paulo Fernando Mesquita de Carvalho

在临床中我们常常发现患者存在一些预后不良的患牙或者应该被拔除的患牙。这些患者可能都需要进行种植修复重建。为了优化治疗方案，我们需要对患者的主观意愿与客观条件进行评估[1-2]。我们既要考虑到患者对于美学及功能的期望，也要评价其全身情况，但对治疗方案起决定性作用的是对其局部临床解剖条件的评估。必须对治疗方案中的每颗患牙进行诊断和策略性分析，正确的评价其剩余牙槽骨的条件，龈缘/龈乳头位置以及牙龈生物型。然后我们做出以下决策：

- 拔除或者保留患牙。
- 拔除的时机。
- 是否翻瓣。
- 种植体植入的时机（即刻、早期还是延期）。
- 种植体的数目和分布。
- 种植体的特征（长度、直径、连接方式、宏观和微观的几何形态）。
- 重建策略（骨和/或软组织）。
- 修复时机（即刻或者延期）。

所有的这些话题我们都将在这一章节详述。我们希望能够给读者提供最好的治疗方案，从而获得可预期的美观且稳定的临床效果。

拔牙后牙槽窝会发生骨改建，骨高度和宽度随之减小，尤其是在颊侧，从而使牙槽嵴长轴向舌侧偏移[3-6]。大部分骨改建（2/3）发生在拔牙后的前3个月内，在术后一年时可吸收至原始骨量的50%[7]。骨改建的程度可受到诸如拔牙原因（牙周病、外伤、牙髓病或修复失败）[8]、拔牙后的愈合时间和过渡性修复体类型等因素的影响。与以往的观念相反[9]，在新鲜拔牙窝中即刻植入植体不会造成拔牙窝愈合机制的改变。研究表明，牙槽窝形态由咬合力与张力所产生的刺激维持，这些力是通过埋入束状骨的Sharpey纤维传导分布的[3,10-11]。理解这一点对于在唇侧骨板极为菲薄的上前牙区行种植治疗非常重要[5,12]。Januário等[5]通过CT扫描评估了250例牙周健康的受试者的上前牙3个不同位点（分别距釉牙骨质界1mm、3mm、5mm）的唇侧骨板厚度。在大多数情况下，厚度小于1mm，平均厚度为0.6mm，在约50%的情况下小于0.5mm。这与其他的研究结果类似[12-14]。可以推断，由于这个特定区域的大多数唇侧骨完全由束状骨构成，一旦牙齿被拔除，则唇侧骨板会出现大范围的生理性吸收，这解释了我们所观察到的骨的吸收模式[5]。

种植体可以在拔牙后不同的时间点植入。根据骨和软组织的愈合状态，我们常将种植时机分为以下几类：1型：拔牙后即刻植入；2型：拔牙后4~8周植入，此时软组织已愈合；3型：拔牙后12~16周植入，软组织愈合，骨组织部分愈合时；4型：6个月以上植入，牙槽嵴完全愈合[15]。

Mayfield建议以3个不同的时刻简化分类[16]：即刻种植（拔牙后立即植入），早期种植（拔牙后6～10周植入）和延期种植（拔牙后6个月或更长时间植入）。

　　这些植入时机有其各自的优点和缺点，须谨慎考虑[8,17]。在笔者所建议的临床方案中，当患者口内有计划拔除的天然牙时，应优先选择两种策略：即刻种植或采取某种重建措施，补偿预期的拔牙窝骨改建，从而意味着需要6个月的等待时间。因此，在我们的方案中，仅很少的病例会选择早期种植。然而，不同种植体植入的时机似乎并不会造成种植体存留率的不同[18-25]。种植体获得骨结合是可预期的，因而不再是问题的关键[26]。医生必须考虑其他方面，如整体治疗时间，就诊次数，手术的复杂性和风险等。此外，我们最终的目标是完美的美学效果，这需要使种植体支持的修复体恢复和模仿牙齿原来的样子，做到"以假乱真"，同时有效地降低植体周黏膜退缩或透出金属底色等美学风险[27]。

　　如第1章所述，实现植体周极致美学的3个核心要点是[28-29]：

　　1. 以修复为导向的种植体植入。

　　2. 美学相关的组织重建（硬组织和/或软组织）。

　　3. 修复体的处理（临床和技工室阶段）。

　　基于以下标准选择即刻种植还是位点保存：

　　⊕ 余留骨量（根方/腭侧）。

　　⊕ 龈缘位置。

　　⊕ 颊侧骨特征（完好或损坏）。

　　⊕ 组织生物型。

　　⊕ 牙槽窝感染（急性或慢性）。

余留骨量

　　"骨三角"概念是基于使用3D导航软件对患者的CBCT（锥形束计算机体层成像）仔细评估，以确认修复为导向种植体植入的可能性[30-31]。这对治疗计划至关重要，倘若余留骨不允许将种植体植入的理想的位置，我们将使用位点保存技术。另一方面，如果余留骨从解剖上是足够的，则可综合其他考量选择即刻种植。因此，在制订前牙区拔牙后治疗决策时，首先考虑的是基于CBCT检查判断余留骨组织的解剖形态（图7.1）。

保存

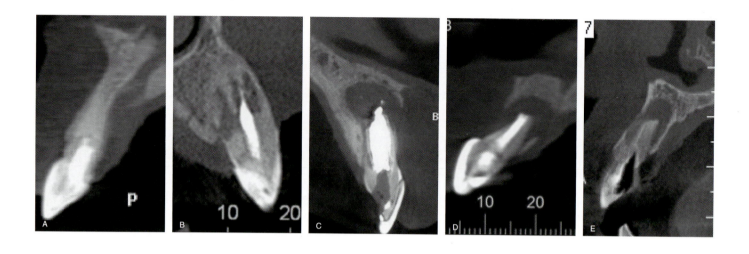

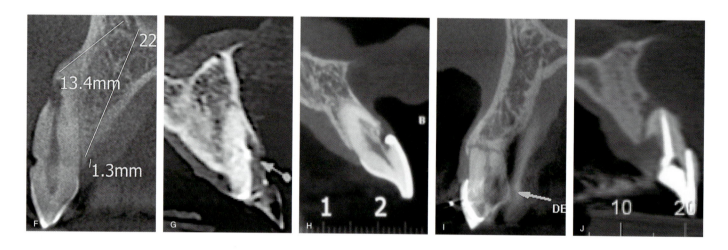

即刻种植

图7.1A～J

使用CT确定腭侧与根尖的骨可用性。CT扫描可见部分病例腭侧和根尖部骨量有限，无法进行即刻种植（A～E），另一部分病例则具备即刻种植所需的骨量条件（F～J）。

Kan等[32]对100例牙周健康的受试者进行了600例上颌尖牙到尖牙的断层扫描检查，将矢状位牙根在牙槽窝中的位置进行分类：

Ⅰ类：牙根紧贴唇侧皮质骨板。

Ⅱ类：牙根位于牙槽窝中部，根尖的1/3与唇侧、腭侧皮质骨板均不发生接触。

Ⅲ类：牙根紧贴腭侧皮质骨板。

Ⅳ类：至少有2/3的牙根与唇侧和腭侧皮质骨板同时发生接触。

约80％的病例为Ⅰ类牙槽窝，这无疑是将种植体贴腭侧骨板植入的最佳条件，术者无须植入过长的种植体，同时可保留颊侧空间进行组织重建。此类病例通常可获得良好的初期稳定性，从而为即刻临时修复提供可能。约10％的病例属于Ⅳ类牙槽窝，即刻种植并不适合这样的病例，因为牙槽窝的颊舌径与牙根非常相似，并且常常会有根尖区凹陷。针对这类病例，我们不得不进行位点保存，有时还需要进行牙槽嵴增量。Ⅱ类牙槽窝和Ⅲ类牙槽窝则具有较高的技术敏感性，因为只有根方的骨可用。在这类病例中，更难获得初期稳定性，常需要选择更长的种植体。另一方面，医生可选择较小直径的种植体，为种植体和颊侧骨板之间留出更大的空间。

龈缘位置

在选择即刻种植或位点保存的决策中第二重要的考量是待拔除患牙的龈缘位置相对于邻牙或将来植体颈部软组织理想位置的关系。龈缘位置相对于邻牙可以是偏冠方的，平齐的或偏根方的。

偏冠方的龈缘位置是最有利的临床情况。垂直向过量的软组织减少了植体周软组织退缩的风险，利于临时修复阶段的软组织塑形。当龈缘与邻牙平齐时，应特别注意避免种植体边缘软组织的退缩。临时修复体的外形（龈缘区域与龈下区域）的任何错误都可能过度压迫软组织进而导致其退缩。最不利的情况就是待拔除患牙存在牙龈退缩。有关这个问题的讨论很少。一般的观点认为，在本已存在软组织缺陷的情况下选择即刻种植方式，会带来更大的美学风险，因此建议采用分阶段的方式治疗这类病例[1-2,33]。笔者认为，方案制订必须考虑牙龈退缩的量，无论是浅的（＜4mm）还是深的（＞4mm）。当无望保留的患牙同时伴随着较深的牙龈退缩时，考虑到因软组织缺乏带来的美学风险，不应选择即刻种植。面对这类病例，拔牙前一系列的临床步骤（正畸牵引、根面覆盖或牙根埋置）可改进软组织的质和量[34-35]。这些方法将在本章后面详述。

另一方面，当存在较浅的牙龈退缩，但可通过结缔组织移植补偿软组织缺陷时，即刻种植就成为可能。该方法与第4章所述的治疗Miller Ⅰ类牙龈退缩的方法类似；即在颊侧制备一个较小的类信封瓣，为结缔组织移植物创造空间。如果在即刻种植后立即进行临时修复，临时修复体的凹形轮廓对于移植物的贴合适应是非常重要的。通过使用间断缝合和改良褥式缝合来实现瓣和软组织移植物的稳定性，缝合时需避免对龈乳头尖端产生压力。当植体初期稳定性不够，无法即刻修复时，需要安放愈合基台或者完全埋入式愈合。考虑到这些方面，只要剩余的骨量允许以修复为导向的种植并且没有较深的牙龈退缩时，即刻种植便是一个良好的方案（图7.2）。

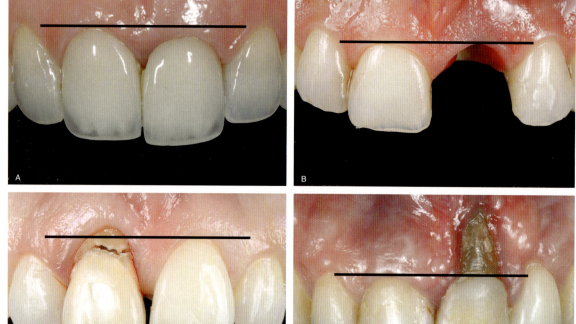

图7.2A ~ D

待拔除患牙龈缘位置与理想修复体边缘（参照对侧同名牙）的关系。冠向（**A**）。平齐（**B**）。偏根向，但牙龈退缩不超过4mm（**C**）。偏根向且牙龈退缩超过4mm（**D**）。

颊侧骨板特征

颊侧骨板的完整性是即刻种植的必要条件[1-2,33,36]。如果颊侧骨板缺如而进行即刻种植，则后续经常出现边缘黏膜退缩和/或唇侧黏膜透色。在拔牙之前，可以通过拍CBCT或者使用牙周探针进行骨探诊来评估颊侧骨板是否完整。颊侧骨的情况可在牙槽窝搔刮时予以最终确认。

牙槽窝壁缺损的范围会影响拔牙后骨改建的模式及软组织的稳定程度，进而导致美学问题。然而，目前尚缺乏描述拔牙后牙槽窝骨壁受损频率的流行病学调查，关于前牙美学区颊侧骨壁完整及缺失情况下拔牙窝愈合模式的比较研究亦不足[8,37]。广为接受的假设是受损的颊侧骨壁可能会增加种植体植入后周围软组织退缩的发生率。Kan等[38]观察到，随着骨壁缺损的增大，植体周软组织的退缩更深，且发生频率更高。该研究纳入了23名受试者，其中每名患者在上前牙区存在一颗无法保留的患牙，且其颊侧骨壁存在缺损。骨缺损根据近远中延伸的范围分为仅限于患牙齿的颊侧的V形，累及患牙邻面的U型以及累及邻牙邻面的UU型。治疗的过程为拔除患牙（翻瓣或不翻瓣），即刻植入种植体，即刻临时修复，对骨缺损进行GBR（充填自体骨或去蛋白牛骨，盖可吸收胶原膜），将上皮下结缔组织移植物放在被认为骨壁较薄的位点上。一年后，在12个V形部位中的1个、在7个U形部位中的3个以及全部4个UU形部位中观察到大于1.5mm的植体周软组织退缩。

Corbella等[39]也提出了骨缺损分类。Ⅰ类骨缺损限于颊侧，宽度可以是窄（V形）或宽（U形）；深度可以是浅（限于颈部区域）、中（达到牙根的中1/3）或深（延伸到根尖区域）。Ⅱ类缺陷累及牙槽窝的邻面，并可根据其深度（浅、中、深）进一步分类。Ⅲ类缺陷是开窗型骨缺损。

Elian等[33]提出了另一个有趣的分类，其依据是颊侧骨壁特征（骨壁完整或受损）和龈缘位置。具有完整的颊侧骨壁和正常龈缘位置的牙槽窝被定义为Ⅰ类。颊侧骨壁完全缺如但龈缘位置正常的牙槽窝被定义为Ⅱ类。Ⅲ类缺陷涉及颊侧骨壁完全缺如和深度牙龈退缩。他们指出，治疗过程应该由这些特征来决定。Ⅰ类缺陷的疗效更加可预期，而Ⅲ类是最复杂的，通常以分阶段方式进行治疗。然而，Elian等认为，Ⅱ类缺陷通常会产生更多的后期美学问题，例如由于误诊导致的软组织退缩。

Sclar[40]将美学预后与骨缺损的宽度相关联。有利型骨缺损的近远中向宽度小于原始牙槽窝的1/3，无论其高度如何（浅：<4mm，中：5~7mm，深：>7mm）。相反，不利型骨缺损是骨壁缺损宽度超过牙槽窝1/3。在本书建议的临床方案中，骨壁缺损的宽度/高度的关系决定了再生性治疗中是否需要盖膜。狭窄的缺陷（有利型骨缺损），无论其深度如何，均可考虑不盖膜，这与骨壁完整的牙槽窝完全相同。这是由于这类缺损中，血管和骨祖细胞的来源丰富，有良好的再生潜力。不利型骨缺损（较宽的骨缺损），尤其是中或深度的缺损，在再生治疗过程中需要盖膜。制备一个小的全厚类信封瓣，不翻起龈乳头，于牙槽窝壁的外部盖胶原膜。用隧道器械来为胶原膜创造空间。

Chen等[37]在一项前瞻性研究中，观察到只有约30%的即刻种植位点（62例中有19例）存在拔牙后的颊侧骨壁丧失，该研究拔牙原因及其所占比例分别为根折53.2%、根吸收17.7%、牙髓治疗失败11.3%、龋齿8.1%、牙周病1.6%。另一方面，Zitzmann等[41]观察到拔牙后更高的颊侧骨板缺损率（68%，完整骨壁为32%）。分析其他关于拔牙后颊侧骨板缺损的流行病学数据很少，但是，以笔者团队的经验而言，颊侧骨壁缺损更为普遍。

笔者认为，颊侧骨壁缺损并非即刻种植的禁忌证；但是，必须确认其缺损的尺寸（宽度/高度）以选择合适的再生性治疗策略（图7.3）。

牙龈生物型

薄龈生物型显著增加植体边缘软组织退缩和黏膜透色的风险[42]。因此，牙龈厚度是上前牙区种植美学修复的决定性因素（第1章）。Kan等[43]比较了不同方法（视觉观察、牙周探诊和直接测量）评估牙龈生物型的可靠性，该研究纳入了48名受试者，对上前牙区牙龈进行评估。在拔牙前，先主观地通过视觉观察将生物型分为厚或薄。随后，使用更加客观的方法评估，即使用牙周探针插入龈沟。若软组织中透出探针颜色，则为薄龈；若无法透出，则为厚龈。拔牙后，使用改良卡尺在龈缘根方2mm处测量牙龈真实厚度。测量值小于1mm为薄龈生物型，1mm以上则是厚龈生物型。视觉观察是最不可靠的，而牙周探诊和直接测量的结果非常近似。基于此，我们强烈建议在拔牙前行牙周探诊，不仅可以估计颊侧骨壁的形状，还可以预先确定牙龈生物型。

CBCT是一种非常有效的测量骨及软组织厚度的工具[44-45]。在图像采集时使用唇拉钩，可以对软组织进行相对准确的识别与测量。Fu等[46]的研究证实，该方法的可靠性可与直接测量法相媲美；该研究同样显示，骨与软组织厚度呈正相关。我们建议软组织CBCT应该与牙周探诊相结合，这样可以提高我们的准确性，以便于预先确定牙龈生物型。

考虑到采集信息的异质性和较大的个体差异[47-48]，我们建议对于牙龈生物型未明确定义为厚龈型的临界病例，可使用结缔组织移植物来作为组织重建的一部分。结缔组织移植增加了黏膜边缘的厚度，有利于更好地塑造修复体的穿龈轮廓，降低了美学并发症，如牙龈退缩和种植体透影的风险。临时和最终基台的正确形态对于为软组织创造适应性改建的空间也很重要[49-50]。牙龈生物型对于美学是如此重要，所以当软组织不足以被归为厚龈型时，就应该考虑结缔组织移植（图7.4）。

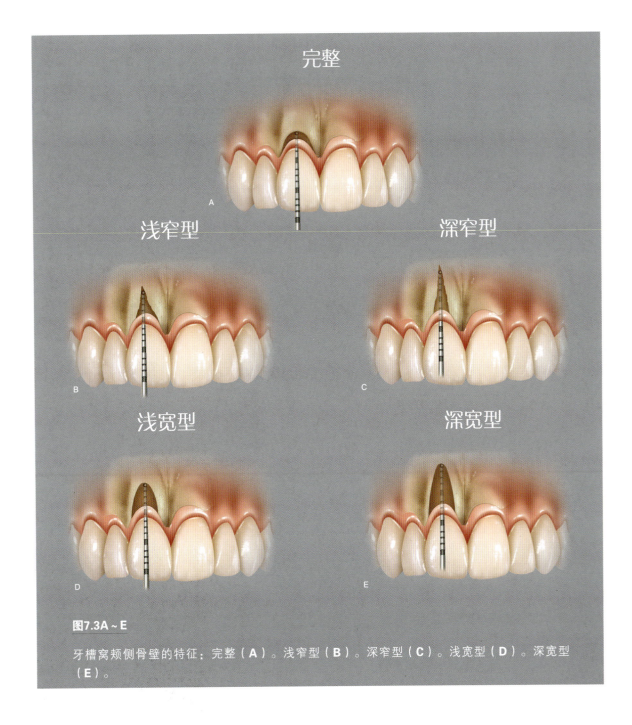

图7.3A ~ E

牙槽窝颊侧骨壁的特征：完整（**A**）。浅窄型（**B**）。深窄型（**C**）。浅宽型（**D**）。深宽型（**E**）。

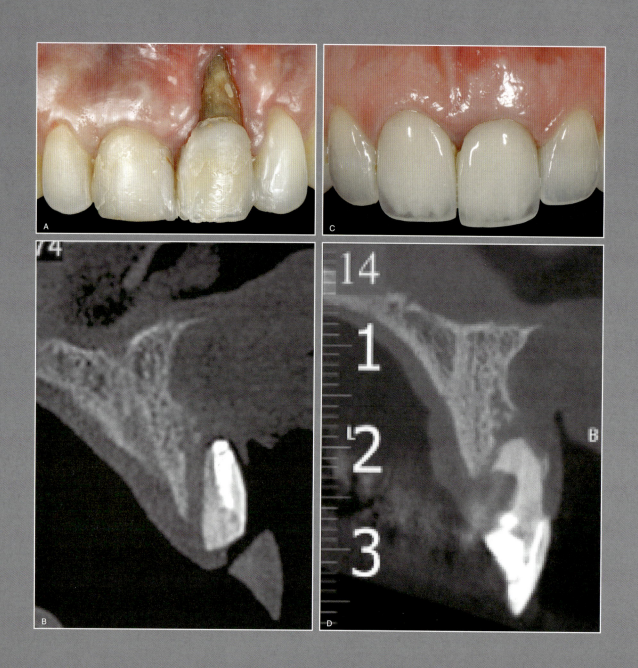

图7.4A～D

牙龈生物型和龈缘位置的关系。非厚（**A，B**）以及厚（**C，D**）生物型的临床和影像学特征。尽管**B**和**D**在颊侧骨缺损形态的CT片相似，但其龈缘位置却差异显著。注意在厚龈生物型中适当的龈缘位置（**C**）以及非厚生物型中呈一定退缩表现的龈缘位置（**A**）。

牙槽窝感染

预后不良的患牙通常伴有根尖周病和/或牙周病。在此条件下进行即刻种植可能导致骨结合失败[51]，因而被一些学者认为是禁忌证[52-53]。然而，有几项系统综述显示，在存在根尖周或牙周病变的牙槽窝中植入种植体，其存留率与植入非感染位点，甚至愈合的牙槽窝中的种植体存留率相当。然而，术前的牙周治疗不可或缺，在患牙拔除后，也应使用刮匙进行彻底清创，然后进行盐水冲洗以清除所有炎性肉芽组织[39,51,54]。此外，笔者还推荐术前和术后的抗感染治疗（0.12%氯己定漱口液和全身抗生素）作为辅助。在与根尖周病相关的病例中，保证种植体的初期稳定性可能更具挑战性，所以应选择更易获得固位的种植体和级差备洞技术[55-56]。

除此之外，区分感染的性质也是判断是否可以进行即刻种植的关键。众所周知，急性感染是包括即刻种植在内的任何再生性治疗的绝对禁忌证，而对于慢性感染，只要我们采取前述的处理方式，最终结果似乎并不会受到影响[8,23]。根尖周或牙周病变的存在并不会排除即刻种植的可能，只要有可能，医生应尽量在拔牙之前控制急性炎症，使之转为慢性（图7.5）。

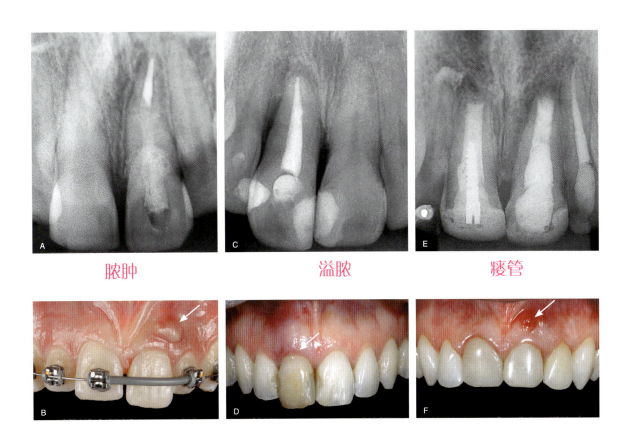

图7.5A ~ F

慢性和急性病损的临床和影像学表现。脓肿（**A**，**B**）。溢脓（**C**，**D**）。瘘管（**E**，**F**）。

在仔细评估上述5个指标后，治疗过程（即刻种植或位点保存）通过评估剩余骨量和龈缘位置来确定（如果两者都足够，则进行即刻种植；但如果其中一个不够，则选择位点保存）。进行重建时是否需要胶原膜取决于颊侧骨壁的特征；是否需要结缔组织移植物则与牙龈生物型相关；治疗的时机还要考虑感染是处于急性还是慢性状态。此外，操作者的技能和临床判断能力也不容忽视。总而言之，关于这个话题尚无明确的共识，针对每个个案详尽的评估是非常重要的（框7.1）。

框7.1

基于美学风险因素（余留骨量、龈缘位置、颊侧骨壁缺损状况、牙龈生物型）评估的即刻种植/位点保存决策树。注意，急性感染并不影响决策，无论采用何种治疗方式，在开始前均需将其慢性化。

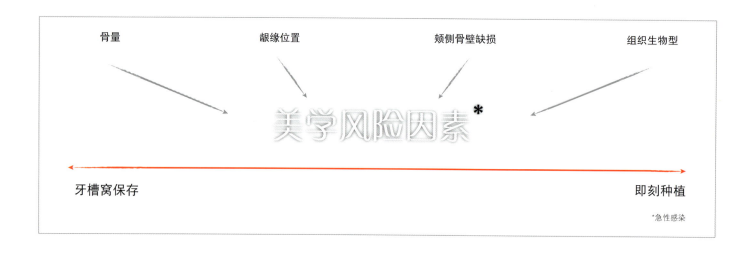

拔牙

对某个患牙应当保留还是拔除的判断常常是一项颇具挑战性的工作。然而，当医生最终确定某个特定的患牙需要拔除之后，牙拔除的时机和操作技术也是非常重要的。可以考虑在拔牙之前通过一些非手术治疗手段来改善其周围的软组织的质和量。

非手术治疗

Langer[57]提出的**牙根埋置技术**是一种简单而快速的方法。使用高速金刚砂球钻在大量冲洗下将根面磨至牙槽嵴顶水平。在接下来的3～4周后，自发增生的软组织可完全覆盖牙根。该技术的另一个优点是自然消除了周围软组织的炎症和感染，使之有更多的纤维化牙龈。随着软组织质量的改善，再生性手术的效果将更加可预期。Joly等[29]提出，在牙根预备后，可以用结缔组织移植物或游离龈移植物封闭牙槽窝，以进一步增加软组织的量[58-59]（图7.6）。在牙龈退缩的情况下，也可以进行根面覆盖术，此时，可对根的颊侧面进行一定程度的磨除，以期达到更好的效果（图7.7）。

邻面缺陷是更大的美学挑战，通常对任何外科重建手术的反应都较差[60-61]。**低速正畸牵引**是让邻面骨和软组织冠向移动最有效的方法。这一技术的基础是，当牙齿慢慢地向任何方向移动时，牙周组织也随之移动。其关键环节是在正畸过程中，对传递到牙周纤维的张力进行有效控制[63]。当然，实施这项技术需要相当数量的牙周附着组织。推荐的牵引速度为每个月1mm，牵引量由待处理缺陷的位置和大小决定。笔者建议在垂直向进行至少2mm的过度牵引，或超过期望的软组织水平的20%～25%[2]。正畸牵引后，需要4～16周的软组织和骨矿化成熟的稳定期，但笔者建议至少等待12周，以避免通过正畸牵引获得的组织再次丧失[62-63]。Rasner[64]建议在组织成熟期仍然每个月牵引1mm。经过低速正畸牵引、拔牙和种植4年以后，植体周组织依然稳定[65]（图7.8和图7.9）。

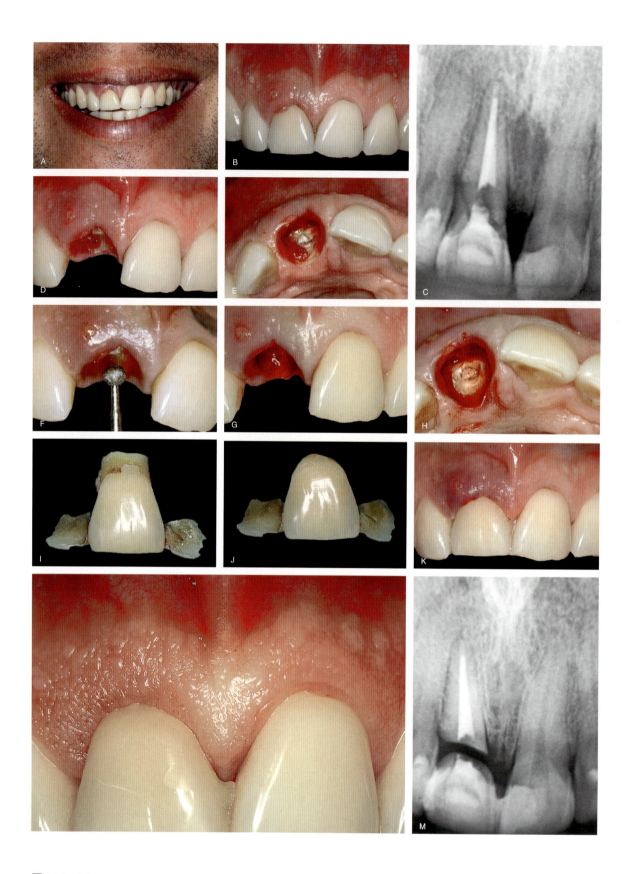

图7.6A~M

牙根埋置技术。初诊时的临床照片及X线片。注意因急性感染造成的龈缘炎症表现（**A~C**）。去除冠部残片，用金刚砂球钻将残根磨除至牙槽嵴顶水平（**D~H**）。用天然牙牙冠作为桥体，进行马里兰桥修复以保持软组织轮廓（**I~K**）。炎症消除90天后的临床及影像学表现（**L，M**）。

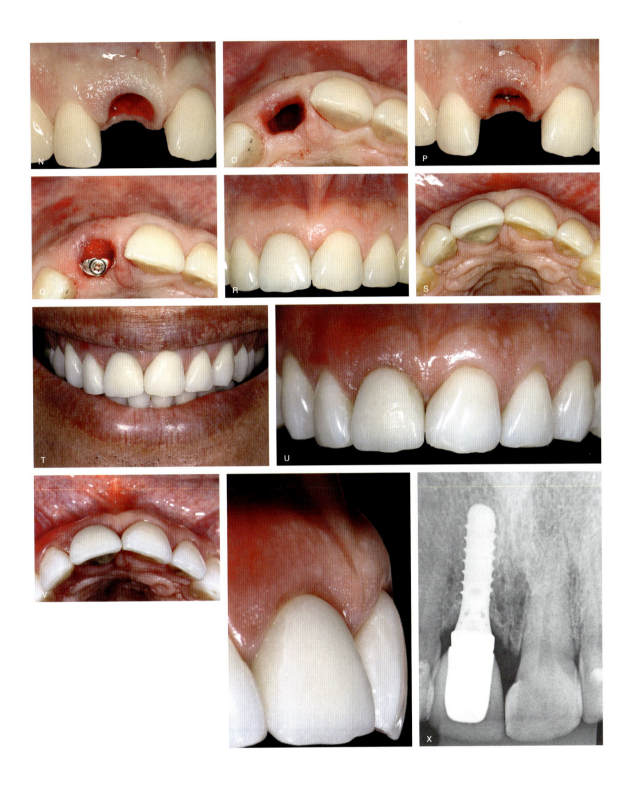

图7.6N～X

即刻种植（**N～Q**）。种植修复的最终效果（**R，S**）。3年后随访的临床及影像学表现（**T～X**）。

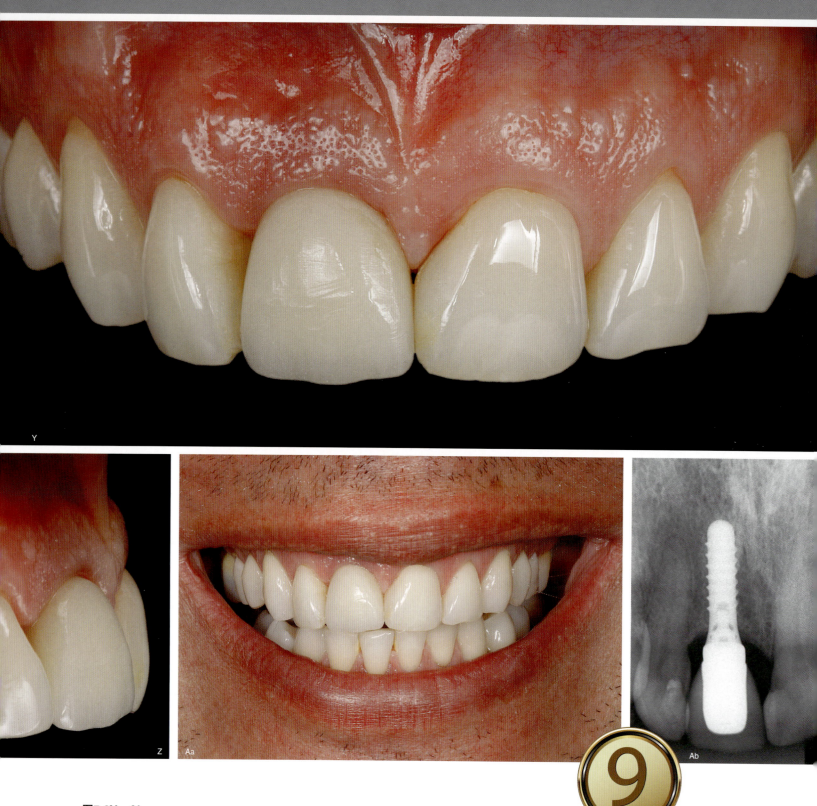

图7.6Y ~ Ab

植体周软硬组织保持稳定（**Y ~ Ab**）。修复医生：Alessandro de Paula Miari；技师：Marcos Celestrino。

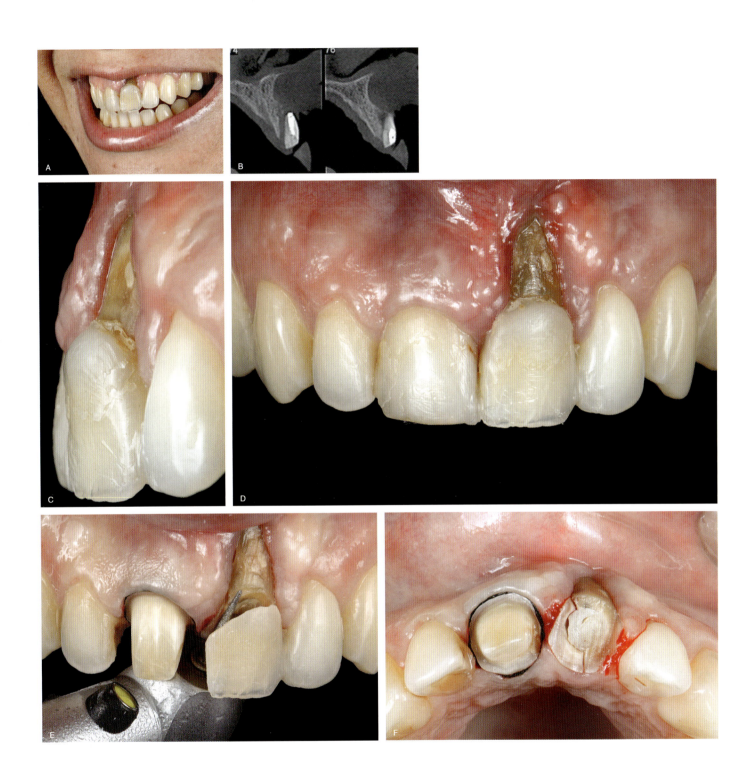

图7.7A～F

牙根预备、结缔组织移植后的牙根埋置。初诊的临床及影像学表现。注意深的牙龈退缩及颊侧根面凸度（**A～D**）。冠去除后可见根折（**E，F**）。

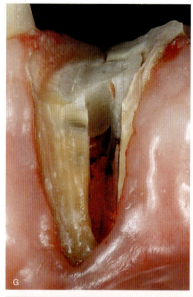
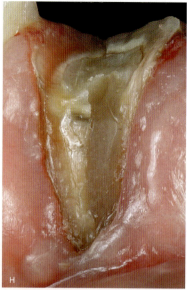
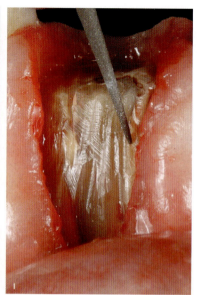
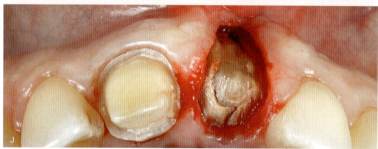
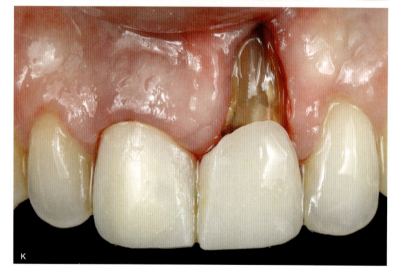

图7.7G ~ V

去除根折部分，将根的余留部分封闭，降低颊侧凸度（**G~I**）。注意牙体预备为软组织长入提供了空间（**J**）。戴入单端固定桥的临时修复体（**K**）。2个月后的颊侧和𬌗面观（戴或不戴临时修复体）。注意牙根暴露区显著缩小（**L**，**M**）。进一步降低根面凸度，翻全厚隧道瓣、放置结缔组织移植物（**N~V**）。

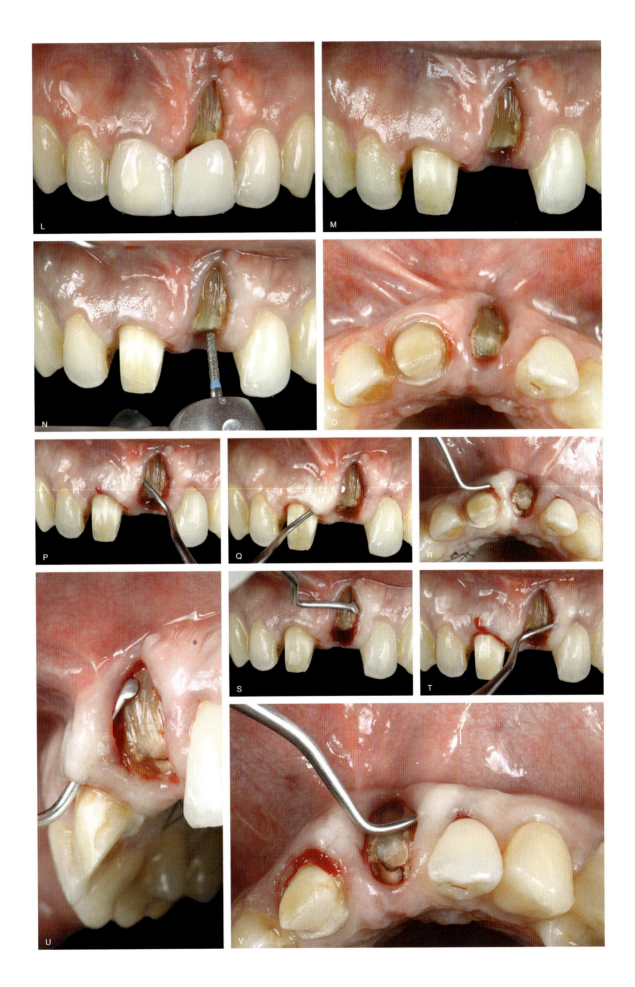

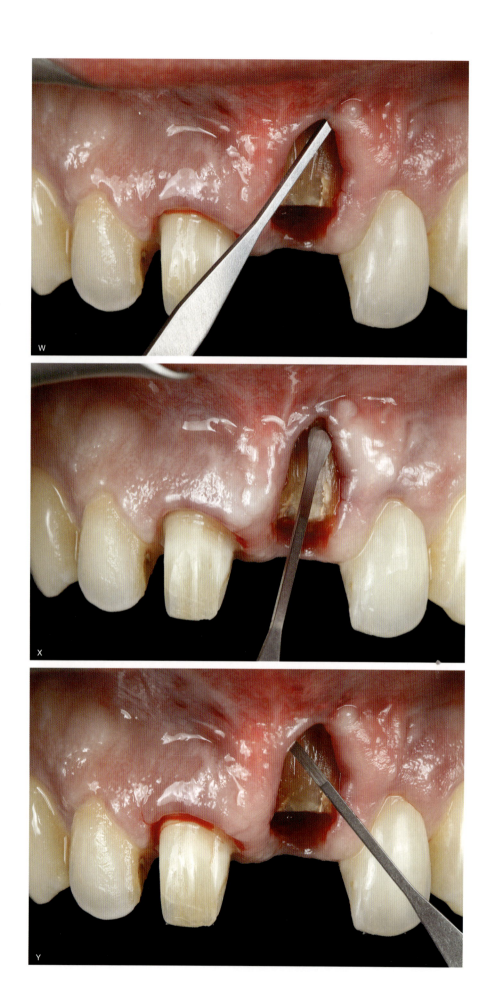

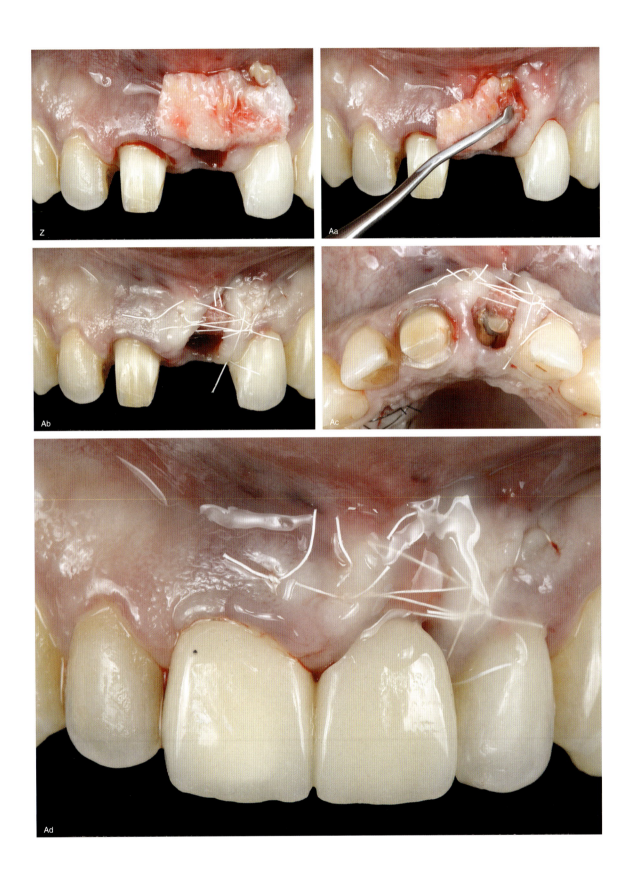

图7.7W ~ Ad

用显微刀片向根方分离骨膜，增大颊侧瓣活动度（**W ~ Y**）。放置结缔组织移植物并缝合固定（**Z ~ Ac**）。使用EMD，完成临时修复（**Ad**）。

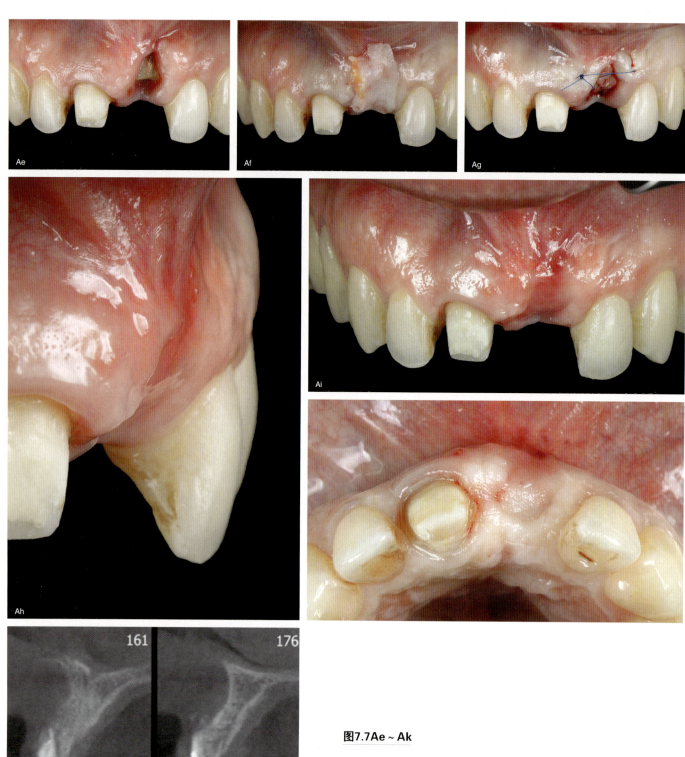

图7.7Ae～Ak

90天后，再植入一块结缔组织移植物，进一步覆盖暴露根面，增加
软组织厚度（**Ae～Ag**）。120天后的临床和影像学检查显示牙根
完全埋置（**Ah～Ak**）。

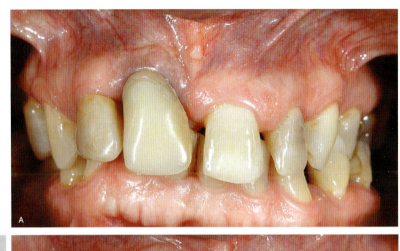

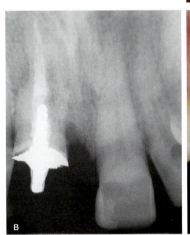

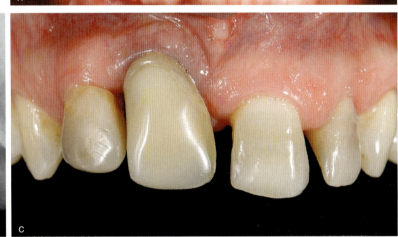

图7.8A~F

低速正畸牵引。对11进行牵引前（**A~C**）、牵引后（**D~F**）的临床照片和X线片。注意正畸治疗1年后的龈缘和牙槽嵴顶位置（**A~F**）。

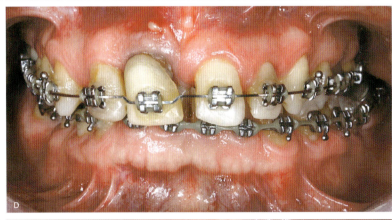

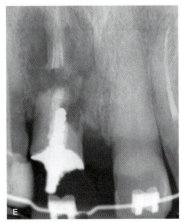

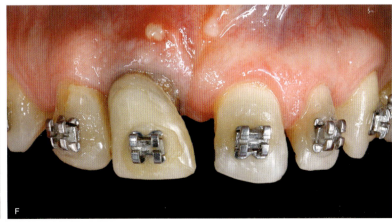

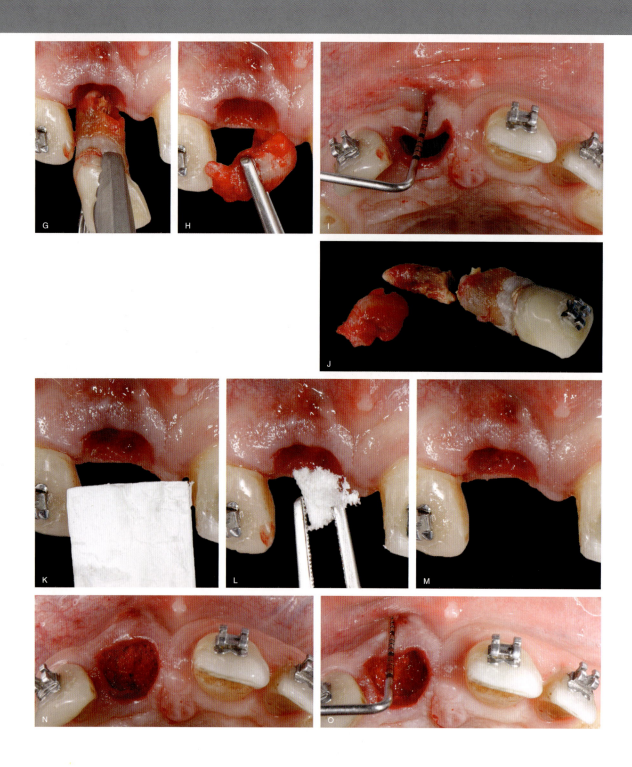

图7.8G ~ X

拔牙并对牙槽窝进行清创。注意颊侧骨壁完全丧失（**G ~ J**）。用去蛋白小牛骨胶原和胶原膜进行牙槽窝重建。注意牙槽窝被骨移植材料完全充填（**K ~ O**）。用缝线和组织黏合剂固定的游离龈移植物封闭牙槽窝（**P ~ S**）。6个月后的临床和CBCT检查显示拔牙窝的软硬组织获得完全重建（**T ~ X**）。正畸医生：Rodrigo Ferreira Goulart。

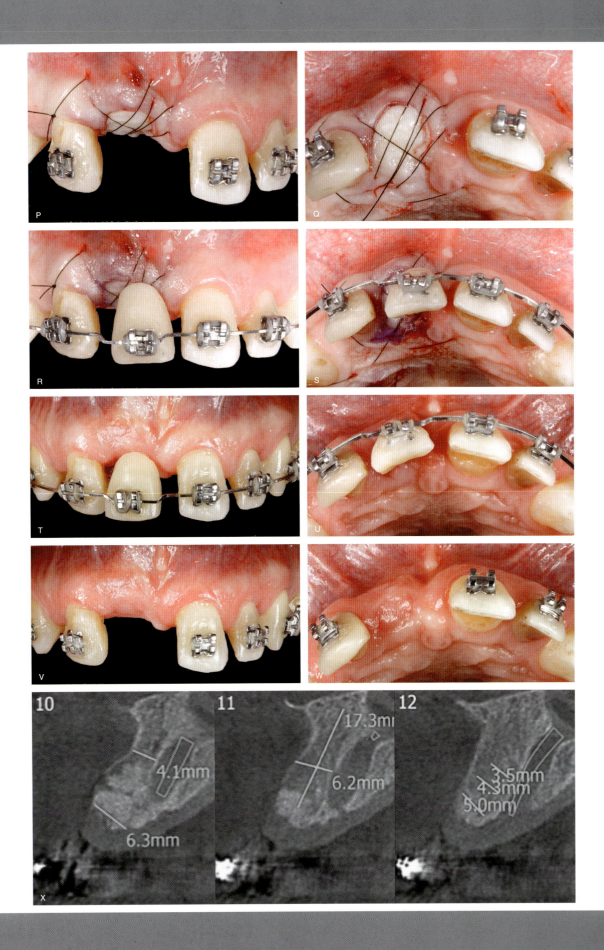

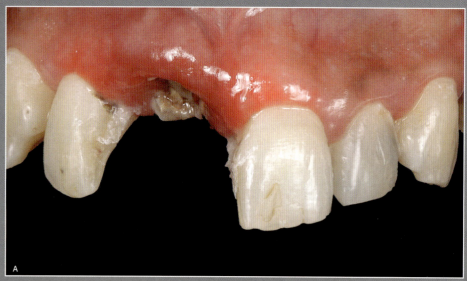
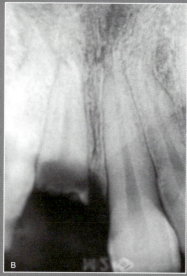

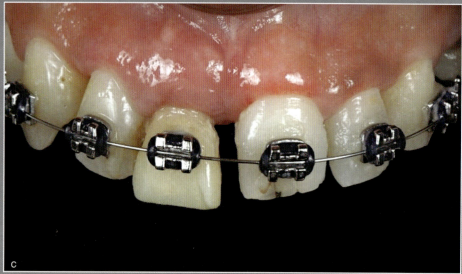

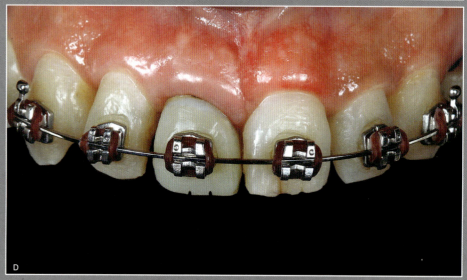

图7.9A～D

低速正畸牵引。初诊的临床及影像学检查。注意异位的患牙、偏根方的龈缘位置，以及延伸到牙槽嵴顶根方的龋坏（**A**，**B**）。正畸牵引4个月后的临床照片（**C**）。注意正畸后软组织量的改进，调整并戴入新的临时修复体（**D**）。正畸医生：Mariane Cavaretti Clavijo。

外科步骤

无论是即刻种植还是位点保存，外科步骤始终从微创拔牙开始。拔除患牙所需的技术或时间并不重要，重要的是在拔牙过程中最大限度地保存软硬组织[15,29]。应根据牙冠是否存在来选择拔牙工具。当牙冠完整、或牙颈部区域允许强而有力的夹持时，首选精细的拔牙钳，使用缓慢和小幅度的旋转力，直到牙根从牙槽窝中脱位[29]。需要注意的是，在任何时候均不应使用颊舌向的摇动力，以最大限度地避免颊侧骨板损伤。

相反，当无法使用拔牙钳夹持牙颈部的区域时，可使用吊车拔牙装置有效地完成微创拔牙操作，特别是在前牙区域。吊车拔牙主要的优点对骨壁和软组织的保护。与车针、牙周膜刀和牙挺相比，其拔牙操作更为微创，显著降低了术后并发症的风险[66]。吊车拔牙的机械原理在于，通过使用根内锚定桩对牙周纤维产生的垂直牵引力。尽管支持其优势的循证医学文献很少，但有一些临床报告证实其有效性[66-67]。

当拔牙钳和吊车拔牙装置均无法成功完整微创拔牙操作时，可尝试其他方法（超声骨刀、牙周膜刀、车针或牙挺）[67-70]。但是需要反复强调的黄金法则是：最大限度地保护软硬组织（图7.10）。

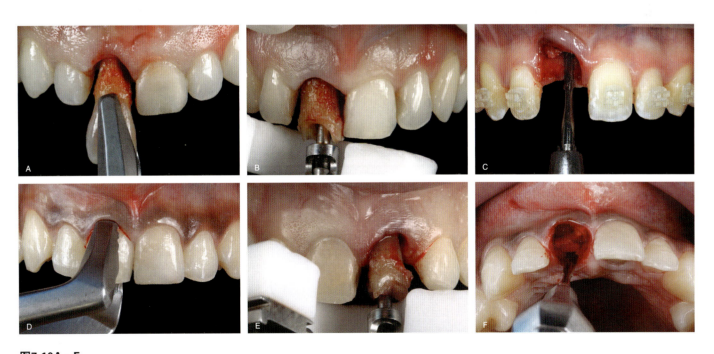

图7.10A～F

使用胶原基质进行位点保存。初诊的临床照片及X线片。注意急性炎症病损的存在（**A～F**）。

无论初诊时是何种临床状况，不翻瓣拔牙始终是进行牙槽窝处理的前提。拔牙后，必须仔细清创并评估牙槽窝、周围骨壁的解剖结构。随后，结合前文所述需参考的其他信息，做出进一步决策（**即刻种植或位点保存**）。

位点保存

位点保存是指补偿或减少拔牙后生理性牙槽窝骨改建并促进成骨的一系列外科步骤[71-72]。该技术也可减少种植前或种植时进行复杂外科重建的需求。由于用于实现这一临床目标的技术、方法和生物材料的数量众多，目前仍缺乏共识性结论。关于受损的和完整的牙槽窝是否存在不同愈合机制也缺乏文献证据。有学者认为，位点保存延缓了牙槽窝自然愈合的过程，需要在种植体植入前等待更长的时间，但总体来说，该技术在减少牙槽窝塌陷的方面具有一定的效果[71-77]。

由于降解速率较快（10 ~ 14天）[29,72,78]，胶原蛋白海绵是骨保存作用最小的一种牙槽窝充填材料。然而，在急性感染不能转为慢性，或存在较深牙龈退缩的病例，该材料有其特定作用。在这两种情况下，使用其他生物材料可能会易于感染。胶原蛋白海绵的作用在于防止封闭牙槽

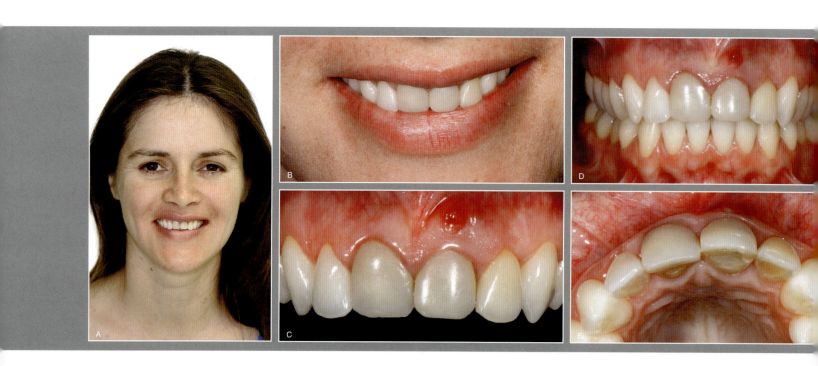

窝的软组织移植物的塌陷。种植体植入通常在拔牙后4～8周后进行。这段时间足以使软组织完全愈合并消除感染。然而，在此期间新骨形成的比例是很低的。这意味，必须翻瓣植入种植体，同期进行骨增量（图7.11）。

具有与胶原海绵所述相同考虑的一种替代材料是自体血产物［白细胞和富血小板纤维蛋白塞（L–PRF）以及富含生长因子的血浆（PRGF）］。如Del Corso等[79]所指出的，该材料质地均匀，容易填充到牙槽窝中，除此以外，该产品还具有促进与血管生成和生长因子释放的能力，可加速软组织愈合。还有人推测，这些材料也具有加速成骨的生物学特性[80]（图7.12）。

更有效的位点保存的方法要依靠有一定结构的自体骨移植物和低吸收率的生物材料。在大多数情况下，由于其简单、安全和可预测性，我们更喜欢使用后一种方法。

复合移植物是指使用具有匹配待处理牙槽窝直径的环钻从上颌结节区获取的组合性移植物（骨和软组织）[81]。将单块移植物插入牙槽窝内，直到其上皮边缘到达到牙槽窝龈缘。应根据牙槽窝的深度来决定移植物骨块部分的高度；然而，当获取的移植物较小时，牙槽窝的底部可以填充生物材料。移植物的稳定性通常由其圆柱形部分的尖端和牙槽窝的锥形壁在根方的匹配来保证。移植物上的非穿透性交叉缝合也可以起到二级稳定的作用。简单性和低成本是这一程序的主要优点。该技术的限制因素是骨量和患者的开口度（图7.13）。

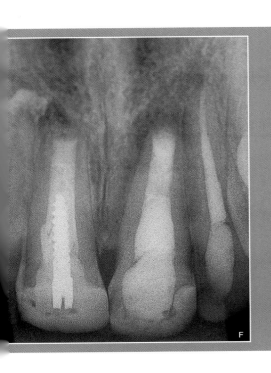

图7.11A～F

用胶原基质进行牙槽窝保存。初诊的临床照片及X线片。注意存在急性炎症（A～F）。

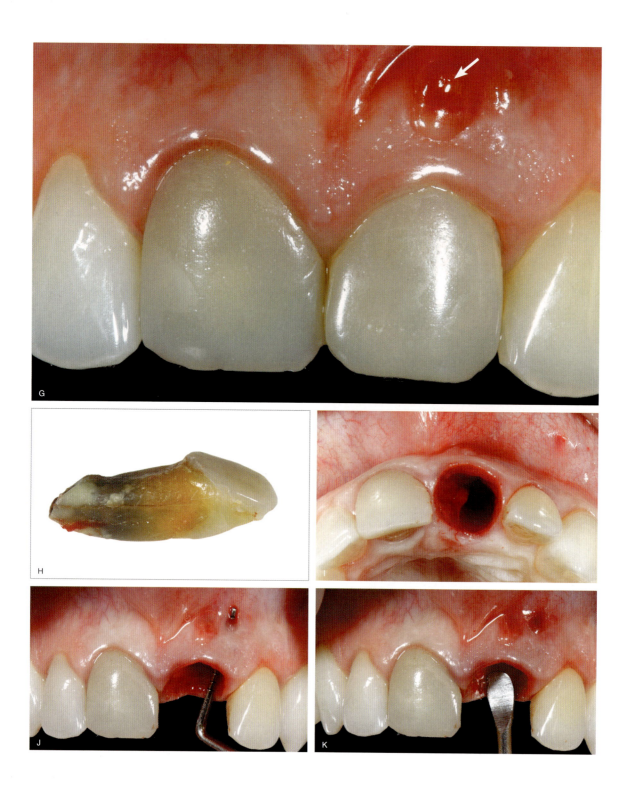

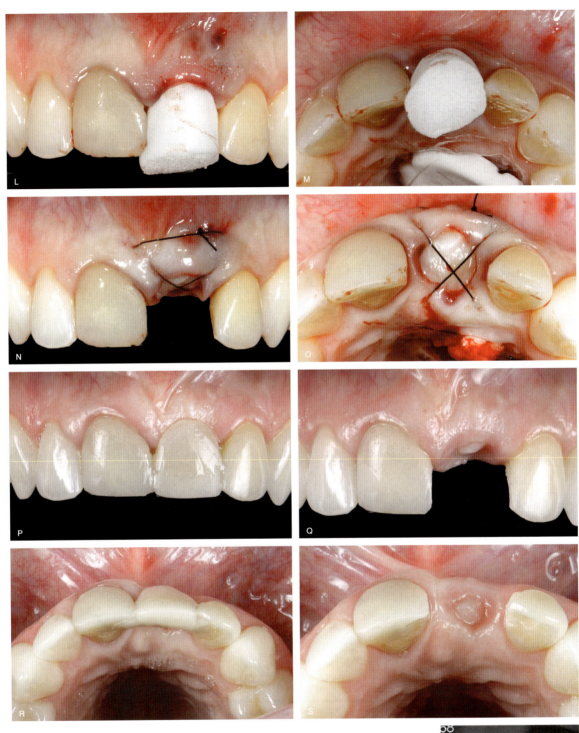

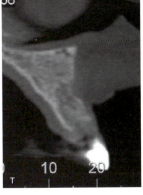

图7.11G ~ T

使用微创牙钳完成微创拔牙操作后，对拔牙窝进行仔细清创。注意由于瘘管引起的牙龈穿孔（**G ~ K**）。以胶原基质充填拔牙窝，游离龈移植物封闭（**L ~ O**）。愈合4个月后，临时修复体戴入后的颊侧和𬌗面观（**P，R**），未戴入临时修复体的颊侧和𬌗面观（**Q，S**）。CBCT显示骨量充足（**T**）。

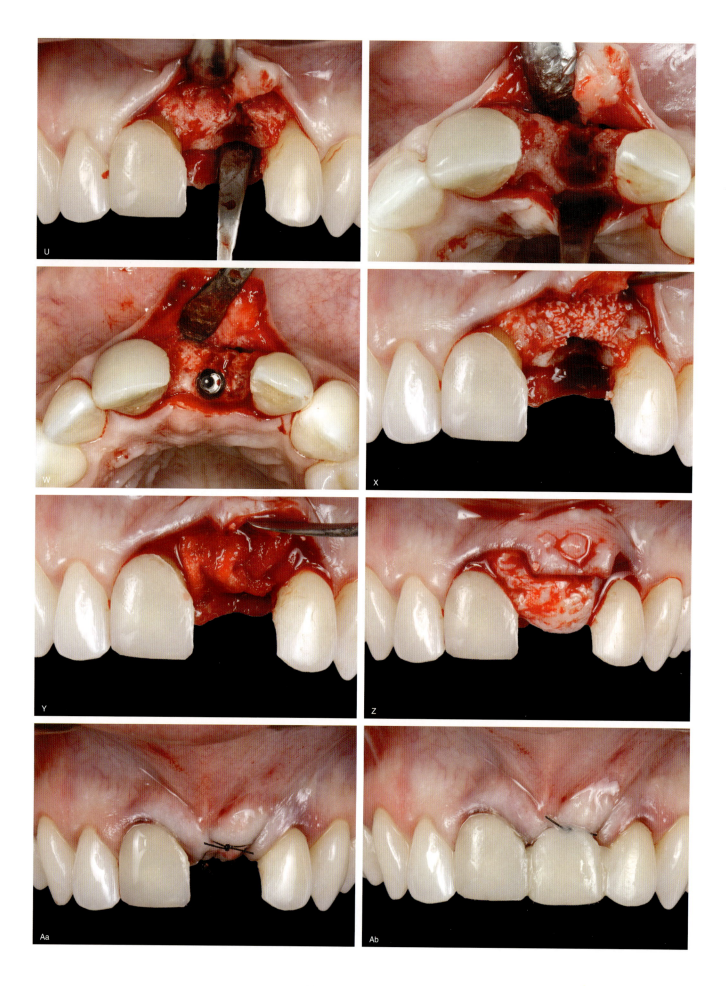

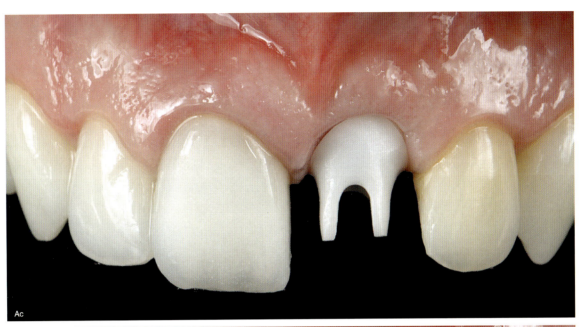

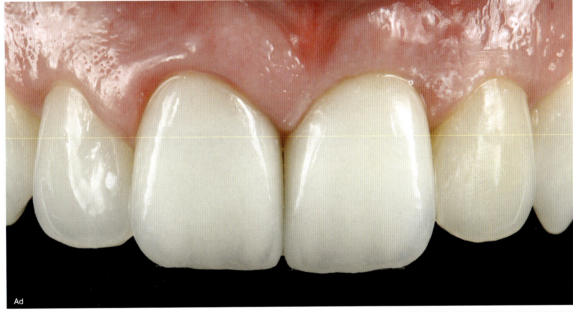

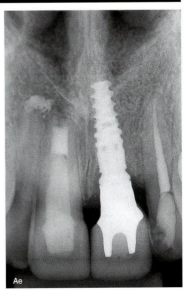

图7.11U ~ Ae

种植体植入时，翻全厚瓣，显示骨量充足（**U，V**）。种植体植入
（**W**）。使用去蛋白小牛骨、胶原膜和结缔组织移植物同期进行组织
重建（**X ~ Z**）。缝合关闭术区，临时修复（**Aa，Ab**）。戴入美学修
复基台和正式修复体（**Ac，Ad**）。随访时拍摄X线片显示修复体就位
良好，邻面骨高度稳定（**Ae**）。

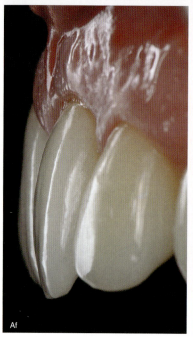

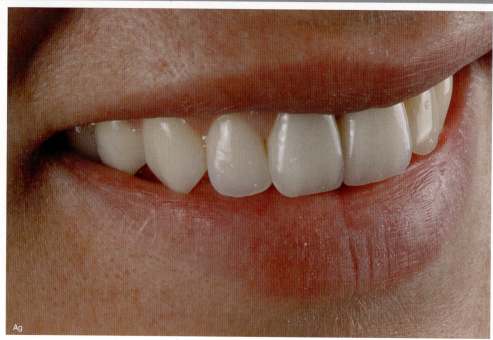

图7.11Af ~ Am

修复后的侧面观和微笑像（**Af，Ag**）。1年后的临床照片和X线片（**Ah，Ai**）。4年后的临床照片和X线片显示软硬组织稳定。注意足够厚度的种植体颊侧骨板（**Aj ~ Am**）。修复医生：Victor Clavijo；技师：Leonardo Bocabella。

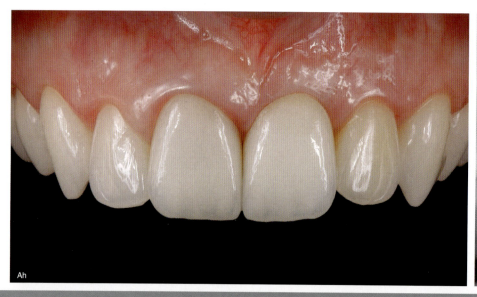

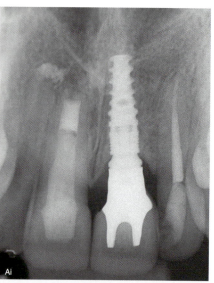

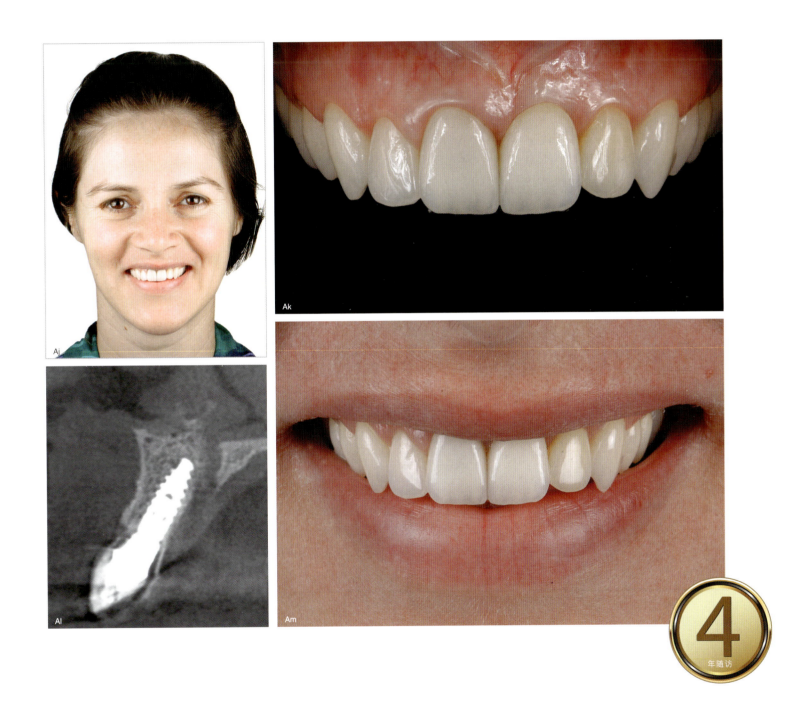

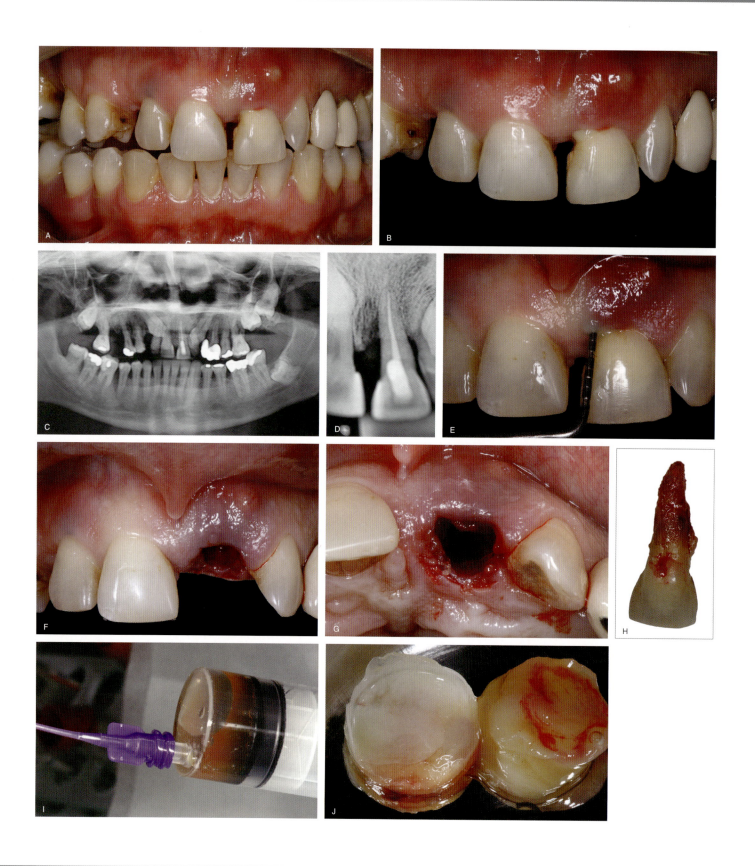

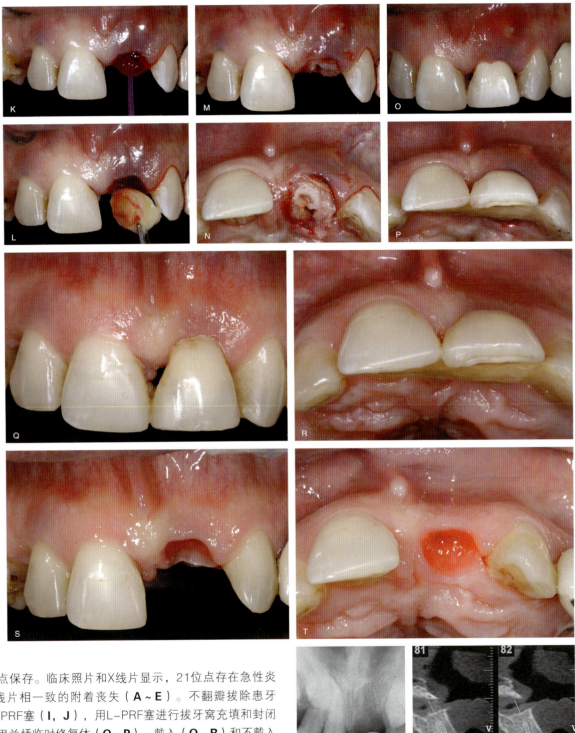

图7.12A～V

使用L-PRF进行位点保存。临床照片和X线片显示，21位点存在急性炎症病损。注意与X线片相一致的附着丧失（**A～E**）。不翻瓣拔除患牙（**F～H**）。制备L-PRF塞（**I，J**），用L-PRF塞进行拔牙窝充填和封闭（**K～N**）。戴入马里兰桥临时修复体（**O，P**）。戴入（**Q，R**）和不戴入（**S，T**）临时修复体时分别的颊侧和殆面观。4个月后，X线片和CBCT显示良好的拔牙窝充填影像（**U，V**）。

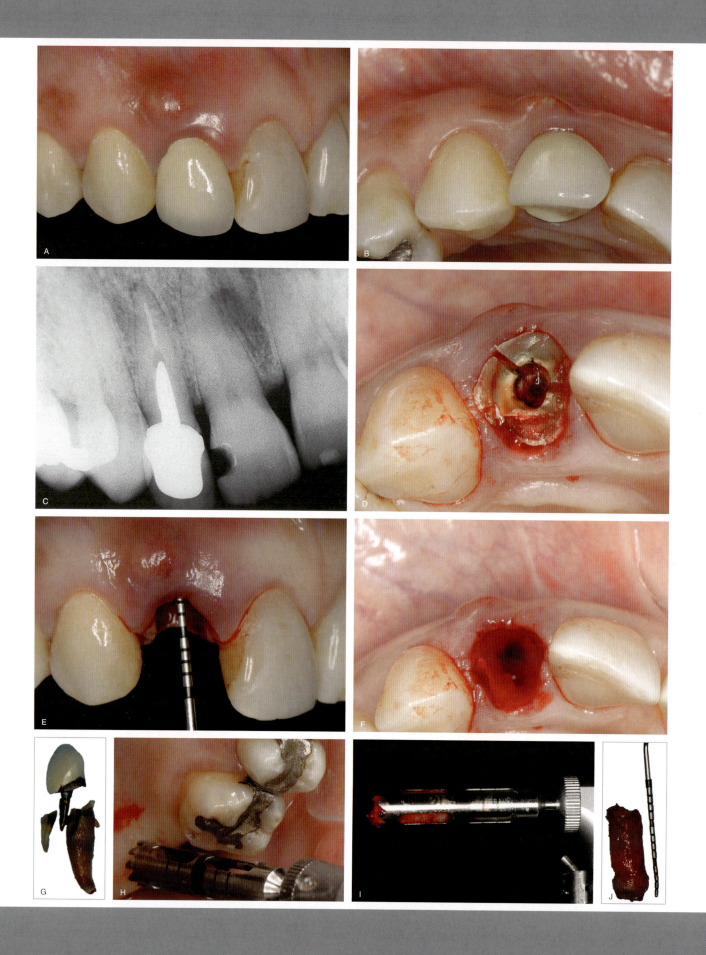

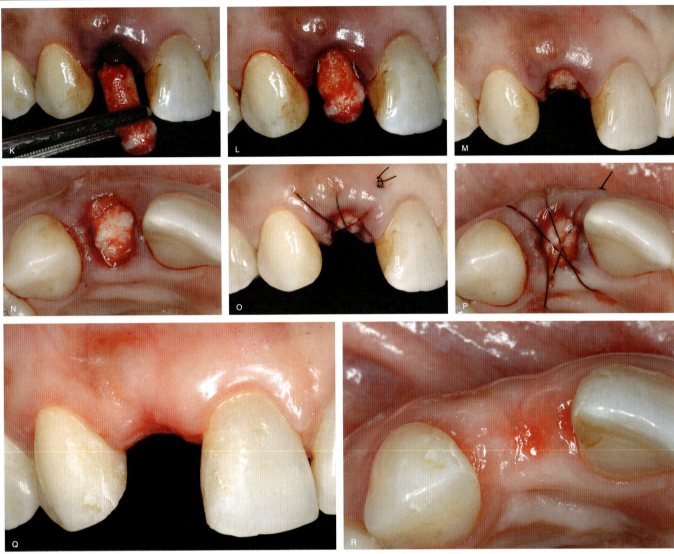

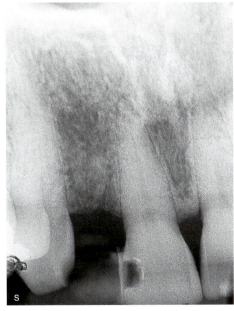

图7.13A~S

使用上颌结节复合移植物进行位点保存。12的颊侧和殆面观可见因感染所致的颊侧软组织肿胀（**A，B**）。根尖片显示根管内的金属桩核以及根尖病变（**C**）。拆除牙冠后，可见根折（**D**）。小心拔除患牙并清创，可见脓性分泌物限于牙龈组织内。颊侧骨板无明显丧失（**E~G**）。用尺寸合适的环钻从上颌结节获取的骨和软组织复合移植物（**H~J**）。用缝线将移植物固定在受区（**K~P**）。6个月后的临床照片和X线片。注意牙槽骨轮廓得到良好的维持（**Q~S**）。

Sclar[40,82]描述的生物胶原技术结合了特定的外科和修复技术，旨在减少拔牙后的牙槽窝软硬组织萎缩。其经典方法主张无翻瓣拔牙，用无机小牛骨基质（或去蛋白小牛骨）充填拔牙窝，在颈部以胶原海绵和组织粘接剂覆盖。然后，将抛光后的卵圆形桥体的颈部嵌入牙槽窝内部2～3mm深的位置，以防止软组织塌陷。如果存在不利型牙槽窝骨壁缺损（宽度大于牙槽窝近远中向的1/3），则使用天然的非交联胶原膜重建缺损的骨壁。

基于生物胶原技术的原理，Elian等[33]提出使用另一种交联型胶原膜的方法。与非交联型胶原膜相比，交联型胶原膜质地更硬，更有利于塑形和维持空间。该膜区别于非交联型胶原膜的另一个特征是其冰淇淋甜筒状的锥形形态有助于该区域的合方的封闭，这对于保护移植物是非常重要的。

两种技术（复合移植物和生物胶原技术）均需要约6个月的愈合期方可进行种植体植入。在大多数情况下，通过这类技术可获得足够的骨量，不需要额外进行重建。然而，常常翻一个较小的类信封瓣进行软组织增量，以获得更佳的美观效果（图7.14）。

经过大量的动物实验和人体临床研究，去蛋白小牛骨胶原的安全性和成骨的可预期性已得到广泛证实。它可在不同的位点促进骨形成，并降低拔牙后牙槽窝内的骨吸收速率[83-90]（图7.15）。

Nevins等[91]用CT评估了拔牙后用生物材料充填的拔牙窝与自然愈合的拔牙窝的体积变化。研究纳入的对象为根部突出的上前牙。3个月后，观察到用生物材料充填的位点的体积变化较小，而"未经处理"的位点牙槽窝收缩更为明显。这些结果与Lindhe等[89]的研究结论类似。后者在新鲜拔牙窝中使用去蛋白小牛骨胶原。经过6个月的愈合后，组织活检显示该材料有助于新骨形成，并且在颈部区域观察到微小的骨改建，而Araújo和Lindhe[92]的研究证明，颈部是骨改建最敏感的区域。在其他CT研究中，Araújo等[93]观察到使用去蛋白小牛骨胶原对上前磨牙，尖牙，和切牙进行牙槽窝保存术后4个月，行位点保存的牙槽窝仅有3%的骨量减少，而非植骨位点则有25%的牙槽窝骨量减少。与颗粒状自体骨相比，这种异种小牛骨材料效果更佳。与拔牙后自然愈合位点相比，采用自体骨移植的位点在新骨形成方面差异不大[3,83,95]。使用异种移植物尽管会延迟新骨形成，但减少了骨改建造成的骨丧失[94]。我们只能推测由颗粒状和"有结构的"自体骨（例如用环钻获取的复合移植物）引起了不同愈合模式。然而，似乎后者的结构稳定性更好，吸收更慢，这也是为什么其在保存牙槽窝体积方面也更为有效。

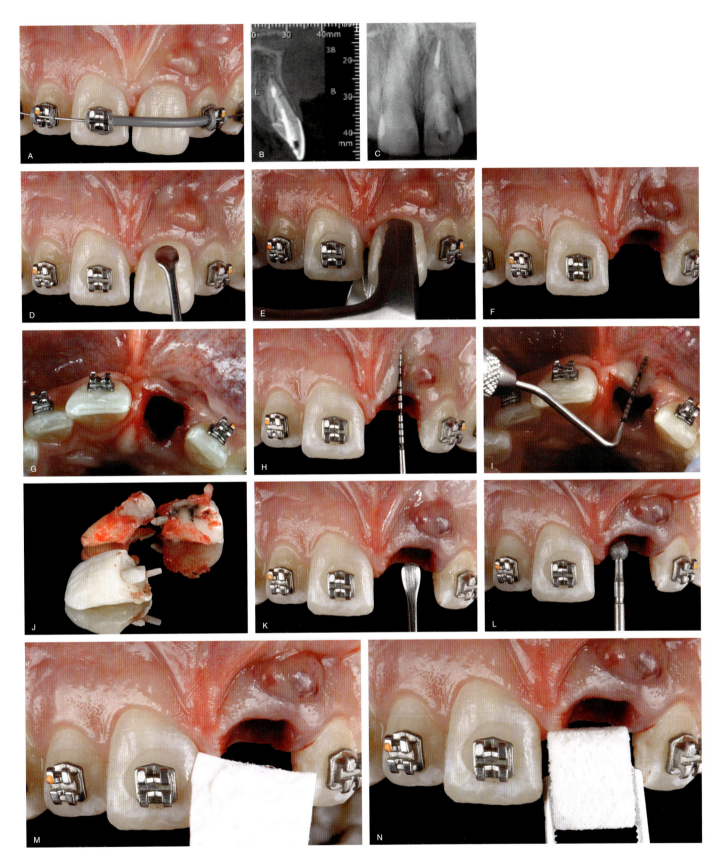

图7.14A～N

使用去蛋白小牛骨胶原和胶原膜进行位点保存。21的临床照片、X线片和CBCT片。注意根折、根尖病变和瘘管（**A～C**）。微创拔牙，对拔牙窝仔细清创后，可见颊侧骨板完全丧失（**D～J**）。不翻开龈乳头的情况下制备全厚的隧道瓣（**K**）。在冷却水大量冲洗下使用金刚砂球钻对牙槽窝软组织的内侧面进行去上皮处理（**L**）。使用胶原膜（**M**）和去蛋白小牛骨胶原（**N**）对牙槽窝进行重建。

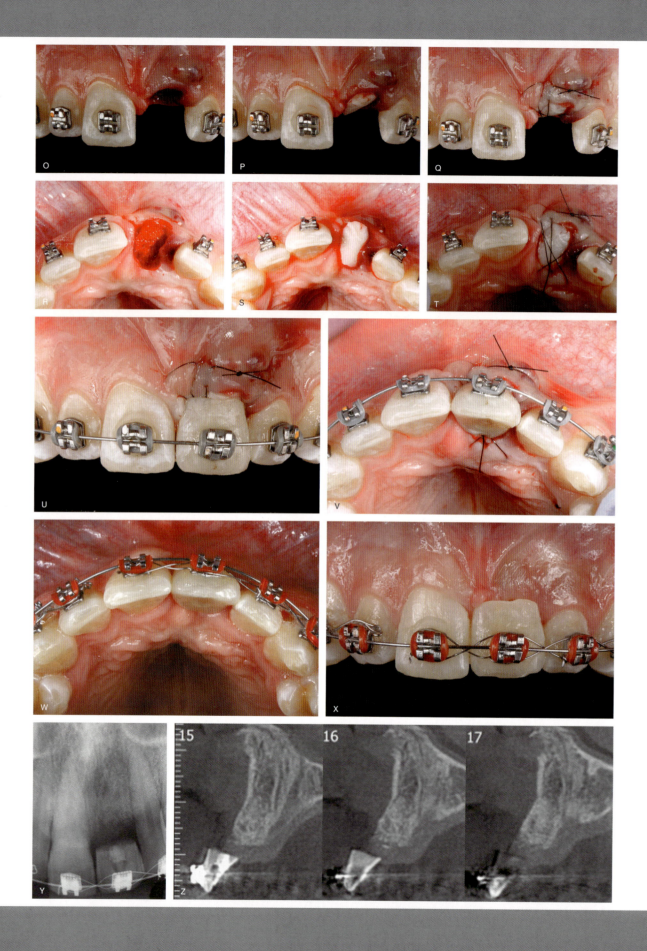

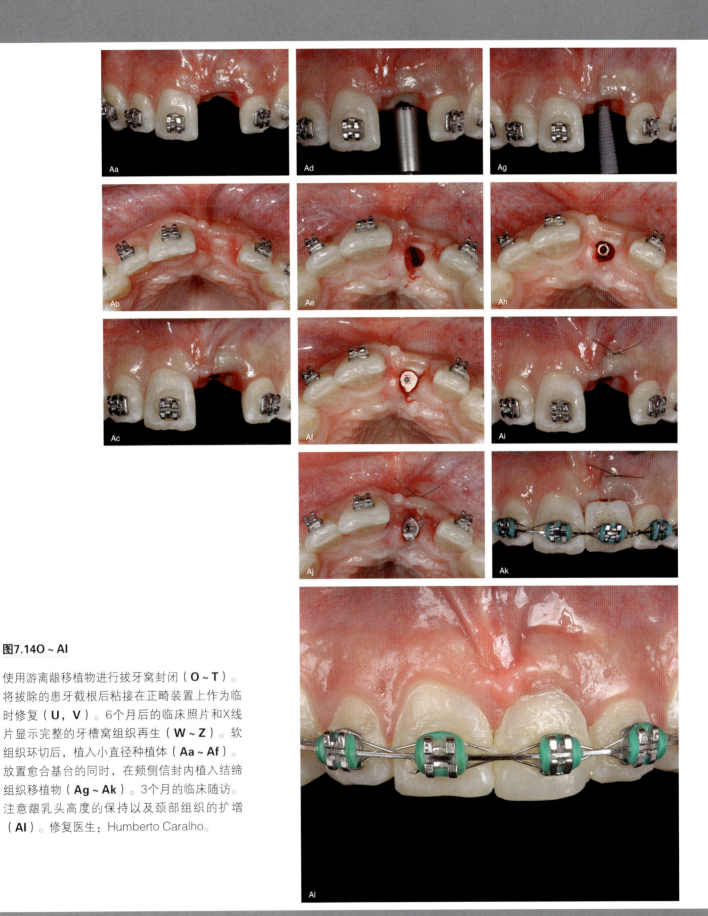

图7.14O ~ Al

使用游离龈移植物进行拔牙窝封闭（O ~ T）。将拔除的患牙截根后粘接在正畸装置上作为临时修复（U，V）。6个月后的临床照片和X线片显示完整的牙槽窝组织再生（W ~ Z）。软组织环切后，植入小直径种植体（Aa ~ Af）。放置愈合基台的同时，在颊侧信封内植入结缔组织移植物（Ag ~ Ak）。3个月的临床随访。注意龈乳头高度的保持以及颈部组织的扩增（Al）。修复医生：Humberto Caralho。

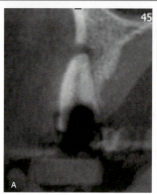
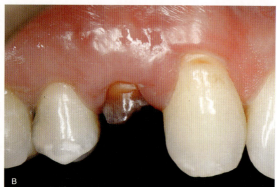
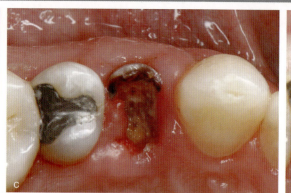

图7.15A～W

使用去蛋白小牛骨和胶原膜进行牙槽窝重建。14的临床照片和X线片。从CT上可以看出唇侧骨板缺失（**A～C**）。位点保存（生物胶原技术）和牙槽窝封闭（**D～H**）。随访的临床照片：初诊时的颊侧、𬌗面观与CBCT（**I～K**）；1个月随访（**L～N**）；6个月随访（**O～Q**）；以及种植体植入时（**R～T**）。临时修复，周围软组织轮廓丰满（**U～W**）。修复医生：Rafael Martins。

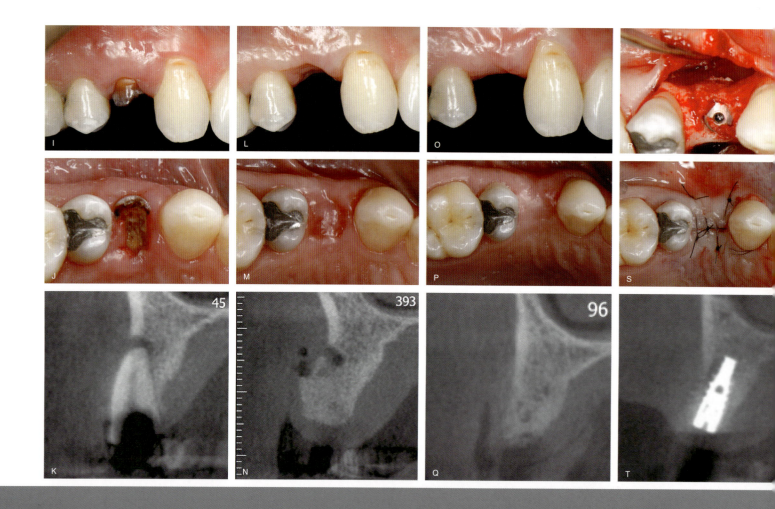

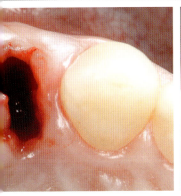

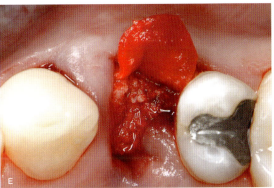

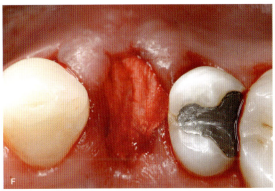

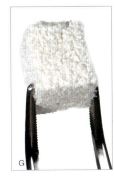

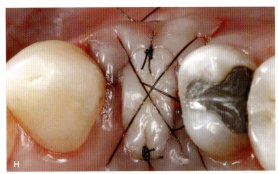

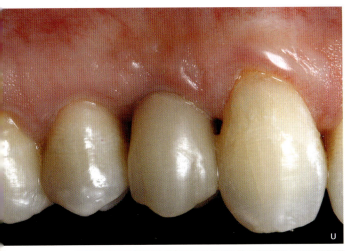

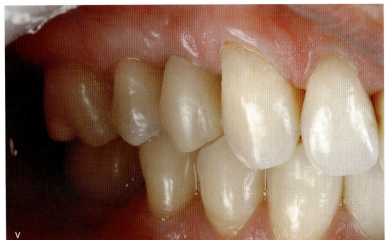

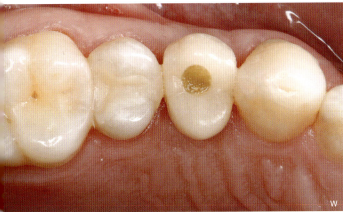

　　我们建议采用软组织移植来作为位点保存的补充，以实现术区的密闭，从而保护骨移植材料免受机械损伤和污染，同时改进了软组织的质和量[29]。应避免伴随垂直切口的冠向复位瓣，以防止瘢痕形成和膜龈联合的异位[29,33]。在厚龈型病例中，为了避免与软组织移植相关的并发症，可以考虑在牙槽窝内使用卵圆形桥体（图7.16）。

　　环形游离龈移植是一种简单实用的封闭拔牙窝的方法[96-98]，特别是无牙龈退缩的厚龈生物型部位。从上腭或上颌结节取出约3mm厚的移植物，大小与牙槽窝入口相匹配。以非穿透性交叉缝合固定移植物，以减少坏死的风险；但浅表的坏死仍很常见[99]（图7.17）。也可使用L-PRF塞（图7.18和图7.19）或胶原基质[100]（图7.20）等替代性材料。

　　此外，笔者还建议在牙龈退缩的病例中选择结缔组织移植物进行牙槽窝的封闭，在增加颊侧软组织量的同时改善龈缘的位置[58]。在这种情况下，移植物必须更宽，才能获取受区信封状皮瓣的营养。精细的缝合对于固定移植物是很重要的[101]（图7.21）。

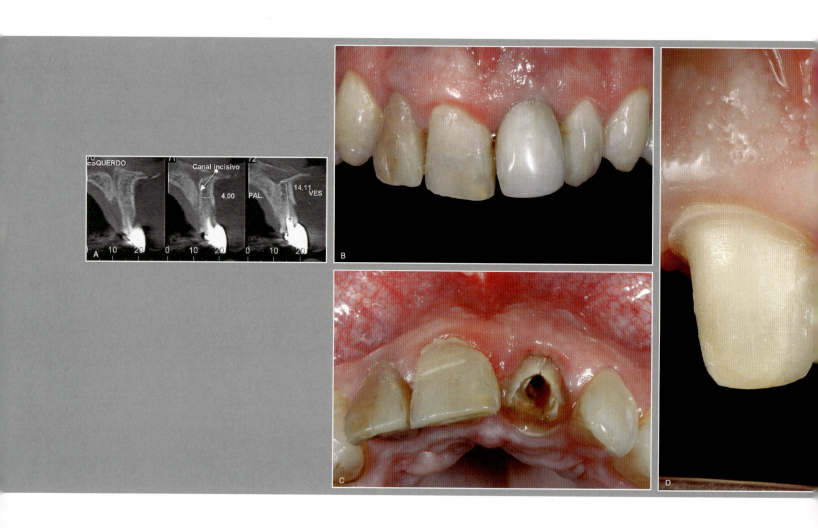

图7.16A～G

位点保存：使用胶原蛋白基质和桥体封闭拔牙窝。临床及影像学检查显示21根折。注意该病例为厚龈生物型（**A～C**）。对颊侧进行探诊，可观察到广泛的附着丧失（**D**）。使用吊车拔牙装置微创拔除患牙（**E～G**）。

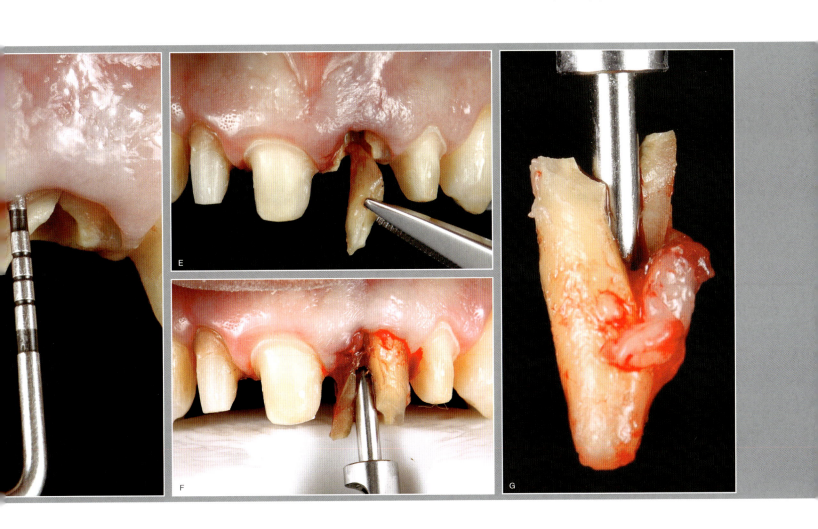

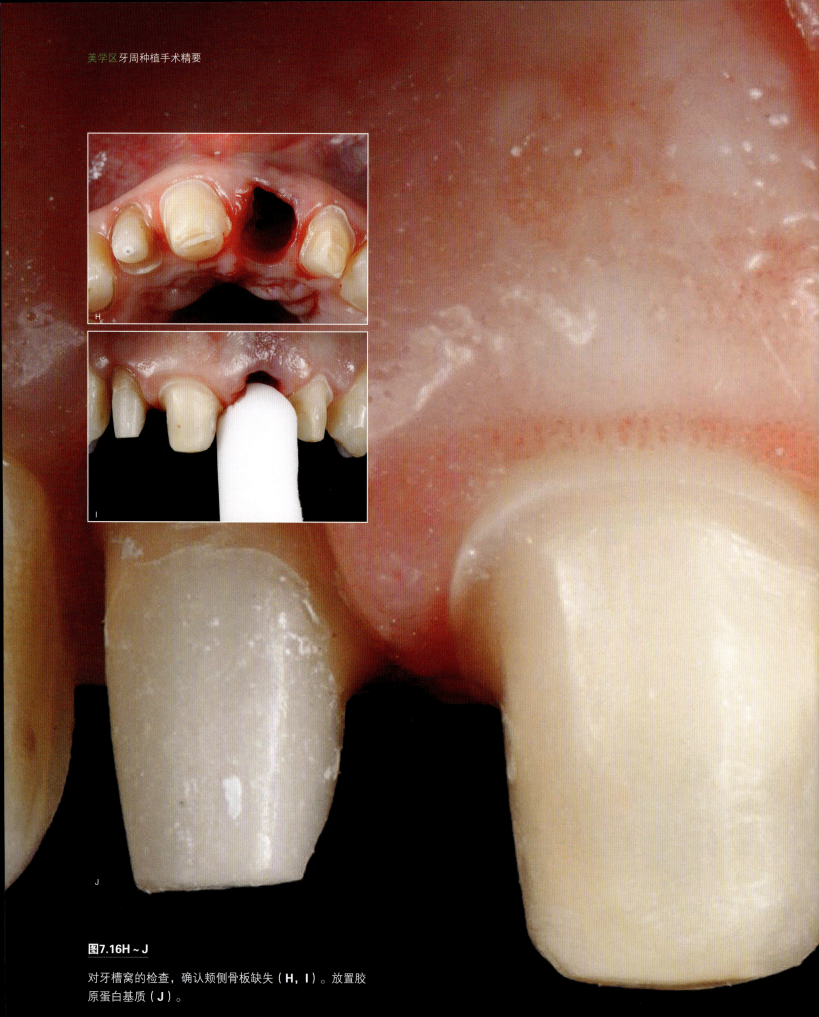

图7.16H ~ J

对牙槽窝的检查，确认颊侧骨板缺失（**H，I**）。放置胶原蛋白基质（**J**）。

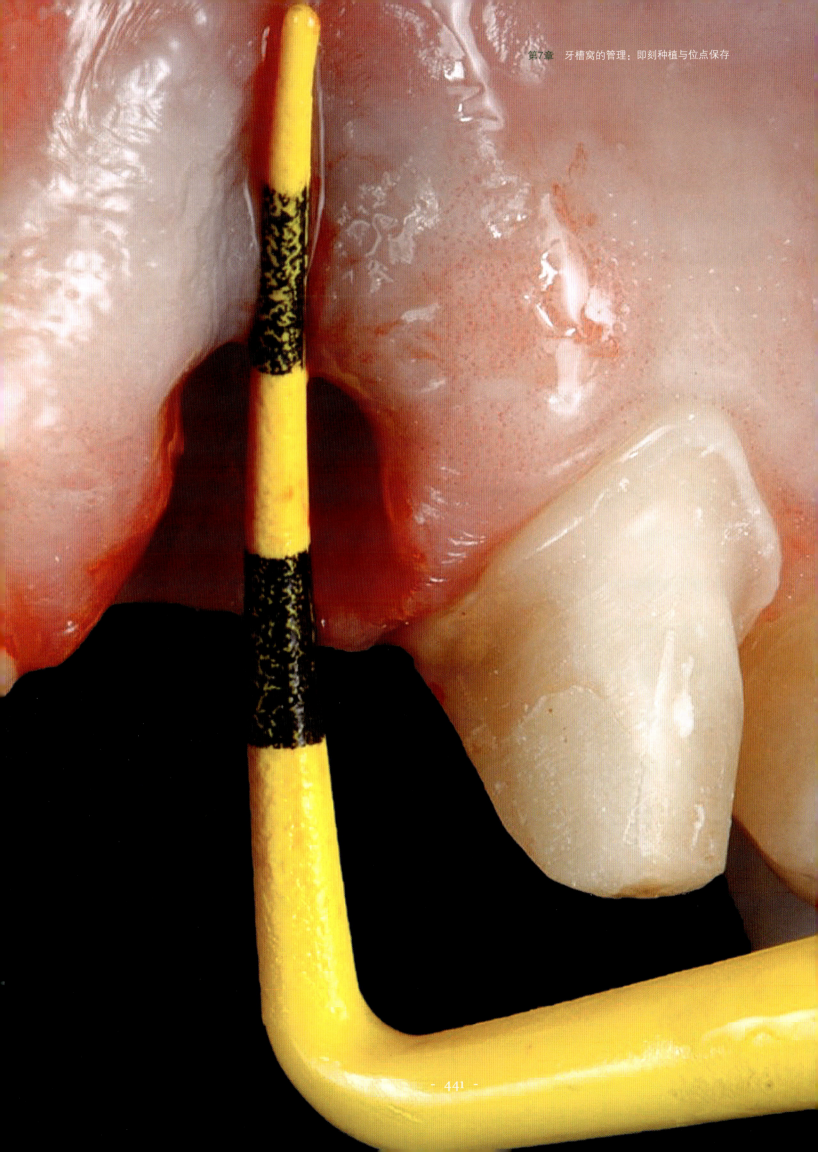

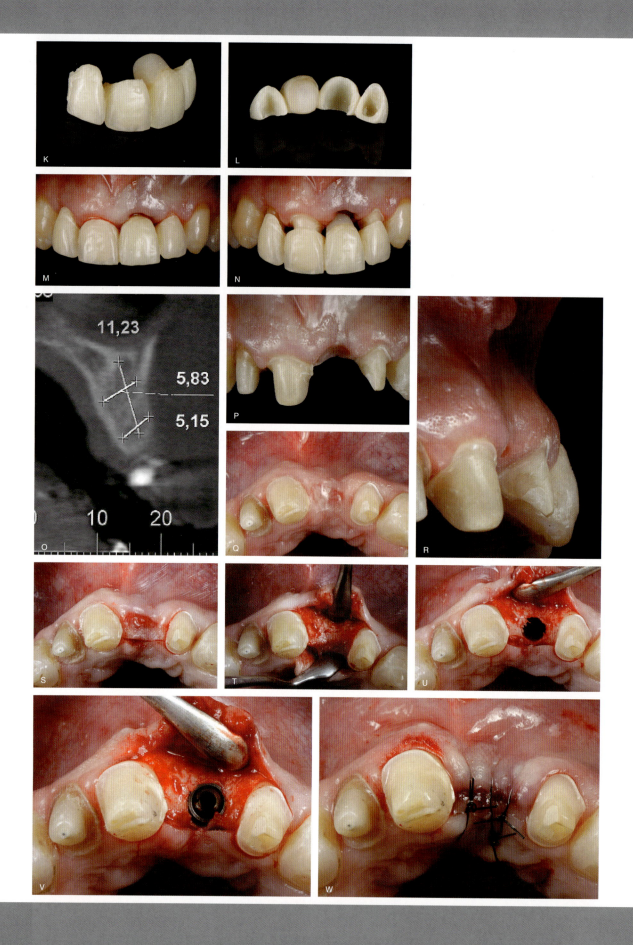

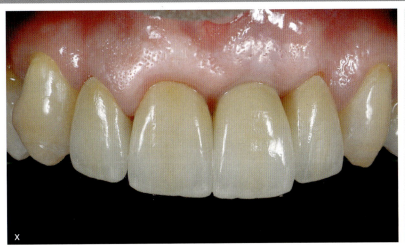

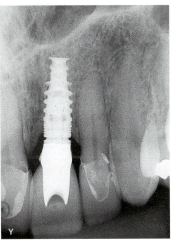

图7.16K～Ab

粘接卵圆形临时修复桥。注意卵圆形桥体插入牙槽窝内，为龈缘和龈乳头提供支撑（**K～N**）。4个月的临床及影像学观察。尽管有部分颊侧组织吸收，但仍保存了令人满意的颊侧骨量（**O～R**）。略偏腭侧切开（**S**），翻全厚瓣（**T**），预备窝洞（**U**），将种植体植入理想的三维位置（**V**）并缝合（**W**）。即刻完成种植体支持式临时冠粘接，拍摄临床照片、X线片及CBCT（**X，Y**）。3年后随访的结果（**Z～Ab**）。注意稳定的结果和丰满的颊侧轮廓。修复医生：Humberto Carvalho；技师：Guilherme Cabral。

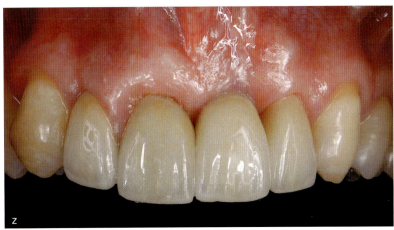

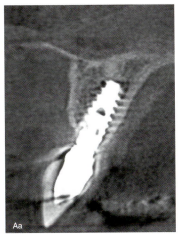

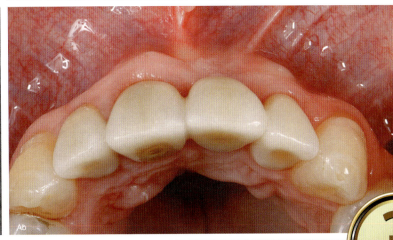

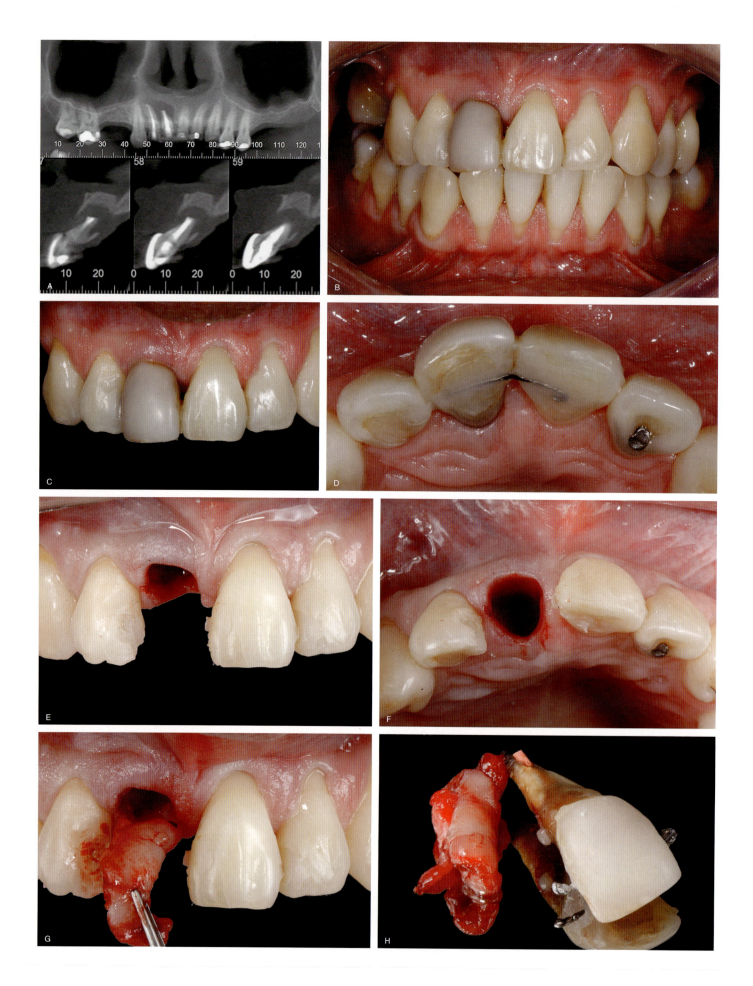

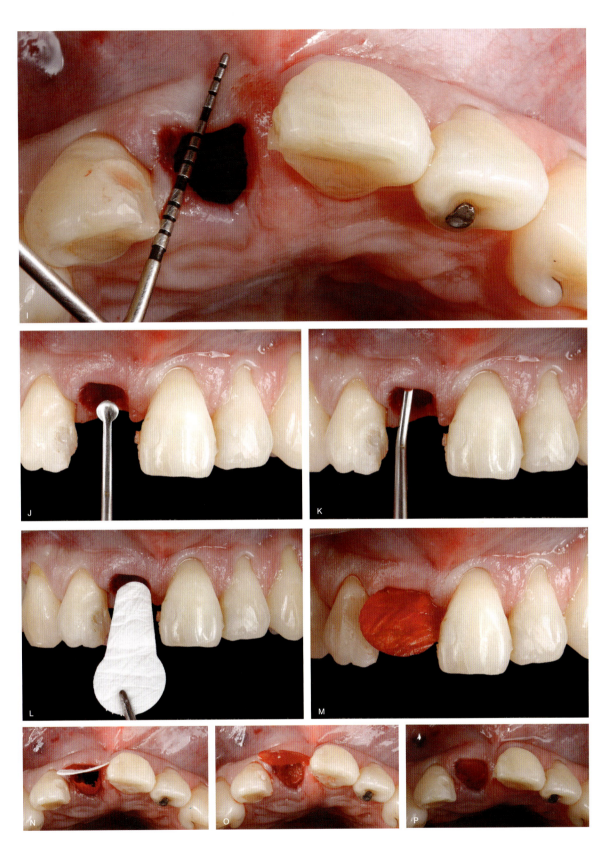

图7.17A ~ P

使用去蛋白小牛骨和胶原膜对广泛的颊腭侧缺损区进行位点保存。11的临床和CBCT检查。注意尽管颊侧骨板完全丧失，但并无牙龈退缩表现（A ~ D）。不翻瓣拔牙（E，F），去除肉芽组织（G，H）使用牙周探针探测，确认颊侧骨板完全丧失（I）。制备颊侧隧道（J，K）使用去蛋白小牛骨胶原和胶原膜进行位点保存（L ~ P）。

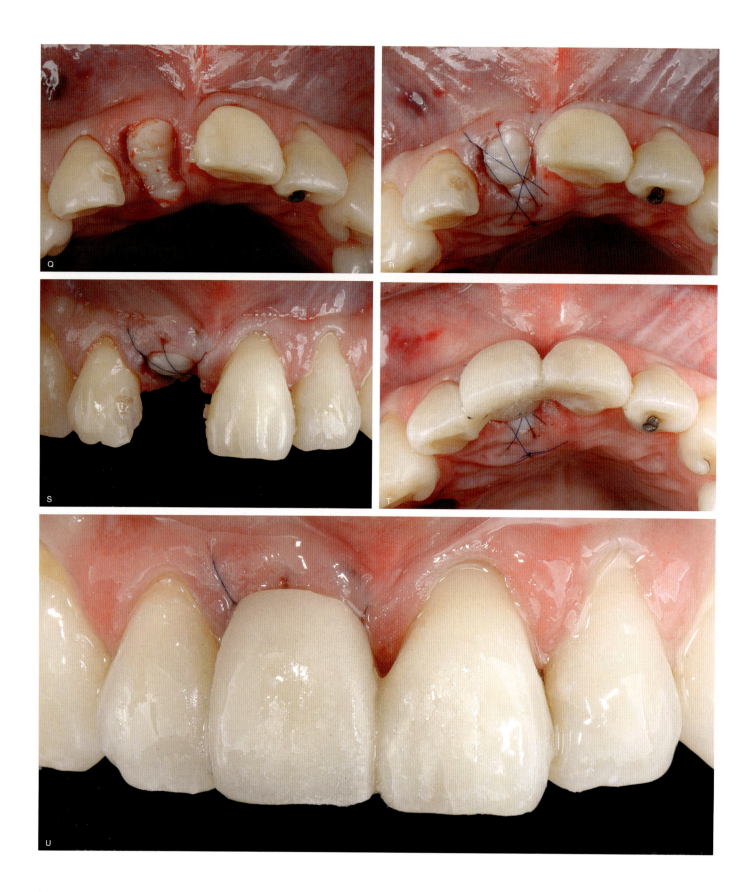

图7.17Q~Z

使用游离龈移植物（**Q~S**）和临时马里兰桥（**T，U**）进行牙槽窝封闭。10天后的随访（**V，W**）。注意移植物表面的坏死（**W**）。6个月后的临床和CBCT检查。注意软组织轮廓的保持以及良好的骨再生效果（**X~Z**）。

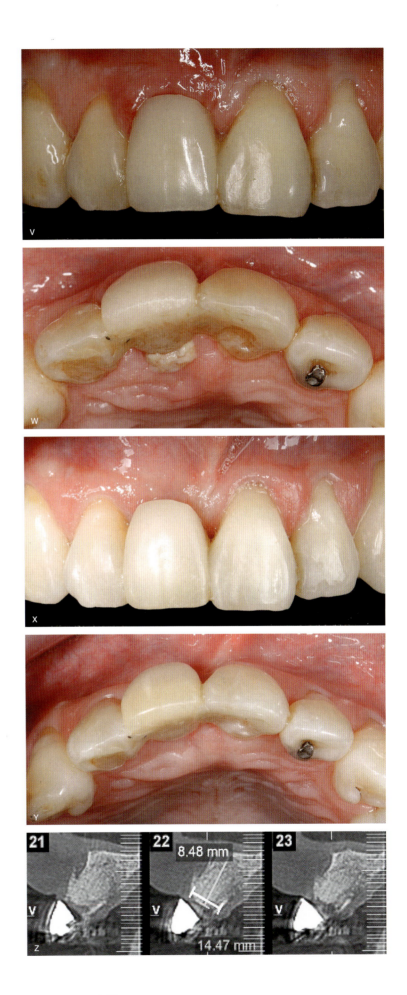

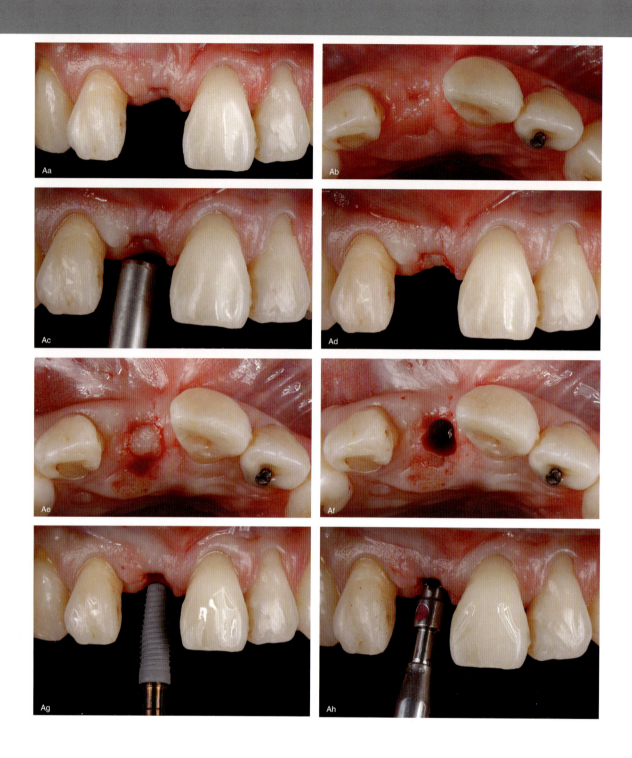

图7.17Aa～Ar

不翻瓣植入种植体（**Aa～Ak**）。环切取下牙槽嵴顶的软组织，用于软组织增量（**Al～An**）。90天后随访的口内照片（**Ao～Ar**）。

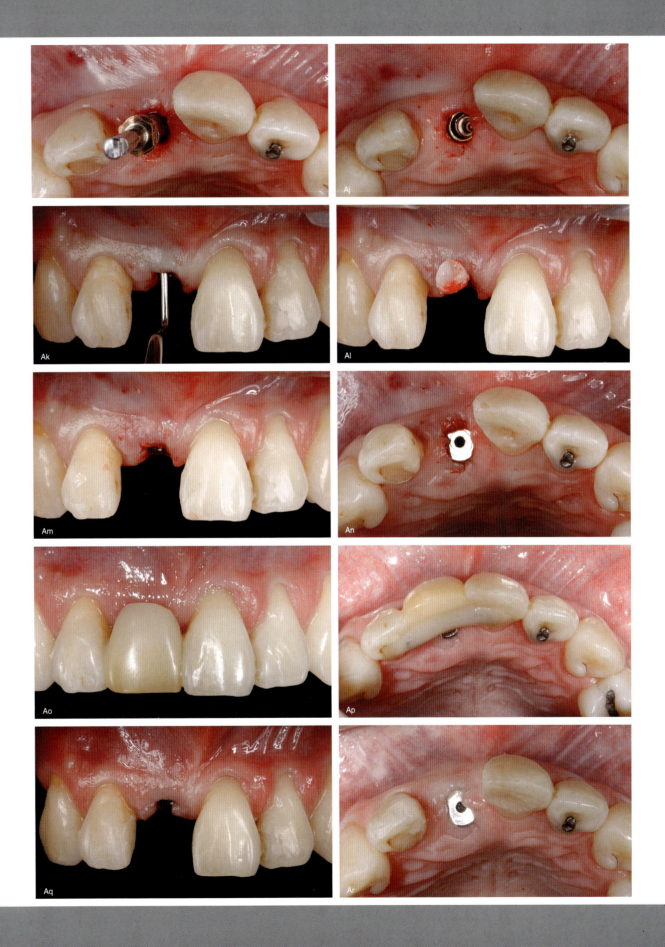

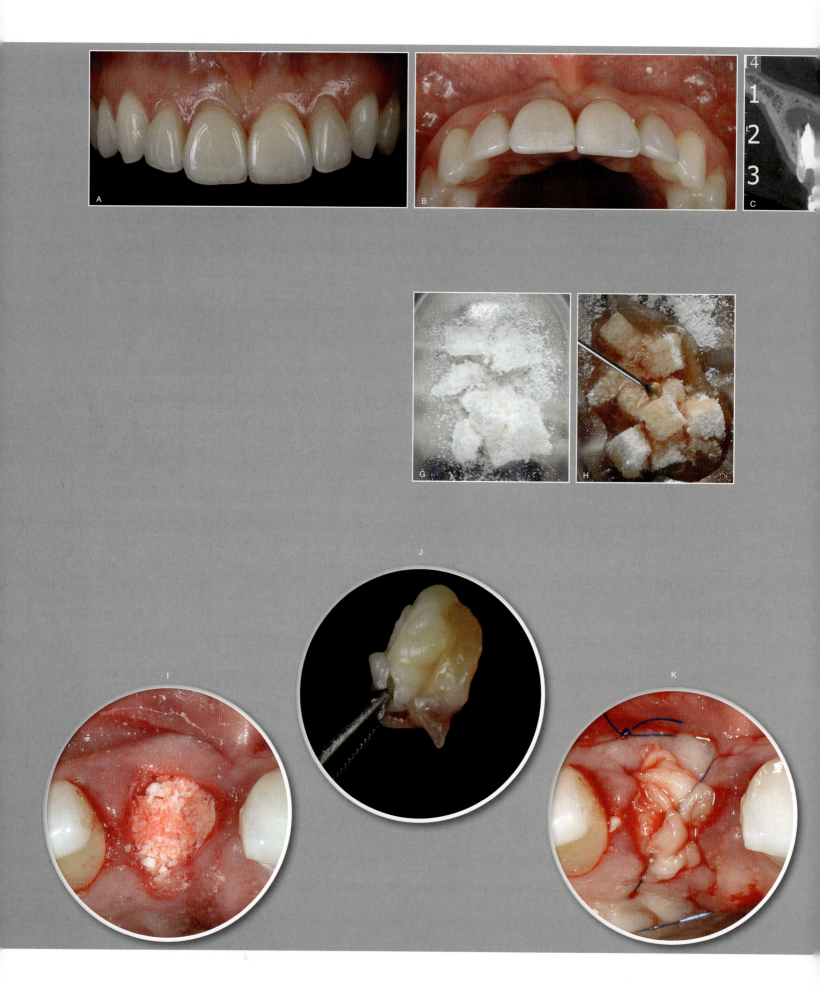

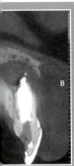
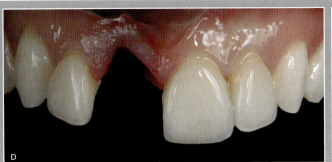
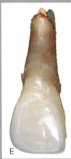
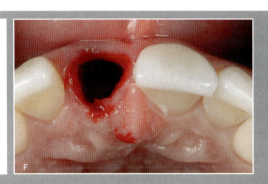

图7.18A～M

使用去蛋白小牛骨和胶原膜进行大面积根方骨缺损的牙槽窝重建。在11位点可见较大囊性病变。注意根方骨开窗和牙龈退缩（**A～C**）。不翻瓣拔牙后仔细进行牙槽窝清创（**D～F**）。在制备L-PRF过程中收集液体产物与去蛋白小牛骨胶原混合，用于牙槽窝保存（**G～I**）。采用L-PRF塞封闭牙槽窝（**J，K**）。6个月后的临床和CBCT检查。注意牙槽窝充足的骨量（**L，M**）。

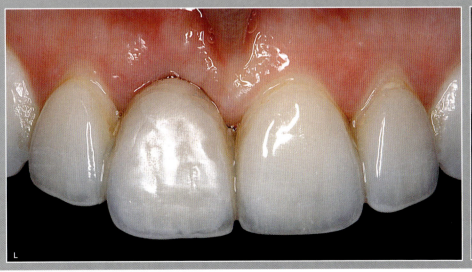
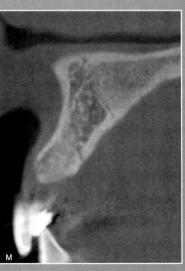

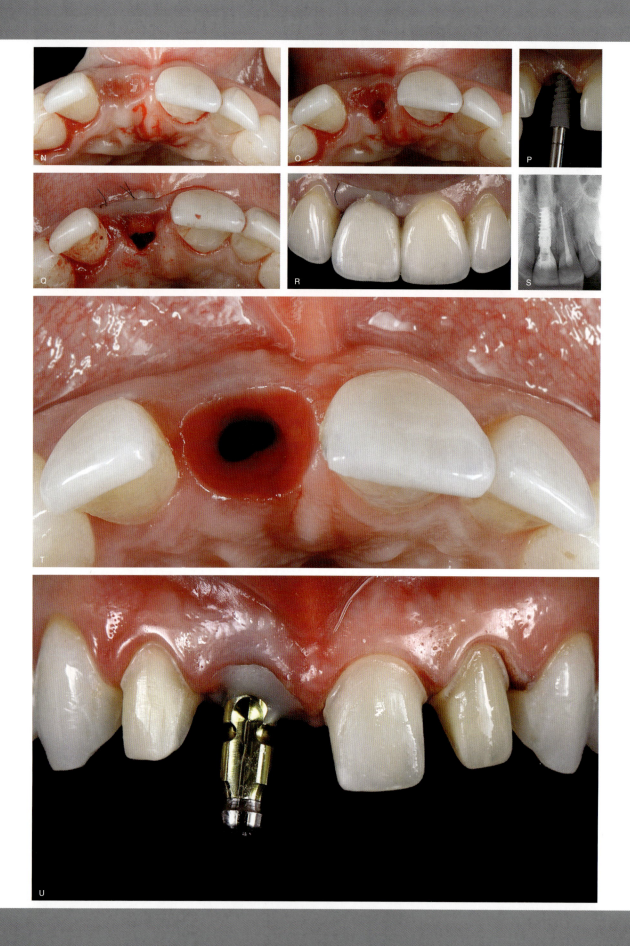

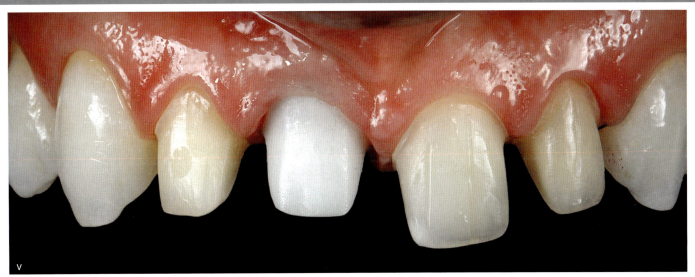

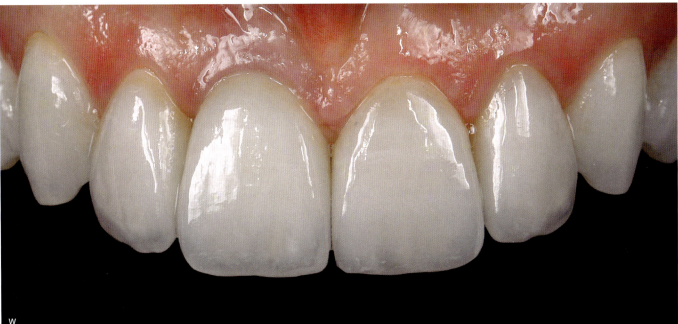

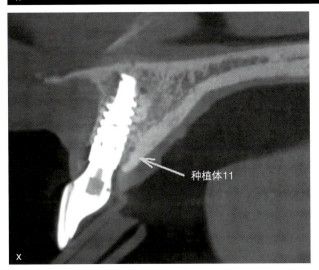

种植体11

图7.18N ~ X

不翻瓣植入种植体（**N ~ P**）。从颊侧类信封瓣放入结缔组织移植物（**Q**）即刻进行临时修复（**R**）。X线片显示良好的植入位置，临时修复体完全就位（**S**）。6个月后，取下临时冠后的殆面观。注意良好的颈缘外形与穿龈轮廓（**T**）。以个性化转移方式进行取模（**U**）。个性化基台，全瓷冠粘接修复（**V, W**）。CBCT显示牙槽窝保存术获得了良好的效果（**X**）。修复医生：Victor Clavijo；技师：Leonardo Bocabellae Cristiano Soares；牙体牙髓医生：Guilherme Itikawa。

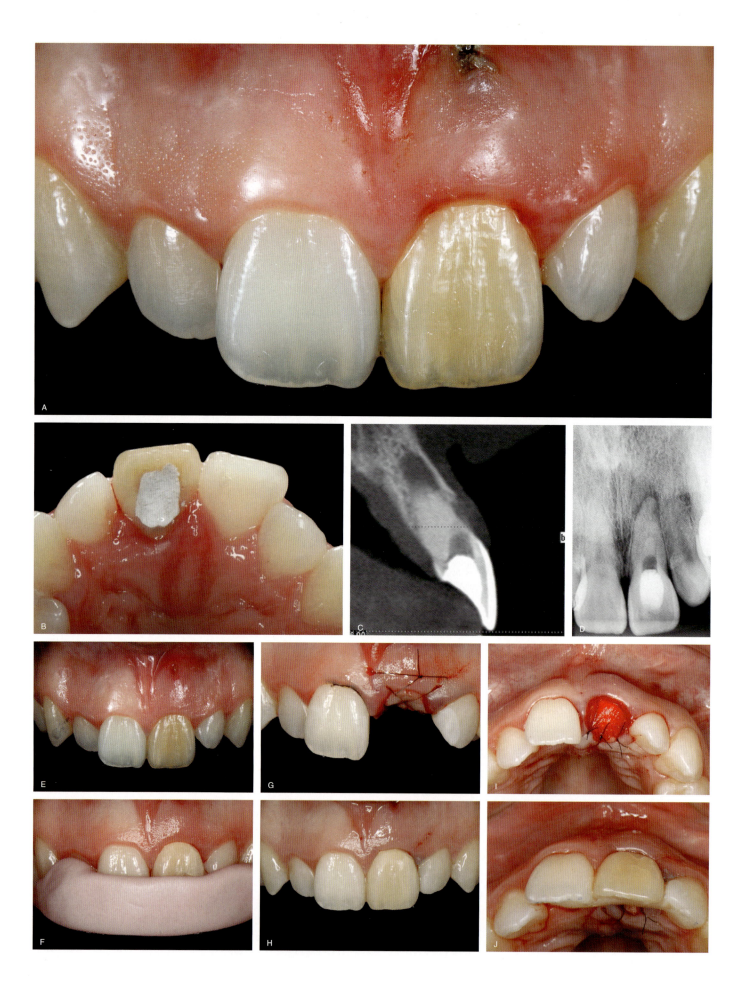

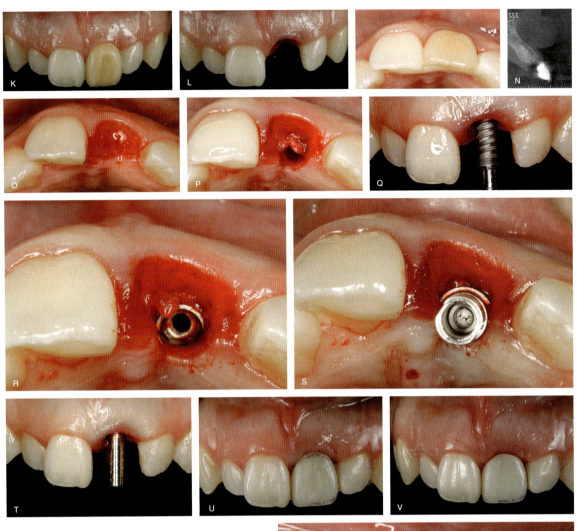

图7.19A ~ W

用去蛋白小牛骨、胶原膜进行牙槽窝保
存，以L-PRF塞进行牙槽窝封闭。初诊
的临床检查、X线片和CBCT显示21因开
髓过程中的侧穿造成根尖病变和颊侧骨
吸收（**A ~ D**）。1周后的临床口内像。
注意在全身应用抗生素及牙周根面平整
后，患牙的炎症减轻（**E**）。使用硅胶导
板辅助临时修复体就位（**F**）。微创拔除
患牙，使用去蛋白小牛骨和胶原膜进行牙
槽窝保存，以L-PRF塞进行牙槽窝封闭
（**G，H**）。戴入临时马里兰桥。用于固
定L-PRF塞的缝线被拆除，因为卵圆形桥
体足以使其稳定不动（**I，J**）。临时修复
体就位（**K，L**）和取下（**M**）后的颊侧
与𬌗面观。CBCT显示牙槽窝保存术达到
了预期的效果（**N**）。不翻瓣植入种植体
（**O ~ R**），即刻临时修复（**S ~ W**）。

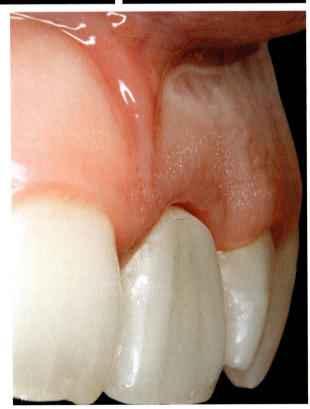

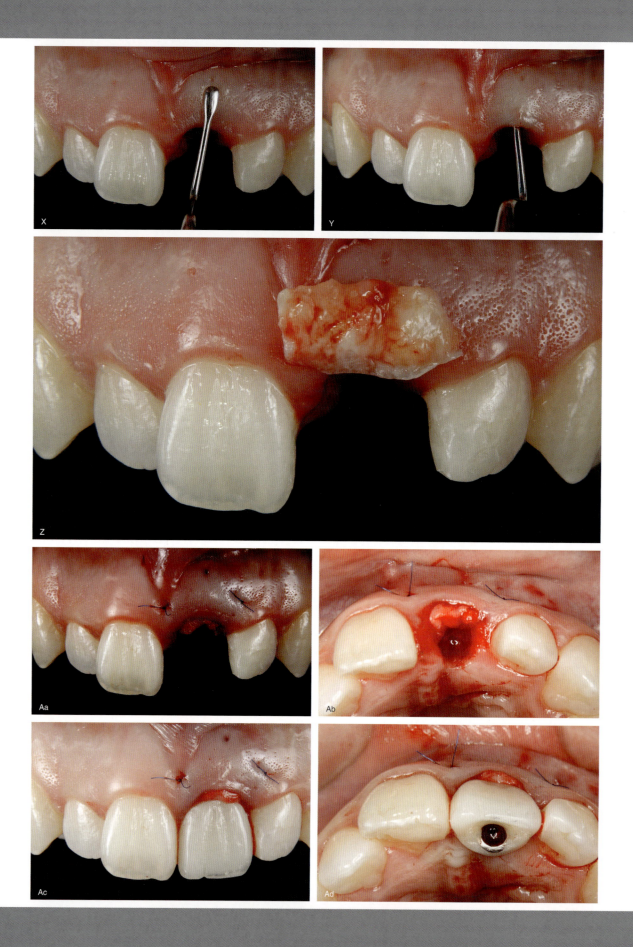

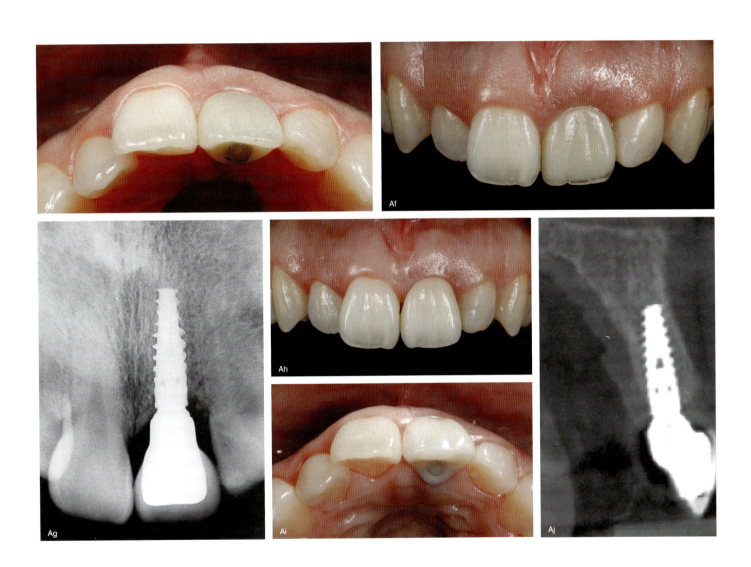

图7.19X ~ Aj

用结缔组织移植物进行软组织增量。在颊侧使用钝性隧道器械翻起全厚类信封瓣（**X ~ Ab**）。试戴即刻修复体（**Ac，Ad**）。6个月后的临床随访（**Ae，Af**）。最终修复1年后的口内像、X线片和CBCT检查显示效果稳定。颈缘外形理想，颊侧骨量充足（**Ag ~ Aj**）。修复医生：Eduardo Elias；技师：Glaucode Almeida。

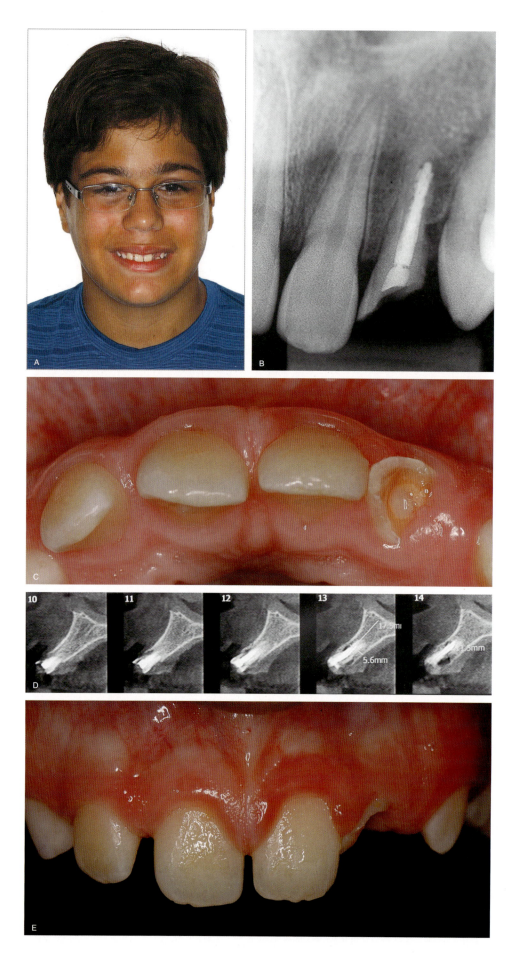

图7.20A~M

用去蛋白小牛骨进行牙槽窝保存，以组织替代材料（环形胶原基质）进行牙槽窝封闭。初诊临床、X线片和CBCT显示这位青春期患者的22根折（**A~E**）。微创拔牙，搔刮拔牙窝（**F~M**）。

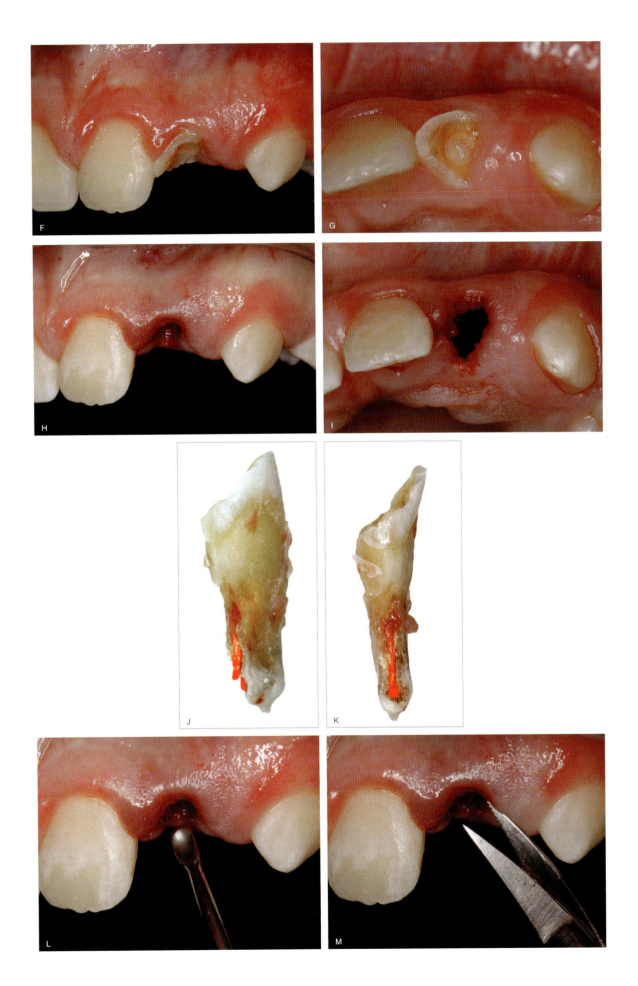

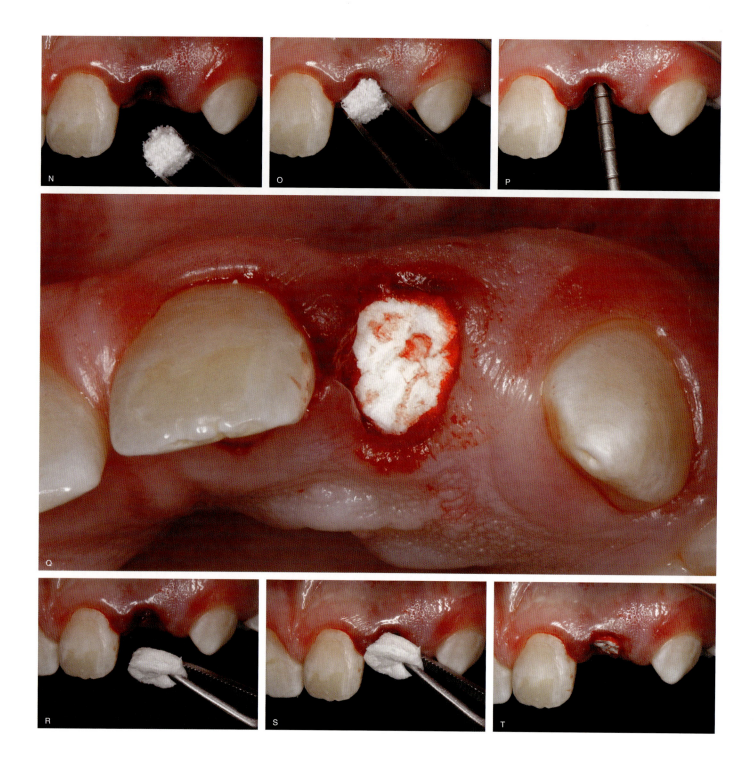

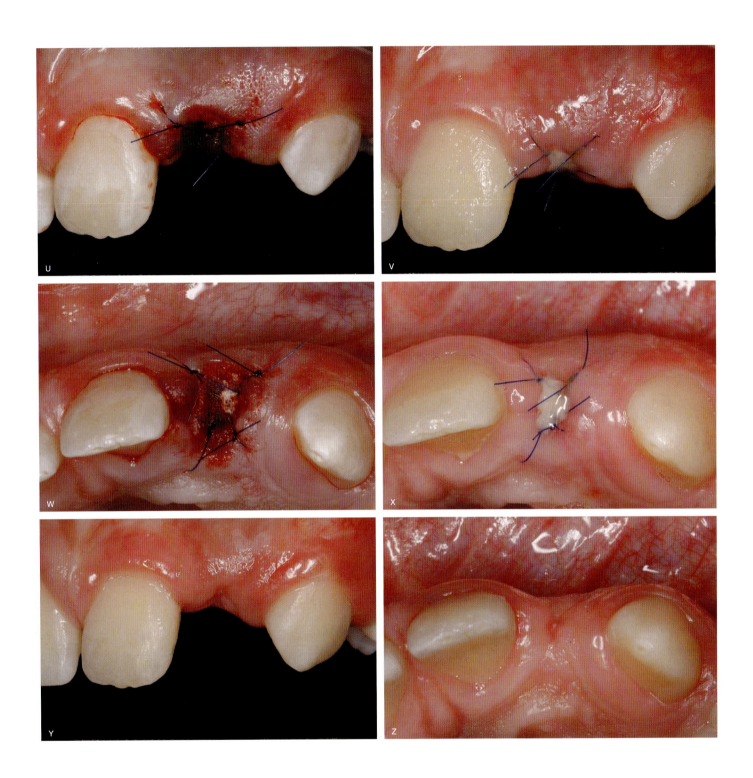

图7.20N～Z

向牙槽窝中充填去蛋白小牛骨胶原（**N～Q**）。使用组织替代材料进行牙槽窝封闭（**R～T**）并缝合固定（**U，V**）。1周后随访，可见表层组织坏死（**W，X**），3个月后，颊侧组织轻度萎缩（**Y，Z**）。

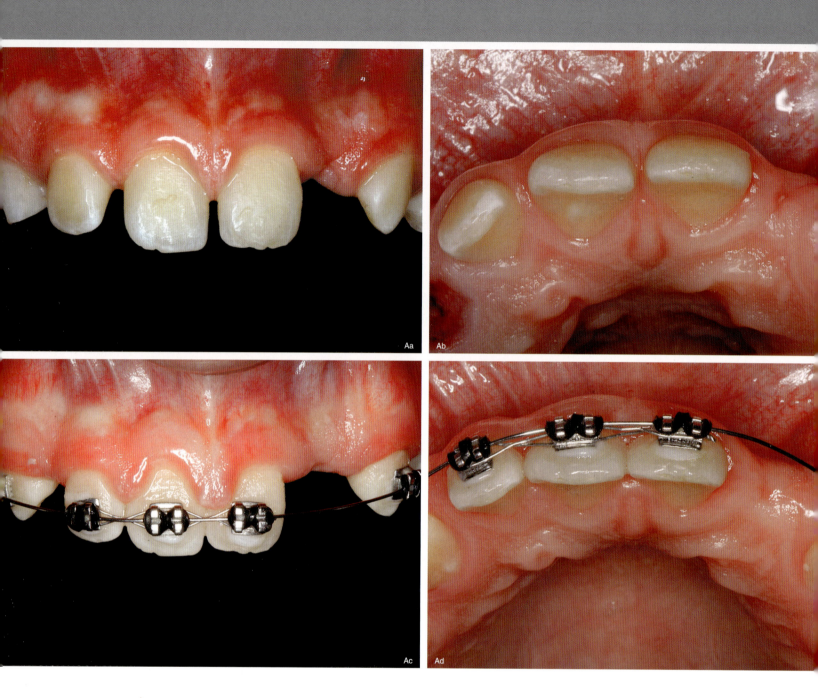

图7.20Aa～Ah

3个月和1年后的随访，可见稳定的效果（**Aa～Ad**）。1年后的临床检查和CBCT显示牙槽骨量得到保存。此时开始进行正畸治疗，以改善修复的空间（**Ae～Ah**）。

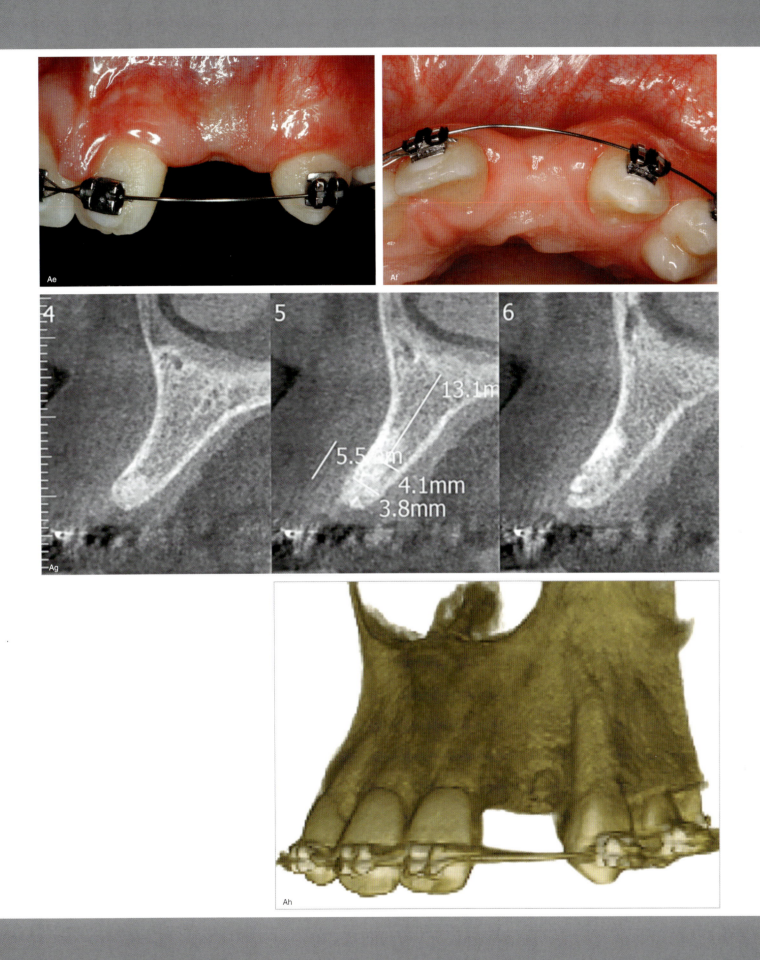

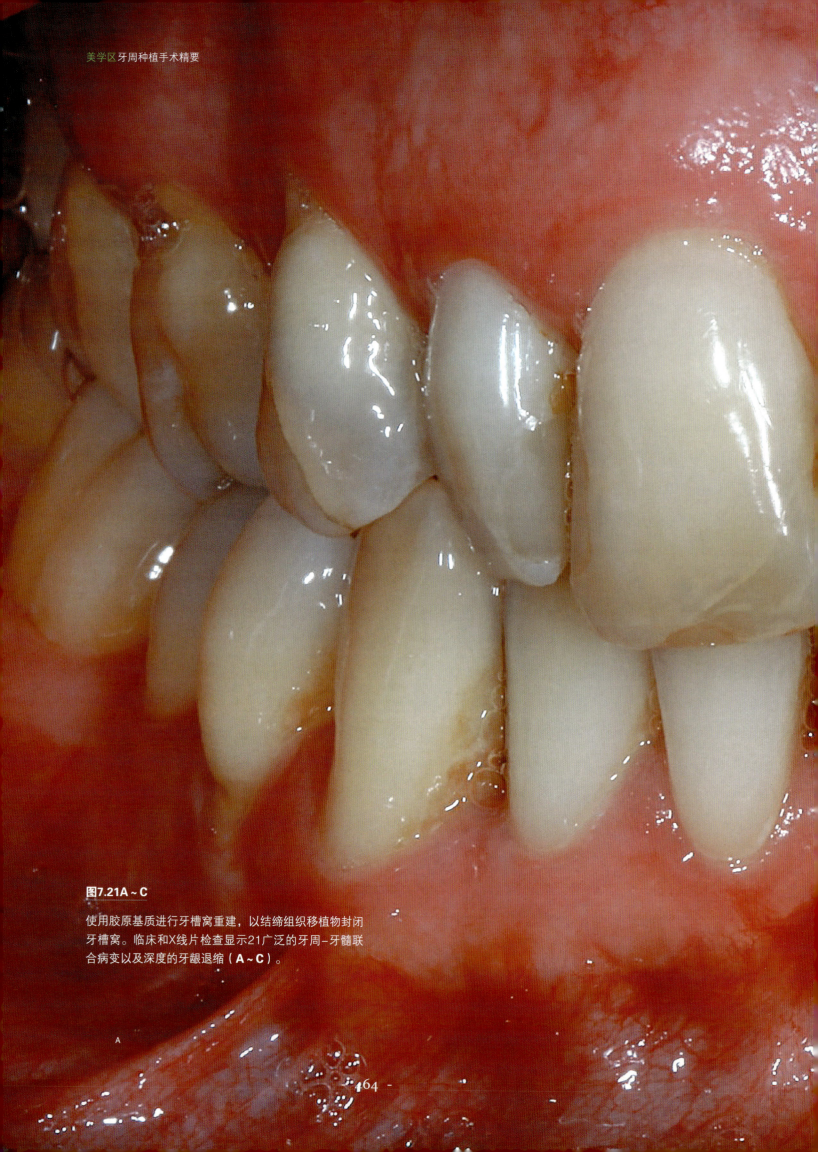

图7.21A ~ C

使用胶原基质进行牙槽窝重建，以结缔组织移植物封闭
牙槽窝。临床和X线片检查显示21广泛的牙周–牙髓联
合病变以及深度的牙龈退缩（**A ~ C**）。

A

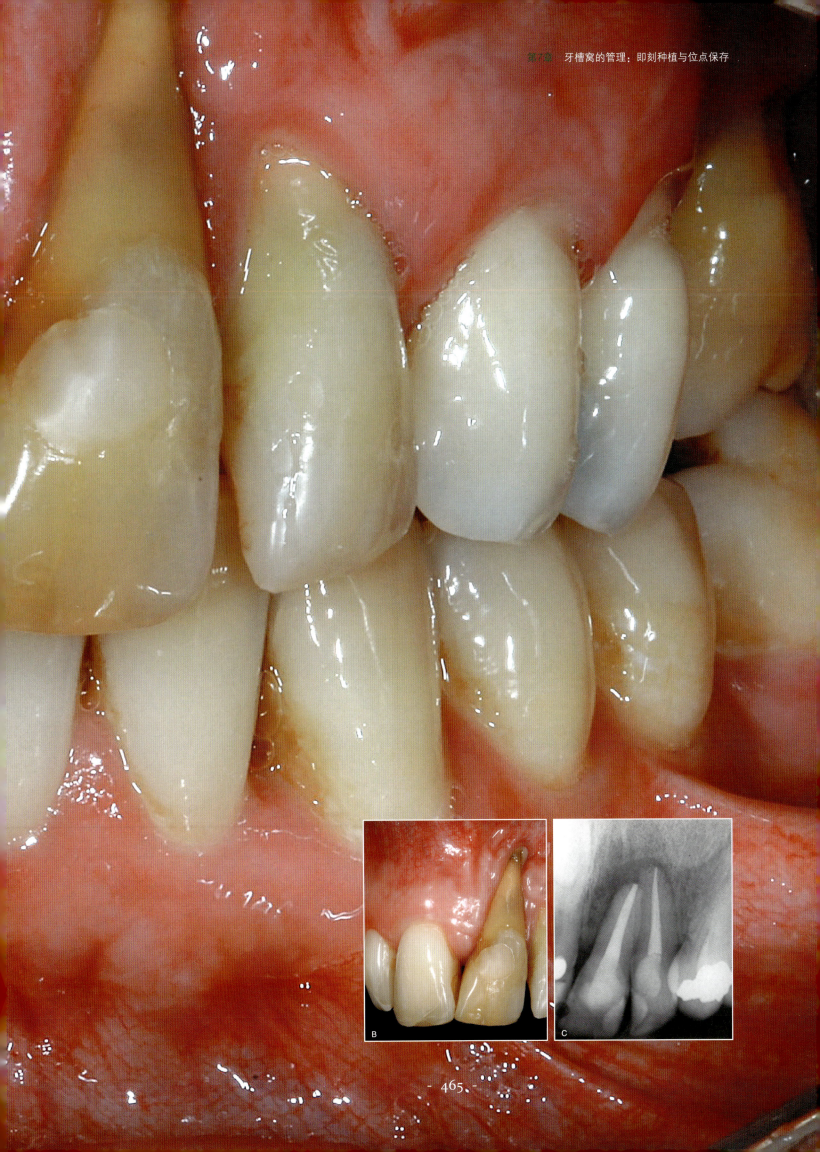

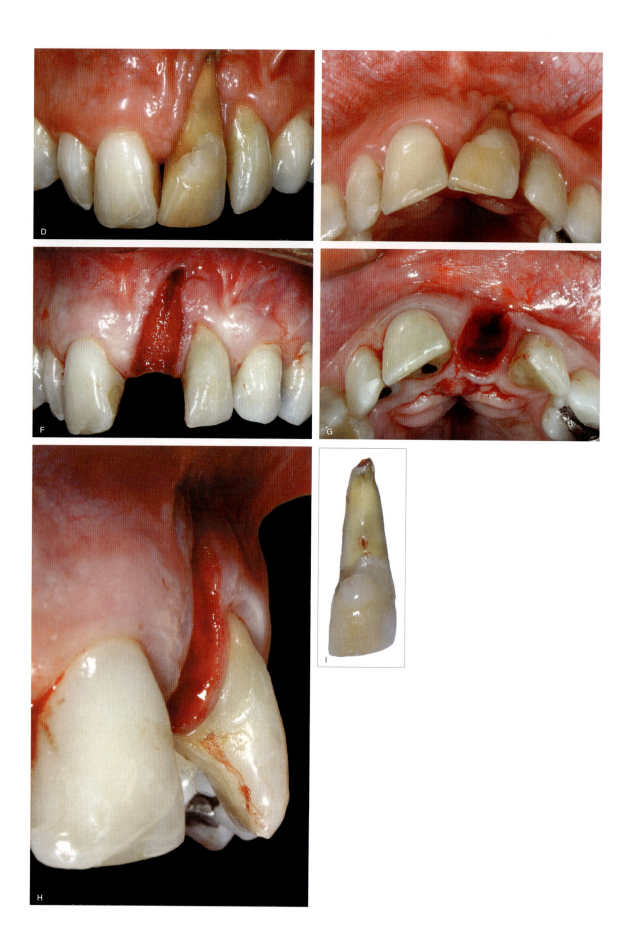

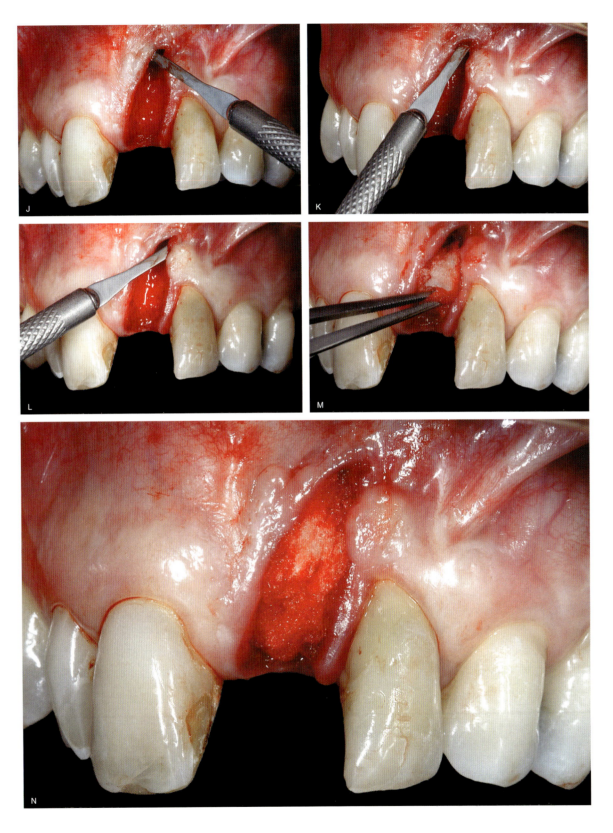

图7.21D～N

不翻瓣拔牙，搔刮拔牙窝（**D～I**）。使用显微刀片制备骨膜上类信封瓣，以胶原基质充填牙槽窝（**J～N**）。

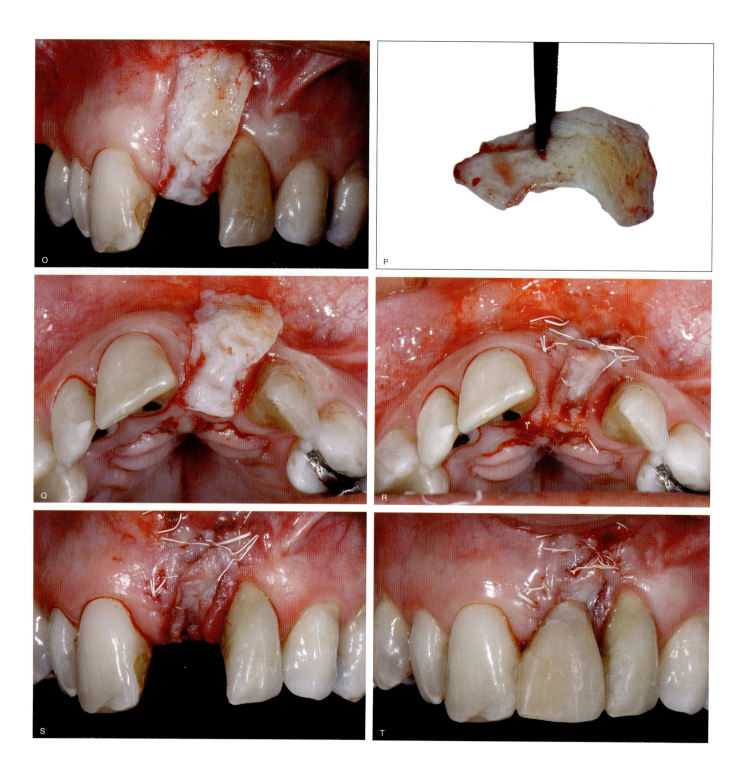

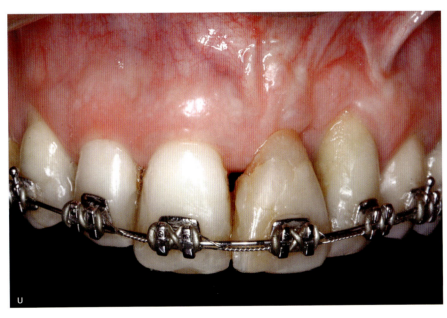
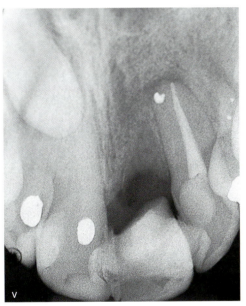

图7.21O～V

从上颌结节取结缔组织移植物用于牙槽窝封闭。将移植物覆盖牙槽嵴顶及颊侧，缝合固定（**O～S**）。将拔除的患牙截根制成的临时马里兰桥戴入（**T**）。4个月后的临床和X线片检查可见组织愈合良好，龈缘稳定（**U，V**）。

　　旋转带蒂瓣也可用于牙槽窝封闭[59,102]。这种方法的主要优点是直接的血供来源保持了带蒂旋转组织的活性。该技术最初用于覆盖即刻种植位点，但也可用于覆盖填充有生物材料的牙槽窝（如Sclar所述[103]）。与前面提到的术式相比，现在这项技术更常用，且患者的舒适度更高（图7.22）。

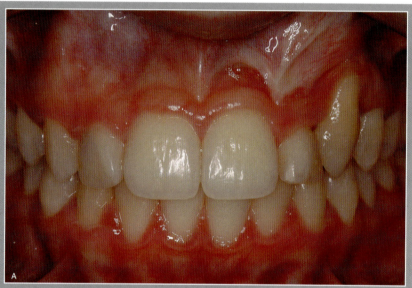
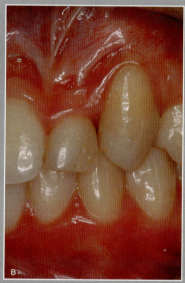
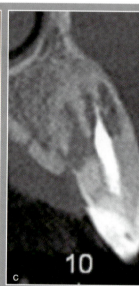

图7.22A～I

使用去蛋白小牛骨，胶原膜进行牙槽窝重建，以腭侧旋转瓣进行牙槽窝封闭。口内像、X线片和CBCT检查显示23深度牙龈退缩，根方黏膜长入并呈根固连、根吸收表现。注意患牙的龈乳头及近中的牙周缺损（**A～E**）。不翻瓣拔除患牙（**F～I**）。

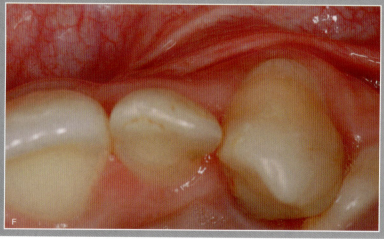
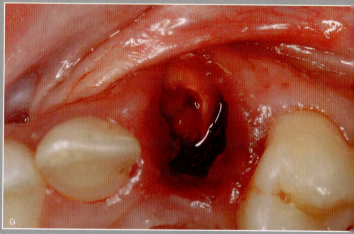

　　总而言之，牙槽窝保存术（无论其名称如何）是非常有效的，但须在即刻种植不可行的情况下进行。异种移植物是该技术的首选材料，在最大程度减少牙槽窝收缩量的方面具有较强的可预期性。当存在颊侧骨壁缺损（不利型缺损）时，胶原膜是必需的。软组织移植/翻瓣有助于封闭牙槽窝，并提高与美观效果密切相关的颈部软组织的质和量（图7.23）。

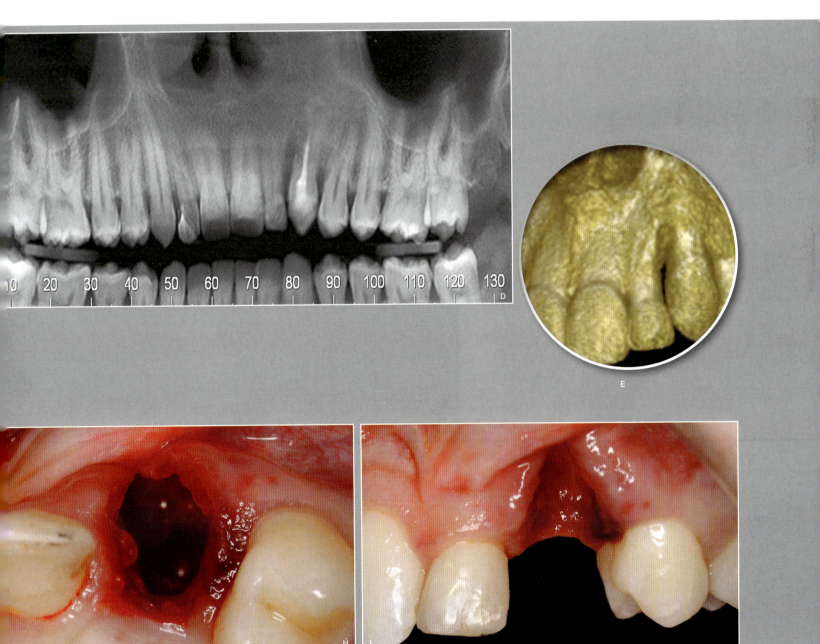

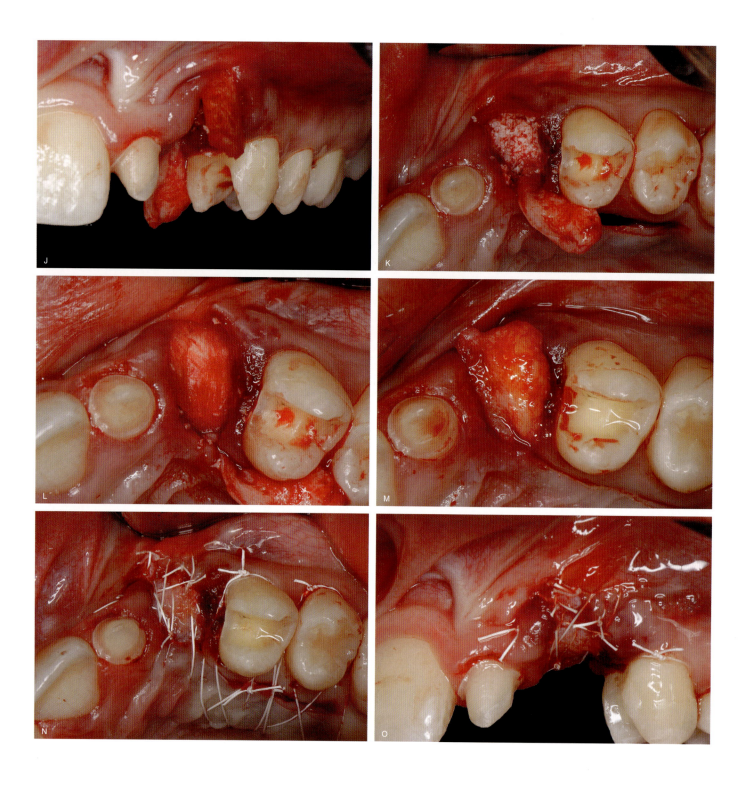

图7.22J～T

将胶原膜放在颊侧，充填去蛋白小牛骨，以腭侧旋转瓣封闭牙槽窝（**J～O**）。6个月后的临床和影像学检查显示组织量充足，注意长入的黏膜已经去除（**P～T**）。

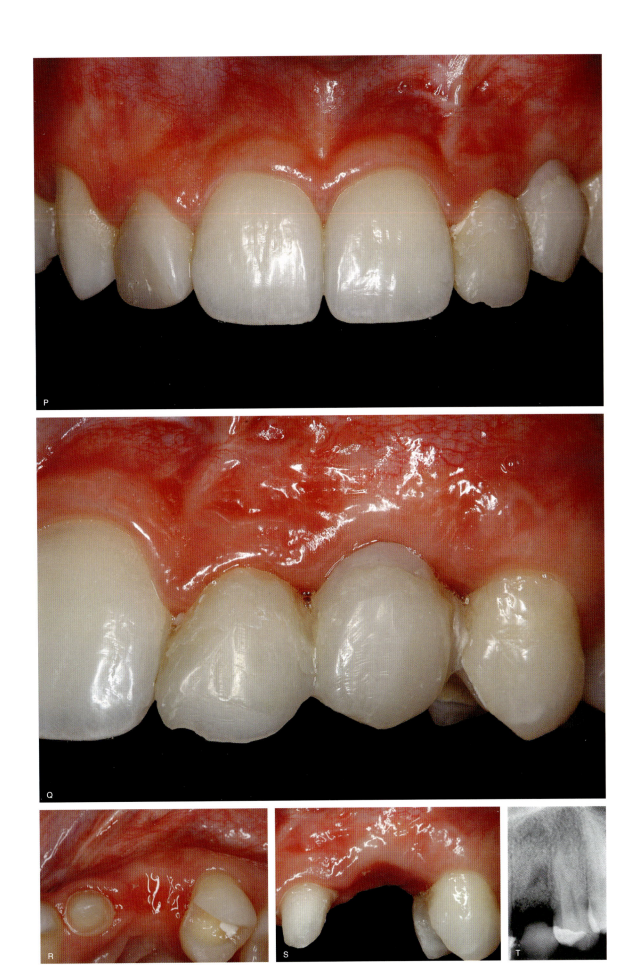

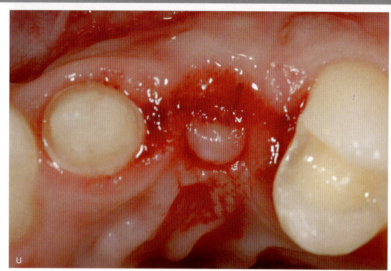

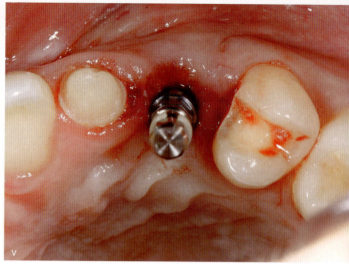

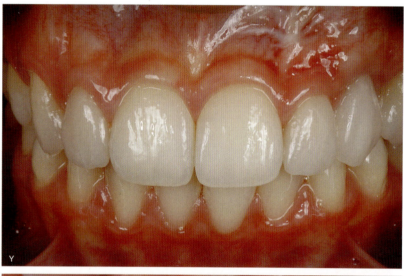

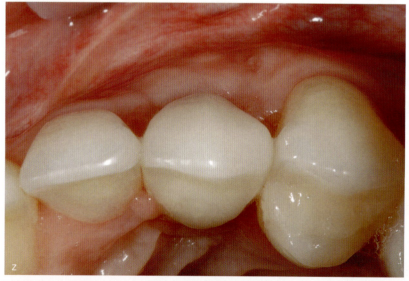

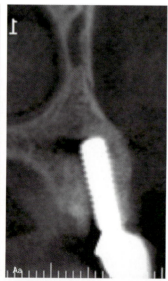

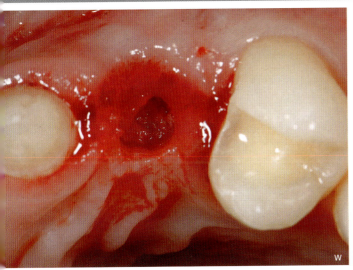
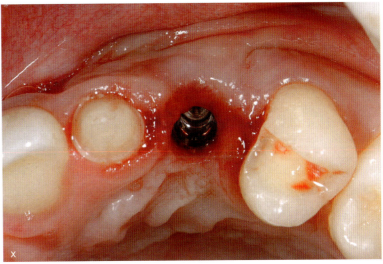

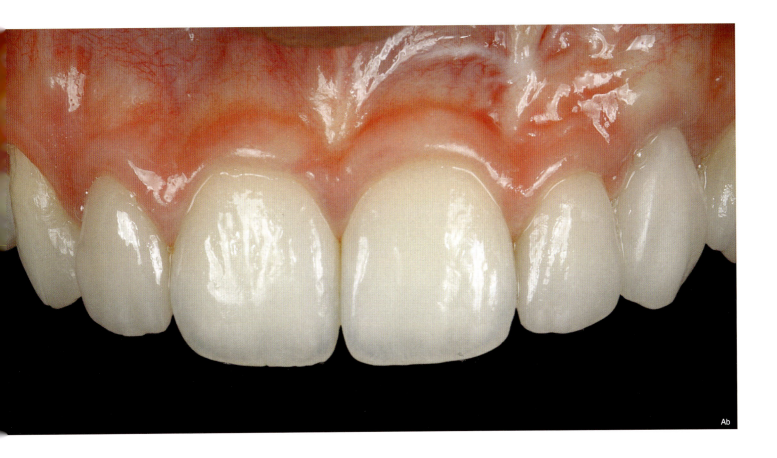

图7.22U ~ Ab

不翻瓣植入种植体（**U ~ X**）。正式修复1年后的口内像、X线片和CBCT，注意到植体与邻牙软组织边缘协调（**Y ~ Ab**）。修复医生：Bruno Godoy；技师：Paulo Batistella。

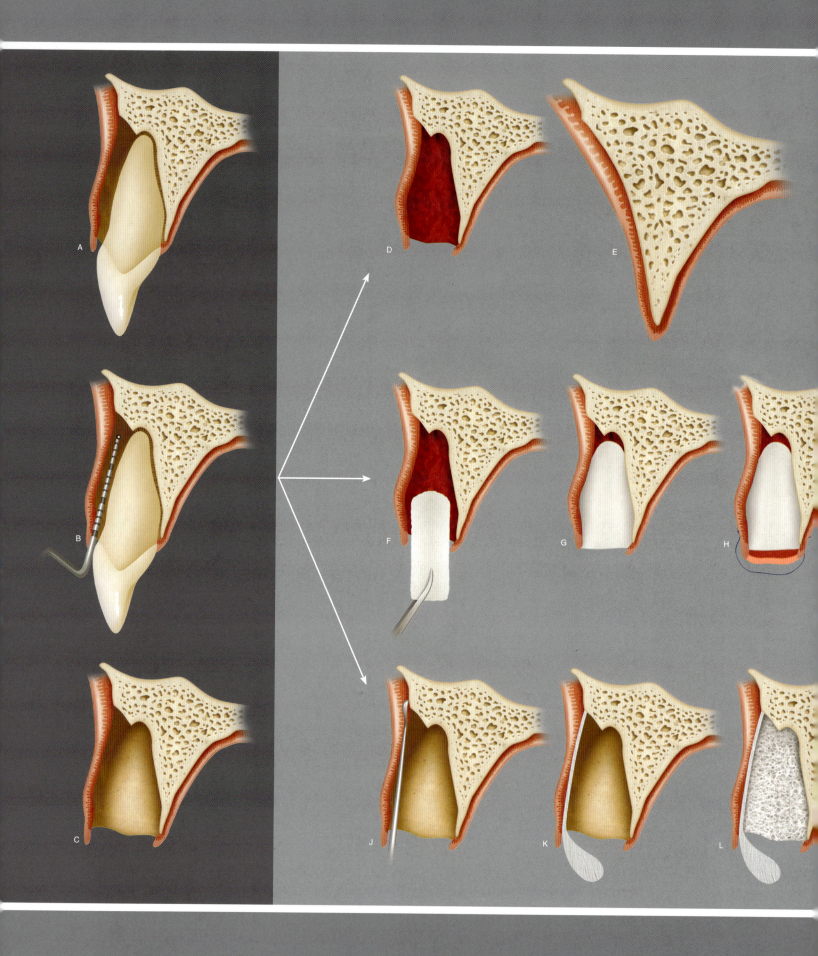

图7.23A～P

牙槽窝保存技术的示意图。宽且深的缺损几乎累及整个颊侧骨板（**A～C**）。自然的牙槽窝修复过程（血凝块）。注意骨改建之后明显的颊侧骨缺损（**D，E**）。使用快速降解的胶原基质进行牙槽窝保存，以游离龈移植物封闭牙槽窝。注意仍然存在中等大小的缺损（**F～I**）。用慢速降解的胶原屏障膜（**J，K**）和去蛋白小牛骨胶原（**L**）进行牙槽窝保存。在腭侧翻全厚瓣以固定屏障膜（**M，N**）。使用游离龈移植物封闭牙槽窝（**O**）。可见完全的牙槽窝再生（**P**）。选择第三种方案意味着种植前6个月的等待，其他两种方案则只需要等待3个月。

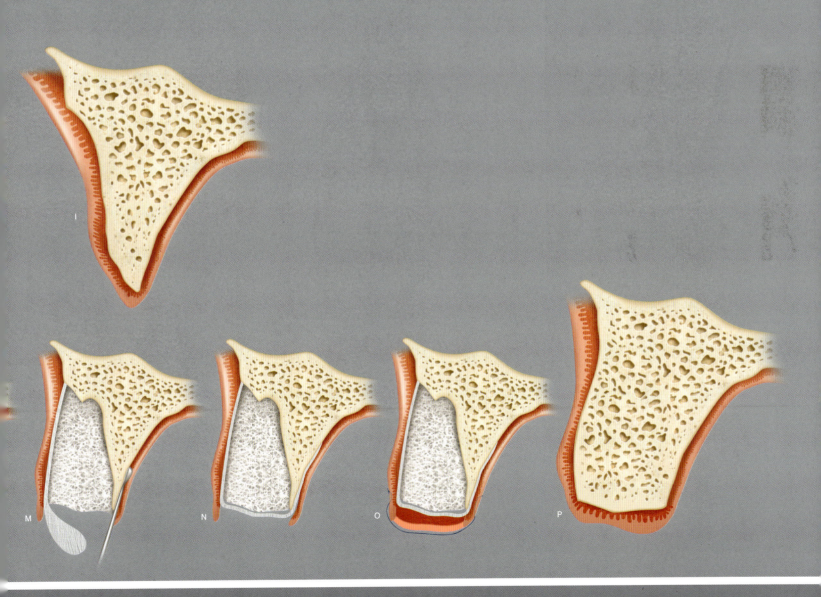

即刻种植

在条件适合（即足够的剩余根方/腭侧骨量满足以修复为导向植入种植体，并且龈缘位置距最终修复后的理想位置退缩不超过3mm）的前提下，即刻种植毫无疑问是上前牙区拔牙后的首选。该方法的优点包括治疗时间、就诊次数、成本、并发症发生率的降低及软组织结构的保存，尤其是当进行了即刻临时修复时[15]。另一方面，即刻种植的技术上敏感性较高，更具挑战性，是一个复杂的过程，因此只能由经验丰富的临床医生进行，特别是在上颌前牙区[15,104]。

在美学区即刻种植体存留率并不低于早期或延期种植[8,18-19,22-24,105-108]；然而，植体周黏膜退缩等美学风险是人们关注的热点[8,15,23,72,107-109]。系统综述报道了即刻种植后，与植体周黏膜位置

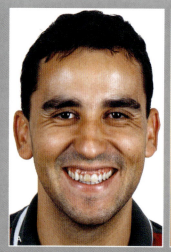
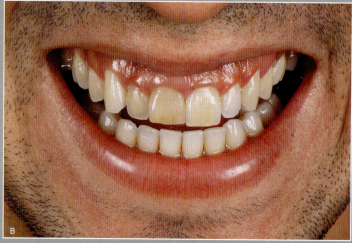
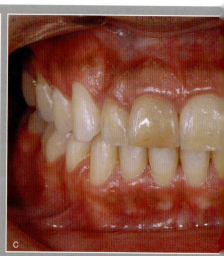

图7.24A ~ F

在完整的牙槽窝中进行即刻种植，用去蛋白小牛骨进行组织重建，马里兰桥临时修复。初诊可见患者高位笑线，11、12、21因外伤后的牙髓治疗引起牙体变色（**A，B**）。口内照显示患者为厚龈生物型，龈乳头宽且短，临床冠短，角化龈充足（**C ~ F**）。

相关的各种不同结局。可以从几个方面解释这些不同的结果：翻瓣或不翻瓣手术，不同的重建方案（不同的骨移植材料，使用或不使用屏障膜，用何种屏障膜，是否进行结缔组织移植），以及有或无即刻进行临时修复。这些研究表明，随着时间推移可出现0.5～1.5mm的植体周黏膜退缩。Evans和Chen[110]的研究显示，即刻种植18个月后，40％的位点出现大于1mm的黏膜退缩。其他若干研究也证实了上述结果[38,111]。Kan等[38]的研究显示，即刻种植1年后35％的位点出现大于1.5mm的软组织退缩。Chen等[111]观察到，超过33％的位点出现了肉眼可分辨出的构成美学缺陷的牙龈退缩。其他一些近期发表的综述[108,112]也得出了类似的结论，但我们需谨慎看待上述结果，因为很显然软组织退缩与一些特定的危险因素有关，而这与种植体植入的时机可能并不相关（图7.24）。

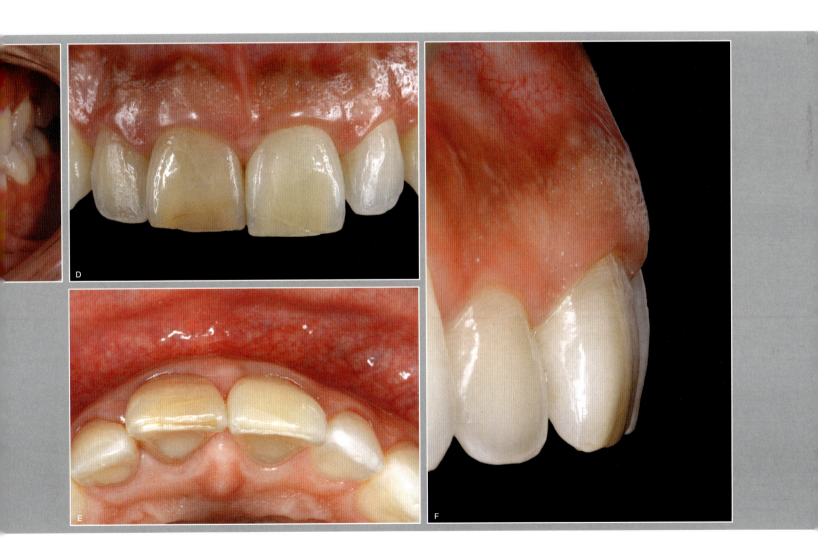

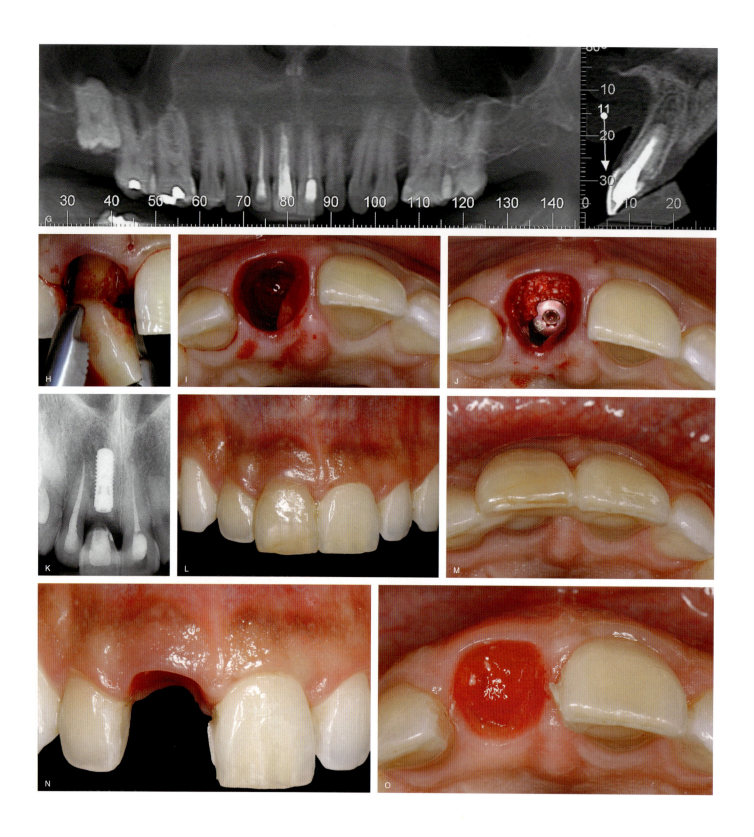

图7.24G ~ O

前牙区CT显示11远中腭侧呈内吸收表现。注意骨壁完整,骨量充足(**G**)。不翻瓣拔牙,搔刮牙槽窝,即刻种植,并且在间隙中充填去蛋白小牛骨(**H ~ J**)。4个月后的临床和影像学检查。可见以患者原有天然牙牙冠改制而成的马里兰桥(**K ~ M**)。通过卵圆形桥体对缺牙区进行组织塑形(**N,O**)。

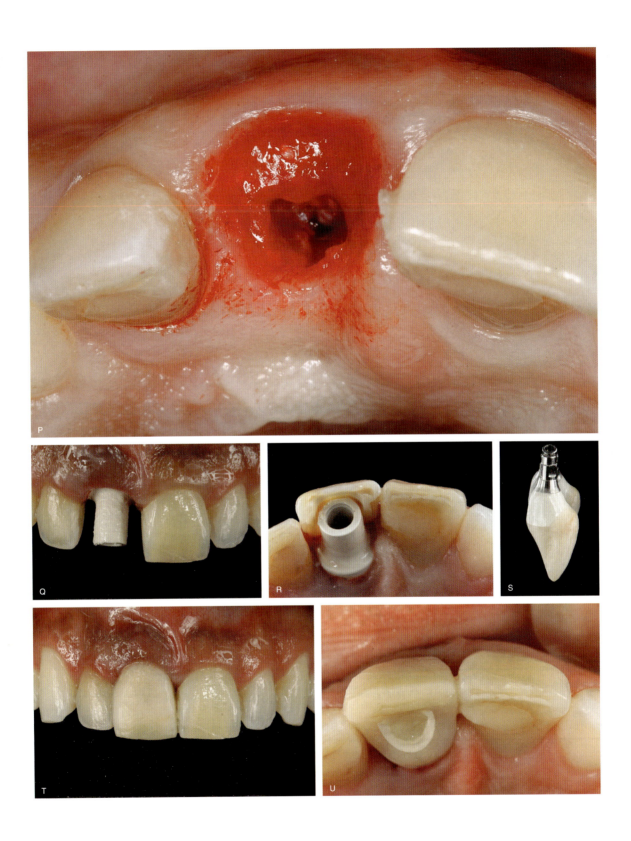

图7.24P～U

采用微创的环形切口进行二期手术，利用患者天然牙牙冠的颊侧牙片制作种植体支持的临时修复体。调整临时冠的形态之后，牙冠的边缘更靠近根方（**P～U**）。

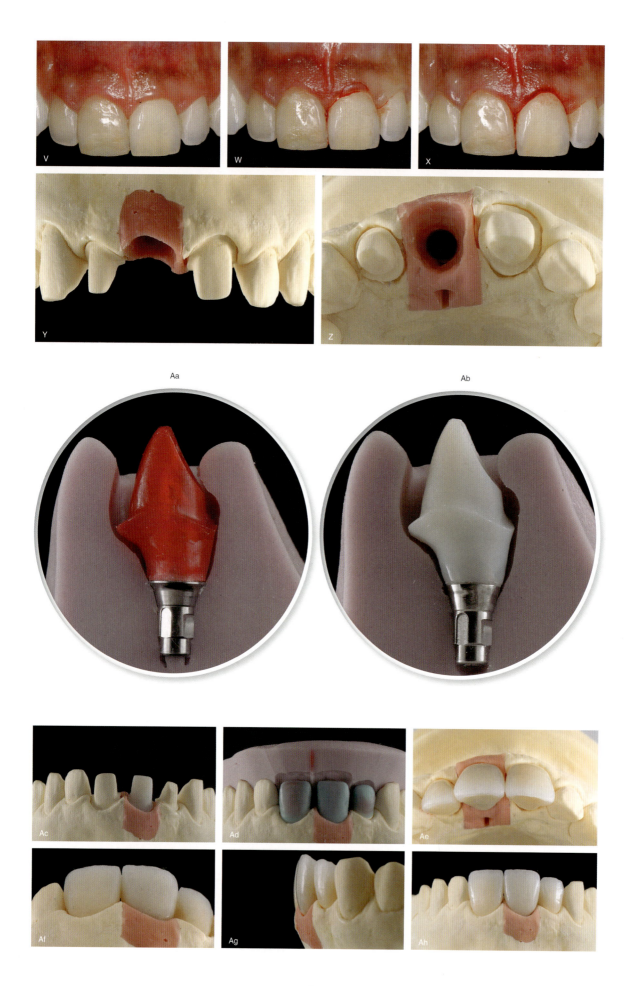

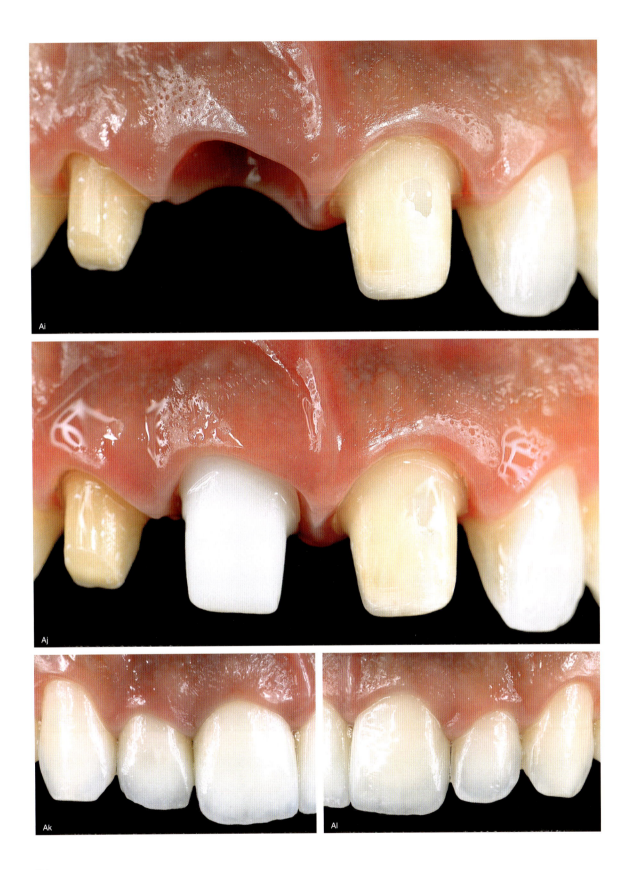

图7.24V ~ Al

60天的软组织塑形后，对21进行龈切，从而建立对称、协调的龈缘（**V ~ X**）。制作个性化基台和全瓷冠。注意个性化基台清晰的边缘线（**Y ~ Ah**）。基台就位及修复体的粘接。注意软组织的质量，以及与邻牙预备体相近的基台外形（**Ai ~ Al**）。

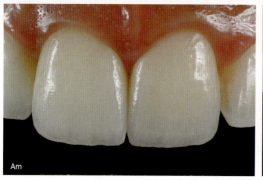

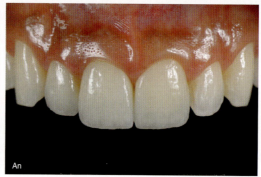

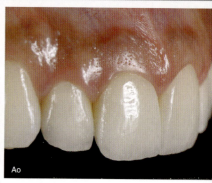

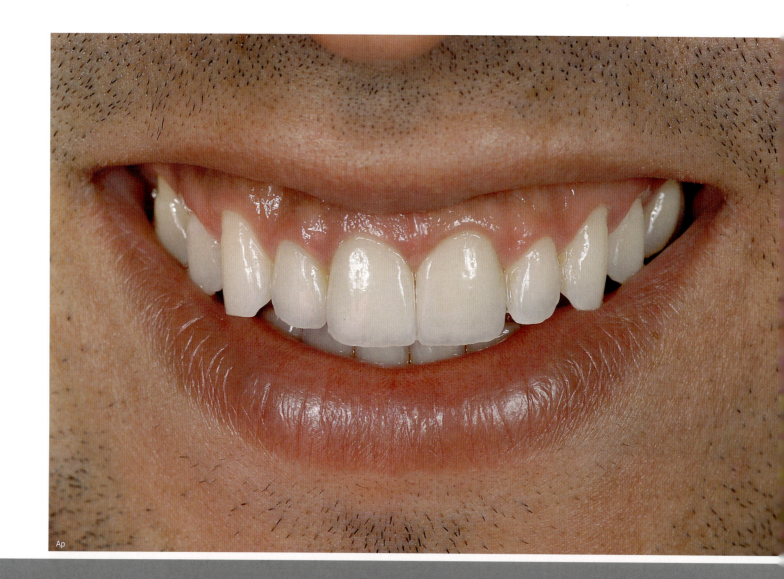

图7.24Am ~ As

1年后随访的结果。注意自然的穿龈轮廓以及充足的组织量。患者对修复后的微笑非常满意（**Am ~ Aq**）。X线片和CBCT可见，种植体植入理想的三维位置，未见边缘骨吸收，之前所进行的组织再生术达到了预期的效果（**Ar，As**）。修复医生：Fabio Hiroshi Fujiy；技师：Murilo Calgaro。

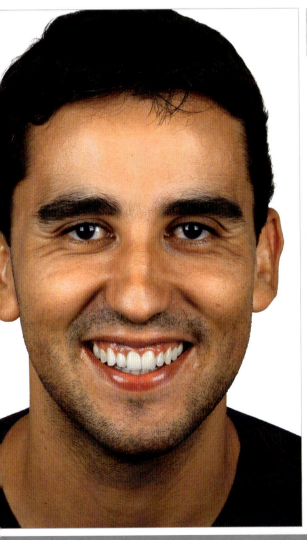

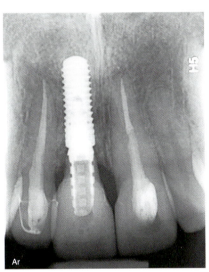

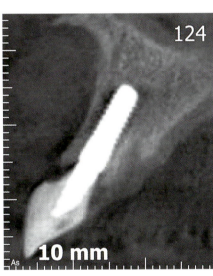

与美学问题有关的3个风险因素是：

- 种植体偏颊。

- 颊侧骨丧失。

- 薄龈生物型。

最关键因素是没有以修复为导向来进行种植手术，因为种植体骨结合一旦完成则无法改变其位置，而另外两个因素可通过特定的重建手段进行手术补偿。

尽管从减少出血、术后并发症及肿胀的角度[113-114]，我们提倡不翻瓣即刻种植，但是必须指出的是，我们在进行不翻瓣即刻种植时难以直视一些重要的解剖结构，钻孔过程中的温度更难控制，重建的步骤也会遇到一些困难[114]。而翻瓣带来的影响则是相反的。在动物模型中，无论是否同期植入种植体，翻瓣或者不翻瓣似乎并没有显著改变硬组织和软组织的愈合情况[92,115-118,121]。然而，当治疗薄龈生物型病例时，翻瓣可能增加骨丢失[3,117]，可能不利于植体周围软组织稳定性[117]。在翻瓣位点出现更多骨吸收的原因与骨膜上血管撕裂有关，这使得骨血供减少[119-120]。骨越薄，骨吸收越多[3]。

另一方面，对于人体而言，不伴有同期重建性步骤的翻瓣手术与更多的骨吸收有关[7,19-20,122]。而不翻瓣手术（即使未同期植入种植体或骨移植材料）观察到的骨吸收则较少（与翻瓣相比，骨吸收的差异可接近1mm）[123-124]。尽管翻瓣对骨重塑和植体周围黏膜稳定性的具体影响尚不确切[112]，我们仍然推荐在上颌前牙区域不翻瓣，以增加实现美学效果的机会[125-126]。不翻瓣手术不仅要求医生具有较高的临床技巧，同时也应熟稔解剖知识[113]。然而，当处理不利位点（颊侧骨板不完整）和/或薄龈生物型时，不触及龈乳头的类信封瓣对于放置膜和/或结缔组织移植物是必需的。

以修复为导向的植体位置是实现美学效果的关键[112,127,129]。由于植体经常要植入在腭侧骨壁上，因此容易在最终穿出位置上向颊侧倾斜，这被认为是引起美学问题的主要原因。尽管"小错误"仍然可以用修复方法解决，但是如果植体肩台超出颊侧骨壁原始位置，或超过连接相邻牙齿唇侧外形高点的假想线，则很可能发生牙龈退缩[128]。另外为了获得有利的修复穿龈轮廓，并兼顾到植体周围黏膜的稳定性[27-28,112,128-129,134]，种植体在颊舌向应位于颊侧骨板舌方至少2mm，理想修复体边缘的根方3~4mm，距离相邻牙齿1.5mm，或距离另一颗相邻植体3mm[128,130-132]。Grunder等[133]和Lee等[126]非常强调以修复为导向植入植体的重要性。Evans和Chen[110]的研究显示，当即刻种植植体位置偏颊时，相较正确植入位置，会出现3倍的牙龈退缩量[（1.8±0.83）mm vs（0.6±0.55）mm]（图7.25）。

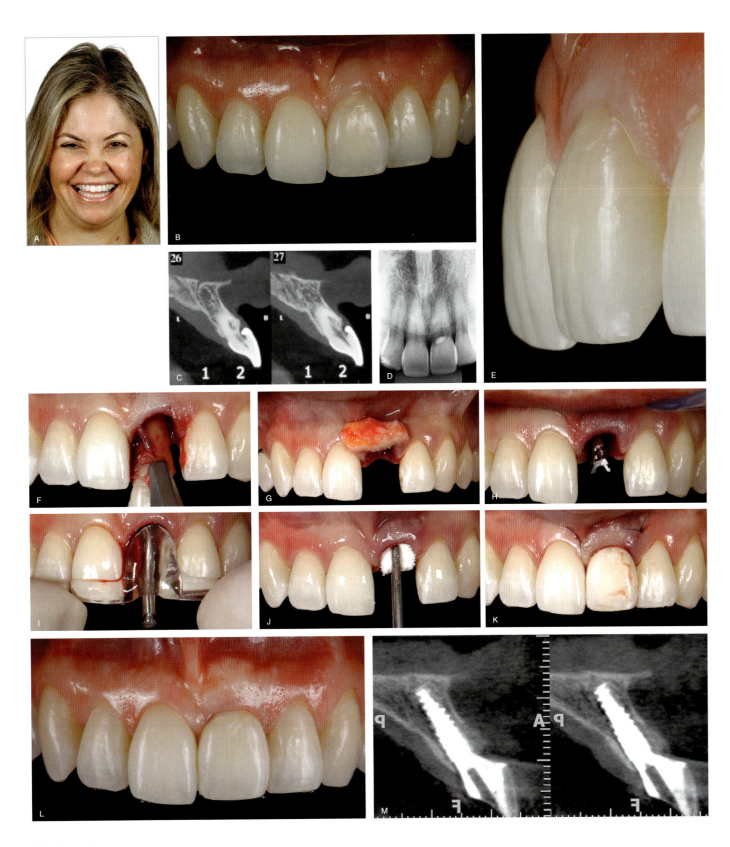

图7.25A ~ M

在完整的拔牙窝内即刻植入种植体，使用去蛋白小牛骨进行间隙植骨术，结缔组织移植并进行临时修复。临床、X线片和CBCT检查显示21呈严重的根吸收表现。注意患者为非厚生物型，与对侧同名牙存在龈缘和切缘的不对称（**A ~ E**）。不翻瓣微创拔牙（**F**），导板引导下的即刻种植体植入（**G**），以去蛋白小牛骨胶原充填跳跃间隙（**H**），将结缔组织移植物缝合固定于颊侧瓣（**I**），并进行即刻临时修复（**J，K**）。即刻种植术后随访可见龈缘位置向冠方移位。术后6个月的临床和CBCT检查，可见稳定的龈缘位置及颊侧的骨再生（**L，M**）。

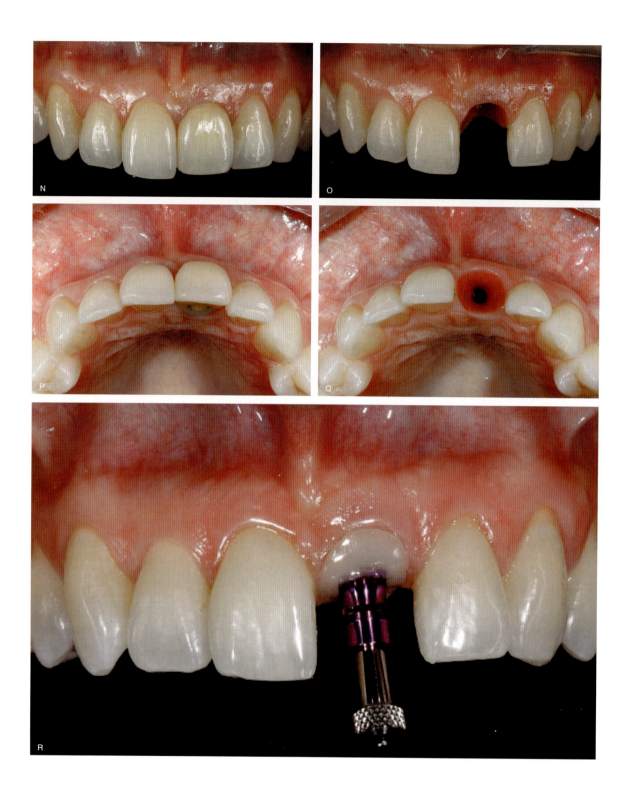

图7.25N～R

戴入（**N，P**）和取下（**O，Q**）临时修复体后分别拍摄的临床照片显示良好的植体周软组织质量。制作个性化转移杆。注意龈乳头和边缘龈得到了完整的保持（**R**）。

图7.25S ~ Ae

使用角度螺丝通道（ASC）基台系统确定最终修复基台的设计。即便在种植体偏颊侧植入的情况下，通过基台螺丝和螺丝刀形态的改良设计，依然可采用螺丝固位的修复方式。基台形态的调整和精修（**S ~ Ae**）。

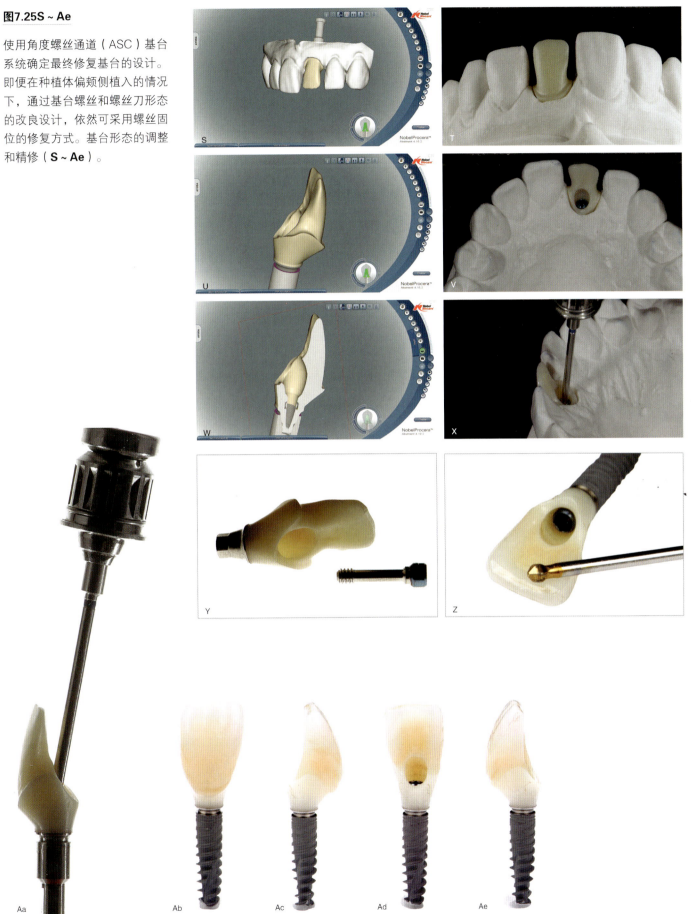

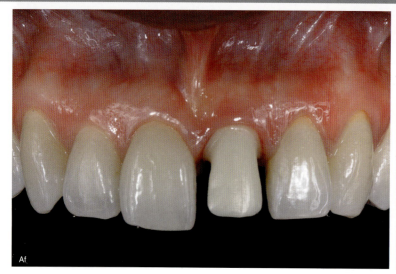

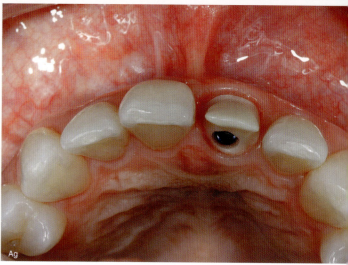

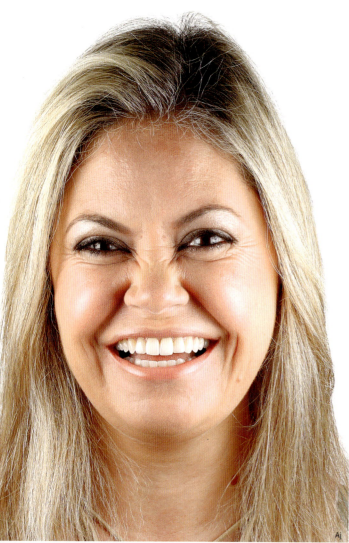

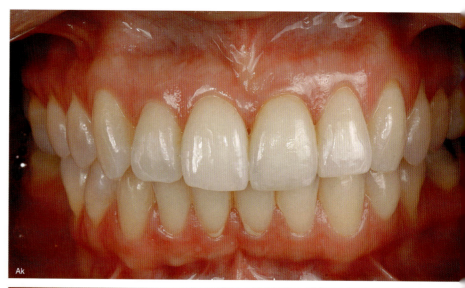

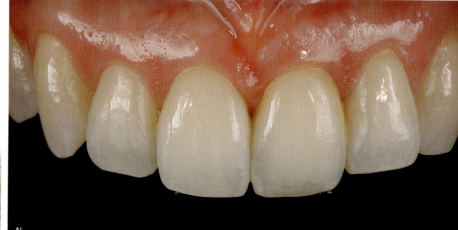

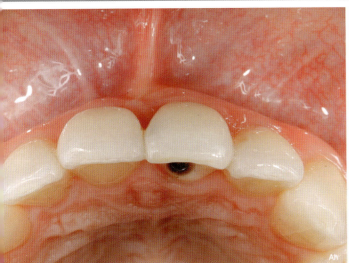
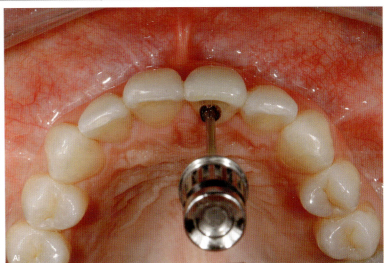

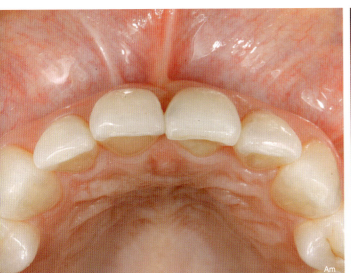
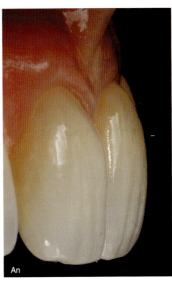
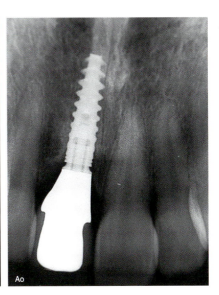

图7.25Af ~ Ao

个性化的基台调整（**Af，Ag**）和螺丝固位牙冠的试戴。注意螺丝刀的位置（**Ah，Ai**）。修复后的临床和X线片检查。可见修复后的美学效果（**Aj ~ Ao**）。修复医生：Rafael Martins和Humberto Carvalho；技师：Santiago Dalmau Bejarano（西班牙马德里）和Jhonatan Bocutti。

其他重要的考量是基于影响植体初期和继发稳定性的因素，及种植体的宏观和微观结构所进行的种植体选择[126,135]。我们希望获得良好的初期稳定性，这与种植体的宏观形态结构（长度、直径、形状和螺纹），外科技术（窝洞预备）和骨质有关[136]。继发稳定性建立在骨结合基础上，与种植体微结构（表面特性）有很大关系。

根据现有的常识，高植入扭矩会损害种植体–骨界面的微循环，导致挤压性骨坏死和骨丧失[137]。然而，Trisi等[138]和Consolo等[139]的研究结果并不支持这种观点，他们用组织学和生物力学的方法评估了不同植入扭矩对植入羊下颌骨内的种植体骨结合的影响。分别以低（10~25Ncm）和高（100Ncm以上）扭矩植入种植体，在不同的时间点处死动物。结果显示，植入扭矩越高，初期稳定性和骨–植体接触面积（BIC）越大，取出种植体所需的反扭矩也越大。通过对骨微观结构的观察，随着植入扭矩的增加，骨的成熟度和成骨量均增加。这一结论被Khayat等[140]通过人体愈合牙槽嵴上进行种植临床和影像学研究进一步证实。研究者以高扭矩（30~176Ncm）植入种植体，在种植体负荷时以及一年后分别拍根尖片。一年后，所有种植体都很稳定，不同初期稳定性的种植体在根尖片并未显示明显的丧失。另一方面，低植入扭矩也并不意味着低骨结合率，只要植体没有即刻负荷并且等待了足够长的愈合期[141,143]。

如前所述，初期稳定性受不同因素的影响。其中之一是皮质骨的密度[141-142]。Pommer等[142]证实松质骨厚度的增加不会改变初期稳定性，而皮质骨厚度的增加都会伴随植入扭矩的显著增加。然而，通过级差备洞[143-147]，可以增加植入松质骨内的种植体的初期稳定性。随着初期稳定性的增加，种植体微动度可降低到100μm以下，这可能是形成骨结合还是纤维结合的临界点[148-149]。

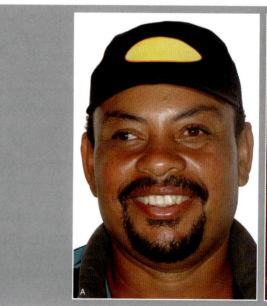
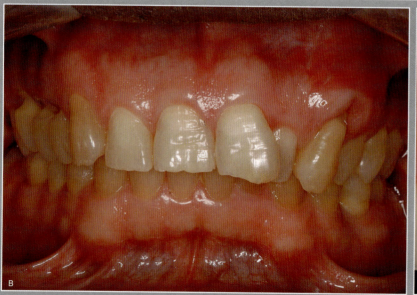
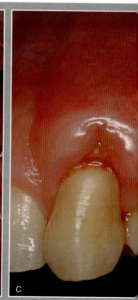

如果需要即刻负荷或者即刻临时修复，良好的初期稳定性值是特别重要的。评估初期稳定性有不同方法，包括共振频率分析，手动或机用扭矩扳手读数[150]。在日常临床工作中主要使用手动扭矩扳手，至少达到30~45Ncm方可进行即刻负荷或者临时修复[151-155]。Ottoni等[152]证实，在低植入扭矩条件下进行即刻种植即刻修复，种植体的失败率显著增加。

表面有一定粗糙度的种植体因其可获得更好的骨结合并降低种植体失败的风险，而被推荐用于即刻种植即刻修复[156-157]。一般来说，粗糙的种植体表面在骨结合的早期阶段可促进纤维蛋白的黏附，从而可增加细胞活性和分化速度，产生胞外基质、相关的酶和蛋白质[158-160]。其临床意义是更快、更强（更高的BIC）的骨结合[156,161-166]。改变种植体的微观形态有不同的方法，很难说哪种是最佳方案[167]；然而，中等粗糙表面在现阶段得到了最广泛的接受与认可[167]。笔者不建议使用机械加工的光滑表面种植体。

影响种植体初期稳定性的另一个重要方面是其宏观结构[168]。四壁的锥度和螺纹设计至关重要[168]。锥形植体在种植位点可以形成更强的骨挤压，从而改善在较松软骨质内的初期稳定性[137,147,169-170]。然而Lang等学者[168]的研究发现，锥形和柱形植体在初期稳定性方面并没有统计学差异。尽管如此，多数研究者仍然倾向认为锥形种植体易于实现更好的初期稳定性。自攻能力更强的种植体用在更具挑战性的临床情况，如新鲜拔牙窝内是否可获得更好的效果，仍然需要更多的研究提供证据[171-174]（图7.26）。

图7.26A~F

将种植体即刻植入部分吸收的拔牙窝内，同期植入去蛋白小牛骨，结缔组织移植并进行即刻临时修复。23的临床和CBCT检查。注意牙龈的炎症反应，缺乏颊侧骨板和根吸收（**A~D**）。完成牙周洁治并预防性给予抗生素1周后，牙龈炎症显著减轻（**E，F**）。

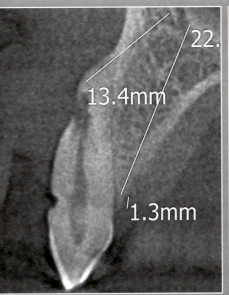
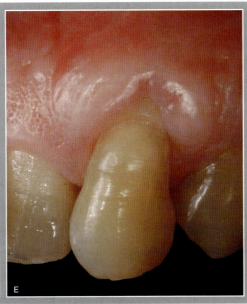
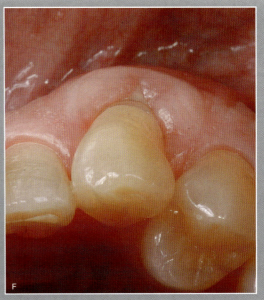

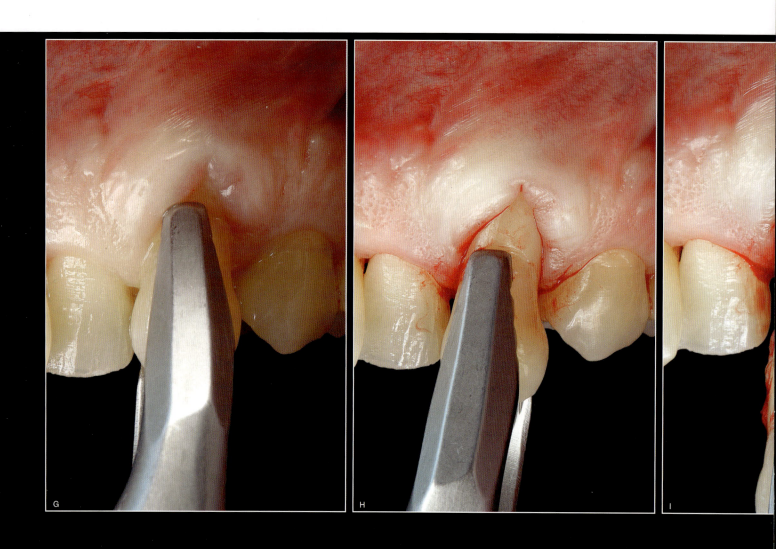

图7.26G ~ L

微创拔牙，搔刮拔牙窝（**G ~ J**）。注意到折断的根尖被小心地取出（**K，L**）。

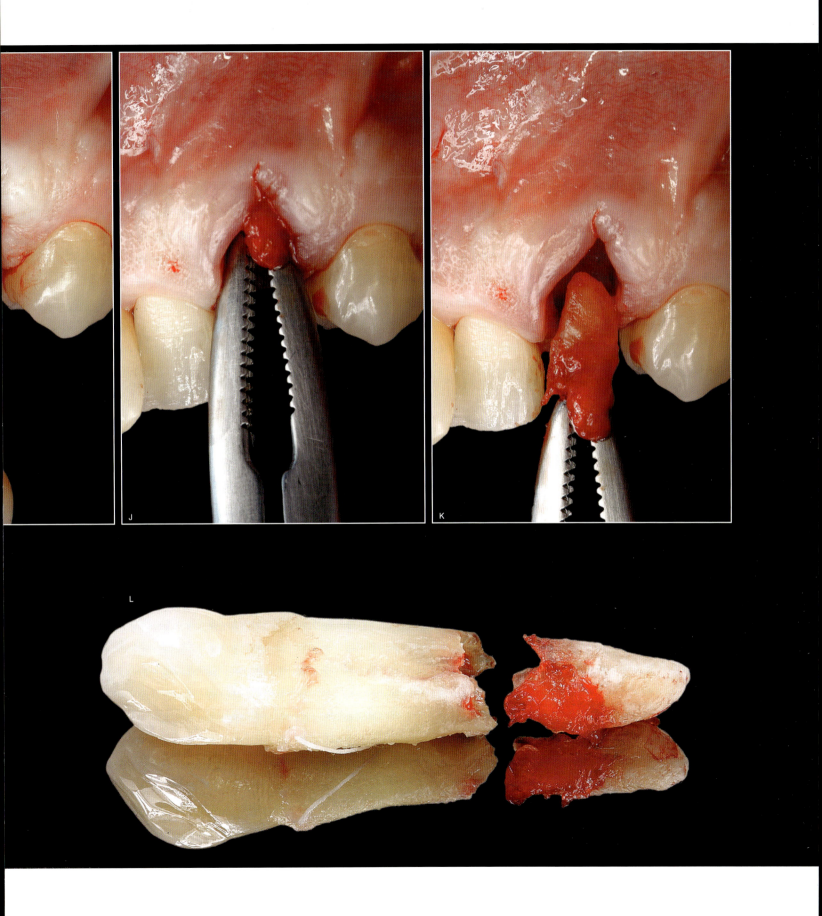

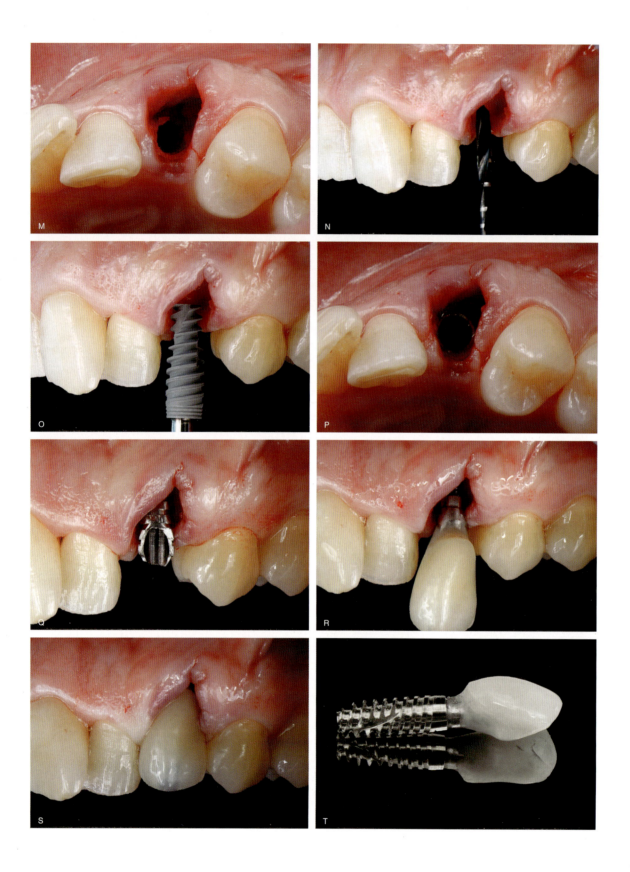

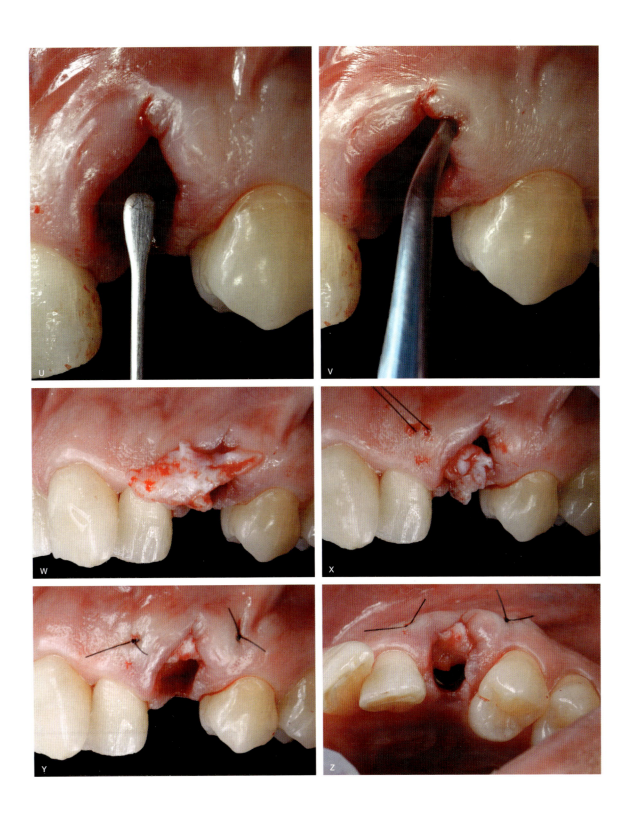

图7.26M～Z

将种植体植入偏腭侧的位置，在颊侧预留组织重建的空间（**M～P**）。由于获得了良好的初期稳定性，因此可以进行即刻临时修复。注意颊侧临时修复体位于龈下部分的颊侧轮廓（**Q～T**）。在颊侧翻起类信封瓣（**U，V**）植入结缔组织移植物（**W～Z**）。

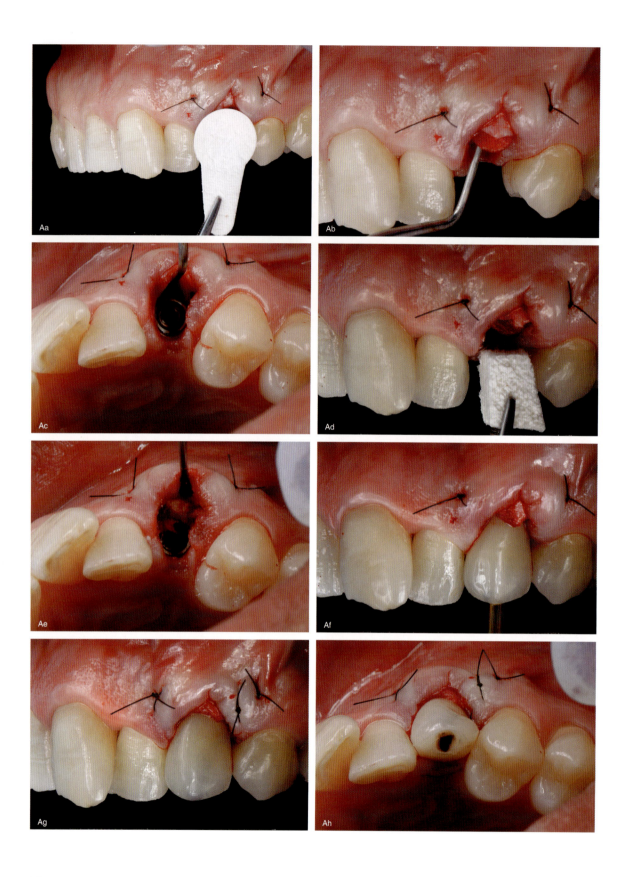

图7.26Aa～Ah

使用胶原屏障膜和片状的去蛋白小牛骨胶原进行牙槽嵴缺损的重建（**Aa～Ae**），随后完成临时修复体制作。悬吊缝合使龈缘冠向复位（**Af～Ah**）。

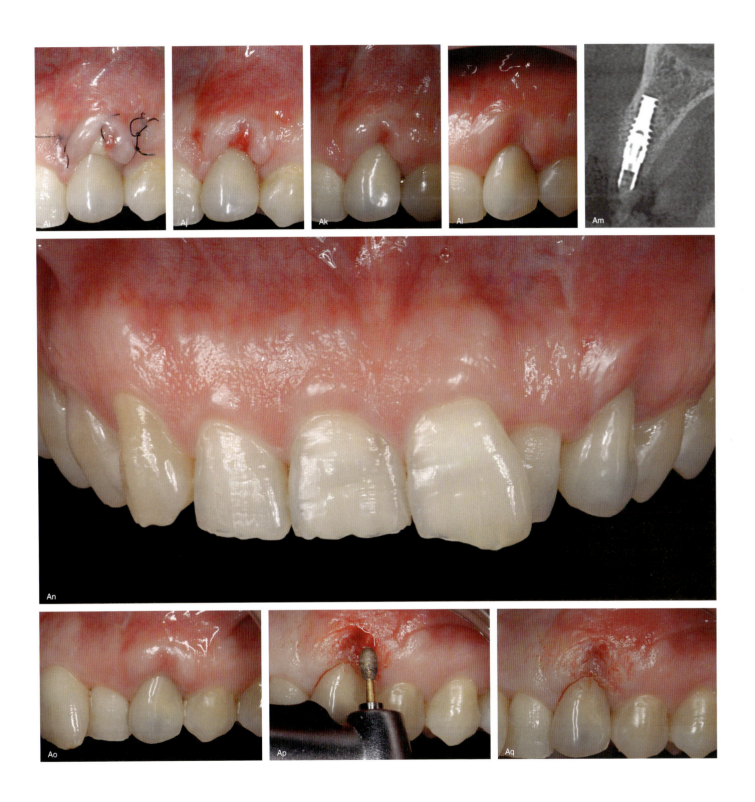

图7.26Ai ~ Aq

拆线1周后的临床照片（**Ai**）、2周后（**Aj**）、2个月后（**Ak**）和4个月后（**Al**）。6个月后的临床和CBCT检查显示完全的牙槽骨重建（**Am ~ Ao**）。用金刚砂车针进行牙龈成形术进一步改善美观效果（**Ap，Aq**）。

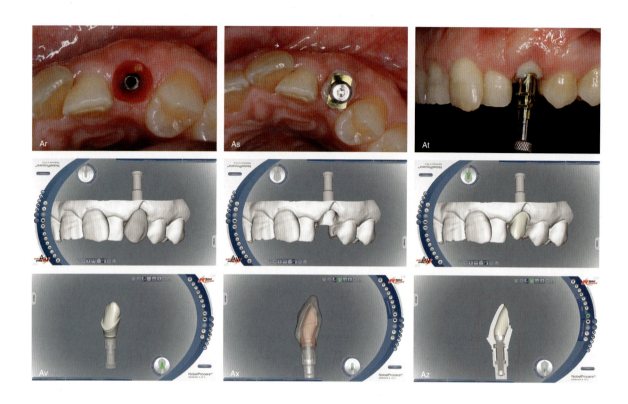

图7.26Ar～AAh

制作个性化转移杆。理想的颈部轮廓（**Ar～At**）。使用角度螺丝通道（**ASC**）系统的个性化基台的技工室步骤（**Au～AAd**）。取下临时冠，戴入最终修复的螺丝固位全瓷冠。注意植体周软组织的质量（**AAe～AAh**）。

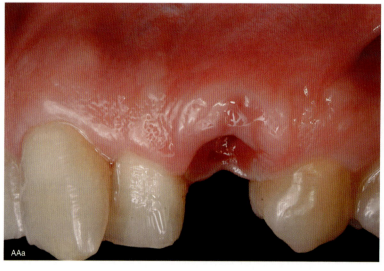

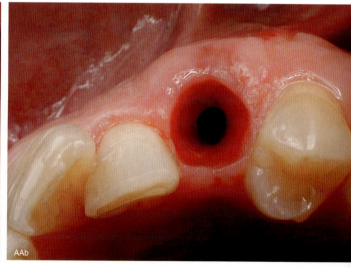

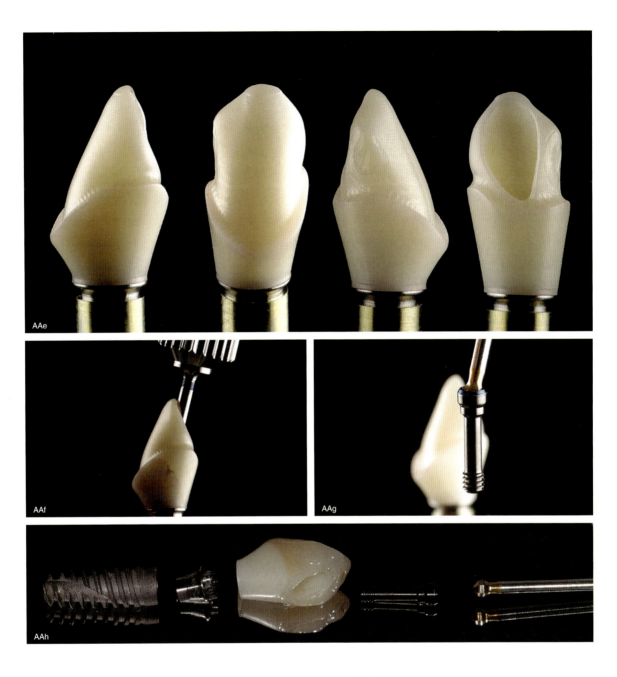

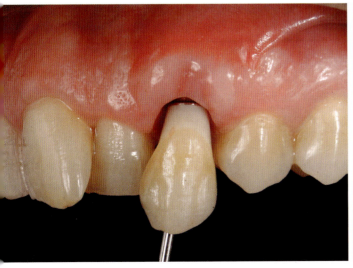

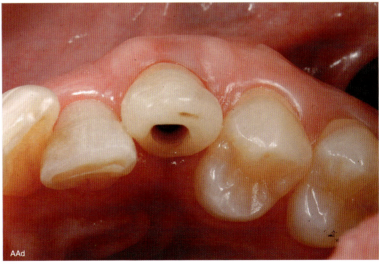

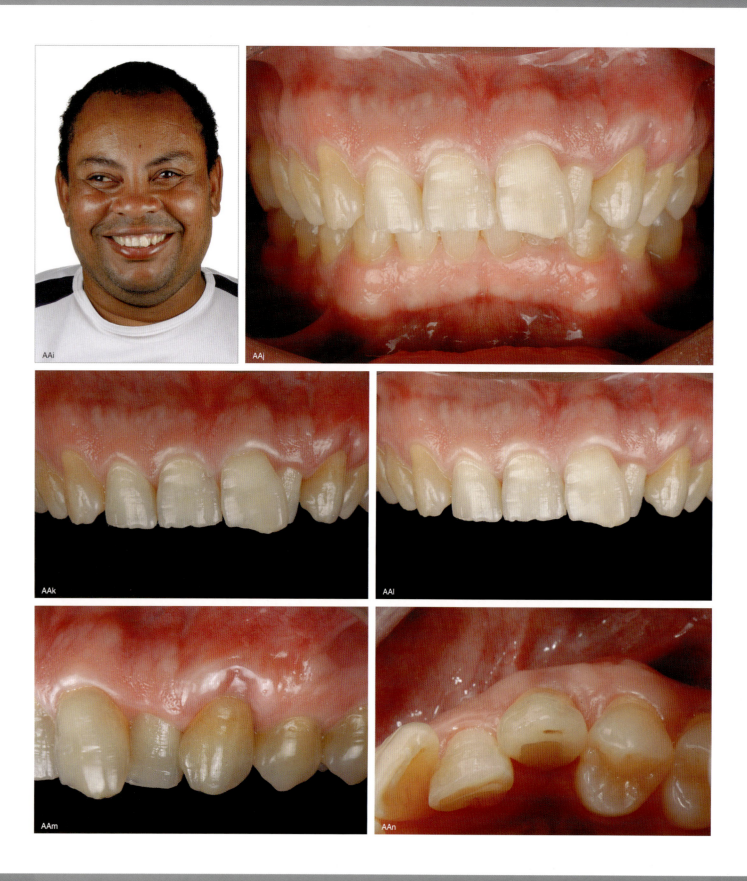

AAi

AAj

AAk

AAl

AAm

AAn

图7.26AAi ~ AAp

最终修复完成后的临床及X线片。尽管患者不想再接受额外的治疗（正畸或修复治疗），本病例仍然取得了和谐的美学效果（**AAi ~ AAp**）。修复医生：Humberto Carvalho；技师：Santiago Dalmau Bejarano（西班牙马德里）和Jhonatan Bocutti。

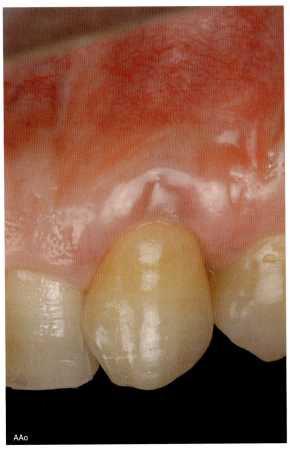
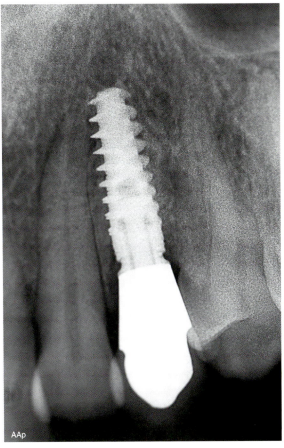

　　种植体直径也是美学区即刻种植需要考虑的重要因素。过去曾有观点认为种植体应占据整个新鲜拔牙窝以防止骨吸收。然而，随着美学失败病例的层出不穷，这种观点被迅速否定。窄种植体可以在颊侧骨壁和种植体之间创造利于再生的空间（2mm为最佳）[126]，并且不会带来更多的生物机械并发症，因此在美学区即刻种植中得到日渐广泛的应用[175-177]。

　　关于种植体选择的最后一个要点是修复基台的平台转移。平台转移技术通过人为设置种植体肩部平台和修复基台直径上的差异，为生物学宽度的建立创造一个水平向的空间，增加骨与炎症反应前沿之间的距离来实现对颈部骨组织的保存[174,178]。颈部骨吸收减少在临床角度意味

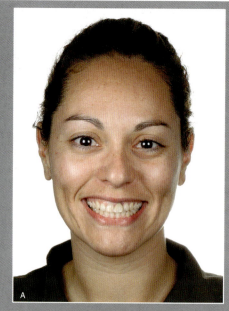
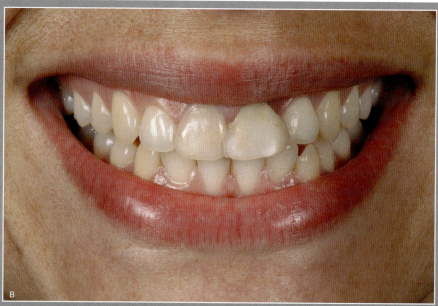
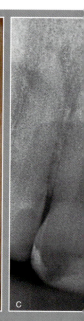

图7.27A～M

在部分牙槽骨壁吸收的位点（窄的缺损）进行即刻种植，采用去蛋白小牛骨，结缔组织移植物完成软硬组织重建并进行即刻临时修复。初诊的临床、X线片和CBCT检查显示21根折。注意患牙位点轻度的牙龈退缩以及修复空间的不协调（**A～E**）。微创拔牙，即刻完成种植体植入，使用去蛋白小牛骨胶原和结缔组织移植物完成组织重建，并进行即刻临时修复。由于骨缺损较窄，因此并不需要使用胶原膜（**F～M**）。

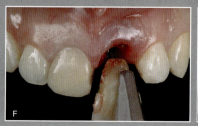
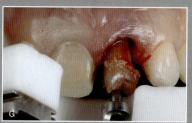
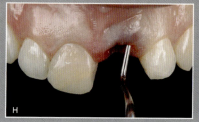
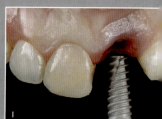

着龈乳头丧失和黏膜退缩风险的降低[179]。Weng等学者[180]在犬的模型上比较了平台匹配和平台转移植体周颈部骨的变化。研究者将种植体植入牙槽嵴下1.5mm。结果显示，生物学宽度的建立始终伴随骨的吸收，但是在微间隙置于牙槽嵴顶根方的情况下，平台匹配植体周的骨吸收量显著高于平台转移组。种植体平台与基台直径的差异越大，骨吸收量越小[181-182]。然而，Romanos和Javed[183]发表的文献综述则显示，平台转移设计并不能阻止骨吸收。他们认为，尚需要综合考虑其他因素，包括微间隙的位置和深度、颈部骨的厚度以及对种植体-基台界面微动度的控制（图7.27）。

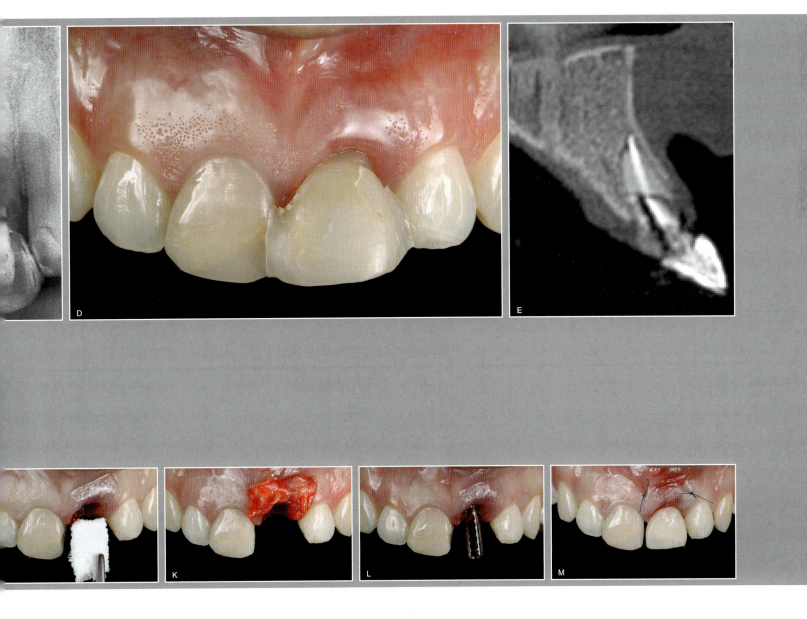

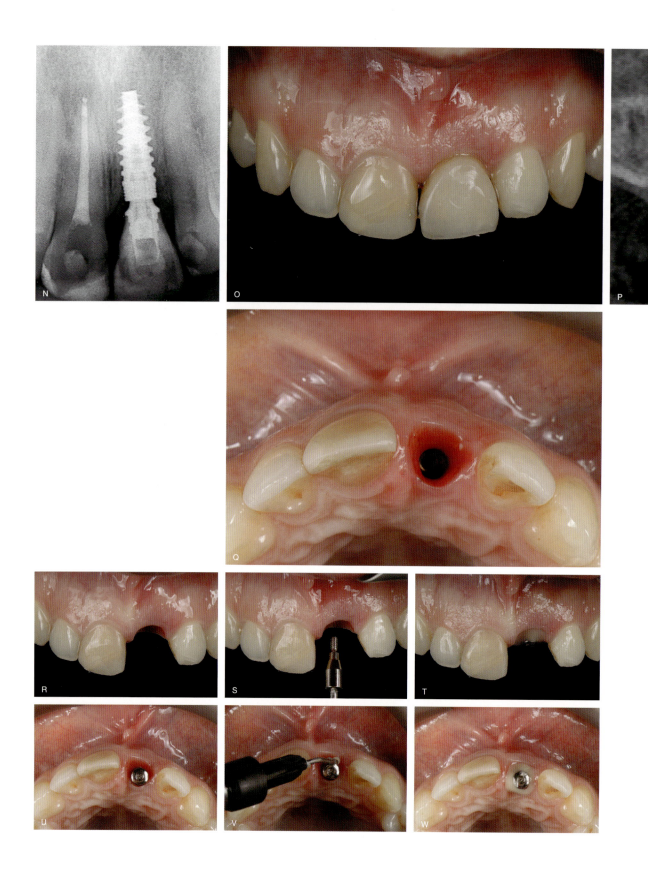

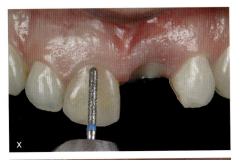
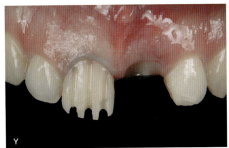
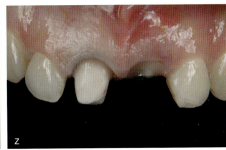

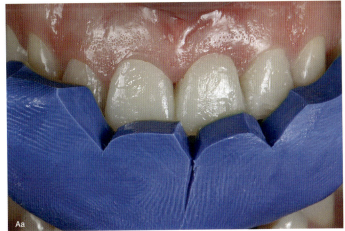
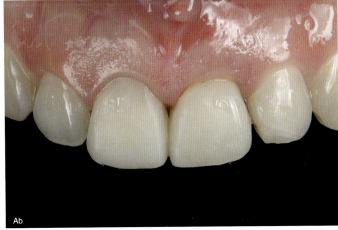

图7.27N~Ac

6个月后的临床，影像学和CBCT检查。注意牙槽嵴重建和软组织增量技术的效果（**N~P**）。在11牙体预备时，取下21的临时冠，戴入个性化愈合帽为软组织提供支撑（**Q~Z**）。根据诊断蜡型制作的11的临时冠（**Aa~Ac**）。

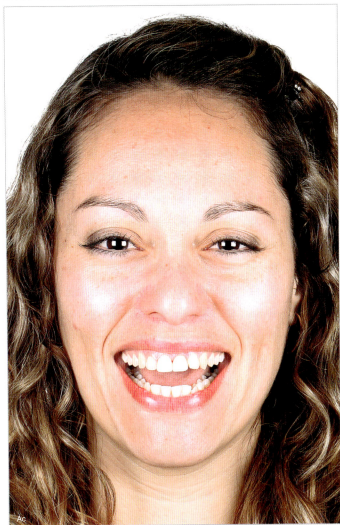

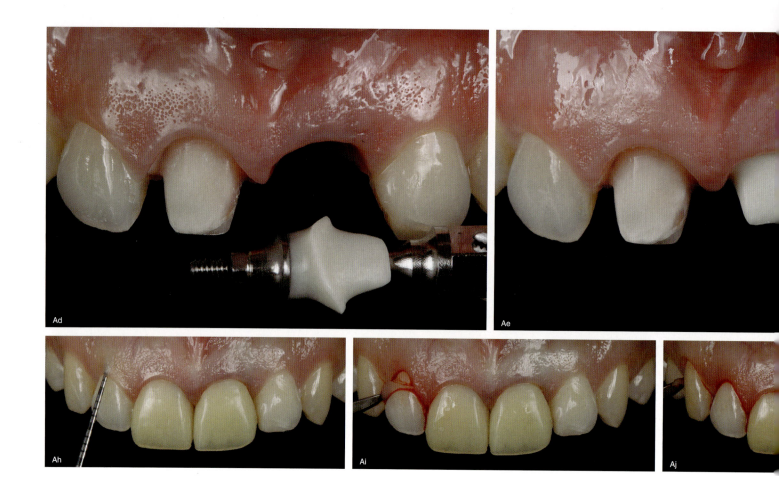

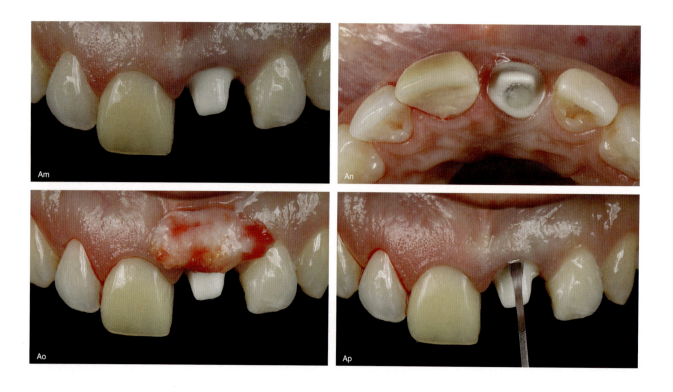

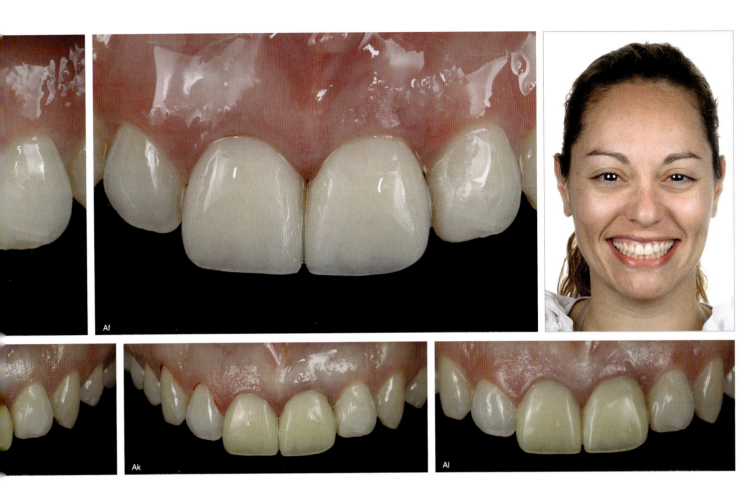

图7.27Ad ~ At

戴入个性化基台后，将两个新的临时修复体粘接在基台上，进一步完成软组织塑形（**Ad ~ Ag**）。对12和13进行不翻瓣冠延长（**Ah ~ Ak**）。2个月后的临床检查显示龈缘协调（**Al**）。进行第二次结缔组织移植以弥补颊侧尚存的组织缺陷（**Am ~ As**）。4个月后的临床检查显示软组织增量获得了理想效果（**At**）。

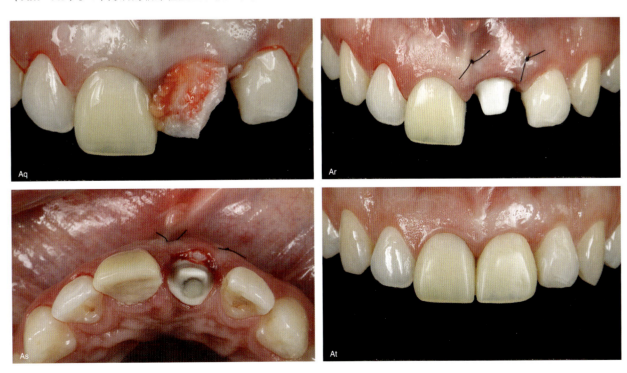

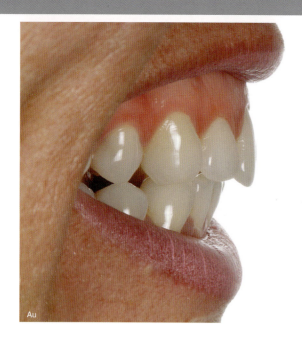

Au

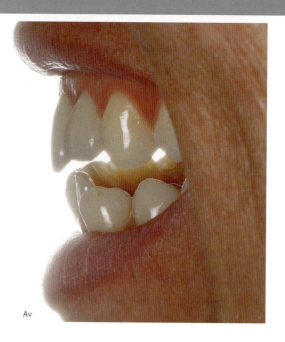

Av

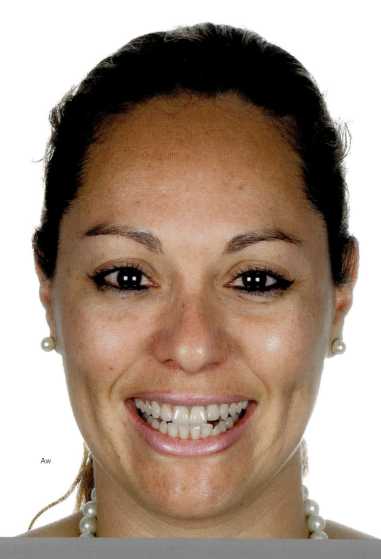

Aw

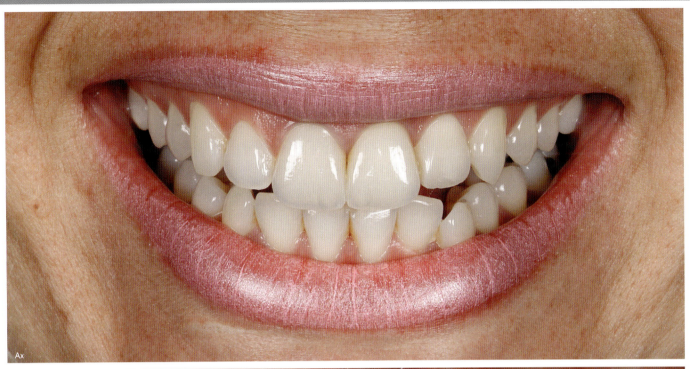

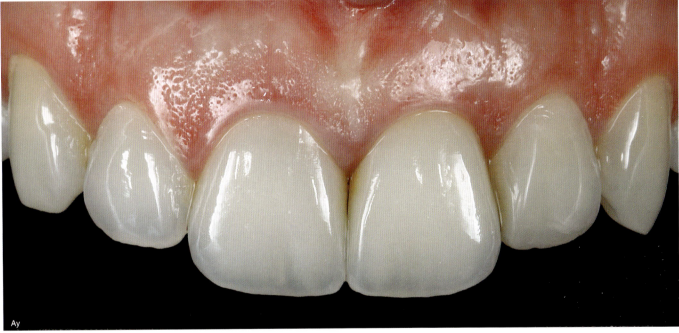

图7.27Au ~ Ay

修复后的随访。和谐的美观效果（**Au ~ Ay**）。修复医生：Victor Clavijo；技师：Leonardo Bocabella。

近来，牙槽嵴顶软组织厚度因其与植体颈部骨吸收的关联而被广泛关注。Linkevicius等[184-185]给80例存在下后牙缺失的患者每人植入1颗平台转移种植体。根据软组织厚度将种植位点分类（≤2mm或＞2mm）。在种植体植入2个月后、最终修复戴入及修复后1年分别进行影像学检查。在软组织较厚的位点，85%的位点仅有少量骨吸收（＜0.5mm）；然而在软组织较薄的位点，有多达70%的种植体出现超过1mm的骨吸收。这一结果被该课题组的另一项研究进一步证实[186]。分别将平台转移种植体在愈合的牙槽嵴平齐牙槽嵴顶或冠方2mm处种植。在种植体植入时测量软组织厚度。无论将种植体-基台界面置入何处，当软组织厚度≤2mm时，可平均观察到多达1.45mm的牙槽嵴顶骨吸收，这些结果提示我们，对软组织较薄的位点进行种植时，应采用软组织移植的方式增加该区域的软组织厚度以避免骨吸收。

即刻植入种植体后，术者应考虑给予患者何种临时修复。即刻临时修复的优势在于缩短整体治疗时间，改善患者的美观与舒适度，当然还有最重要的一点——支撑软组织以维持其形态[107,146,151-152,188-192]。并非所有的病例都具备即刻临时修复的条件，这需要有理想的三维位置和良好的初期稳定性，同时应考虑到患者的咬合状况。手术技巧以及对适应证的正确把握是成功的关键[187]。由于过度的咬合力可能对初期稳定性造成不利影响，因此对于单颗前牙病例，在骨结合形成的阶段不应取下临时修复体，且应当保持其与对颌牙处于脱离咬合接触的状态[151,190,195]。此外，对患者的副功能习惯也应加以控制，这可能增加即刻种植和即刻临时修复失败的风险[195]。

De Rouck等[193]在其发表的文献综述中特别强调，针对美学区单颗患牙位点进行即刻种植即刻临时修复是一项可预期的治疗，可以保持龈乳头高度，但也可能出现颊侧黏膜退缩。Kan等[194]对上前牙单牙位点行即刻种植即刻临时修复的病例随访一年，观察到部分龈乳头丧失（0.46mm）和黏膜退缩（0.55mm）。4年后，龈乳头的高度部分恢复（增加0.25mm），但颊侧黏膜出现进一步的退缩[195]。这两篇研究的结果显示，组织生物型对于龈乳头的高度变化无明显影响，但却与颊侧黏膜的稳定性有显著的相关性（厚生物型与薄生物型对比，1年：0.25 vs 0.75mm；4年：0.56 vs 1.5mm）。需要指出的是，上述研究[194-195]并未进行任何软硬组织重建性步骤。而我们在前面提到过，组织重建可以增加植体周黏膜的稳定性。

对植体颊侧黏膜的稳定性有显著影响的另一因素是修复体[29,196]。临时修复可使用预制的树脂牙调改而成（图7.28）。如果拔牙过程中未损伤患者的天然牙牙冠，也可将其调改成临时冠。临时和永久基台正确的外形是获得理想美学效果的关键，因为基台形态上的任何错误都可能引起对软组织过度的挤压从而引起黏膜退缩。因此，传统的从种植体平台向冠方的外展形态应该避免[197-198]。基台的穿龈部分应该为凹形，在深部较窄，在靠近黏膜边缘处较宽。有两个区域需要特别注意：靠近种植体平台处的亚关键区，以及黏膜边缘根方1mm的关键区[199]。通过修复设计改变这些区域的形态，医生可以控制黏膜边缘的位置。Rompen等[198]对即刻或延期植入，使用上述的凹形基台轮廓的病例进行24个月的随访，测量比较其黏膜稳定性。他们观察到13%的位点有少量的黏膜退缩（不超过0.5mm）；然而大多数的位点，即使没有进行软组织移植，也没有发现任何黏膜退缩现象。Rompen等[198]指出，凹形的基台设计为血凝块创造了空间，从而在未进行增量手术的情况下客观上起到了增加软组织量的作用。需要强调的是，临时修复，特别是其龈下部分应进行充分的抛光，同时要避免基台的反复取戴[200]。"one abutment, one time"指的是在种植体植入时直接安装永久基台。这些病例使用的是CAD/CAM制作的氧化锆基台。笔者建议，这项技术只应该应用在牙龈形态上佳的病例中。因为我们无法通过此技术调整黏膜边缘的位置。

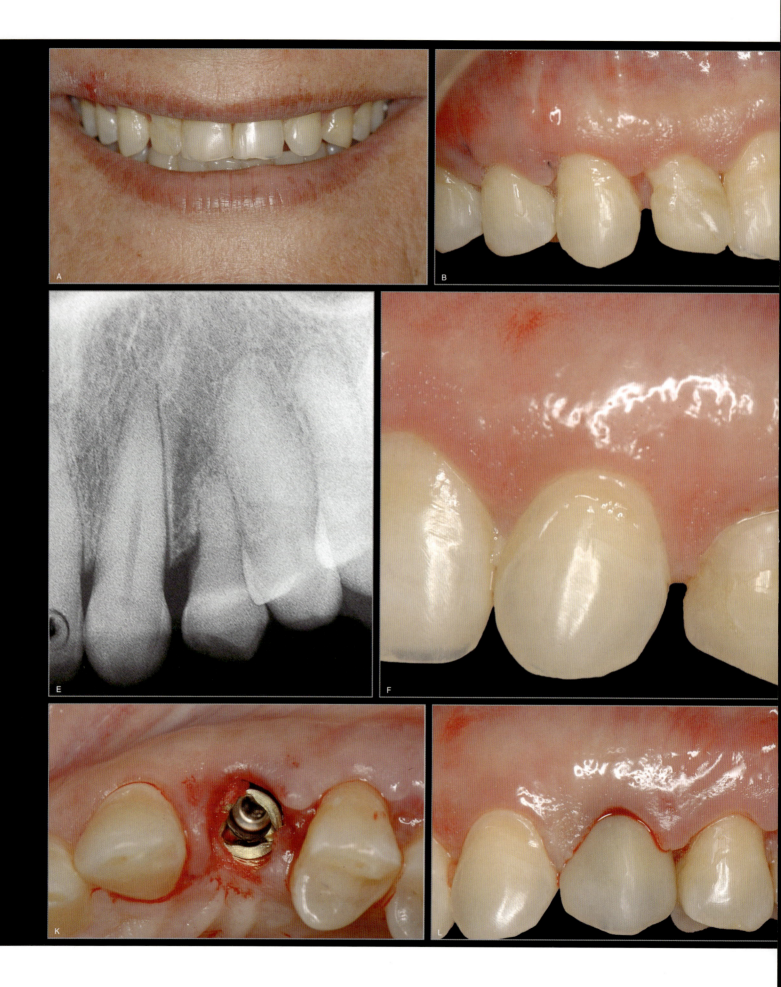

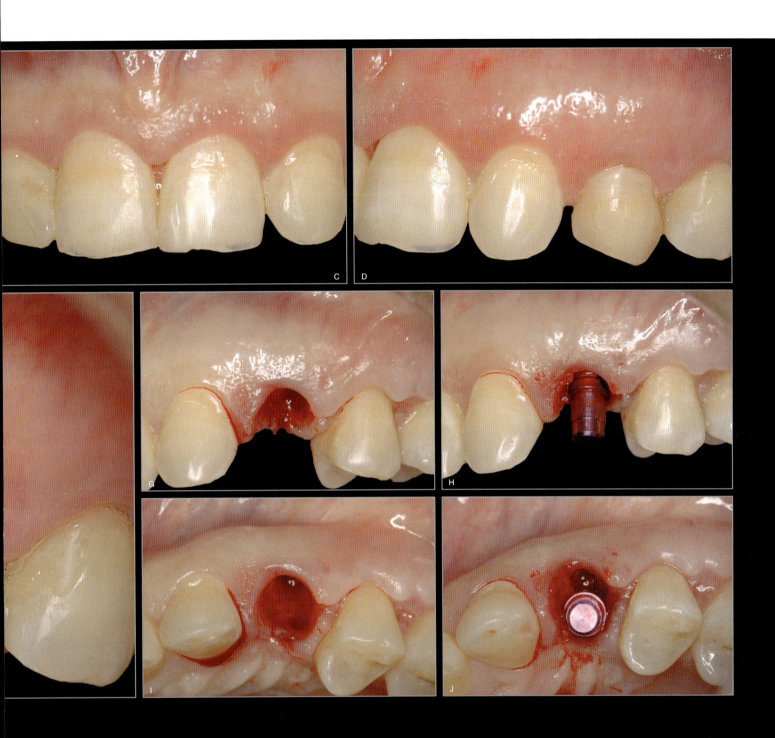

图7.28A ~ L

完整拔牙窝的即刻种植，同期行结缔组织移植然后行即刻临时修复。对患者先天缺失的22进行临床及影像学评估，23近中移位，63牙根部分吸收（**A ~ F**）。拔除63（**G，H**），随后进行即刻种植体植入（**I ~ K**）和即刻临时修复（**L**）。由于种植体和骨壁间不存在跳跃间隙，以及考虑到组织生物型为厚型，故没有进行再生性步骤。

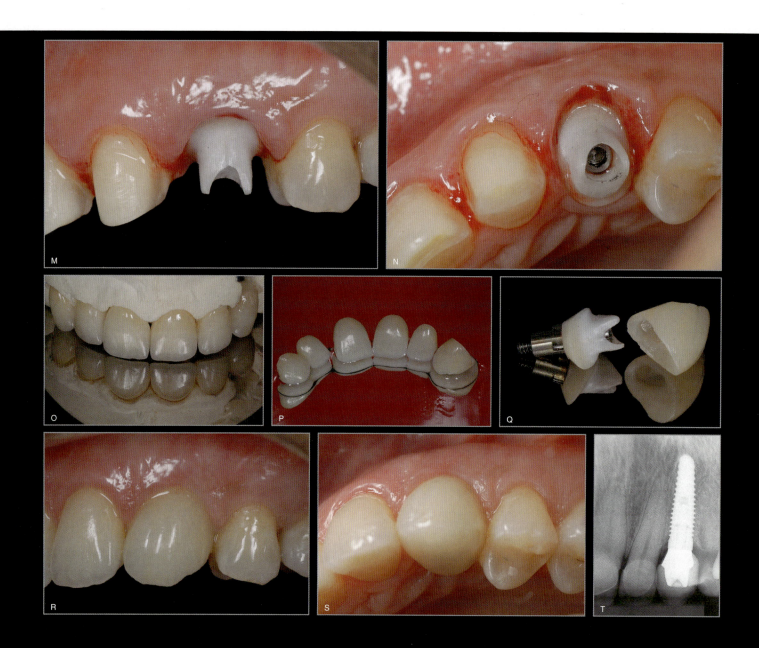

图7.28M ~ Z

戴入个性化基台（**M，N**），粘接13-23的全瓷修复体（**O ~ S**）。X线片显示修复体完全就位（**T**）。修复后的颊侧、侧方和微笑像（**U ~ Z**）。

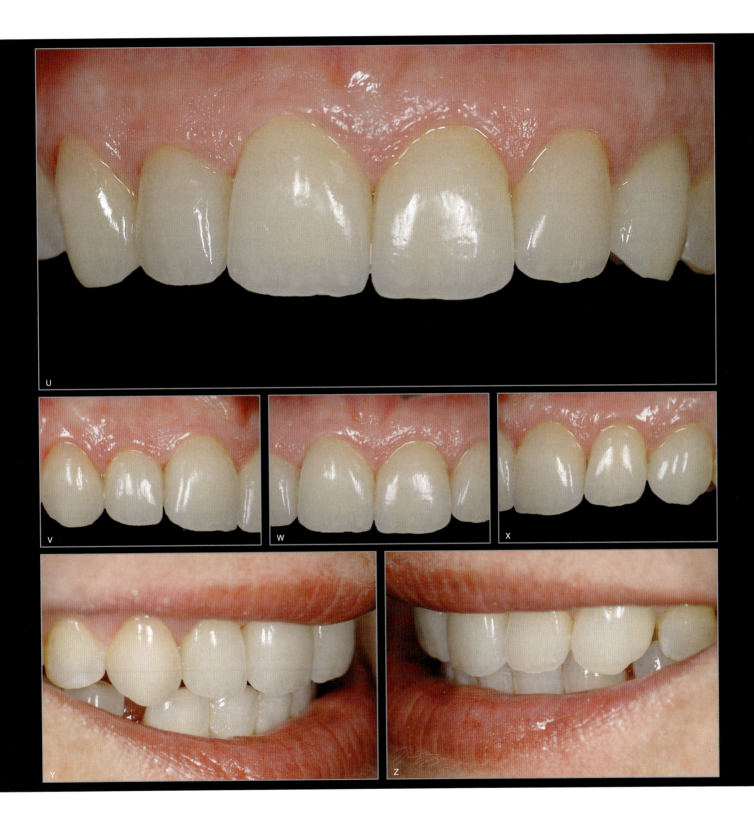

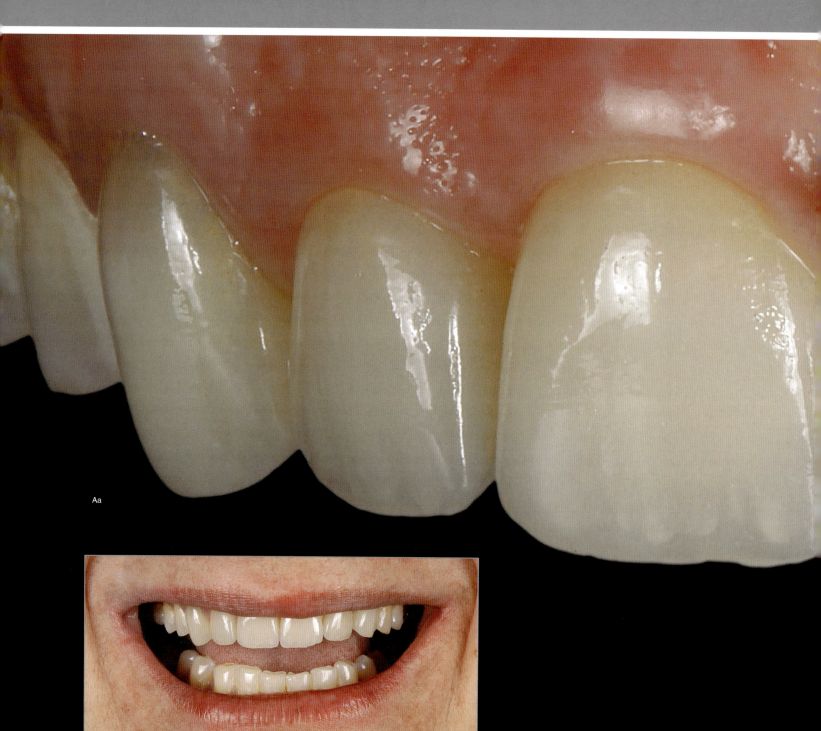

Aa

Ab

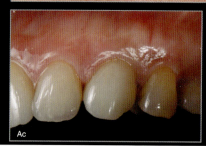

Ac

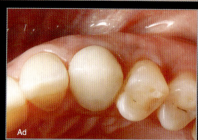

Ad

图7.28Aa ~ Af

7年后的临床、X线片和CBCT检查显示组织稳定（**Aa ~ Af**）。修复医生：Sidney Kina；技师：José Carlos Romanini。

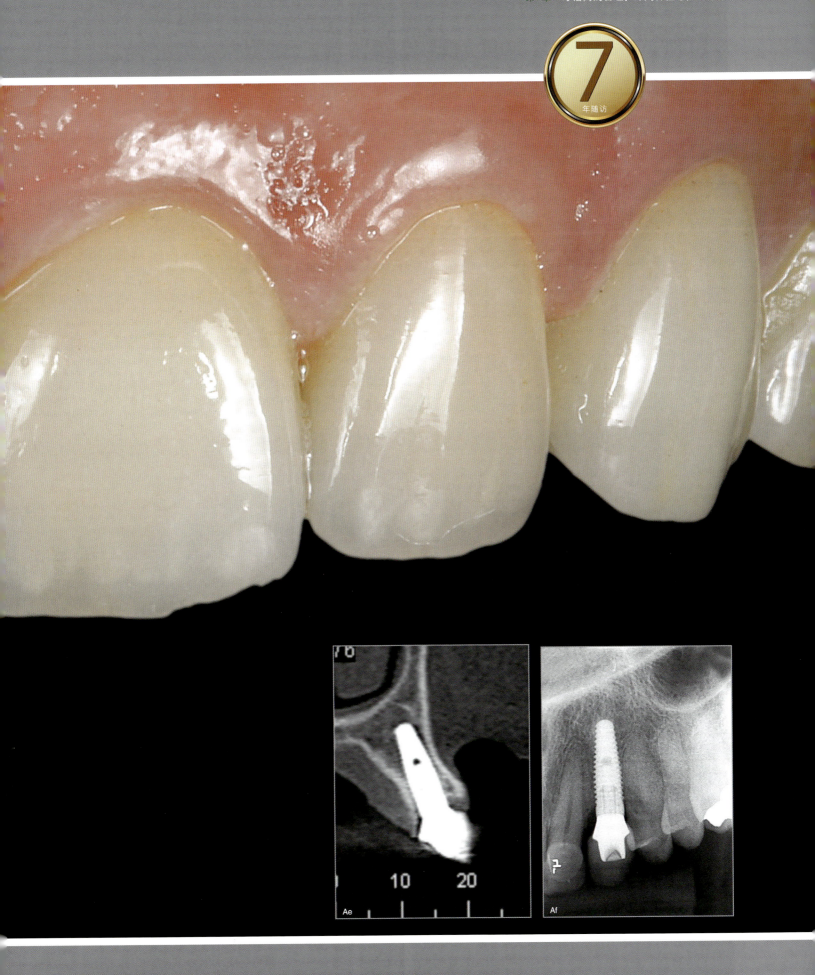

　　如果由于缺乏初期稳定性或咬合方面的原因无法进行种植体支持的即刻修复，那么可以用伸入牙槽窝2~3mm的卵圆形粘接桥替代。这同样可以物理性支持软组织边缘（图7.29）。除此以外，还可使用个性化愈合帽维持软组织形态。将钛临时基台连接到种植体上，随后，用流动树脂充填软组织和基台之间的空间至龈缘水平。关于个性化愈合帽形态和抛光方面的技术细节与即刻临时修复体完全相同。完成上述步骤之后，将个性化愈合帽在种植体上就位，其树脂边缘与牙龈平齐。这样就可以在避免影响初期稳定性的同时像植体支持的临时修复体一样维持软组织结构。在滴加流动树脂之前，应先用胶原海绵填塞跳跃间隙，以防止种植体表面受到化学污染（图7.30~图7.32）。

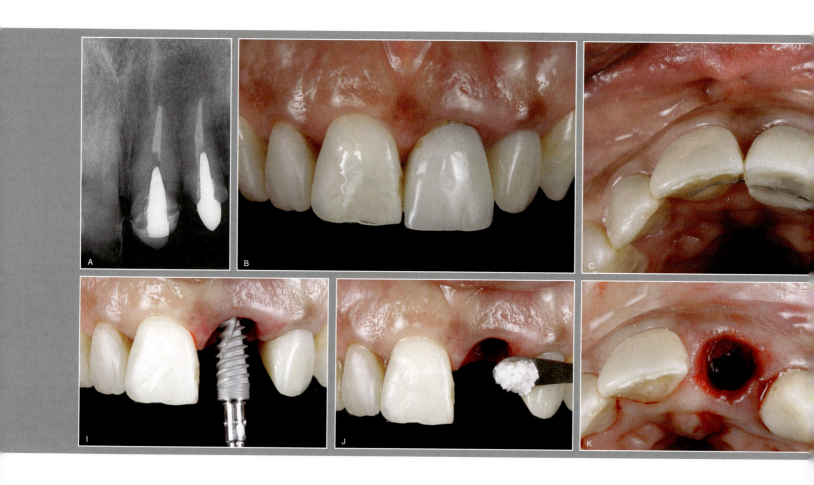

图7.29A ~ N

在完整的牙槽窝内即刻植入种植体，在牙槽窝内填塞无机小牛骨，采用马里兰桥进行临时修复。临床和X线片检查显示患者为厚生物型，21根折（**A ~ C**）。拆冠后可见根折（**D ~ F**）。拔除患牙（**G，H**），即刻植入种植体（**I**），在跳跃间隙填塞无机小牛骨（**J，K**）。用马里兰桥进行临时修复，卵圆形桥体的龈方插入牙槽窝内。由于初期稳定性较差，本病例并未采取种植体支持的即刻临时修复（**L~N**）。

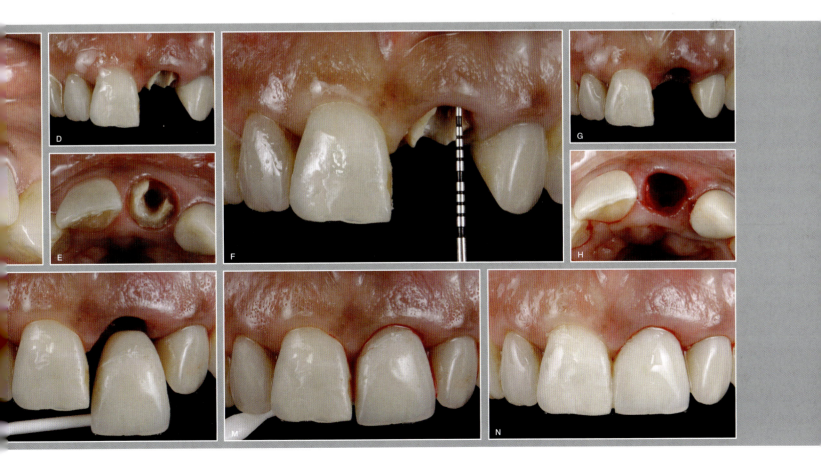

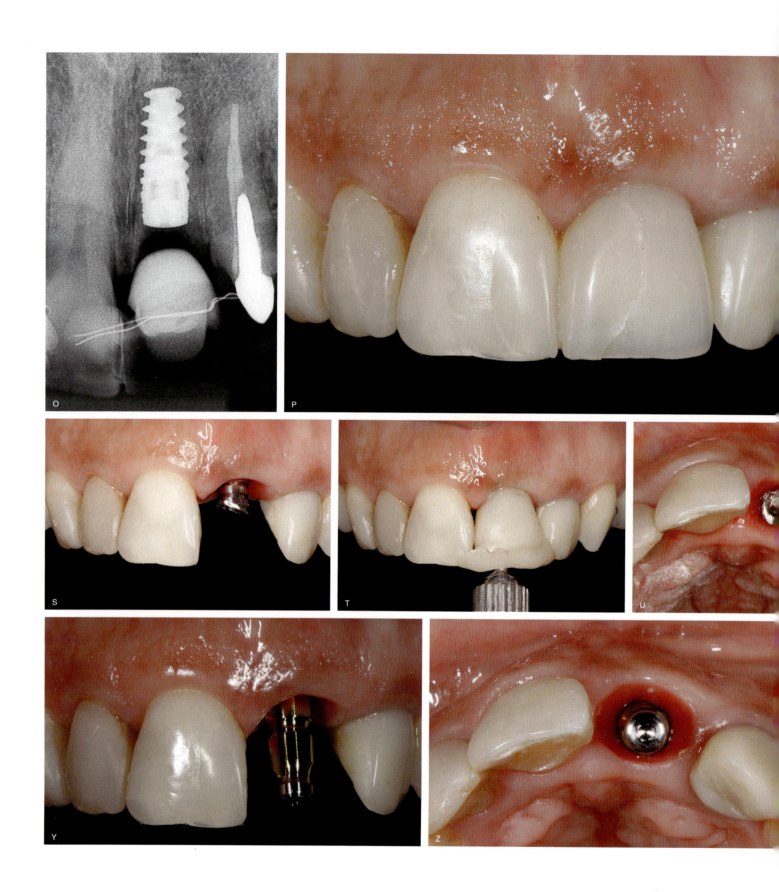

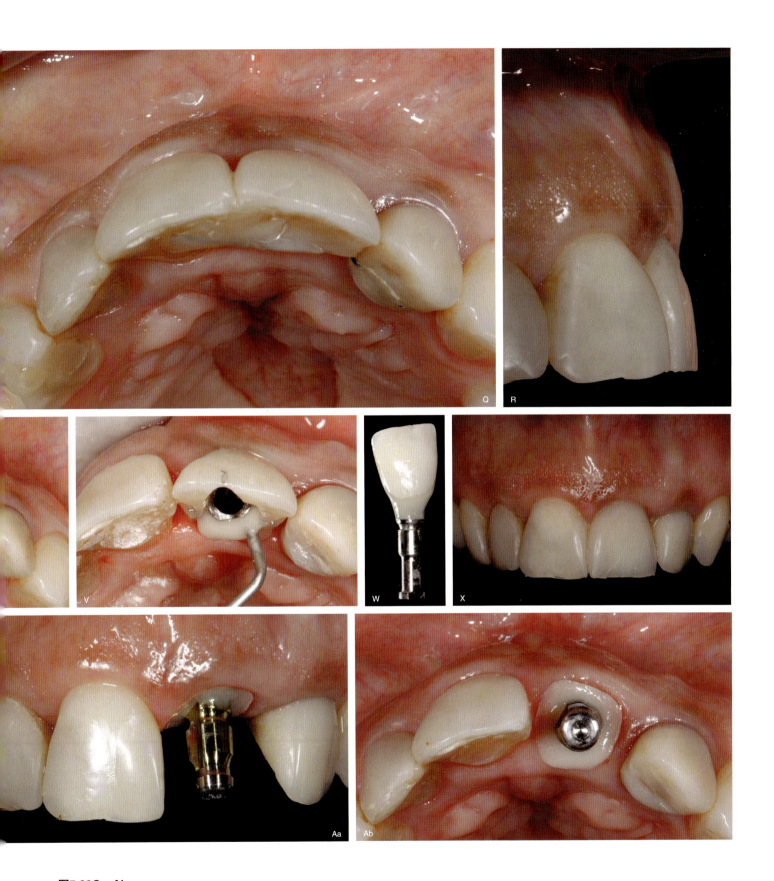

图7.29O ~ Ab

术后4个月的临床和X线片检查，软组织稳定（**O ~ R**）。戴入种植体支持的临时冠（**S ~ X**）。个性化转移杆复制
临时冠穿龈轮廓（**Y ~ Ab**）。

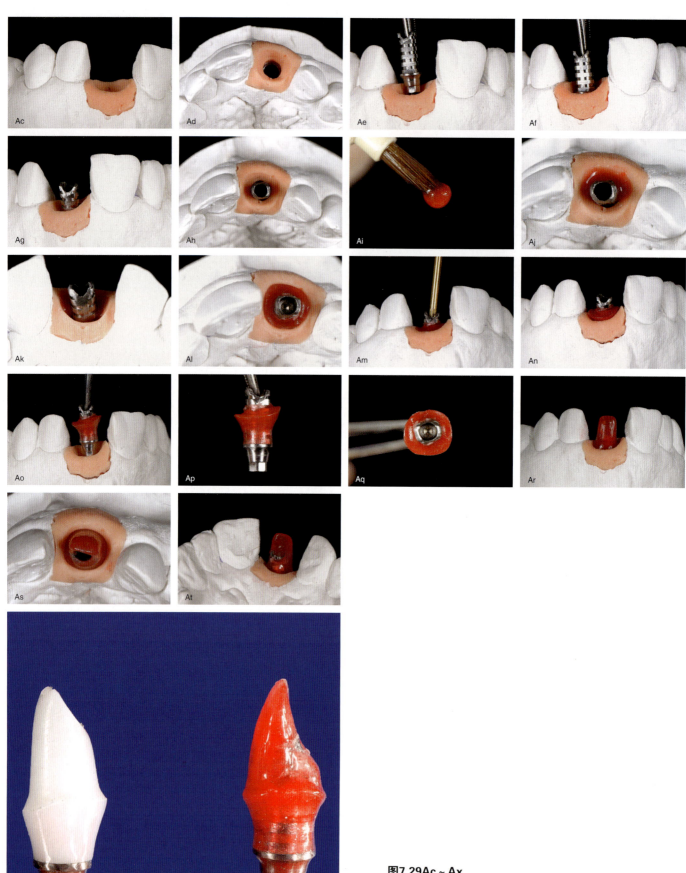

图7.29Ac～Ax

技工室制作个性化基台和全瓷冠（**Ac～Aw**）。全瓷冠戴
入（**Ax**）。

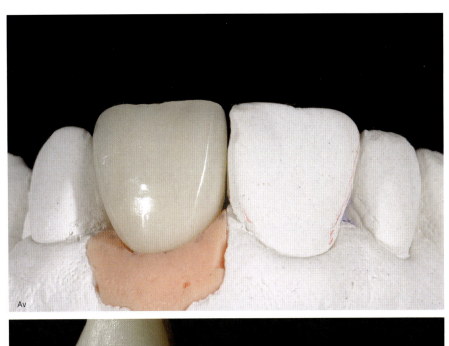

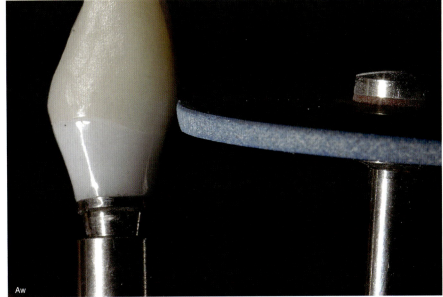

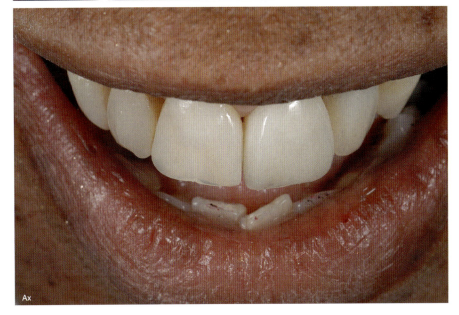

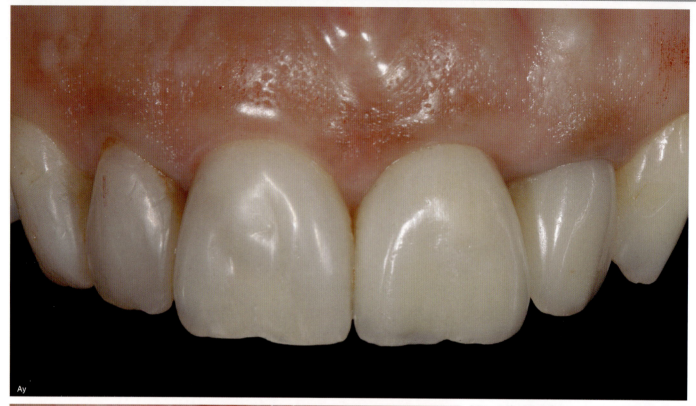

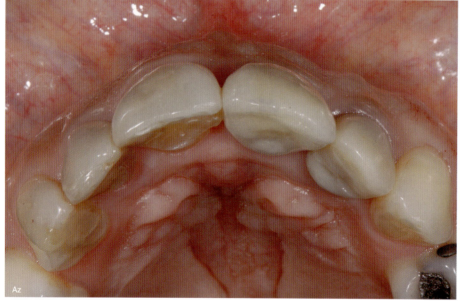

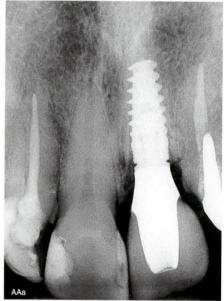

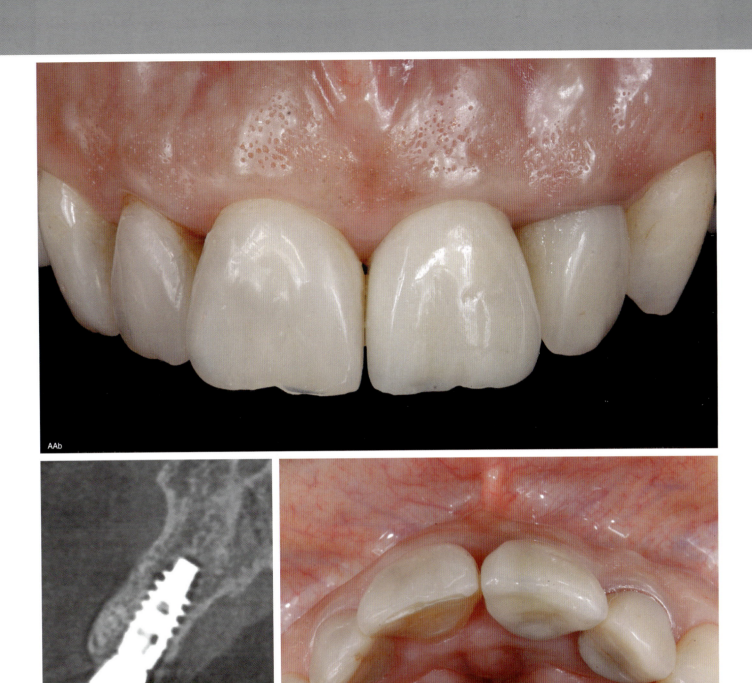

图7.29Aγ ~ AAd

修复后的临床照片和X线片（**Aγ ~ AAa**）。2年后的临床和CBCT检查，可见自然协调的瓷修复体，充足的骨量和稳定的软组织（**AAb ~ AAd**）。修复医生：Humberto Carvalho；技师：Guilherme Cabral。

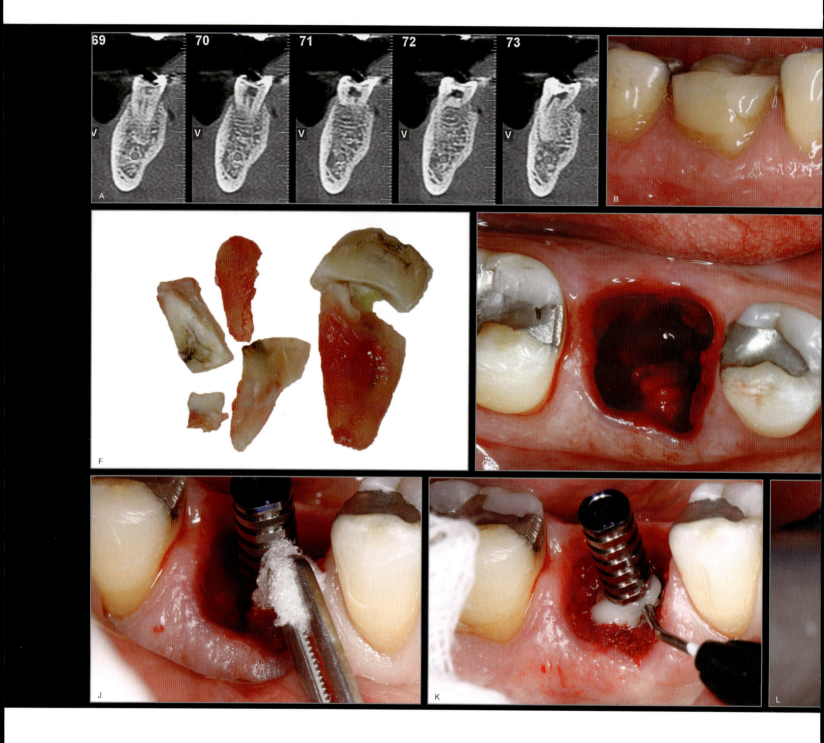

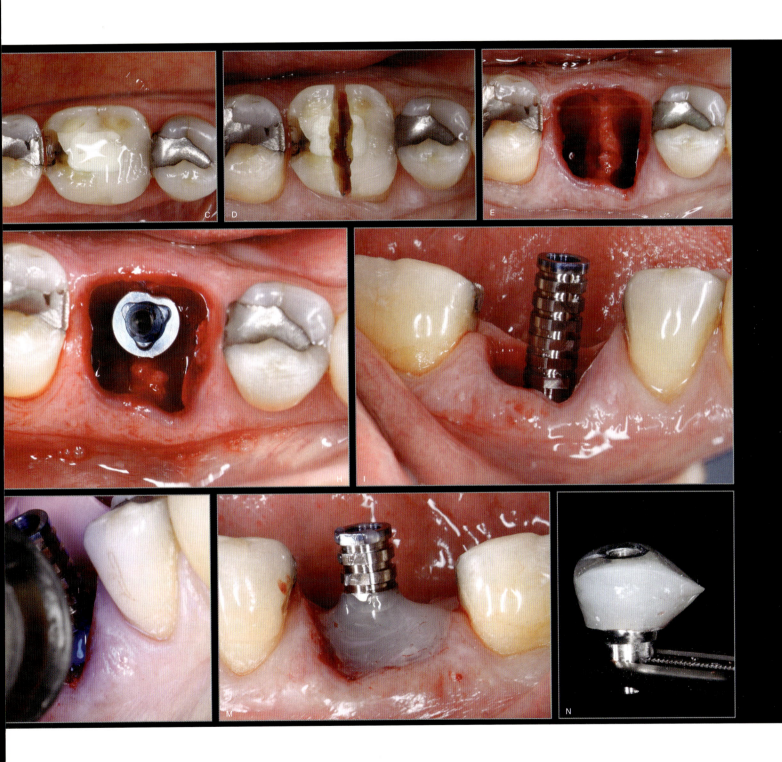

图7.30A ~ N

后牙区即刻种植后安装个性化愈合基台（PCHA）。临床和CBCT图像显示46根折（**A ~ C**）。微创拔牙，尽可能保留骨和软组织（**D ~ F**）。即刻种植（**G，H**）。临时基台就位（**I**），填入胶原基质以保护牙槽窝，用流动树脂复制牙槽窝的轮廓（**J ~ L**）。对个性化愈合基台进行修形抛光（**M，N**）。

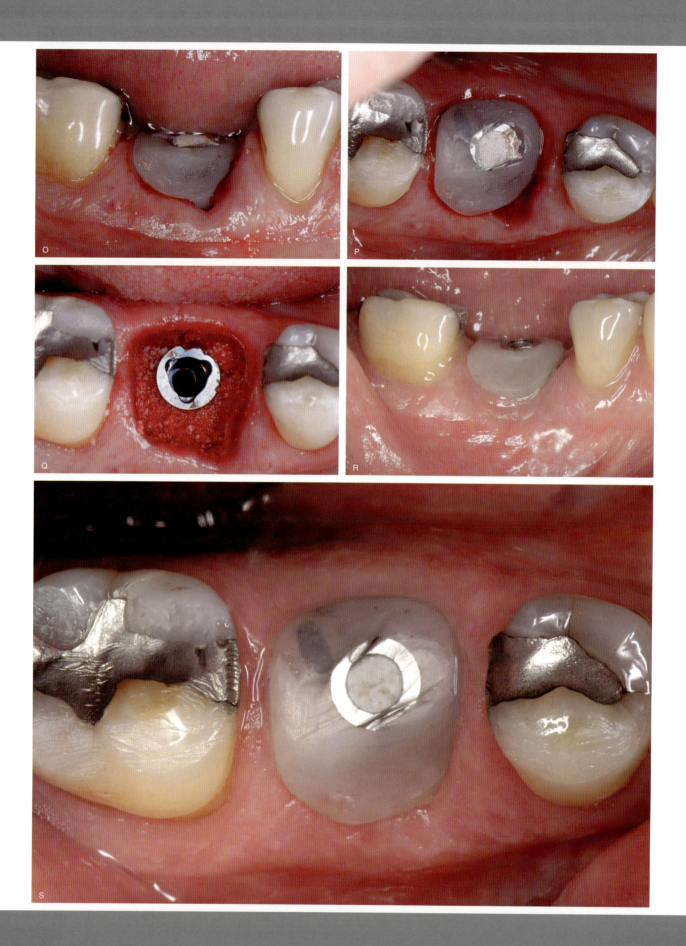

图7.30O ~ Y

用无机小牛骨充填跳跃间隙（**O**），个性化愈合基台就位（**P，Q**）。愈合基台就位后的临床照片（**R，S**）。注意颈部的轮廓（**T，U**）。X线片和CBCT显示种植体植入理想的位置（**V，W**）。金属烤瓷冠修复（**X，Y**）。修复医生：Andrea Crispim Silva；技师：Emmanuel Celestrino。

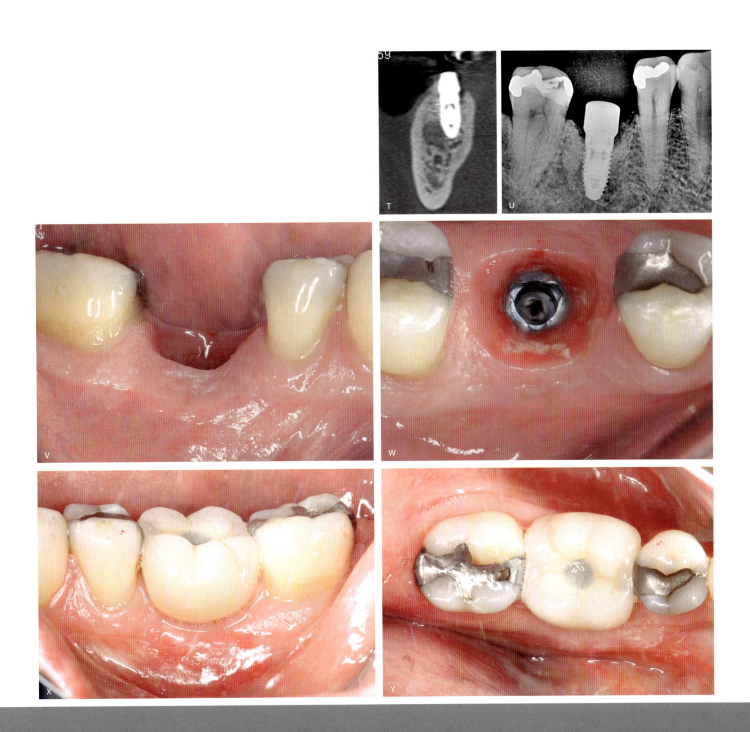

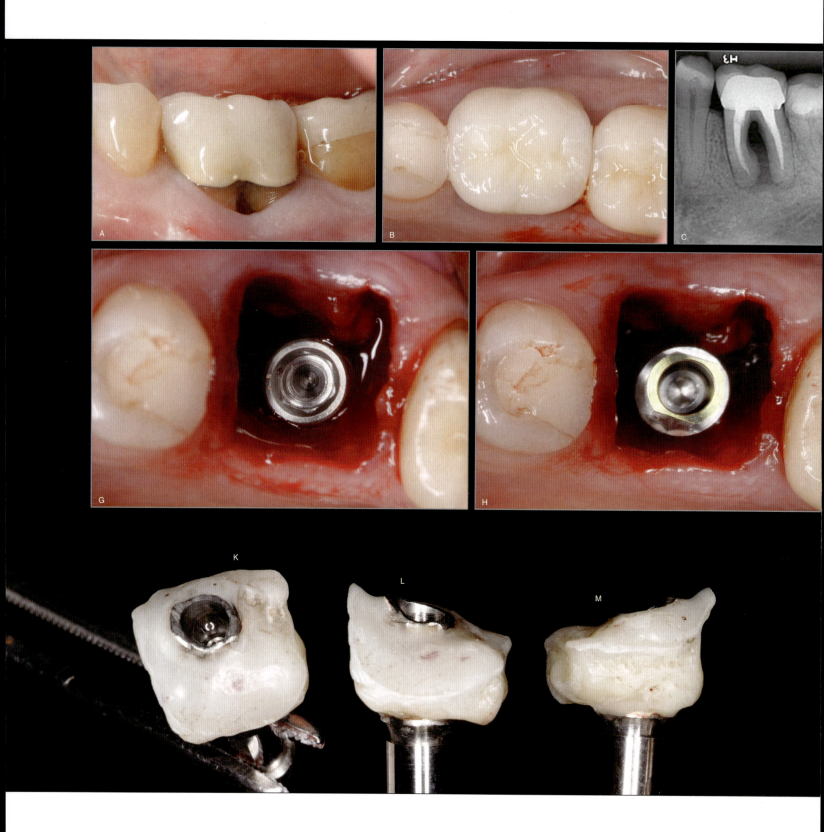

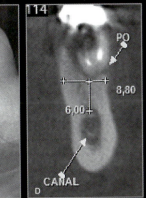
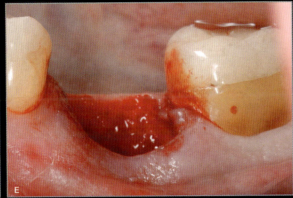
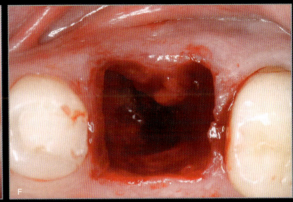

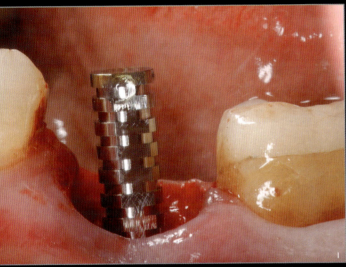
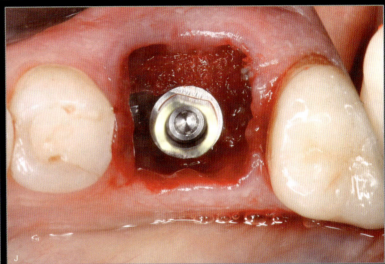

图7.31A～M

后牙即刻种植后安装个性化愈合基台。临床和CBCT检查显示36存在牙周–牙髓联合病变。该牙伴有Ⅲ度根分叉病变，根分叉口的牙槽骨完全吸收（**A～D**）。拔牙、搔刮（**E, F**）。即刻种植，安装临时基台（**G～I**）。用胶原基质保护跳跃间隙（**J**），制作个性化愈合基台（**K～M**）。

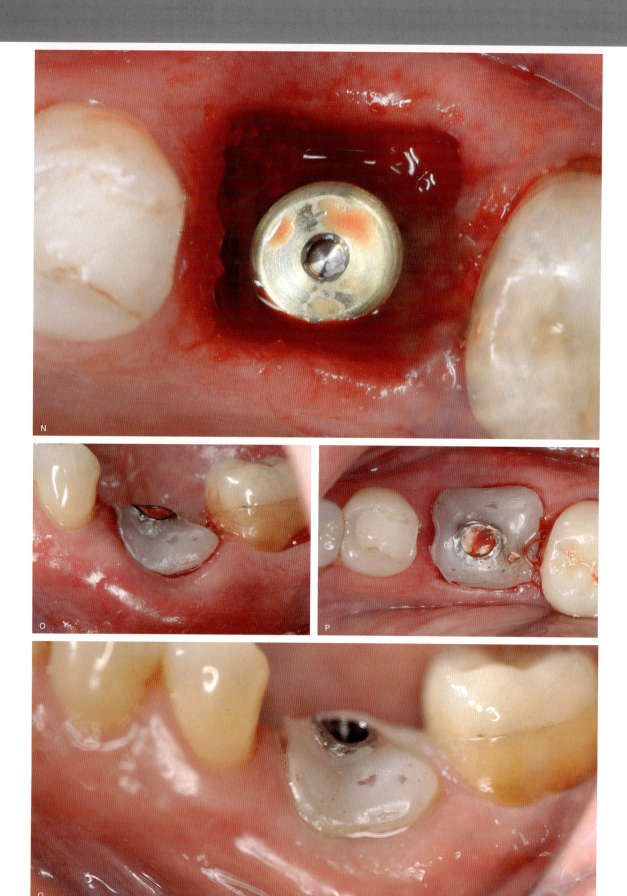

图7.31N ~ U

用片状去蛋白小牛骨胶原填塞跳跃间隙。在体外制作个性化愈合基台时，先安装常规愈合基台起到临时保护的作用（**N**）。个性化愈合基台制作完成后立即戴入（**O，P**）。随访6个月后，可见牙槽嵴轮廓得以维持（**Q**）。戴牙后的口内像、X线片和CBCT检查。全瓷冠周围的软组织质量良好，颊侧骨板也得以保持（**R~U**）。修复医生：Roosevelt Carvalho da Silva；技师：Edney Rodrigues。

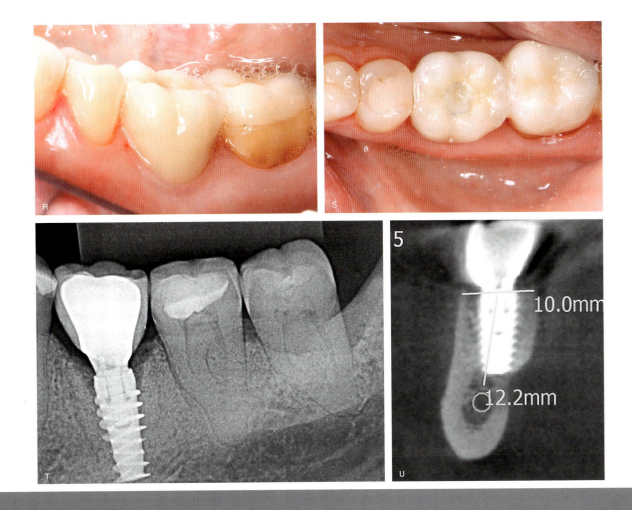

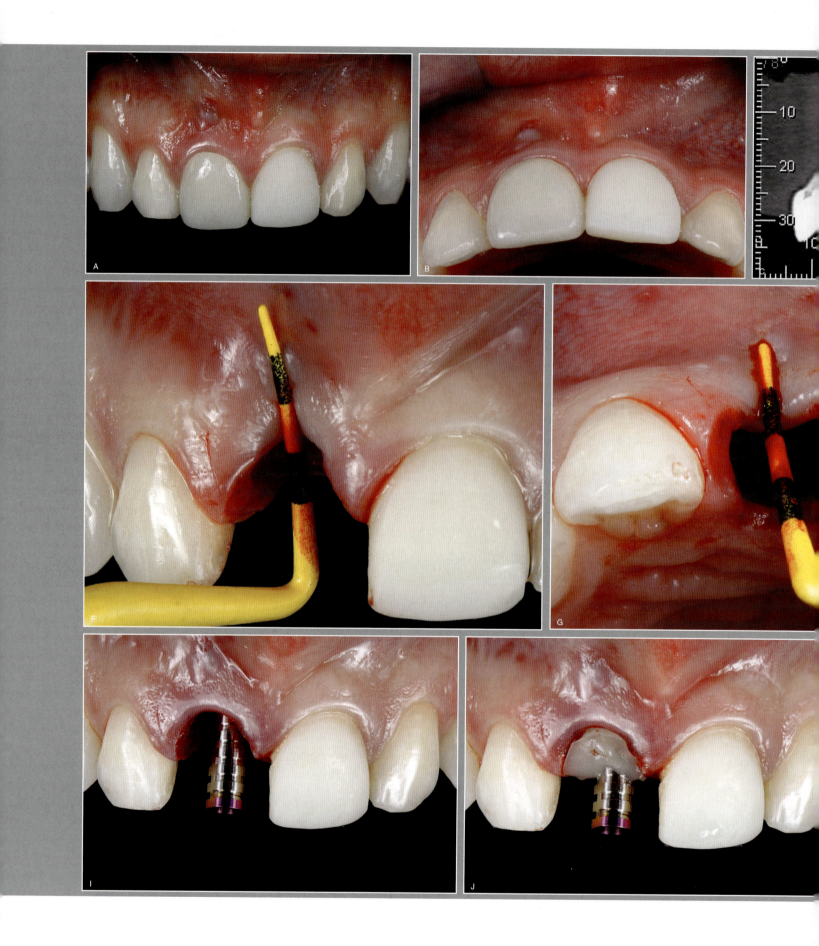

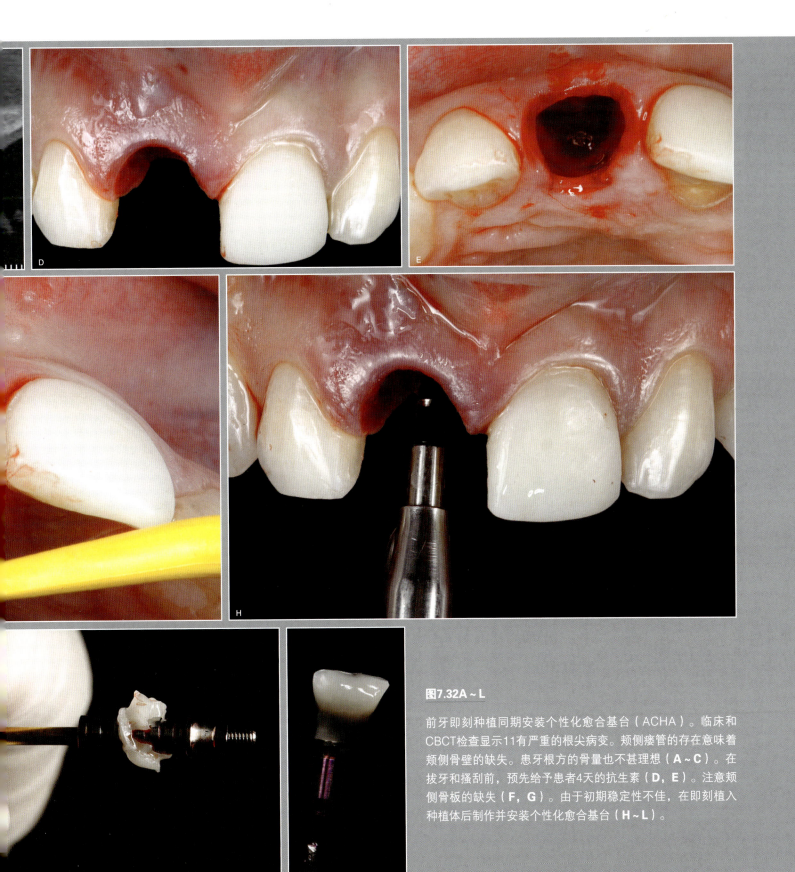

图7.32A ~ L

前牙即刻种植同期安装个性化愈合基台（ACHA）。临床和CBCT检查显示11有严重的根尖病变。颊侧瘘管的存在意味着颊侧骨壁的缺失。患牙根方的骨量也不甚理想（**A ~ C**）。在拔牙和搔刮前，预先给予患者4天的抗生素（**D，E**）。注意颊侧骨板的缺失（**F，G**）。由于初期稳定性不佳，在即刻植入种植体后制作并安装个性化愈合基台（**H ~ L**）。

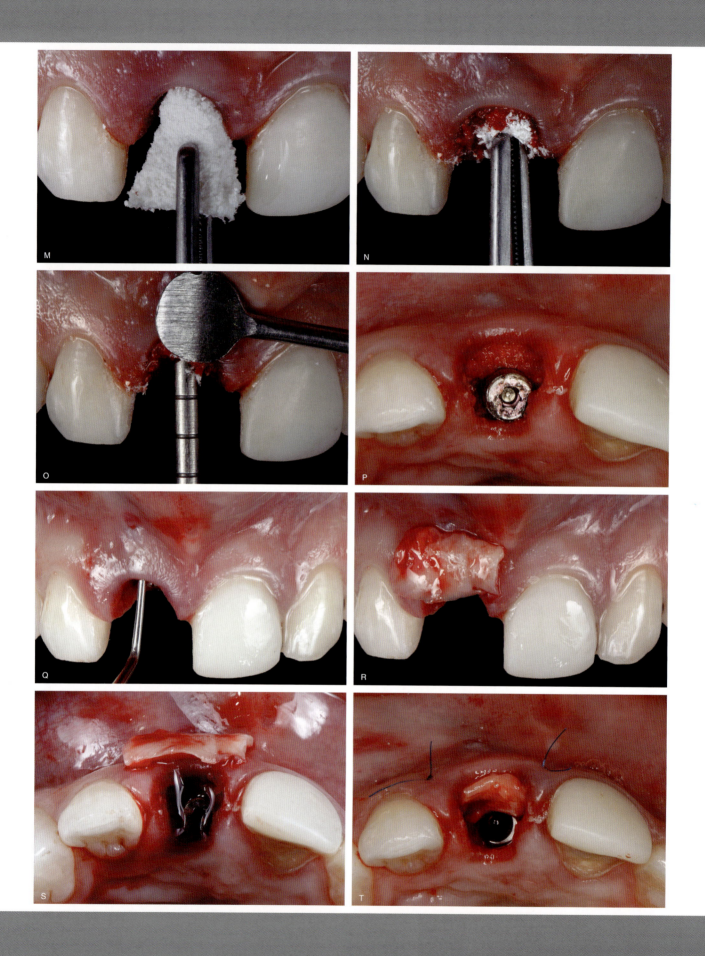

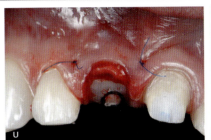
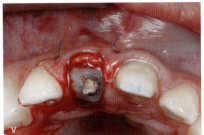
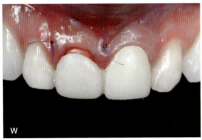

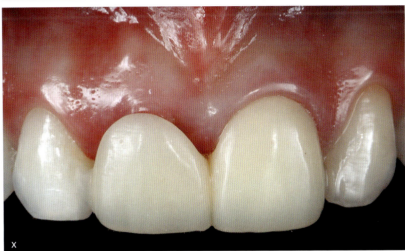

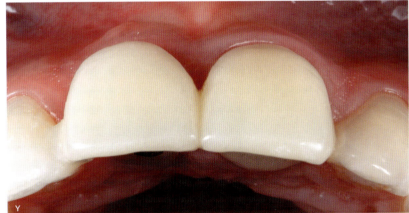

图7.32M～Aa

在跳跃间隙中填塞片状去蛋白小牛骨胶原，ACHA就位前，用愈合基台对种植体进行临时性保护。注意填塞后使用器械确认骨胶原密实，是否正确填塞（**M～P**）。同期行结缔组织移植以增加软组织量（**Q～T**）。戴入个性化愈合基台和临时修复体（**U～W**）。4个月后的临床，X线片和CBCT检查显示颊侧骨壁得到完全恢复，牙槽窝轮廓得以维持（**X～Aa**）。修复医生：Oswaldo Scopin。

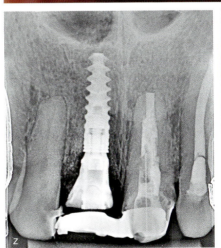
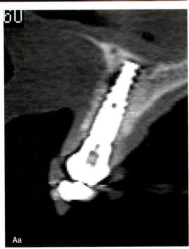

最后我们将讨论的是美学组织重建（ETR）。如前所述，拔牙后的骨改建不可避免。因此，出于美学目的，应预先进行一定的体积补偿[29]。一般认为：仅在跳跃间隙大于2mm时，需要进行骨移植物的充填，以避免纤维组织内陷。当间隙较小时，再生则会自发进行[20,109,201~203]。然而，Tarnow和Chu[204]研究结果表明：只有在翻瓣的情况下才会出现软组织的内陷。在这篇组织学研究中，即使间隙达到了4.2mm，也仍然出现了完全的骨再生，但请读者不要误解，这并不意味骨吸收不会发生。实际上，他们观察到部分颊侧骨板的吸收（约1mm）。因此，无论间隙大小如何，均应进行充填。

已有的生物性充填材料中，去蛋白小牛骨胶原在降低拔牙后牙槽骨体积收缩方面的有效性和安全性已得到了充分证实[91,94,107,109,112,126,205~206]。如前所述，该材料缓慢的吸收速率一定程度

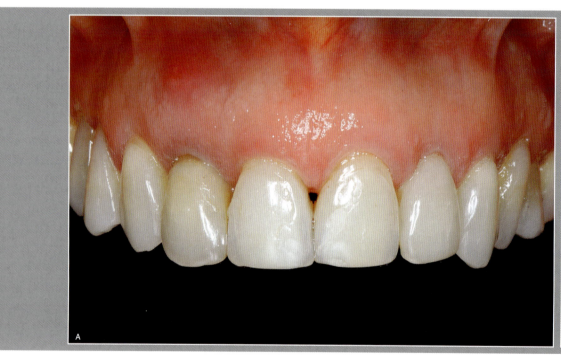
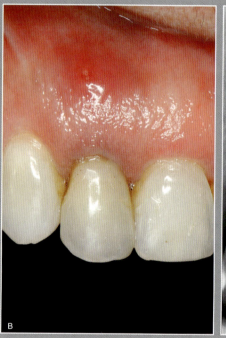

可以解释它为什么可以补偿骨改建造成的牙槽窝体积收缩[92]。此外，研究表明，取自下颌骨升支或上颌结节等处的自体骨也能有效降低骨吸收量[207-208]。在上述两项研究中，单牙缺失的间隙由即刻植入的种植体及临时修复体所占据，经由13～56个月的随访，其龈乳头和唇侧软组织边缘均较为稳定，这表明，取自不同供区的有结构的自体骨移植物均能有效地降低体积收缩（图7.33）。前文所述的两种骨移植材料（去蛋白小牛骨和有结构的自体骨）均是有效的。考虑到异种骨移植物的相关研究证据更充足，且自体骨移植供区相关并发症发病率更高，因此一般建议采用异种骨移植物。可以对去蛋白小牛骨胶原进行切割和修整，以便更好地将其填塞到种植体与骨壁之间并贴合（图7.34）。

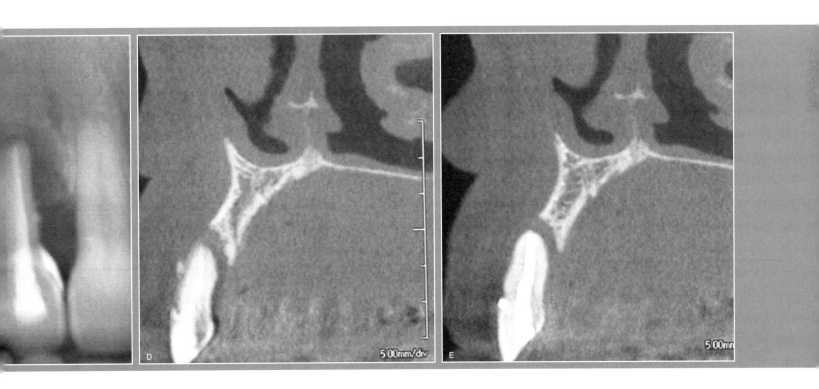

图7.33A～E

在伴有广泛骨缺损的牙槽窝进行即刻种植，随后用取自上颌结节的自体骨移植物完成缺损骨壁的重建并进行即刻临时修复。术前的口内像、X线片和CBCT显示种植位点在根方存在瘘管并伴有广泛的骨吸收（**A～E**）。

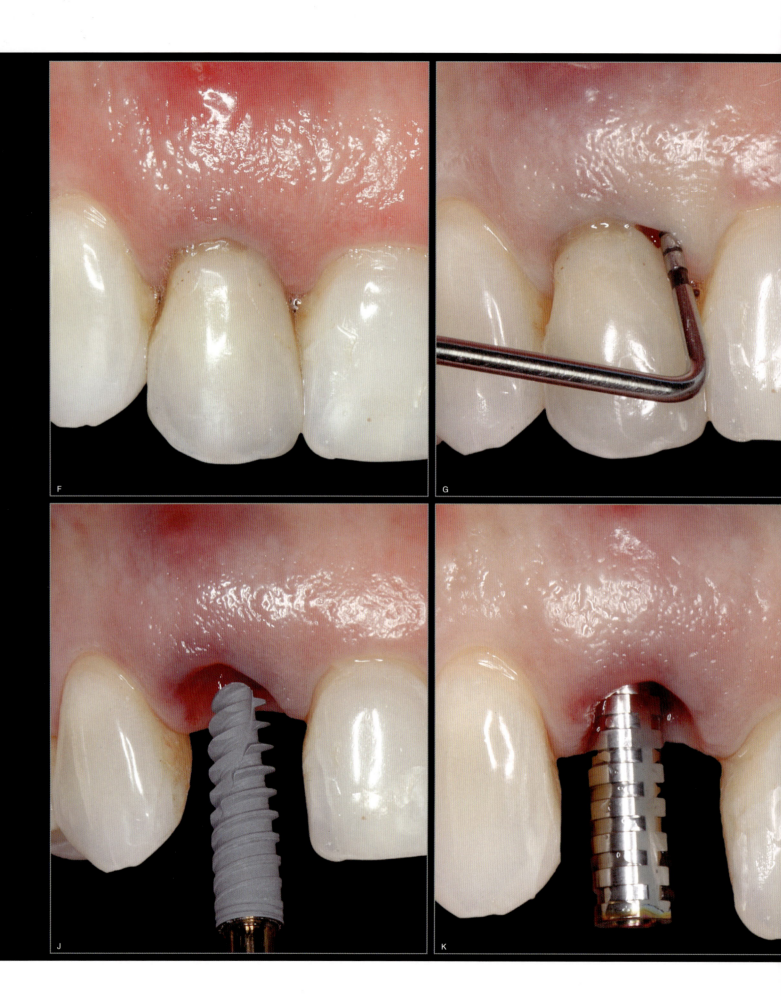

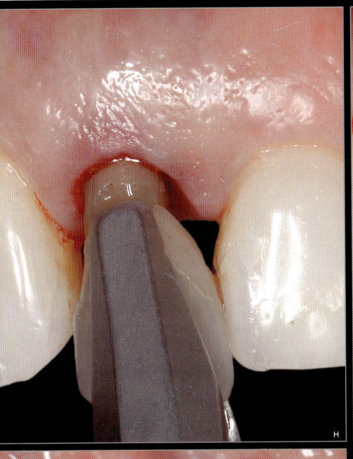

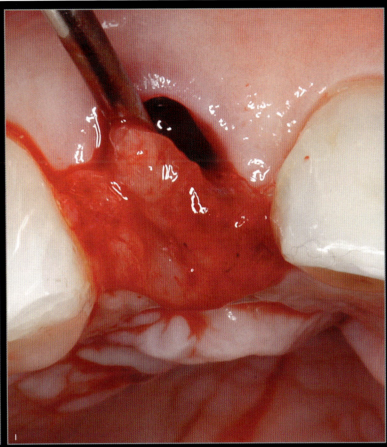

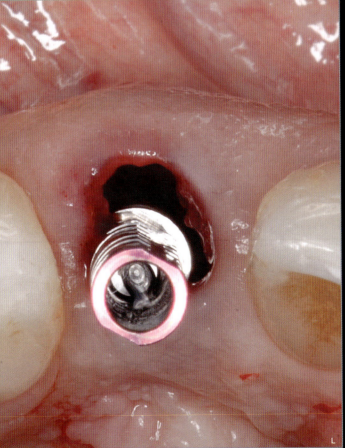

图7.33F ~ L

厚的组织生物型（**F**）。探及深牙周袋（**G**）。微创拔牙（**H**），搔刮拔牙窝（**I**），植入种植体（**J**），临时基台就位，完成临时修复（**K，L**）。

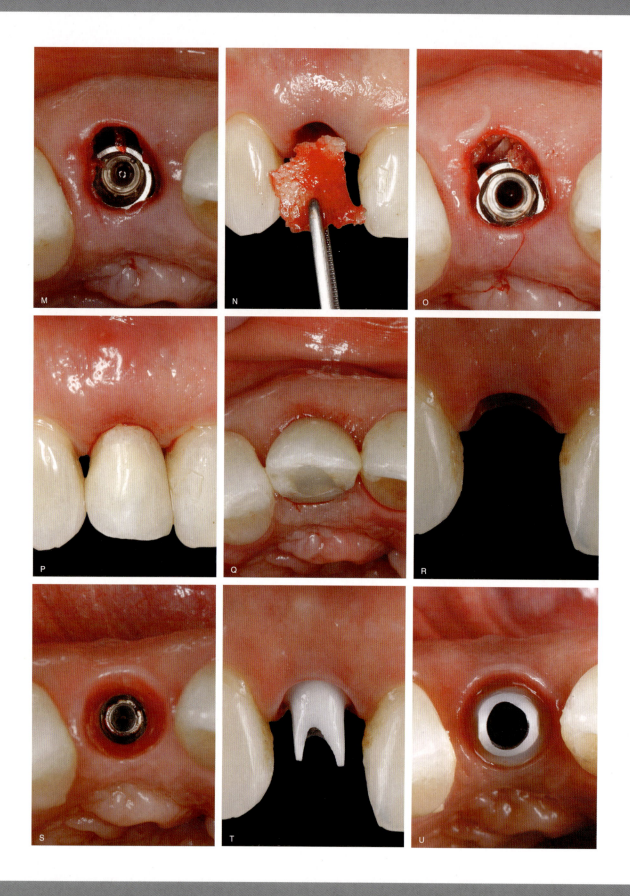

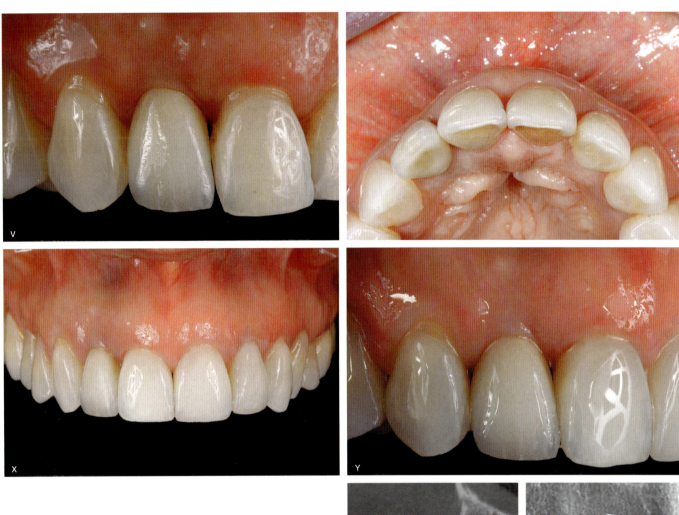

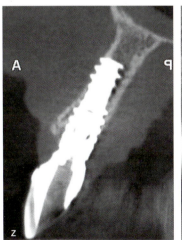

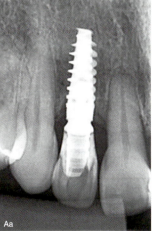

图7.33M ~ Aa

用取自上颌结节的片状自体骨充填跳跃间隙及颊侧骨缺损区（IDR技术）（**M~O**）。即刻修复（**P，Q**）。术后6个月可见良好的组织质量和适宜的颈部轮廓（**R，S**）。戴入个性化基台。猞面观可见轻微的体积减小（**T，U**）。最终修复完成后的口内像、X线片和CBCT检查显示软硬组织稳定（**V ~ Aa**）。修复医生：Humberto Carvalho；技师：Jhonatan Bocutti。

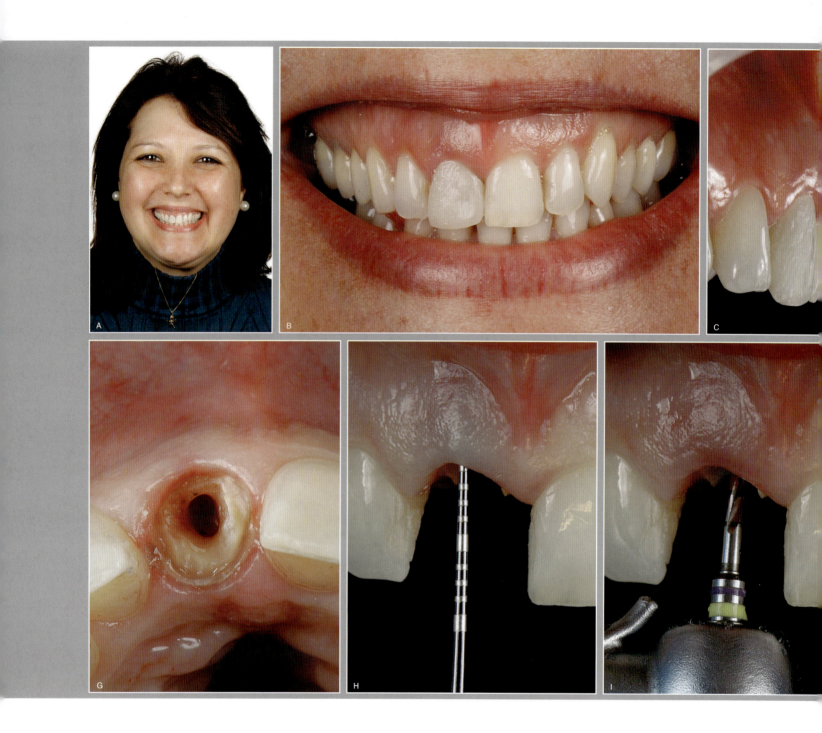

图7.34A～M

在完整的牙槽窝内进行即刻种植，同期用去蛋白小牛骨、结缔组织移植物完成软硬组织重建，并进行即刻临时修复。初诊的临床和CBCT检查显示患者具有高位笑线，非厚的组织生物型，11存在根折。颊侧骨板完整（A～F）。拆冠后（G），未见明显附着丧失（H）。使用垂直牵引装置微创拔牙（I～M）。

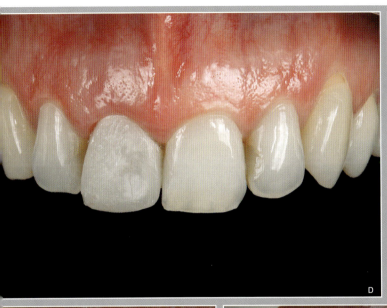

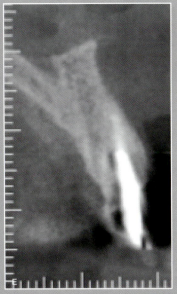

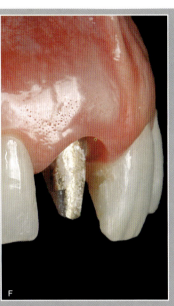

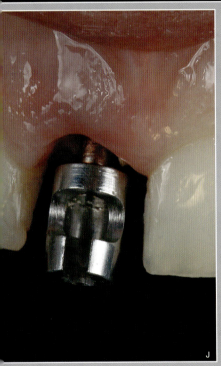

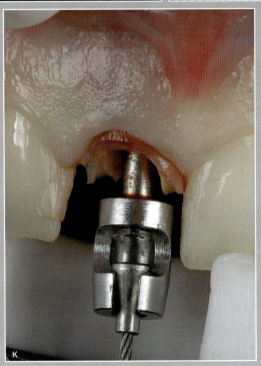

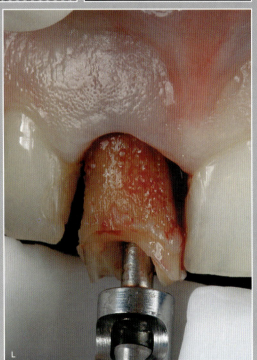

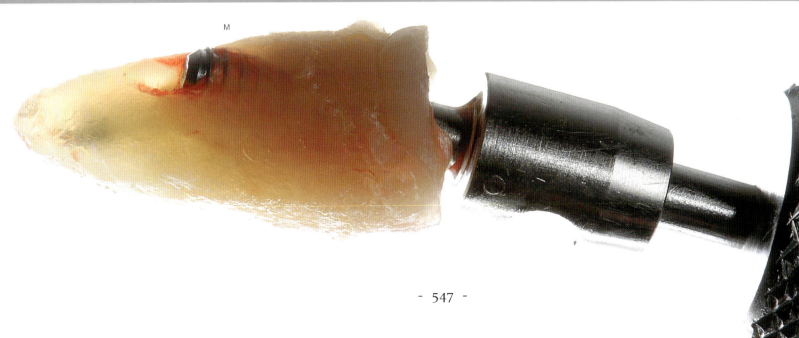

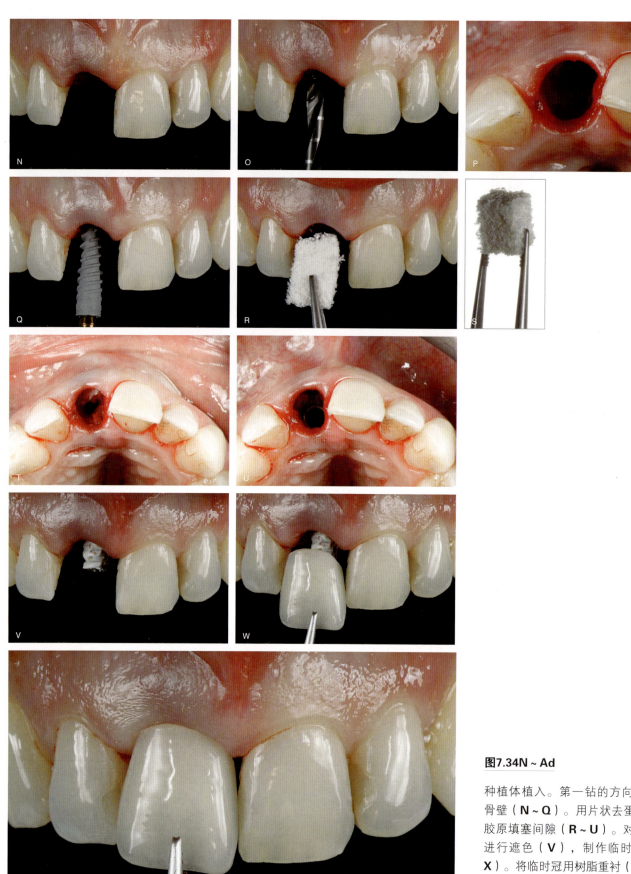

图7.34N～Ad

种植体植入。第一钻的方向朝向腭侧骨壁（**N～Q**）。用片状去蛋白小牛骨胶原填塞间隙（**R～U**）。对临时基台进行遮色（**V**），制作临时冠（**W**，**X**）。将临时冠用树脂重衬（**Y**，**Z**），用铅笔在临时冠上标记正确的龈缘（**Aa**，**Ab**），以便为颈部外形的调整提供参考（**Ac**，**Ad**）。

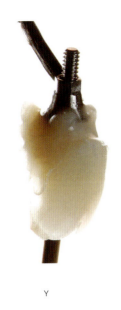

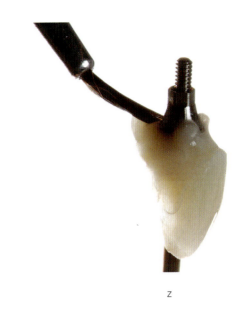

Y

Z

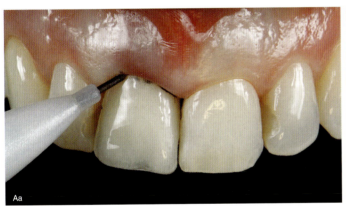

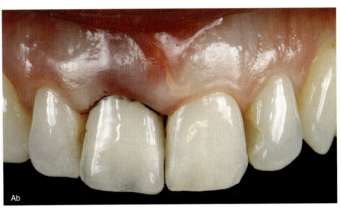

Aa

Ab

Ac

Ad

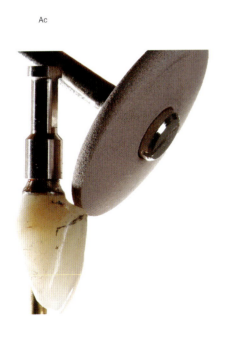

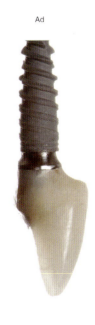

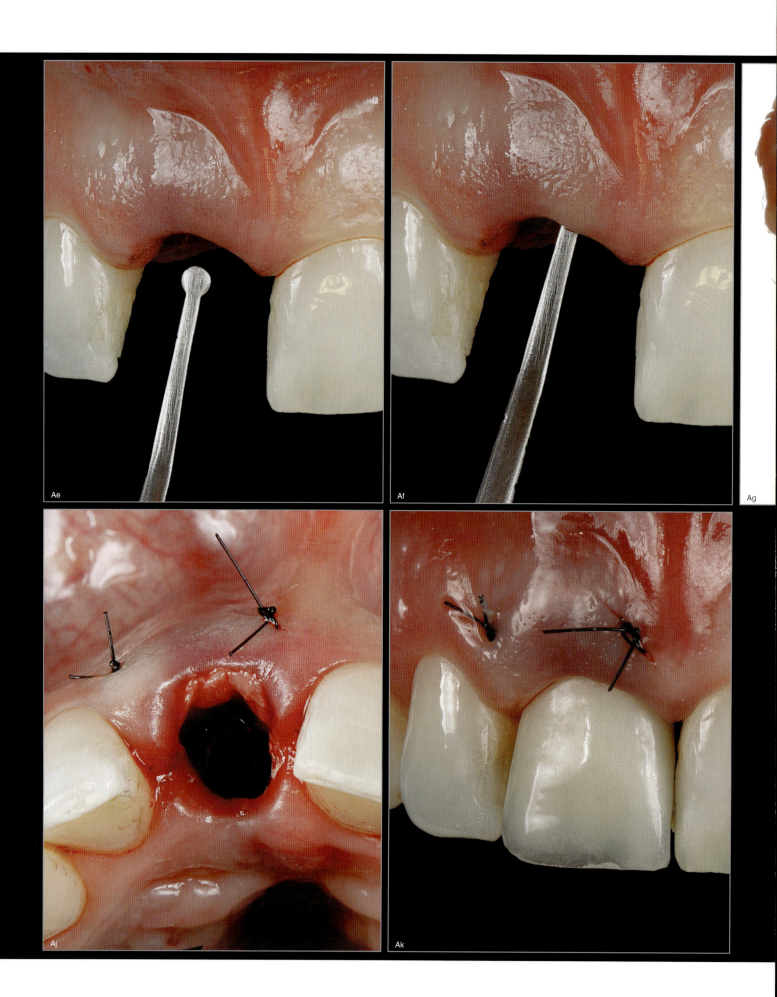

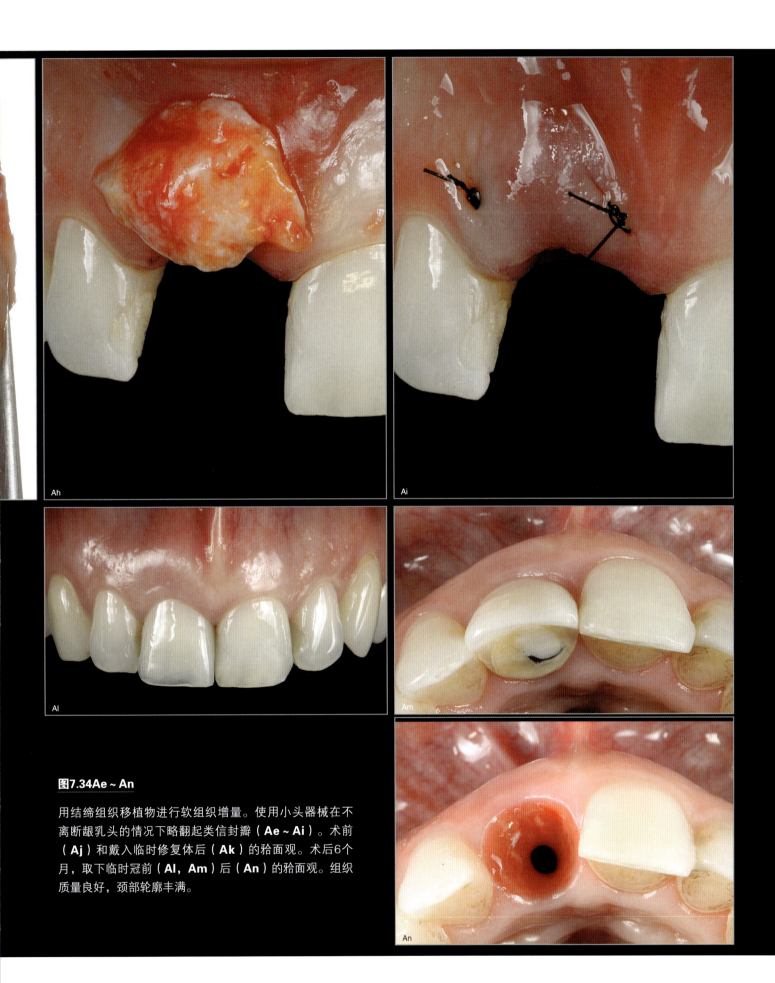

图7.34Ae ~ An

用结缔组织移植物进行软组织增量。使用小头器械在不离断龈乳头的情况下略翻起类信封瓣（**Ae ~ Ai**）。术前（**Aj**）和戴入临时修复体后（**Ak**）的殆面观。术后6个月，取下临时冠前（**Al，Am**）后（**An**）的殆面观。组织质量良好，颈部轮廓丰满。

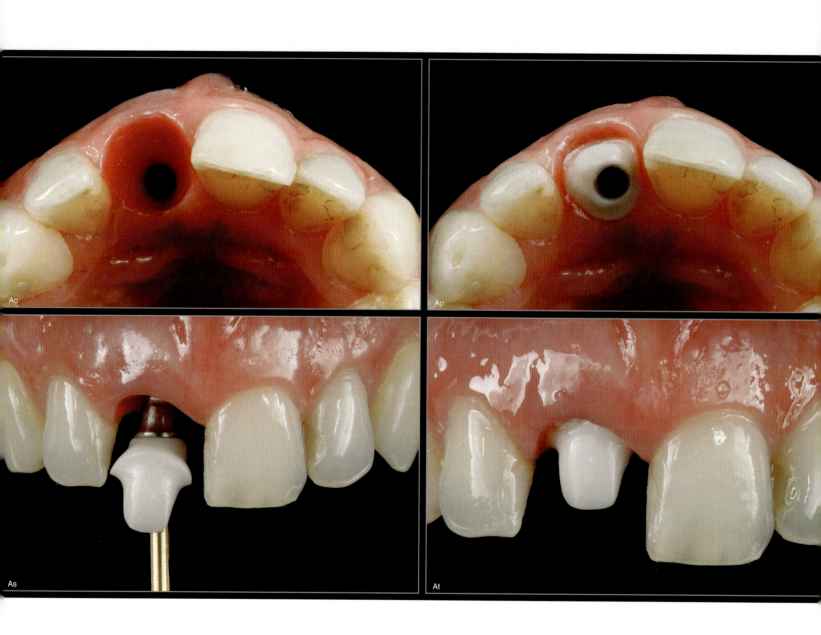

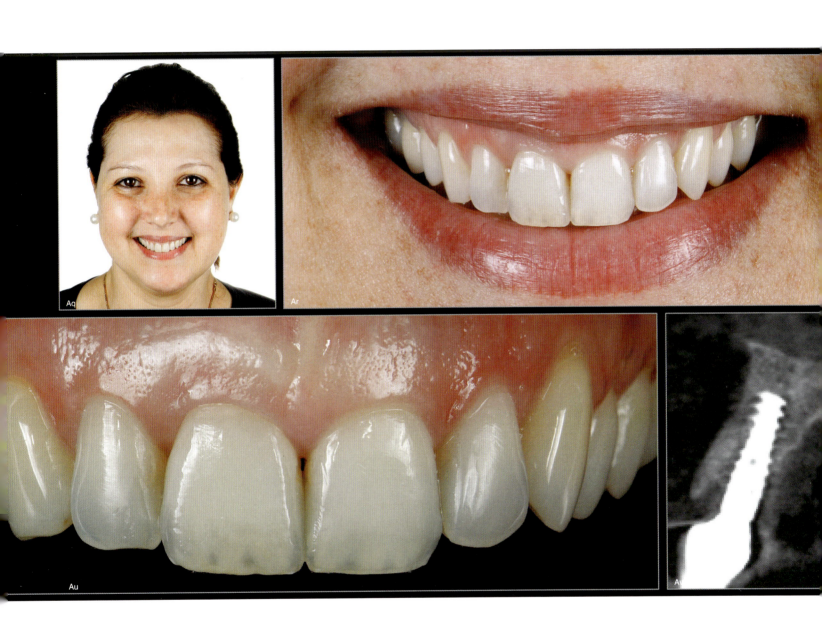

图7.34Ao ~ Av

戴入个性化基台（**Ao ~ Ar**）。修复完成后的临床照片（微笑观和正面观）及CBCT影像显示令人满意的组织丰满度（**As ~ Av**）。

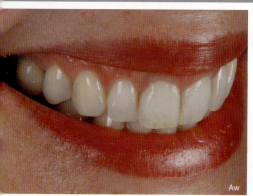
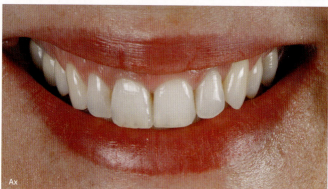
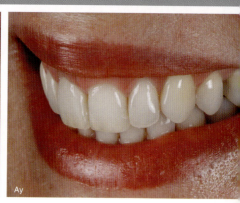

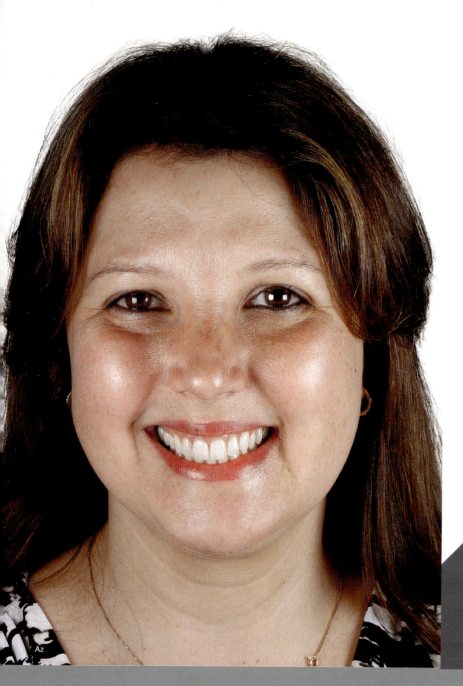

图7.34Aw ~ AAd

修复后15个月的临床和X线片检查。可见自然的微笑与协
调的外观（**Aw ~ AAd**）。修复医生：Victor Clavijo；技
师：Leonardo Bocabella。

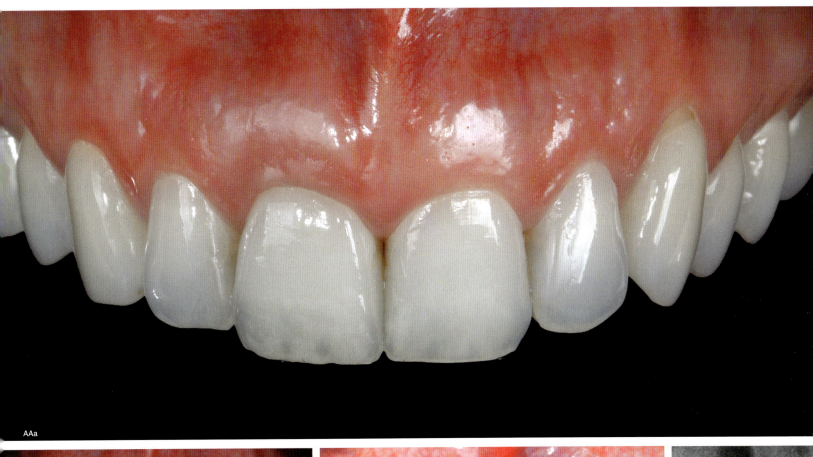

AAa

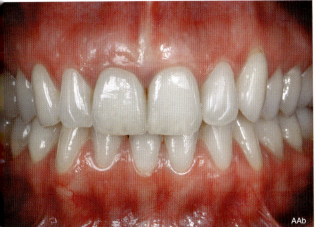

AAb

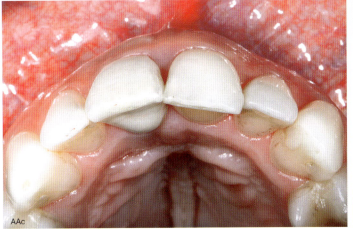

AAc

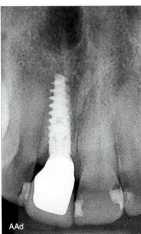

AAd

　　一般认为，愈合后的种植体颊侧骨壁的厚度应至少为2mm，以便对周围软组织形成稳定支撑，从而获得良好的美学效果[127,133]。然而，Teughels等[209]认为这一阈值是缺乏科学依据的。他们认为2mm的依据主要来自以往关于六角型外连接植体周生物学宽度形成的文献及相关讨论。我们的观点是，颊侧骨壁的厚度固然重要，但其他一些因素（如种植体的三维位置、修复连接方式、软组织的厚度）似乎更为重要。

　　作为缺损重建的一部分，在不利型骨缺损（宽度大于牙槽窝近远中距的1/3，且深度超过

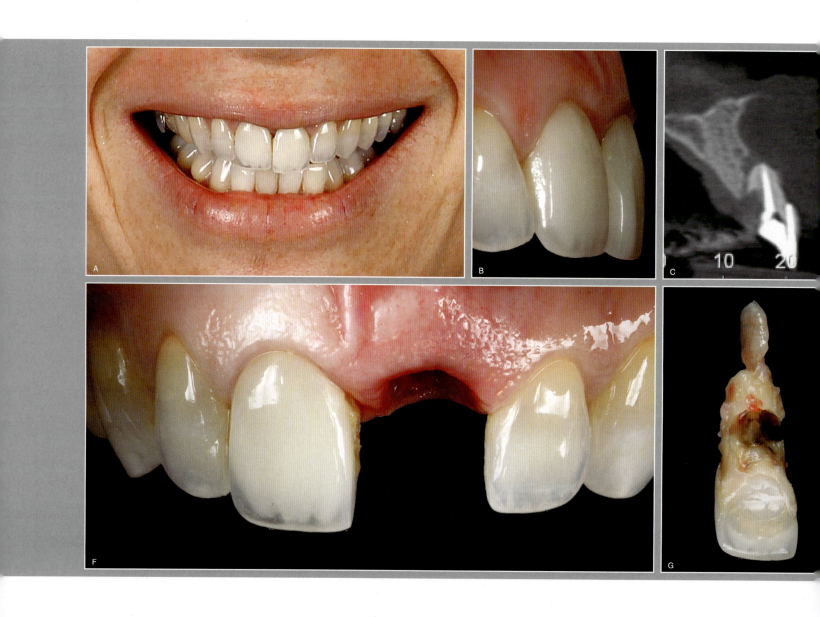

5mm）时应常规使用生物膜[29]。生物膜的基本原理是维持移植材料的空间结构并避免骨移植物和软组织的直接接触。其在促进骨再生方面的作用得到了众多研究的支持[107,109,112]。然而大部分的研究采用了传统的翻瓣直视下操作的方式。翻瓣会带来瘢痕和膜龈联合异位等不利影响[29]。因此，我们建议使用钝头器械在不损伤龈乳头的前提下制备类信封瓣。信封口袋的边缘应延伸超过颊侧和邻面余留牙槽骨边缘3mm。在放置骨移植物前修剪生物膜并将其固定在组织瓣的下方（图7.35）。

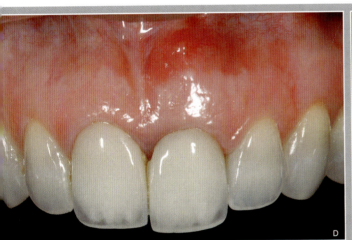
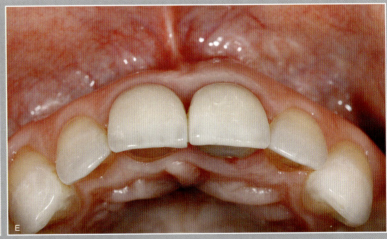
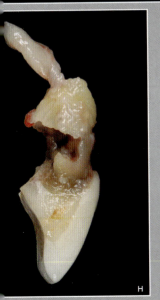

图7.35A ~ H

在颊侧骨壁吸收的牙槽窝进行即刻种植，随后使用胶原屏障膜、去蛋白小牛骨以及结缔组织移植物完成软硬组织缺损的重建，并进行即刻临时修复。临床和CBCT检查显示21有广泛的牙槽骨吸收。颊侧骨壁缺如，但腭侧的余留骨量尚充足。患者为厚龈生物型，龈缘略偏冠方（**A ~ E**）。不翻瓣拔除患牙。可见广泛的牙根吸收（**F ~ H**）。

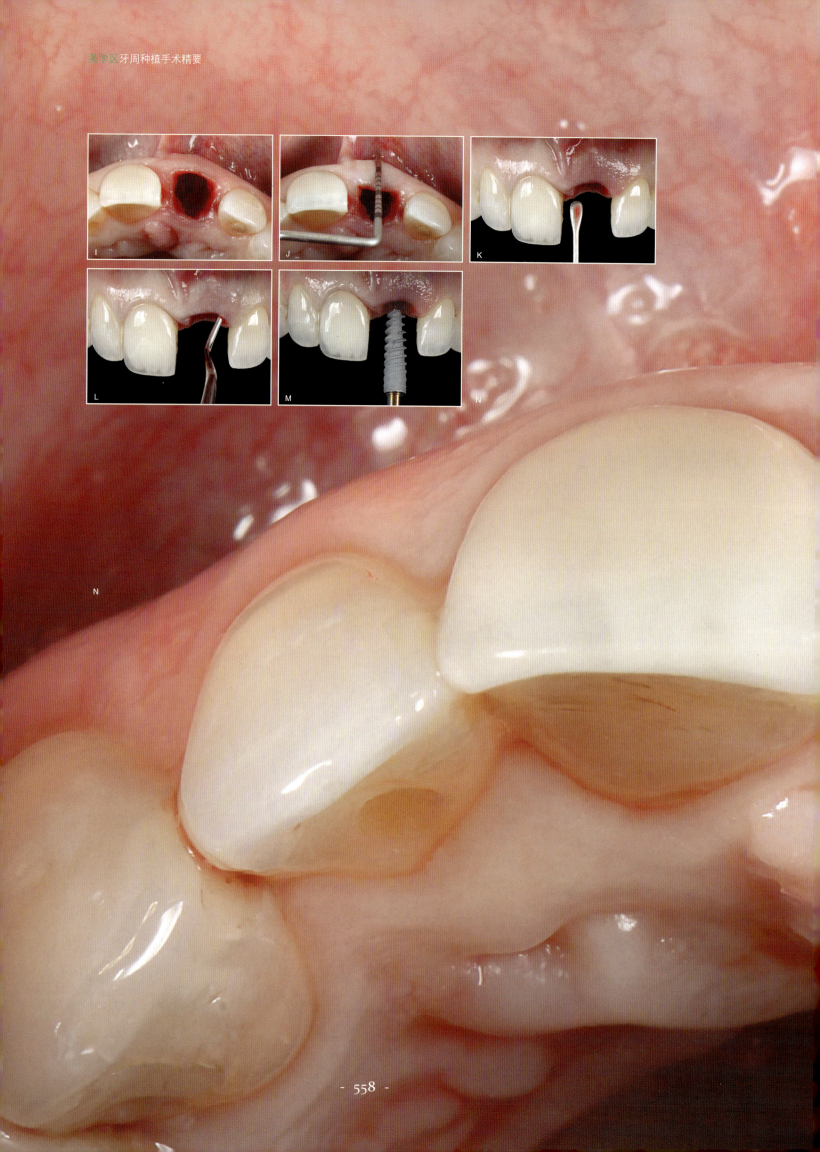

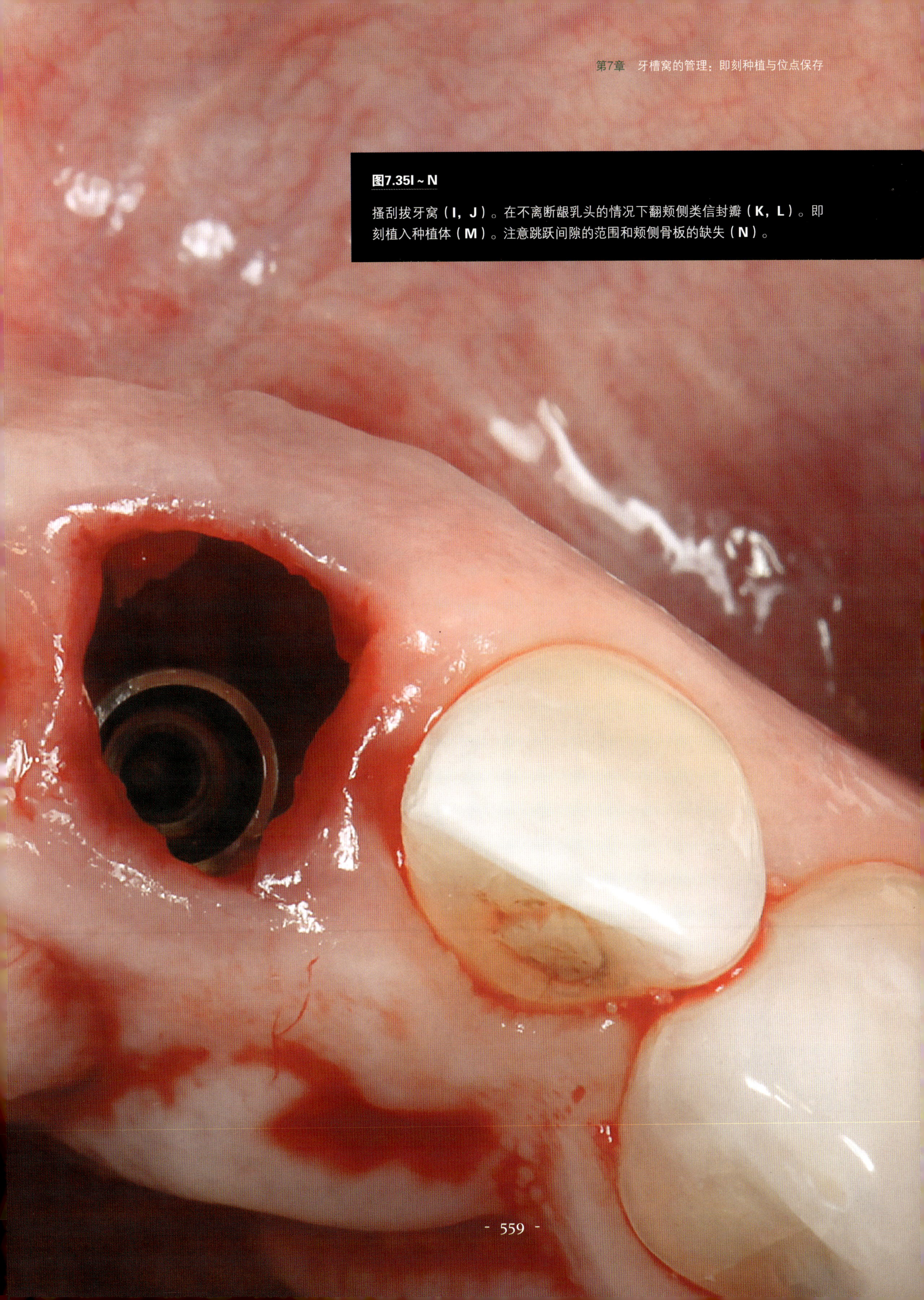

图7.35I ~ N

搔刮拔牙窝（I，J）。在不离断龈乳头的情况下翻颊侧类信封瓣（K，L）。即刻植入种植体（M）。注意跳跃间隙的范围和颊侧骨板的缺失（N）。

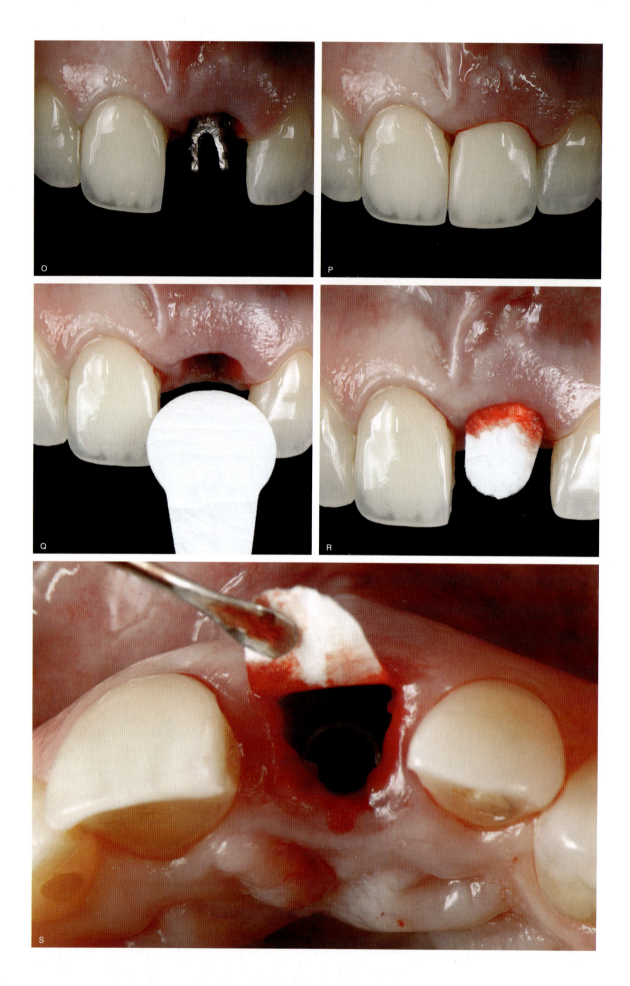

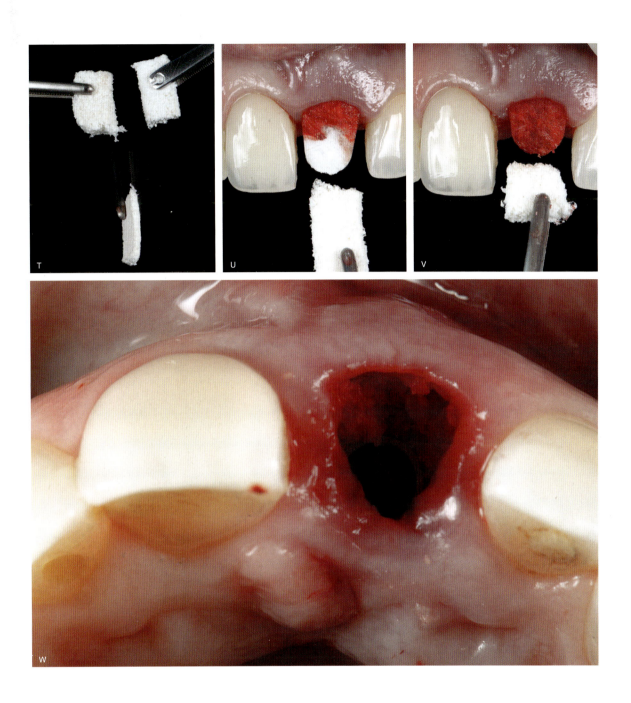

图7.35O ~ W

制作种植体支持的临时修复体（**O**，**P**）。使用胶原膜和片状去蛋白小牛骨胶原进行缺损骨壁的重建（**Q ~ W**）。

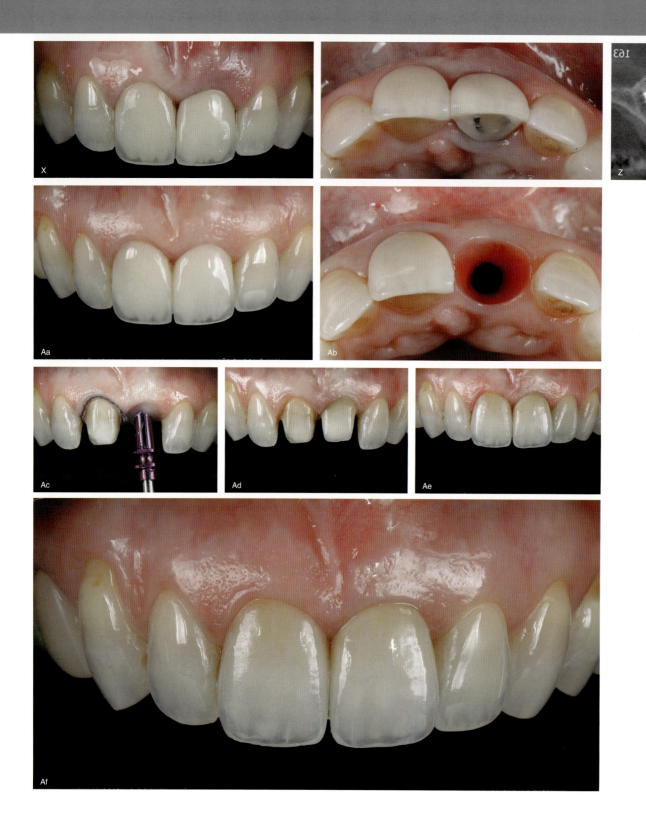

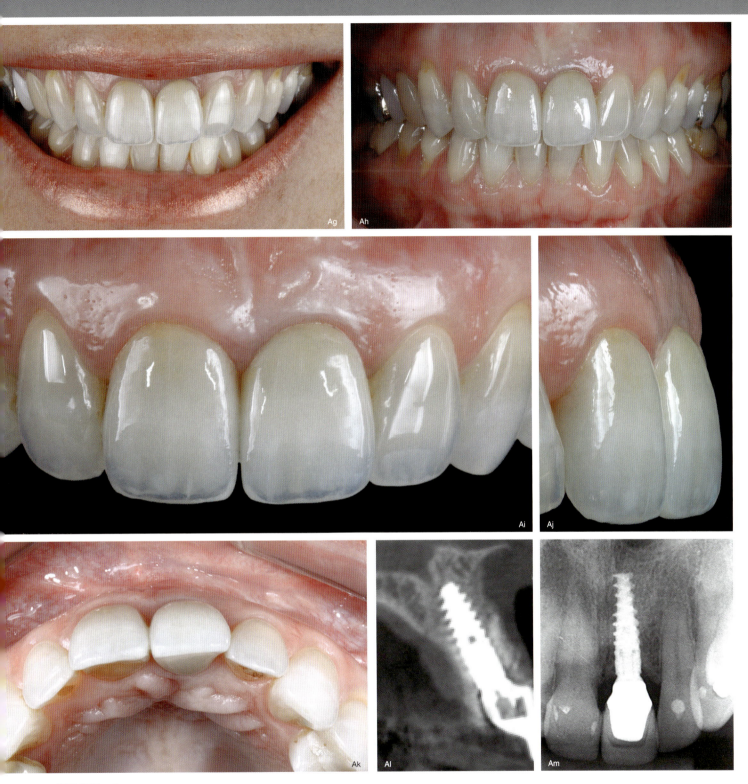

图7.35X ~ Am

临时修复完成后的临床和CBCT图像。CBCT显示生物材料与缺损区的形态相适应（**X ~ Z**）。6个月后的临床照片可见理想的颈部轮廓（**Aa，Ab**）。对种植体和牙体预备后的11进行个性化取模（**Ac**）。戴入个性化基台。注意11预备体与21的个性化基台的颜色匹配（**Ad**）。全瓷冠的粘接（**Ae**）。2个月后（**Af**）。1年后（**Ag ~ Ak**）。软组织与修复体协调、美观。注意在CBCT影像上观察到了颊侧骨壁重建完成（**Al，Am**）。修复医生：Victor Clavijo；技师：Leonardo Bocabella和Cristiano Soares。

　　在单牙缺失的即刻种植中，上皮下结缔组织移植可降低美学并发症的风险（颊侧黏膜退缩、颜色改变等），并促成良好稳定的修复效果[210]。有趣的是，这种理念曾因缺乏相关文献的"证据"而受到质疑[211-212]。尽管如此，很显然薄的组织生物型更易发生较深的黏膜退缩[109-110]。一系列研究[42,49,123,213-217]表明，在植体周行软组织移植可实现黏膜厚度增加，使原本薄生物型发生转变，由此一定程度上降低黏膜退缩的概率，提升美学效果，进而获得长期稳定的预后效果。Grunder等[123]将美学区单牙即刻种植病例分为两组，每组12例患者，实验组同期行上

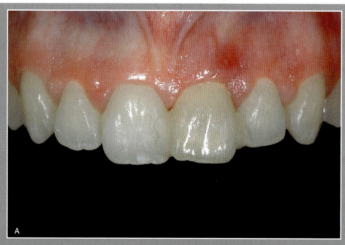
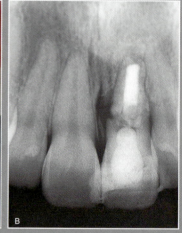
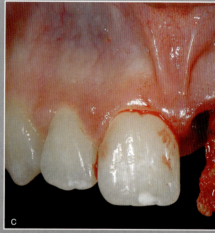
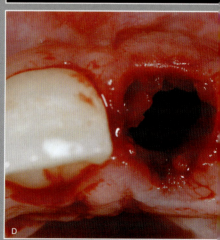

图7.36A～H

在部分骨吸收的牙槽窝（窄的缺损）内进行即刻种植，随后使用去蛋白小牛骨和结缔组织移植物完成组织重建。初诊的临床和X线片检查显示中切牙有广泛的根吸收（**A**，**B**）。由于存在根骨固连，使用球钻和牙周膜刀进行微创拔牙。注意软组织的损伤（**C**，**D**）。植入种植体（**E～H**）。

皮下结缔组织移植，对照组不进行结缔组织移植，随访6个月。结果显示，未移植组75%的位点出现了美学相关问题，而进行了软组织移植的一组则没有美学相关的不满报告。Yoshino等[216]也观察到：经过1年随访，进行结缔组织移植的种植位点黏膜厚度的稳定性优于未移植组。

　　因此，我们强烈建议，当牙周生物型为非厚型时，美学区的即刻种植均应联合应用上皮下结缔组织移植（图7.36）。

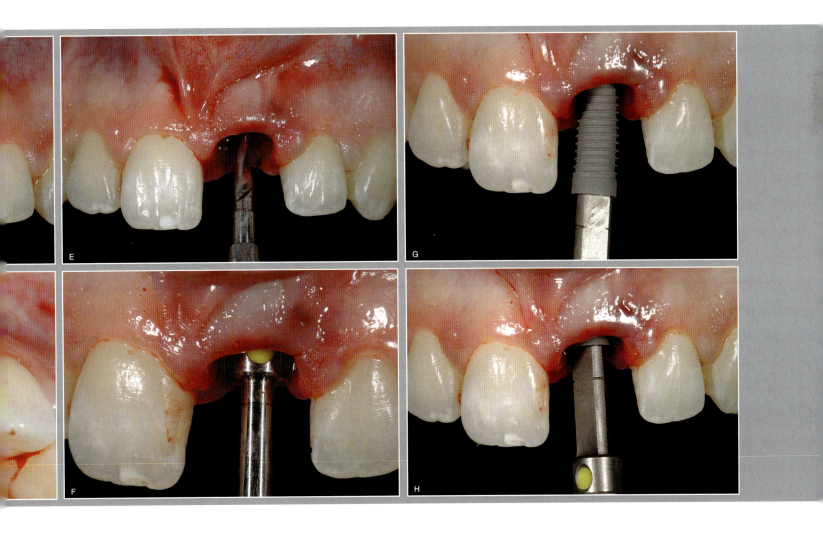

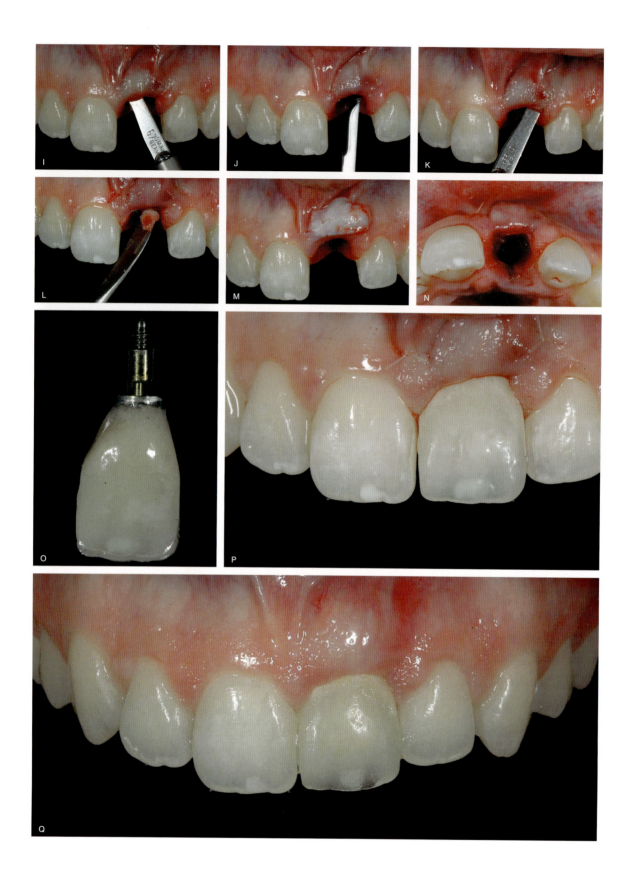

图7.36I～Q

组织重建和即刻临时修复（**I～P**）。6个月的临床随访。注意略偏冠方的龈缘位置和组织轮廓的增量效果（**Q**）。

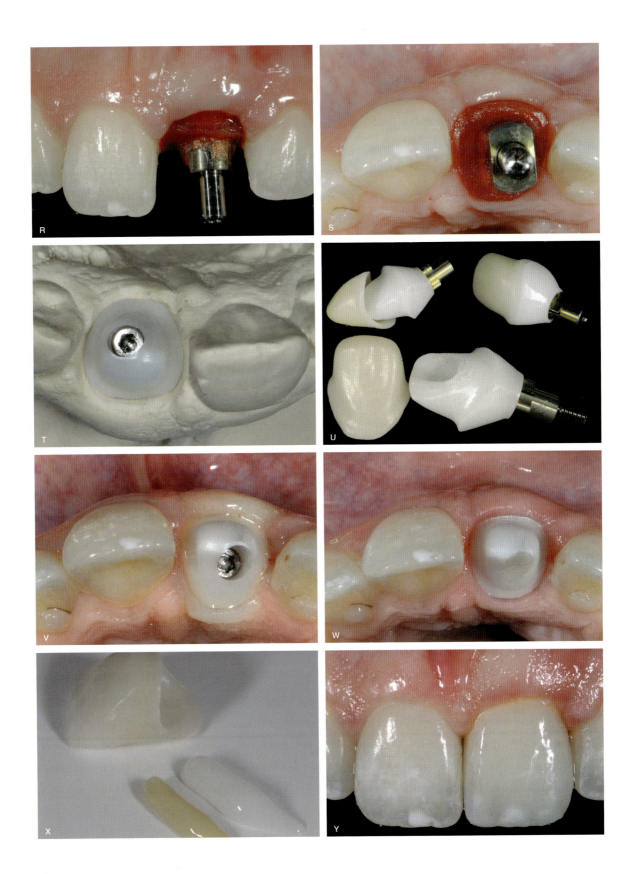

图7.36R～Y

用个性化转移杆制取印模（**R，S**）。技工室完成美学修复基台和全瓷冠的制作（**T，U**）。戴入个性化基台（**V**）并封闭螺丝孔（**W**）。当暂时性的组织缺血现象消失时，说明基台的形态对于组织的维持是适合的。随后完成全瓷冠的粘接（**X，Y**）。

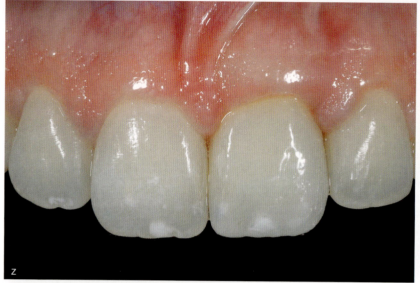

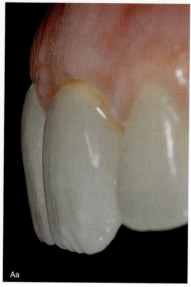

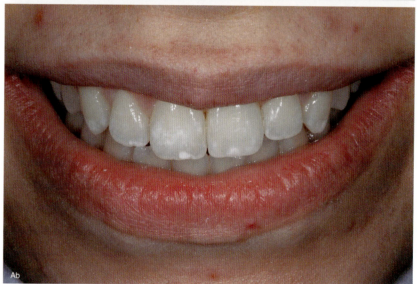

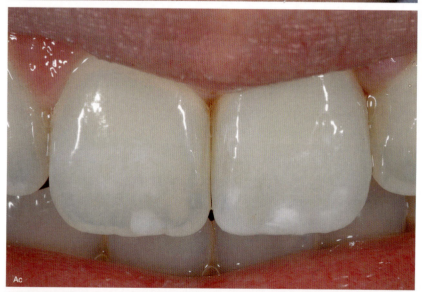

图7.36Z ~ Ah

2个月的临床随访显示出良好的修复效果与自然的软组织形态（**Z ~ Ac**）。7年后的临床和CBCT检查仍然显示出稳定的效果（**Ad ~ Ah**）。修复医生：Leonardo Buso；技师：Murilo Calgaro。

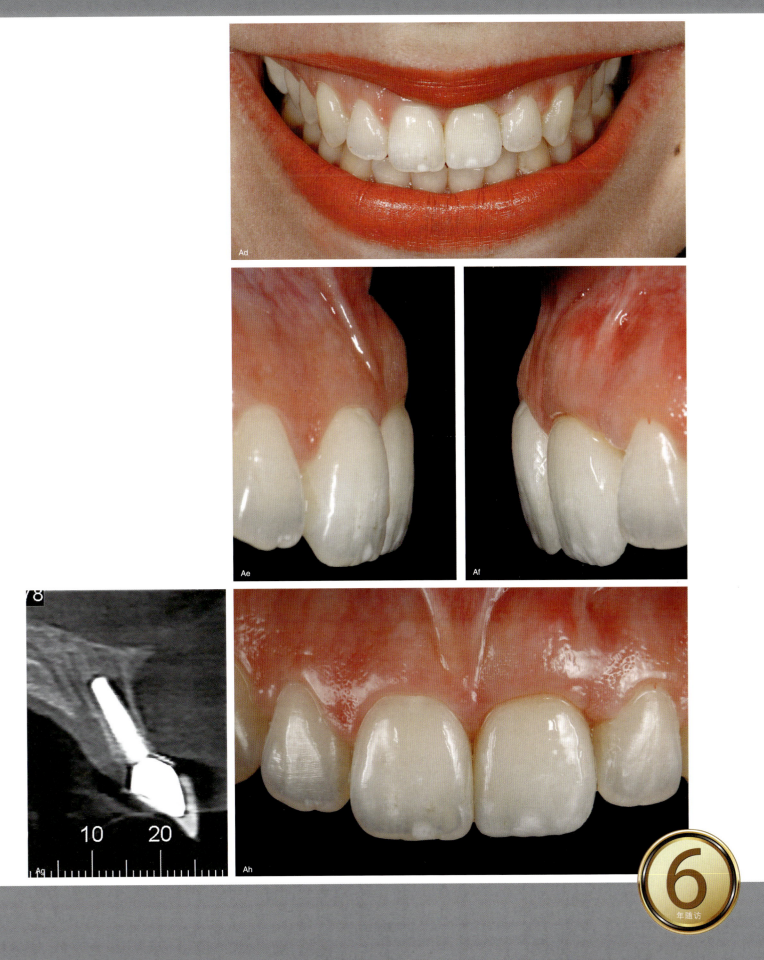

Rungcharassaeng等[217]也观察到在前牙即刻种植中配合进行软组织移植可增加颊侧的软组织的量。在龈缘根方2mm处测量黏膜厚度，未进行软组织移植的位点平均为0.3mm，而进行软组织移植的位点平均为1.4mm。Bianchi和Sanfilippo[218]特别提出种植位点软组织移植的重要性。他们对22个单牙即刻种植病例进行了长达9年的随访，结果显示，在进行了软组织移植的位点，只有约5%的位点发生了超过1mm的黏膜退缩，而未进行软组织移植的病例中，20%的位点出现了超过1mm的退缩。软组织的厚度直接影响了植体周黏膜的稳定性[219]。除了上述这些令人感兴趣的数据，其他一些研究证实了软组织越厚，牙槽骨则越稳定[184-186]。因此，一方面骨对于软组织边缘的稳定具有重要意义，另一方面，软组织对于牙槽骨的保存也起到关键作用（图7.37）。

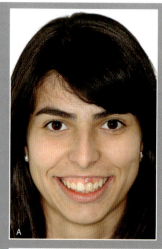
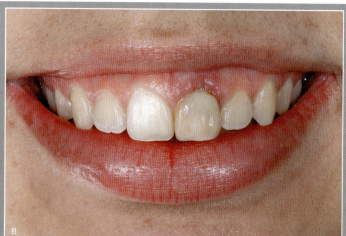
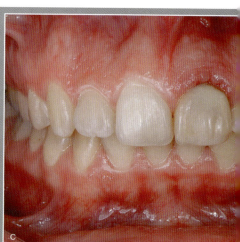
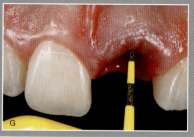
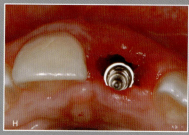
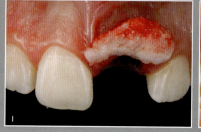
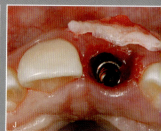

图7.37A～N

在部分吸收的牙槽窝（窄的缺损）进行即刻种植，随后用无机小牛骨和结缔组织移植物完成组织重建，并进行即刻临时修复。临床、X线片和CBCT检查显示21牙根吸收。患者高位笑线，牙龈存在炎症（A～F）。拔牙（G）。种植体植入（H）。用去蛋白小牛骨充填跳跃间隙，用结缔组织移植物增加颊侧软组织量（I，J）。即刻临时修复（K～N）。

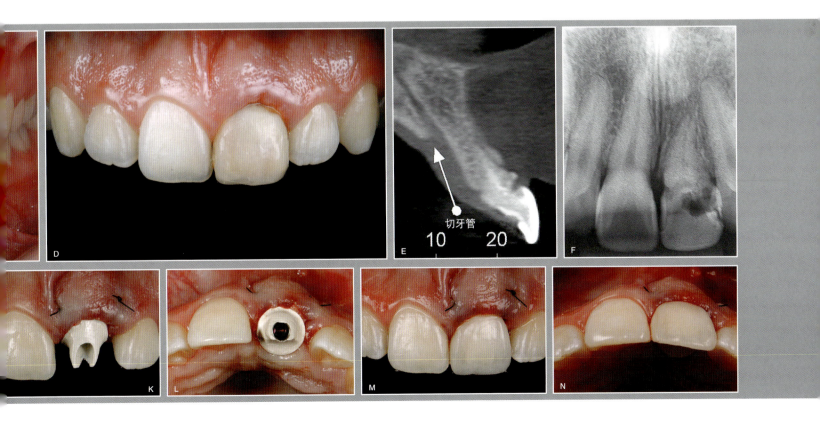

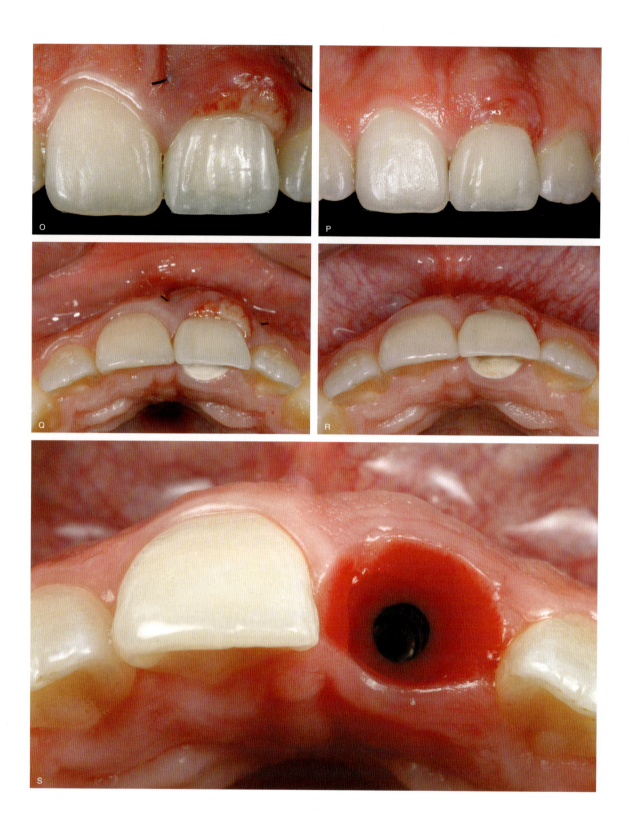

图7.37O ~ Z

1周后（**O**，**P**）和1个月后（**Q**，**R**）随访时的临床照片。注意移植物再血管化以及与受区逐渐整合的过程。6个月后取下临时冠可见适宜的颈部外形与穿龈轮廓（**S**）。戴入个性化基台。理想的软组织量（**T ~ V**）。修复后的临床和X线片检查（**W ~ Z**）。

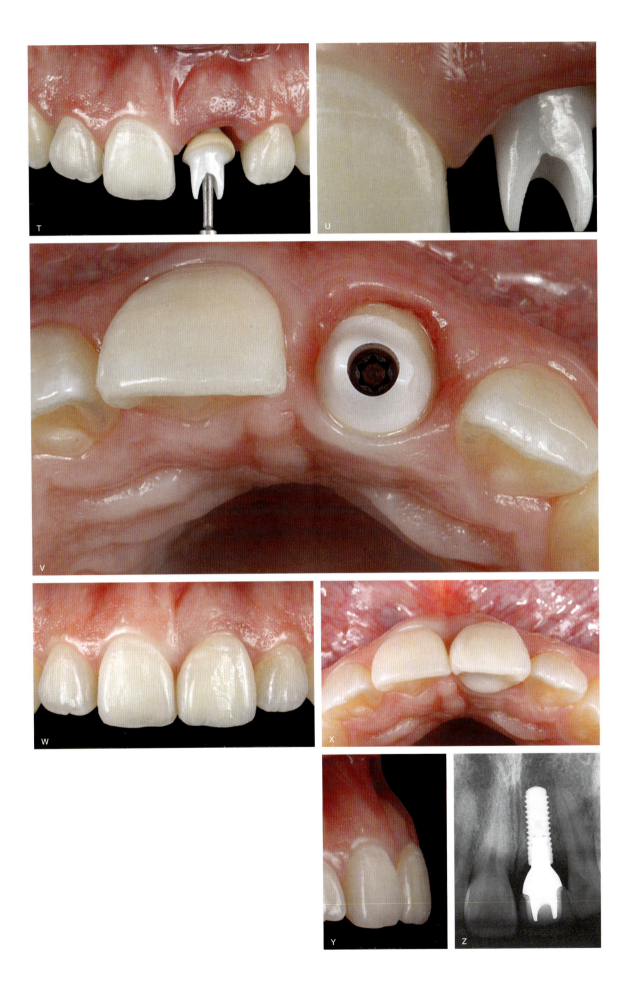

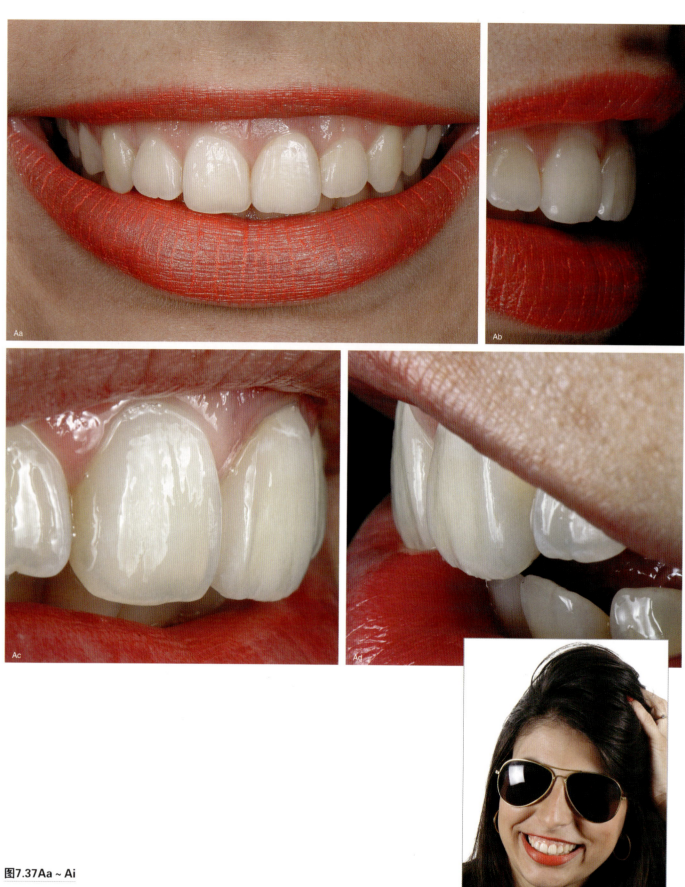

图7.37Aa～Ai

患者满意而自然的微笑（**Aa～Ae**）。18个月后的临床和X线片检查显示稳定的修复后效果（**Af～Ai**）。

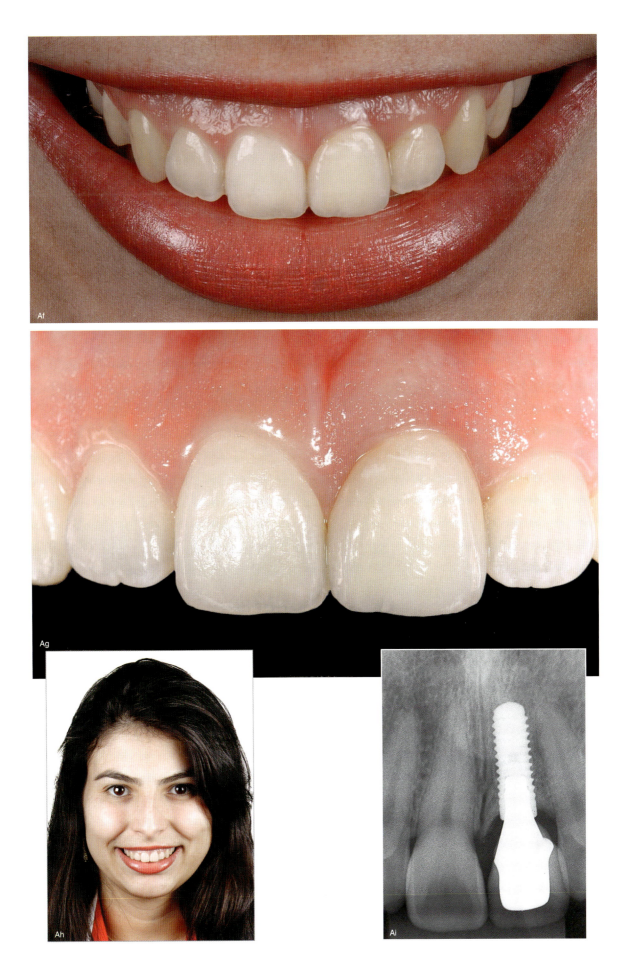

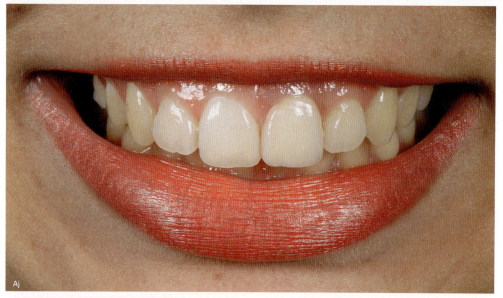

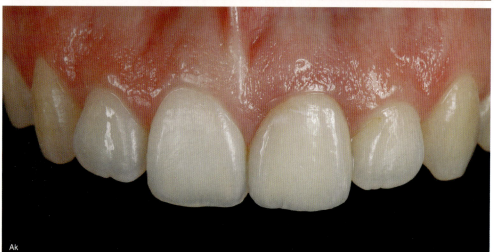

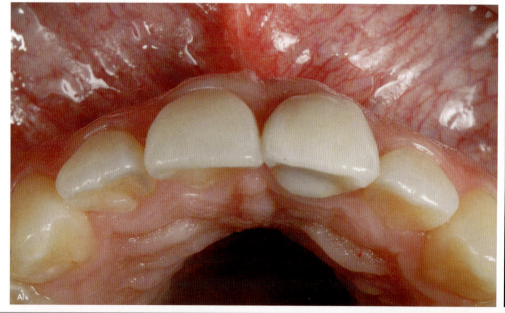

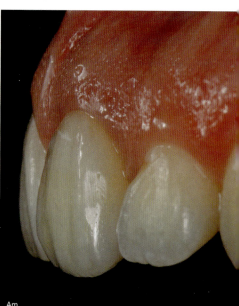

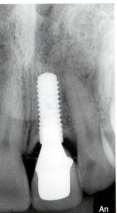
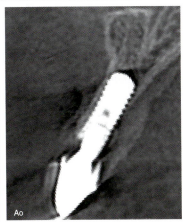

图7.37Aj ~ Ap

5年后的临床和X线片检查仍然呈现出稳定的效果。注意患者和谐的微笑（**Aj ~ Ap**）。修复医生：Victor Clavijo；技师：Rondrigo Monsano。本病例已发表在：Nocchi E. Visão horizontal: odontologia estética para todos. 2013 Ed. Dental Press, p: 386–399.

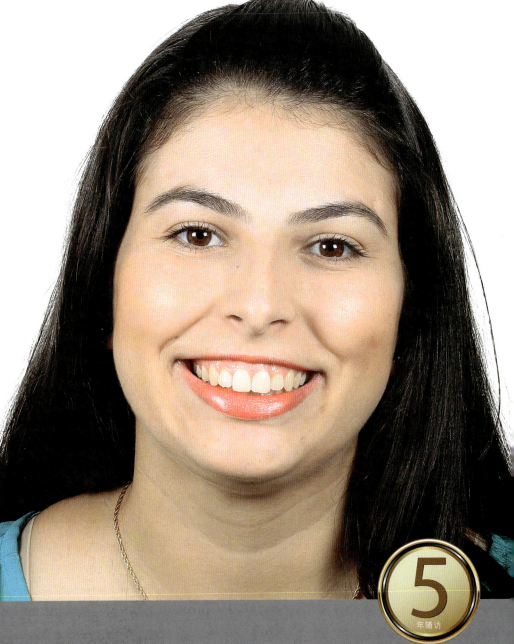

　　由修复材料引起的植体周黏膜颜色变化是另一突出的美学问题[220-221]。Jung等[213]发表了一篇体外研究，在猪上腭的下方放置不同的修复材料，观察黏膜是否有透色的改变。结果表明，如果黏膜厚度小于1.5mm，无论放置何种修复材料均无法阻止变色的发生；钛引发的变色问题最为明显；当黏膜厚度达到2mm时，氧化锆不会引起肉眼可分辨的变色；如果黏膜厚度达到3mm，无论使用何种材料，人眼均不会分辨出颜色改变。以邻牙为对照，对全瓷和金属烤瓷修复体进行评估[214]，结果显示，尽管两种材料一定程度上均可引起变色，但全瓷修复体可获得更近似于邻牙的颜色匹配度。Bressan等[222]认为，无论基台采用何种材料（钛、金或氧化锆），植体周黏膜总会与未经治疗的对侧同名牙的牙龈存在色差。Park等[223]的研究证实，钛植体的龈下肩台也可能引发变色问题。

　　尽管即刻种植与上皮下结缔组织移植有众多美学方面的裨益，我们也不能忽视移植物的获取给患者带来的不适。Wiesner等[224]治疗病例中，一半进行了结缔组织移植的患者表示他们不会再接受这种手术方式了。我们的观点是，获取移植物带来的不适并不能抵消前文所述的软组织移植所带来的诸多优点（降低黏膜退缩和变色的风险、增加软硬组织的稳定性等）。因此，

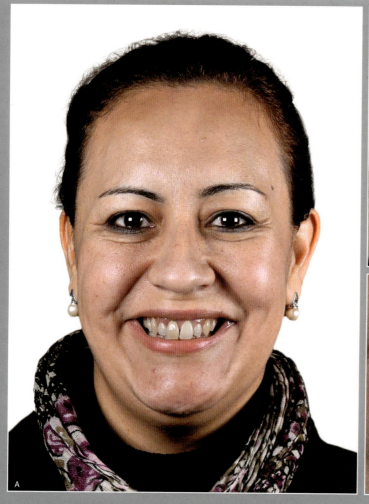
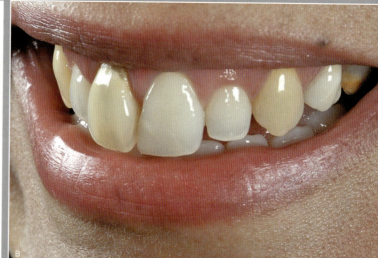
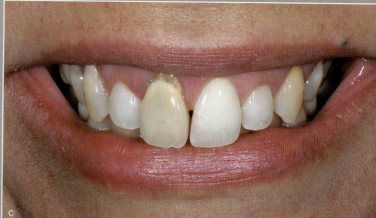

针对薄龈型或者存在软组织退缩的病例，应该采用上皮下结缔组织移植的方法。我们建议采用不抬升龈乳头的黏骨膜隧道术式为移植物提供空间，采用改良式悬吊缝合来固定移植物。移植物的宽度限定在种植位点相邻两龈乳头中点连线的范围，5～6mm宽，厚度则是1.5～2mm（图7.38）。需要强调的是，即使在未进行结缔组织移植的情况下，也可通过使用平台转移种植体或者穿龈部凹形设计的基台的方式来增加植体周的黏膜厚度[27]。

　　针对即刻种植的病例，依据本章描述的临床治疗方案可获得可预期的、稳定、美观的临床效果（图7.39～图7.44）。我们的理念是，种植时机的选择（即刻、早期或延期）不应对美学效果产生不利的影响。欲实现完美的临床效果，最关键的是把握三大基本要素：以修复为导向的种植，美学组织重建，修复体的处理。这些理念与近期发表的一些文献不谋而合[25,112,225]。

　　由于拔牙窝的处理受多种因素影响，我们很难断定某种技术是否优于另一种。尽管如此，我们仍然希望本文阐述的决策树可以帮助医生做出最佳选择（即刻种植或位点保存）。

扫一扫即可浏览
参考文献

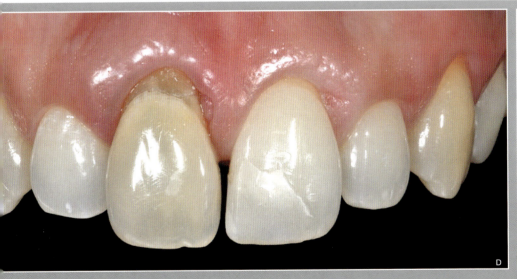

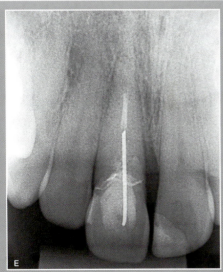

图7.38A～E

在伴有牙龈退缩的存在部分骨吸收的牙槽窝（窄的缺损）进行即刻种植。初诊的临床和X线片显示患者的11根折。患者具有薄龈生物型和高位笑线（**A～E**）。

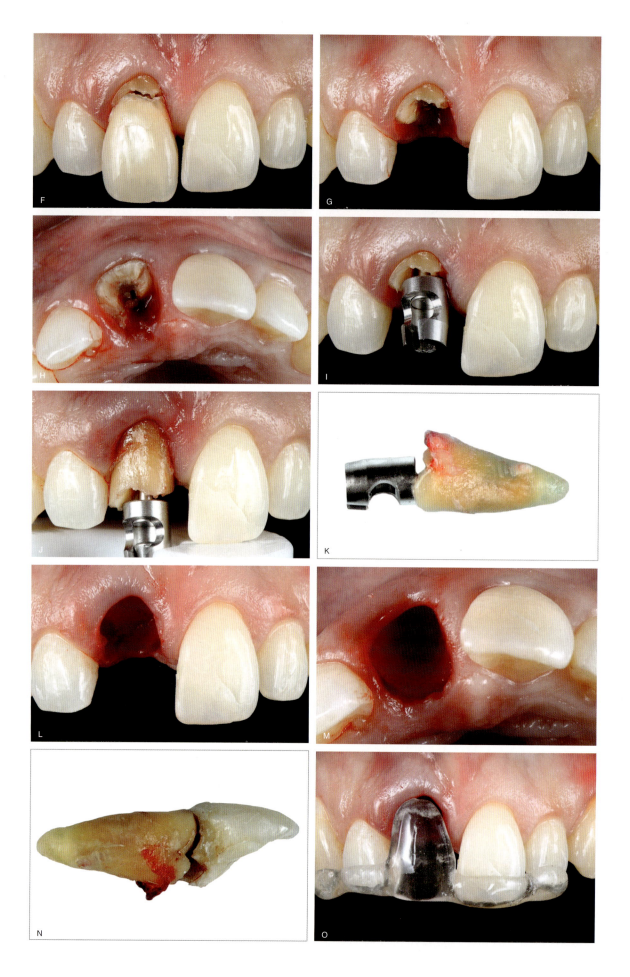

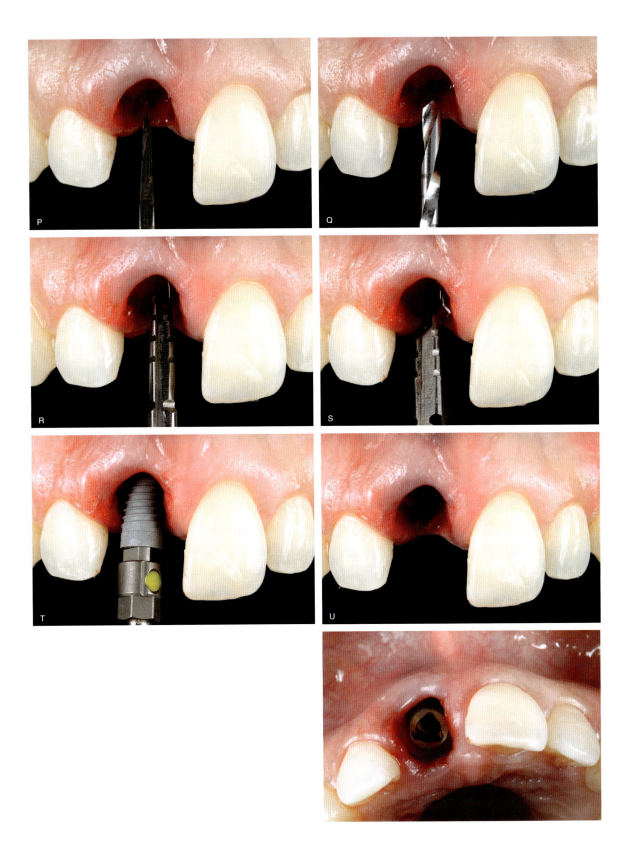

图7.38F ~ V

使用垂直牵引装置拔除患牙，探查牙槽窝，可探及完整的颊侧骨壁（**F ~ N**）。戴入外科导板，完成即刻种植的植入步骤。表面上看，种植体植入稍浅，但选择这个位置是基于以对侧同名牙龈缘水平为参照进行组织重建的需要（**O ~ V**）。

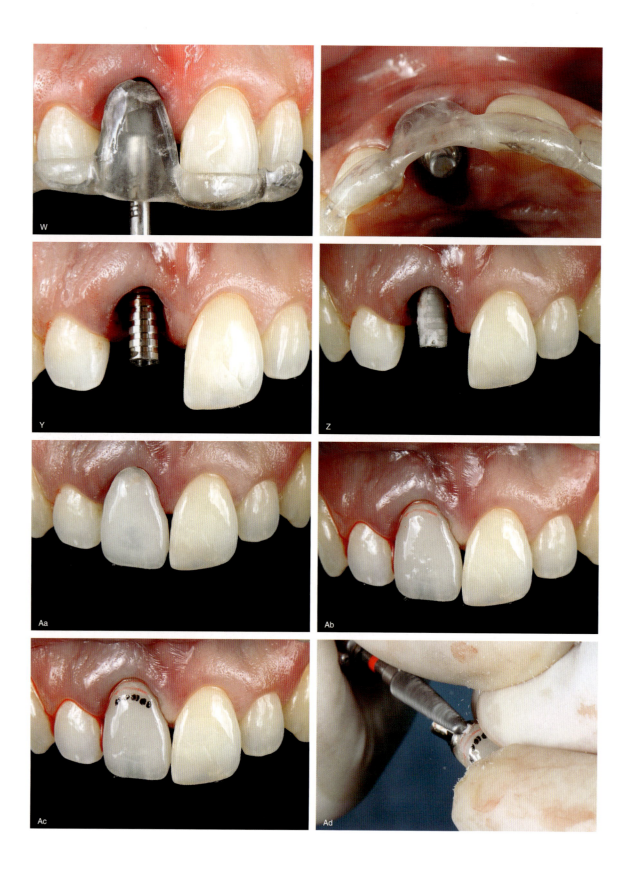

图7.38W ~ Ai

外科导板就位，以保证种植体植入理想的三维位置（**W，X**）。即刻临时修复步骤。注意种植位点与邻牙颊侧牙龈水平的差异（**Y ~ Ai**）。

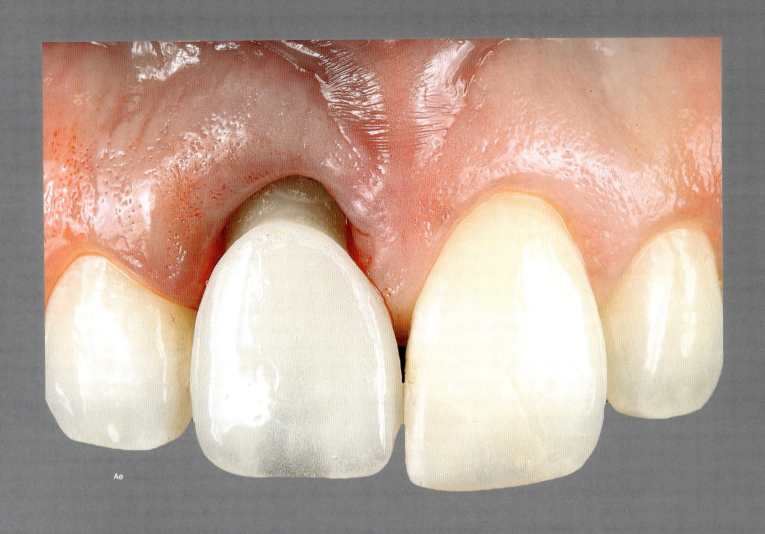

Ae

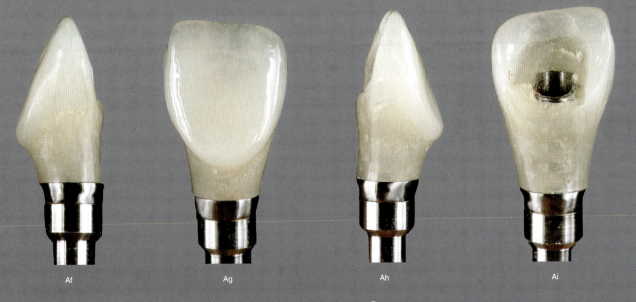

Af　　　　　　Ag　　　　　　Ah　　　　　　Ai

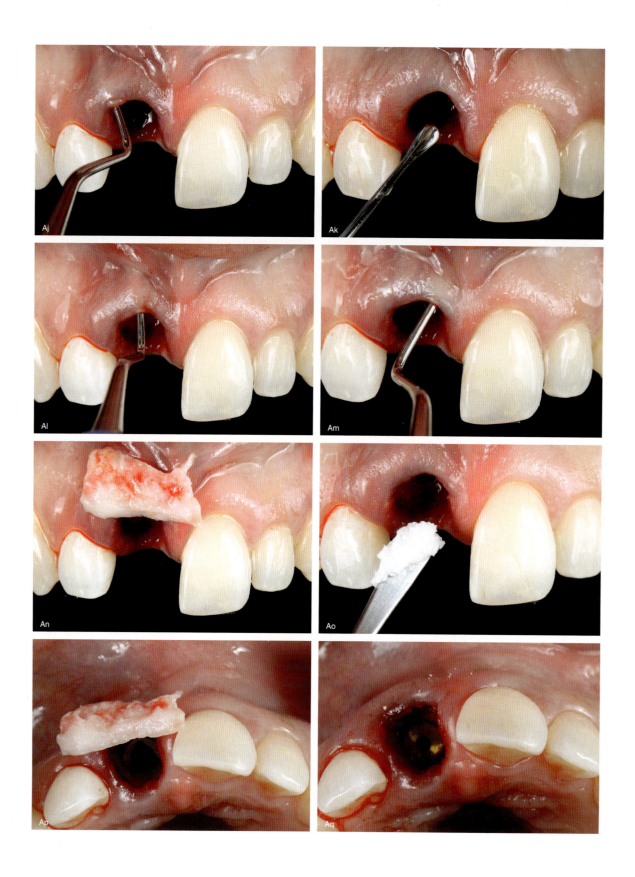

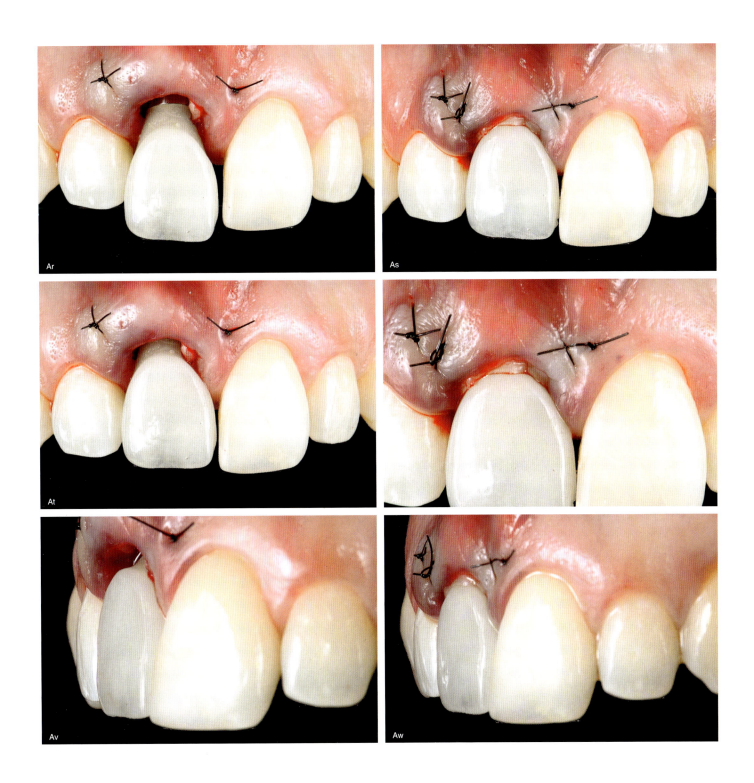

图7.38Aj～Aw

翻颊侧类信封瓣（**Aj～Am**），去蛋白小牛骨充填跳跃间隙（**An，Ao**），将结缔组织缝合固定并进行即刻临时修复。注意这种缝合方式将龈瓣与结缔组织移植物拉向冠方（**Ap～Aw**）。

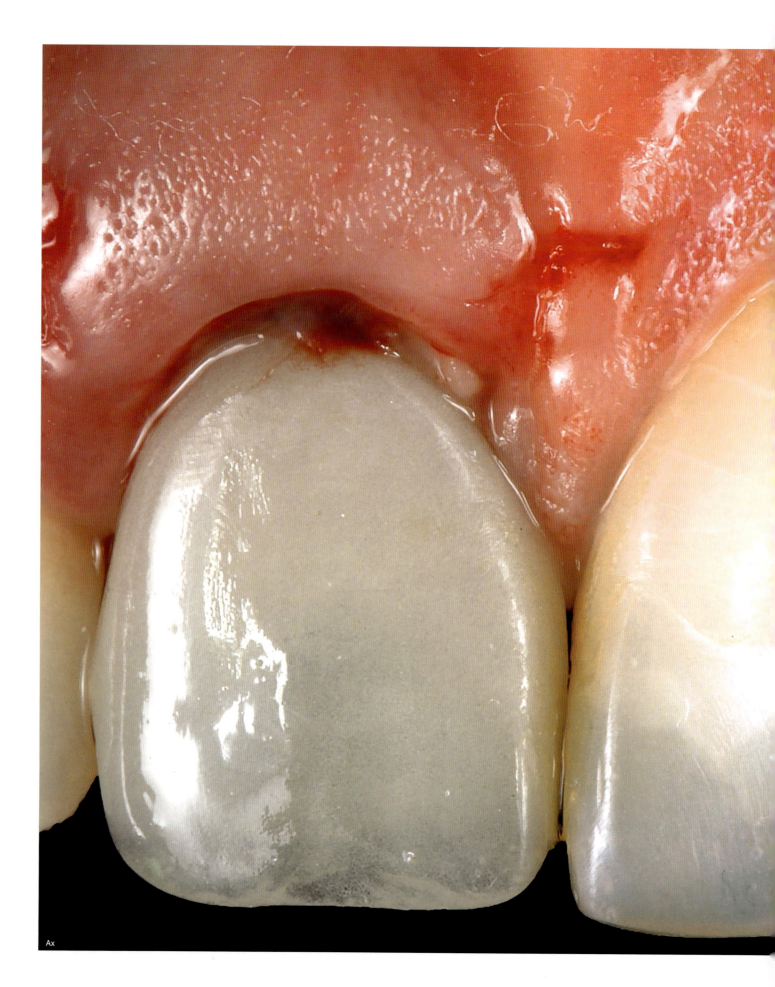

Ax

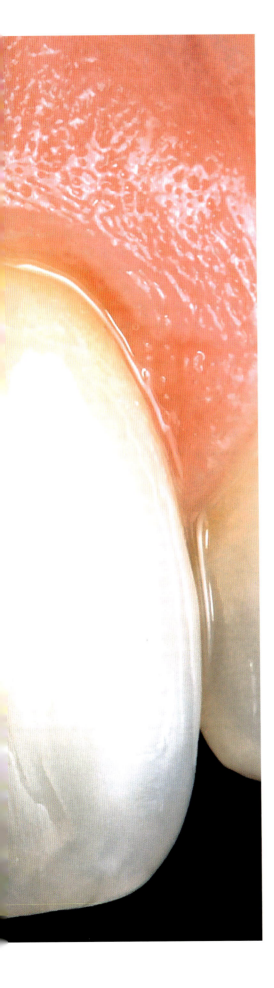

图7.38Ax ~ AAb

两周后随访，可见移植物再血管化（**Ax**）。6个月的临床和CBCT表现（**Ay ~ AAb**）。

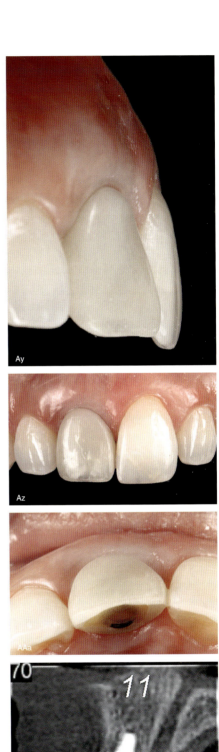

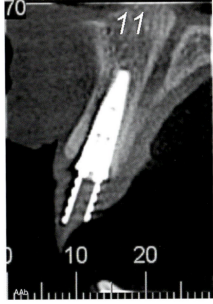

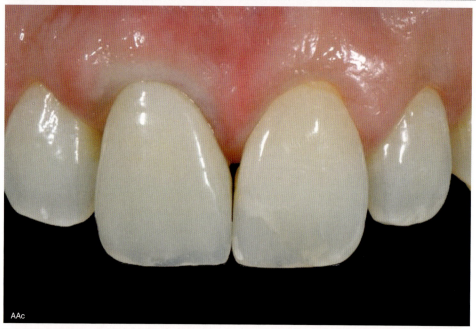

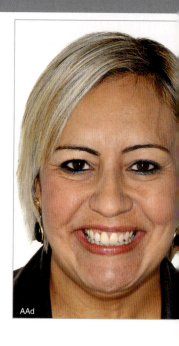

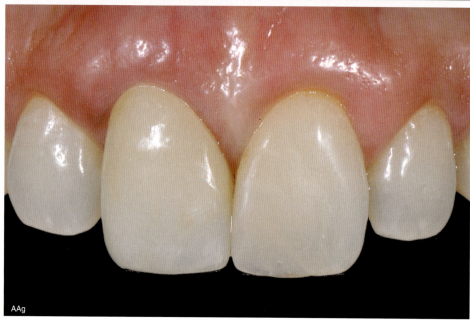

图7.38AAc ~ AAn

软组织塑形后的临床照片。注意植体周黏膜与对侧同名牙平齐（**AAc**）。11全瓷冠和21烤瓷贴面修复的最终效果（**AAd**）。修复后1年随访显示稳定的临床效果（**AAe ~ AAh**）。软组织边缘位置的比较：治疗前，术后即刻，修复完成后和1年随访时（**AAi ~ AAn**）。修复医生：Leonardo Buso；技师：Adriano Scheider。

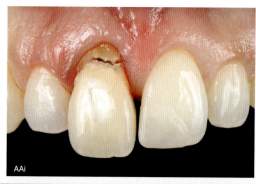

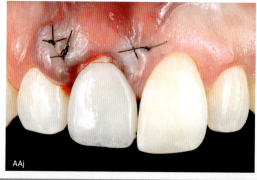

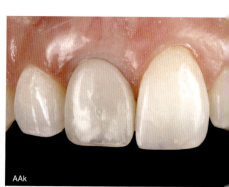

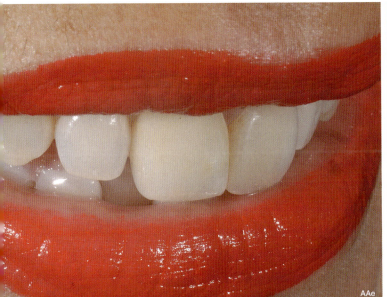
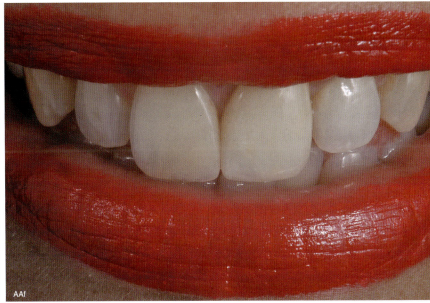

AAe
AAf

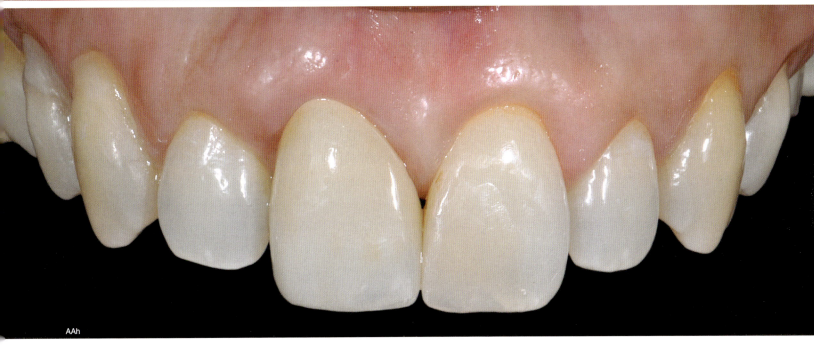

AAh

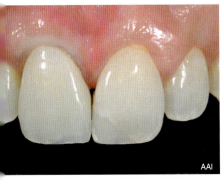
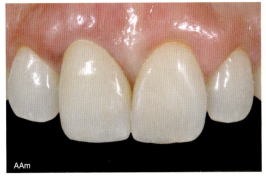
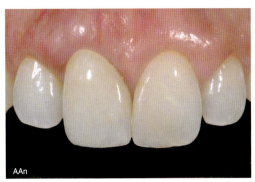

AAl
AAm
AAn

种植体植入

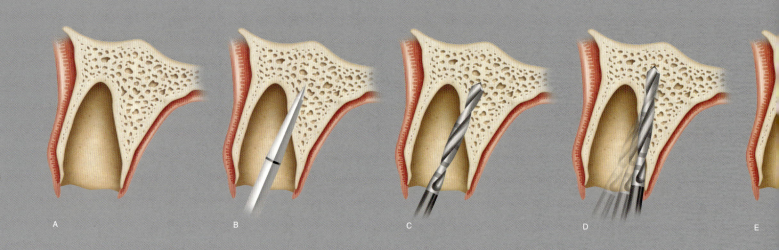

A   B   C   D   E

三维位置

图7.40A ~ E

不同种植位置的模式图。从舌隆突穿出是理想的种植位置（**A**）。从切端穿出也是适宜的种植位置（**B**）。从颊侧穿出，则需要对修复基台进行个性化调整（**C**）。如果种植体轴向过于偏腭侧，则修复体外形过大（**D**）。种植体植入方向过于偏颊侧，则无法用修复的方式进行弥补，因为种植体的平台与颊侧骨板距离过近，这毫无疑问是比较棘手的情况（**E**）。

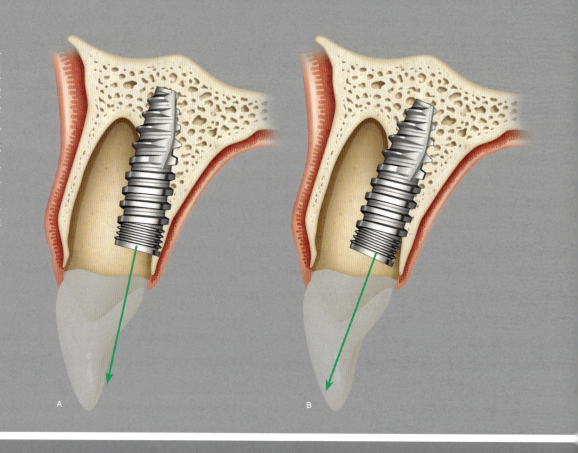

A   B

图7.39A～I

即刻种植窝洞预备的示意图。尽可能先在腭侧骨壁上定点。注意钻的角度（**A～C**）。穿透皮质骨的第一钻应朝向腭侧骨板，然后逐渐拉直（**D～F**）。将种植体植入理想的位置。注意跳跃间隙的保持，以便为组织重建提供空间（**G～I**）。

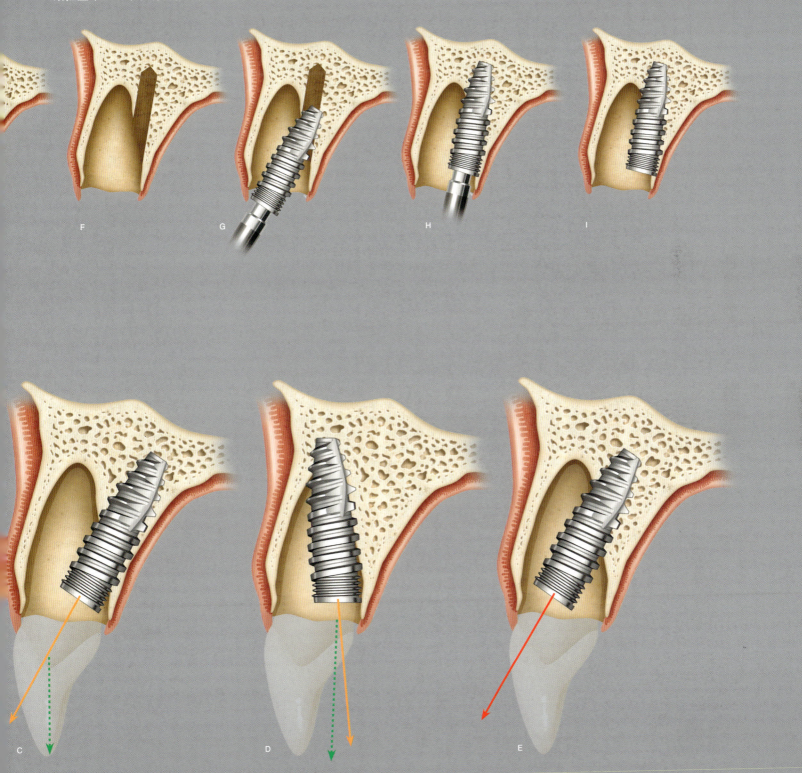

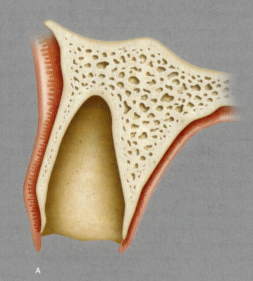

小直径

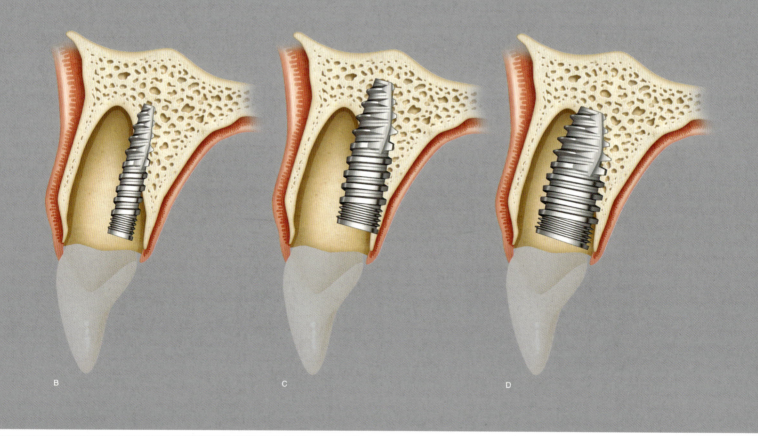

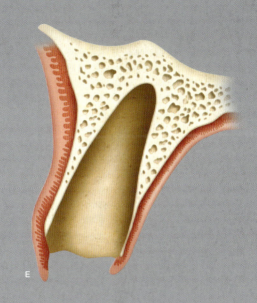

窄的牙槽窝

图7.41A ~ H

根据牙槽窝解剖进行种植体直径选择的示意图。宽的牙槽窝，充足的腭侧骨量（**A**）。分别植入小平台直径（**B**）、常规平台直径（**C**）和大平台直径的种植体（**D**）。种植体可以较容易在腭侧骨壁上获得固位。此时如选用较大平台直径的种植体会减小颊侧余留的跳跃间隙。理想的方案是选择常规平台直径的种植体。窄的牙槽窝，有限的腭侧骨量（**E**）。分别植入小平台直径（**F**）、常规平台直径（**G**）和大平台直径（**H**）的种植体。注意种植体较难在余留的牙槽骨壁获得固位。此时如选用大平台直径和常规平台直径的种植体均可导致颊侧跳跃间隙过小，因此小平台直径的种植体应作为首选。

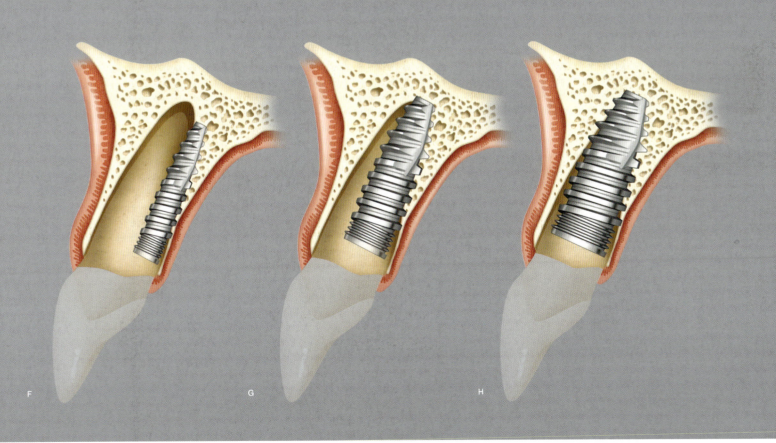

完整的牙槽窝，厚的组织生物型

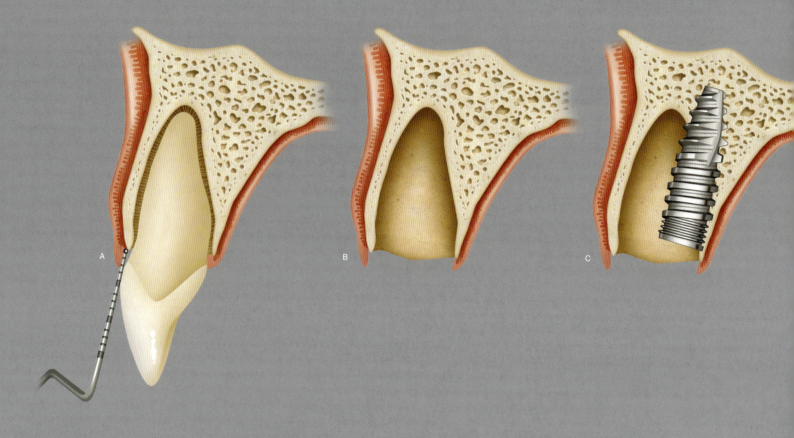

完整的牙槽窝，薄的组织生物型

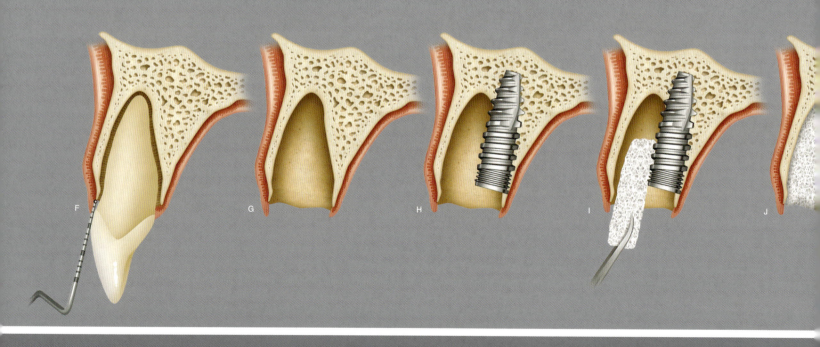

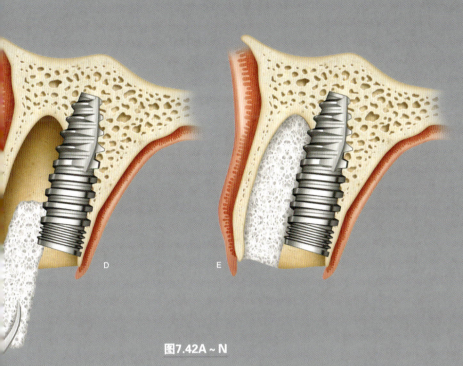

图7.42A~N

在完整牙槽窝进行组织重建的示意图。术前的骨探诊显示颊侧骨壁完整，且为厚生物型（**A**）。微创拔牙，保持牙槽窝骨壁的完整性（**B**）。将种植体植入正确的三维位置（**C**）。填入片状的去蛋白小牛骨胶原（**D**）。完全充填跳跃间隙（**E**）。骨探诊显示颊侧骨壁完整，非厚生物型（**F**）。微创拔牙，保持牙槽窝骨壁的完整性（**G**）。将种植体植入正确的三维位置（**H**）。填入片状的去蛋白小牛骨胶原（**I**）。完全充填跳跃间隙（**J**）。使用钝性隧道器械在颊侧翻全厚的类信封瓣（**K~M**）。将结缔组织移植物缝合固定在颊侧龈瓣上（**N**）。

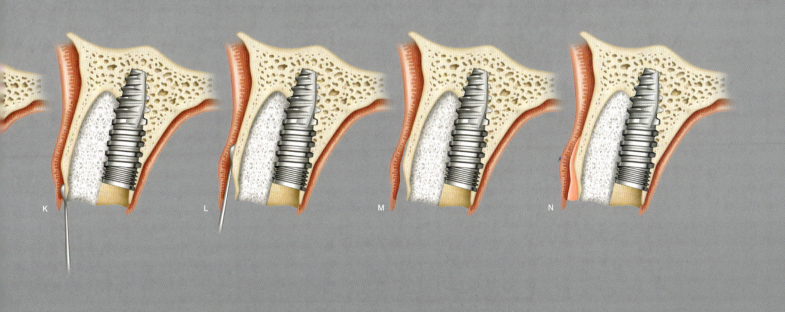

浅的颊侧缺损，薄的组织生物型

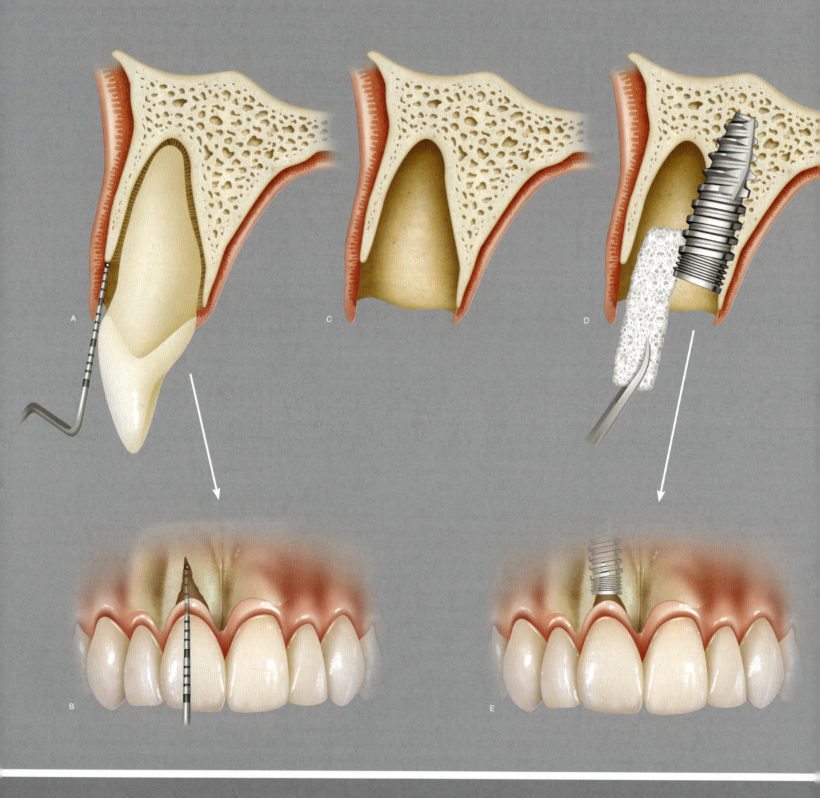

图7.43A ~ J

在存在部分骨吸收的位点进行重建步骤（窄的缺损）。骨探诊显示部分颊侧骨壁吸收（5mm），非厚生物型（**A，B**）。不翻瓣拔牙（**C**）。种植体植入正确的三维位置，填入去蛋白小牛骨胶原（**D，E**）。完全充填跳跃间隙并修复颊侧的骨缺损（**F，G**）。使用钝性隧道器械在颊侧翻类信封瓣（**H**）。将结缔组织移植物缝合固定在颊侧龈瓣上（**I，J**）。

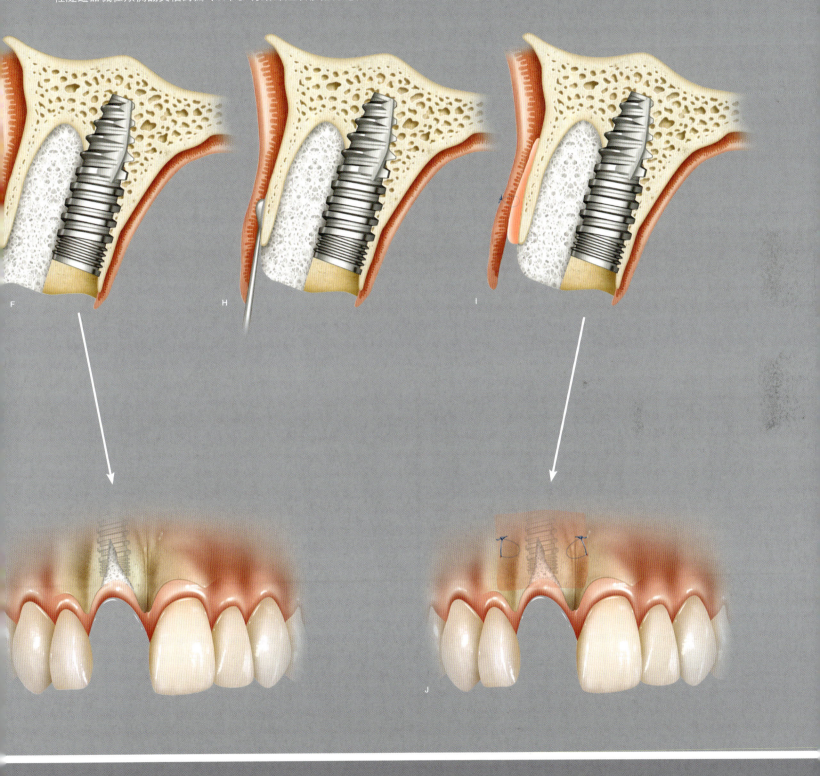

宽/深的颊侧缺损，薄的组织生物型

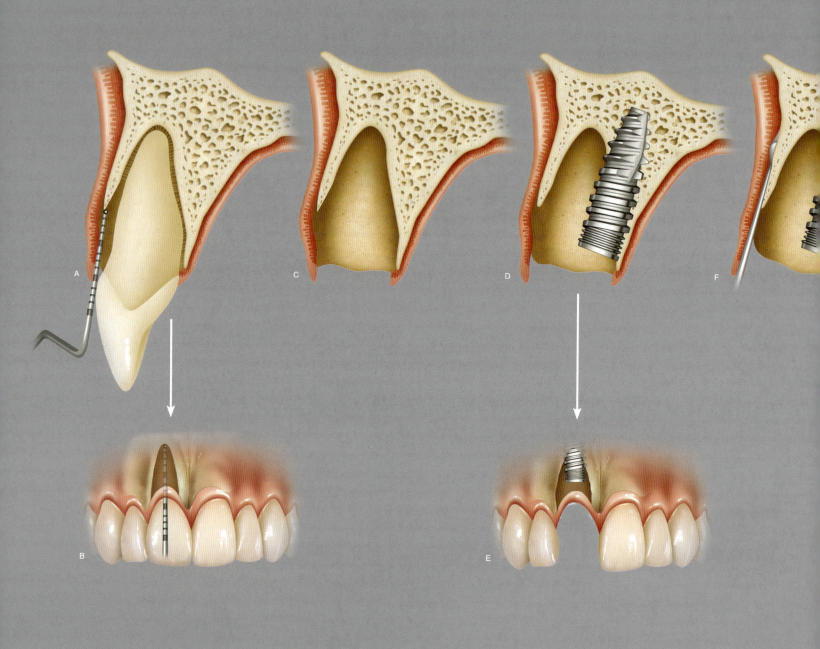

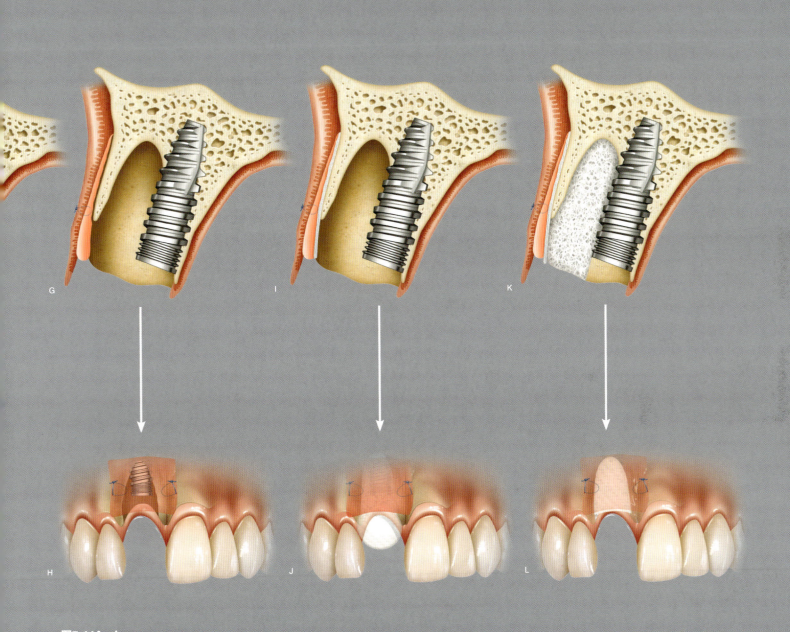

图7.44A～L

在伴有明显牙槽骨壁吸收、存在宽而深的骨缺损的位点进行组织重建步骤的示意图。骨探诊显示部分颊侧骨壁吸收（8mm），非厚生物型（A，B）。不翻瓣拔牙（C）。种植体植入正确的三维位置（D，E）。使用钝性隧道器械在颊侧翻全厚类信封瓣（F）。将结缔组织移植物缝合固定在龈瓣上（G，H）。将胶原屏障膜插入结缔组织移植物和颊侧骨壁之间（I，J）。用片状的去蛋白小牛骨胶原充填跳跃间隙并修复颊侧的骨缺损（K，L）。

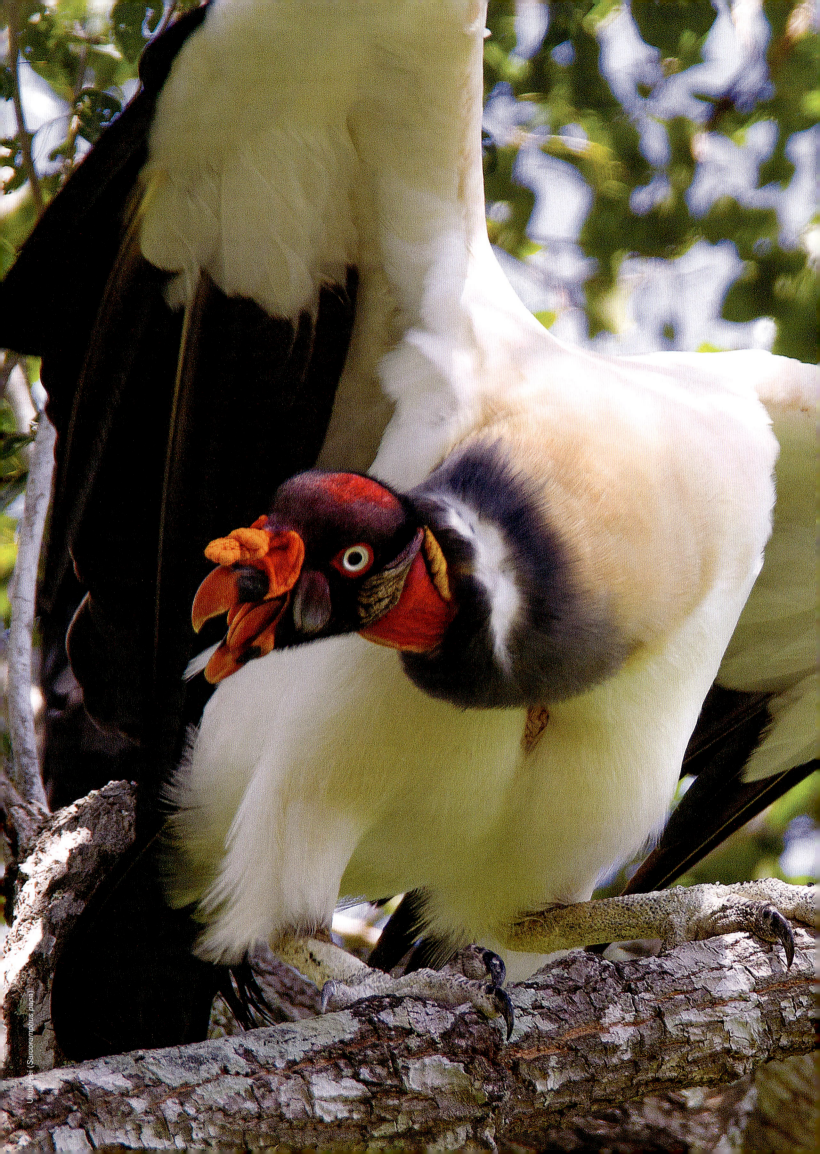

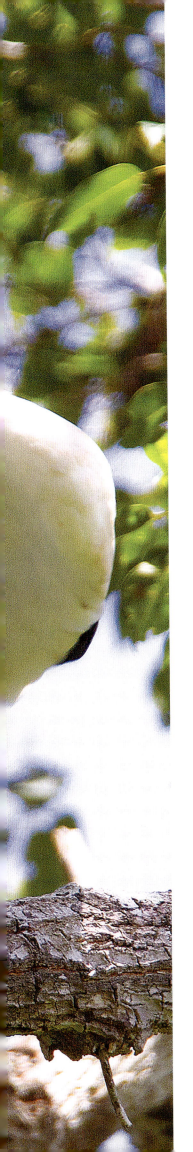

第 **8** 章

种植相关美学并发症的

治疗选择

Treatment options for implants with esthetic sequelae

Paulo Fernando Mesquita de Carvalho | Julio Cesar Joly | Robert Carvalho da Silva

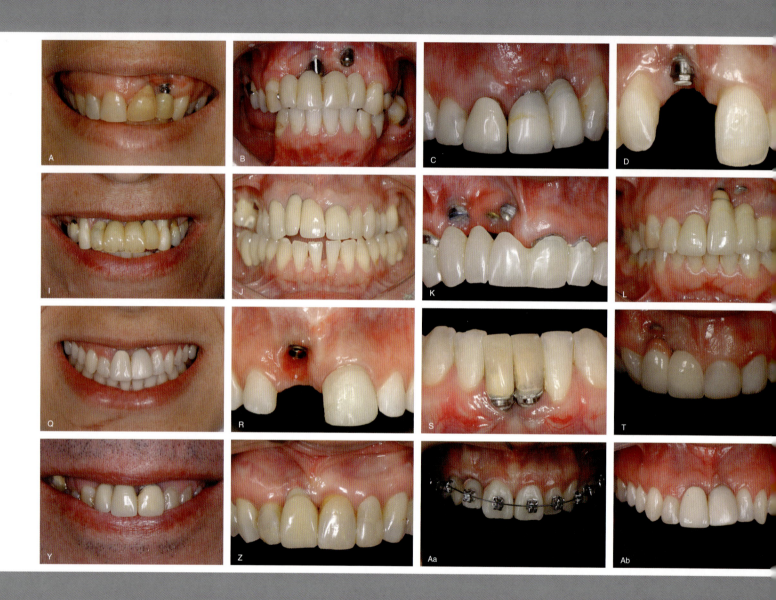

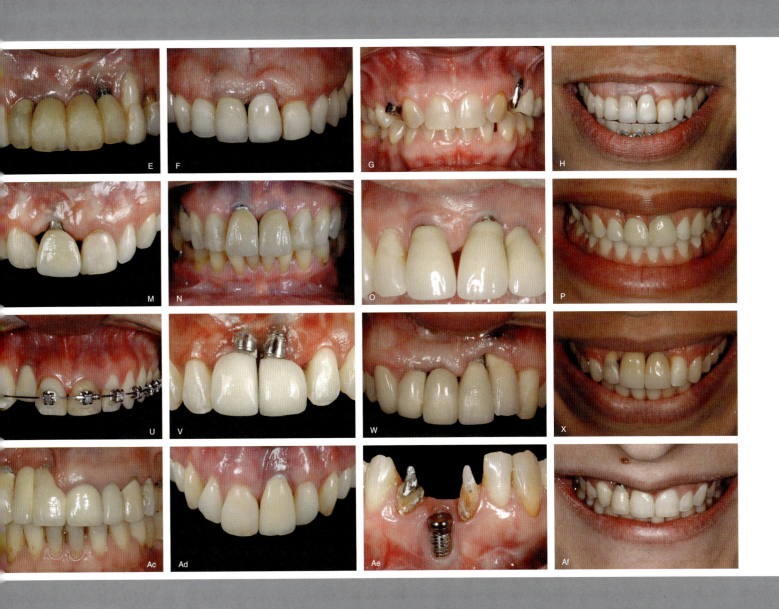

图8.1A～Af

种植修复体严重的美学并发症（**A～Af**）。

近年来，涉及功能、生物和美学的种植修复并发症逐年递增[1]（图8.1）。读者必须明白的是，截至目前，种植牙科学对于已发生骨结合的种植体的处理方案还处于探索阶段[2]。由于现有研究设计方法的限制，我们尚需要更多的科学证据[3]。因此，本章节中所展示的大部分病例的处理方法都是源自我们自己的临床经验。一部分是病例个案报告[1,4-7]，一部分是对照研究[8-11]。

关于细菌感染引起的种植体生物学并发症的病因（微生物特点）和可能的治疗方案[12-13]已经有诸多文献进行了讨论。生物并发症处理的最大挑战在于彻底的清创，除此以外，各种治疗方案的选择也是难点[14]。

以修复为导向的种植手术设计能够帮助我们预测最终的临床治疗效果。反之，则可能导致严重的美学并发症[5]。整个环节中最容易出现错误的是种植体的三维位置[3,15-16]。此外，被忽视的组织缺损[17-18]（软组织和/或硬组织）以及不当的修复体制作[19]（临床部分和/或技工室部分）也与美学并发症密切相关。以修复为导向的种植体植入、美学组织重建（esthetic tissue reconstruction，ETR）、修复体的处理这3个因素是美学种植牙科学的3个支柱。如果在某个病例中，上述3个因素中的1个或几个出现问题，都会引起美学并发症。毫无疑问，这3个因素中种植体的三维位置是最重要的。这不仅因为种植体的三维位置决定了其他两个因素，也因为种植体的三维位置决定了我们对后续治疗的选择。

美学并发症的高发部位是上部结构和植体周组织相接触的过渡区。这个区域的美学并发症包括龈乳头丧失、黏膜退缩和变色，以及软组织缺陷（图8.2）。

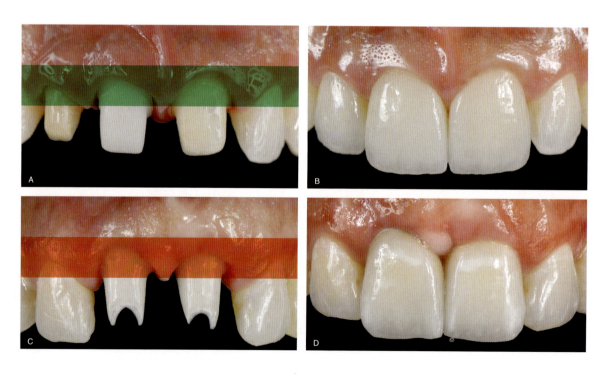

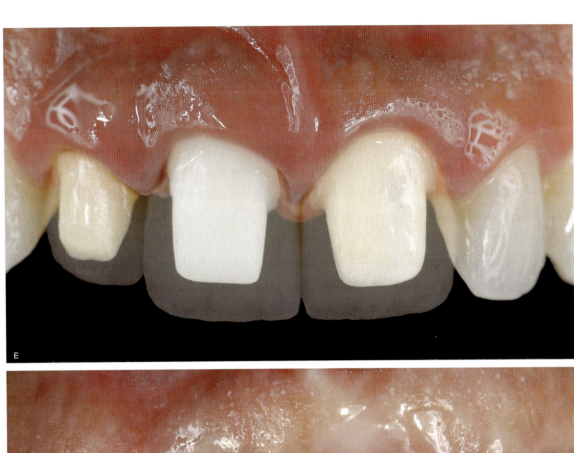

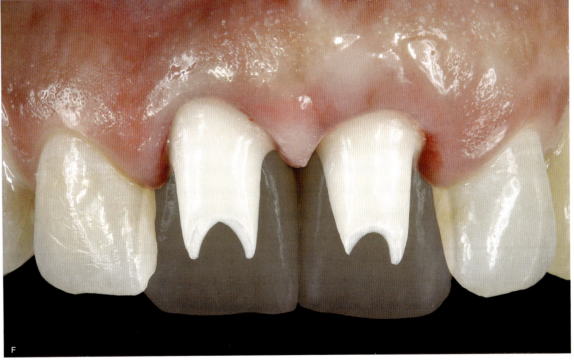

图8.2A～F

过渡区：和谐/自然的（**A，C，E**）；不和谐/缺陷的（**B，D，F**）。

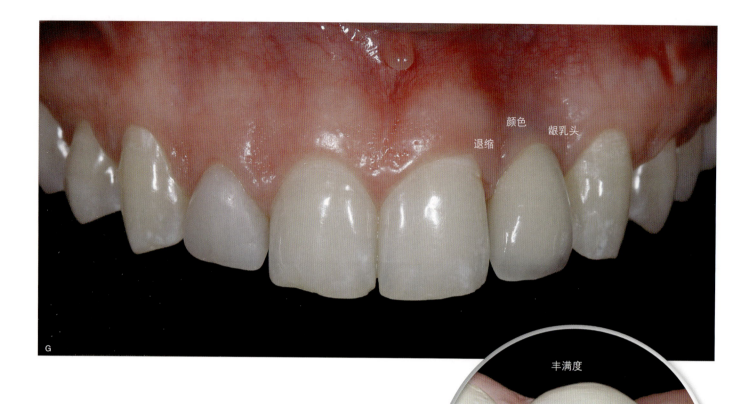

图8.2G，H

发生在过渡区的美学缺陷：黏膜边缘退缩、龈乳头丧失、黏膜变色及丰满度不足（**G，H**）。

20世纪80年代，提出的成功种植的标准仅限于骨结合的获得与维持[20]，未涉及美学评价指标（图8.3）。现在，种植成功的标准已远不止于单纯的种植体存留。粉色美学评分（PES）[21]已得到广泛使用——通过和邻近天然牙的解剖结构进行比较来评价植体周软组织的特点（表8.1）。

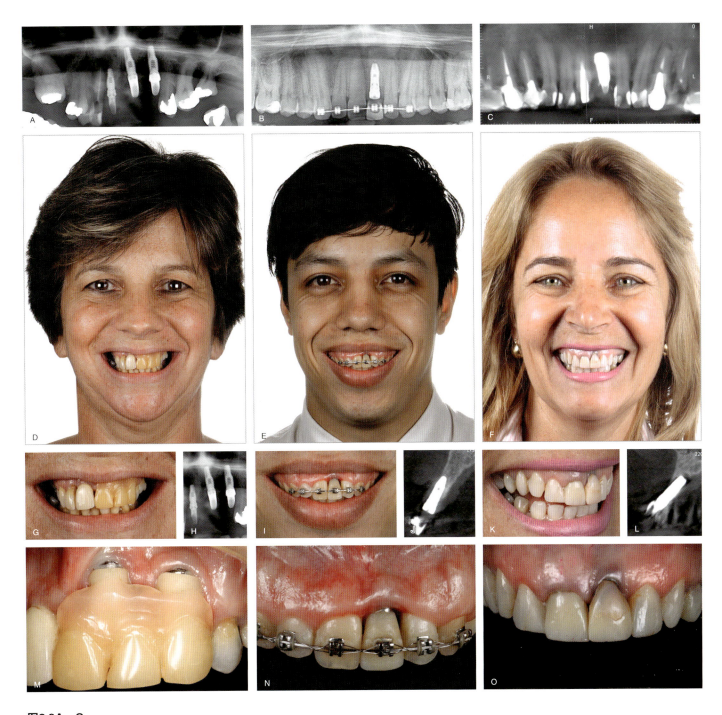

图8.3A~O

在美学区，已经发生骨结合的种植体出现了严重的修复问题。可以看到过渡区有明显的组织缺陷（**A~O**）。

表8.1 评价成功美学修复的指标-粉色美学评分（PES）

变量	参考标准	0	1	2
近中龈乳头	对侧同名牙的形态	缺如	部分充满	完全充满
远中龈乳头	与对侧同名牙的形态	缺如	部分充满	完全充满
边缘黏膜水平	对侧同名牙的龈缘水平	相差 > 2mm	相差 1~2mm	相差 < 1mm
软组织轮廓	与对侧同名牙的相似度	严重缺损	少量缺损	无缺损
牙槽突	牙槽突缺损	严重缺损	轻中度缺损	无缺损
软组织颜色	对侧同名牙软组织的颜色	显著差异	细微差异	无差异
软组织质地	对侧同名牙软组织的质地	显著差异	细微差异	无差异

PES评分较低的美学缺陷病例通常是难以处理的。术者必须完全理解每一类病例所面临的美学和生物学上的局限。即便如此，我们也不能保证实现完全仿真的修复效果（图8.4）。

在开始治疗之前，首先要进行全面的临床检查（植体周探诊和美学评估）和影像学检查。通过临床检查来评估植体周黏膜的边缘以及种植体与相邻天然牙的龈乳头的位置。植体周探诊是评估附着丧失、螺纹暴露量（骨缺损）、出血和溢脓的重要指标。除此以外，也需要对相邻天然牙的邻面骨高度进行评估。对于软组织退缩的病例来说，充分了解牙槽嵴顶以及龈乳头的位置是判断软组织冠向复位手术预后的关键。

影像学检查是一个重要的诊断工具。根尖片有助于我们对种植体的特征（种植体型号、修复固位的方式）以及邻面的骨高度进行判断。高分辨率的软组织CBCT[22]可展示种植体的三维位置、植体周的骨厚度和软组织量。当然我们要明白，CBCT是一项补充性的检查，因为金属造成的伪影会影响X线片检查显示的骨量的精确性，尤其是骨厚度不足1mm时。

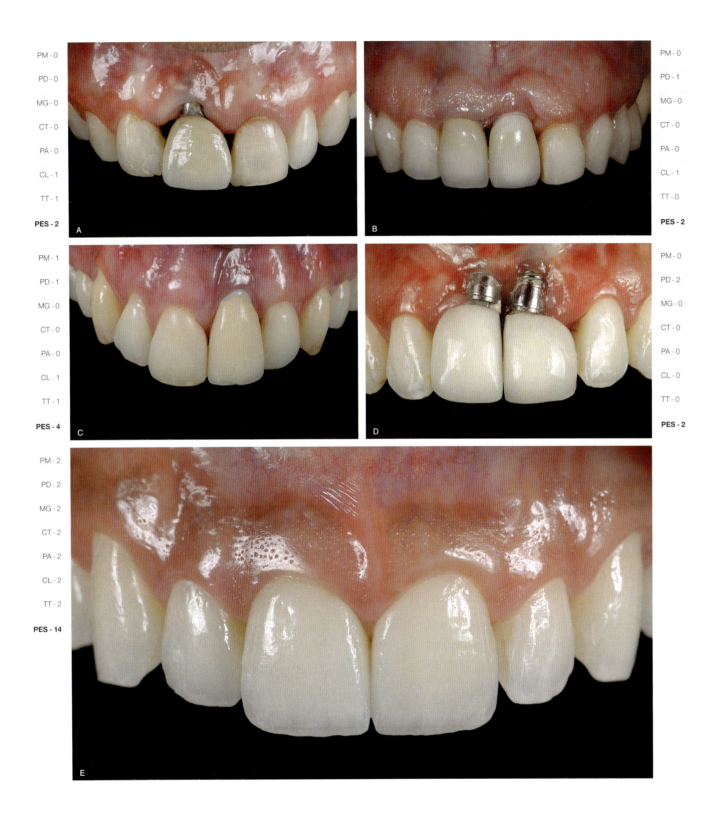

图8.4A ~ E

基于对植体周组织特征的全面了解来实现对种植修复重建的有效评估。根据不同组织缺损情况分类的低美学评分病例（**A ~ D**），和邻近组织相似的高美学评分病例（**E**）。

作为诊断的最后一步，术者应去除修复体（永久的和临时的修复体）以确定修复体的特征和种植体的位置。在去除修复体的过程中，我们应特别注意种植体的内连接结构是否已经损坏，是否有螺丝折断或者基台无法取出的情况。我们也可以通过转移杆或者螺丝刀来帮助我们判断种植体的位置和角度（表8.2和图8.5）。

除此以外，我们应该对患者的个人情况以及其对治疗的预期有一定了解，以制订个性化的治疗方案。我们制订的治疗方案常涉及多个连续的手术[5]，由于对之前的失败治疗心有余悸，患者通常希望能得到快速而有效的治疗方案。

在此，我们有如下一些治疗方案：

1. 牙–龈修复（DGP）。
2. 美学（软和或硬）组织重建（ETR）。
3. 永久或临时性种植体埋入（SUB）。
4. 通过外科手段改变种植体位置（SR）。
5. 种植体取出（EXP）。

以上每个方案都有其优势和局限。在为患者进行治疗方案选择的时候，治疗时间、次数、创伤程度、可以预期的效果等因素都需要被充分的考量。

当种植体和相邻天然牙之间的龈乳头位置较低时，我们可以对天然牙采用低速正畸牵引的方式[23]。这可能是唯一一种可以预期的恢复龈乳头的方法[24]。当然，前提是牙周组织处于健康状态（健康、充足的牙周附着）。根据需要的牵引量的不同，一些病例可能需要提前进行牙体牙髓和/或修复的治疗。正畸牵引可以在组织重建之前或者之后进行。须根据各个病例的情况具体分析。

表8.2 治疗方案的评估

评估方法			
临床检查/照片	**探诊**	**影像学检查**	**去除旧修复体**
黏膜边缘位置	邻牙牙槽嵴顶的位置	邻牙牙槽嵴顶的位置	种植体位置
龈乳头高度	骨缺损情况	颊侧骨板	修复体连接结构是否完好
组织生物型	出血/溢脓	种植体位置	
软组织质量		种植体特征	

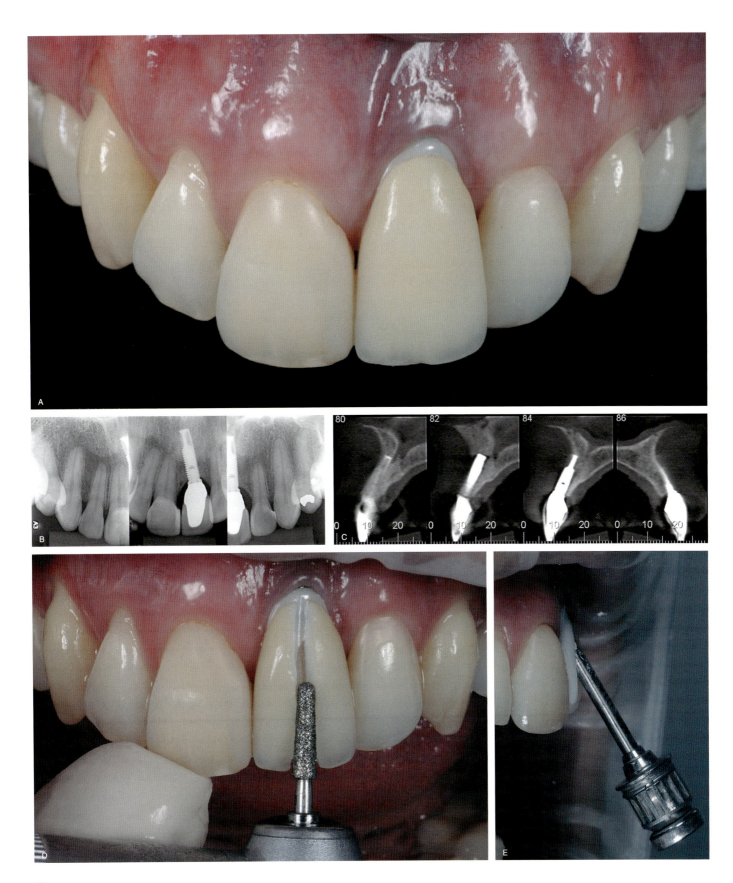

图8.5A ~ E

临床（**A**）、X线片和CBCT检查（**B，C**）去除修复体后，用螺丝刀检查种植体方向（**D，E**）。注意：种植体的颊倾角度只有在临床检查中才可能实现准确的评估。

种植体位置良好，但是出现了黏膜边缘退缩、软组织透色和/或轮廓塌陷的病例可以通过组织重建手段来进行改善。我们建议在术前先将正式修复体更换为拥有正确外形的临时修复体，以便为软组织移植物提供生长的空间[7,9,25]。Zucchelli等[9]建议在进行冠向复位瓣结合结缔组织移植术前，先取下牙冠并对基台进行修改。1年的随访显示了96.3%的平均覆盖率和75%的完全的覆盖率。另一方面，部分学者也发表了在不去除牙冠的情况下进行软组织移植手术的报告，然而效果并不十分让人满意[8,10,19]。笔者认为，在不去除原有修复体的情况下进行手术，移植物和瓣的复位会受到影响，因为在大多数病例中，原有牙冠的外形往往过突，不正确的外形轮廓使我们对既已存在的组织缺陷进行弥补的任何尝试均会受到干扰（图8.6）。

对于黏膜边缘退缩的病例，在早期可以先尝试简单的方法。比如先用覆盖螺丝来替代原有修复体，让软组织获得向冠方爬行的空间。这种方法往往可以减少黏膜退缩，甚至让种植体上方的软组织自发生长至完全闭合。为了加速组织的生长，也可以用刀片将植体周龈沟内的上皮小心地去除，以此来刺激出血。接下来使用的临时冠最好是螺丝固位的，外形上需要为软组织的冠向移位提供空间[24]，尤其是在最初的4周里。接下来我们就能观察到植体周软组织的明显改善——角化黏膜的增加以及暴露区域的部分/全部覆盖，这有利于在后续进行的重建性步骤中实现精准的创缘对位，降低移植物的暴露量（图8.7）。

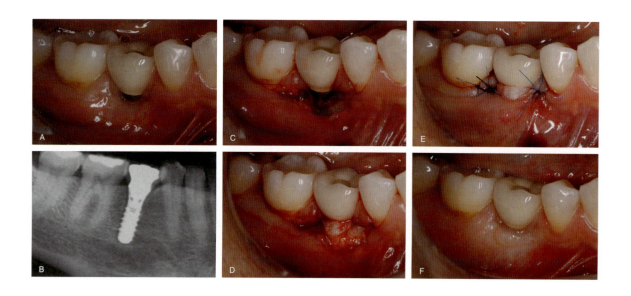

图8.6A ~ F

使用软组织移植的方式进行植体周组织重建。保留原有全瓷冠（**A，B**）限制了颊侧软组织丰满度的恢复。结缔组织移植物（**C ~ E**）增加了角化黏膜宽度和软组织厚度（**F**）。

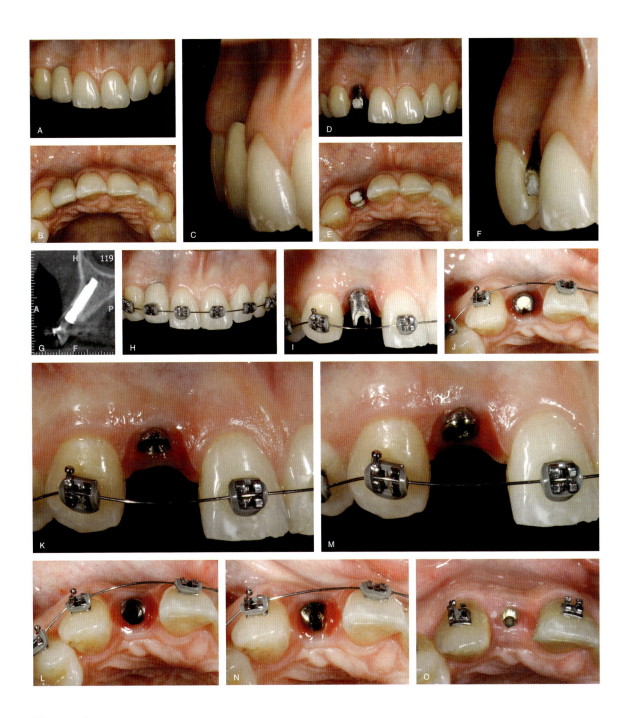

图8.7A~O

种植体的暂时性埋入。12植体周组织缺陷表现为轮廓塌陷和黏膜退缩（**A~F**）。CBCT显示为颊侧存在骨缺损（**G**）。正畸治疗（**H**）。取下全瓷冠和修复基台（**I~L**），用覆盖螺丝替换（**M，N**）。手术后90天观察到暴露的覆盖螺丝已经部分被软组织覆盖（**O**）。

当临床检查和CBCT未显示出骨开窗或者骨开裂时，我们只需要考虑用结缔组织移植来增加唇颊侧的丰满度（图8.8）。一些文章建议采用伴有垂直切口的冠向复位瓣结合结缔组织移植术式[4,8-9]。但正如我们在前面位点保存中谈到的，我们倾向于尽可能地避免垂直切口，而更多地使用更加保守的类信封瓣或者隧道技术[5,7,10,25-28]（图8.9）。

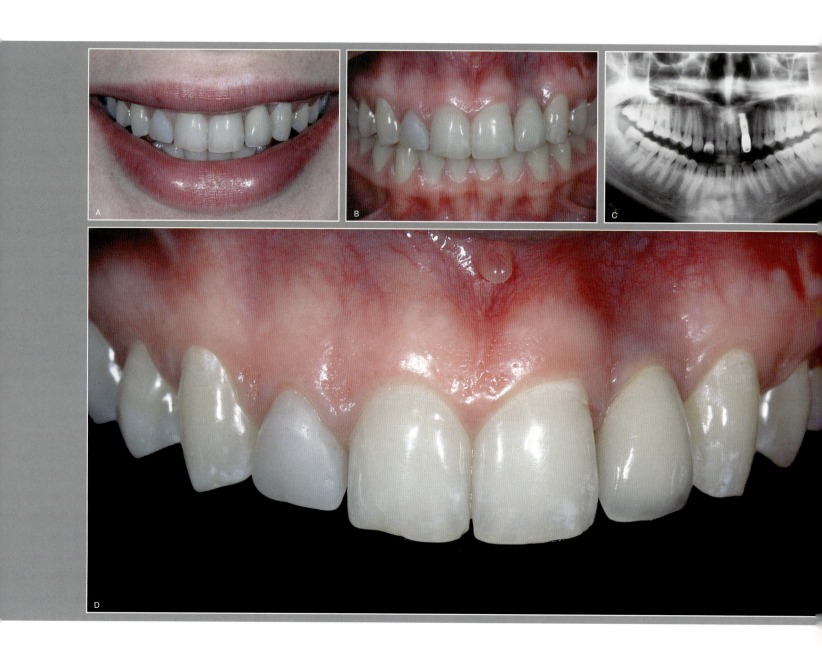

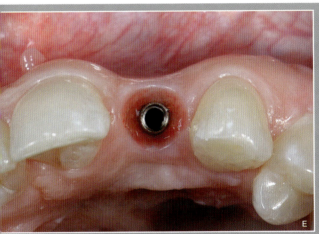
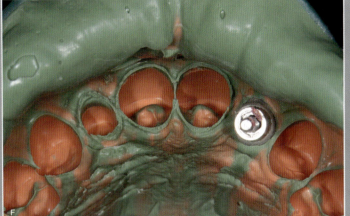
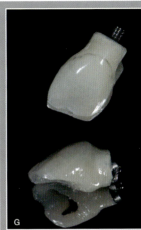
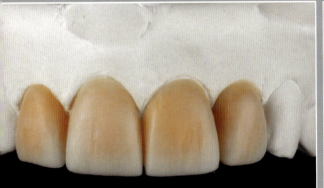
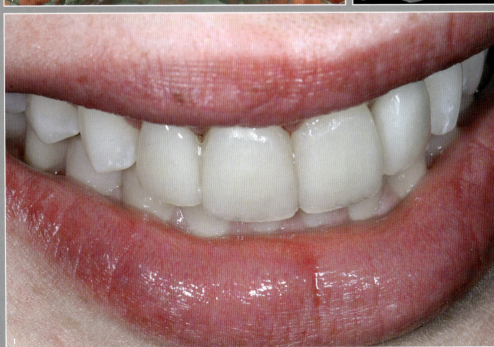

图8.8A～I

用结缔组织移植进行植体周组织重建。最初的临床和X线片检查显示植体（22）周美学缺陷，包括黏膜退缩、龈乳头丧失、唇侧轮廓塌陷以及软组织变色。12天然牙唇侧有树脂贴面修复（A～D）。去除种植体上部修复体和基台后（E），用转移杆辅助评估种植体的位置（F），并制作新的临时修复体（G）。用诊断蜡型（H）和诊断饰面（I）进行以修复为导向的治疗设计。

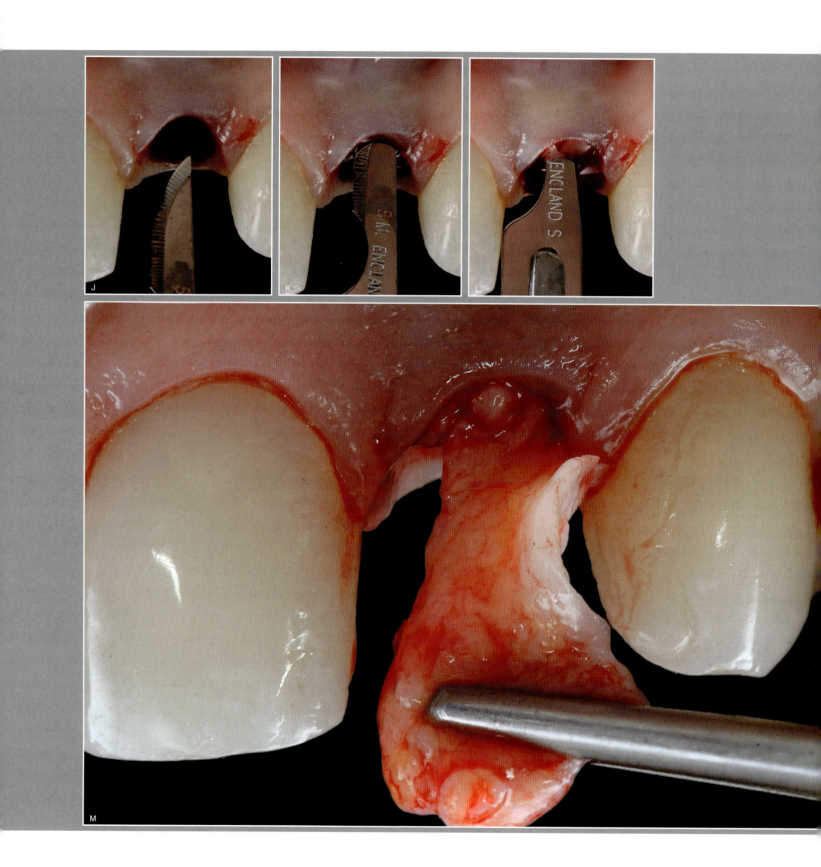

图8.8J ~ N

制备半厚的类信封瓣（**J ~ L**）来容纳结缔组织移植物（**M**，**N**）。

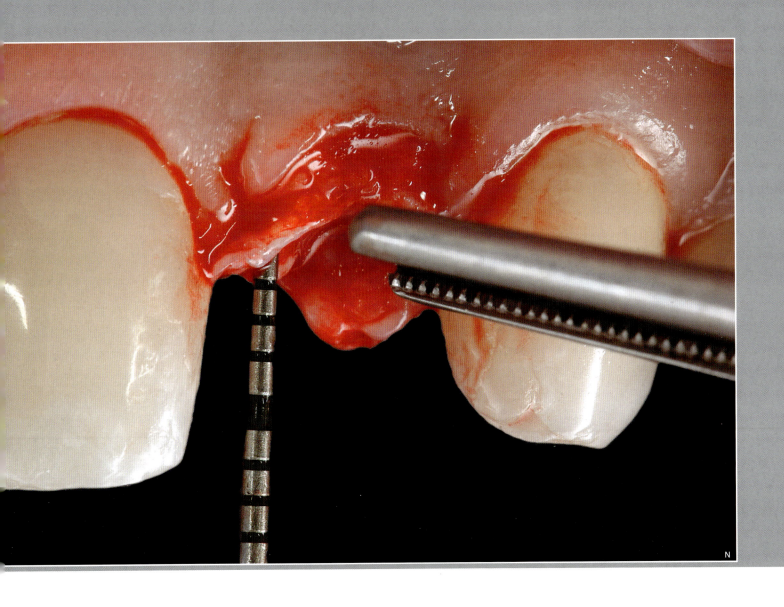

N

第8章 种植相关美学并发症的治疗选择

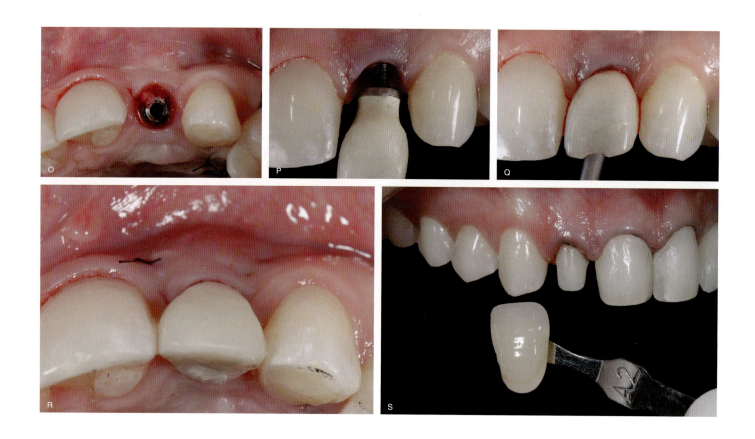

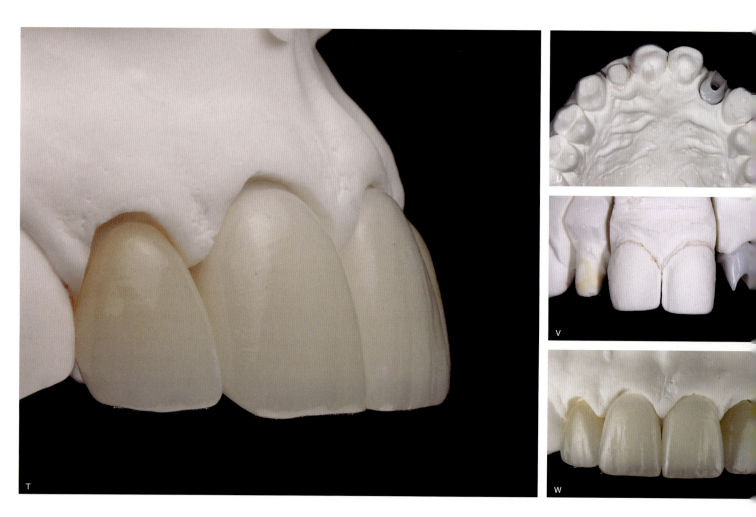

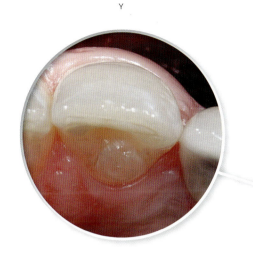

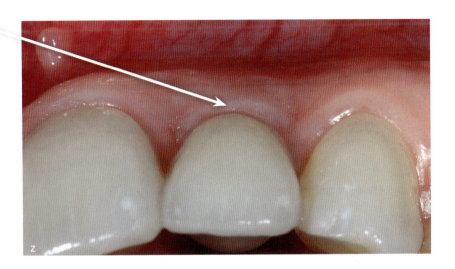

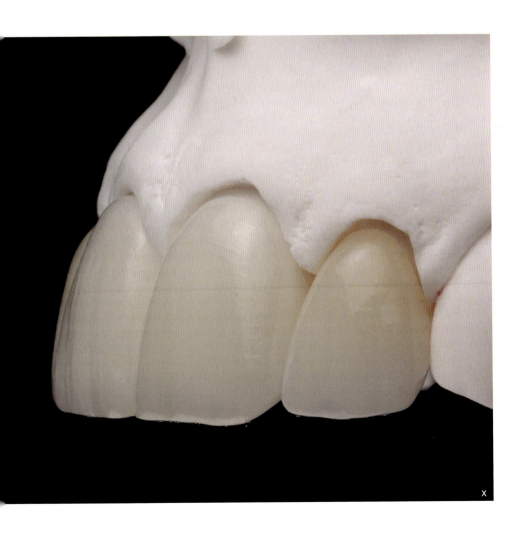

图8.8O ~ Z

结缔组织移植物固定后（**O**），戴入种植体支持的临时冠（**P ~ R**）。修复的临床和技工步骤（**S ~ X**）。对比治疗前和治疗后的唇侧轮廓的改善（**Y**，**Z**）。

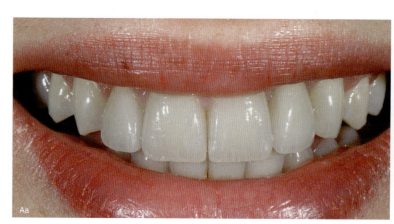

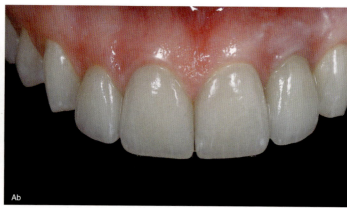

图8.8Aa ~ Ai

全瓷修复后的临床照片（**Aa，Ab**）。7年以后的临床和CBCT检查结果显示治疗效果稳定（**Ac ~ Af**）。正面观：治疗前（**Ag**）、软组织重建以后（**Ah**）以及7年后随访（**Ai**）。软组织轮廓及边缘位置稳定。修复医生：Oswaldo Scopin；技师：Luiz Alves Ferreira。

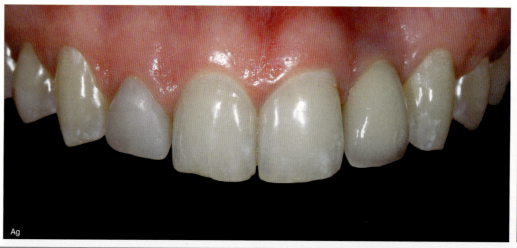

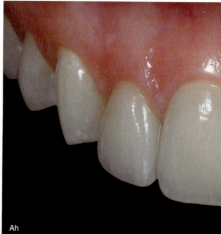

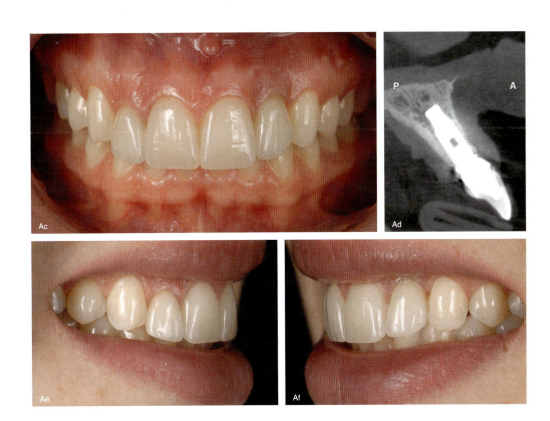

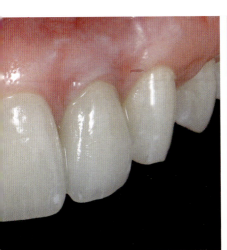

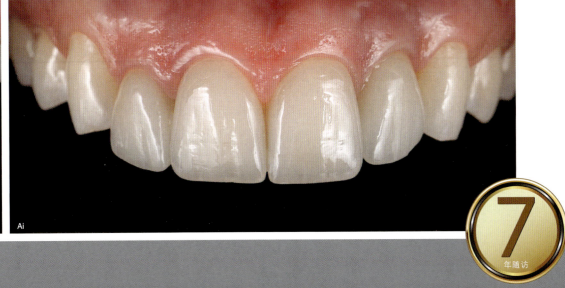

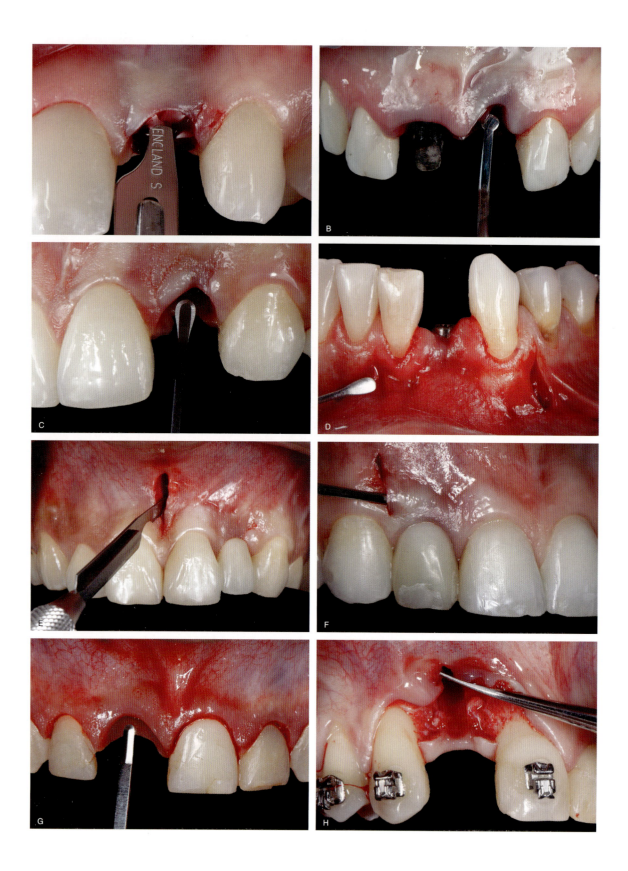

图8.9A ~ H

在种植治疗的后期常采用的保守的翻瓣方式和切口设计类型。类信封瓣（**A ~ D**）、垂直切口（**E ~ G**）或者用刀片、显微刀片以及隧道器械进行微创翻瓣（**H**）。

对于骨开窗的病例，我们建议进行骨组织重建与结缔组织移植相结合。去蛋白小牛骨胶原可用于覆盖骨开窗部位。为便于骨移植材料的放置，建议在术区远端设计一道或两道垂直切口[19,28~29]（图8.10）。垂直切口需要和沟内切口相连以确保形成一个隧道供移植物进入并给半厚瓣提供移动的空间。该技术的优势在于充分暴露的术野，降低了龈乳头撕裂的风险，同时使得垂直减张切口不必延伸到龈缘。

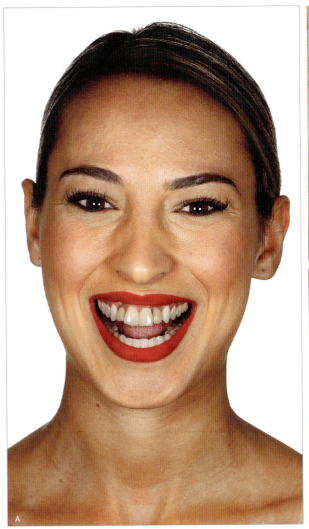

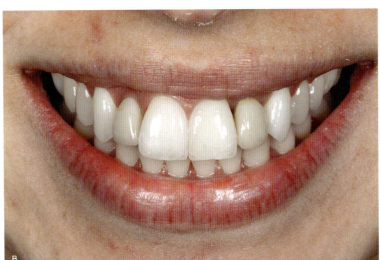

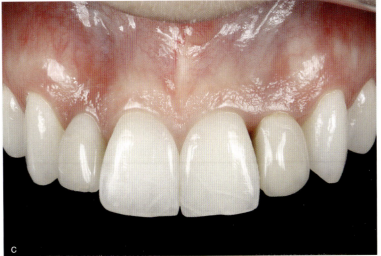

图8.10A～C

种植后的软硬组织重建。临床检查和放射学检查发现12、22植体周的美学缺陷：黏膜边缘退缩、软组织轮廓塌陷以及颜色改变。左侧切牙有龈乳头的缺损（**A～C**）。

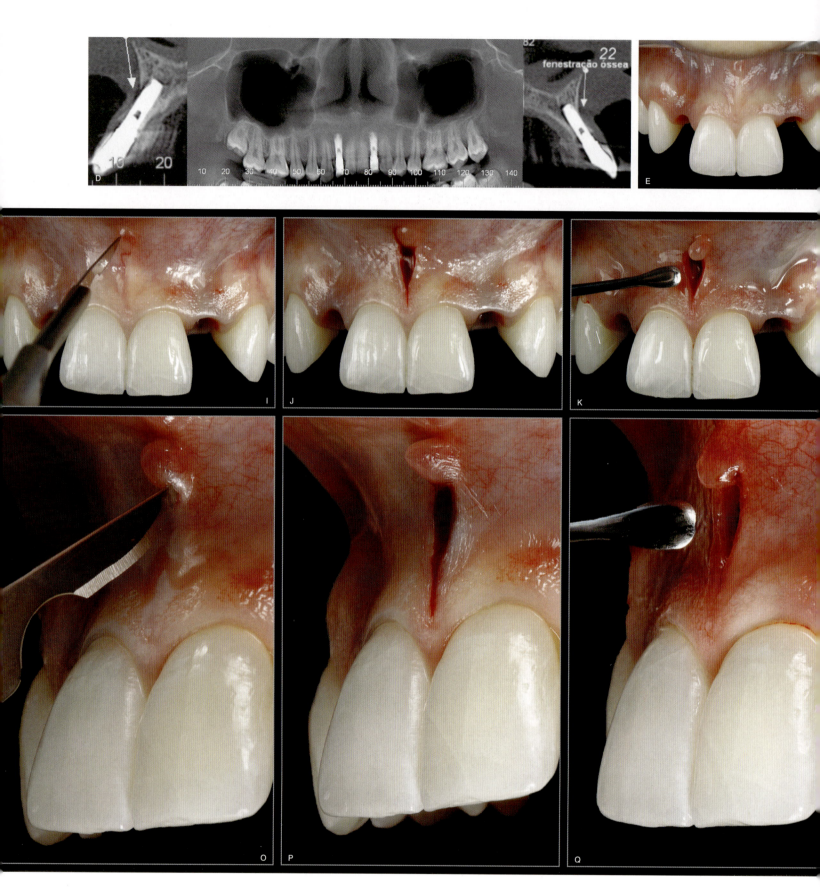

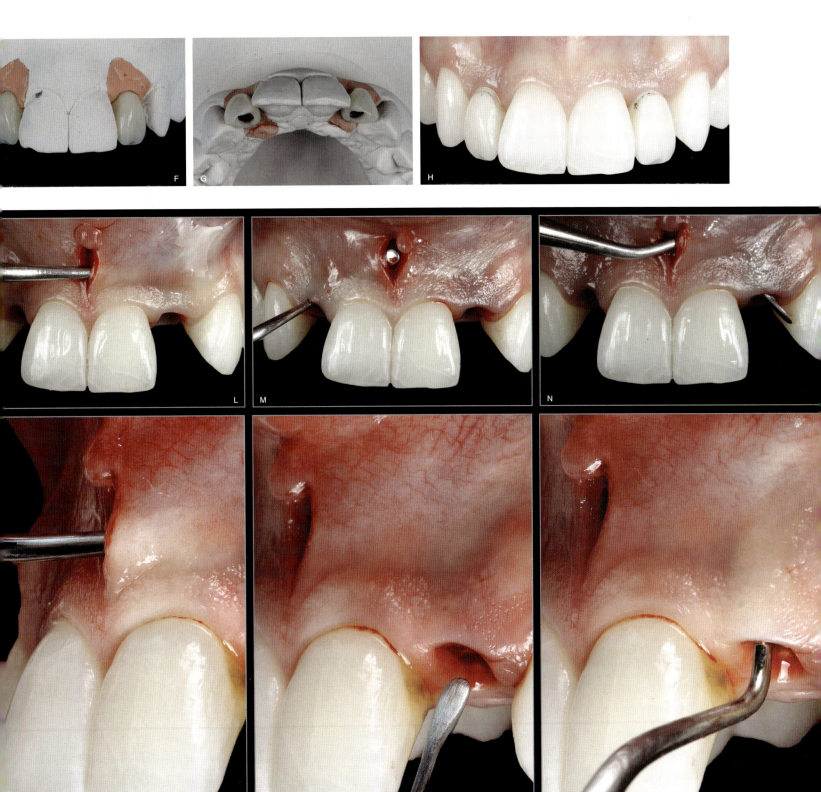

图8.10D ~ T

CBCT显示种植体中1/3存在骨开裂（**D**）。替换原有的修复体和基台（**E ~ H**）。在唇系带上做一道线形垂直切口（VISTA技术），与植体周的沟内切口相连。制备双侧隧道瓣（**I ~ T**）。

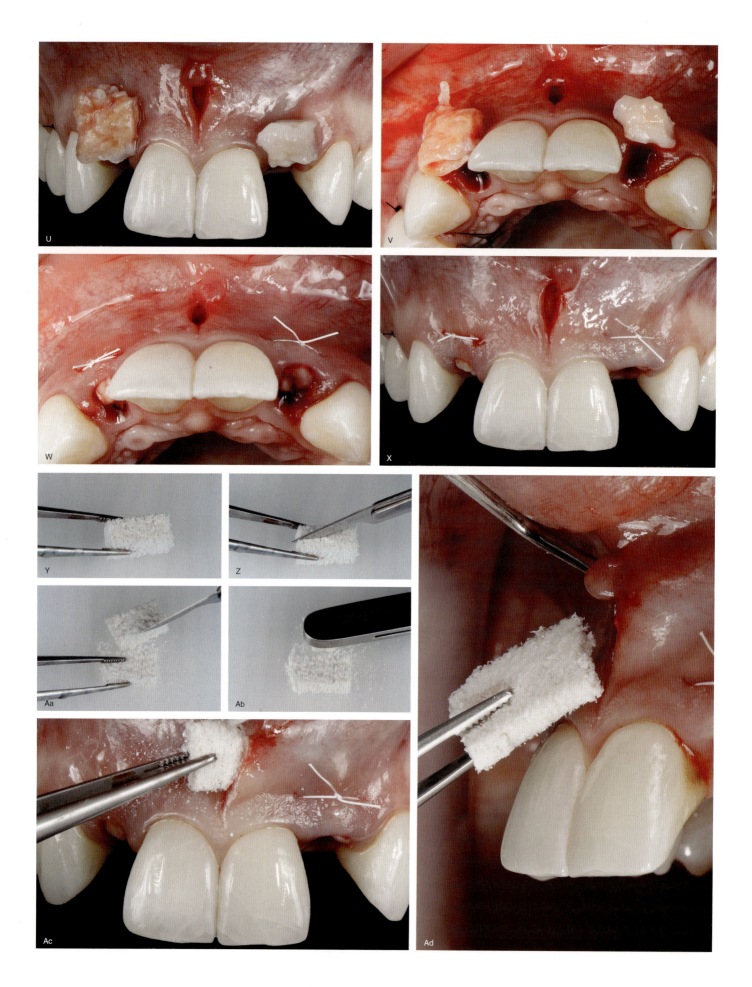

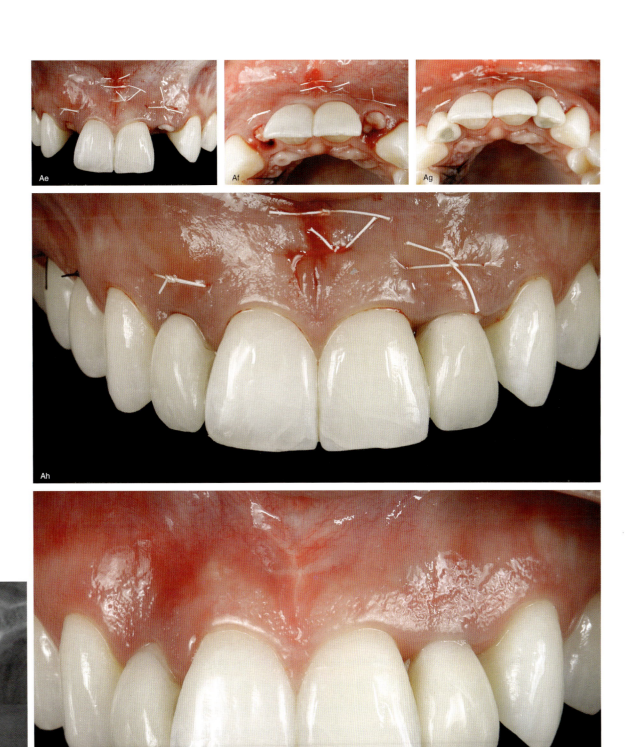

图8.10U ~ Aj

放置软组织移植物，用缝线将其与颊侧瓣固定（**U ~ X**）。在骨面和软组织移植物之间插入去蛋白小牛骨胶原（**Y ~ Ab**）。从垂直切口放入生物材料（**Ac，Ad**）。缝合关闭垂直切口（**Ae，Af**），将外形调改后的临时修复体戴入（**Ag，Ah**）。术后即刻拍片可以看到生物材料植入的位置（**Ai**）。6个月后随访，可见颊侧丰满度得到一定程度的恢复（**Aj**）。

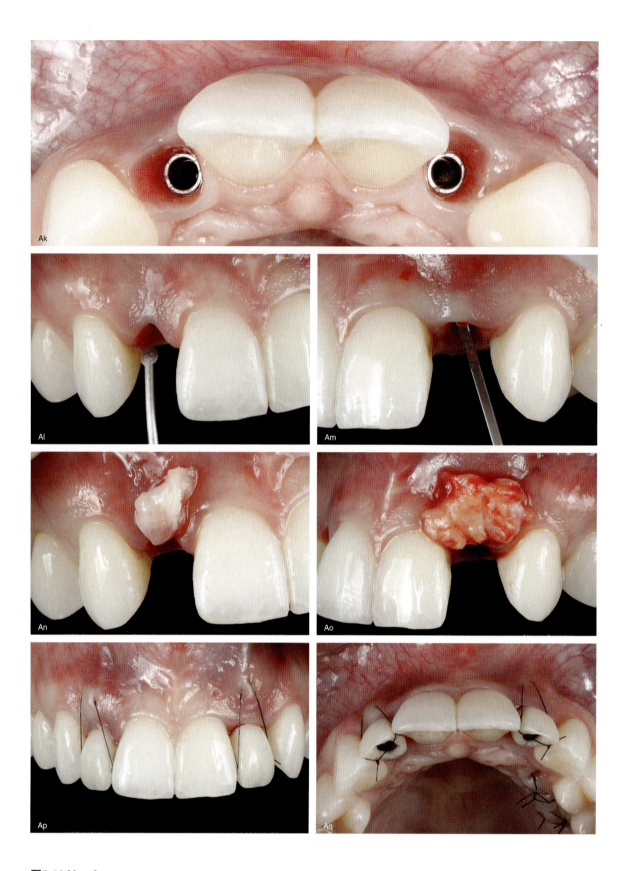

图8.10Ak ~ Aw

对该位点进行第二次结缔组织移植。将缝线绕过用流动树脂粘接的接触区进行悬吊缝合（**Ak ~ Aq**）。4个月后随访，颈部软组织轮廓良好（**Ar，As**）。最终全瓷修复（**At ~ Av**）。CBCT检查显示出颊侧重建的骨外形（**Aw**）。

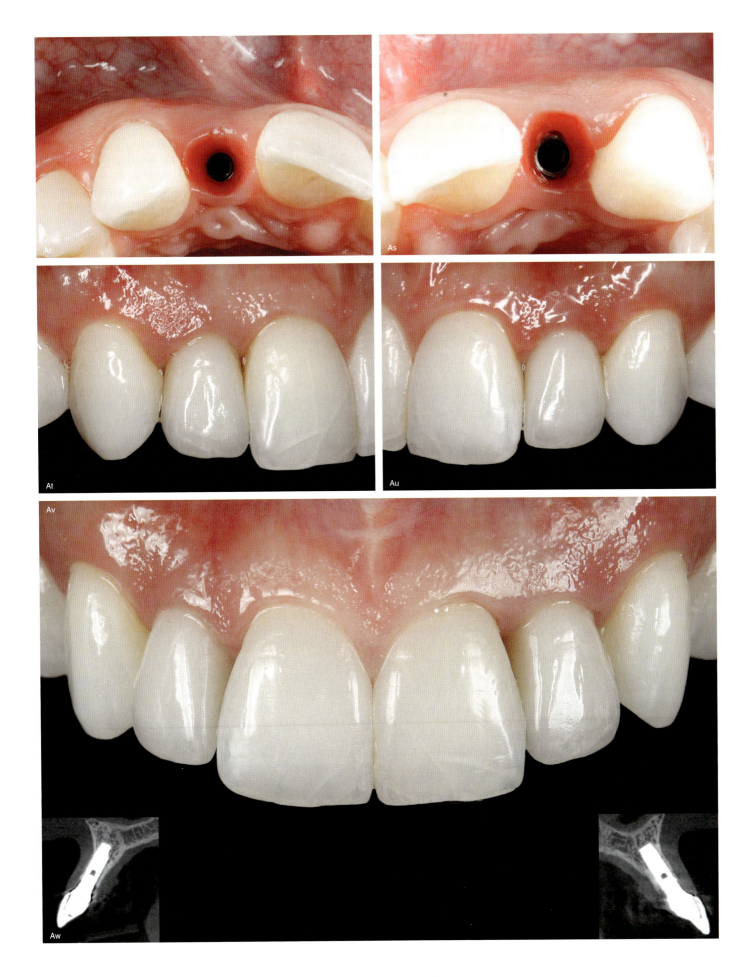

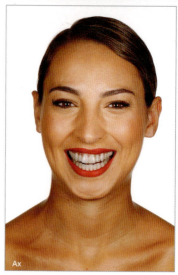

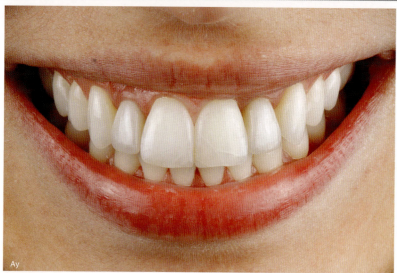

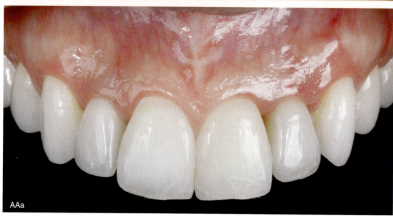

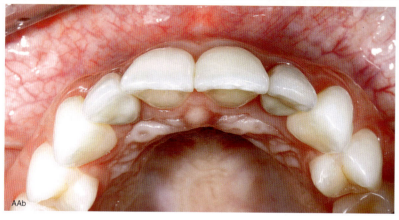

图8.10Ax ~ AAc

修复后的微笑观。左侧缺损的龈乳头得到了很好的重建（**Ax ~ Az**）。两年后随访效果稳定（**AAa ~ AAc**），患者满意。修复医生：Rafael Martins和Gabriela Davini；技师：Leonardo Bocabella；摄影：Dudu Medeiros。

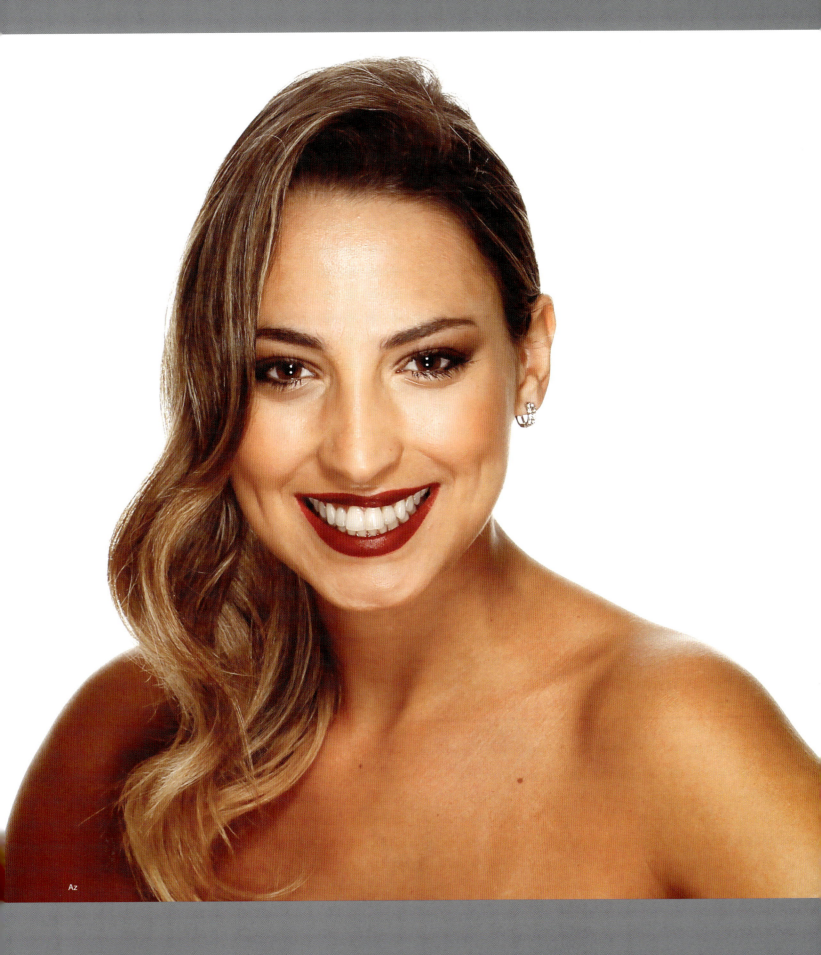

Az

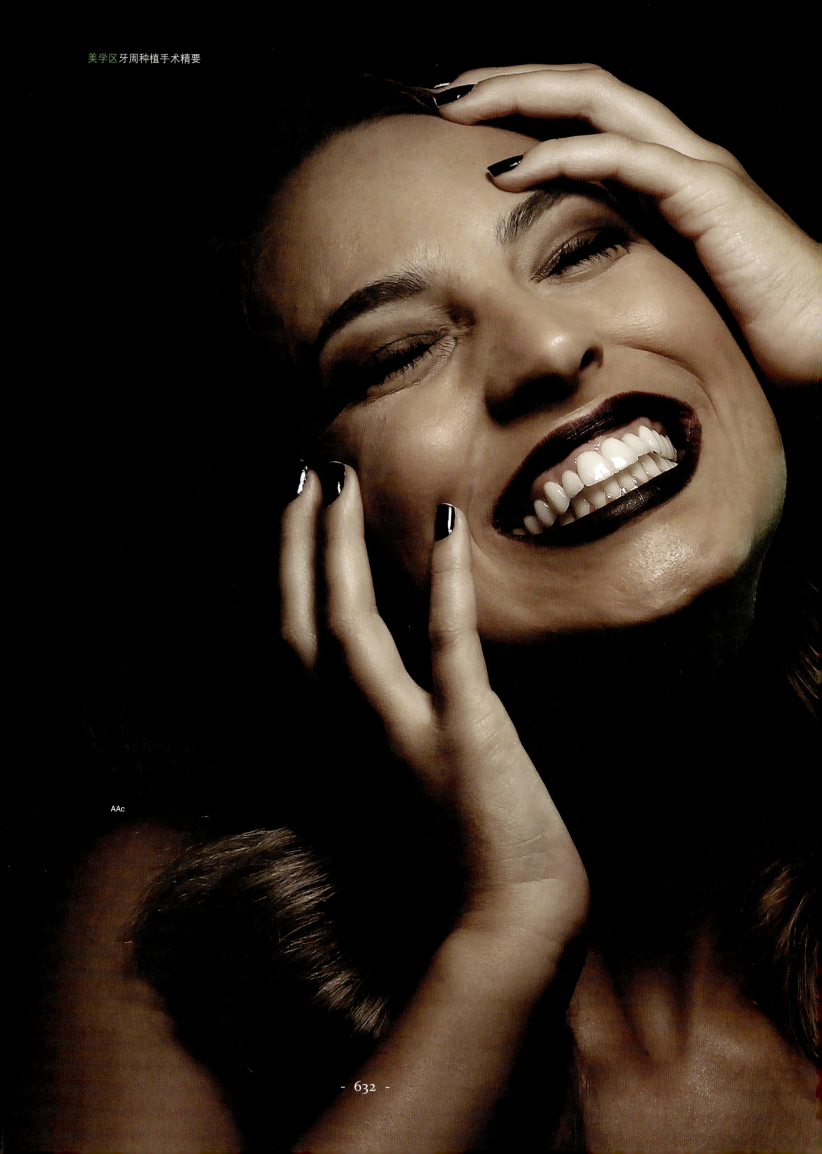

AAc

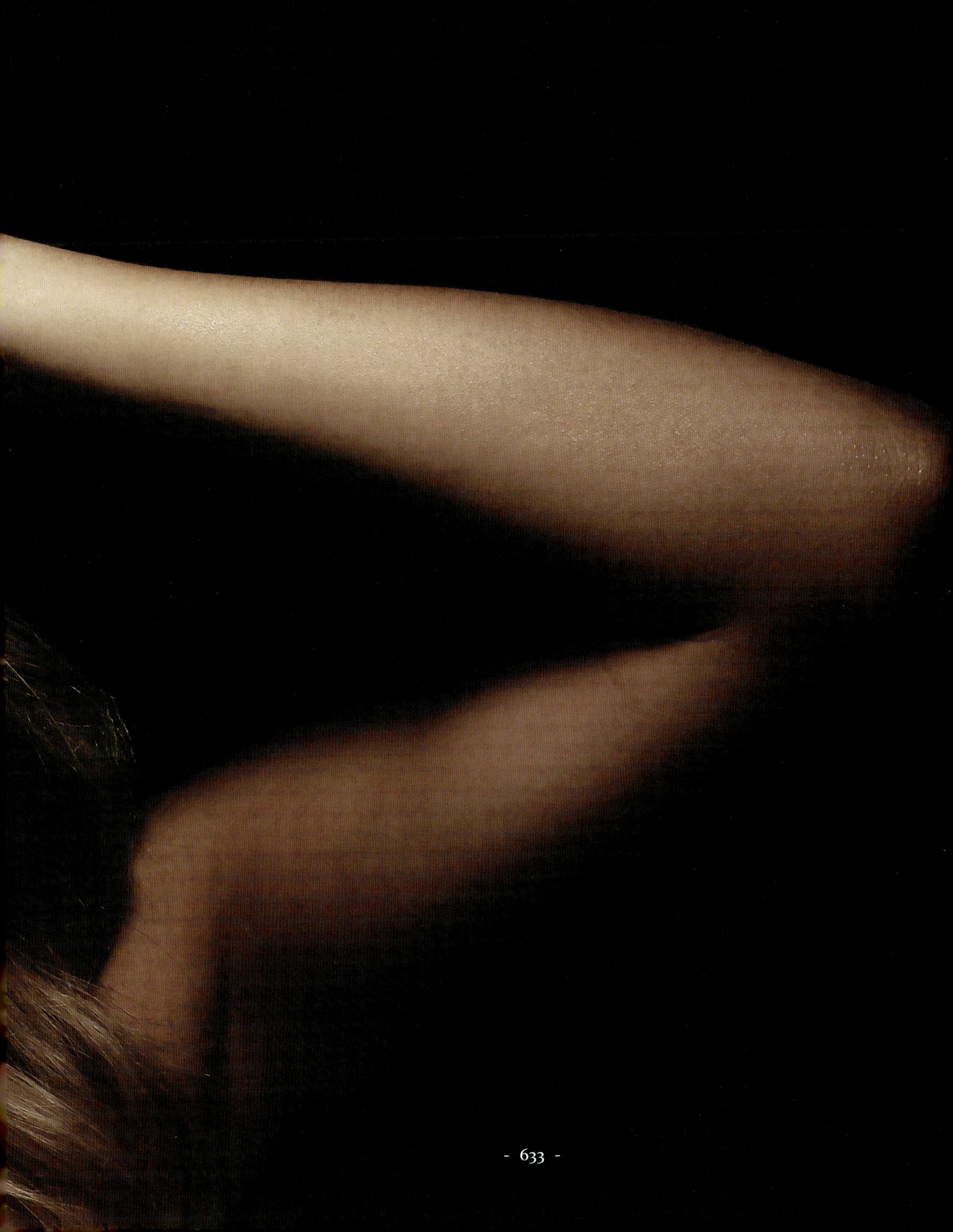

对于存在骨缺损的病例，如果缺损范围较窄，我们可以采用与上述相同的方法。用覆盖螺丝促进软组织生长或自发性愈合也是一个不错的备选方案（图8.11）。另一方面，对于广泛（宽而深）的骨缺损，我们建议选择可吸收胶原膜和生物材料进行引导骨再生。这就需要大面积翻瓣和较深的骨膜减张来实现无张力的创口关闭[11,24]。

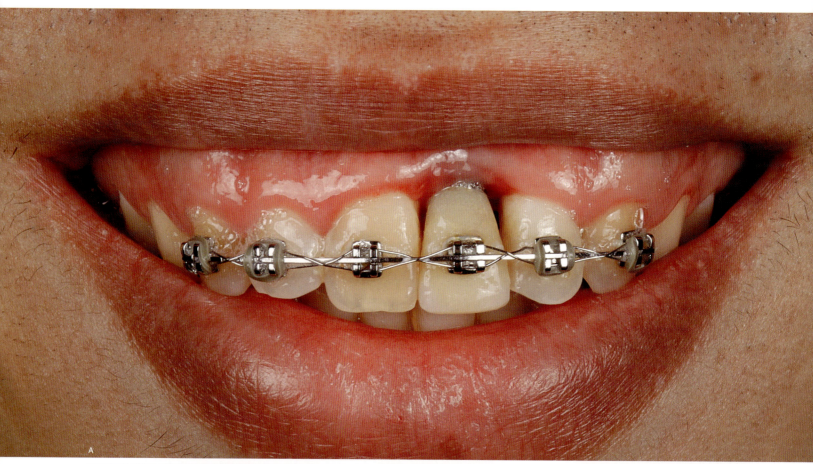

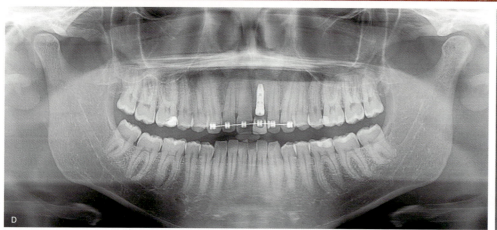

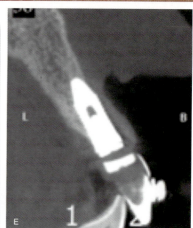

图8.11A ~ F

植体周组织的后期联合重建。初诊的临床和影像学检查显示21植体周存在严重的组织缺损。患者高位笑线，对现有的美观效果不满意。注意黏膜边缘退缩、唇侧轮廓塌陷和龈乳头丧失。CT扫描显示存在骨开裂（**A ~ F**）。

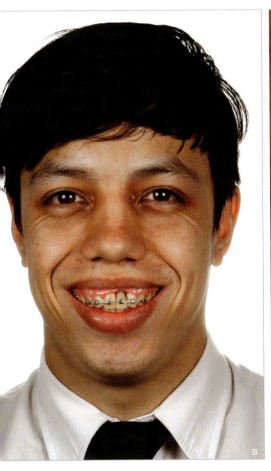

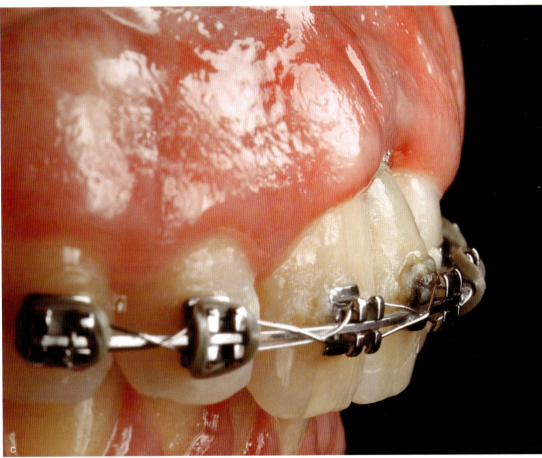

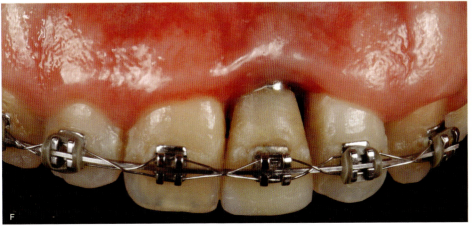

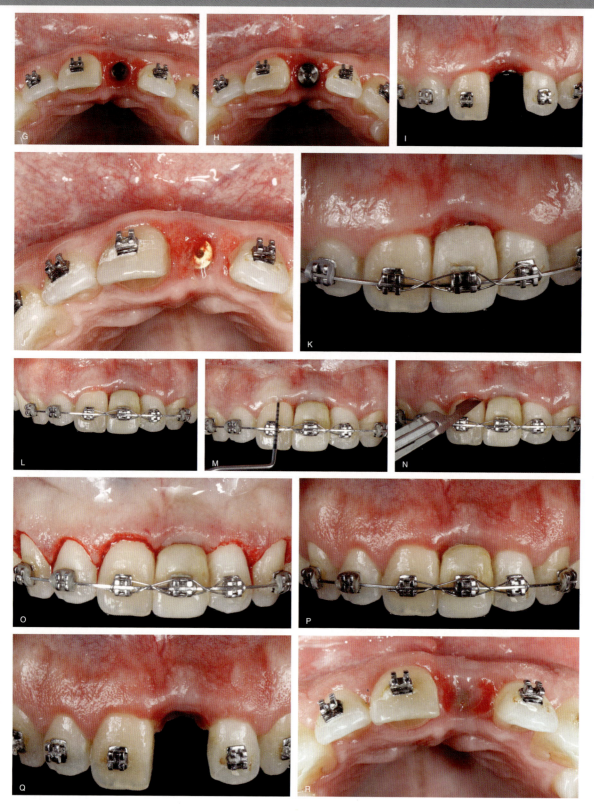

图8.11G ~ Af

去除原有的修复体和基台（**G ~ I**）。90天后随访观察到原有的暴露区域已有部分被新的软组织覆盖。用正畸装置固定临时冠（**J，K**）。通过不翻瓣的冠延长术来调整天然牙的龈缘位置（**L ~ O**）。90天后随访，戴或不戴临时牙的临床照片（**P ~ R**）。在种植体颊侧植入去蛋白小牛骨胶原和结缔组织移植物（方法同图8.10）。补偿性的悬吊缝合可使软组织瓣进一步冠向复位（**S ~ Ae**）。6个月后随访可见组织轮廓明显改善（**Af**）。

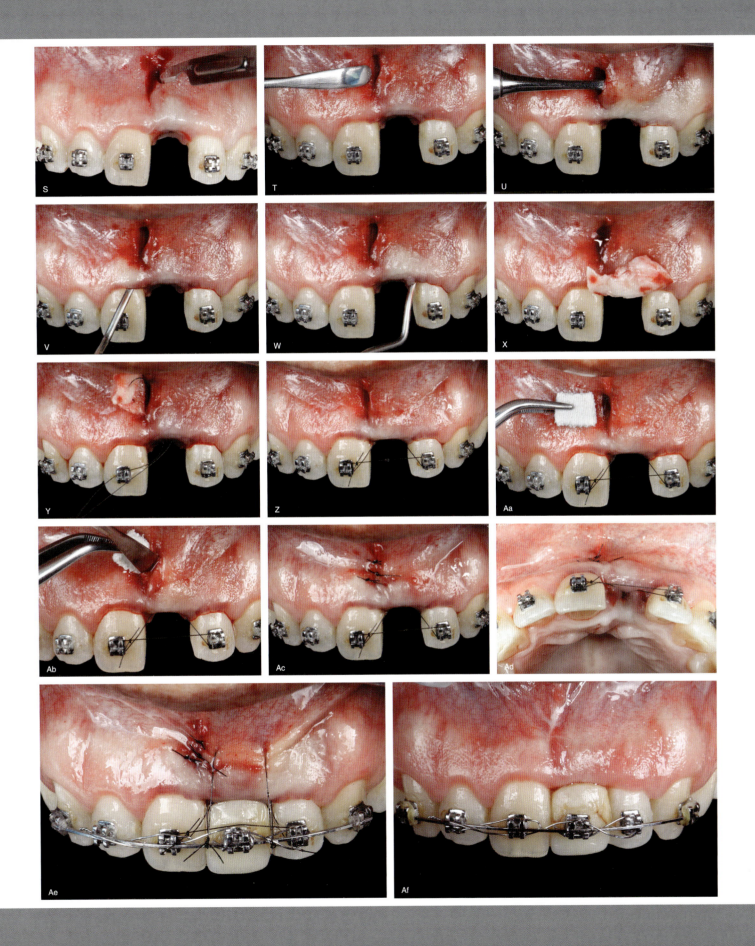

　　关于颊侧骨板厚度的争论尚多，至今还没有达成共识。一些学者认为，至少2mm的骨厚度才能够维持软组织的稳定[30-32]。甚至有学者认为需要更厚的硬组织[33]。另一方面，有学者认为在颊侧骨厚度不足2mm，甚至缺如的情况下，用结缔组织移植（尤其是取自上颌结节的结缔组织移植物）的方法，同样能够获得稳定并且令人满意的轮廓扩增的效果[10,34]。我们认为，在存在骨开裂的情况下，同时进行软硬组织重建是最好的选择。Schwarz等[11]发表了一篇动物研究，来评估植体周骨开裂与软组织退缩的关系。将实验对象随机分为以下几组：（1）冠向复位瓣+结缔组织移植；（2）冠向复位瓣+猪源性胶原基质；（3）单纯冠向复位瓣。结果显示，12周后，3组种植体在平均覆盖率和软组织厚度增加方面的差异不具统计学意义。然而，在临床病例中，冠向复位瓣+结缔组织移植/胶原基质的病例却表现出更好的临床效果。Thoma等[35]针对植体周软组织增量手术的效果发表了系统性回顾，综述的结论是，结缔组织移植可以增加软组织厚度并且获得很好的美学效果。

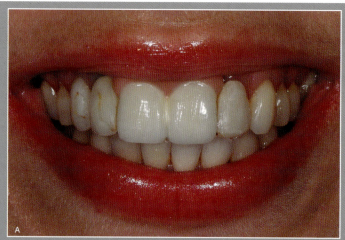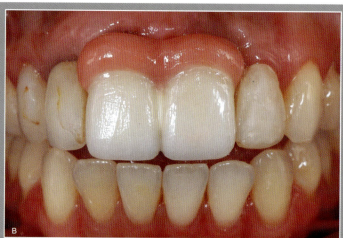

图8.12A～C

用带有牙龈瓷的龈–牙修复体补偿缺损的软硬组织。患者年轻，且对现有的美观效果非常不满，从而使病例的复杂性大大增加（**A～C**）。

龈-牙修复体是一种简单、便捷的改善植体周组织缺损的方案，也可获得不错的美学效果[36-37]。唯一的限制性因素是由于清洁工具难以进入，口腔卫生维护方面存在困难。所以，医生应尽可能选择螺丝固位的修复体以方便后期复查时将上部结构取下，从而进行更好地维护。如果种植体位置过于偏颊以至于不能进行螺丝固位的修复，可以考虑采用水平向的腭侧螺丝固位，或者采用临时粘接剂来进行粘接固位（图8.12）。我们认为，龈-牙修复体只适用于缺损范围特别大的情况。如存在邻面的组织缺损、重建性的手术效果难以预期的病例，患者不能接受多次手术，患者存在无法耐受手术的全身状况，上下颌严重不协调，患者高位笑线而常规修复不能解决美学缺陷问题。

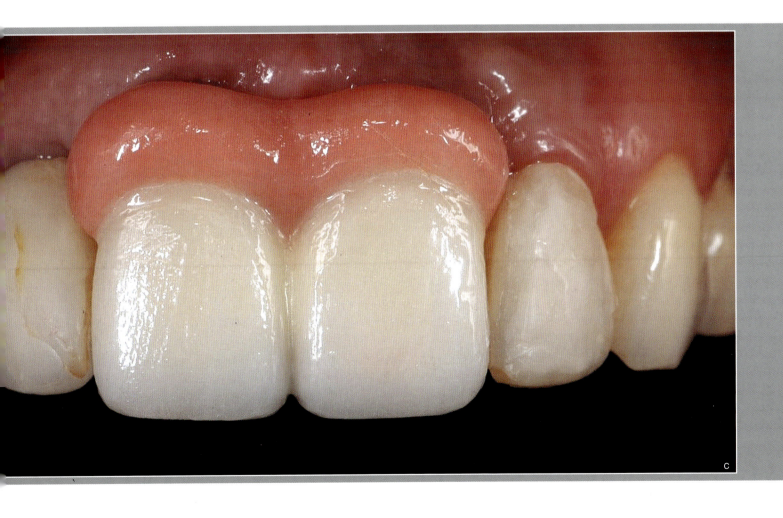

c

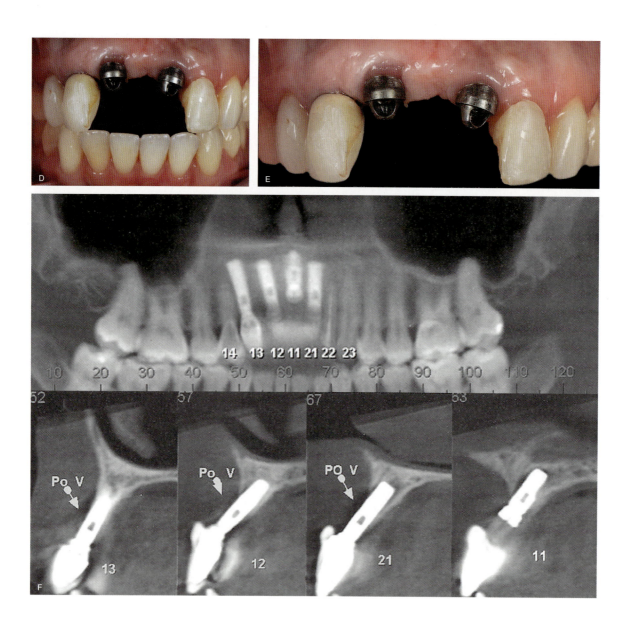

图8.12D～Q

患者植入了4颗位置不佳、但已形成骨结合且无炎症表现的种植体，初诊的临床照片和CBCT影像。广泛的缺损使得组织重建的尝试难以预期。特别是在邻面（**D～F**）。龈–牙修复体（瓷和复合树脂）的技工室制作（**G～Q**）。

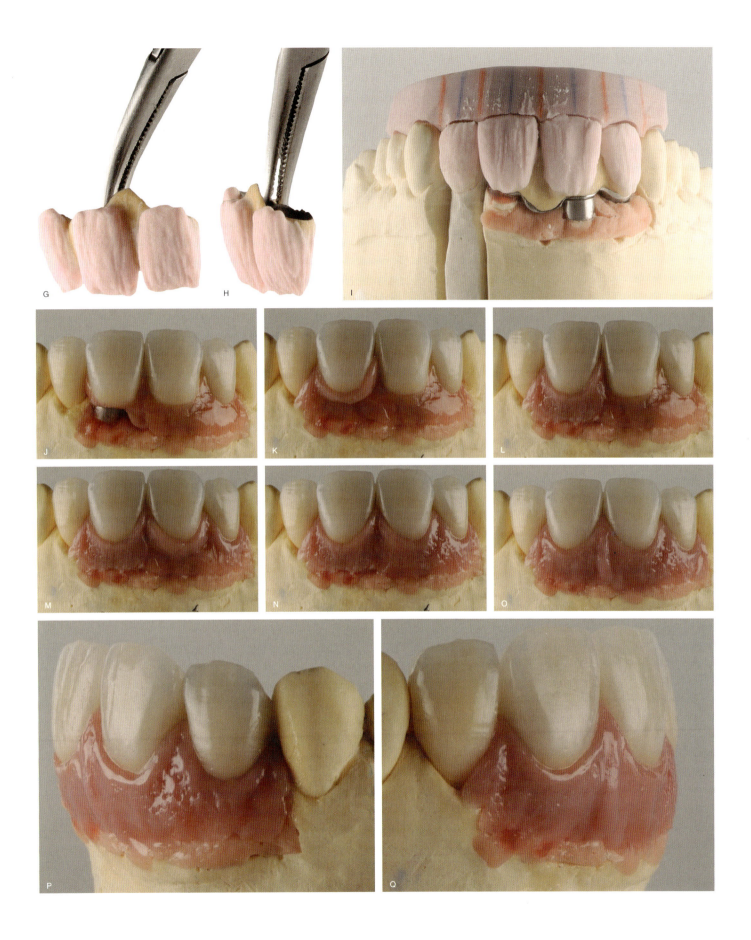

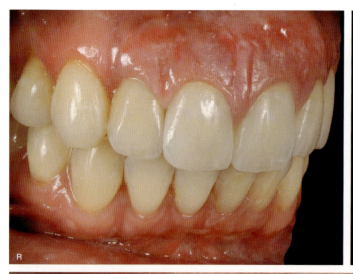

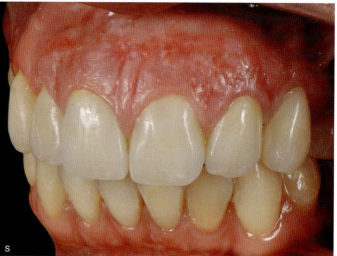

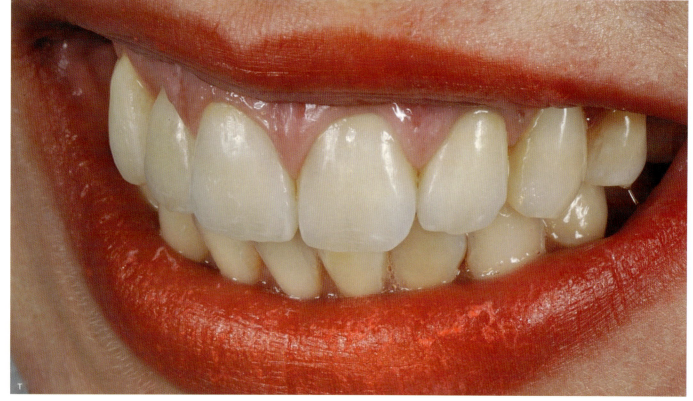

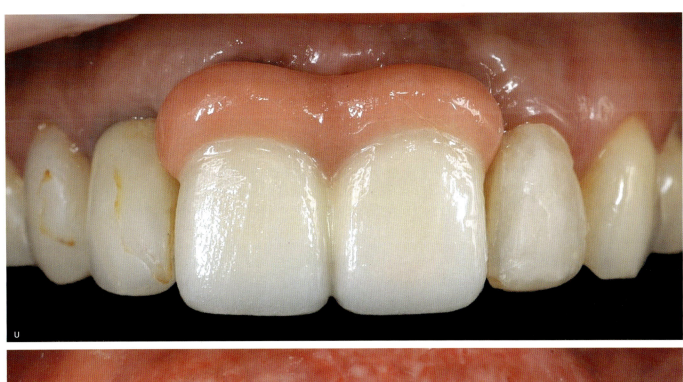

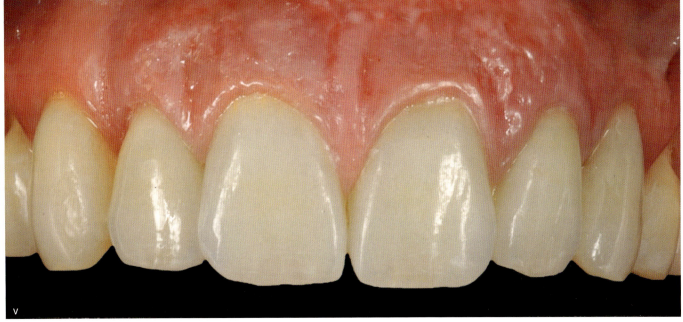

图8.12R～V

龈–牙修复体为患者提供了舒适而美观的解决方案，但增大了口腔卫生维护的难度（**R～T**）。修复前后的比较（**U，V**）。修复医生：Rogério Marcondes；技师：Jhonatan Bocutti。

　　通过外科手段进行种植体复位是针对种植体位置欠佳的另一个解决方案。这种方法非常复杂，并且只有当现有种植体位置和邻牙牙根有足够距离、可以安全地进行牙槽骨切除的情况下才能进行。在这种治疗方案中，术者对种植体及其周围牙槽骨进行青枝骨折式的方块截骨，将包含有种植体在内的骨块放置在一个更好的位置并固定。这种方法中，种植体近、远中和根方三面的骨质均完全离断，但需保留腭侧骨膜。腭侧不翻瓣，以保证有充足的血供为活动的骨块提供营养。这种操作在技术上高度复杂，当修复空间有限时，有伤及邻牙的风险，需要经验丰富的外科医生才能完成[38-43]。用超声骨刀来进行骨离断会大幅度地降低手术的风险。一些医生建议在方块截骨的同时进行牵引成骨[44-45]。目前笔者还没有实践过这项技术。

　　如果种植体没有植入过浅或过度偏颊的位置，也可以选择种植体埋入。在这种情况下我们也建议去除旧的牙冠和修复基台，换之以小的覆盖螺丝，以减少暴露的区域，甚至使软组织自发性地完全覆盖种植体。为了增加软组织的量，往往需要在取下修复体的同期或者4周后进行结缔组织移植。在软组织愈合后，根据种植体的位置决定该种植体是永久埋入还是择期暴露。在第一个病例中，我们采用的是种植体永久埋入，软组织增量后用桥体恢复缺失牙（图8.13）。在另一些情况下，我们可能会选择重新暴露种植体并进行种植体支持的永久修复。当然，在多颗种植体共同支持的修复中，也可以选择将位置欠佳的种植体永久埋入，用其他位置相对理想的种植体来实现永久修复。需要强调的是，在种植体埋入并进行结缔组织移植以后，软组织的轮廓能得到极大的改善。然而，在种植体重新暴露并进行临时修复后依然存在软组织退缩和龈乳头丧失的风险。其风险是和种植体位置紧密相关的[24,46]。

图8.13A～L

种植体永久埋入，软组织重建结合三单位固定桥修复。初诊检查可见软组织穿孔、透出下方的金属颜色（**A～D**）。采用腭侧旋转瓣增加颊侧的软组织量（**E～J**）。用传统的三单位固定桥恢复了缺失牙。修复后可见软组织穿孔封闭，颊侧丰满度增加，但是依然透出下方的金属颜色（**K，L**）。

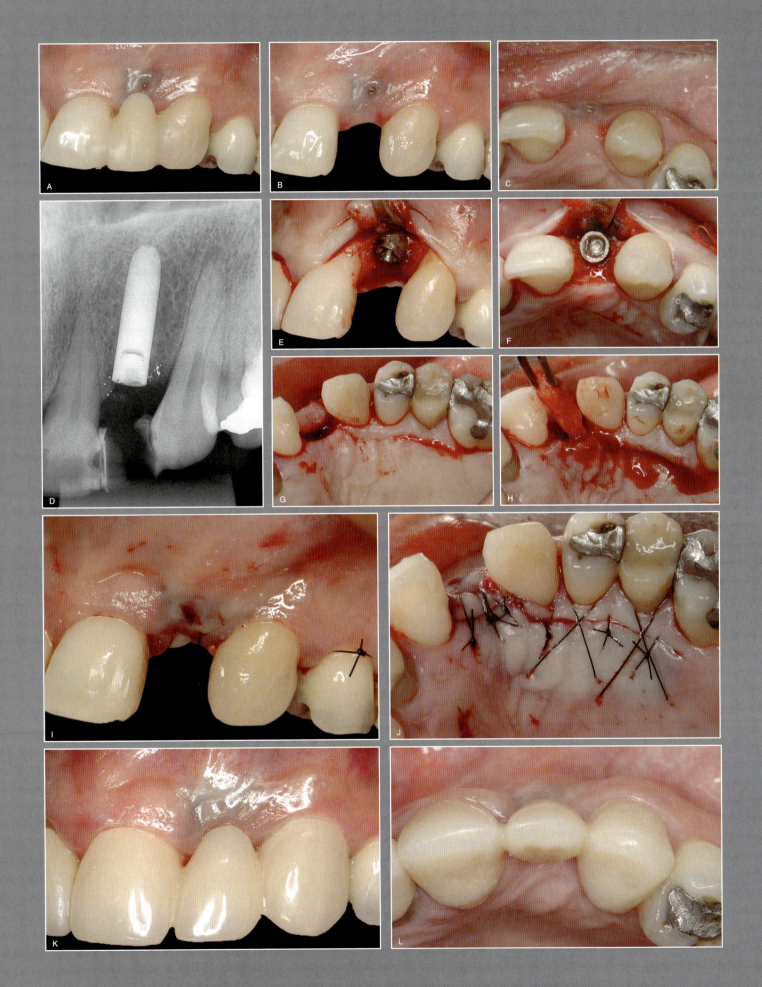

种植体取出是解决种植体三维位置不良的终极办法。虽然这种方法的破坏性最大，但是很多时候这是唯一能够解决问题的方法。很显然，对于患者来说，这种方法让人难以接受而且意味着更多的手术花费。所以，在术前我们需要跟患者充分交代该治疗方案的收益和局限性。反转工具是种植体取出的首选工具。这种方式最初用于取出未发生骨结合的种植体[5,47]，常见于种植体植入时由于扭力过大引起的种植体卡住或折断的情况。后来，这种器械经过改进，衍生出用于取出已形成骨结合的种植体的工具。在取下修复体或愈合帽以后，将器械的一端和种植体的内部结构相连，另一端和逆时针旋转的装置相连，通过逆时针旋转的力量来破坏骨结合。无论种植体的平台设计如何，只要与种植体内部结构相连接的通路是干净、通畅的，就可以用上述方法进行种植体取出。这是创伤最小的一种种植体取出的方法（图8.14）。除了手术时间短、创伤小等优点，这也是最能保存种植体及其周围组织的一种方式（图8.15）。这种不翻瓣的取出方式带来的骨破坏微乎其微，术者通常可以同期进行组织增量，在余留骨量充足的情况下，甚至可以同期进行种植。如果植体周有软组织的退缩，我们则建议先将修复体取下，更换短的覆盖螺丝，以利于软组织生长，部分或全部地覆盖种植体表面，从而使医生在取出种植体时，可以更好地掌控软组织（图8.16）。然而，当种植体的位置过于偏颊或者过于表浅时，我们建议尽早取出种植体。因为在这种情况下，即便是将修复体更换为覆盖螺丝，软组织也没有空间向冠方生长来覆盖暴露的种植体（图8.17）。在涉及多颗种植体的复杂病例中，我们可以分期进行，或者只取出位置最差的部分种植体（图8.18）。

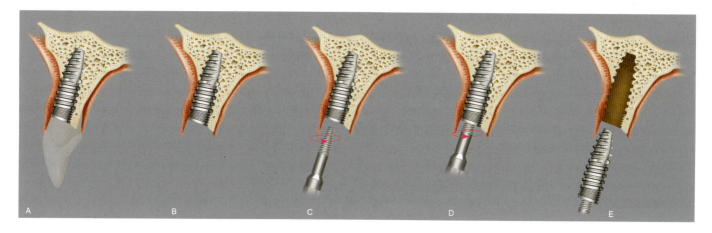

图8.14A ~ E

用反转器械取出种植体示意图。种植体位置过于偏颊（**A**）。取下修复体及基台（**B**）。安放反转器械（**C**），扭力扳手逆时针旋转（**D**）。微创取出，保存余留的骨组织（**E**）。

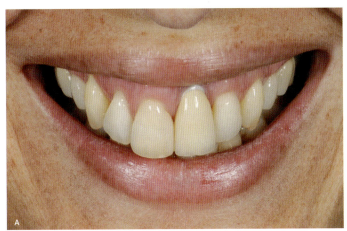
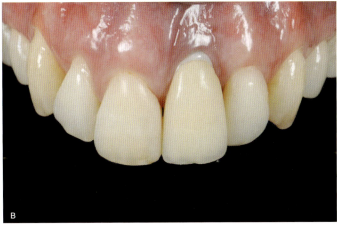
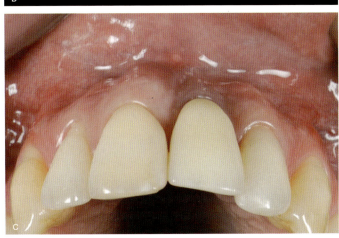

图8.15A ~ F

用反转器械取出种植体的病例。初诊的临床检查和CBCT检查发现21种植体伴有明显的美学并发症。患者高位笑线，存在软组织退缩和基台暴露，对当前的美学效果非常不满（A ~ C）。根尖片、曲面体层片和CBCT显示种植体三维位置不良（D ~ F）。

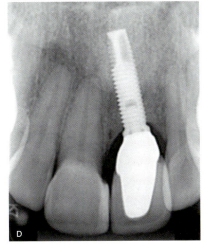
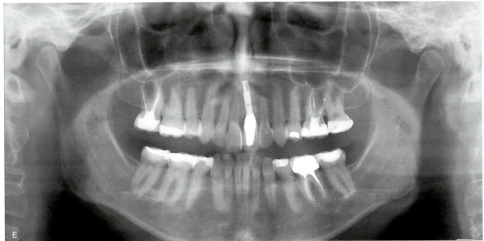
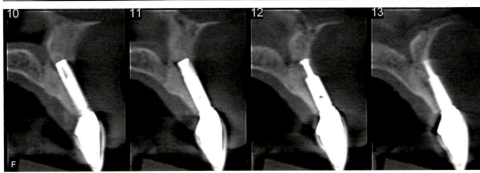

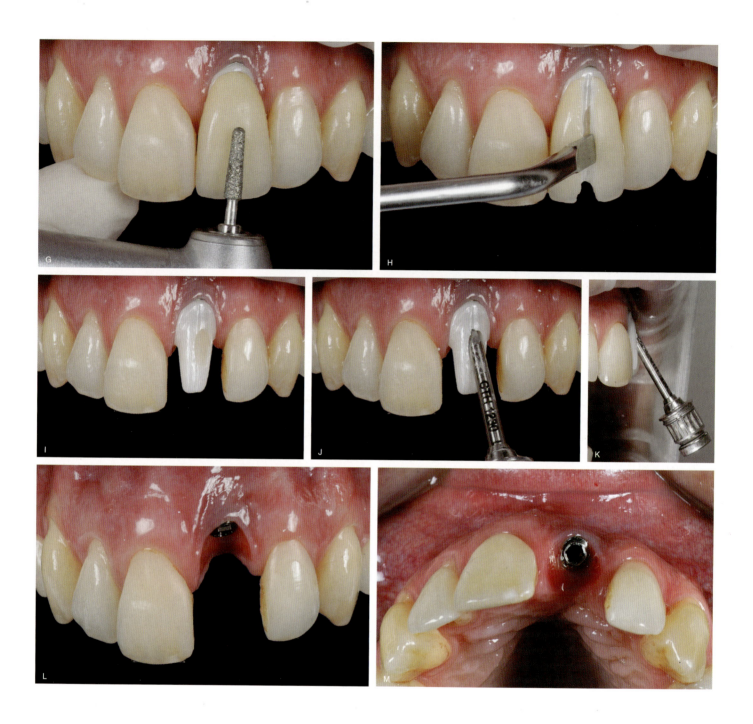

图8.15G～V

将修复体取下，通过螺丝刀的方向可判断出种植体的角度和位置均不理想（**G～K**）。取下基台以后，将反转器械和种植体相连。用扭力扳手逆时针旋转破坏骨结合，微创取出种植体（**L～T**）。种植体取出后，对种植窝进行搔刮，配合生理盐水大量冲洗（**U，V**）。

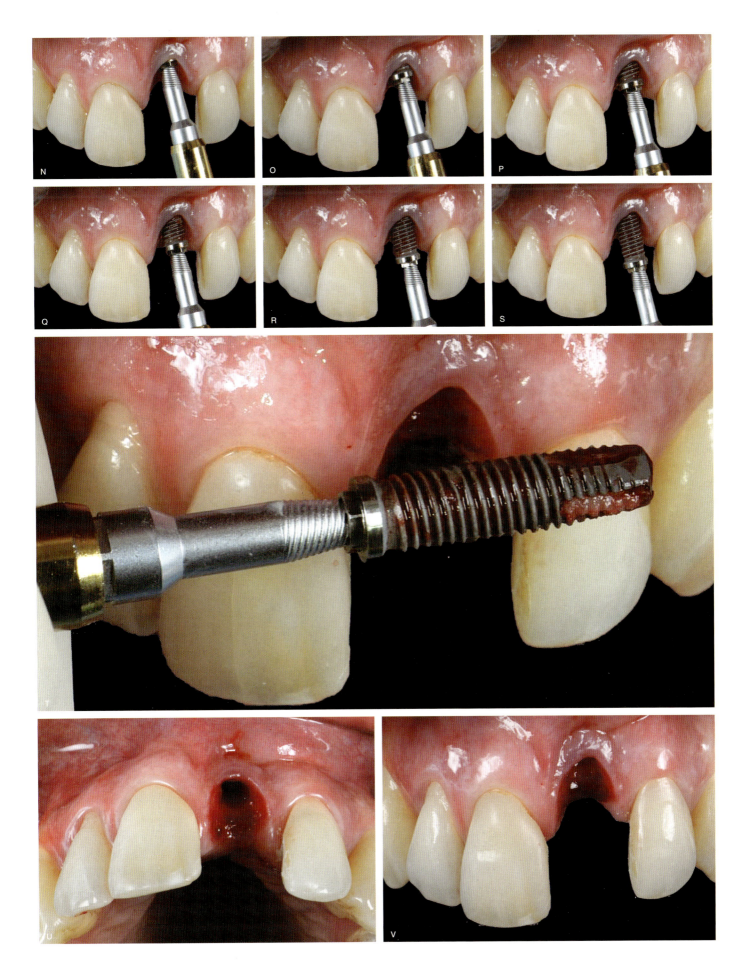

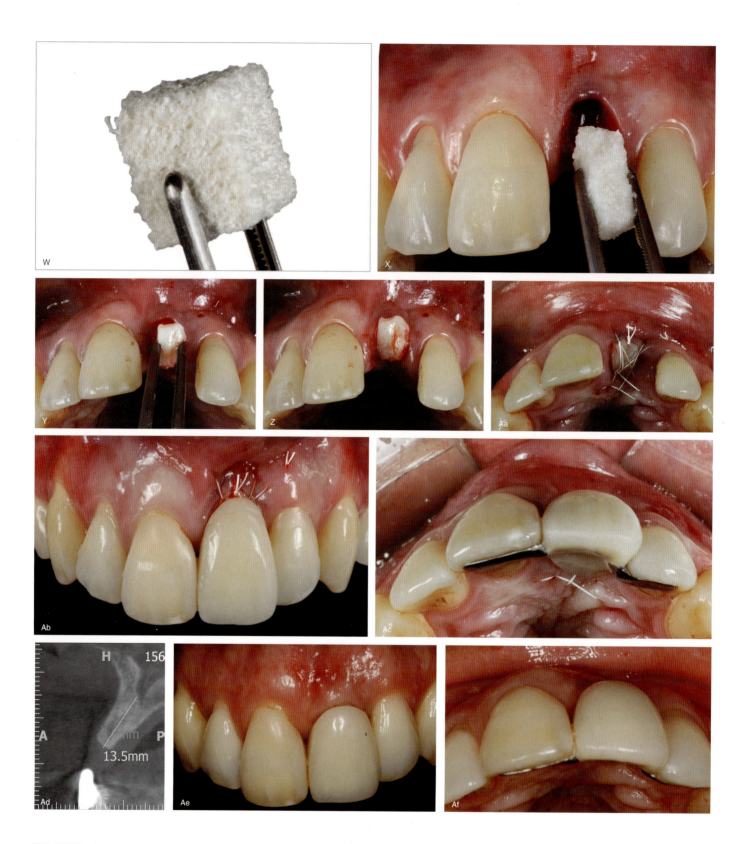

图8.15W～At

用去蛋白小牛骨胶原充填骨缺损区（**W，X**），取一块游离龈移植物关闭种植窝入口（**Y～Aa**）。采用马里兰桥进行临时修复（**Ab，Ac**）。6个月后随访，CBCT显示骨量充足，尽管唇侧轮廓略显凹陷（**Ad～Ah**）。外科导板引导下植入种植体（**Ai～Ao**）。取种植体水平的印模，制作种植体支持的临时修复体（**Ap，Aq**）。考虑到种植体部分螺纹暴露，扩大翻瓣的范围以进行软硬组织重建（**Ar**）。联合应用去蛋白小牛骨、胶原屏障膜和结缔组织移植物完成组织重建（**As，At**）。

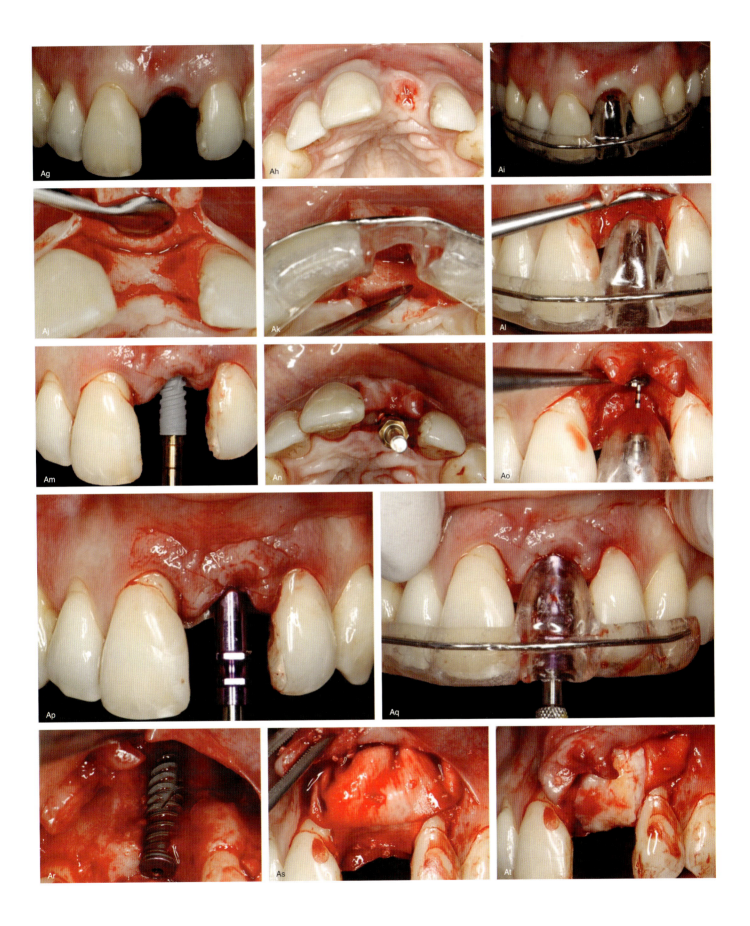

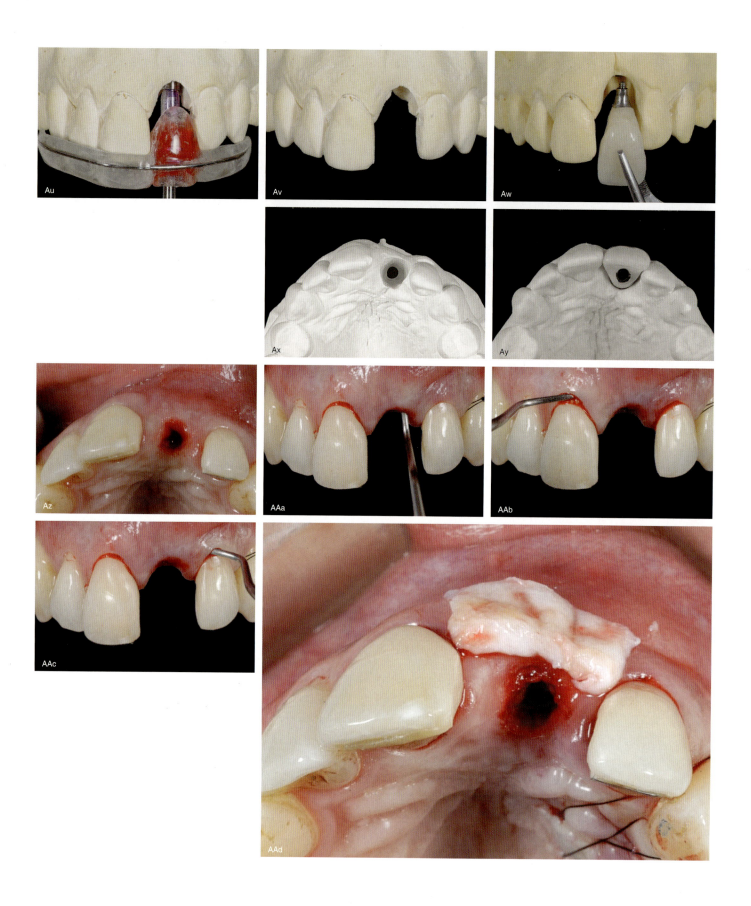

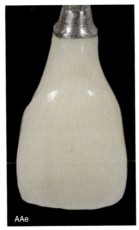

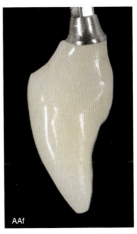

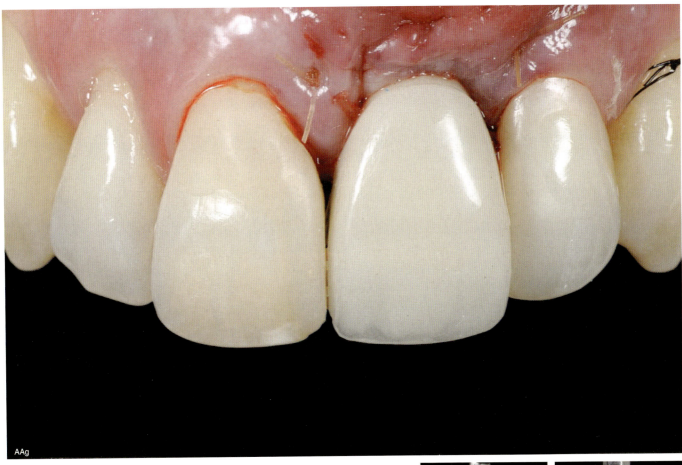

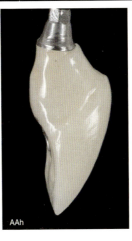

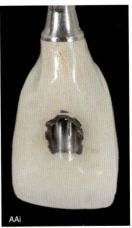

图8.15Au ~ AAi

根据术中转移的种植体位置进行临时修复体的制作（**Au ~ Ay**）。二期手术采用软组织环切的方式暴露种植体，戴入临时修复体的同时进行第二次结缔组织移植，进一步增加唇侧丰满度（**Az ~ AAi**）。

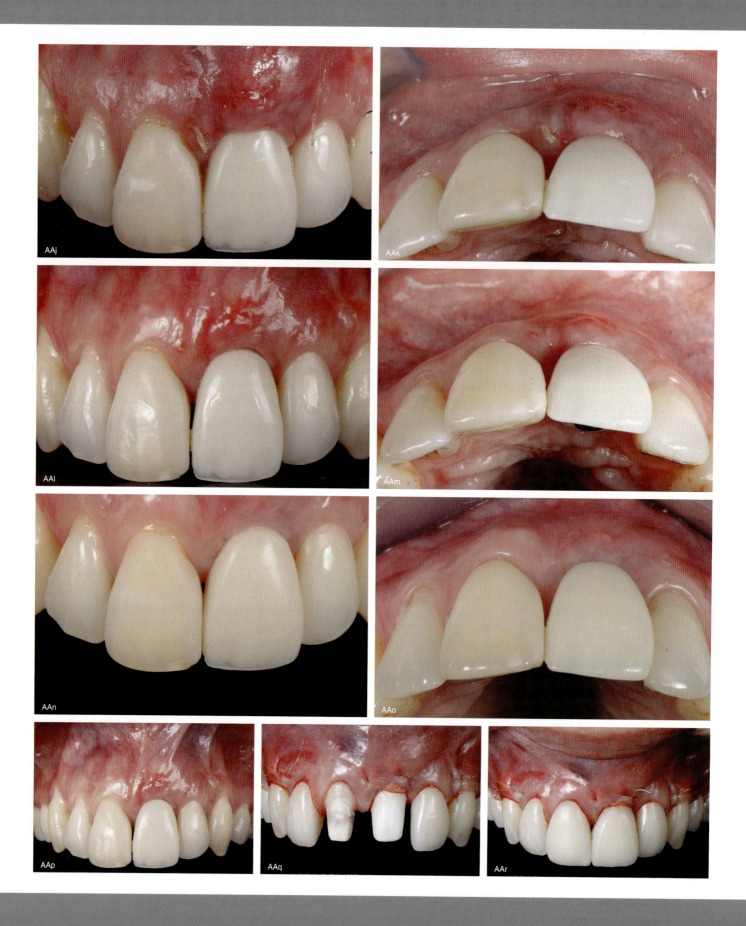

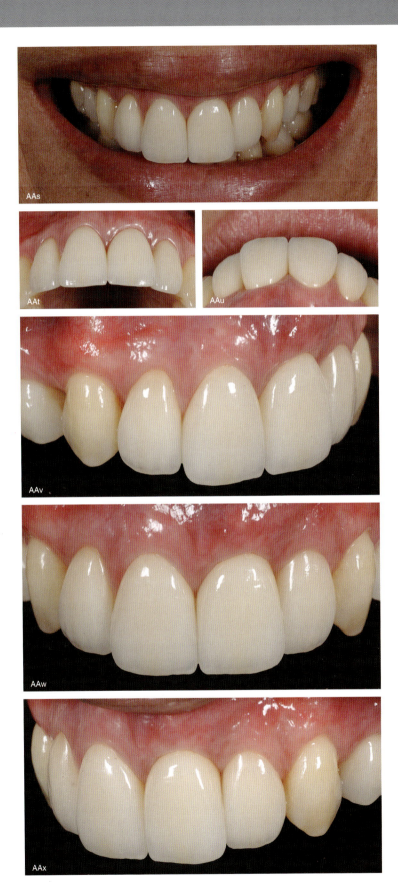

图8.15AAj～AAx

二期术后15天（**AAj，AAk**）、30天（**AAl，AAm**）和90天（**AAn，AAo**）的愈合状况。颊侧仍有少量的组织凹陷。12、22行瓷贴面修复以及21更换个性化永久基台以后，对13、12、22、23进行根面覆盖，同时行植体周第三次结缔组织移植（**AAp～AAr**）。最终修复效果良好，微笑像、殆面观、侧面像都呈现出和谐的美学修复效果（**AAs～AAx**）。修复医生：Marcelo Calamita；技师：Edson Silva。

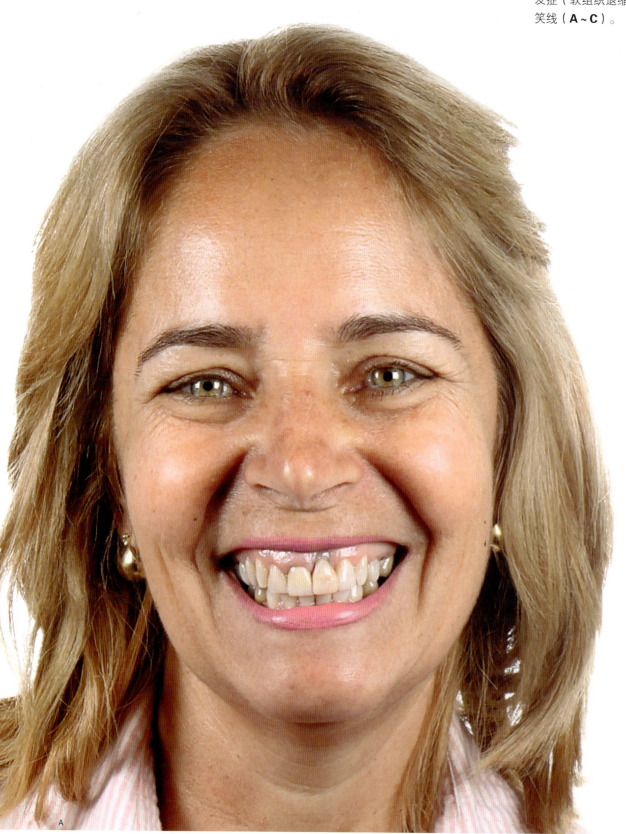

A

图8.16A ~ C

用反转器械取出种植体。初诊检查发现21位置种植修复体存在明显的美学并发症（软组织退缩和变色）。患者高位笑线（**A ~ C**）。

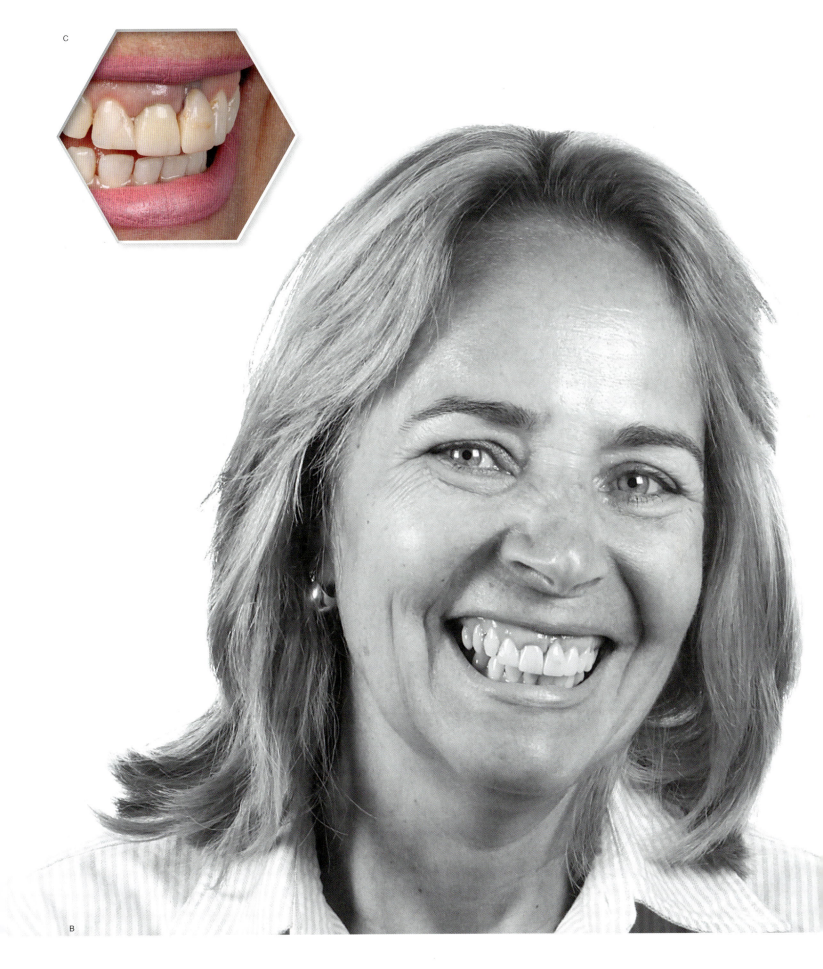

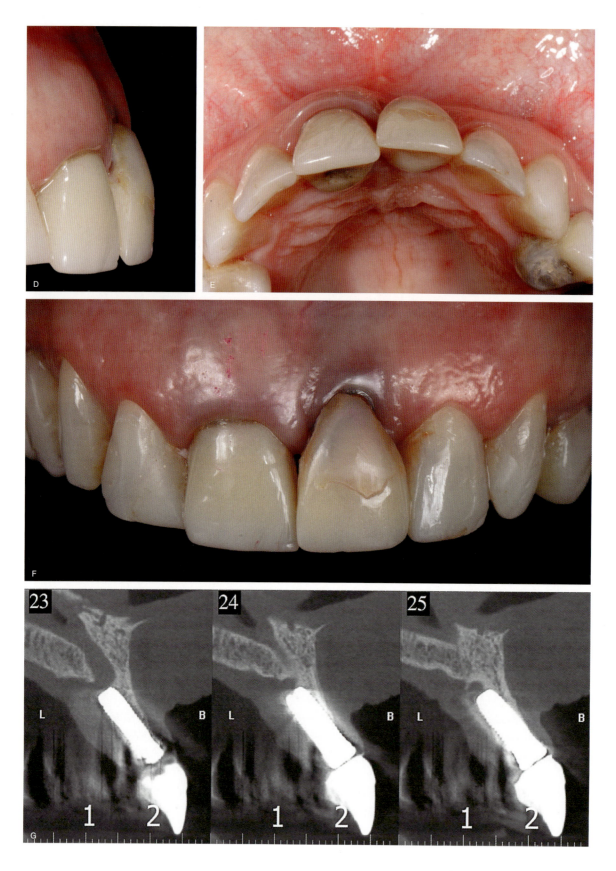

图8.16D～R

临床和CBCT检查显示种植体位置不良（**D～G**）。将种植体暂时埋入，用单端桥进行过渡性修复。在临时修复桥体和软组织之间留出足够的间隙以利于软组织生长（**H～P**）。3天后，软组织状况改善（**Q，R**）。

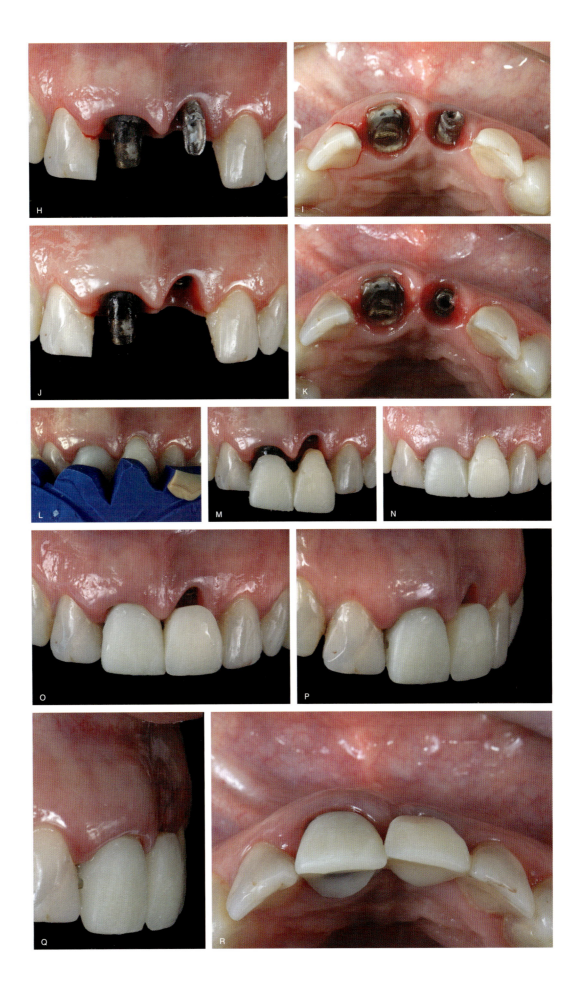

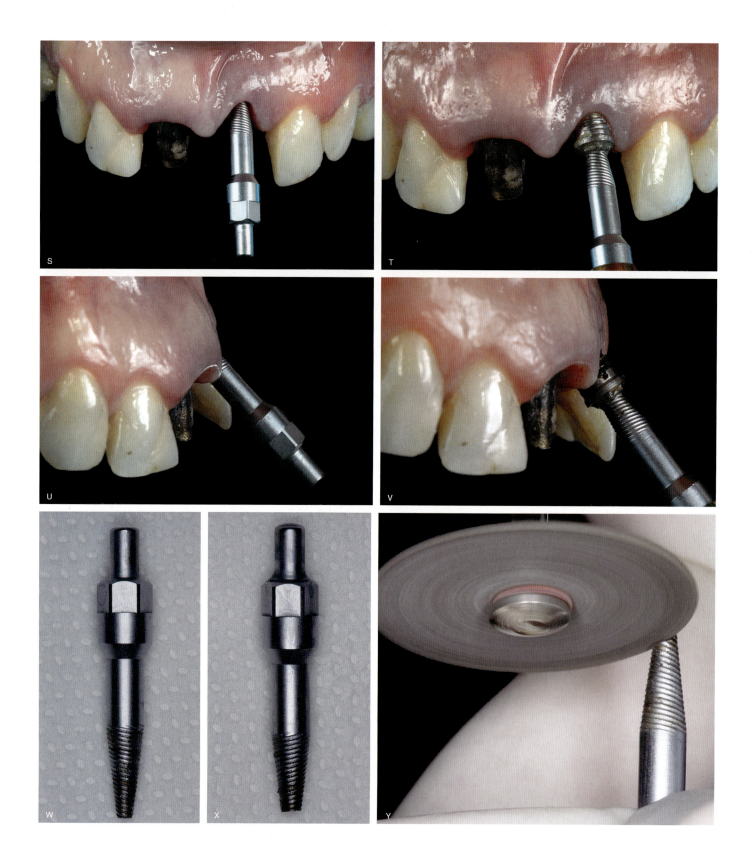

图8.16S ~ Ak

用反转器械取出种植体。将器械的尖端部分切除，使之能够稳定地卡在种植体内部（**S ~ Y**）。翻腭侧黏骨膜瓣，进行组织缺损的重建，从上颌结节取自体骨片来填补切牙孔的骨缺损。在组织重建之前先将切牙管内的神经和血管剥离（**Z ~ Ad**）。将结缔组织移植物固定在颊侧（**Ae ~ Ai**）。采用单端桥进行临时修复。颊侧预留出空间以供组织再生（**Aj，Ak**）。

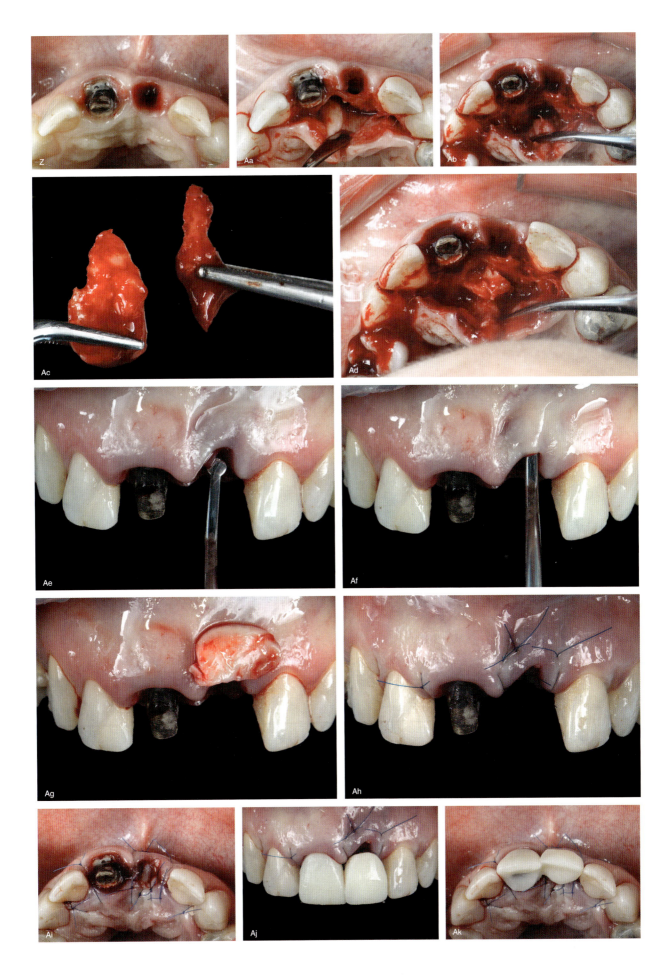

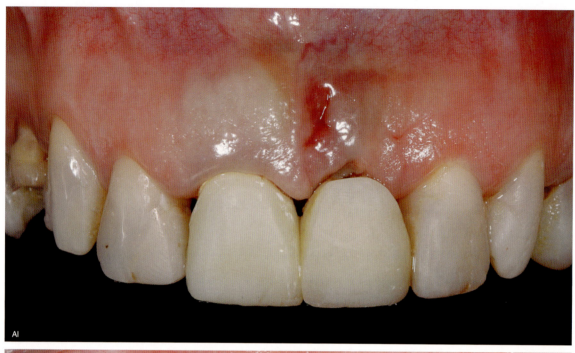

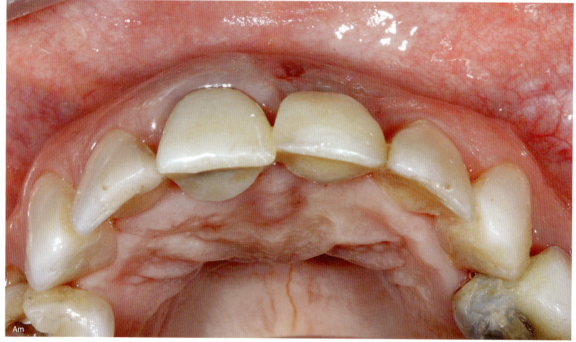

图8.16AI ~ Aq

愈合两周后的临床照片（**AI，Am**）。5个月后随访，口内照片和CBCT显示软硬组织量充足。尽管如此，仍然存在少量缺损，需要在种植体植入时进行二次组织增量（**An ~ Aq**）。修复医生：Victor Clavijo。

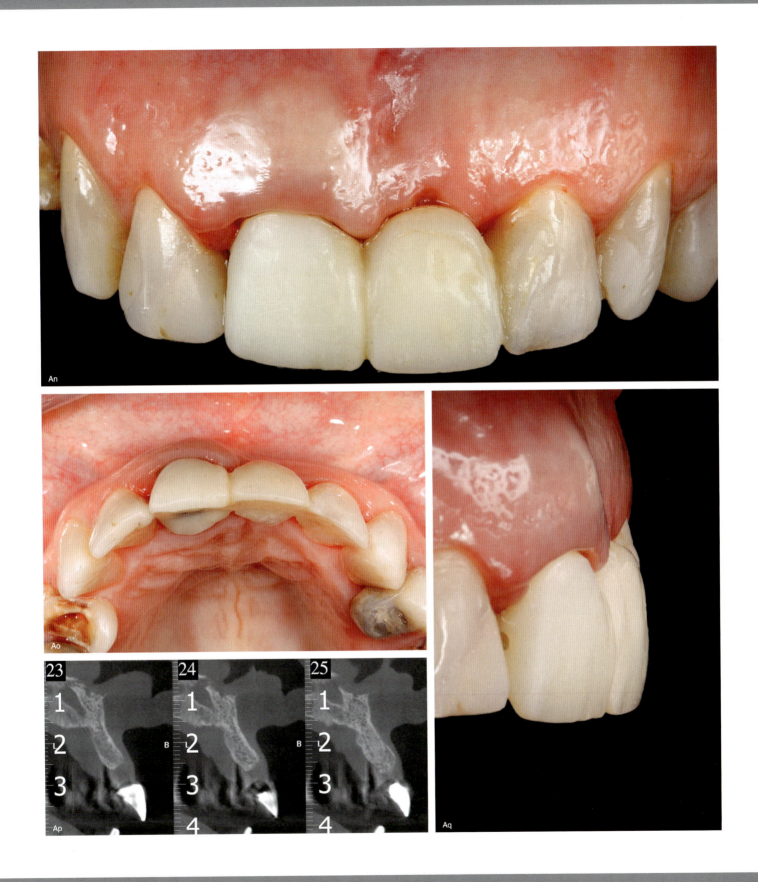

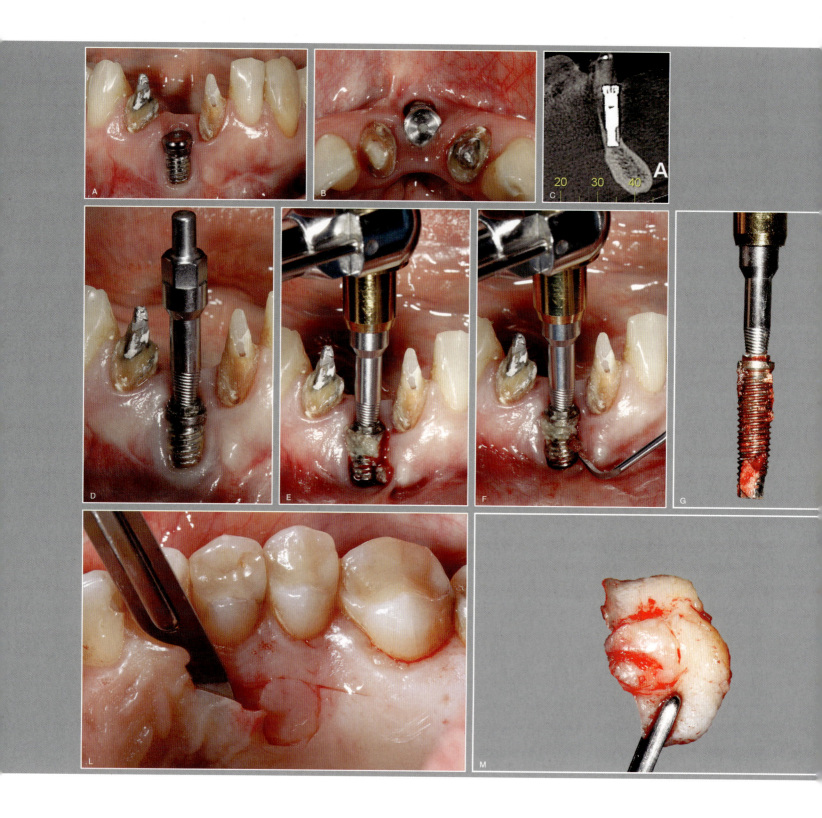

图8.17A～O

采用反转器械取出下颌种植体。口内检查和CT显示种植体41位置过于偏颊。植体周软组织严重退缩并且缺乏角化（**A～C**）。用反转器械取出。即使植体周都是密质骨，该方法依然有效（**D～G**）。局部搔刮，颊侧翻类信封瓣（**H～K**）。取一块带有环形角化上皮带的结缔组织移植物（**L～O**）。

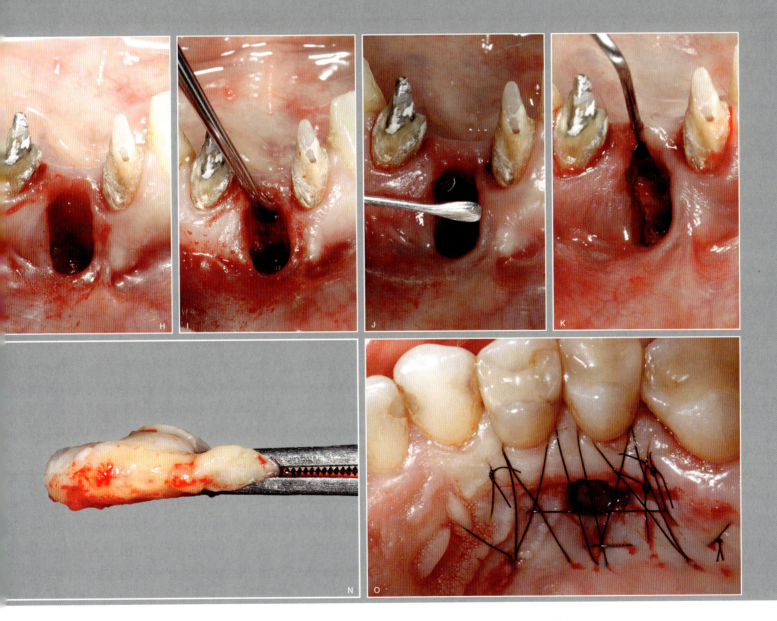

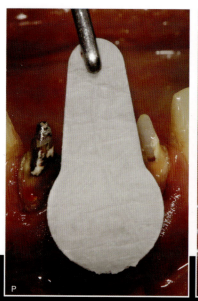
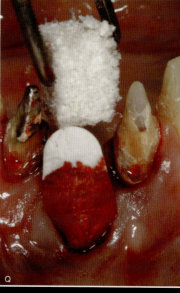
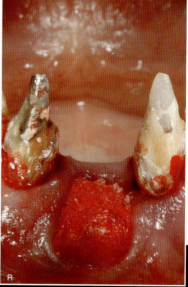
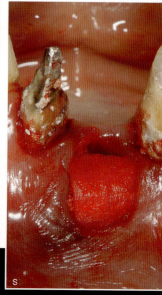

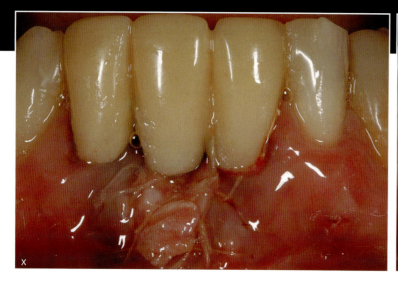
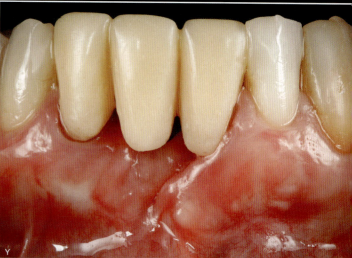

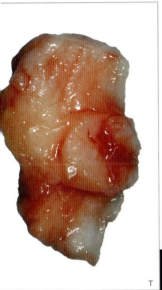
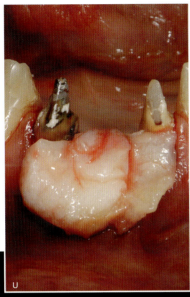
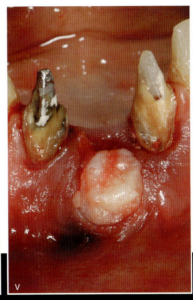
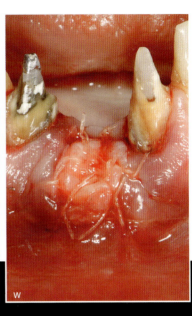

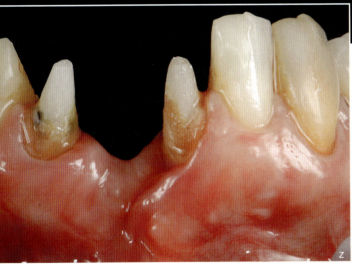
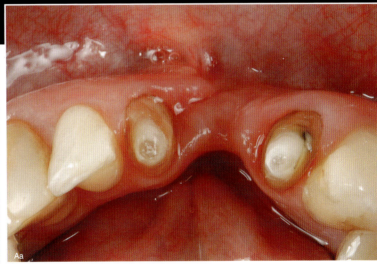

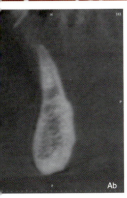

图8.17P ~ Ab

用去蛋白小牛骨胶原进行组织重建，覆盖胶原膜和结缔组织移植物。由于缺损范围深且宽，我们使用了胶原膜（**P ~ S**）。注意在黏膜退缩区有意让上皮带暴露（**T ~ X**）。6个月后的临床和CBCT检查显示可以行种植体植入及同期组织重建（**Y ~ Ab**）。

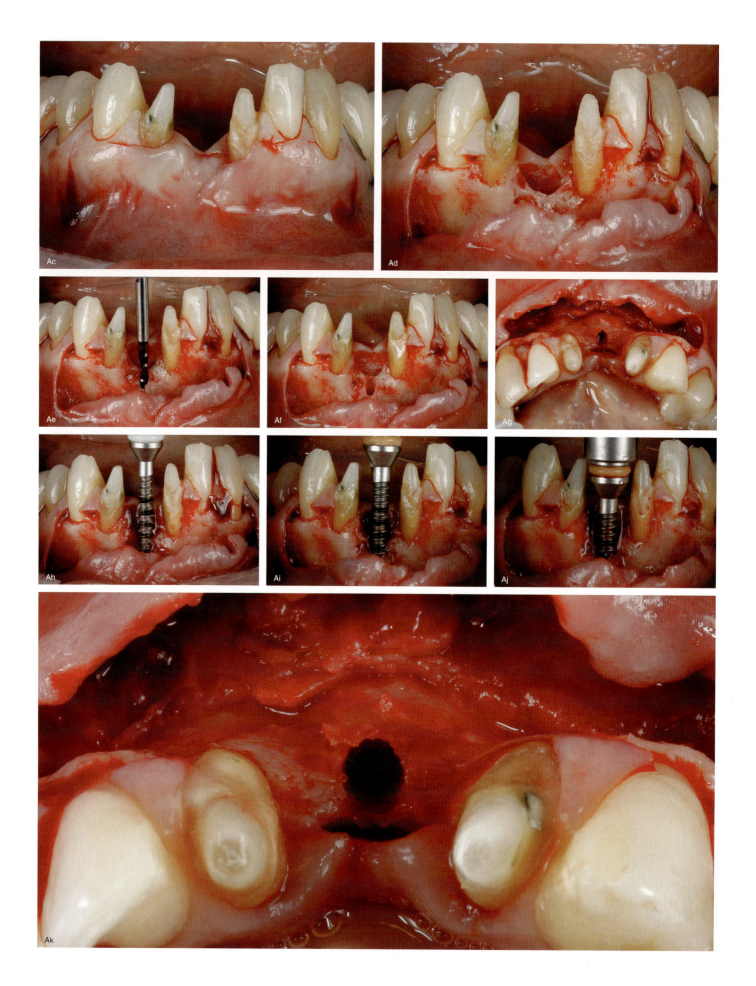

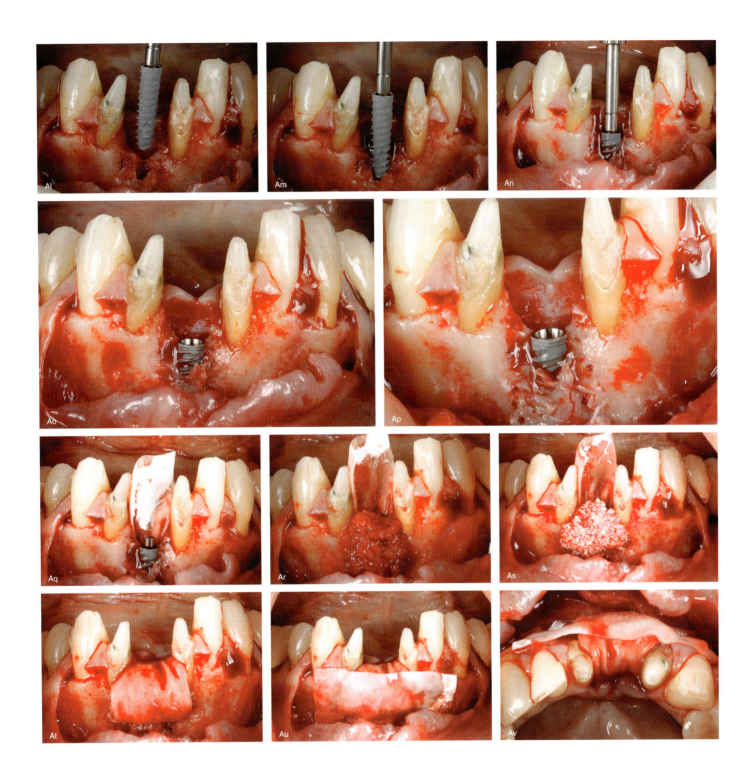

图8.17Ac ~ Av

在邻牙的龈乳头基底部行水平切口及两道垂直松弛切口，翻全厚瓣（**Ac，Ad**）。使用转动式骨收集器进行种植窝洞预备（**Ae ~ Ak**）并植入3.0mm的小直径种植体。颊侧可见骨开裂（**Al ~ Ao**）。植骨区域皮质骨钻孔（**Ap**）并用颗粒状自体骨、去蛋白小牛骨和胶原膜进行引导骨再生（**Aq ~ Av**）。

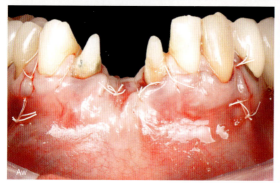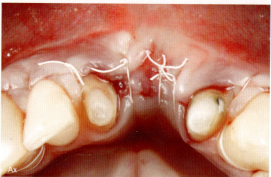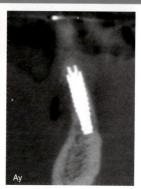

图8.17Aw ~ AAh

缝合关闭创口（**Aw，Ax**）术后立即拍摄CBCT（**Ay**）。从骨再生术区域的侧面观可见组织增量的程度非常大（**Az ~ AAb**）。4个月后的口内像，与治疗前对比（**AAc ~ AAh**）。修复医生：Leonardo Buso。

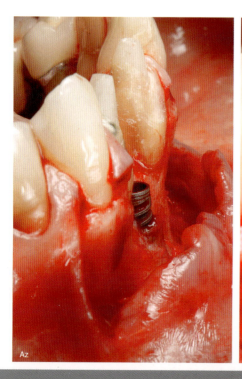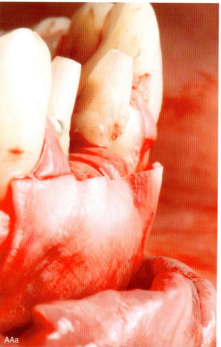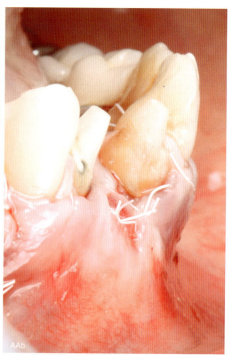

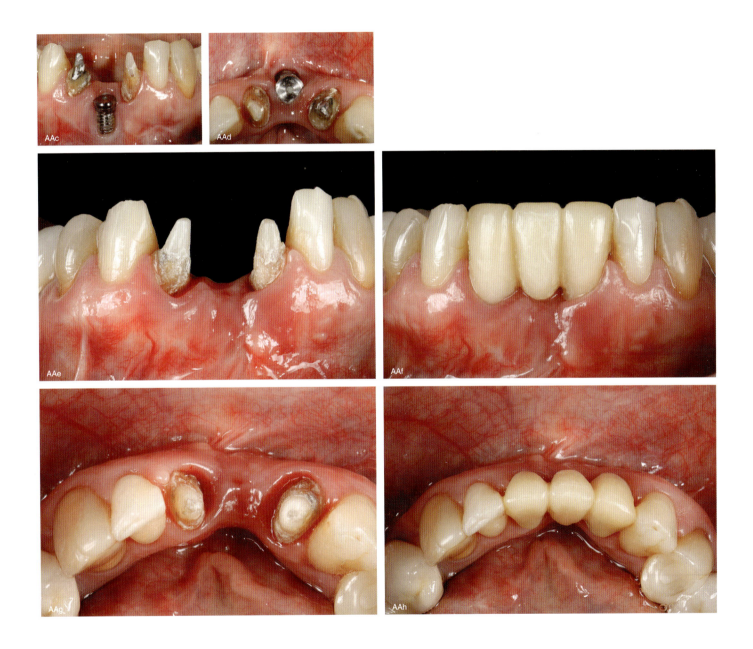

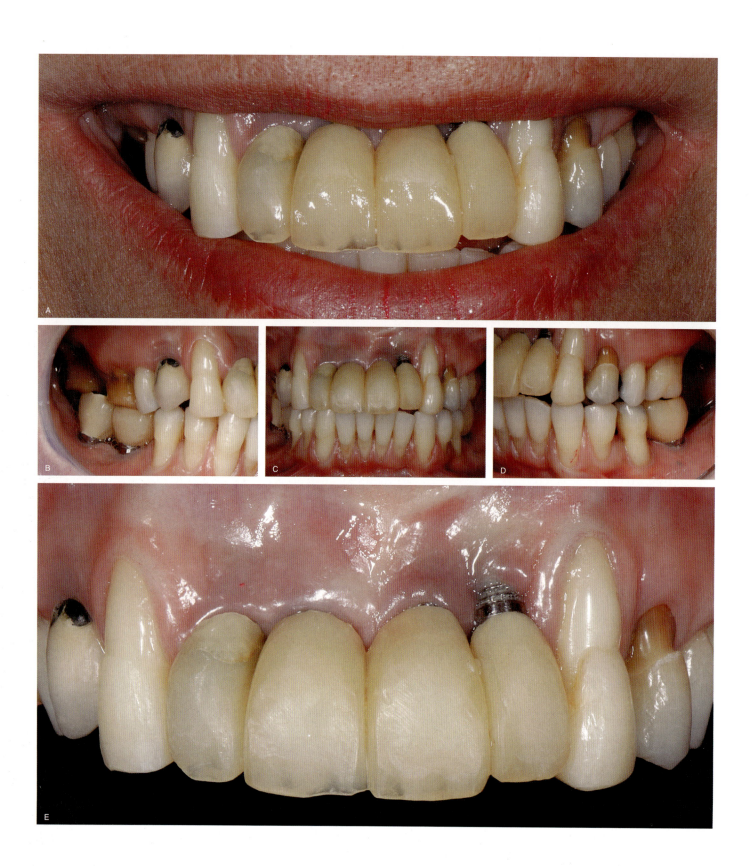

图8.18A~Q

对失败种植体进行策略性分期取出。上颌切牙区4颗相邻的种植体，修复失败（**A~H**）。第一次手术将21和22的种植体取出，在21位置即刻植入新的种植体（**I~Q**）。

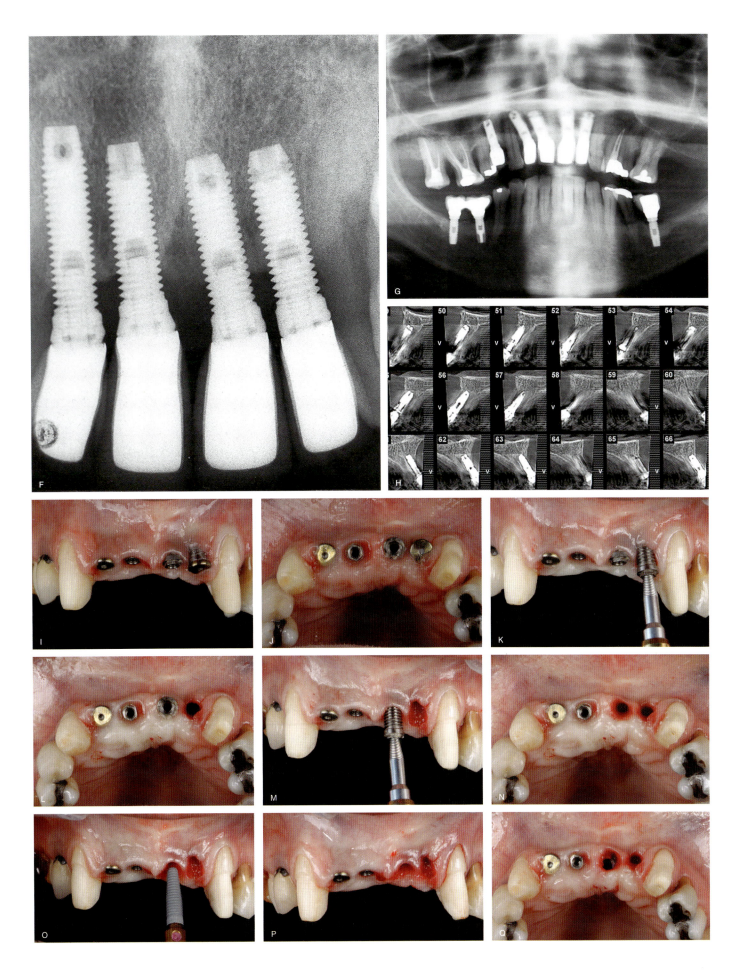

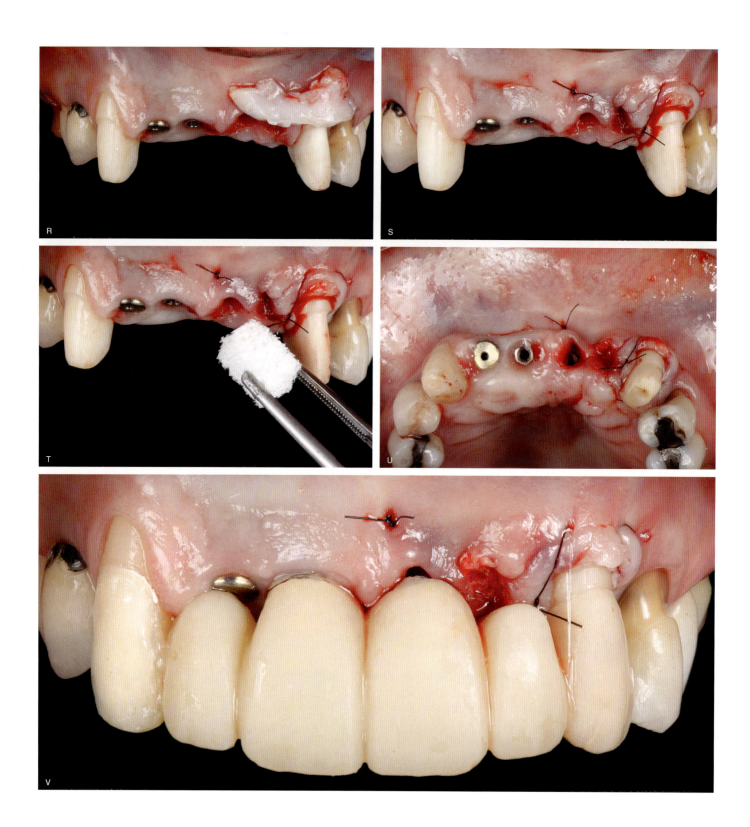

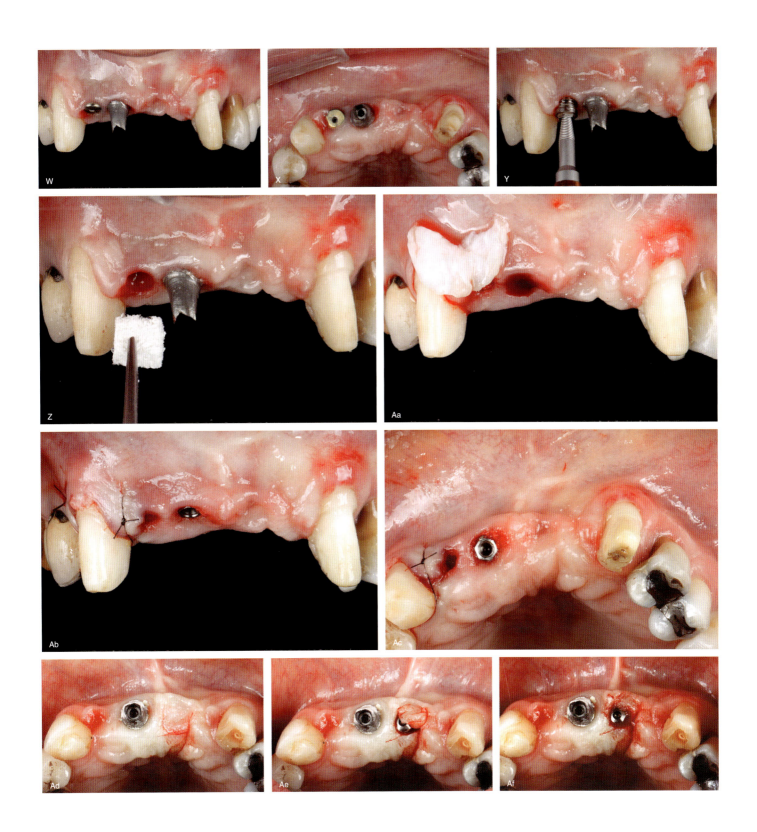

图8.18R ~ Af

用去蛋白小牛骨胶原和结缔组织移植物进行组织重建（**R ~ V**）。在第二次手术中，12种植体用同样的方法取出。保留11种植体（**W ~ Ac**）。在第三次手术中用旋转瓣暴露21种植体（**Ad ~ Af**）。

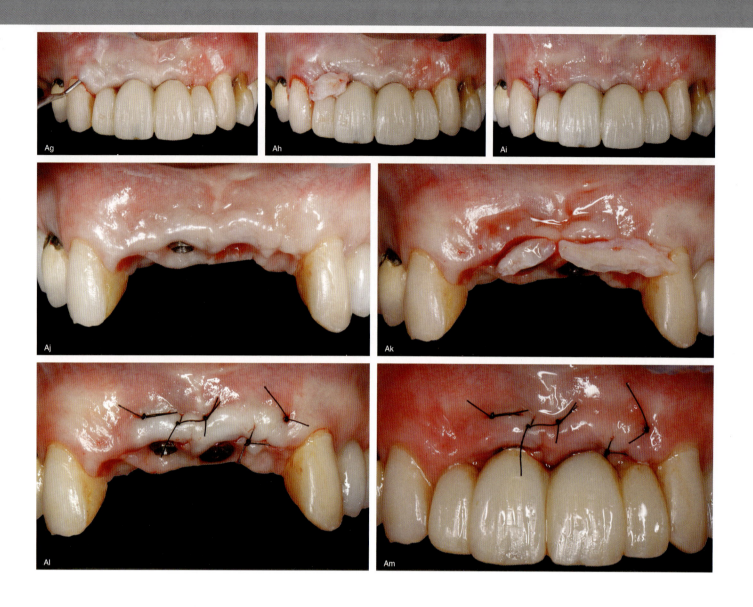

图8.18Ag～Aq

在前牙区又进行一次补充性的结缔组织移植。手术以不翻瓣（**Ag～Am**）方式完成。用临时修复体进行软组织塑形（**An～Aq**）。修复医生：Humberto Carvalho。

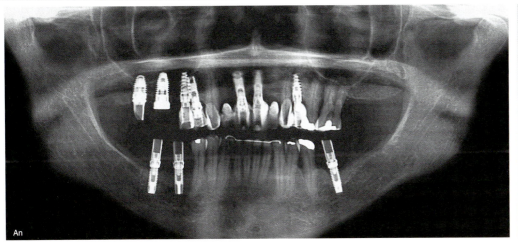
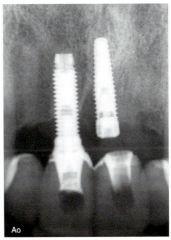

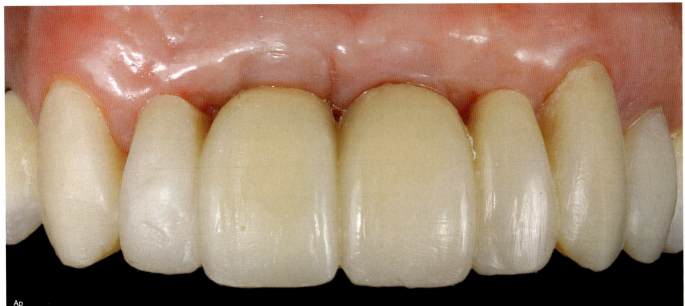

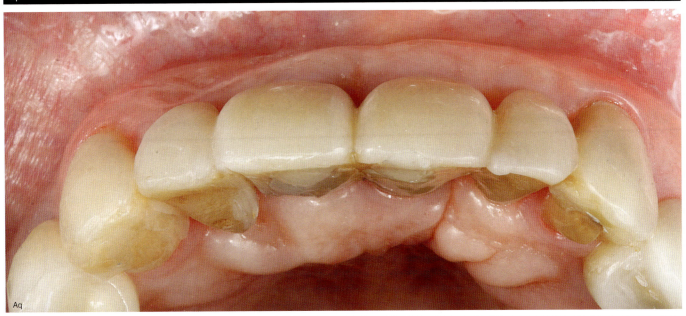

　　在进行种植体取出时，有时会遇到反转扭力过高的情况。在一些骨密度较高的区域可超过200Ncm。这种情况下，我们建议在种植体颈部的唇侧进行小范围翻瓣并用空心环钻去除颈部的少量自体骨。这样可以显著降低种植体和反转器械折断的风险[47]。

　　然而，在少数病例中确实会出现种植体或者反转器械的折断。在这种情况下，我们不得不进行传统的骨切除术（图8.19）。翻全厚瓣，以方便空心环钻、裂钻、骨锯、盘形切割车针或

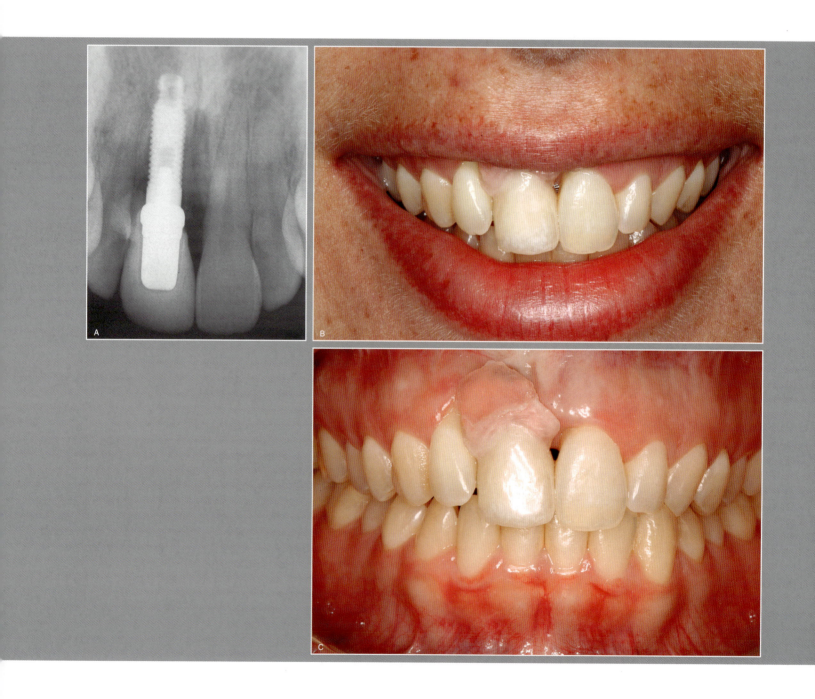

超声骨刀头等骨切除器械进入术区[40,48]。我们提倡小心缓慢地进行骨切除。可以使用骨凿、牙挺等器械小心地辅助种植体脱位。无论我们多么小心，骨切除术都会造成植体周更大的骨丧失，并且损伤到邻面的骨组织。种植体取出后对骨缺损范围的评估决定了我们如何进行下一步治疗，比如是否同期进行新的种植体的植入（图8.20）。大范围的组织重建，不可避免地会带来术区的瘢痕以及膜龈联合位置改变等问题。

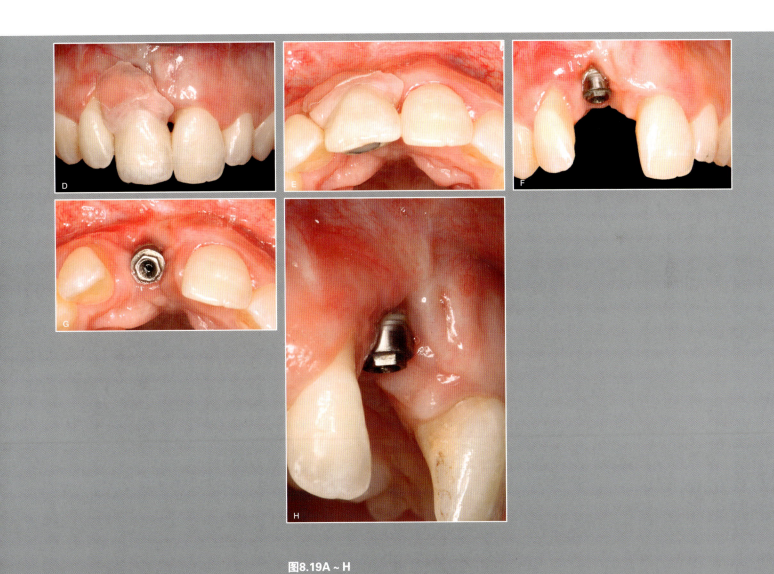

图8.19A～H

用球钻取出种植体。初诊口内检查和X线片。11种植体位置不良，可见黏膜退缩，12天然牙邻面牙龈退缩。龈–牙修复体戴入和取下后口内像（**A～H**）。

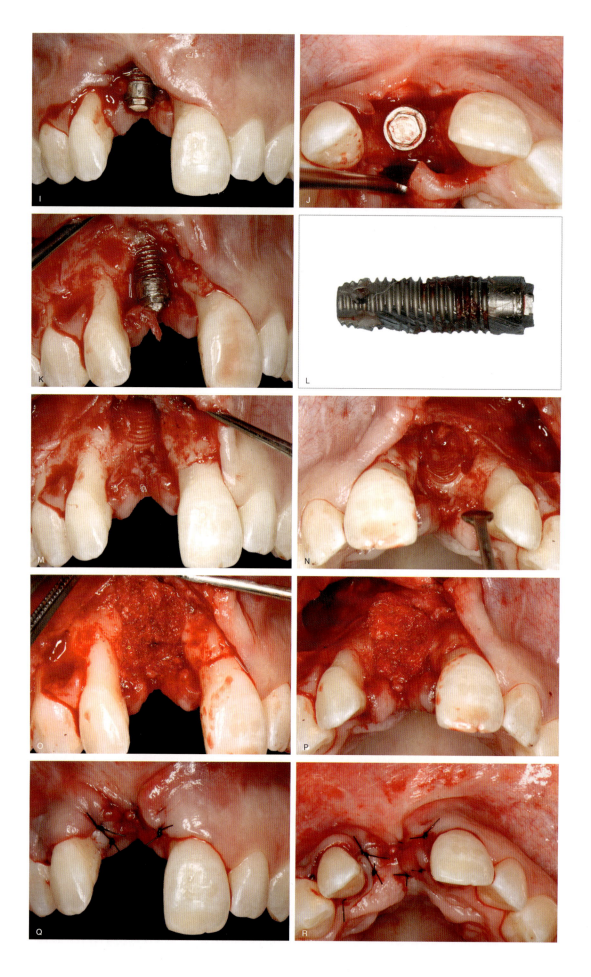

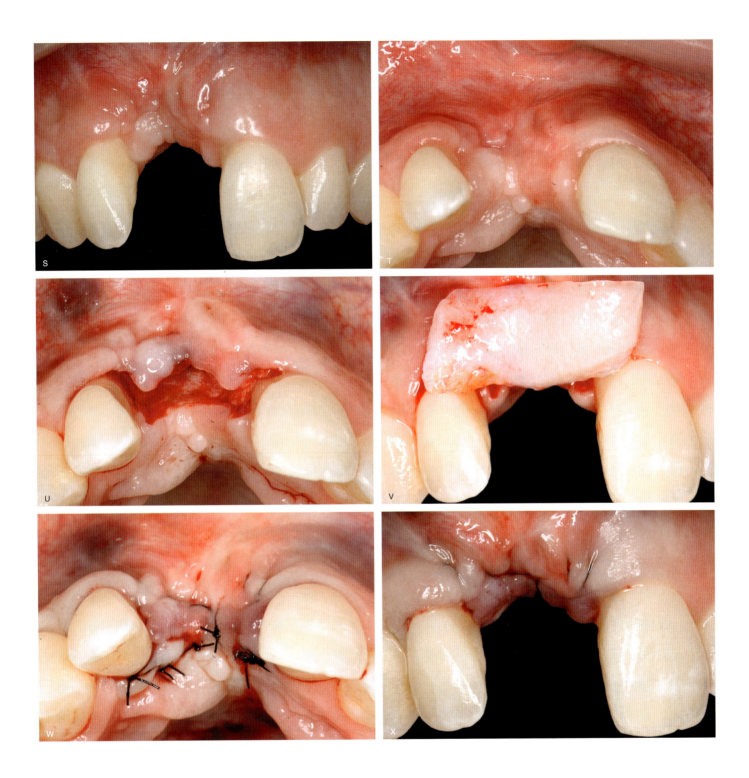

图8.19I ~ X

用传统的骨切除术取出种植体。当时，反转取出器械尚未问世。注意车针在骨切除时制造出的骨缺损（**I ~ L**）。在骨缺损区填入胶原塞来维持空间的稳定性并进行缝合（**M ~ R**）。愈合3个月以后，进行结缔组织移植以增加软组织量（**S ~ X**）。

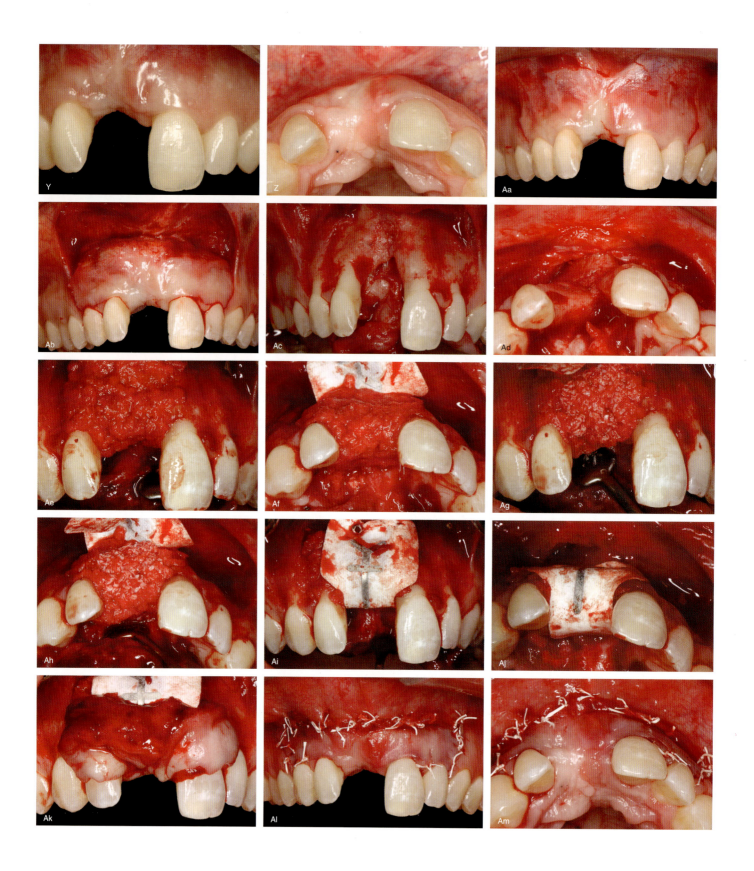

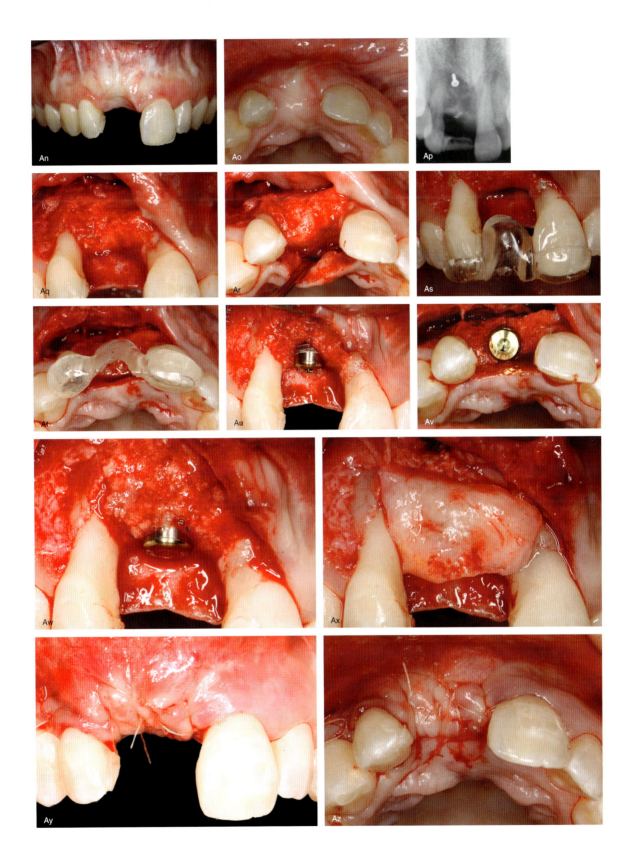

图8.19Y ~ Az

3个月后用自体骨、去蛋白小牛骨、钛加强的不可吸收膜进行垂直向引导骨再生术（**Y ~ Am**）。愈合9个月以后，植入种植体，同期进行组织重建（自体骨、去蛋白小牛骨、胶原膜和结缔组织移植物）。骨增量效果显著（**An ~ Az**）。

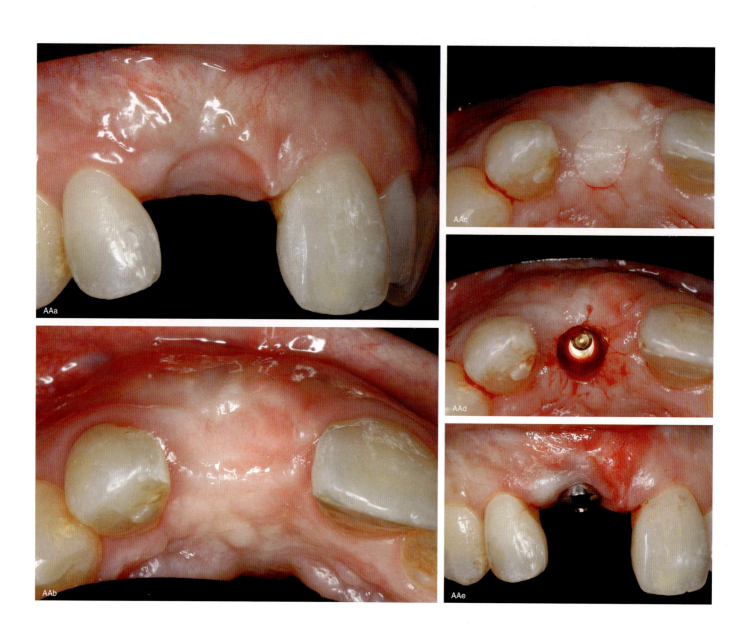

图8.19AAa～AAk

6个月后，环切行二期手术并放入愈合基台（**AAa～AAe**）。1个月后戴入种植体支持的临时冠（**AAf，AAg**）。对12进行低速正畸牵引（**AAh**）。修复后的口内像、X线片和CBCT。注意12获得了完全的根面覆盖，龈缘位置和中切牙龈缘协调。获得了令患者满意的效果（**AAi～AAk**）。修复医生：Cristiana Sartori；技师：Marcos Celestrino。

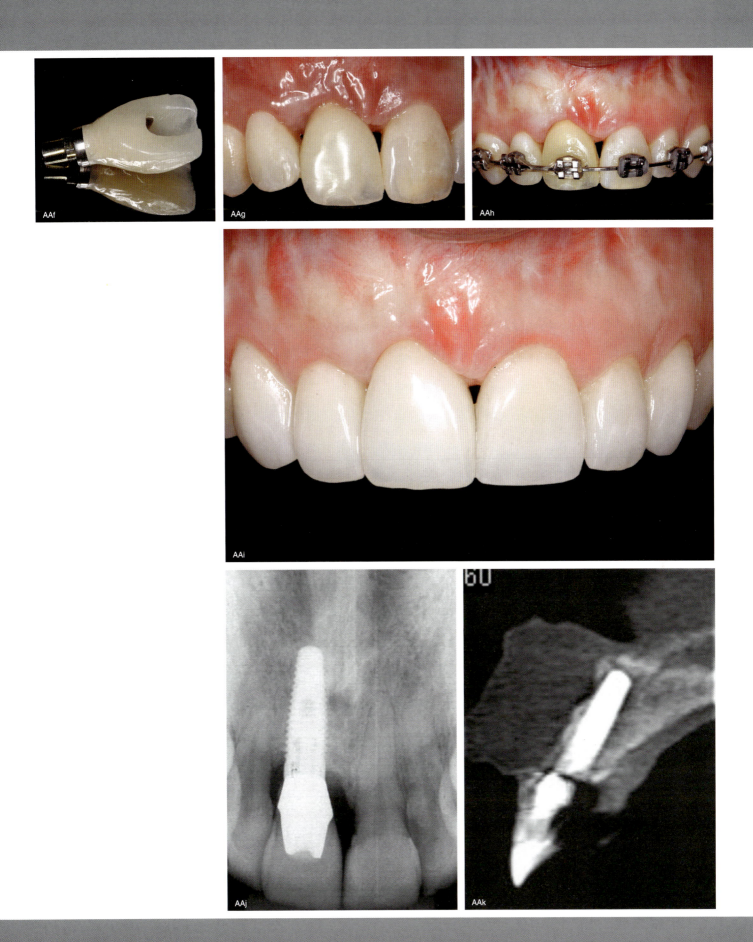

AAf

AAg

AAh

AAi

AAj

AAk

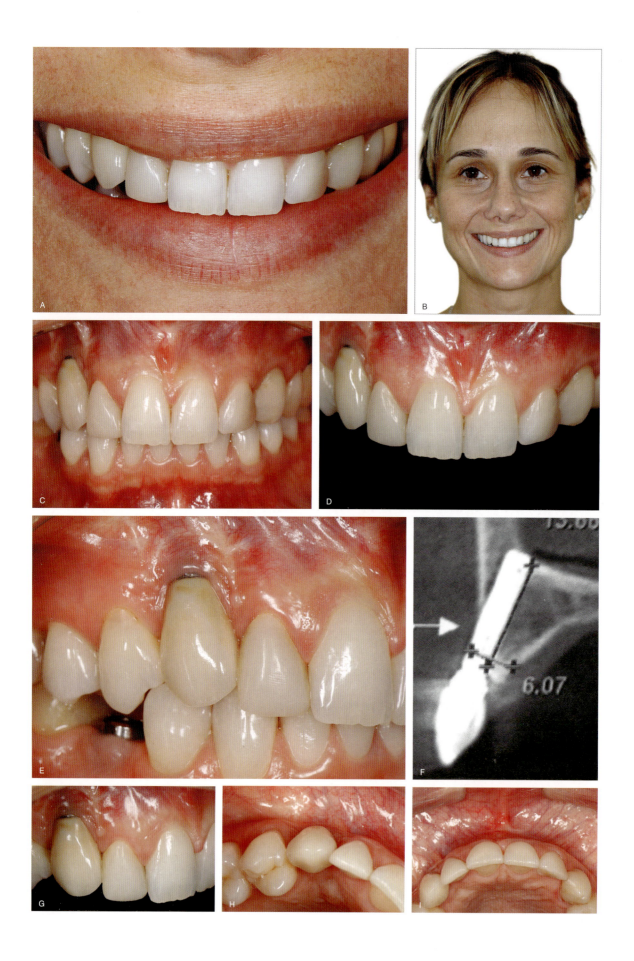

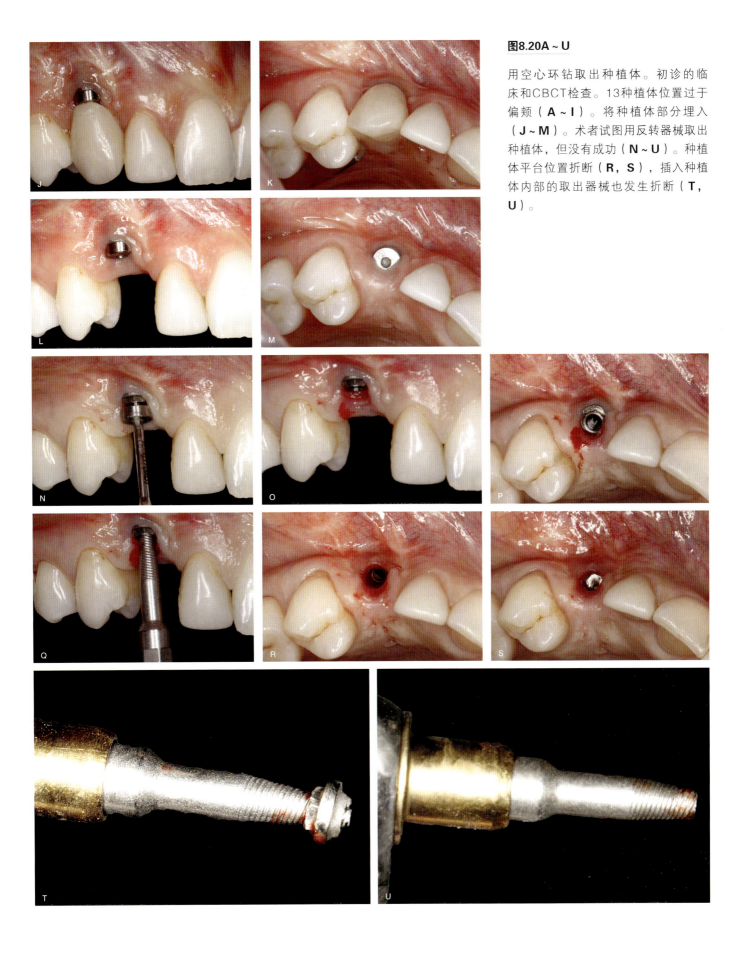

图8.20A~U

用空心环钻取出种植体。初诊的临床和CBCT检查。13种植体位置过于偏颊（**A~I**）。将种植体部分埋入（**J~M**）。术者试图用反转器械取出种植体，但没有成功（**N~U**）。种植体平台位置折断（**R,S**），插入种植体内部的取出器械也发生折断（**T,U**）。

图8.20V ~ Ab

翻全厚瓣，用环钻去除植体周骨组织以便将种植体取出
（**V ~ Ab**）。

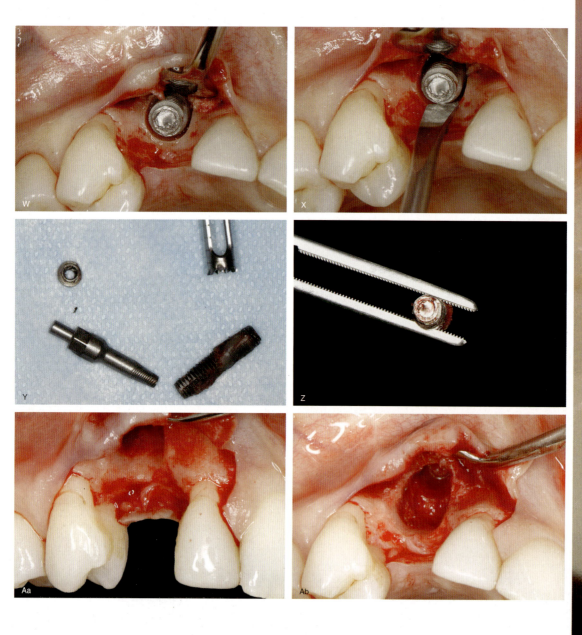

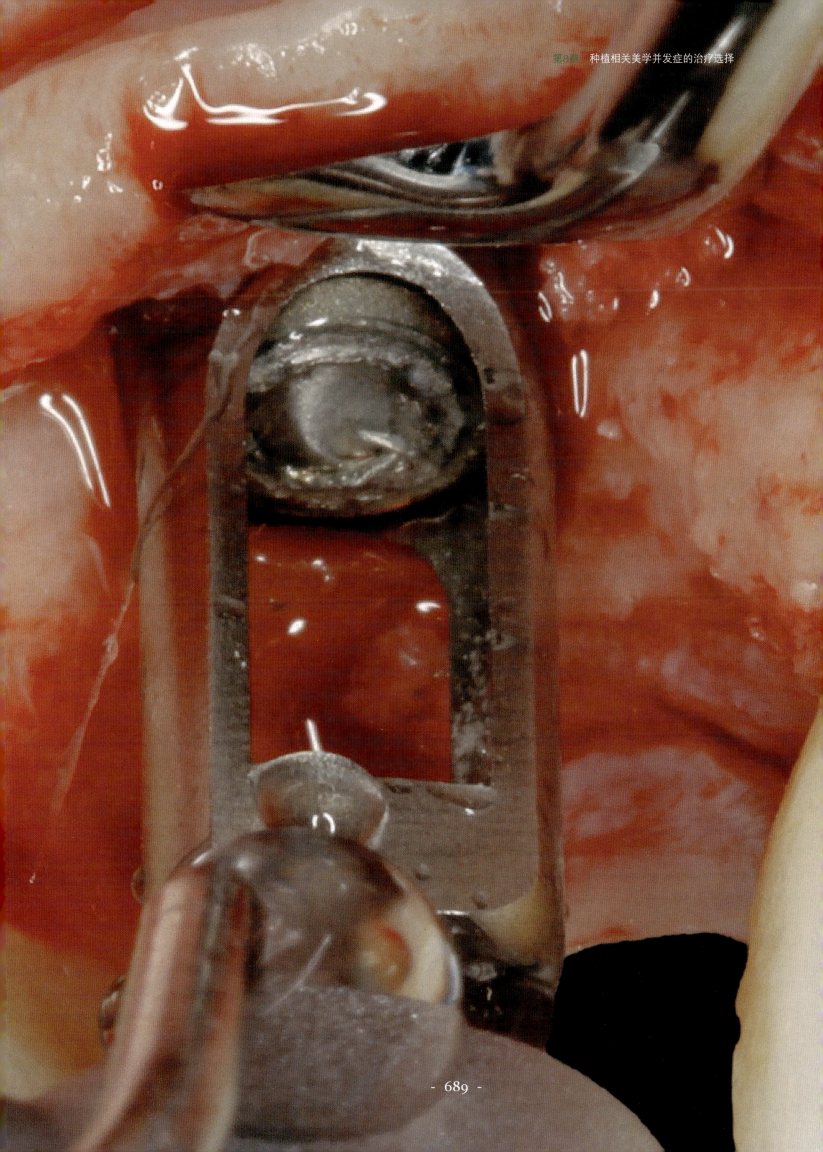

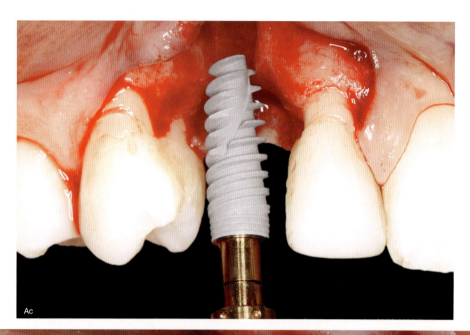

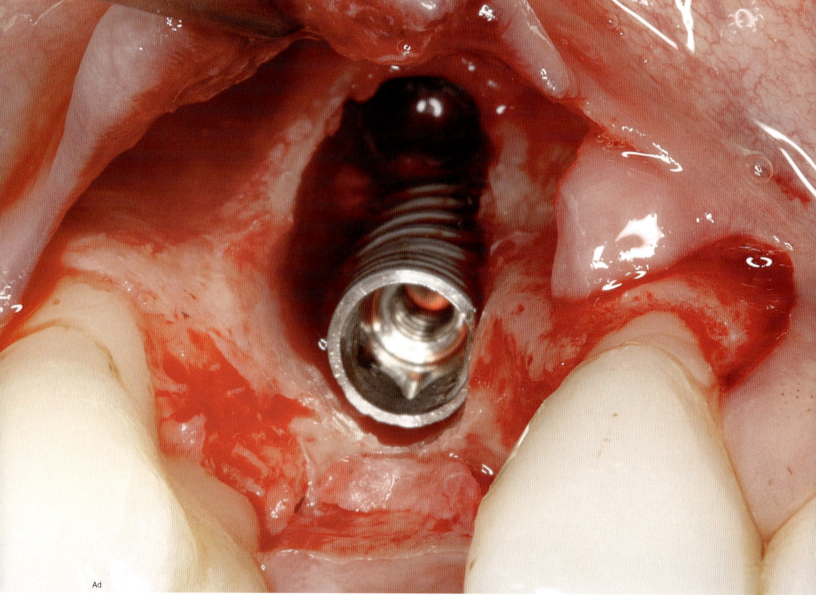

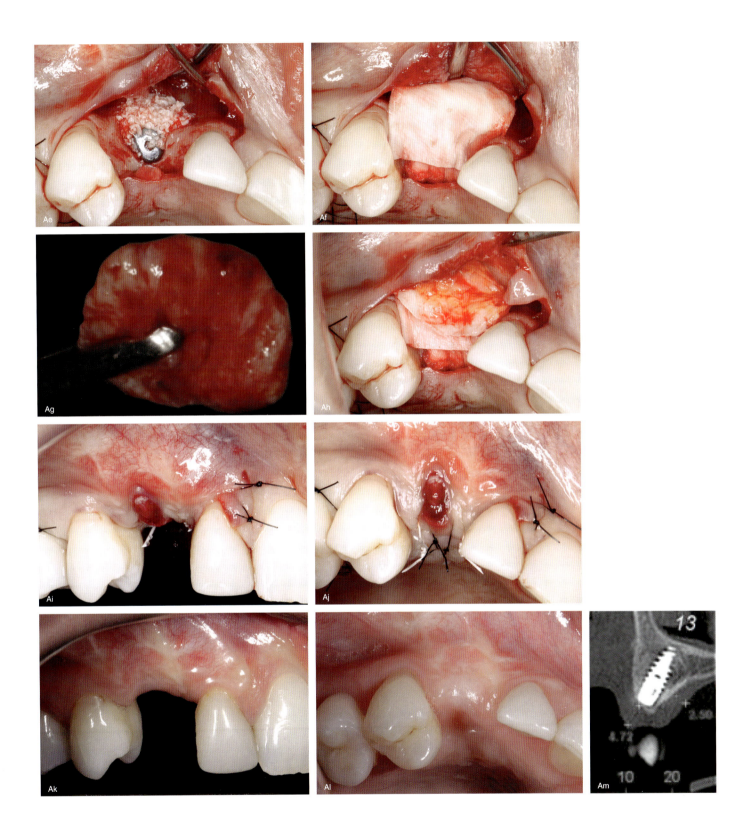

图8.20Ac～Am

种植体植入，同期进行组织重建（去蛋白小牛骨、胶原膜和结缔组织移植物）。剩余骨量充足，允许在同期将新的种植体植入在正确的修复位置（**Ac～Am**）。

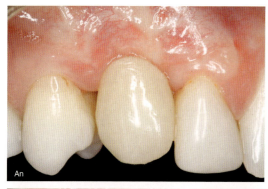

图8.20An ~ AAd

二期手术暴露种植体并戴入种植体支持的临时修复体。注意颊侧瓣的处理，以容纳结缔组织移植移植物（**An ~ AAd**）。

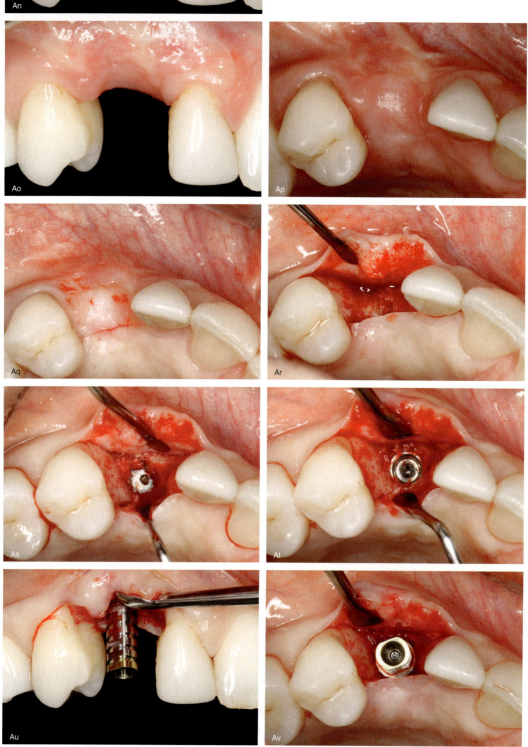

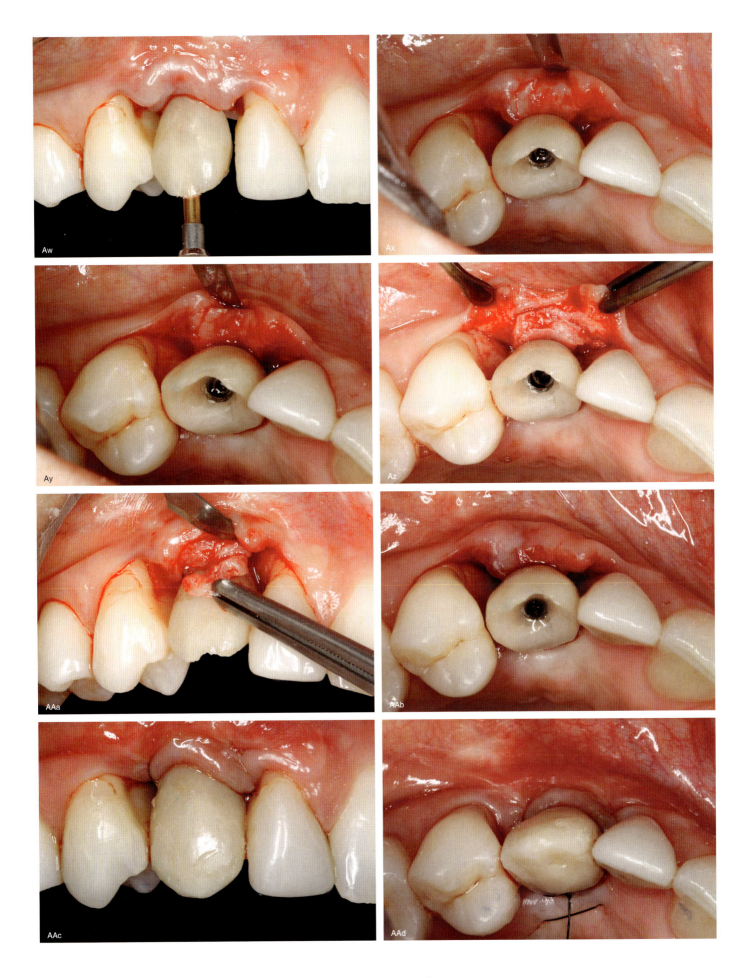

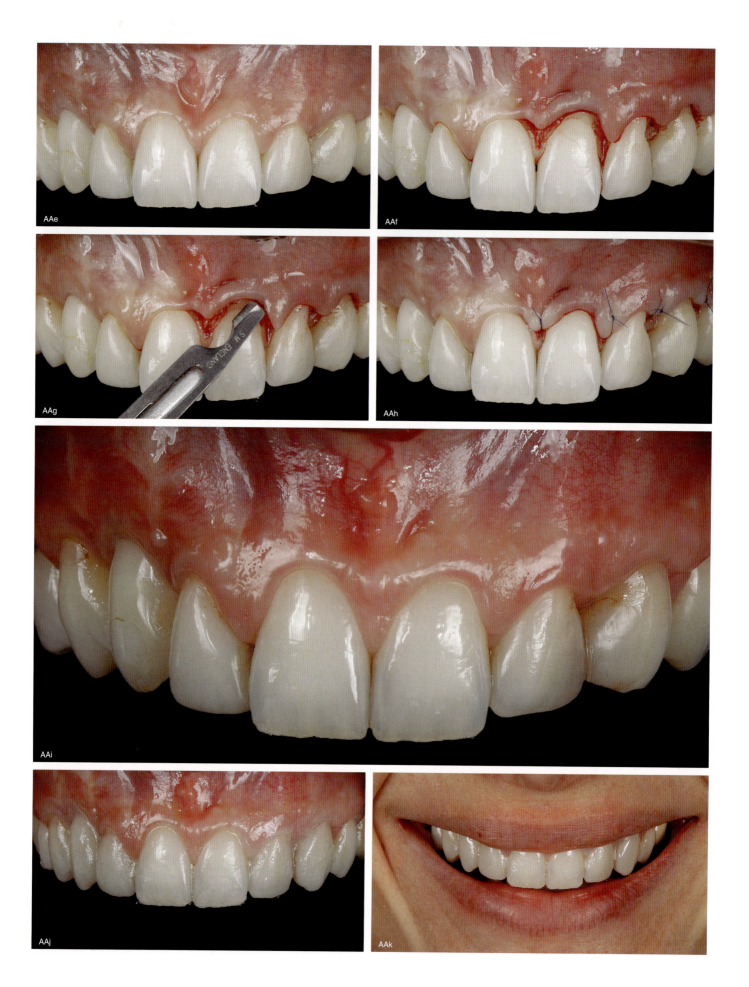

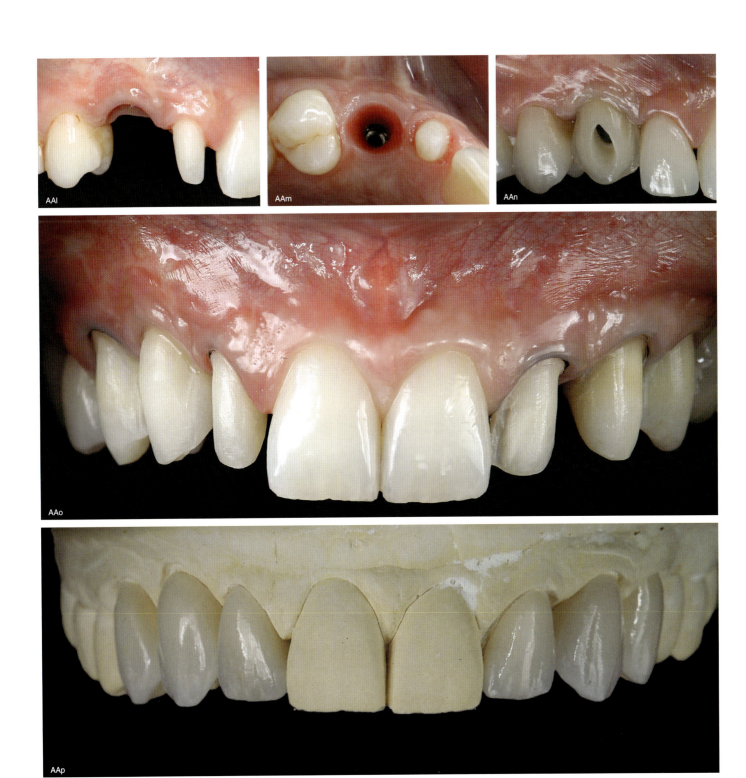

图8.20AAe ~ AAp

进行冠延长术以获得更佳协调的龈缘位置。采用根向复位瓣来保存角化龈（**AAe ~ AAh**）。5个月后随访（**AAi**）。用诊断饰面进行修复方案的设计（**AAj，AAk**）。临床和技工室的修复过程。使用了个性化美学基台（**AAl ~ AAp**）。

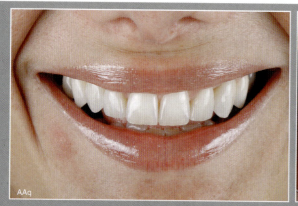

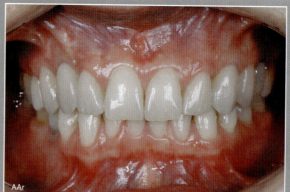

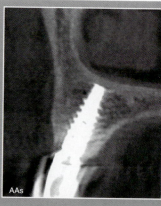

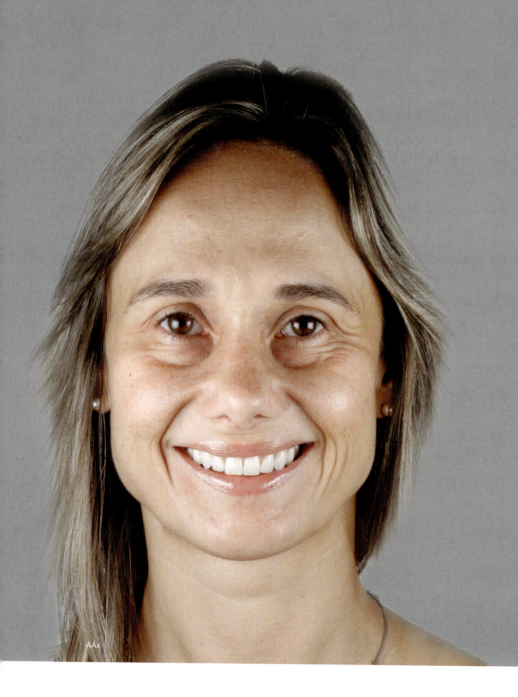

图8.20AAq ~ AAy

全瓷修复获得协调美观的效果。CT
扫描显示之前受损的种植体颊侧骨壁
得到了恢复（**AAq ~ AAy**）。
修复医生：Lia Landin和Guilherme
Carrilho；技师：Jhonatan Bocutti。

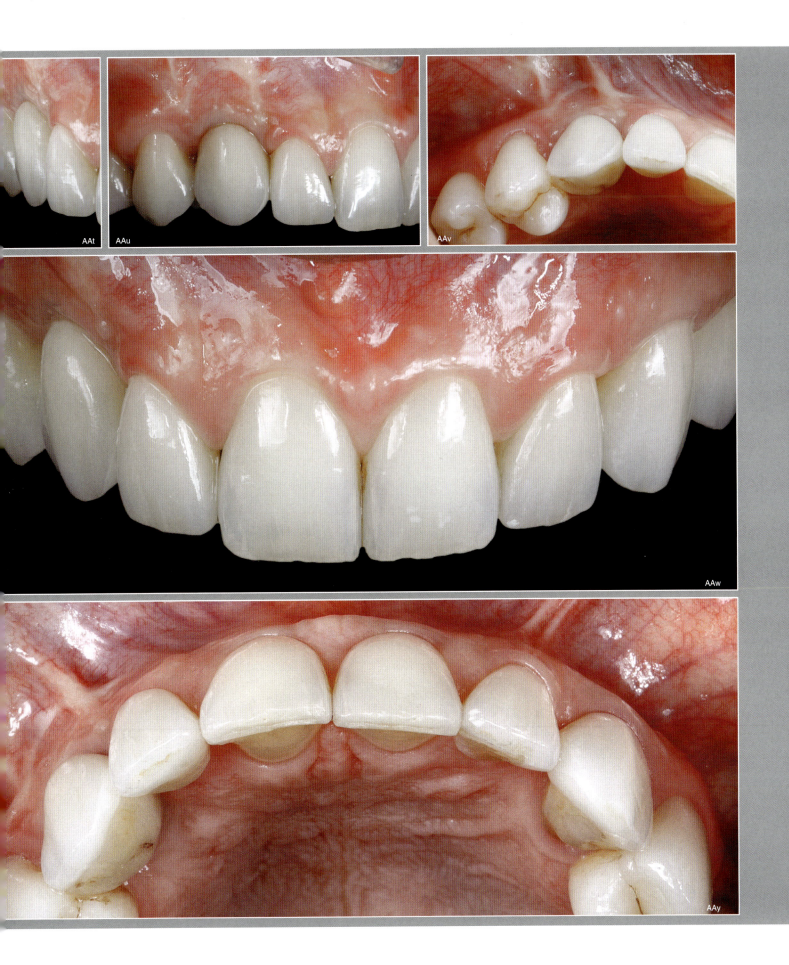

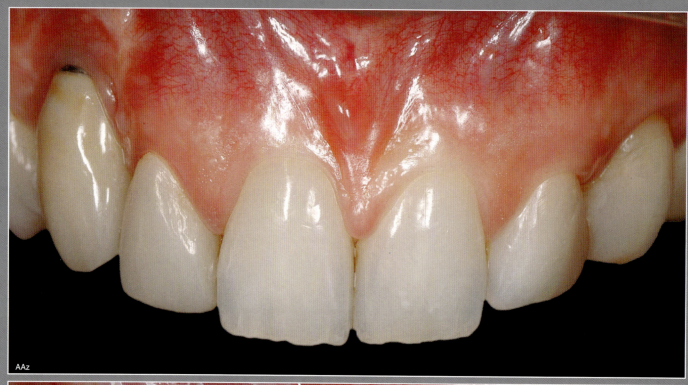

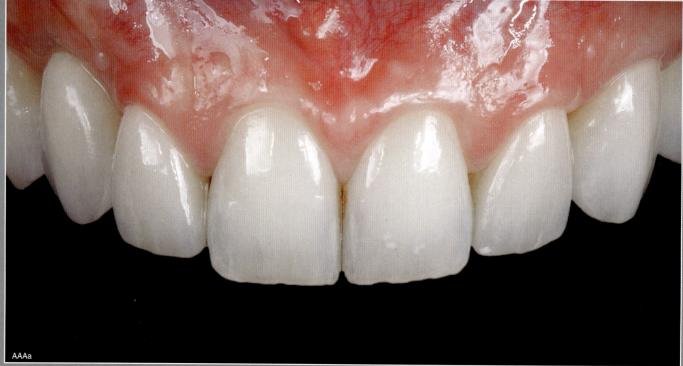

图8.20AAz，AAAa

治疗前后对比（口内像）（**AAz，AAAa**）。

基于前文所讨论的诸多因素，笔者认为，对于植入位置欠佳的种植修复体的处理，应当始于术者对种植体三维位置以及与之相伴随的软硬组织缺损的精确评估（表8.3）。

表8.3　治疗方案选择决策树

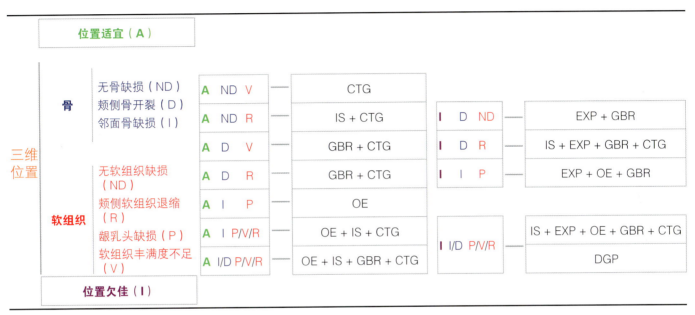

CTG：结缔组织移植；IS：种植体埋入；GBR：引导骨再生；OE：正畸牵引；DGP：带有牙龈瓷的龈–牙修复体

对于植入位置尚可，也没有炎症（植体周炎）存在的种植体，应尽可能保留。软硬组织的缺损应该用组织重建的方法解决。根据种植体是否可用，医生可选择永久性或暂时性的种植体植入。对于无法修复的种植体，取出是更好的选择，随即同期或者择期进行新的种植体植入及组织再生术。对存在邻面骨丧失的种植体相邻的天然牙进行正畸牵引也是重要的可选方案，因为这是唯一可预期地重建邻面软硬组织的方法。对于一些外科和修复手段都不能有效恢复美学效果的极端病例，可借助于龈–牙修复体加以解决。

扫一扫即可浏览
参考文献

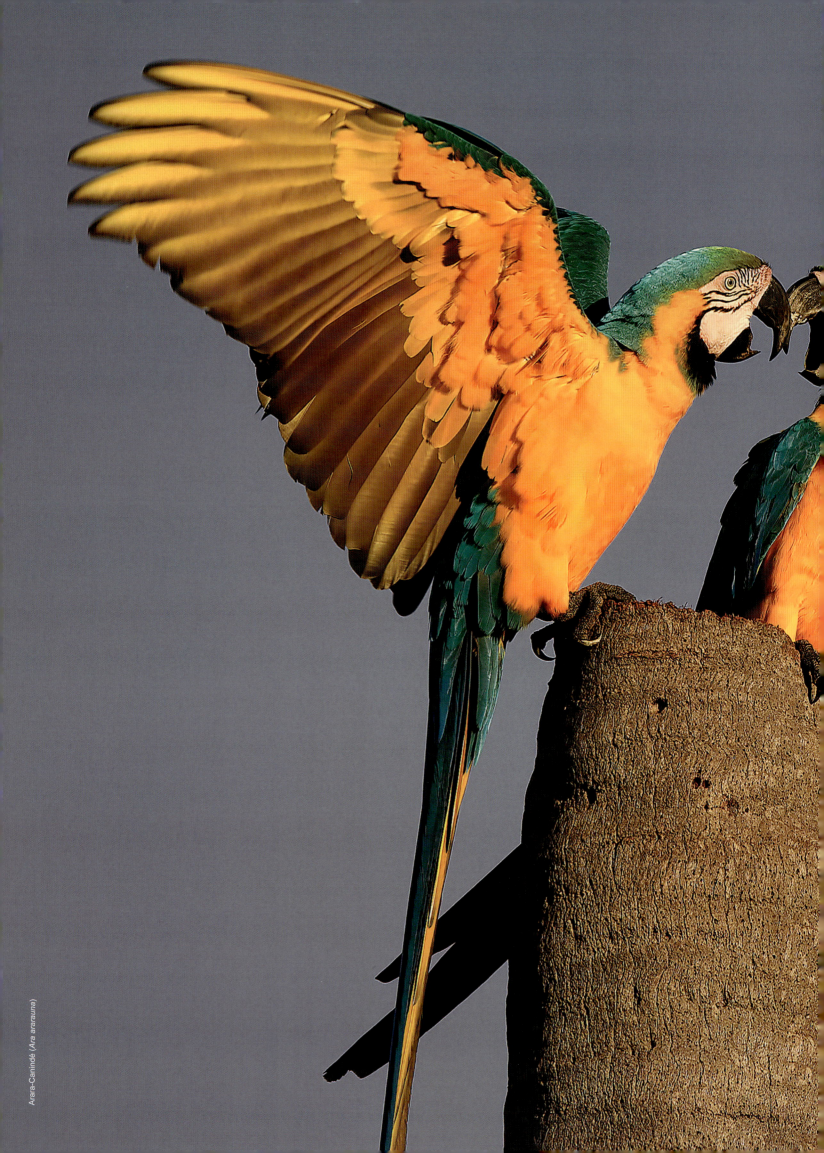

Arara-Canindé (*Ara ararauna*)

第 **9** 章

前牙区

连续多牙缺失的
治疗策略

Therapeutic strategies for the treatment of multiple
adjacent missing teeth in the anterior area

Paulo Fernando Mesquita de Carvalho | Robert Carvalho da Silva | Julio Cesar Joly

前牙区连续多牙缺失的种植修复面临着极大的美学挑战。对于邻牙位置良好、邻面牙槽骨完整的单牙缺失位点（新鲜拔牙窝或愈合的牙槽嵴），即使颊侧有骨开窗，其修复效果也是可预期的[1]。但是，当面对连续多牙缺失的病例时，邻间组织缺损的处理便成为难以回避的问题[2-5]（图9.1）。

牙间乳头是位于两牙间的复合解剖结构，它的大小和形状由邻面接触点的位置、邻面牙槽嵴顶的高度和解剖牙冠的外形所决定。Tarnow等[6]所发表的经典文献指出：当牙槽嵴顶与接触点的距离小于5mm时，龈乳头完全充满邻间隙（98%）；当距离为6～7mm时，龈乳头完全充满邻间隙的比例为56%～27%；当距离大于8mm时，龈乳头几乎不存在。

龈乳头的高度随着牙齿的拔除而降低。尽管缺乏相应的科学证据，但这种情况在临床上显而易见。这可能与牙周组织的解剖结构相关，因为牙间软组织由交织成网状的胶原纤维（环行、龈牙、牙骨膜和越隔纤维）所支持[7]。拔牙后，龈牙纤维撕裂，并被拉向所附着的邻牙，从而导致龈乳头部分丧失[8]。当两颗邻牙都被拔除后，因为上述纤维失去支持，塌陷会更严重。

而Nowzari等[9]则认为拔牙所造成的牙槽嵴上方纤维的崩解造成了龈乳头的丧失。

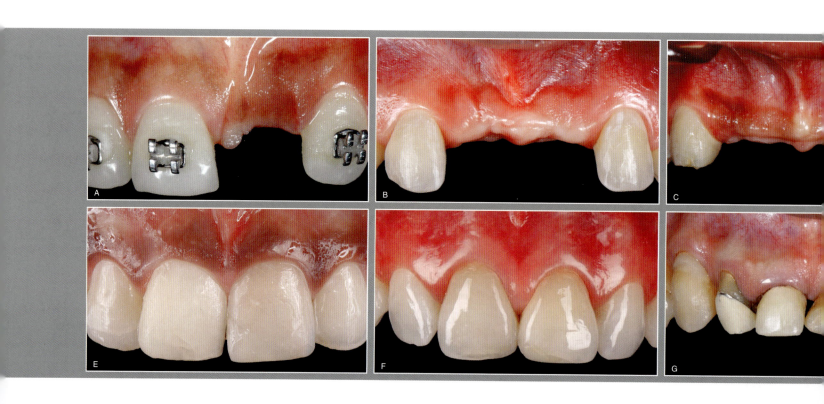

　　影响龈乳头形成的另一个重要因素是与龈乳头相邻的咀嚼单元（天然牙、种植体、桥体或悬臂）[10]。笔者通过文献回顾发现，两健康天然牙之间龈乳头尖端到牙槽嵴顶的平均距离为5mm；在种植体和天然牙之间这一距离为4.5mm；在两相邻种植体之间，该距离减少为3.5mm。此外，在种植体与桥体之间该距离为5.5mm；在相邻桥体之间为6.0mm；天然牙与桥体之间为6.5mm。一些研究还证明当龈乳头丰满度与垂直距离（邻接点距牙槽嵴顶）和水平距离（种植体距种植体或种植体距天然牙）存在相关性[11-15]。当两颗相邻种植体的水平距离小于2.5mm时，无论垂直距离是多少，龈乳头均难以充满邻间隙；当两颗种植体间水平距离为3~4mm时，龈乳头几乎可以充满整个邻间隙[12]。应当谨慎解读这些研究所获得的数据，因为这些研究的方法存在着明显的方法偏倚（修复体的连接方式、种植体植入的时机、治疗前的组织缺损、重建性手术、外科和修复策略等），术者最需要记住的一点是，面对存在相邻种植体的病例时，软组织的垂直高度更难以控制（图9.2）。

　　意识到这一点后，术者应当理解，靠近无法保留患牙的龈乳头在患牙拔除后，将不可避免地发生变化。另一方面，因为牙槽窝的重建，在愈合后的牙槽嵴上龈乳头将不复存在（图9.3）。

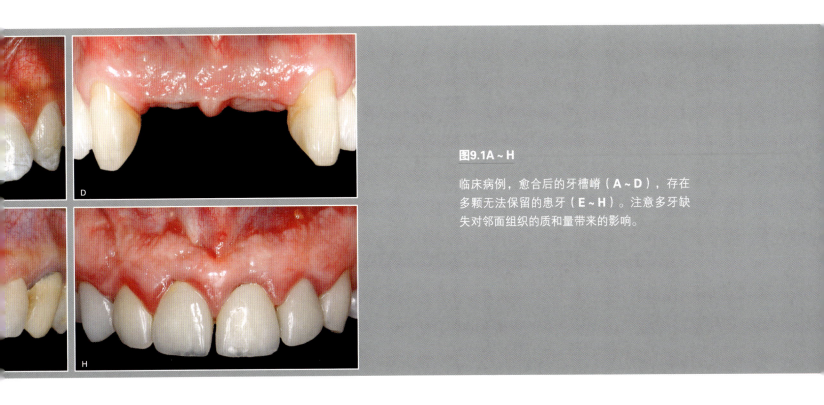

图9.1A~H

临床病例，愈合后的牙槽嵴（**A~D**），存在多颗无法保留的患牙（**E~H**）。注意多牙缺失对邻面组织的质和量带来的影响。

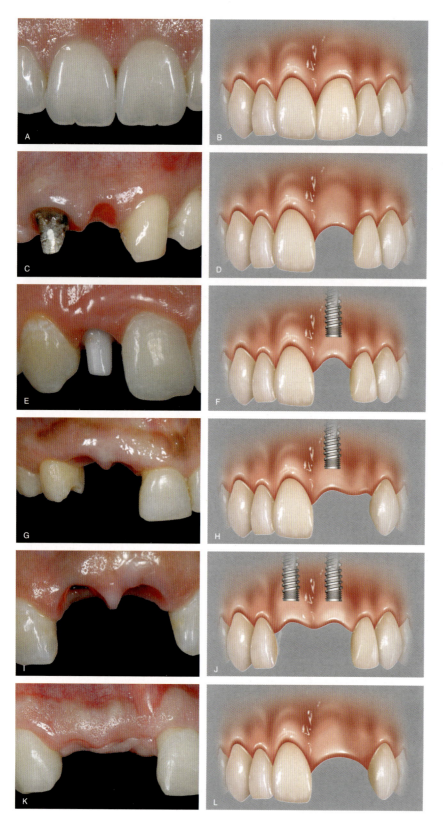

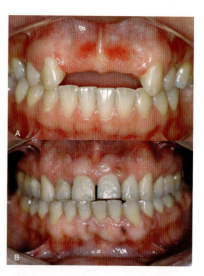

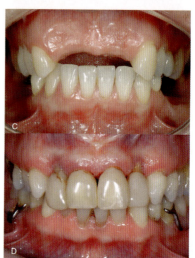

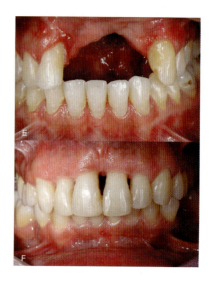

图9.2A～L

相邻咀嚼单位对龈乳头高度影响的临床照片与对应的示意图：
相邻天然牙之间（**A，B**）、天然牙和桥体之间（**C，D**）、天然牙和种植体之间（**E，F**）、种植体和桥体之间（**G，H**）、相邻种植体之间（**I，J**）、相邻桥体之间（**K，L**）。

图9.3A～F

4颗相邻上切牙拔除前后的不同表现：无组织缺损（**A，B**）、水平缺损（**C，D**）和垂直缺损（**E，F**）。

愈合后的牙槽嵴

现有的绝大部分关于牙槽窝改建的知识都来自对于单个完整牙槽窝愈合过程的研究[16-22]。然而对于连续多个相邻的、或完整、或缺损的牙槽窝愈合过程的科学证据却极为有限[3-5,23]。我们知道牙槽窝的生理改建会不可避免地带来颊舌向大量的骨吸收[24]。骨吸收的量受局部、全身、创伤和解剖因素的影响[25-26]。当多颗相邻牙同时拔除时，组织收缩会更加的明显[3-4.23]，导致牙弓缩小[24]。同时，邻面牙槽骨吸收使牙槽嵴变得低平。这些生理性的过程会导致修复空间的减少，从而影响种植体的数量、分布和设计（图9.4）。为确定最佳治疗策略，我们需要对生物学、生物力学和美学三者进行综合考量。一个经典的综合考虑三联因素的例子就是使用单颗种植体分别进行单牙修复，尽管这一选择会增加美学风险[24]。但反过来从生物力学角度考虑，当种植体数目减少后，修复体或种植体折断和螺丝松动的风险会随之增加[27-29]。

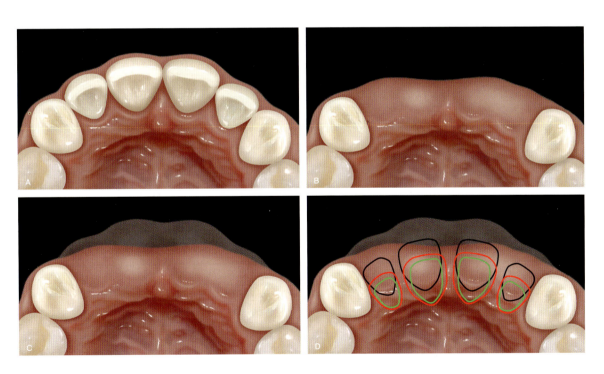

图9.4A ~ D

牙槽窝愈合导致修复间隙变小的示意图。注意，这一评估对于决定种植体的数量、位置和尺寸极为重要。天然牙存在时，牙槽嵴外形借此得以保持（**A**），牙齿拔除后牙槽嵴随之萎缩（**B**）。通过重叠照片比较可见组织量及牙弓轮廓的减小（**C**）。黑线代表天然牙的颈部轮廓。为补偿牙弓的收缩，未来种植体需要向腭侧偏移（红线所示），这对手术和修复带来了一定限制。注意，为了在缩小的间隙内放置4颗修复体（通常由2颗种植体支持），牙齿颈部需要进行相应的缩窄（绿线所示）（**D**）。

所有的手术和修复策略的制订都应基于详细的评估和计划，主要包括以下步骤：（1）病史、临床检查、影像学检查、临床照片和印模；（2）诊断蜡型；（3）诊断饰面；（4）制作并评估手术（多功能）导板；（5）拍摄CBCT（导板戴入口内）。评估这些数据后，就可以确定必要的手术（骨量、邻牙牙根的位置）和修复（牙齿尺寸、中线）参数：（1）邻牙是否需要临时修复体；（2）是否需要正畸来调整间隙；（3）缺牙区临时修复体的制作；（4）种植基台的数量、位置、种植体平台的直径和类型；（5）是否需要软组织重建手术（分期或同时）（表9.1和图9.5）。

表9.1 多颗邻牙缺失评估的流程策略

评估策略		
第一次就诊	**第二次就诊**	**第三次就诊**
病史采集	影像学检查	调整多功能导板
临床检查	诊断饰面试戴和调整	CT分析
传统影像学检查	制作多功能导板	确定治疗计划
研究模型和蜡型	CT检查	
拍摄临床照片		

为分析前牙区段而拍摄的临床照片（**A~H**）。注意2颗邻牙缺失对美观的影响。

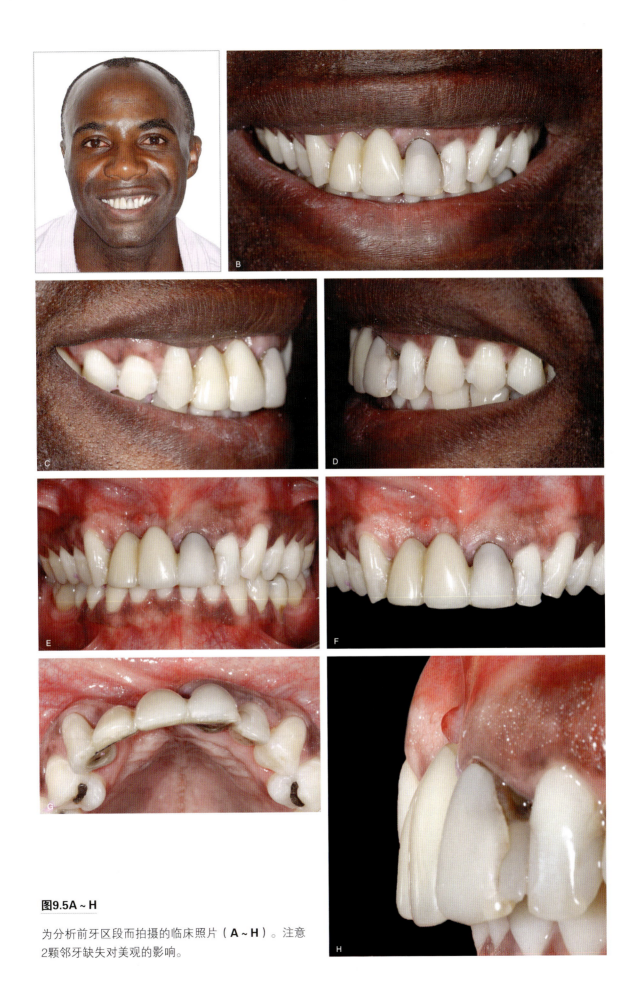

图9.5A~H

为分析前牙区段而拍摄的临床照片（**A~H**）。注意2颗邻牙缺失对美观的影响。

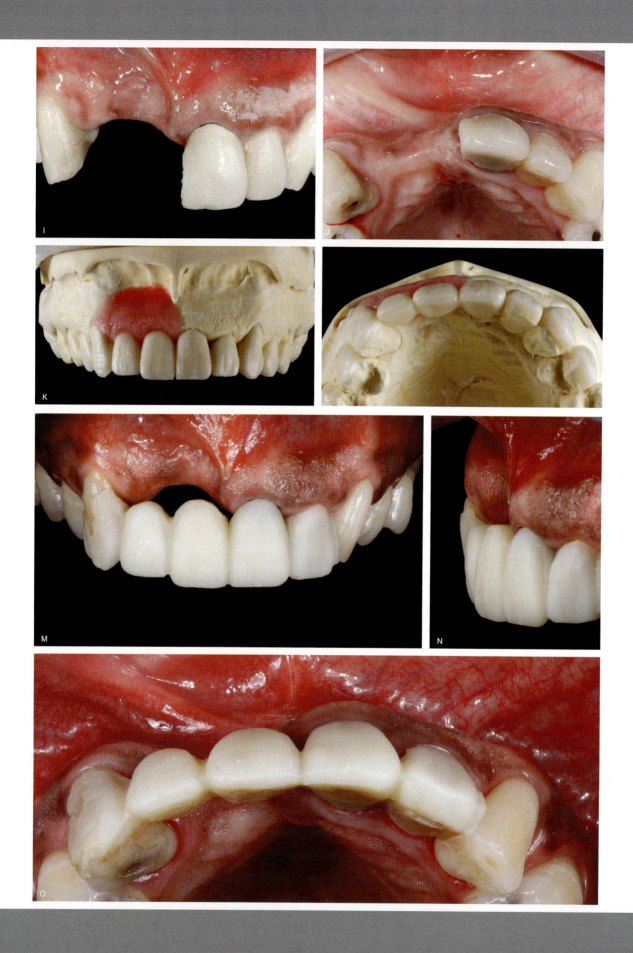

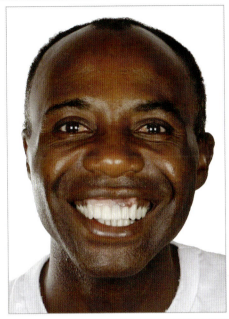

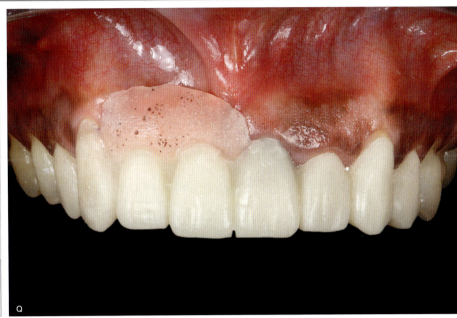

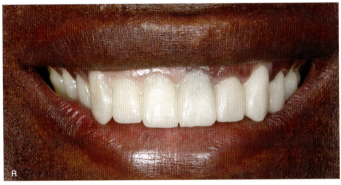

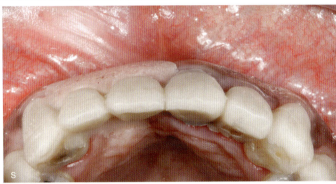

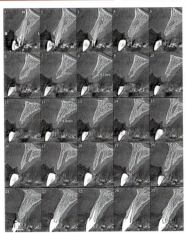

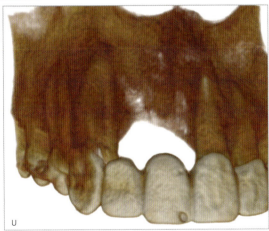

图9.5I ~ U

诊断蜡型和诊断饰面。注意大量的颈部缺损（**I ~ O**）。依照诊断饰面，制作带有人工牙龈的多功能导板（**P ~ S**）。佩戴导板拍摄CBCT，注意修复体颈部与牙槽嵴的差异（**R ~ U**）。修复医生：Humberto Carvalho。

对于多牙修复病例，应当特别注意以修复为导向的种植体植入的重要性[24]。邻牙缺失和牙槽嵴吸收可能会带来灾难性的结果。植入邻间隙的种植体无法通过手术和修复来弥补（图9.6）。当涉及上侧切牙和下切牙时会更为棘手，因为它们很小且难以利用相邻的种植体来修复，因为相邻的种植体可能会太靠近，从而影响美学效果[30]（图9.7）。

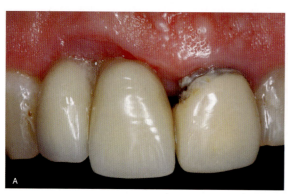
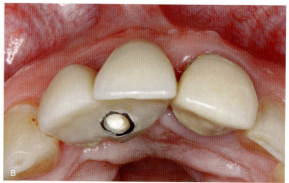

图9.6A，B

相邻牙连续缺失时不良植体位置所带来的问题，在11和12之间植入1颗种植体造成了不良的修复效果（**A，B**）。

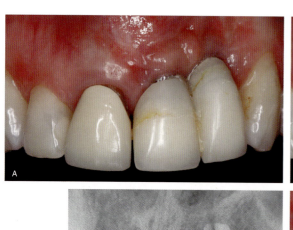
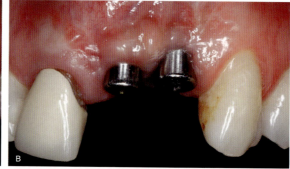
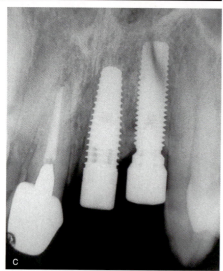
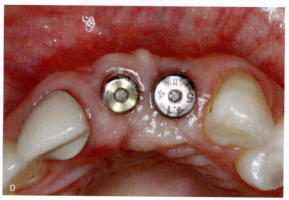

图9.7A ~ D

相邻牙连续缺失时不良植体位置所带来的问题。在21和22植入两颗位置不良的种植体影响了修复效果（**A ~ D**）。

当缺损范围大或涉及邻面区域，无法确保完全重建组织时，也许应当考虑牙龈赝复体[31-34]（图9.8）。

治疗步骤的设计应当基于要修复的连续缺失牙的数量和位置。原则上，因为美学风险高，我们在从尖牙到尖牙的区域尽量避免一对一的种植修复，而是选择固定桥的修复方式。

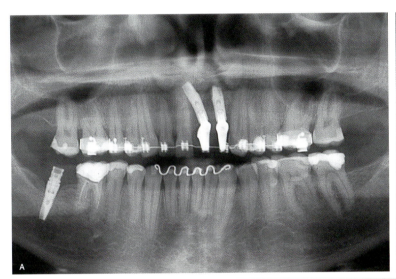
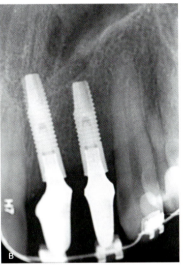
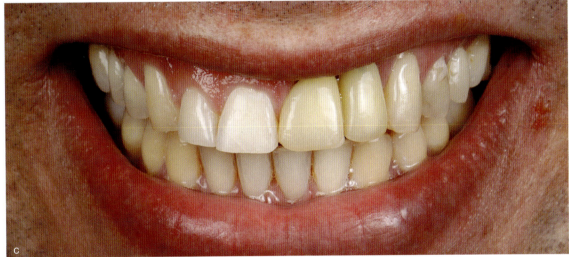
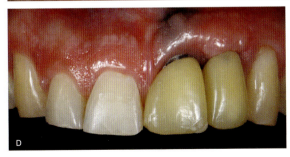
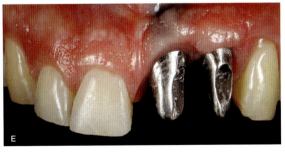

图9.8A～E

使用固定修复和牙龈赝复体来进行重建的病例。临床和影像学资料显示位置不良的相邻种植体（21和22）。注意大量的邻面组织缺损和软组织着色。患者抱怨不良的美观效果，希望得到相对微创的解决方案（**A～E**）。

去除旧的修复体，对近中的种植体进行印模转移并制作安装两个单位的修复体，22为单端桥（F~J）。

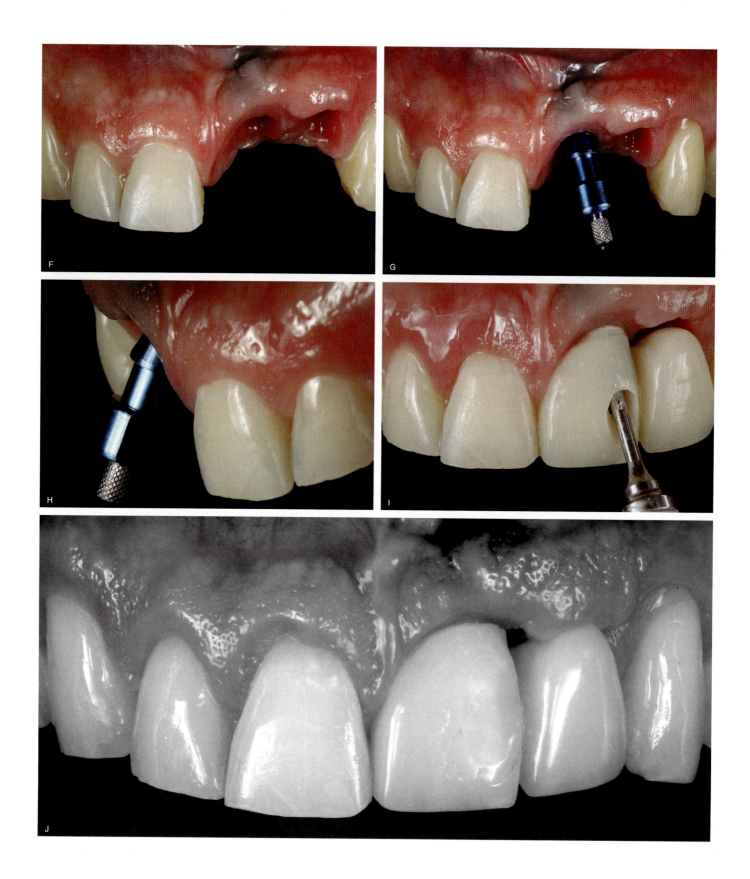

图9.8F~J

去除旧的修复体，对近中的种植体进行印模转移并制作安装两个单位的修复体，22为单端桥（**F~J**）。

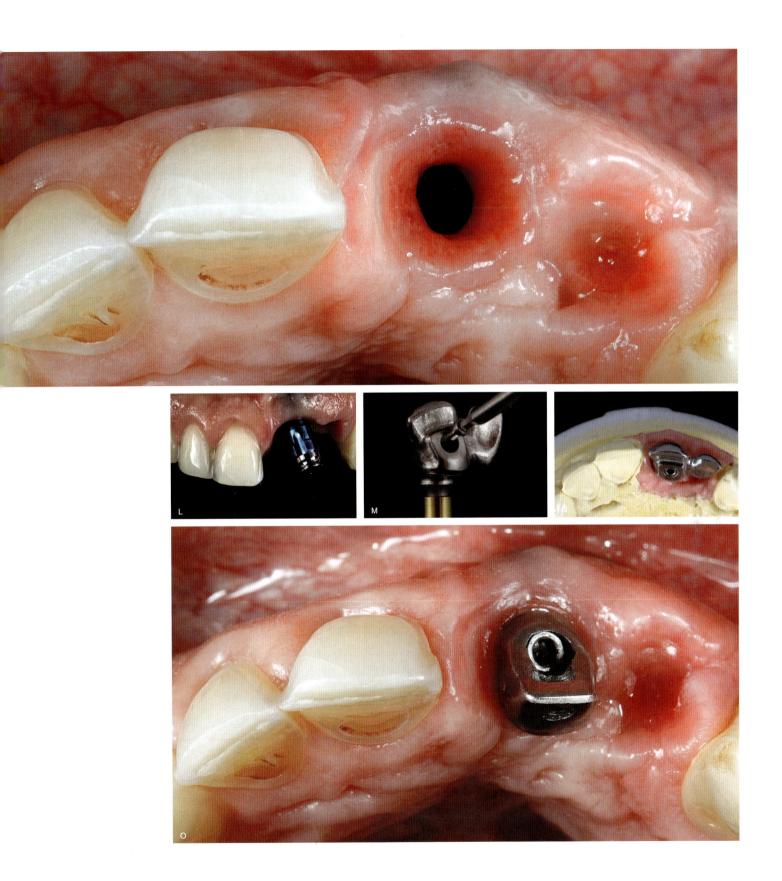

图9.8K ~ O

将22种植体埋入，同时行结缔组织移植术。3个月后的愈合情况（**K**）。制作金属基台以补偿不良的种植位置带来的影响（**L ~ O**）。

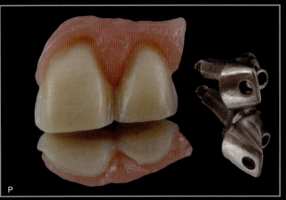

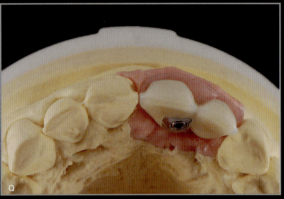

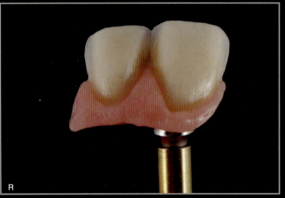

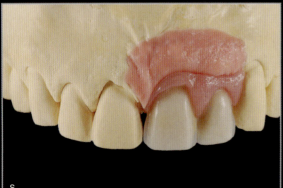

图9.8P ~ T

技工室步骤——利用瓷层遮盖金属基台并使用粉色牙龈瓷（**P ~ T**）。

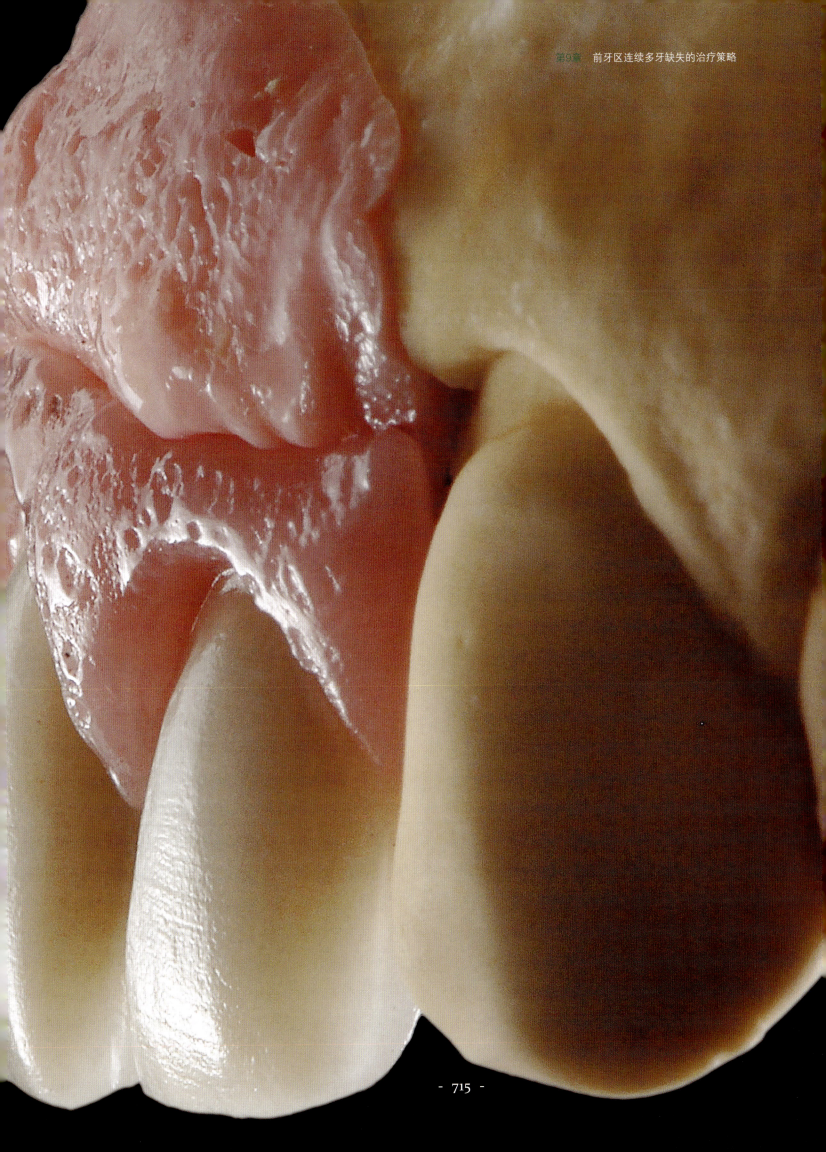

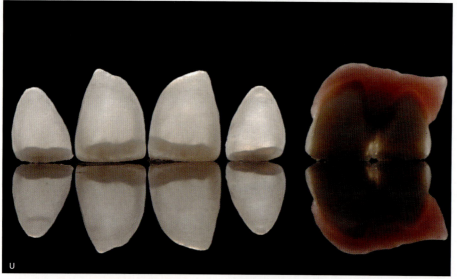

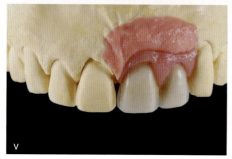

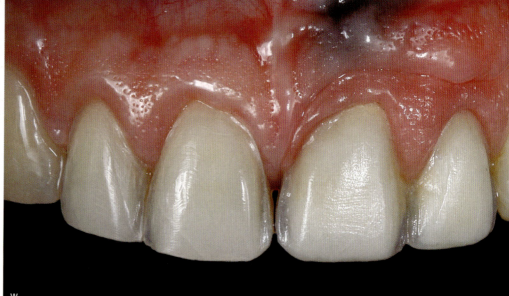

图9.8U～Aa

粘接4个瓷贴面，其中2个位于11和12，另外2个位于种植体支持的修复体（21和22）。修复效果和谐美观（**U～Aa**）。修复医生：Victor Clavijo；技师：Leonardo Bocabella。发表于：Clavijo V, BocabellaL, Carvalho PMF – Taking Control Over Challenging Esthetic Cases Using the Power Trio: Pink Ceramics, Implants, and Veneers.Quintessence Dent Technol 38:07–16, 2015.

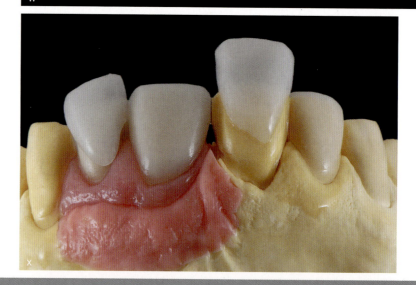

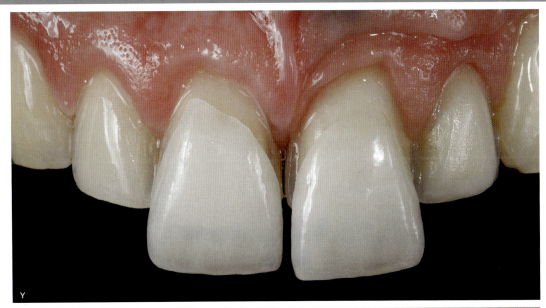

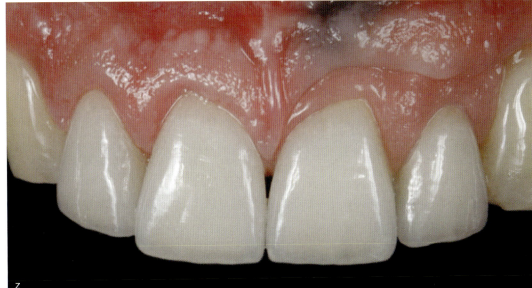

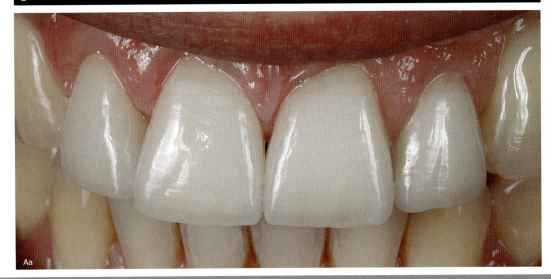

两颗连续的缺失牙

当两颗相邻缺失牙均为上中切牙时，我们建议用两颗种植体进行单冠修复。对于这些病例，我们还建议使用小直径平台转移种植体。牙冠的形状通常设定为方形并且在颈1/3和中1/3设计较长的邻接[2,35-37]。尽管龈乳头高度不足会影响美观，这一修复方式仍确保了下颌前伸运动时对咬合的保护。也有学者使用单颗种植体支持的单端桥修复[30]，但这是一种有问题的选择，因为没有生物力学方面的临床数据或实验室研究支持；逻辑上讲，这种方式可能会导致对单颗种植体承受过大的咬合力，从而增加机械并发症的风险（螺丝松动和/或种植体折断）（图9.9）。

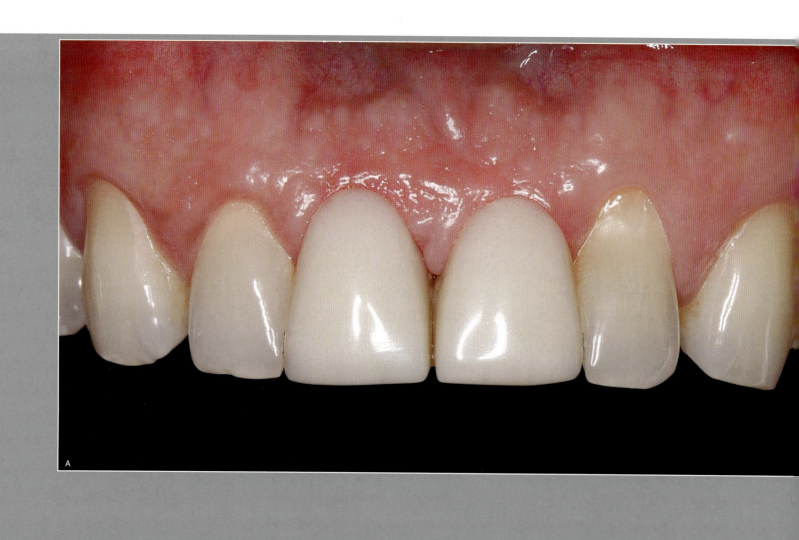

A

图9.9A ~ E

两颗上中切牙缺失治疗前的口内像及CBCT。治疗前戴用临时性可摘局部义齿（**A**），中切牙间龈乳头高度有限（**B**），颊侧丰满度欠佳（**C**），支持种植体的骨量较为充足（**D，E**）。

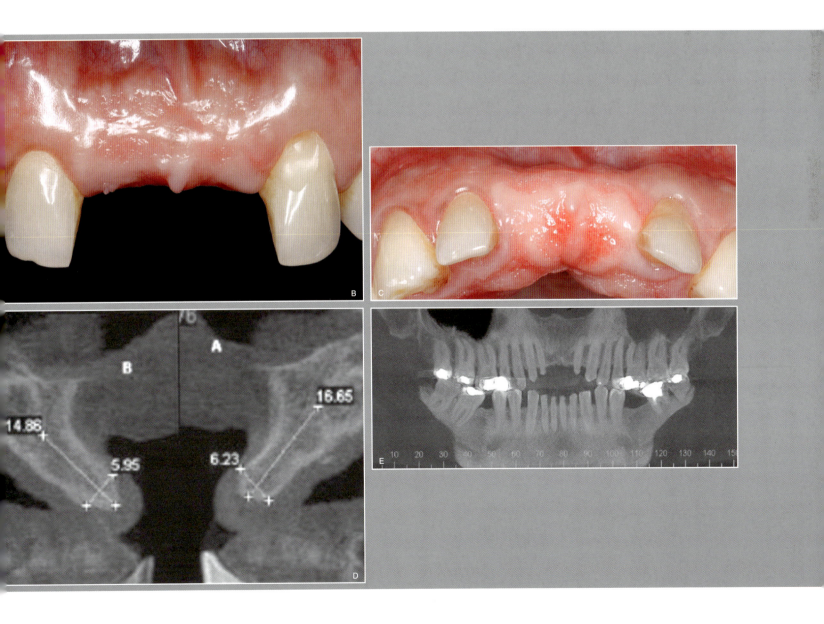

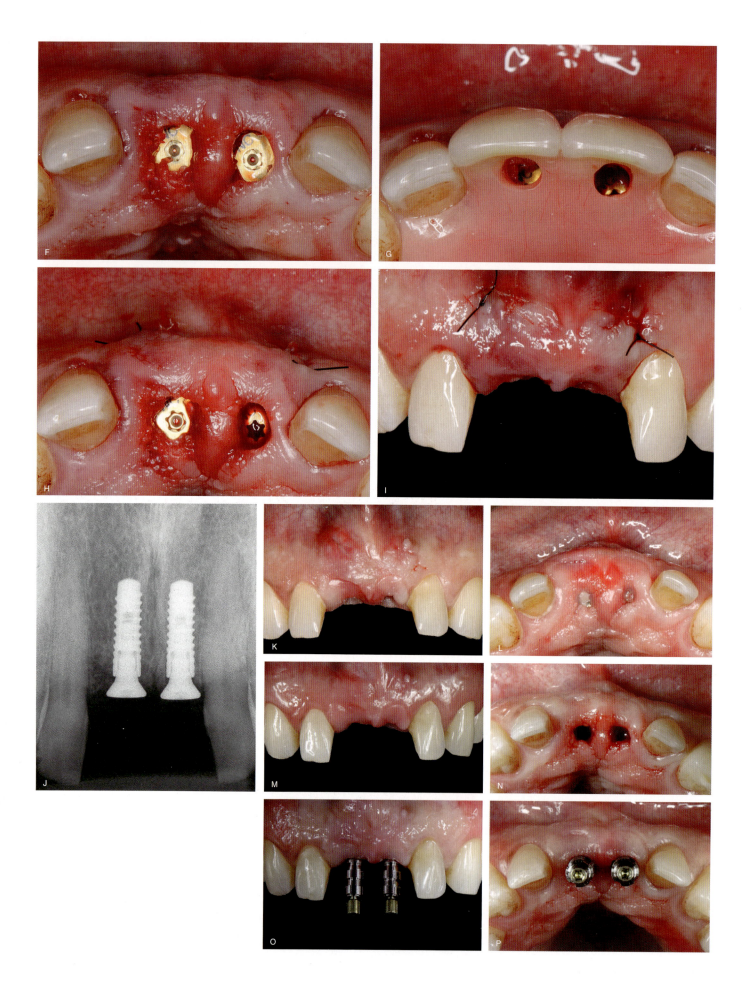

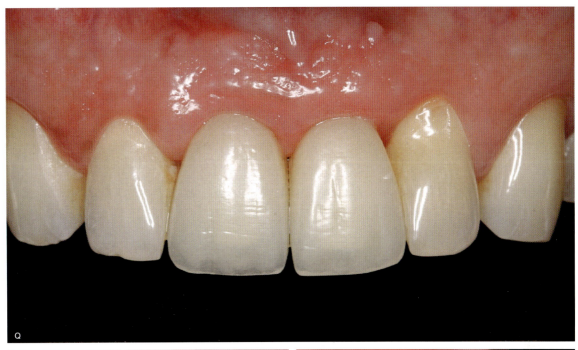

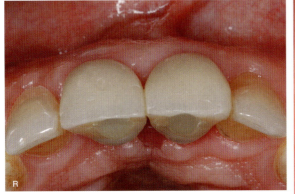

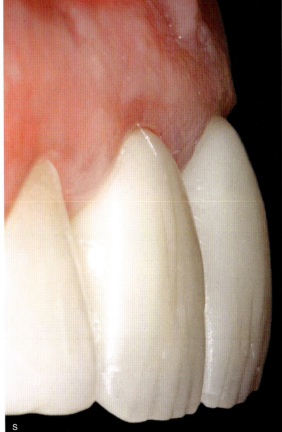

图9.9F～S

不翻瓣植入两颗小直径植体（3.3mm）。使用
导板引导种植体植入（**F，G**）。使用隧道术
和上皮下结缔组织移植重建颊侧软组织（**H，
I**）。术后4个月的临床照片和X线片（**J～L**）。
二期手术、取模制作种植体支持的临时修复体
（**M～P**）。注意观察临时修复体对软组织的塑
形（**Q～S**）。

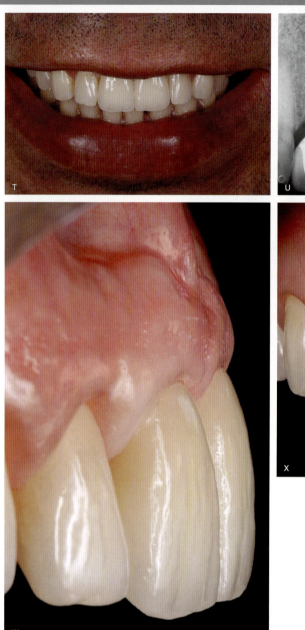

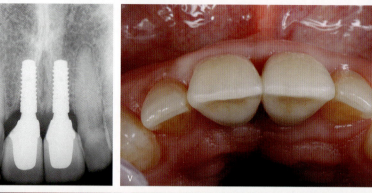

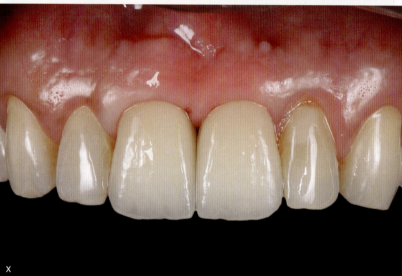

图9.9T ~ Ab

种植体支持的最终修复体的临床照片和X线片。植体间龈乳头较短（**T ~ X**）。术后5年的口内像和X线片显示修复效果稳定（**Y ~ Ab**）。修复医生：Fabio Fujiy；技师：Luiz Alves Ferreira。

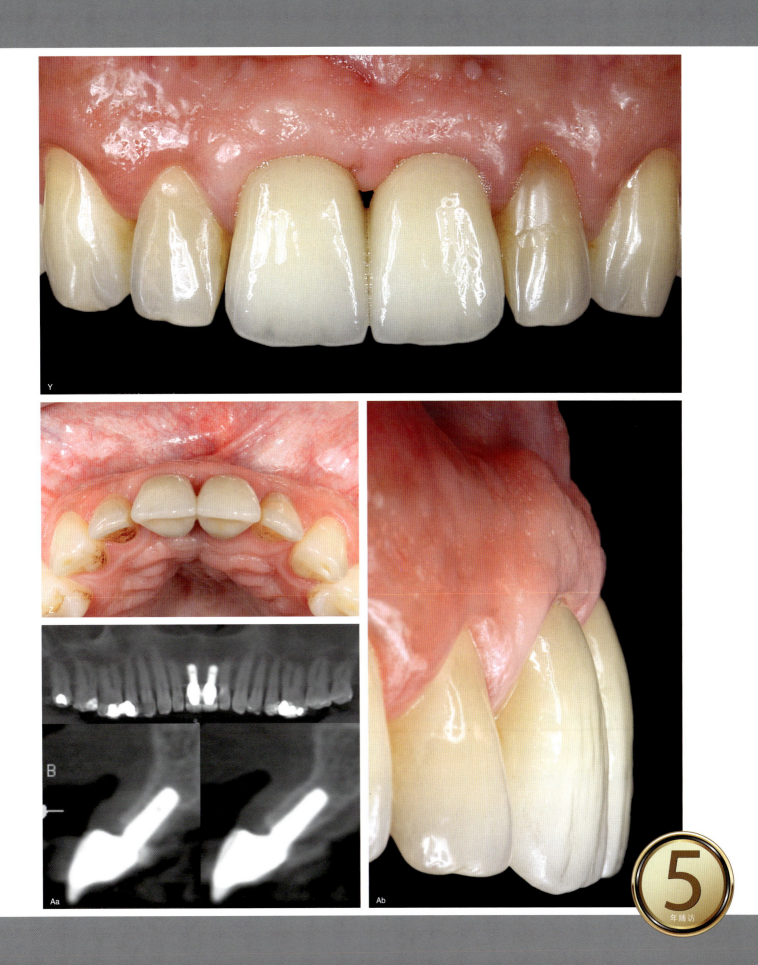

对于其他涉及连续两颗上前牙缺失的情况（尖牙和侧切牙或中切牙和侧切牙），植入1颗种植体（在中切牙或尖牙的位置），使用单端桥修复侧切牙是更好的选择[30,37]（图9.10）。从生物力学的角度考虑，由于侧切牙尺寸小、咬合负荷低，因此以其为悬臂的桥表现良好[24]。有研究对"中切牙+侧切牙缺失"的两种修复方式——分别为中切牙单颗种植体加侧切牙悬臂以及植入两颗种植体，并行单牙修复进行了比较。结果显示，两组疗效相似，因为两组的5名患者中仅各有一名龈乳头充满邻间隙。但是，在一年的随访中，两组患者都对治疗效果满意[37]。

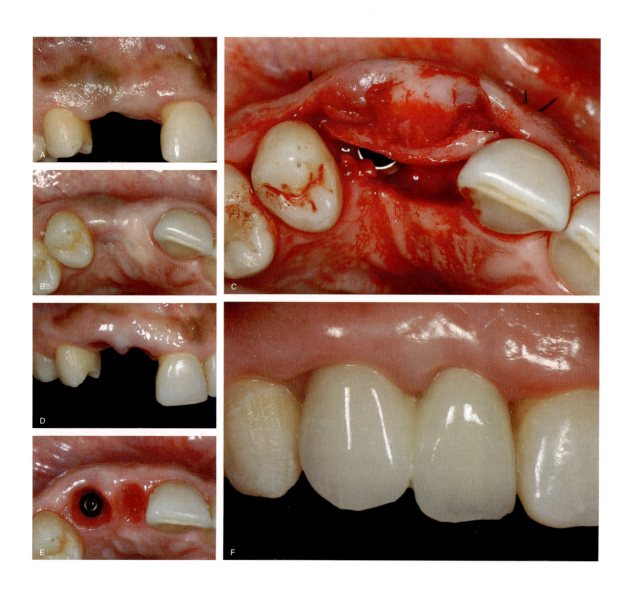

图9.10A～F

上侧切牙和尖牙（12和13）缺失，治疗前颊侧、殆面观（**A，B**）。在尖牙区植入1颗种植体并同期进行结缔组织移植（**C**）。软组织成形（**D，E**）。侧切牙采用单端桥修复（**F**）。

对于下切牙而言，两种方案（植入两颗连续的植体或植入1颗植体采用单端桥修复）都应当考虑。对于两颗下中切牙缺失的情况，因为咬合负荷小，我们也会考虑单端桥。如果选择植入两颗相邻的种植体，从美学的角度考虑，方形牙冠和短的龈乳头并不会带来严重的问题。此时，应当选择小直径种植体，最好是3mm或最大选择3.5mm直径，以满足植体间，以及种植体与天然牙之间距离的要求[30]（图9.11）。

一项病例系列研究纳入了10个涉及两颗连续牙缺失，包括切牙、尖牙和前磨牙在内的病例，每例分别植入两颗外连接种植体。所有种植体均在骨增量3个月后植入。约60%的患者对美学效果满意，40%不满意；但是，对龈乳头指数的分析显示仅有10%的病例存在龈乳头[2]。

另有一项研究，针对同样的缺牙情况（相邻两颗牙），比较了采用解剖式美学修复基台和普通修复基台的治疗效果。一年后随访，结果显示，两组在龈乳头指数和患者满意度方面无显著差异；但是，普通基台组的边缘骨吸收较少。11个病例龈乳头缺失，26个病例中仅存在部分龈乳头。没有一个病例的龈乳头充满邻间隙[36]。

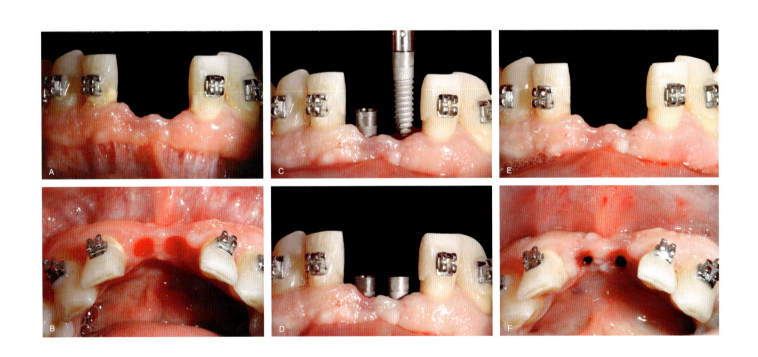

图9.11A ~ F

两颗下中切牙缺失。治疗前（**A**，**B**）。该病例为厚龈生物型。不翻瓣植入两颗小直径（3.0mm）种植体（**C**，**D**）。术后即刻口内像（**E**，**F**）。注意修复空间有限，导致无法植入直径更大的植体。

3颗连续缺失牙

　　这种情况允许生物力学的平衡分布，但因为缺失牙位的不对称，美学效果会受到限制。当缺牙为一颗尖牙、一颗侧切牙和一颗中切牙时，我们建议采用三单位的固定桥修复，在尖牙和中切牙位置植入种植体，侧切牙采用桥体修复。这样的话，避免了将种植体植入相邻位置，并且保证了软组织的美观。如果缺牙为两颗中切牙和一颗侧切牙，相应的，我们可能会采用种植体位于两端的固定修复。另一种方案是在两颗中切牙位置植入种植体，侧切牙采用单端桥修复。如前文所述，在这种条件下，两颗相邻的种植体限制了植体间龈乳头的高度。我们极少推荐采用3颗种植体修复。这一原则对于下颌同样适用（图9.12）。

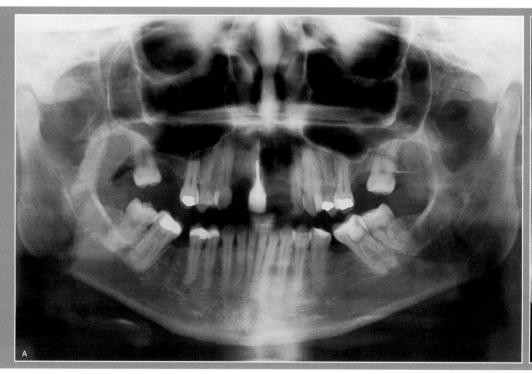
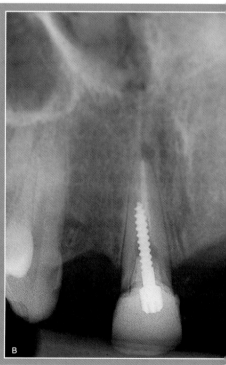

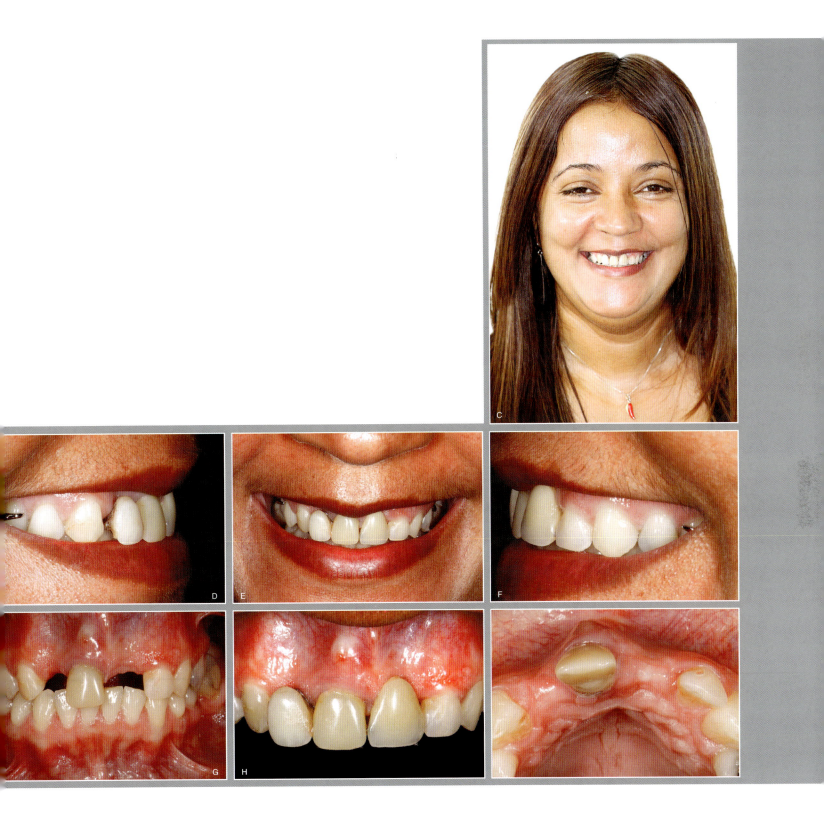

图9.12A ~ I

治疗前口内像及面像，21和12缺失，11无法保留（X线片显示根折）（A ~ I）。

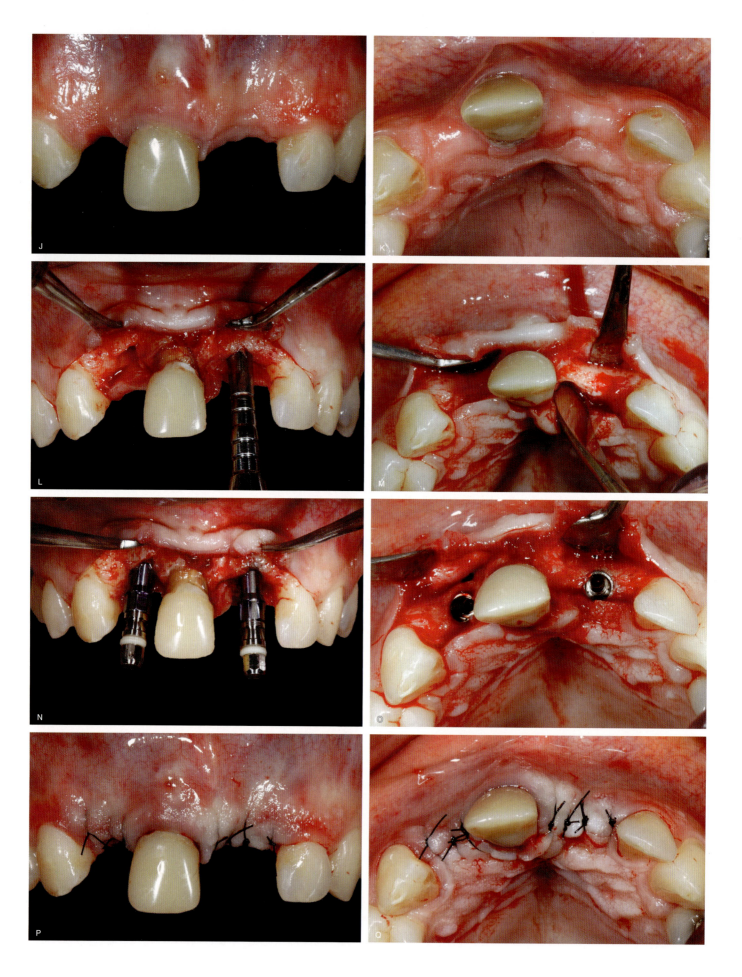

将两颗种植体分别植入21和12的位置，采用手用扩孔钻进行牙槽嵴扩张（**J ~ Q**）。4个月后进行二期手术放置愈合基台，同时采用类信封瓣加上皮下结缔组织移植重建颊侧软组织（**R ~ W**）。

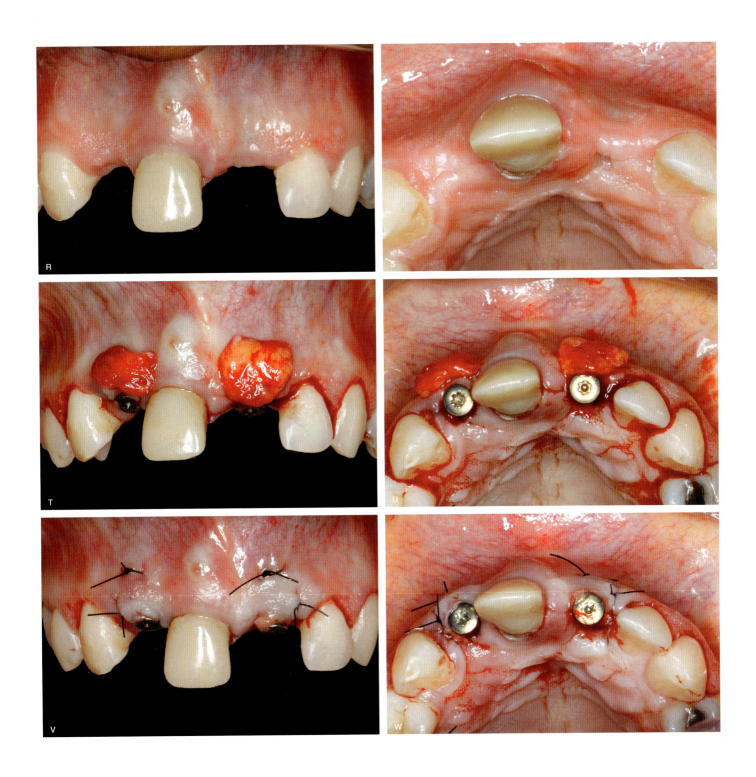

图9.12J ~ W

将两颗种植体分别植入21和12的位置，采用手用扩孔钻进行牙槽嵴扩张（**J ~ Q**）。4个月后进行二期手术放置愈合基台，同时采用类信封瓣加上皮下结缔组织移植重建颊侧软组织（**R ~ W**）。

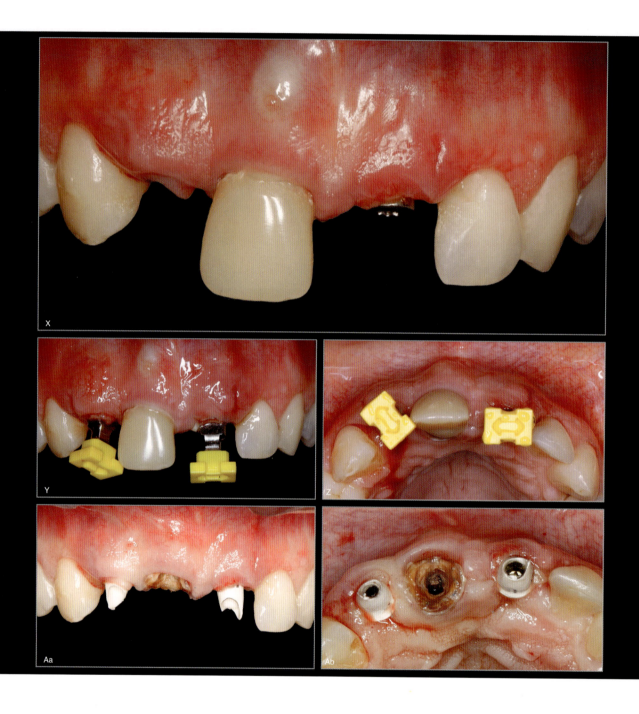

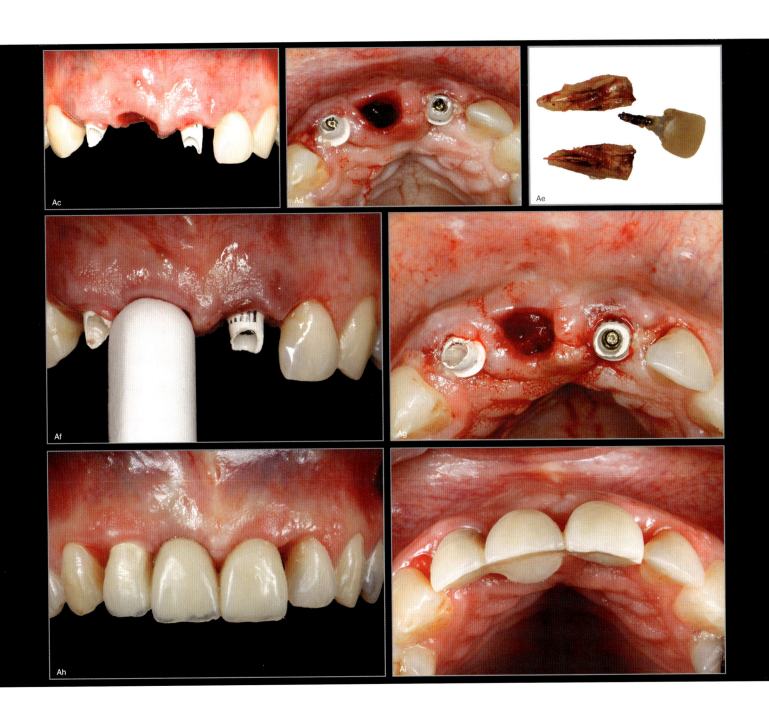

图9.12X ~ Ai

取种植体水平印模，制作临时修复体。拆除11的牙冠以戴入种植体支持的三单位临时桥（**X ~ Ab**）。拔除11，在牙槽窝内放入胶原基质（**Ac ~ Ai**）。

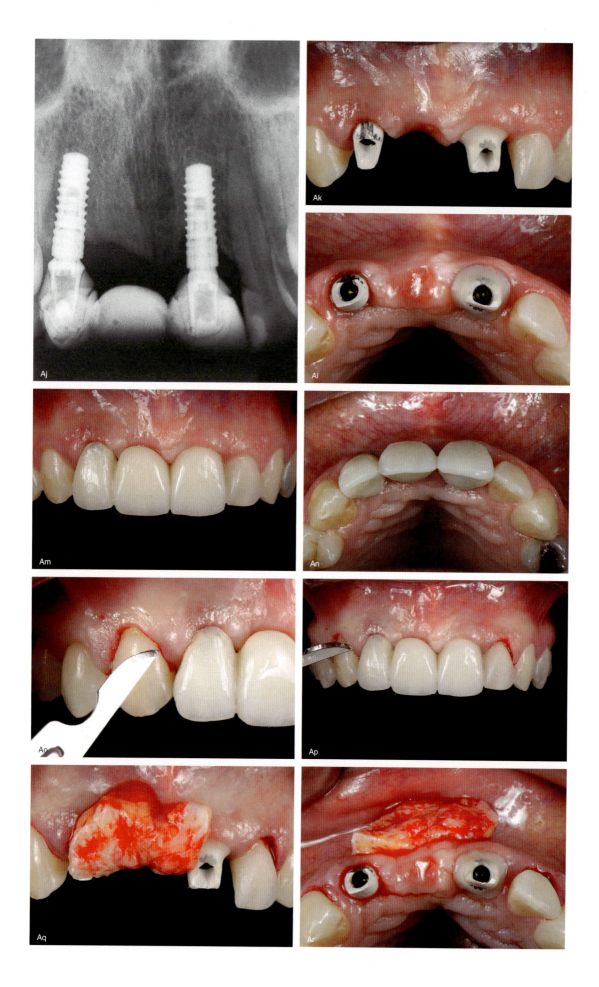

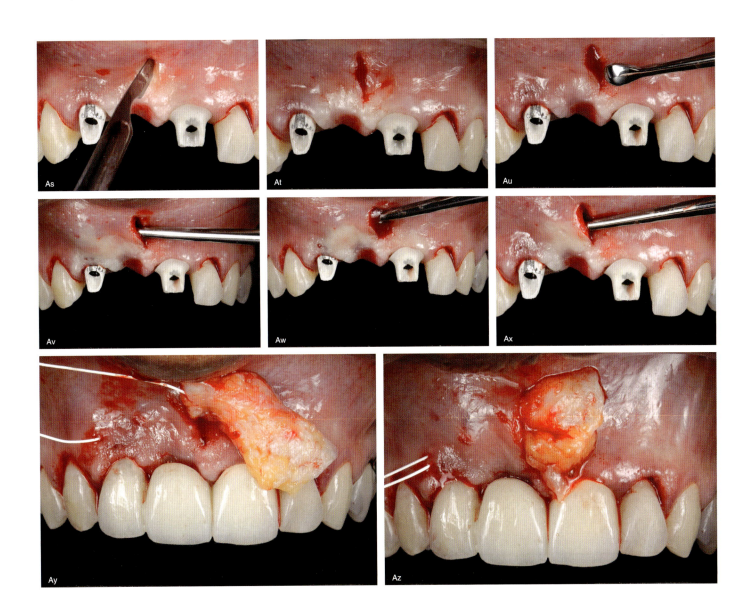

图9.12Aj ~ Az

种植体植入后的X线片（**Aj**）及塑形后的软组织（**Ak ~ An**）。对两颗尖牙进行不翻瓣冠延长（**Ao，Ap**），同时进行结缔组织移植以对桥体处的软组织轮廓进行扩增。注意系带处的VISTA切口（**Aq ~ Az**）。

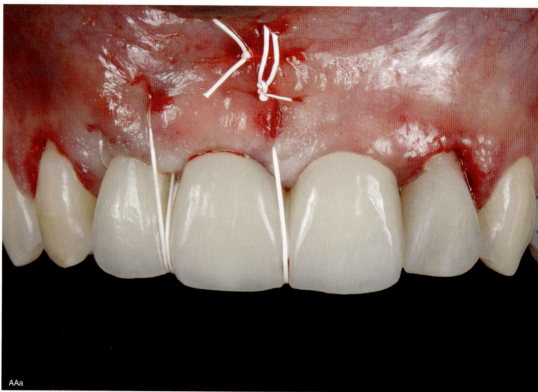

AAa

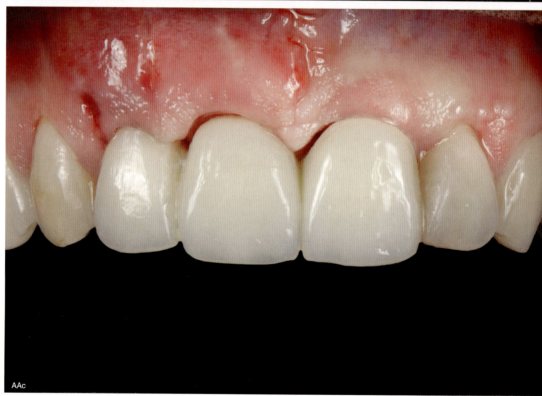

AAc

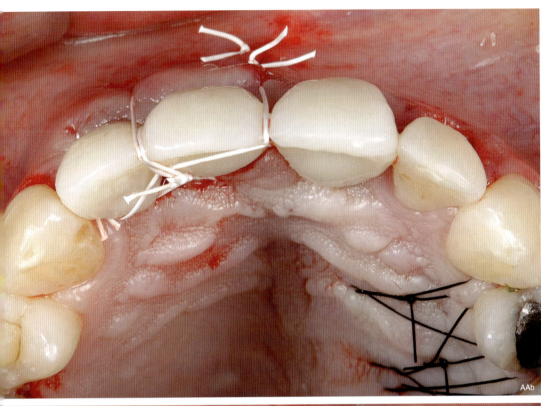

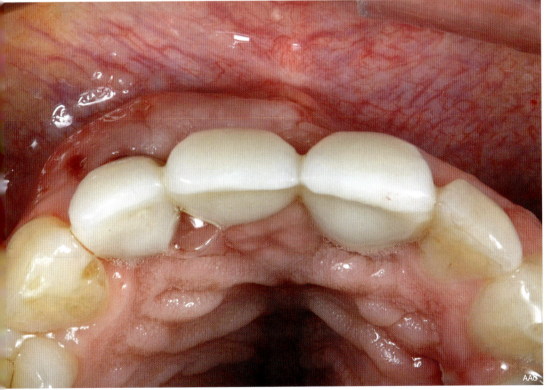

图9.12AAa～AAd

将软组织移植物固定在颊侧瓣上，并利用临时修复体的接触区进行悬吊缝合以冠向复位（AAa，AAb）。注意术后15天桥体处的软组织增量效果（AAc，AAd）。

4颗连续缺失牙

这种情况在临床上相当常见，且有不同的方案选择[24]。最为推荐的治疗方法是在两颗侧切牙位点植入小直径的种植体并制作四单位的固定桥（中切牙处为桥体）。这一治疗方式避免了相邻种植体的存在，在修复间隙允许的情况下是最佳选择（图9.13）。然而，当修复空间不足或尖牙牙根近中倾斜时，在侧切牙位点植入种植体可能会侵犯邻间区域，从而影响美学效果。我们还应清楚，在侧切牙位点植入种植体可能会影响中线的协调，这依修复空间大小而定。应当考虑的替代方案是，在中切牙区域植入两颗种植体，两颗侧切牙采用单端桥修复，以确保前

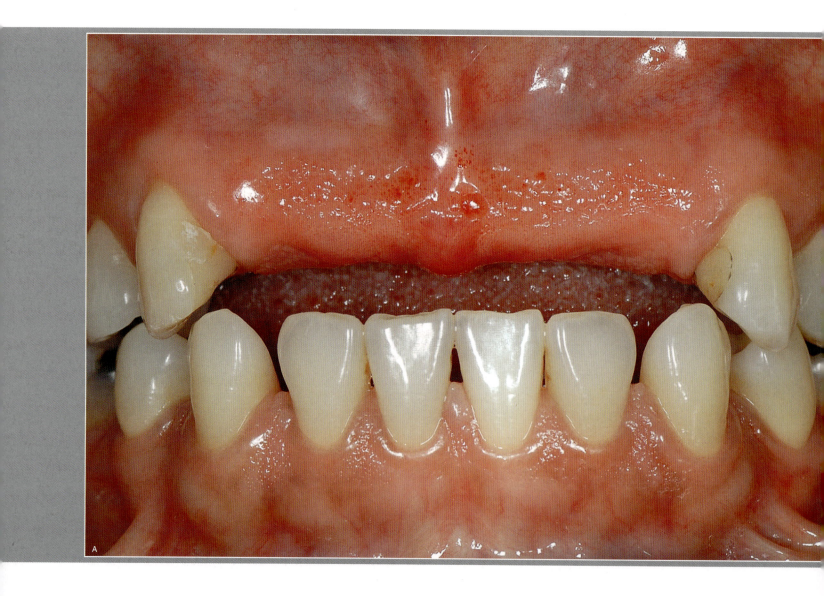

文提到的邻间组织的协调[38]（图9.14和图9.15）。最后，我们还可考虑植入两颗种植体（一颗位于中切牙，另一颗位于对侧的侧切牙），种植位点的选择，取决于哪一侧组织条件更好。该方案充分考虑了骨的解剖和邻牙的位置，也避免了相邻植体的存在，其修复单位为两颗基牙、一个桥体和一个单端桥。我们不推荐植入3颗种植体或4颗种植体。这一原则对下前牙区域同样适用（图9.16）。

当缺失超过4个牙位时，在允许的情况下我们应当尽量把种植体植入最靠远中的区域，因为后牙区的龈乳头较短。这样的话，前牙可使用桥体修复，从而通过软组织塑形获得更加协调的龈乳头轮廓（图9.17）。

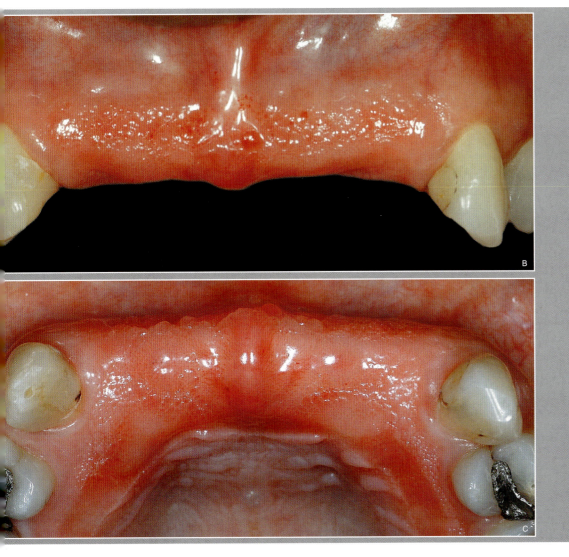

图9.13A～C

治疗前口内像，注意上切牙缺失带来的颊侧组织塌陷（A～C）。

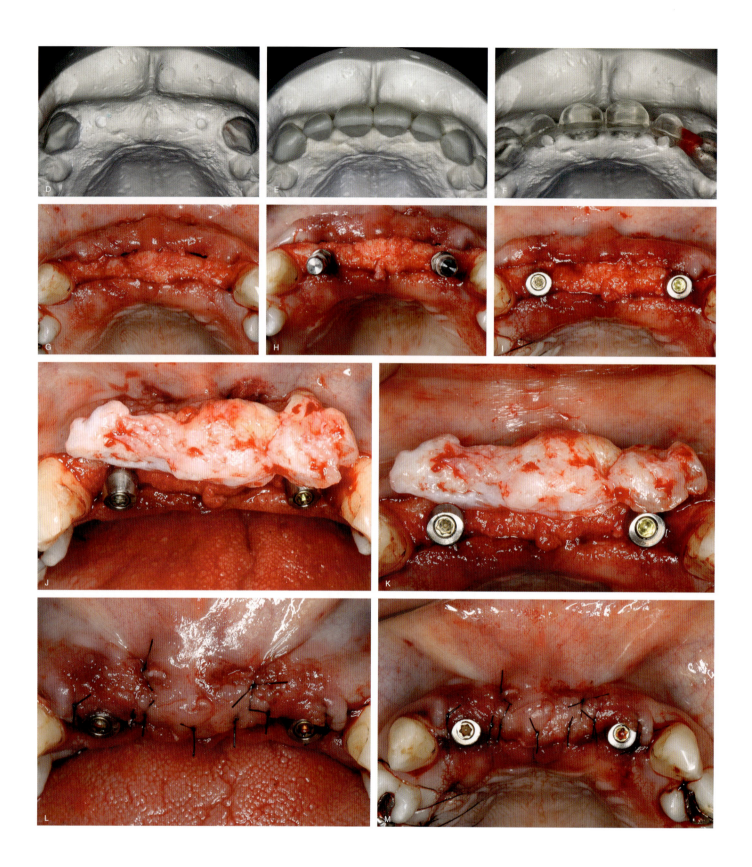

图9.13D～S

诊断蜡型及手术导板（**D～F**）。在12和22位点植入两颗小直径种植体（3.3mm）（**G～I**）。颊侧进行广泛且过量的结缔组织移植以补偿组织的缺损（**J, K**）。缝合组织瓣并暴露愈合基台（**L, M**）。术后4个月，可见显著的软组织增量效果（**N, O**）。采用种植体支持的螺丝固位临时修复体进行软组织塑形。注意种植体及桥体周围的软组织质量（**P～S**）。

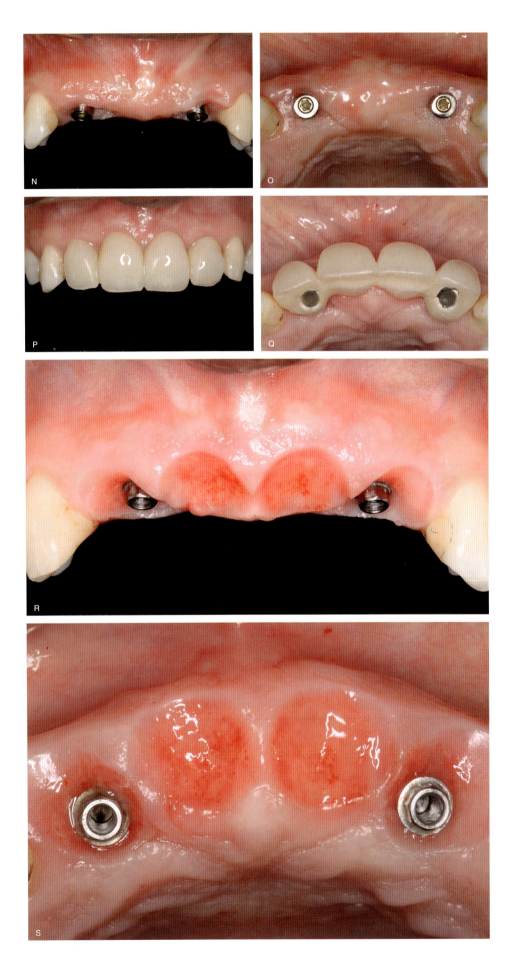

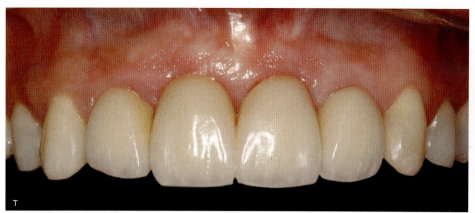

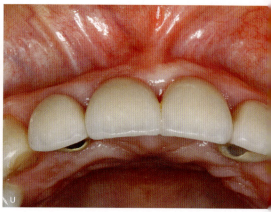

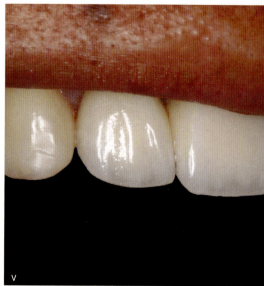

图9.13T ~ Z

最终修复体的临床照片和X线片。注意自然的软组织形态和穿龈轮廓（**T ~ Z**）。修复医生：Fabio Hiroshi Fujiy；技师：Marcos Celestrino。

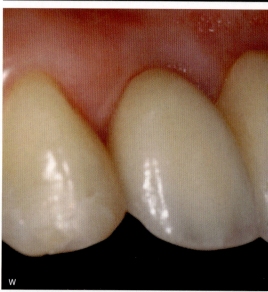

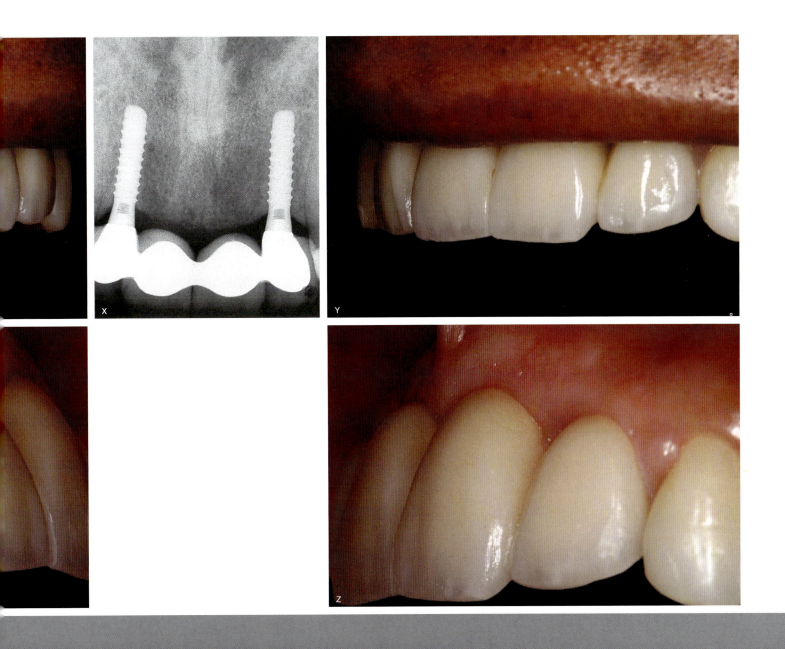

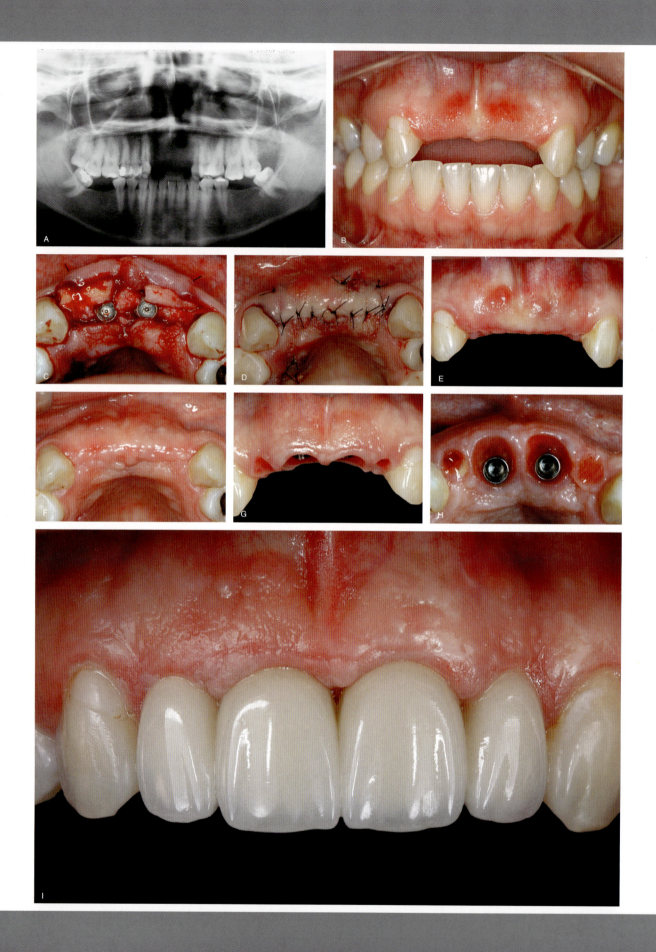

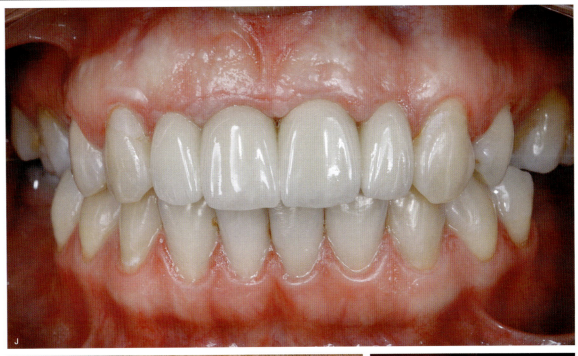

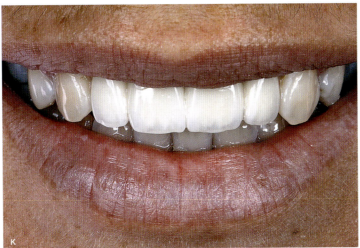

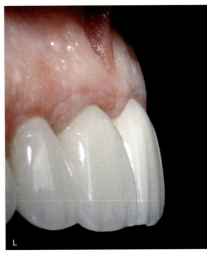

图9.14A~M

上切牙缺失治疗前口内像和X线片（**A**，**B**）。2颗种植体（直径4.1mm）分别植入11和21位点。使用结缔组织移植来补偿颊侧组织缺损。将移植物分开并缝合固定于桥体（单端桥）区（**C**，**D**）。4个月后随访，软组织增量显著（**E**，**F**）。使用种植体支持的螺丝固位临时修复体来进行软组织塑形。注意种植体及桥体周围软组织的质量（**G**，**H**）。戴入最终修复体后的临床照片和X线片。注意植体间龈乳头高度有限（**I**~**M**）。修复医生：Guilhermeda Gama Ramos和Leonardo Buso；技师：Marcos Celestrino。

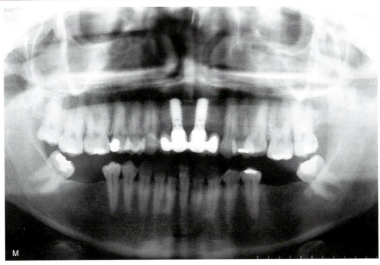

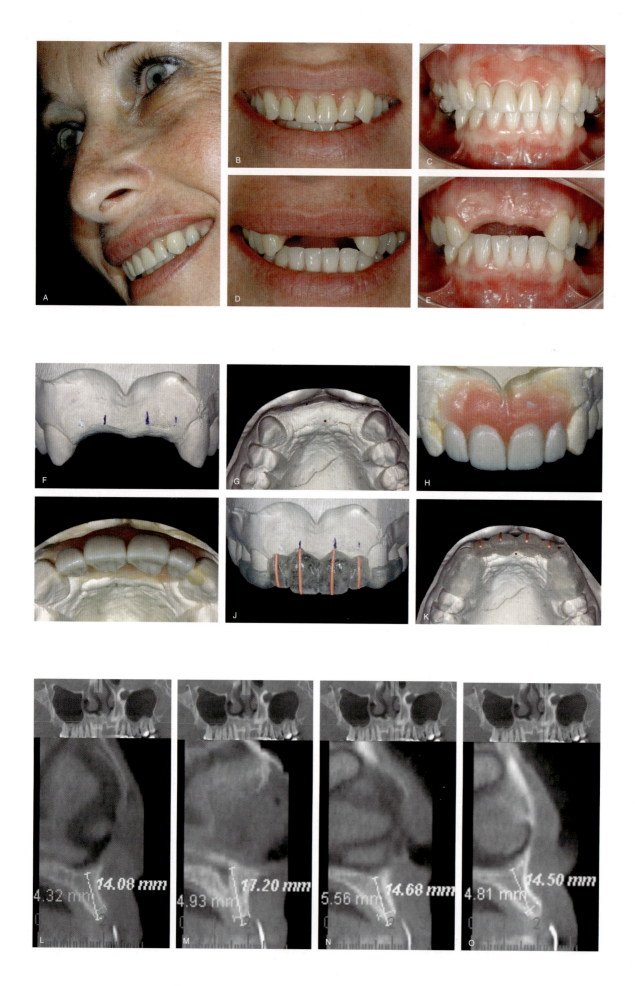

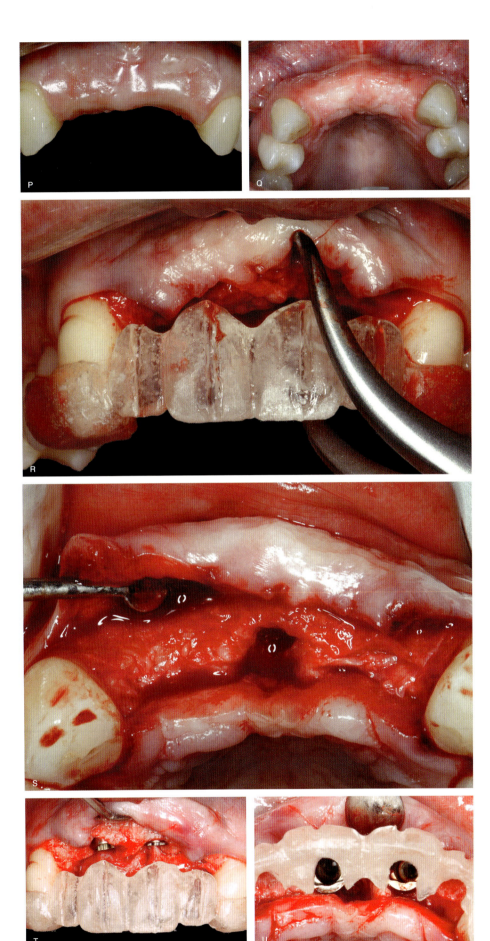

图9.15A～U

上切牙缺失病例的以修复为导向的种植治疗计划。在戴用及摘除可摘局部义齿时分别进行临床评估（**A～E**）；研究模型及诊断蜡型（**F～I**）；多功能导板（手术及CT）（**J，K**）；佩戴导板拍摄CT，可精确地查看未来牙齿修复的位置（**L～O**）。依据手术导板的引导将种植体分别植入11和21位点（**P～U**）。

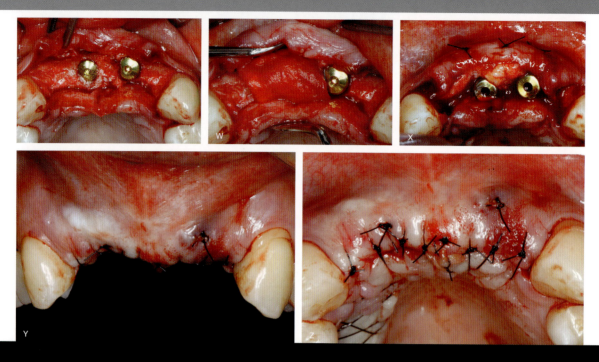

图9.15V ~ Af

对切牙孔内容物进行搔刮并在缺损处植入去蛋白小牛骨，表面覆盖胶原膜和结缔组织移植物（**V ~ Z**）。术后6个月随访（**Aa，Ab**）和最终修复体（侧切牙为单端桥）戴入时的口内像。注意邻面有限的牙龈高度影响了患者微笑的美观（**Ac，Ad**）。使用粉色牙龈瓷来掩盖龈乳头缺损，改善患者的美观效果（**Ae，Af**）。修复医生：Hiroshi Fujiy；技师：Murilo Calgaro。

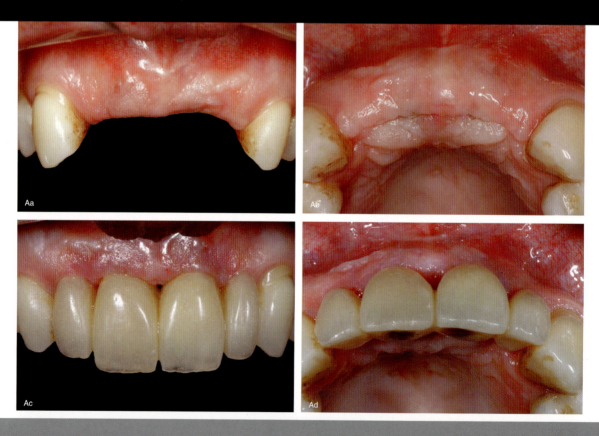

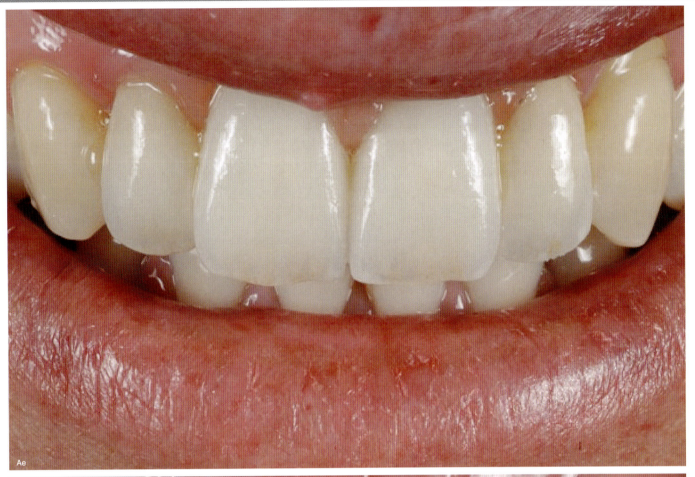

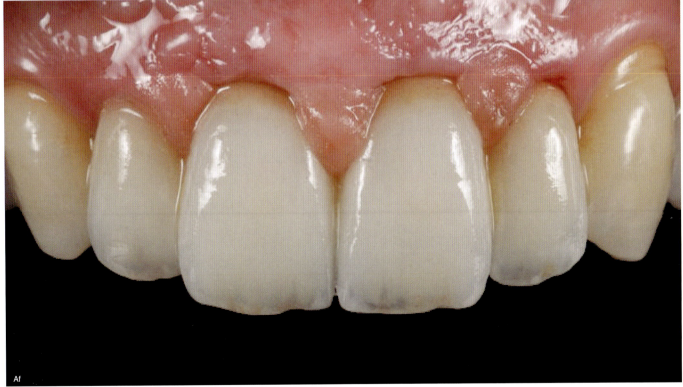

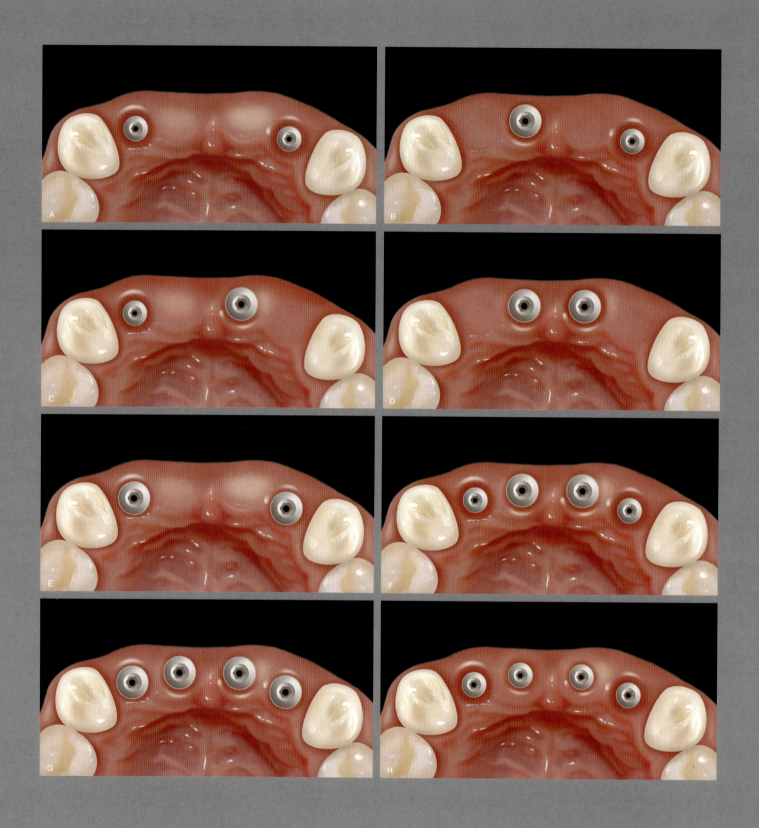

图9.16A ~ H

上切牙全部缺失不同修复方法的示意图。植入2颗不相邻的种植体的美学风险相对较低。注意侧切牙区域应选择小直径种植体（A~C）。在中切牙区域植入两颗常规直径种植体也是可行的方法，但是种植体间的龈乳头高度可能不足（D）。在侧切牙区域植入2颗常规直径种植体（E）或植入4颗种植体（F~H）会带来极高的美学风险。植入4颗小直径种植体的情况极为少见（H）。

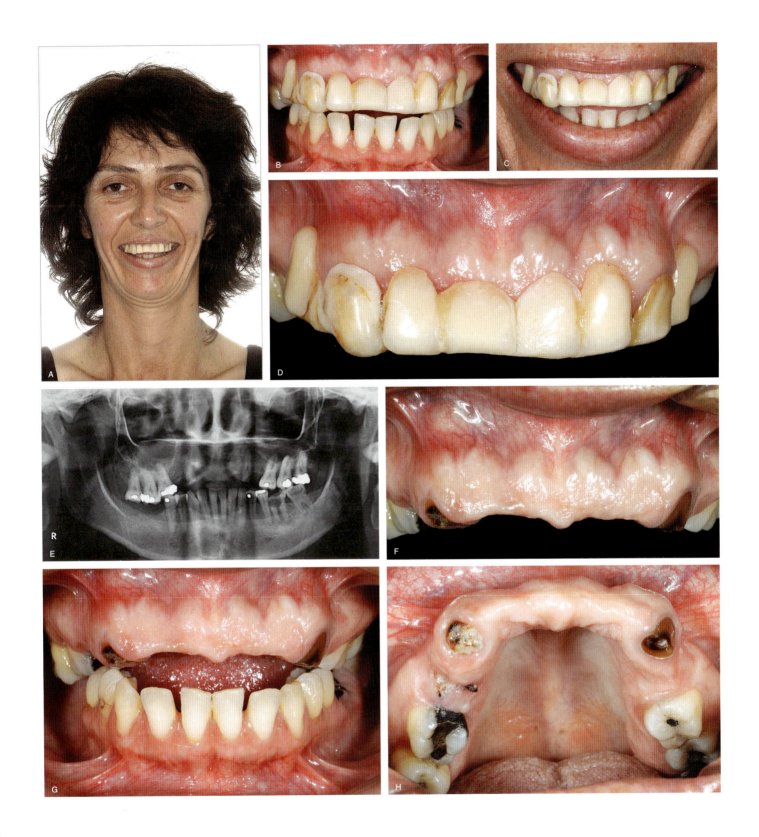

图9.17A ~ H

上切牙和前磨牙缺失，双侧尖牙及右侧第二前磨牙无望保留。治疗前的口内像和X线片，显示功能和美观都受到影响（**A ~ H**）。

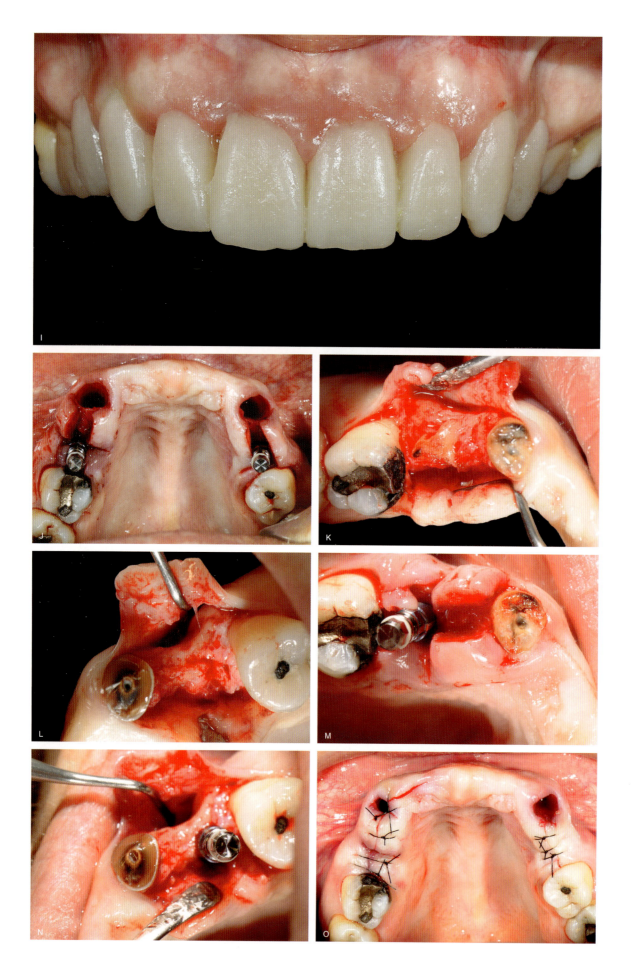

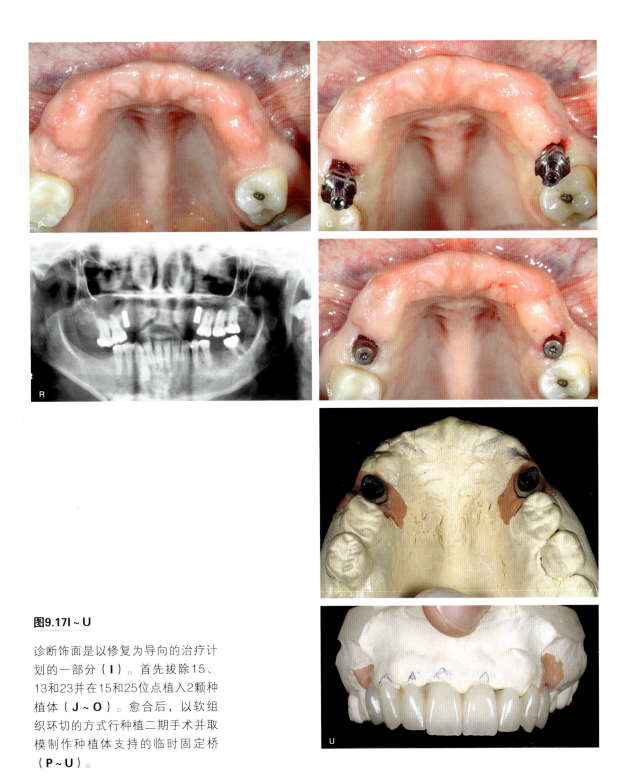

图9.17I~U

诊断饰面是以修复为导向的治疗计划的一部分（ **I** ）。首先拔除15、13和23并在15和25位点植入2颗种植体（ **J~O** ）。愈合后，以软组织环切的方式行种植二期手术并取模制作种植体支持的临时固定桥（ **P~U** ）。

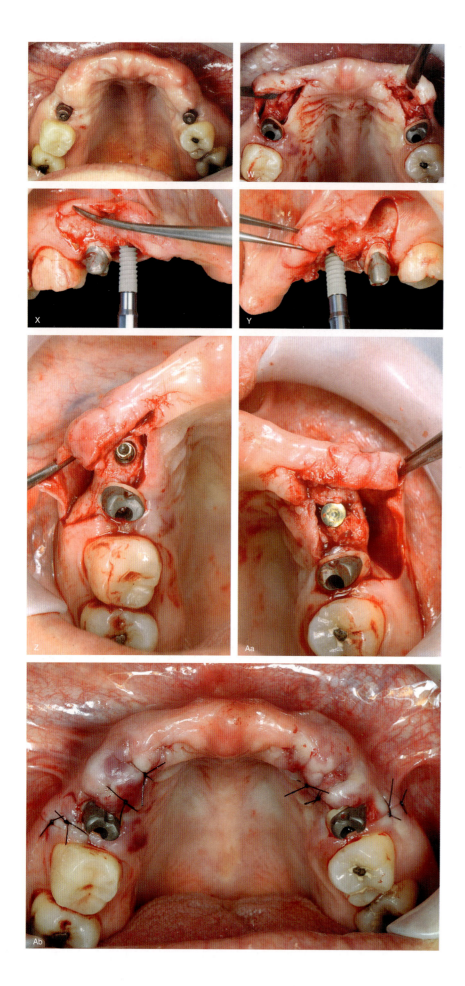

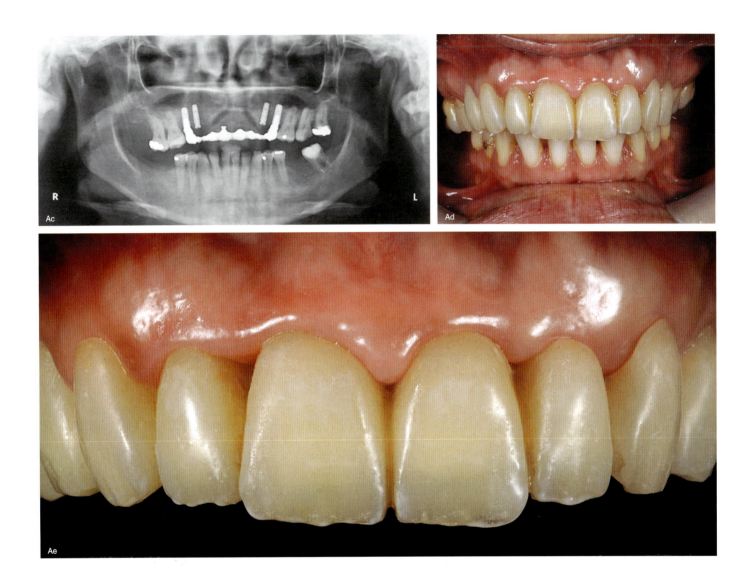

图9.17V ~ Ae

第三次手术，在14和24位点分别植入2颗种植体（**V ~ Ab**）。骨结合及软组织塑形后的口内像与X线片（**Ac ~ Ae**）。

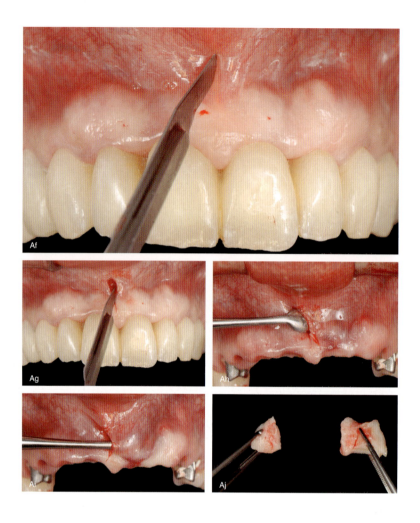

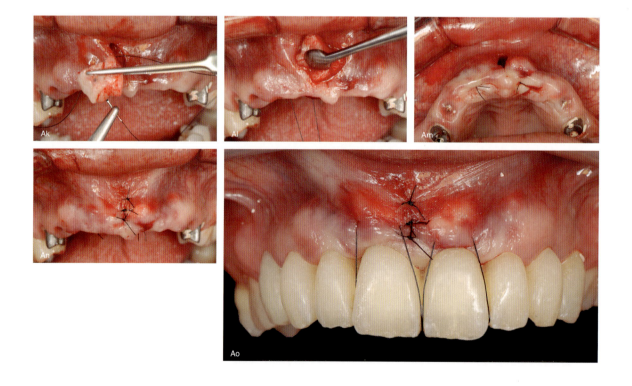

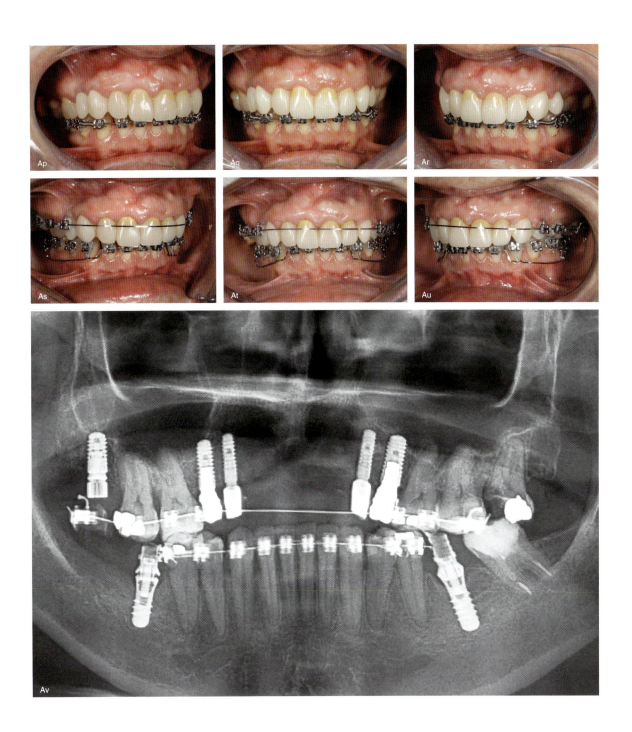

图9.17Af ~ Av

在前牙桥体区进行结缔组织移植以增加组织量。采用VISTA切口及冠向悬吊缝合固定移植物（**Af ~ Ao**）。进行补偿性正畸治疗（**Ap ~ Au**）。临时修复阶段的X线片（**Av**）。

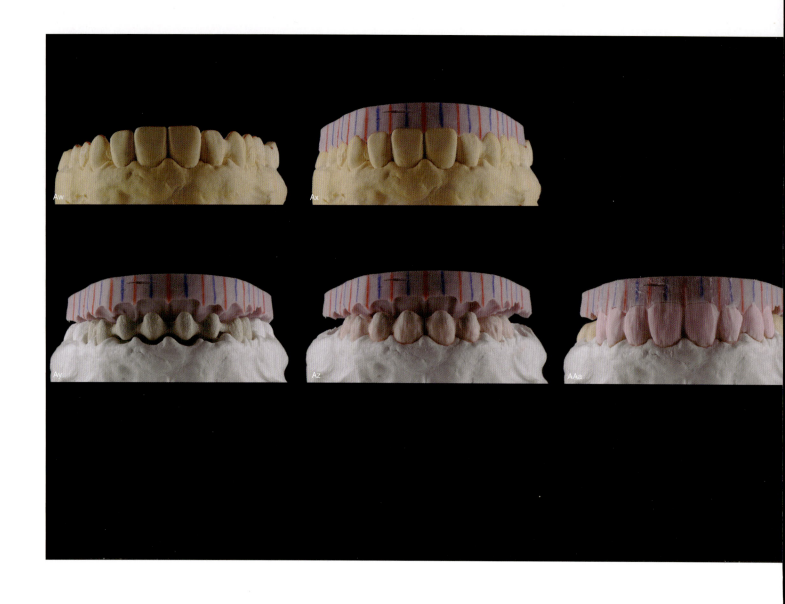

图9.17Aw ~ AAj

八单位固定桥的技工室制作及临床试戴，切牙为桥体。注意临时修复体对软组织的塑形（**Aw ~ AAj**）。

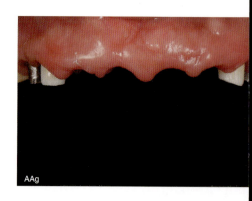

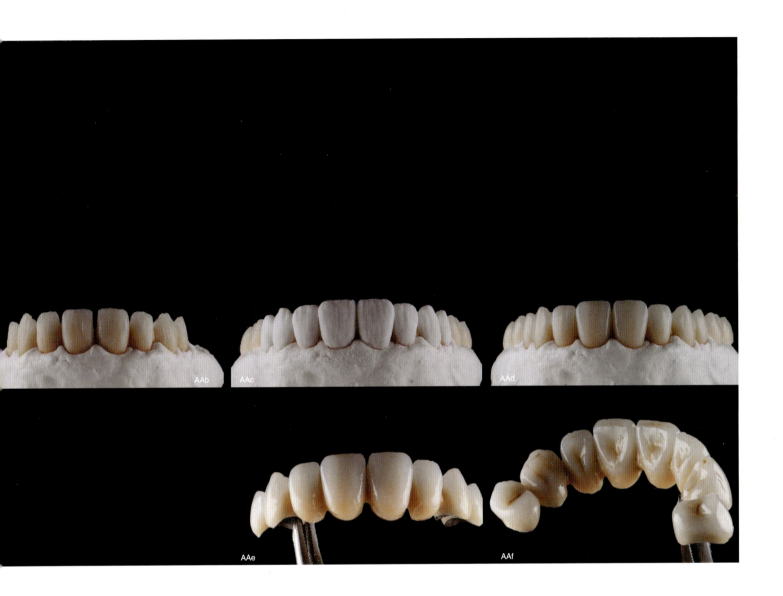

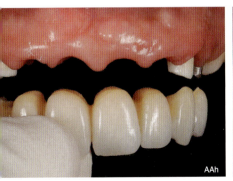

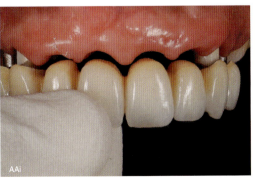

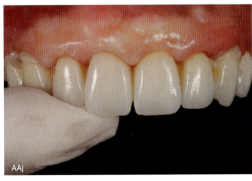

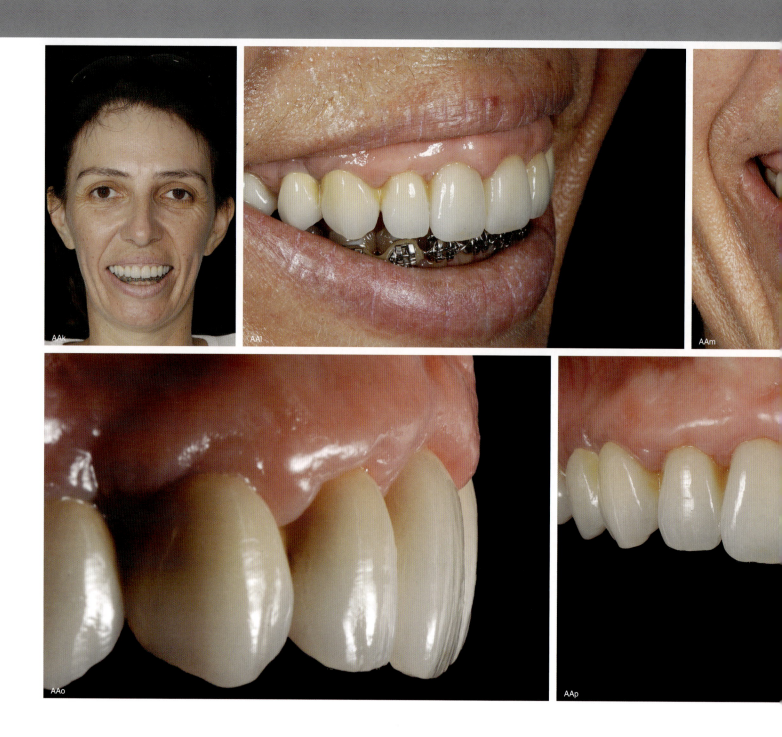

图9.17AAk ~ AAs

最终的瓷修复体。可见协调的软组织及龈乳头轮廓。功能与美观的平衡达到了患者的预期（**AAk ~ AAs**）。修复医生：Rogério Marcondes；技师：Jhonatan Bocutti；正畸医生：Paulo Stroparo。

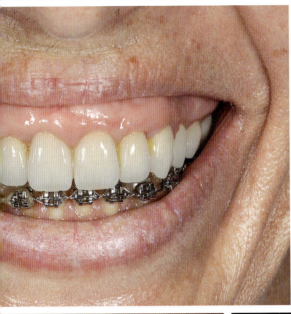

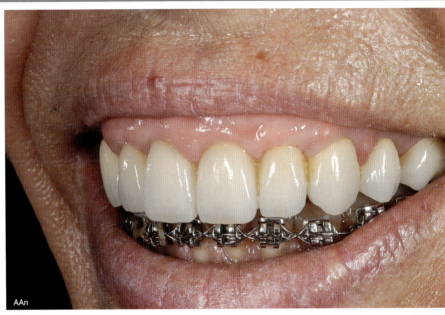

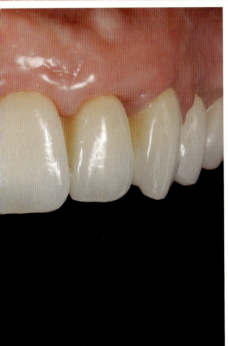

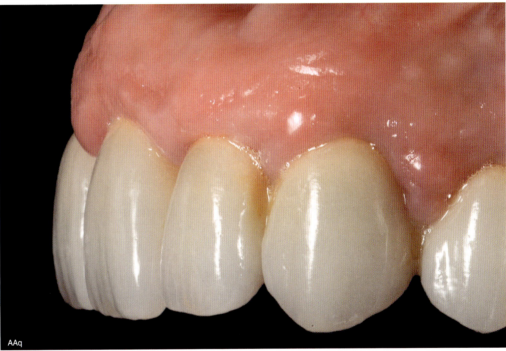

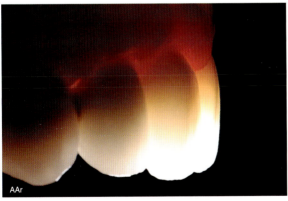

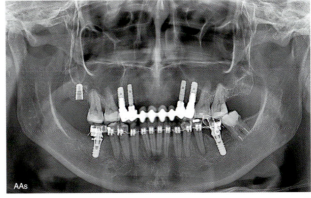

新鲜拔牙窝

　　因为拔除无法保留的邻牙不可避免地会带来牙槽窝邻面的骨改建[39-41]，我们必须想办法来减少预期的龈乳头丧失，这对于植体周美学来说极为重要。

　　现存的患牙，即便无法保留，也可发挥重要作用，尤其是当其在牙弓中的排列位置相对正确时。此时，低速正畸牵引[42-44]、牙根埋置[45]、保留邻面牙体残片[41]和策略性拔除[39]等手段均可以减少龈乳头的退缩，但是，现有的文献缺乏对上述疗法中长期效果的报道。

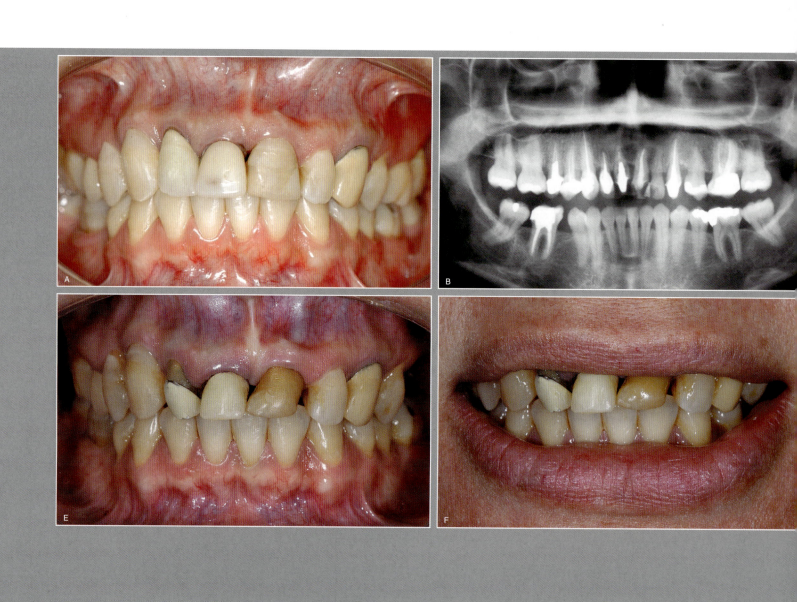

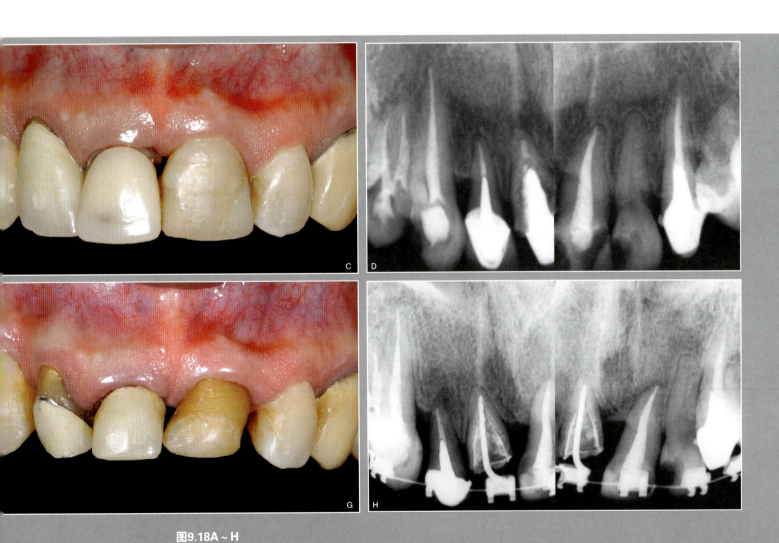

低速正畸牵引可用于治疗颊侧和邻面的软硬组织缺损，增加邻面骨高度继而增加龈乳头高度。这是一个应用广泛并且有效的技术，但是近期的文献[46]表明需要进行过矫正并在矫正后保持足够长的时间以维持牵引后组织的稳定[47]，从而减少拔牙带来的组织收缩。尽管拔牙仍然会造成部分组织丧失，但通过正畸移动获得组织增量的方法仍是行之有效的。这一治疗的缺点是治疗时长的增加以及牵引过程中对美观效果不佳[42-43,46]（图9.18）。

图9.18A～H

无法保留的相邻前牙的口内像和X线片（12、11和21）（**A～D**）。对患牙进行低速正畸牵引，9个月后的临床照片和X线片显示组织增量效果显著（注意龈缘和龈乳头的位置）（**E～H**）。

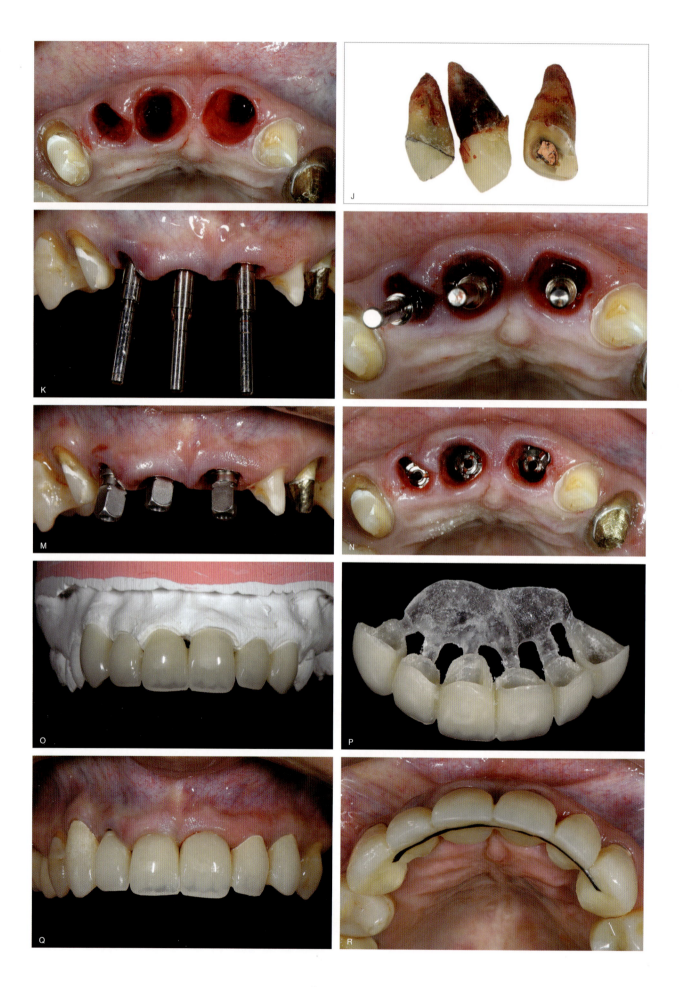

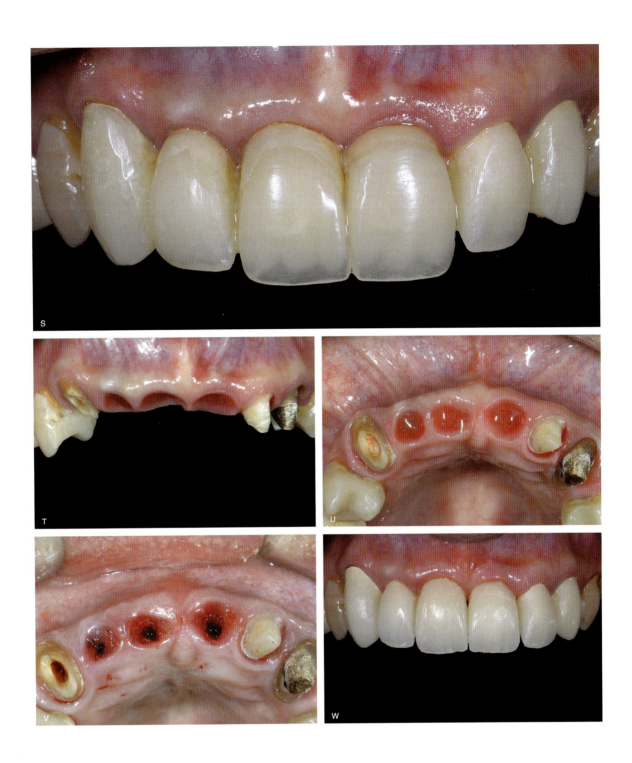

图9.18I ~ W

不翻瓣拔牙，即刻植入3颗相邻种植体（**I ~ L**）。将预制的牙支持式临时修复体粘接到邻牙上（**M ~ R**）。6个月后，采用软组织环切的方式进行二期手术，戴入种植体支持的临时修复体。注意一期手术后戴入的临时修复体对软组织的塑形（**S ~ W**）。

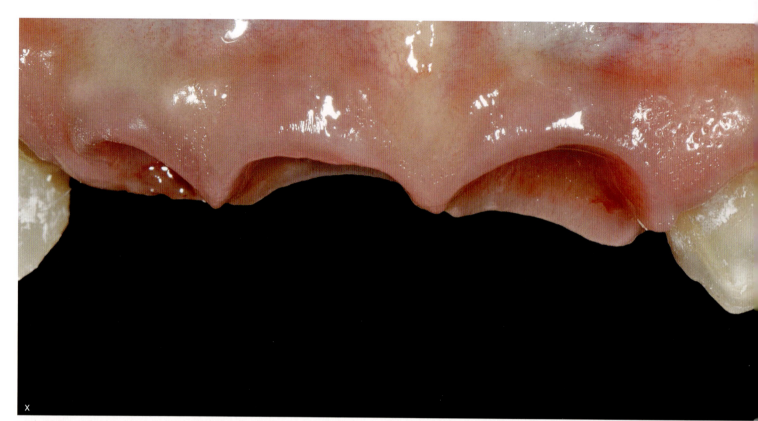

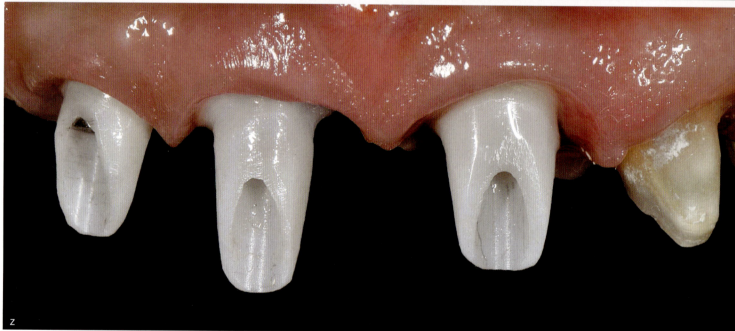

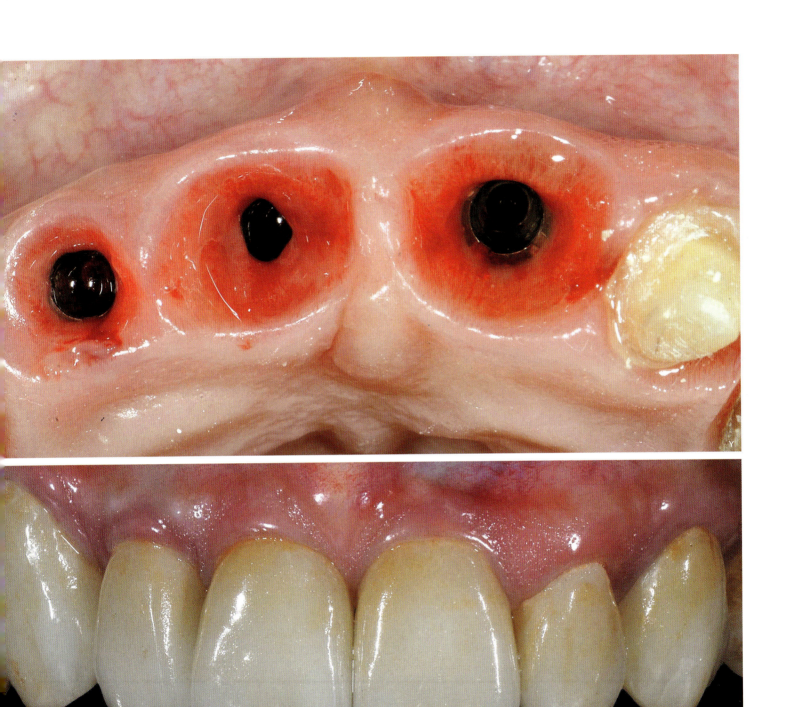

图9.18X ~ Aa

最终修复体完成，戴入个性化美学基台和全瓷冠。注意塑形后的软组织轮廓和龈乳头的形状（**X ~ Aa**）。

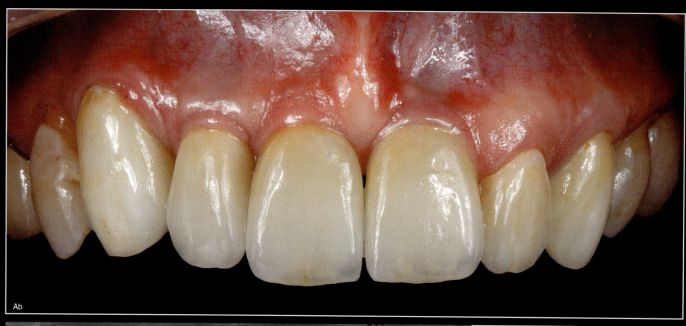

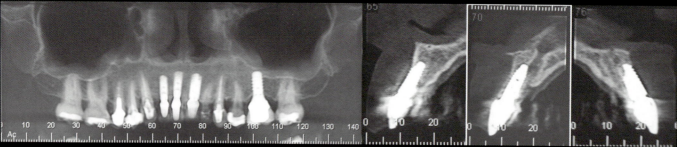

图9.18Ab ~ Af

术后5年的口内像和X线片显示修复效果良好，龈乳头稳定（**Ab ~ Af**）。修复医生：Leonardo Buso；技师：Jose Vagner Ferreira；正畸医生：Selma Tomazela。

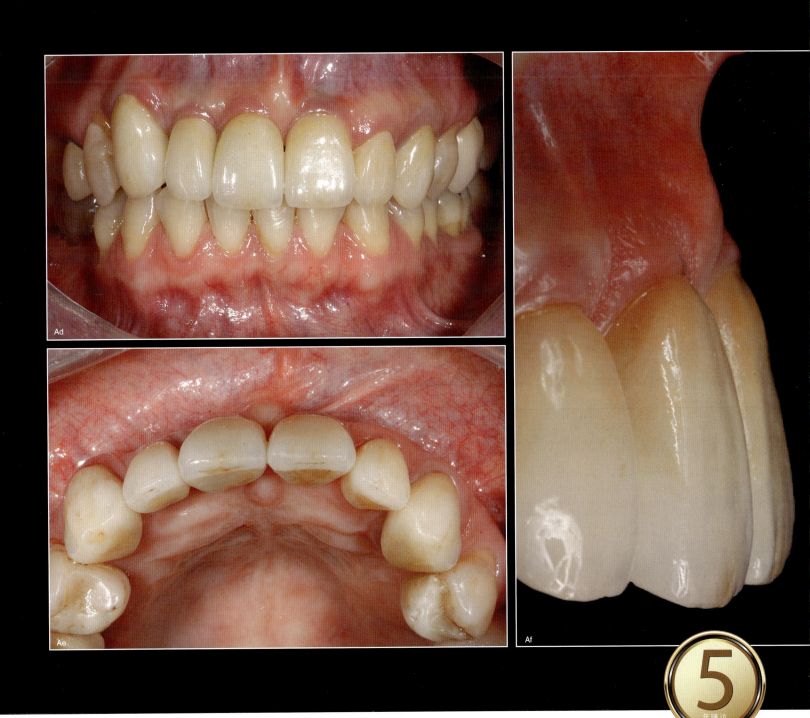

牙根埋置技术[45]是另外一种可选的治疗策略，尤其是对于桥体区域。永久性的牙根埋置可以维持牙槽嵴轮廓和邻面骨的高度。然而，对于该技术的争议在于，在中长期的随访中，牙根可能会丧失稳定性或发生根尖周病变（图9.19）。

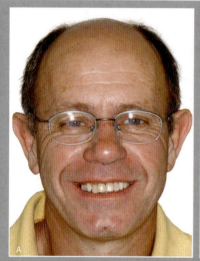

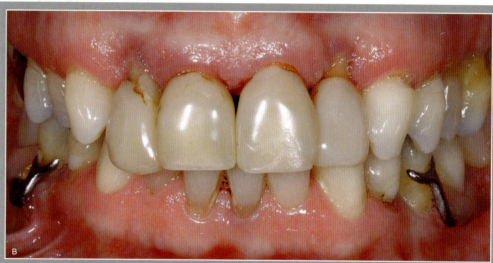

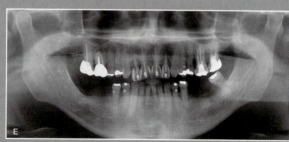

图9.19A ~ H

采用永久性的牙根埋置来维持桥体区的牙槽嵴轮廓。治疗前的口内像、X线片和CBCT显示4颗上切牙因为重度牙周病变而无法保留（A ~ H）。

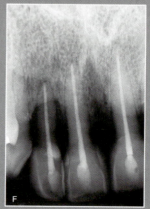

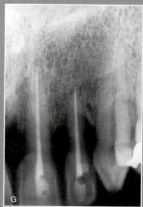

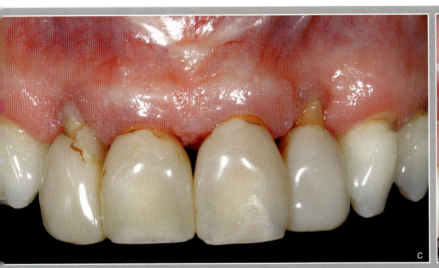

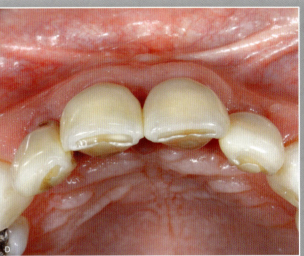

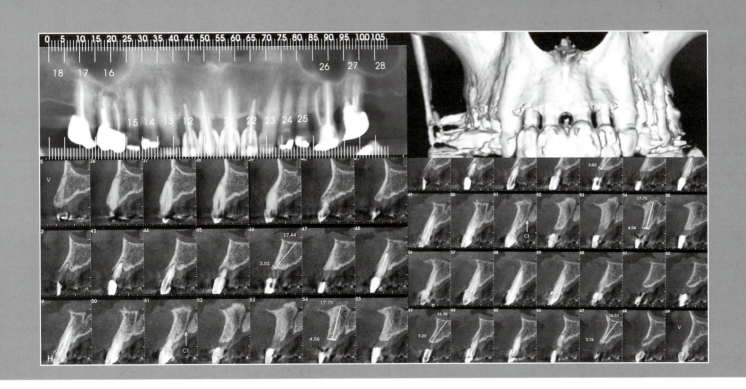

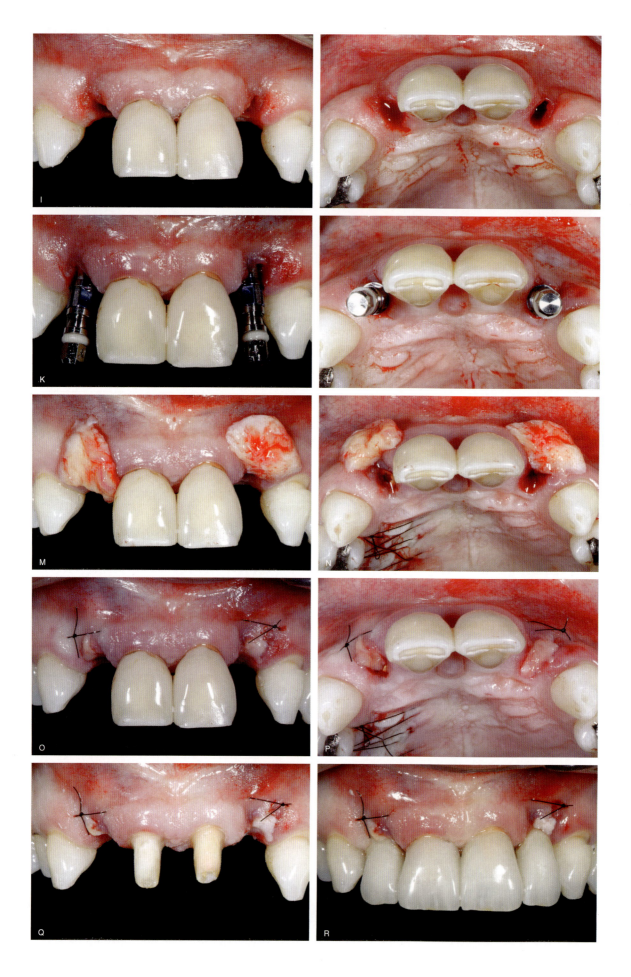

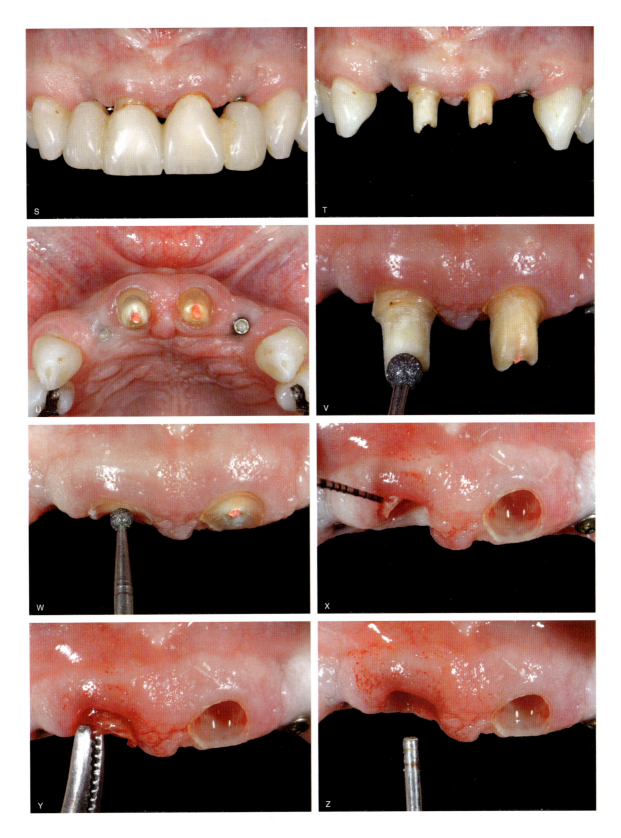

图9.19I ~ Z

在12和22位点即刻植入两颗种植体，同期使用去蛋白小牛骨和结缔组织移植物进行软硬组织重建。对中切牙进行牙体预备，以支持四单位的临时粘接桥，以侧切牙为悬臂（I ~ R）。骨结合完成（3个月）后，将11和21埋置。使用金刚砂球钻将11和21磨除至牙槽嵴顶略冠方的位置，同时不要伤及软组织。11和21已事先完成了根管治疗（S ~ Z）。

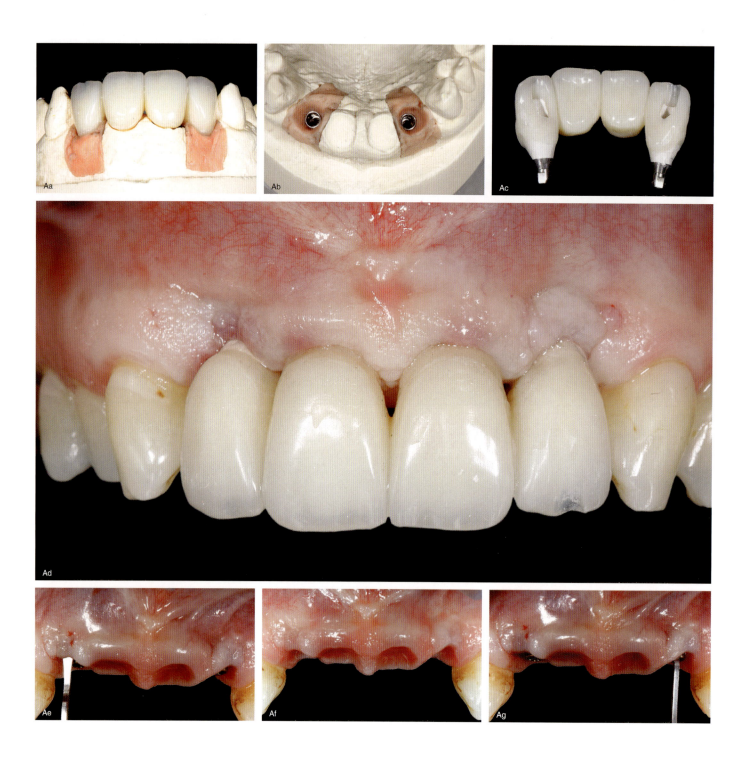

图9.19Aa～At

制作并戴入种植体支持的螺丝固位临时修复体（**Aa～Ad**）。在软组织塑形阶段，对植体周组织再次进行结缔组织移植
（**Ae～Am**）。取印模（**An，Ao**）。个性化基台（**Ap～Ar**）和全瓷固定桥（**As，At**）戴入。

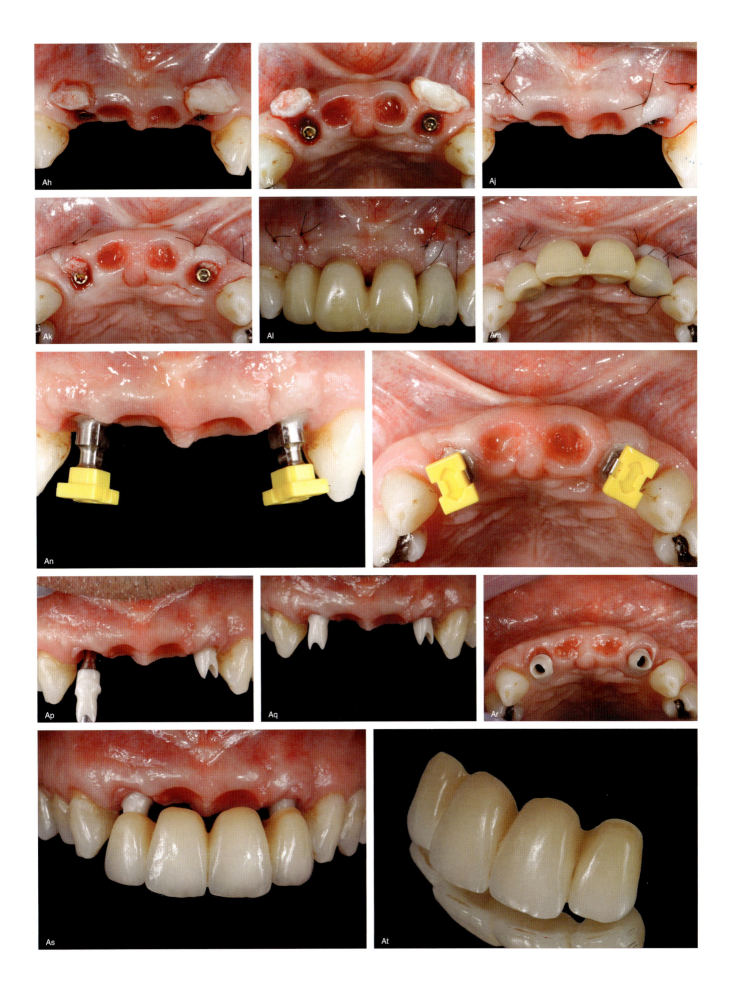

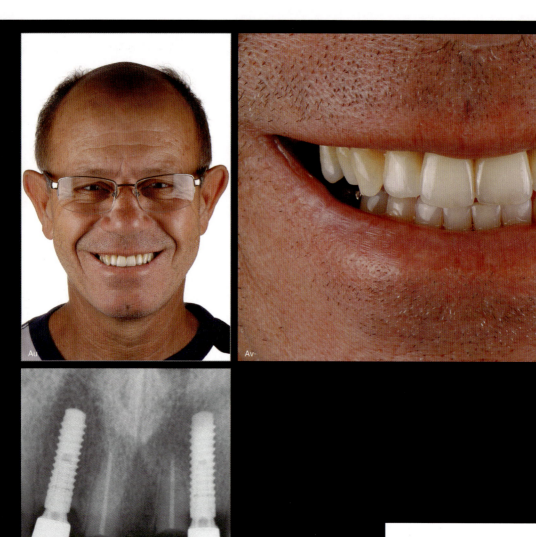

图9.19Au～Ay

临床照片和X线片显示疗效良好。修复体与软组织协调，种植体及埋入的牙根周围的骨水平稳定（**Au～Ay**）。修复医生：Humberto Mesquita de Carvalho；技师：Jhonatan Bocutti。

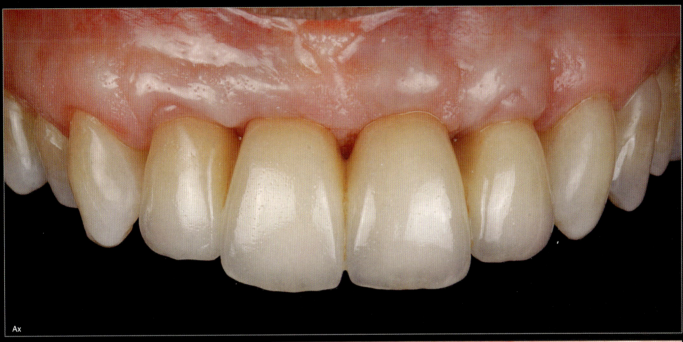

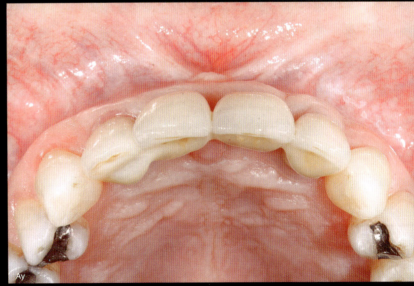

　　另一种选择是以上两种方法联合应用。当牙齿牵出并稳定后，埋置部分牙根以保存冠方牙槽嵴，并在相邻位点植入种植体[45]。

　　另一种新近提出的治疗方法是保留邻面牙体残片[41]。这一方法利于保存相邻种植体间的龈乳头高度，从而可以进行单牙修复。但是，我们会再一次面临残片松动和种植体表面污染的风险。如果牙齿是因为急性感染等原因被拔除，应避免使用这项技术。

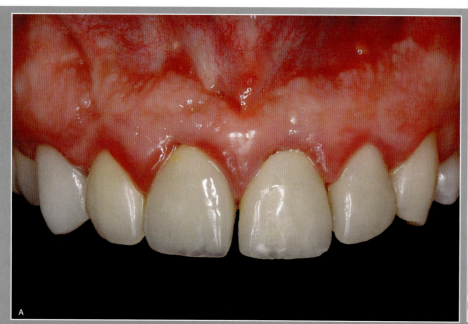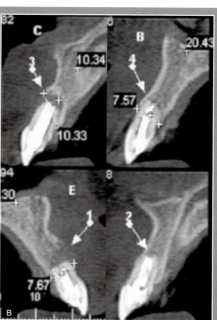

图9.20A～I

拔除4颗相邻上切牙（12、11、21、22），牙槽嵴保存和即刻种植。4颗存在牙髓和修复问题的上切牙的口内像和CBCT影像（**A，B**）。使用去蛋白小牛骨、胶原膜和游离龈移植物对22和11进行牙槽嵴保存；上述牙齿存在广泛的牙槽嵴缺损，因而无法进行即刻种植（**C～G**）。在先前预备好的牙齿上戴入临时桥（21和12）（**H，I**）。

当多颗连续的患牙处在无望保留的状态时，我们应依照第8章中介绍的原则计划进行即刻种植、组织重建和即刻修复[39,44,48-55]。尤其应当注意使用小直径和平台转移的种植体[14,38,54,56]，从而为组织提供更多的水平向空间。

当余留牙槽骨和/或龈缘位置不允许即刻种植时，我们建议行牙槽嵴保存。应依据实际的临床情况采取分步的治疗策略，一部分牙齿在拔牙同期种植并进行即刻临时修复，而另外一些患牙则在拔除后行牙槽嵴保存，最终用悬臂的方式来修复。另外一种选择是对一部分患牙进行拔除及牙槽嵴保存，保留部分邻牙来支持临时性固定桥；当拔牙位点愈合后，这些基牙就被即刻种植体所取代[57]（图9.20）。

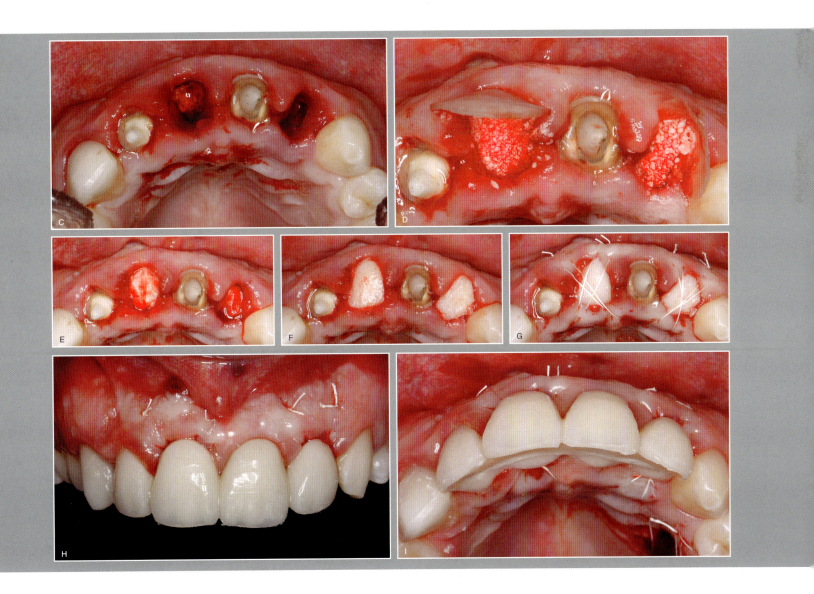

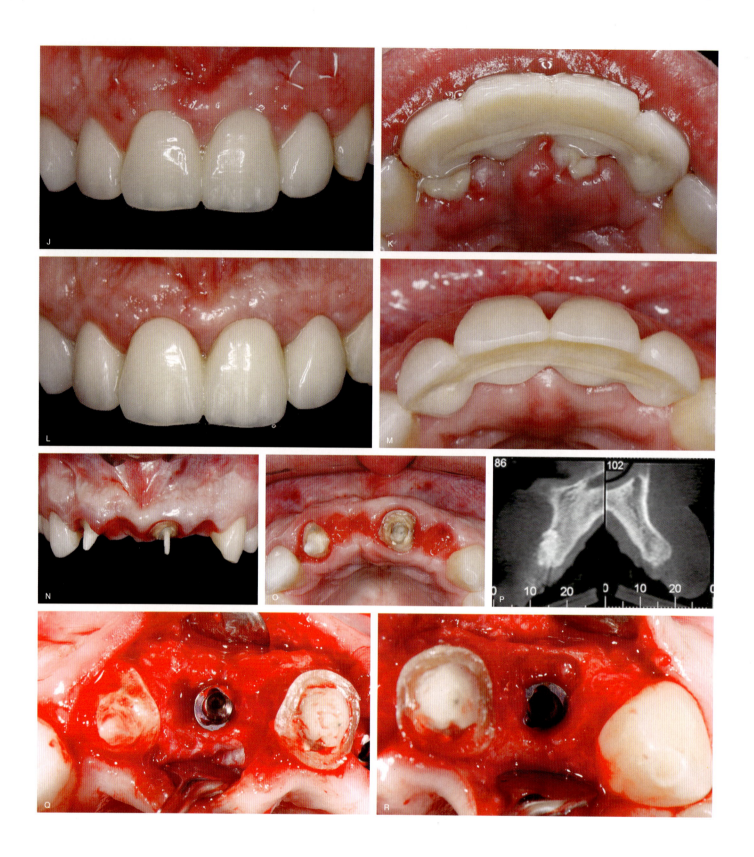

图9.20J～X

一周后随访。游离龈移植物表面坏死（**J，K**）。6个月后临床和CBCT检查显示有足够的骨量进行种植（**L～R**）。4个月后，行二期手术放置愈合基台。使用同一临时桥来进行软组织塑形（**S～X**）。

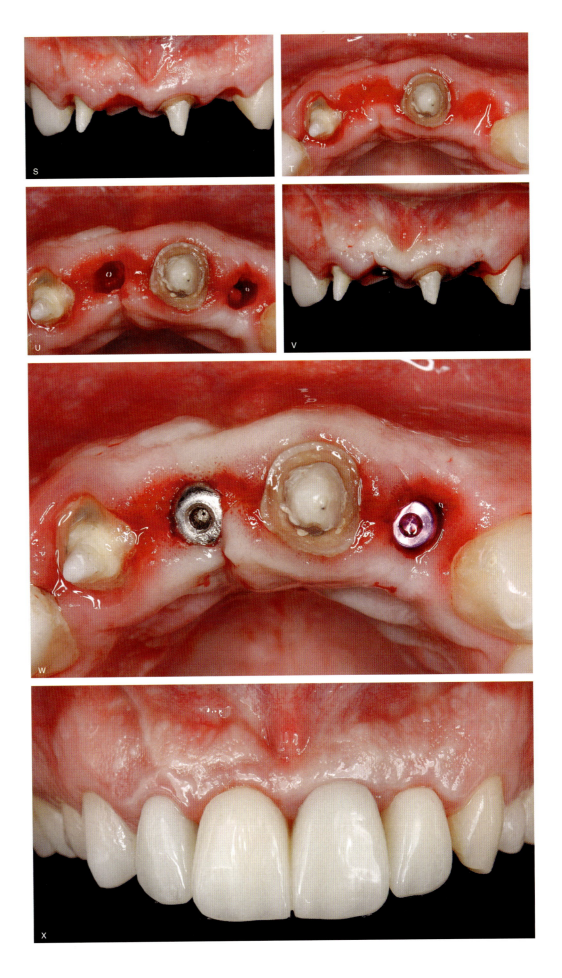

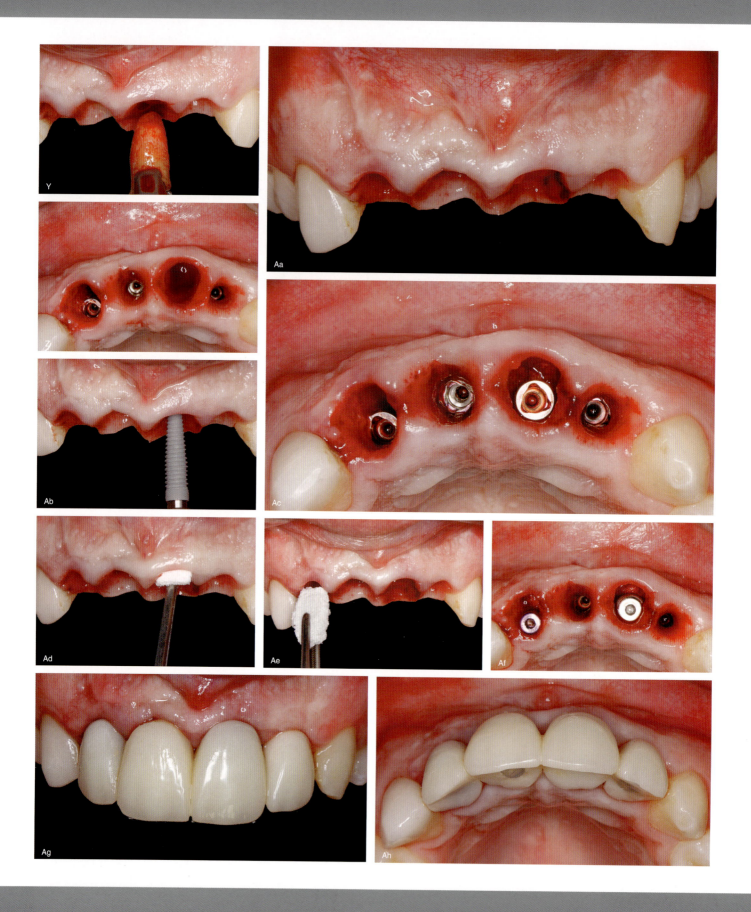

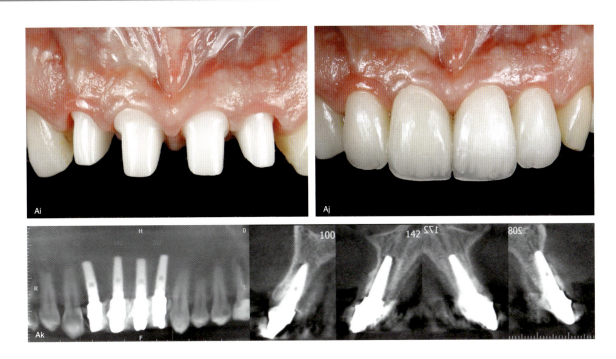

图9.20Y ~ An

在21和12进行即刻种植并放置去蛋白小牛骨胶原。使用已经完成骨结合的11和22种植体支持的临时修复体（**Y ~ Ah**）。使用个性化基台和全瓷冠进行修复。注意相邻植体间协调的龈乳头（**Ai，Aj**）。修复后的CBCT（**Ak**）。术后4年随访，疗效稳定（龈缘和龈乳头）（**Al ~ An**）。修复医生：Bruno Godoy；技师：Jorge Alberguine。

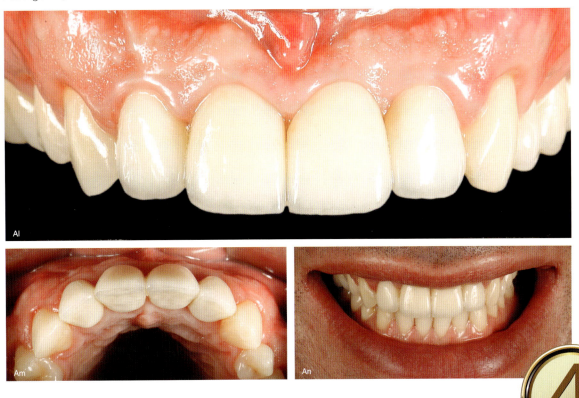

当没有急性感染时，建议分次拔除相邻患牙。治疗开始时，先拔除预后更差的牙齿，同时进行即刻种植或位点保存（即刻或延期修复）。3~6个月后，当种植体与邻牙间的龈乳头稳定后，可以对其余患牙进行同样的治疗。因此，至少理论上来说，两颗种植体间的龈乳头不会丧失支持[39]（图9.21~图9.23）。

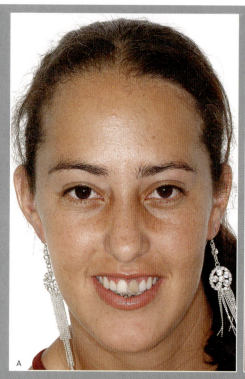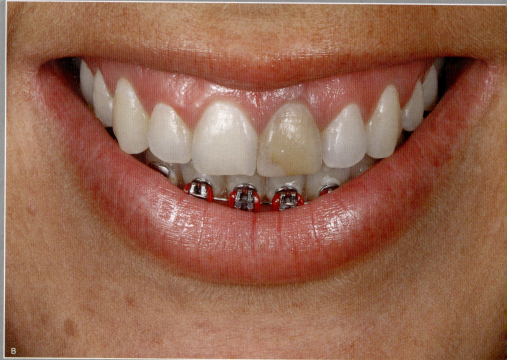

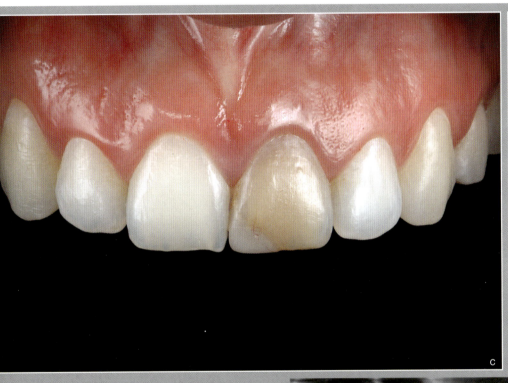
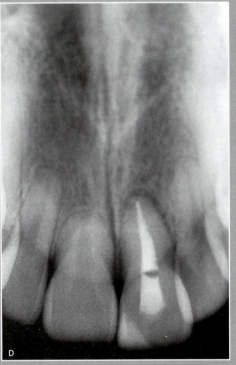

图9.21A ~ E

分次治疗两颗邻牙（11和21）。临床照片和CT显示患牙无法保留（严重的牙根外吸收）。注意患者为厚龈生物型（A ~ E）。

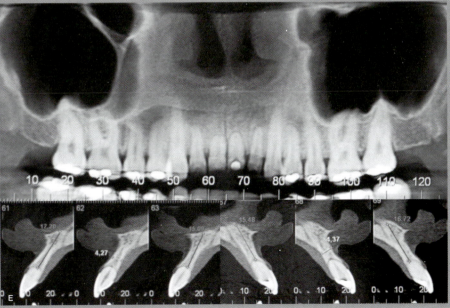

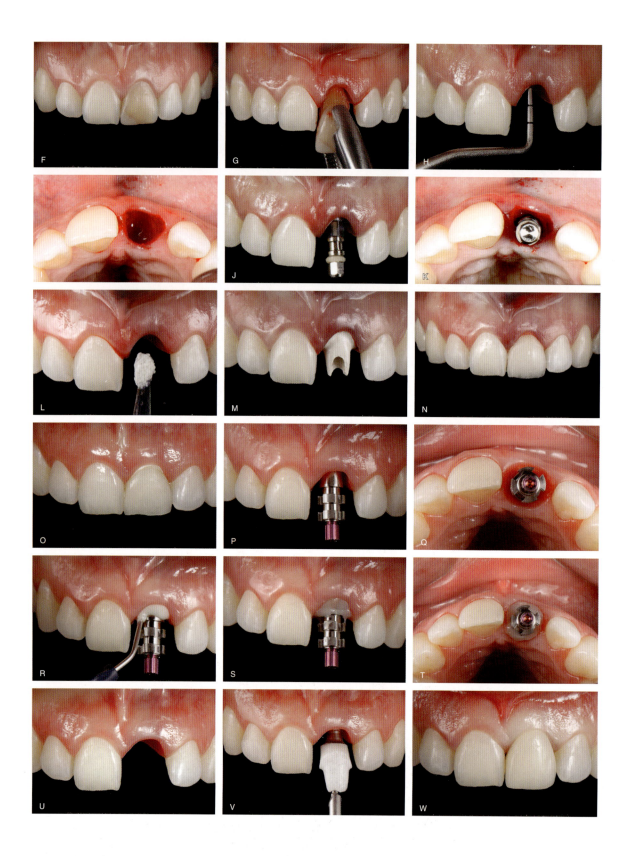

图9.21F～Ai

对21进行拔除、即刻种植和即刻临时修复（**F～N**）。4个月后，用个性化转移的方式取种植体水平的印模，戴入美学基台和新的临时修复体（**O～W**）。3个月后，对11进行拔除、即刻种植和即刻临时修复（**X～Ae**）。4个月后，11戴入个性化基台并进行软组织塑形。注意龈乳头退缩量甚少（**Af～Ai**）。

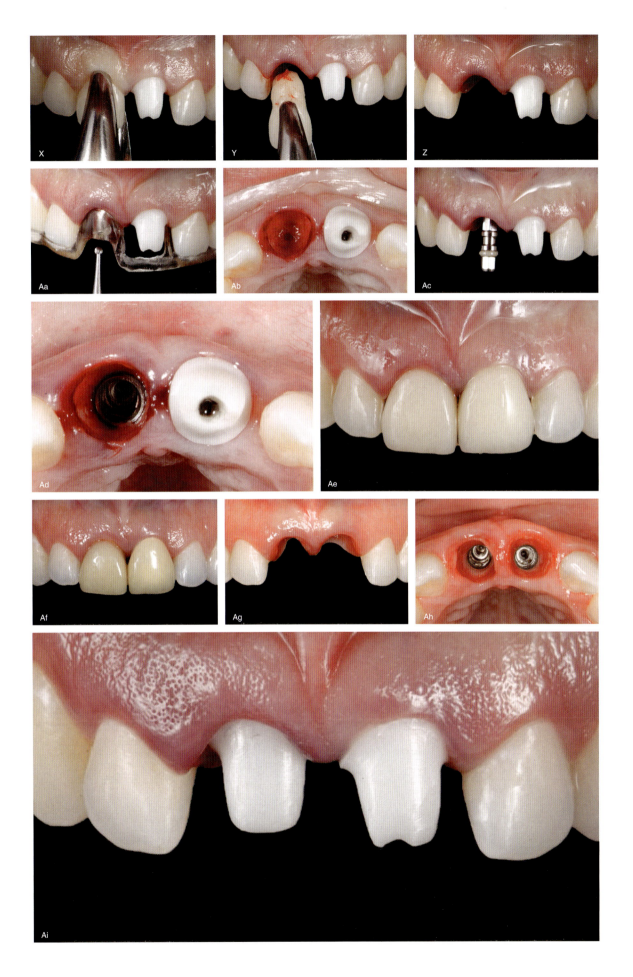

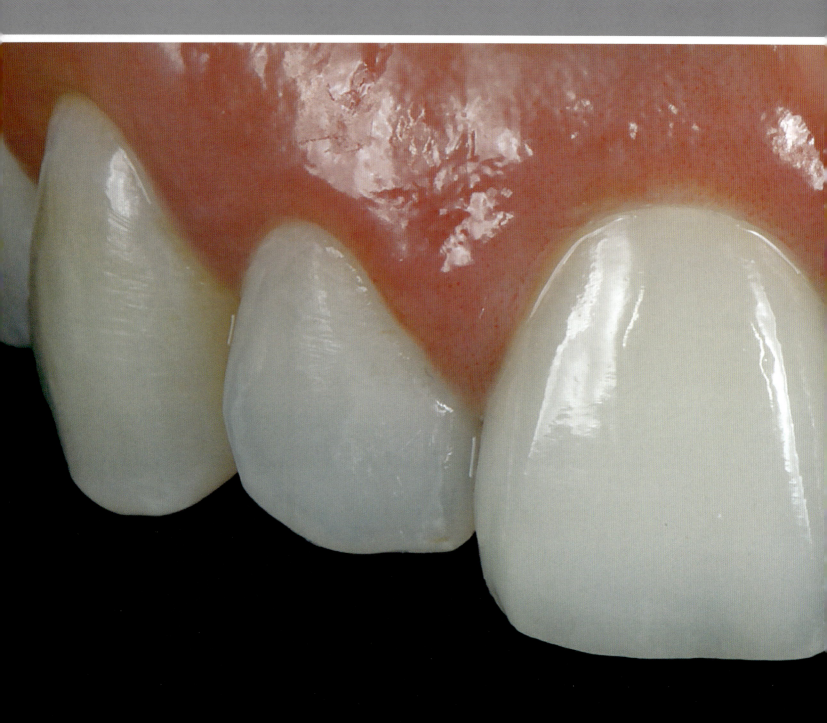

图9.21Aj ~ Am

最终的全瓷修复。注意通过牙冠改型关闭间隙，以补偿不可避免的微小的龈乳头退缩（**Aj ~ Al**）。随访X线片显示牙槽嵴高度保持稳定（**Am**）。修复医生：Victor Clavijo；技师：LuizAlves Ferreira。

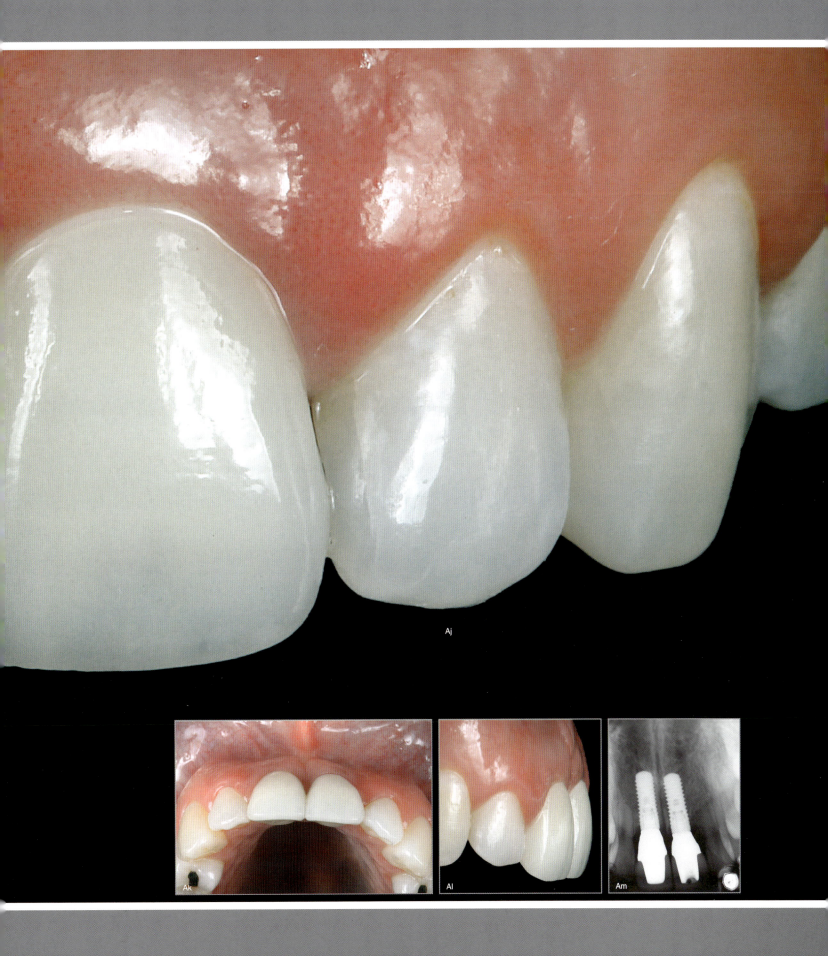

Aj

Ak

Al

Am

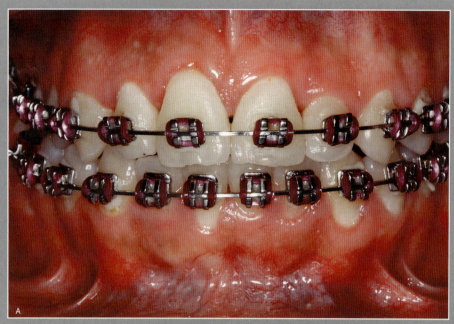
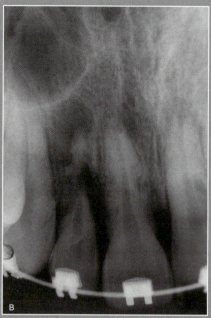
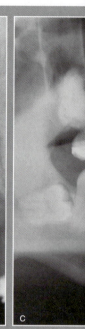

图9.22A ~ L

分次拔除两颗相邻的牙（11和12）。临床照片和X线片显示12因为严重牙根外吸收无法保留。注意中切牙同样有外吸收，但未同期拔除（**A ~ F**）。不翻瓣拔除12。患牙的冠部使用牙钳拔除，折断的根部使用根管锉取出（**G ~ L**）。

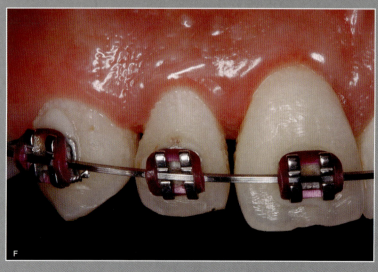
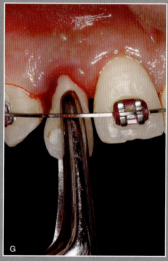
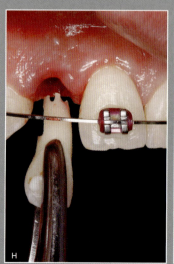

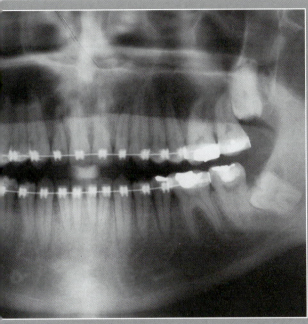

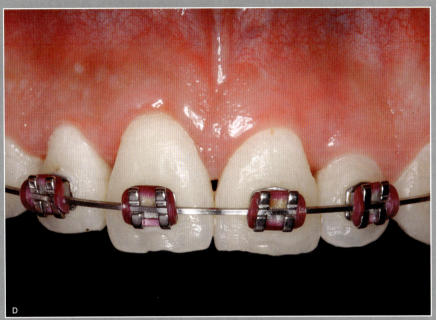

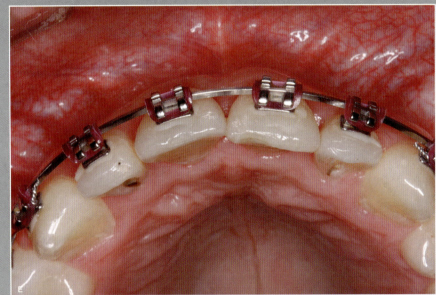

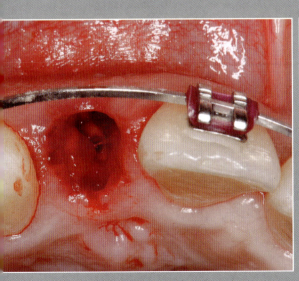

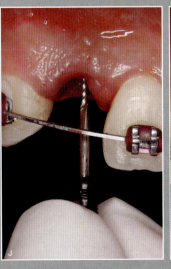

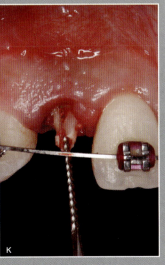

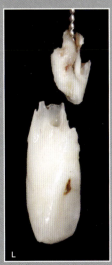

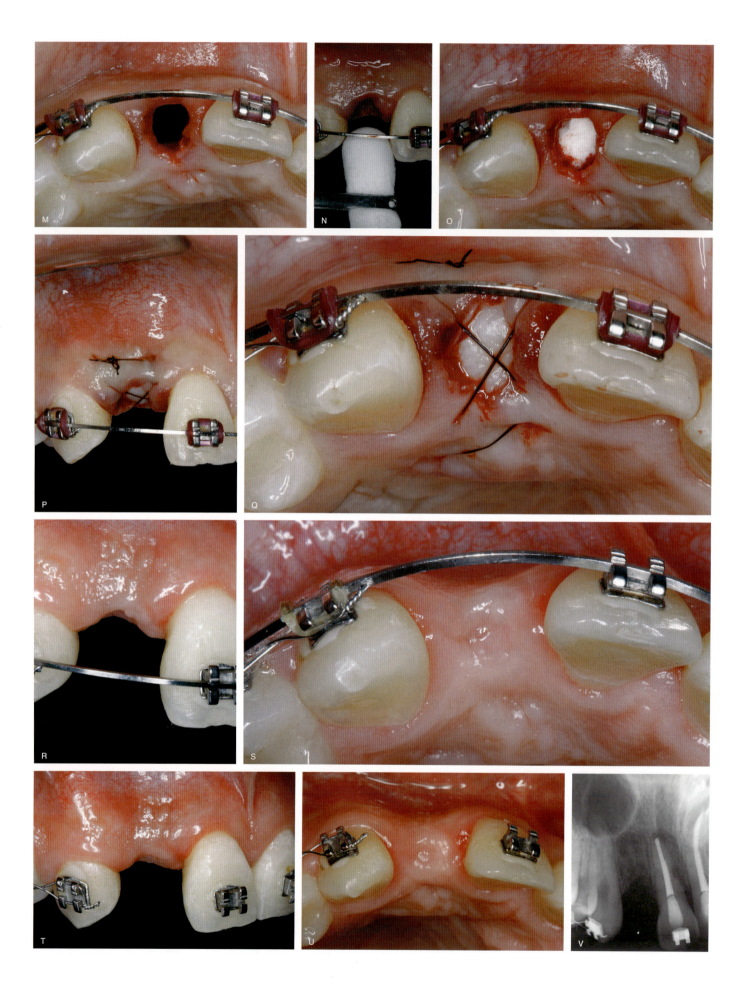

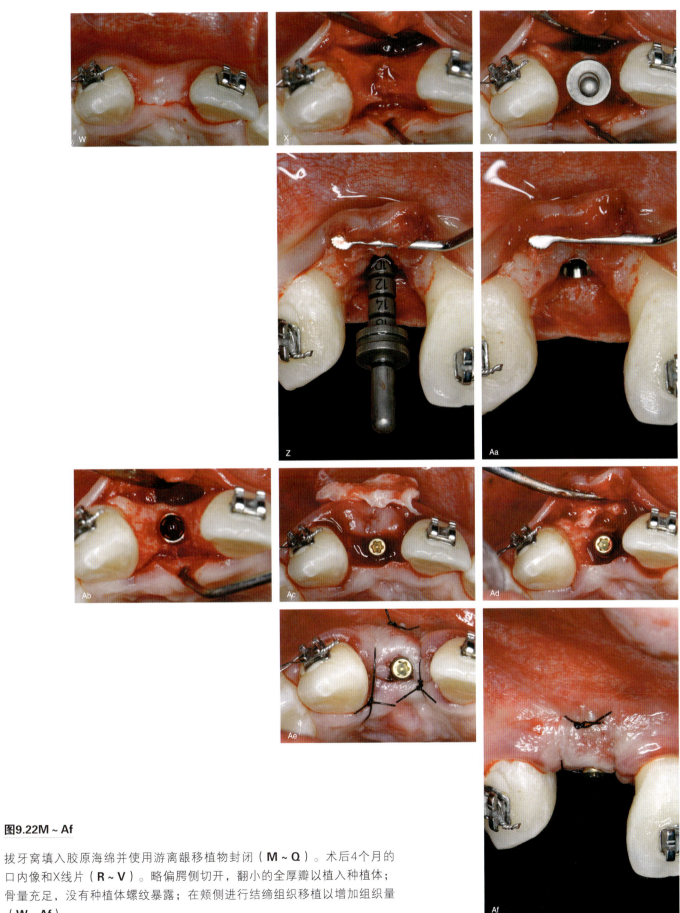

图9.22M ~ Af

拔牙窝填入胶原海绵并使用游离龈移植物封闭（**M ~ Q**）。术后4个月的口内像和X线片（**R ~ V**）。略偏腭侧切开，翻小的全厚瓣以植入种植体；骨量充足，没有种植体螺纹暴露；在颊侧进行结缔组织移植以增加组织量（**W ~ Af**）。

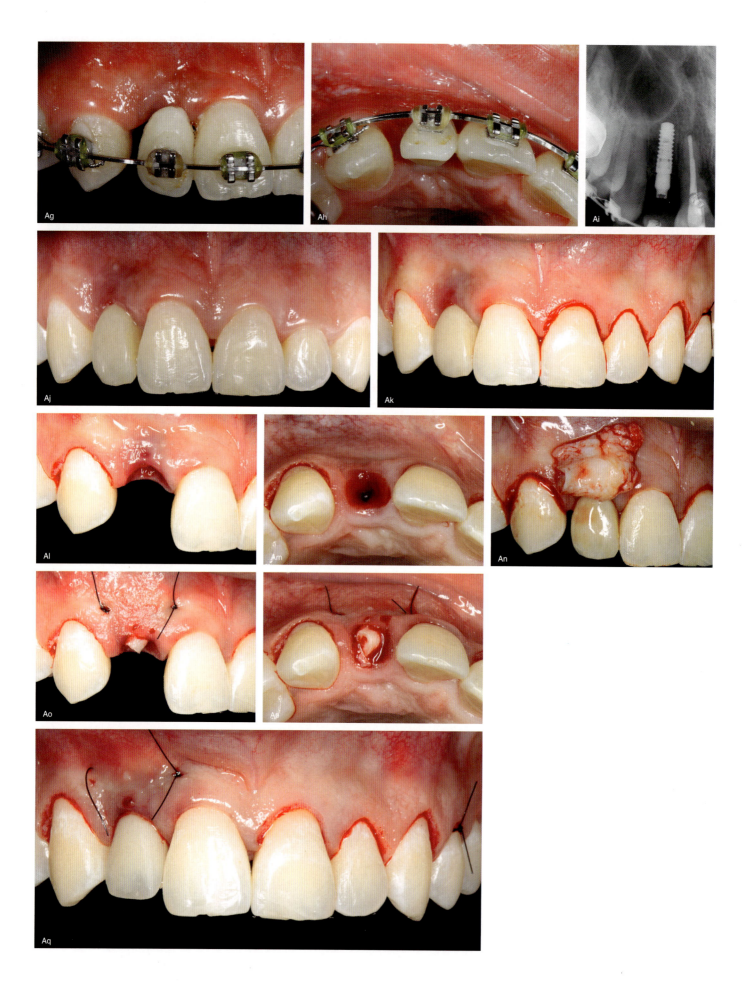

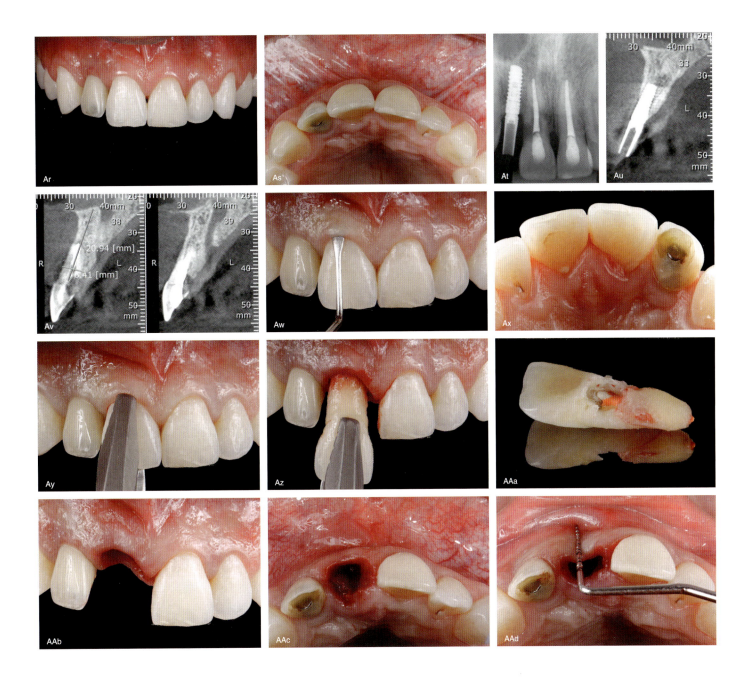

图9.22Ag ~ AAd

术后2个月的口内像和X线片（**Ag ~ Ai**）。I2种植体支持的临时冠戴用2个月后，对21、22和23行冠延长术，同时在I2通过小的类信封瓣再次行结缔组织移植（**Aj ~ Aq**）。术后9个月的口内像、X线片和CBCT（**Ar ~ Au**）。CBCT显示I1大范围的牙根外吸收且颊侧骨板缺如（**Av**）。不翻瓣拔牙以保存软组织的完整性，使用牙周探针确认颊侧骨板的缺失（**Aw ~ AAd**）。

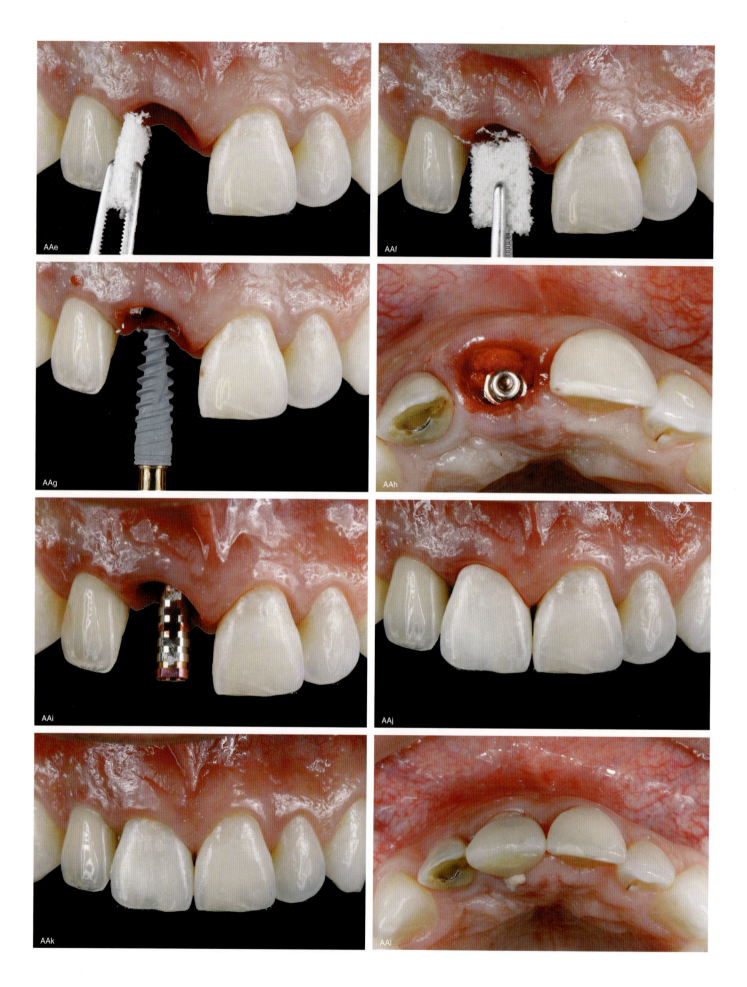

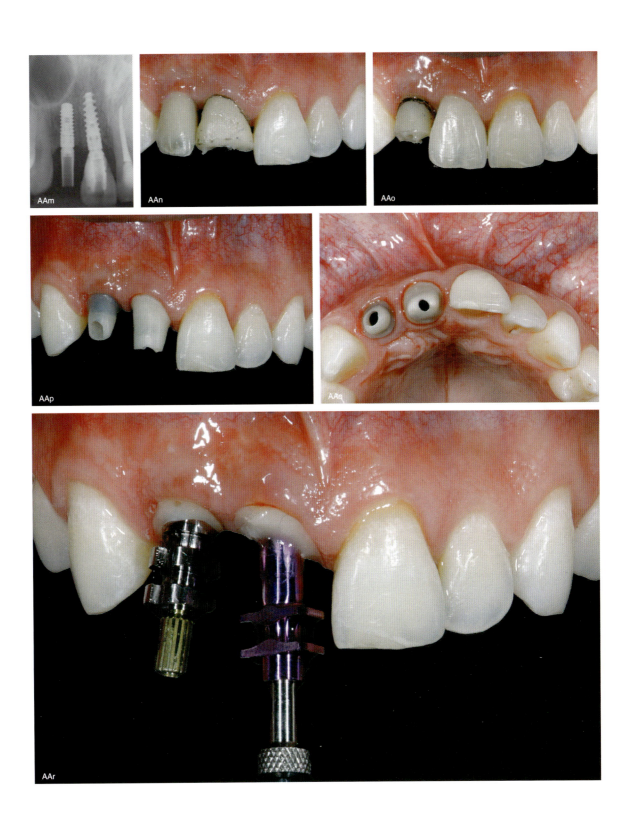

图9.22AAe ~ AAr

植入种植体，使用去蛋白小牛骨胶原进行植骨并制作即刻临时修复体（**AAe ~ AAj**）。术后15天的口内像和X线片（**AAk，AAl**）。根尖片显示种植体骨水平稳定（**AAm**）。复制临时修复体，预备并送到技工室扫描（**AAn ~ AAq**）。用个性化转移的方式取种植体水平的印模（**AAr**）。

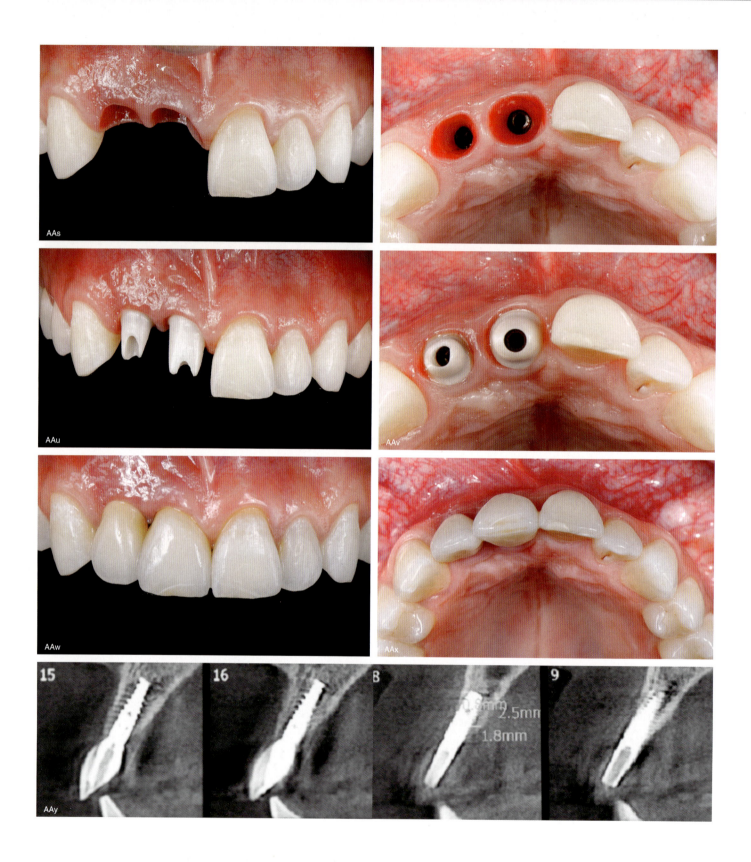

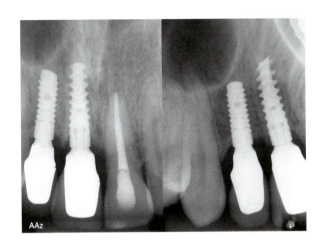

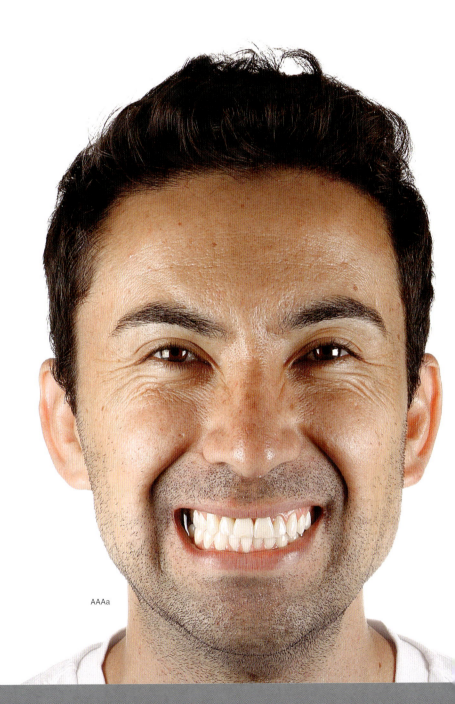

图9.22AAs ~ AAAa

戴入个性化基台和全瓷修复体。X线片及CBCT显示修复体外观与周围组织相协调。植体间龈乳头轻度丧失（**AAs ~ AAAa**）。修复医生：Humberto Carvalho；技师：Jhonatan Bocutti。

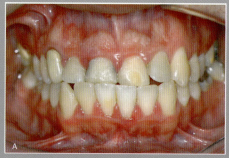
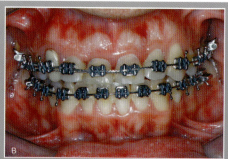
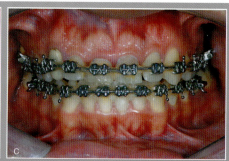

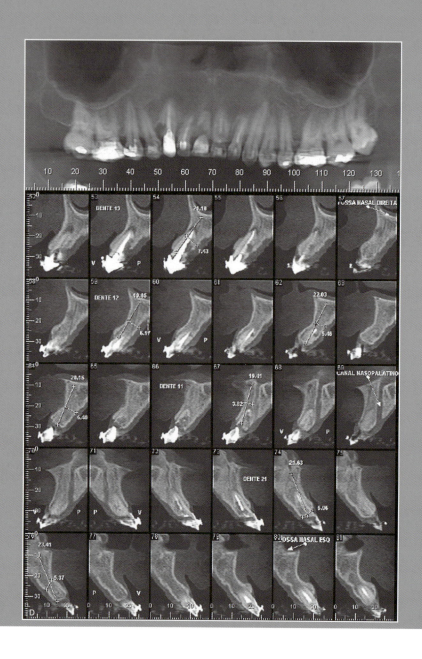

图9.23A~K

分次拔除4颗相邻的牙（13、12、11和21）。正畸治疗前、中、后的口内像（A~C）。CBCT显示13、12、11和21有明显的牙根吸收（D）。在完成正畸牵引后，两颗中切牙上的牵引装置折断形成了自发性的埋置。需要指出的是，特发性牙根吸收发生于正畸治疗之前。去除13的牵引装置，使用吊车拔牙装置拔除残根（E~K）。

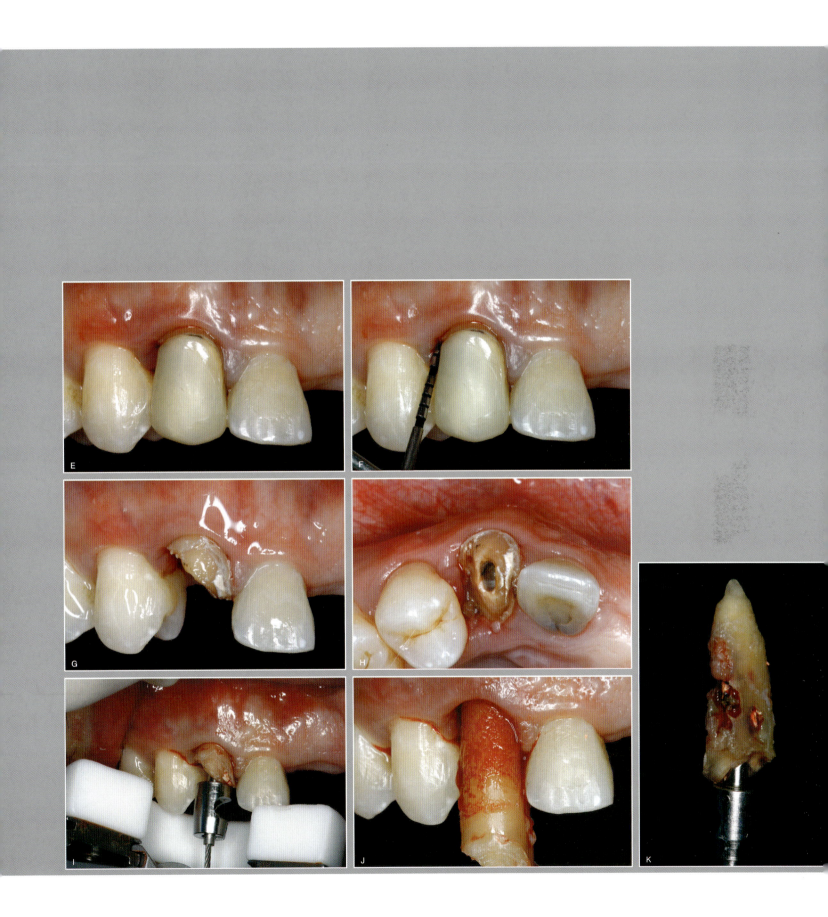

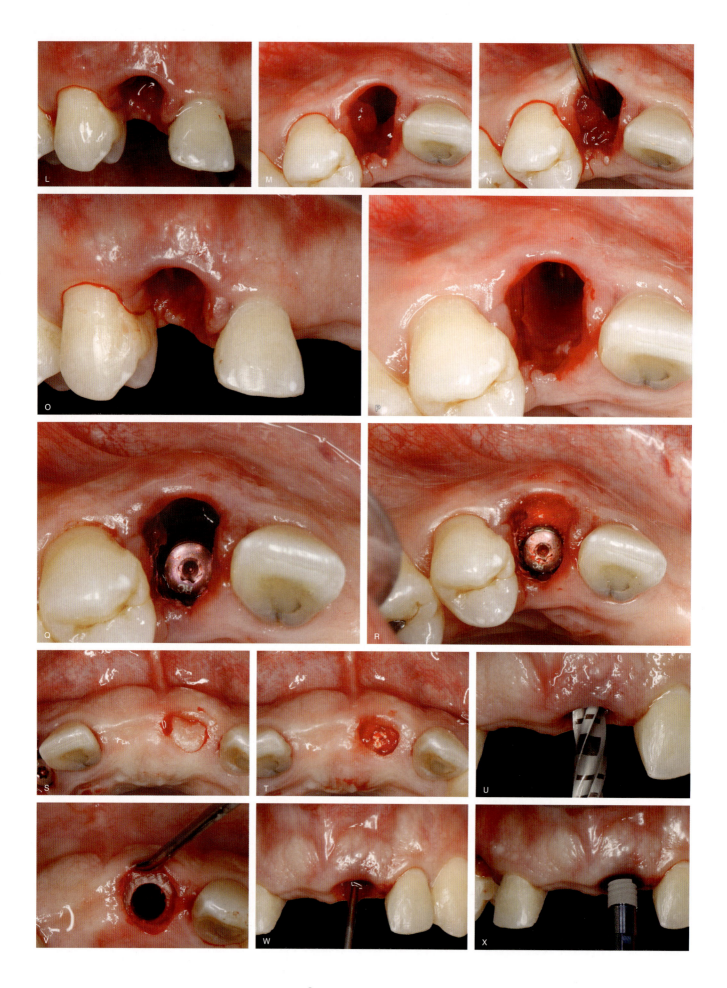

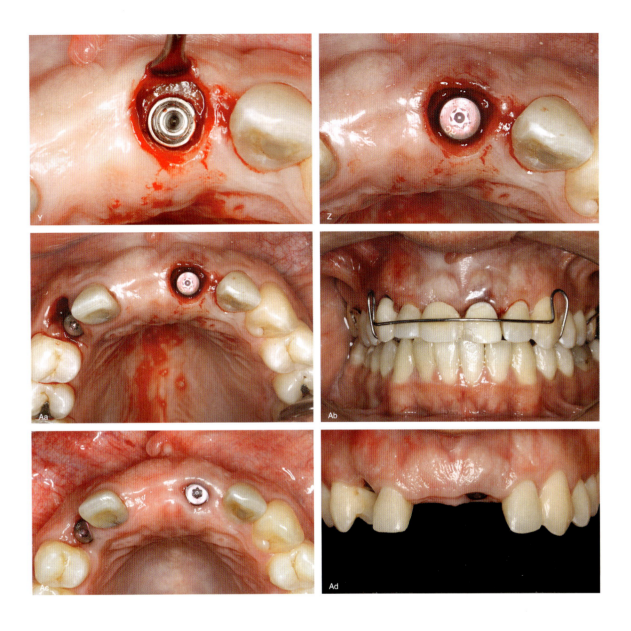

图9.23L ~ Ad

使用刮匙去净肉芽组织（**L ~ P**）并即刻植入种植体，用去蛋白小牛骨填充跳跃间隙（**Q，R**）。通过软组织环切暴露埋置的21牙根（**S，T**）。在预备种植窝时采取保留颊侧部分牙根的牙槽窝"盾构"技术（socket-shield technique）（**U，V**）。使用釉质基质蛋白（**W**）并即刻植入种植体（**X ~ Z**）。2颗种植体植入后的秴面观，随后戴入活动式临时修复体（**Aa，Ab**）。3个月后随访显示21颊侧的丰满度保存良好，13颊侧出现轻微的组织改建（**Ac，Ad**）。

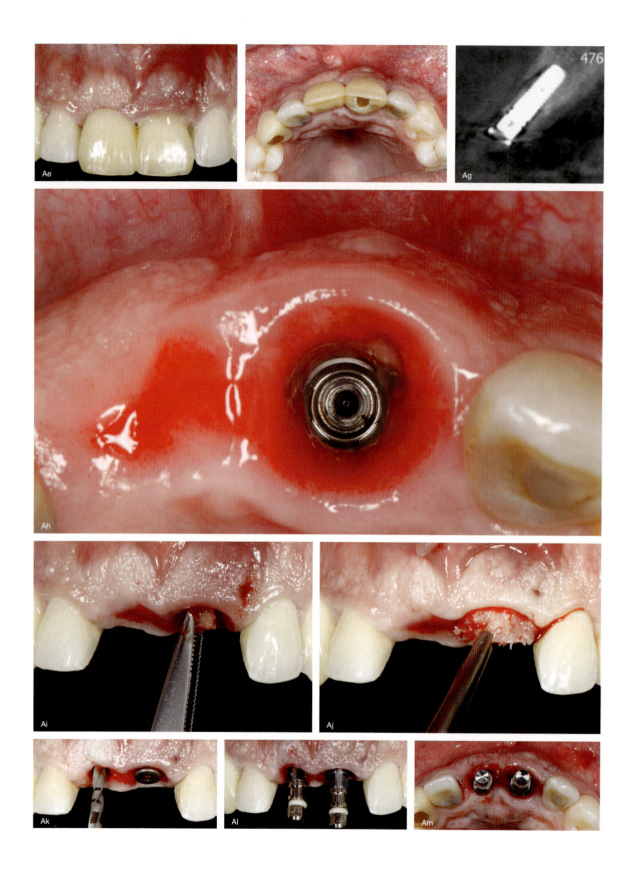

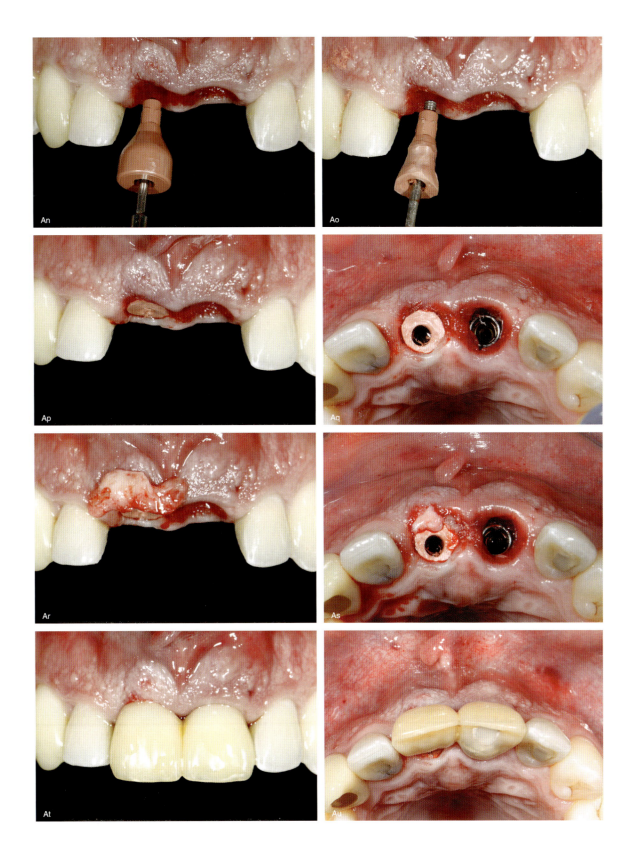

图9.23Ae ~ Au

4个月后的口内像和CBCT显示21处由于颊侧牙根残片松动而形成脓肿（**Ae ~ Ah**），取出残片（**Ai**）。局部冲洗，在跳跃间隙处重新植入取自上颌结节的自体骨片（**Aj**）。11行不翻瓣种植（**Ak ~ Am**），并放入个性化愈合基台（**An ~ Aq**），在11颊侧翻类信封瓣，植入结缔组织移植物（**Ar，As**）。临时修复体由21的种植体支持，11为单端桥（**At，Au**）。

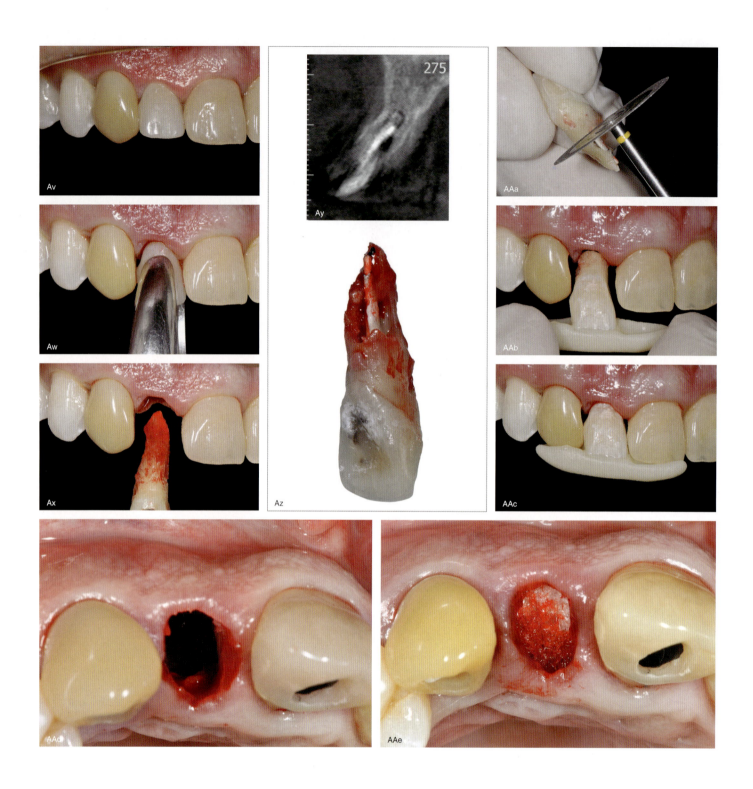

图9.23Av ~ AAk

术后8个月，拔除12，行牙槽嵴保存，植入去蛋白小牛骨胶原，使用胶原基质封闭牙槽窝至与开口处平齐。使用13支持的单端桥修复12，桥体为12天然牙的牙冠。将12的颈部修整至薄如蛋壳的程度，置于龈缘下2mm以支持软组织（**Av ~ AAk**）。

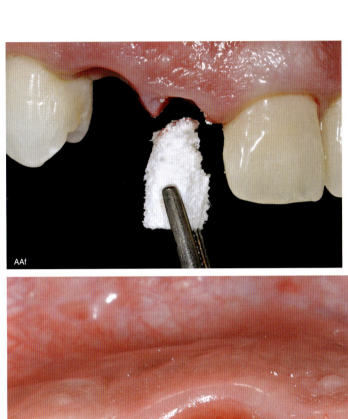

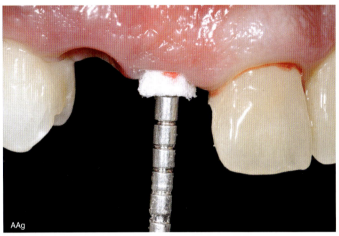

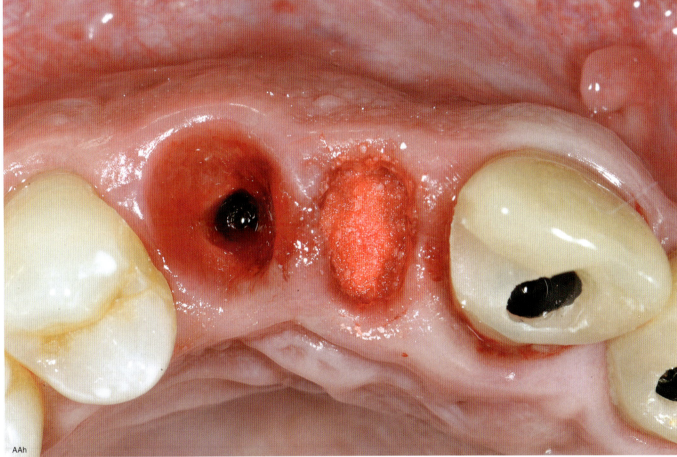

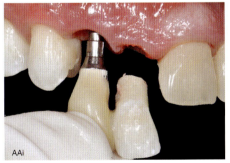

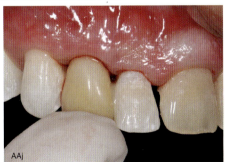

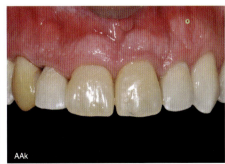

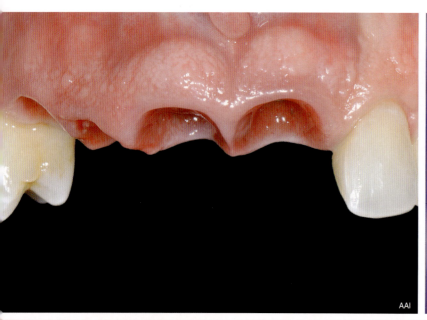
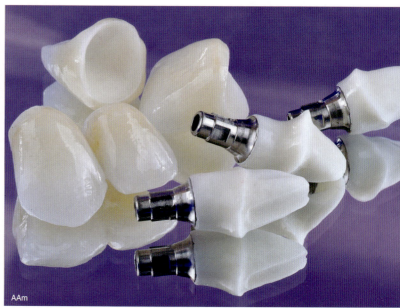
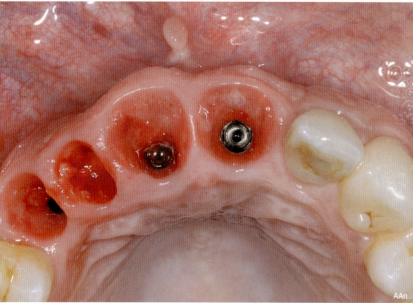
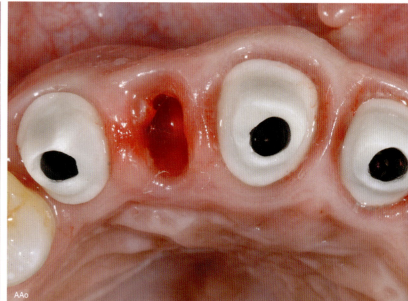

图9.23AAl ~ AAs

使用个性化美学基台和全瓷冠粘接修复（13、11和21）。注意12保留了单端桥的修复方式（**AAl ~ AAs**）。修复医生：Leonardo Buso；技师：Alexandre Santos；正畸医生：Selma Tomazela。

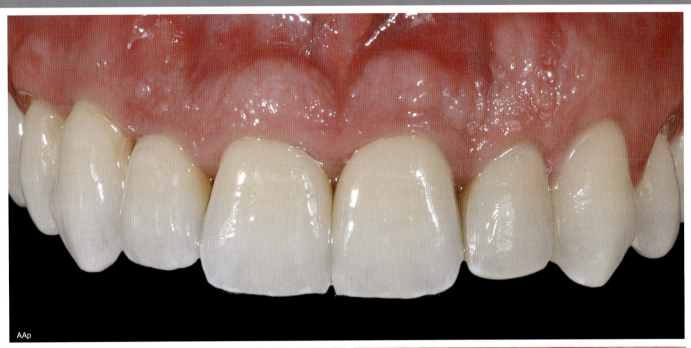

AAp

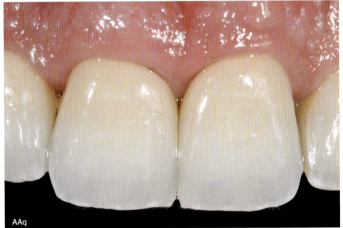

AAq

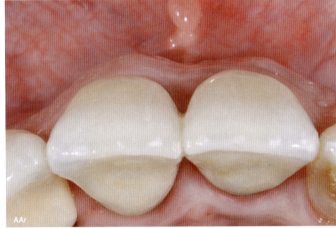

AAr

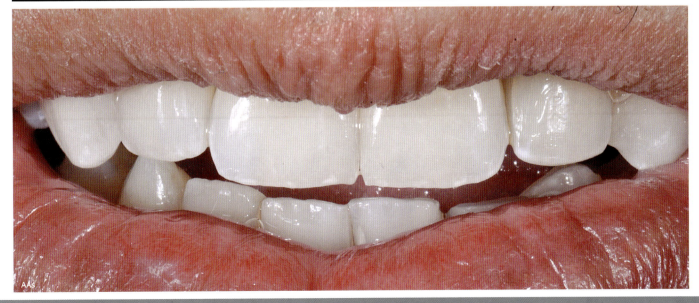

AAs

即使做到了以上的注意事项，仍要预期到邻面骨改建带来的龈乳头高度减少。不过，如果为邻面组织提供足够的空间，通过调改修复体，使接触区到牙槽嵴顶的距离合适，80%的病例可以获得自发的龈乳头充盈[39,58-59]。

对于具备厚龈生物型、完整的牙槽骨和牙龈、合适的水平距离，且修复体可以设计为方形，接触区能延长到颈1/3的患者，使用种植体支持的单冠来修复无法保留的患牙也是一种不错的选择[40,60]（图9.24）。

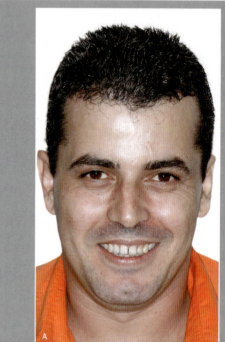
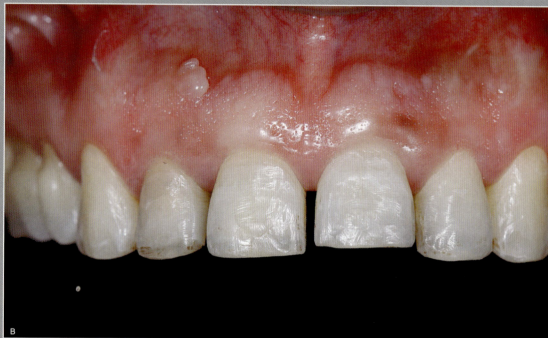
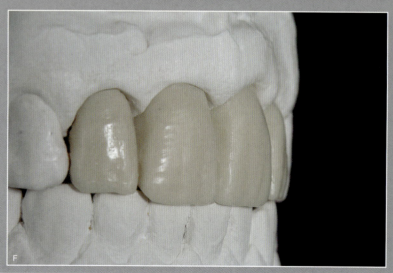
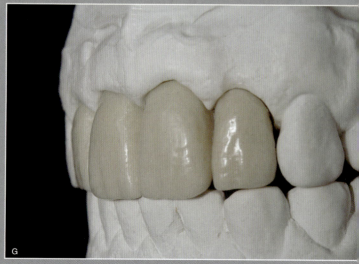

图9.24A ~ L

4颗邻牙的同期即刻种植（12、11、21和22）。治疗前的口内像和CBCT显示4颗上切牙因重度牙根吸收无法保留。患者为厚龈生物型，龈乳头较短（**A~E**）。诊断蜡型（**F，G**）。不翻瓣即刻种植的手术过程（**H~L**）。

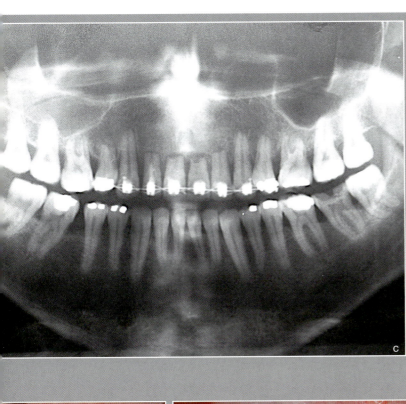
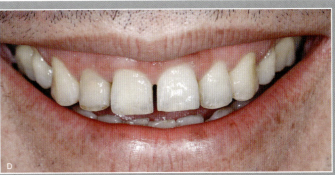
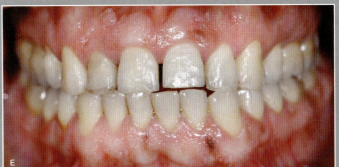
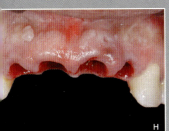
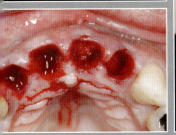
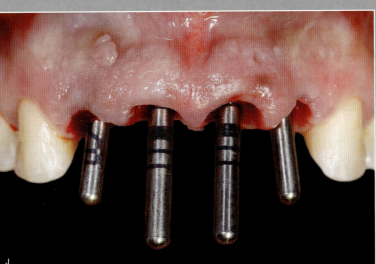
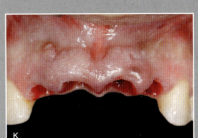
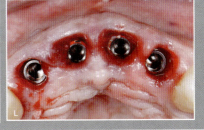

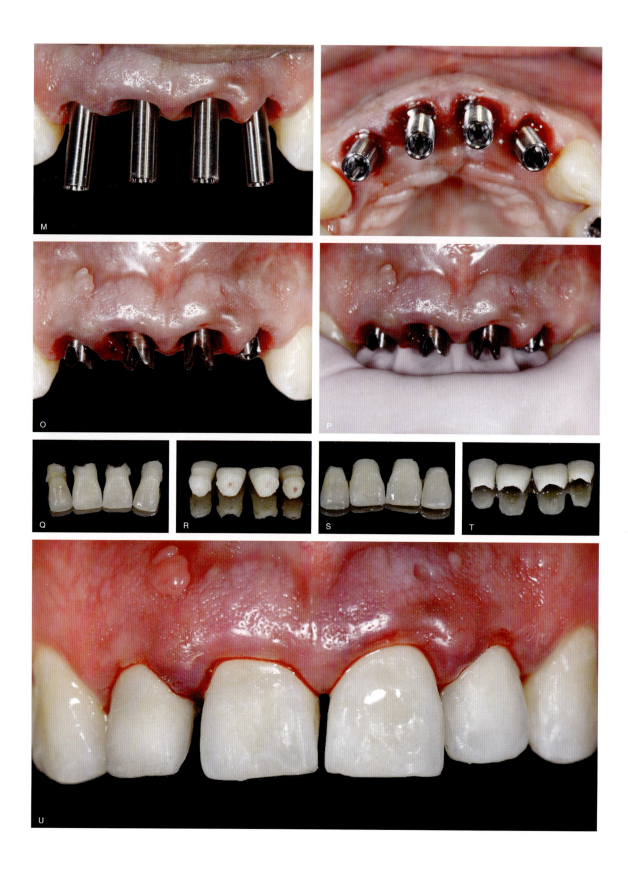

图9.24M～U

使用患者拔除的天然牙冠制作临时修复体。利用拔牙前制作的硅橡胶导板指导戴入临时修复体（**M～U**）。

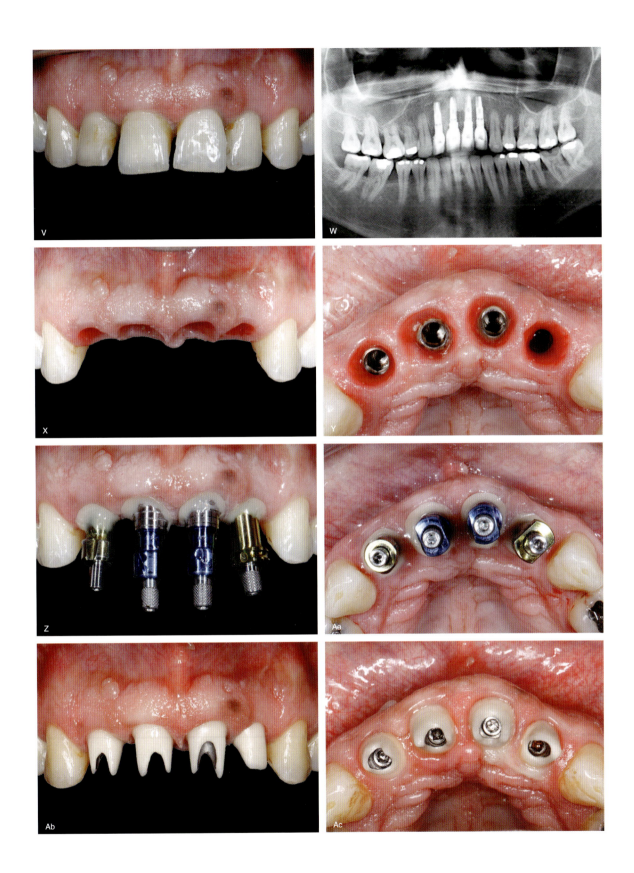

图9.24V ~ Ac

术后6个月的口内像和X线片（**V，W**）。去除临时修复体，个性化转移，取种植体水平的印模。牙槽嵴轮廓得以保持（**X ~ Aa**）。戴入个性化基台（**Ab，Ac**）。

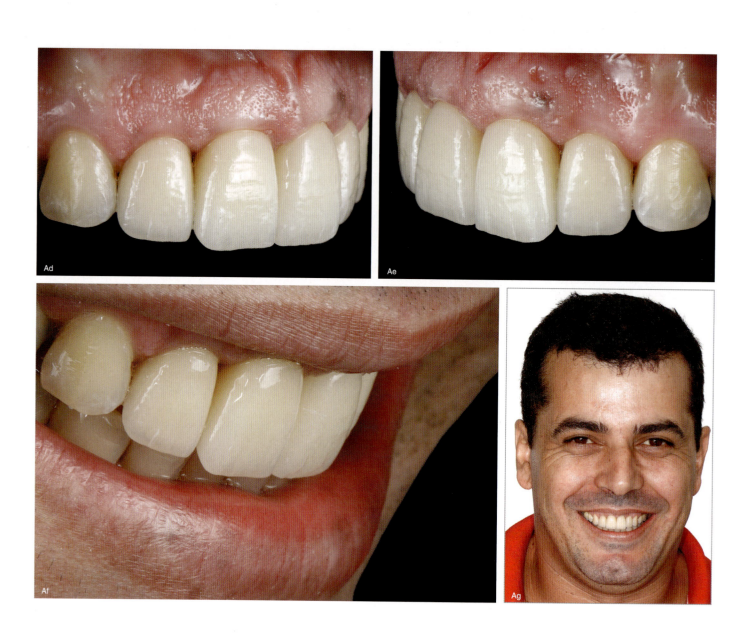

图9.24Ad ~ Ai

最终的全瓷修复。在种植体相邻的情况下，仍然获得了不错的美观效果。注意患者为厚龈生物型，龈乳头较短（**Ad ~ Ai**）。修复医生：Victor Clavijo；技师：Luiz Alves Ferreira。

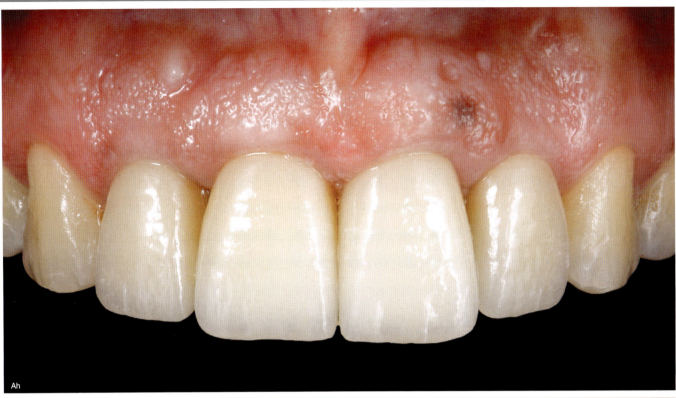

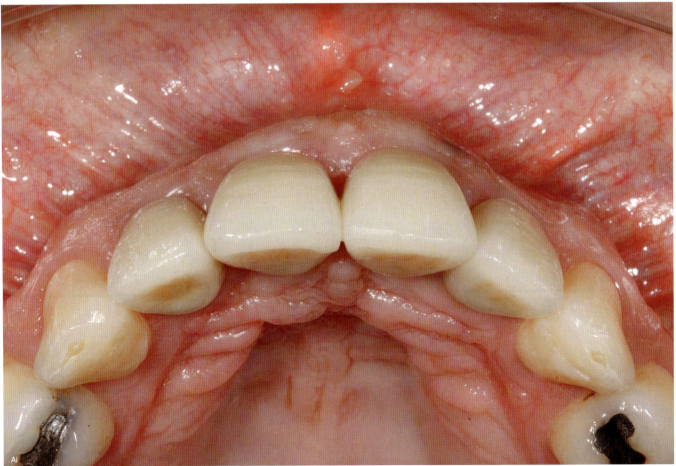

　　我们在临床工作中不可避免地还会遇到一些连续多牙缺失的情况，有的是在已经愈合的牙槽嵴，有的则存在无法保留的患牙。对于这类病例，我们同样可依据上文讨论到的修复和外科标准来选择种植区域（图9.25）。

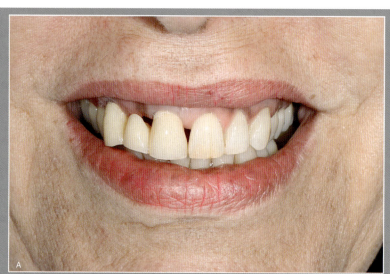

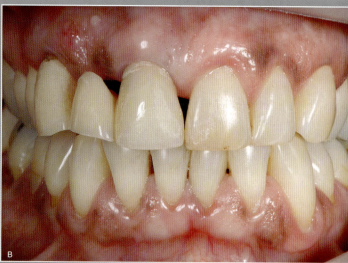

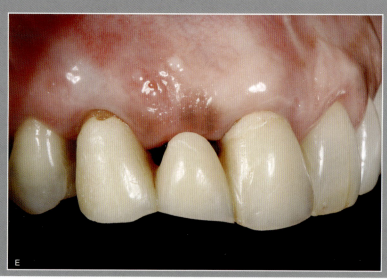

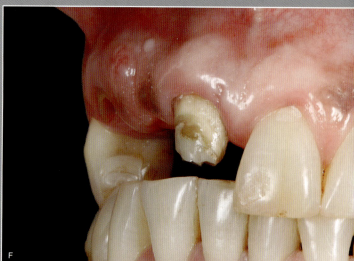

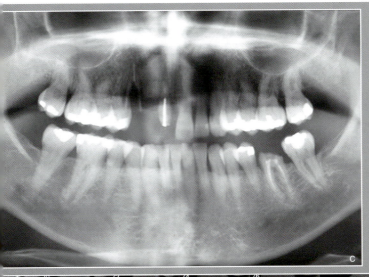

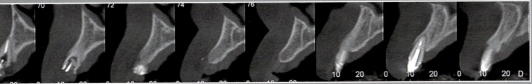

图9.25A ~ H

在已经愈合的牙槽嵴上，与缺失牙区相邻位点为无望保留的患牙。失败的三单位固定桥，治疗前的临床照片、X线片及CBCT（**A ~ H**）。

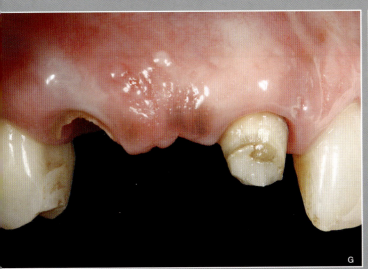

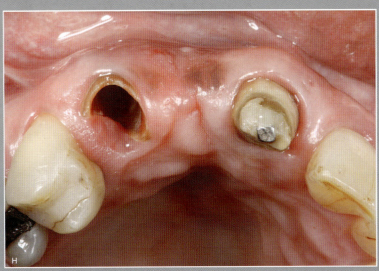

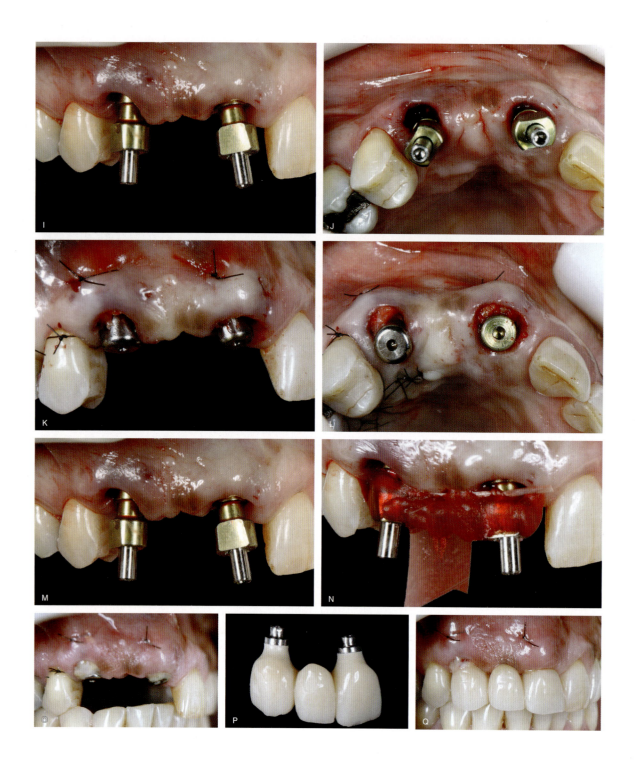

图9.25I ~ Q

不翻瓣即刻植入两颗种植体，同时植入去蛋白小牛骨胶原和结缔组织移植物进行美学相关的组织重建（I ~ L）。取种植体水平的印模（M，N），一周后戴入种植体支持的三单位临时修复体（O ~ Q）。

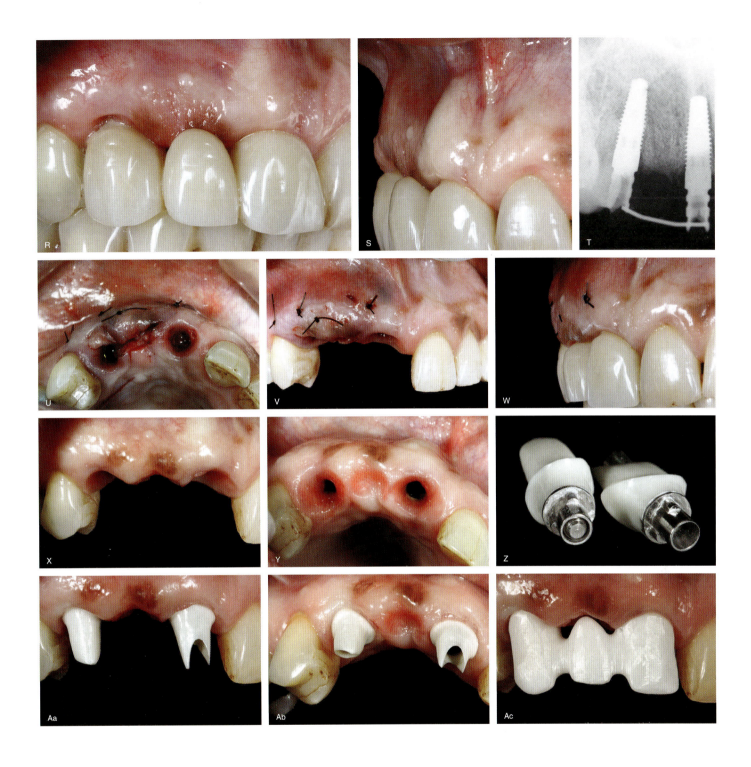

图9.25R ~ Ac

6个月后的口内像和X线片（**R ~ T**）。在桥体区进行软组织移植来增加组织量（**U ~ W**）。戴入个性化基台并试戴氧化锆内冠
（**X ~ Ac**）。

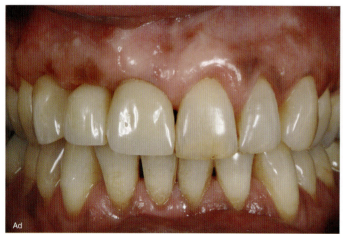

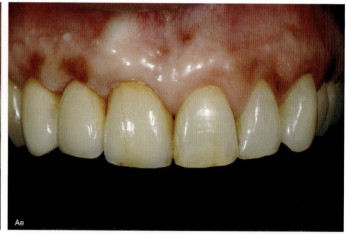

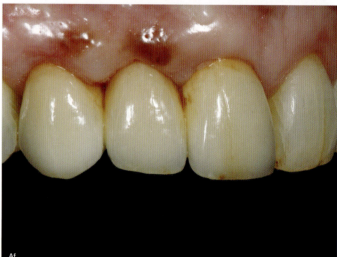

图9.25Ad～Ai

最终的全瓷修复体呈现出协调自然的效果。X线片
显示修复体就位佳（**Ad～Ai**）。修复医生：Carlos
LoureiroNeto；技师：Edson Silva。

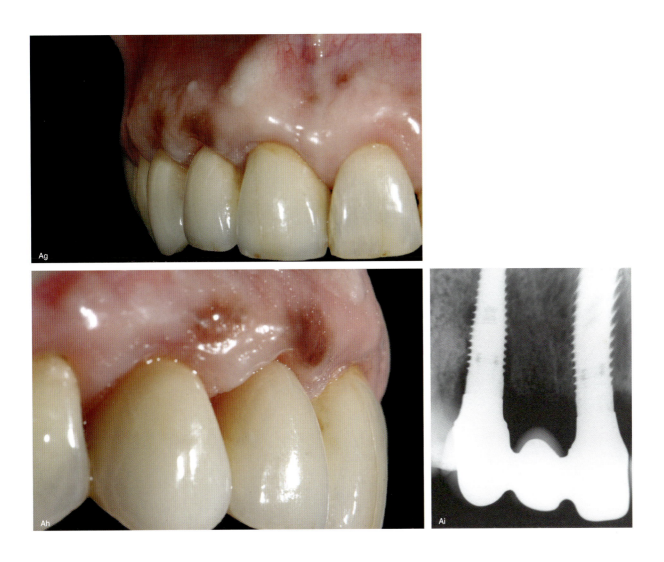

双侧及单侧的缺损

　　作为本章讨论的结语，我们将连续多牙缺失的病例分为双侧和单侧的牙列缺损两种情况。双侧缺损涉及双侧的同名牙位（中切牙，侧切牙和中切牙，中切牙、侧切牙及尖牙）。这种状况通常容易处理，因为可以通过调整修复体——将接触区向龈方延伸或使用方形牙冠的方式，使龈乳头充满邻间隙，而不必进行手术。众所周知，即使解剖结构发生变化，只要双侧对称，仍可以获得平衡的结果（图9.26）。

双侧缺损

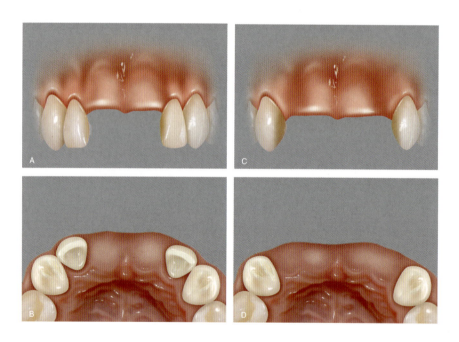

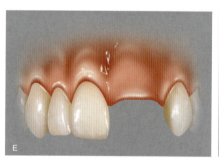

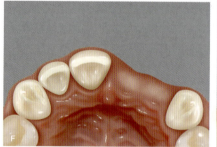

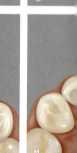

　　然而，从修复角度看，不对称缺损（中切牙与侧切牙，一颗侧切牙与两颗中切牙，尖牙和侧切牙，中切牙、侧切牙和尖牙）会带来极大的美学挑战。龈乳头高度的不足在与对侧天然牙龈乳头的对比下会更加明显。对于此类病例，即使我们通过调整修复体（关闭邻间隙）来补偿龈乳头的不足，与对侧龈乳头相比，仍不可避免地会存在的形态和体量上的不对称，从而影响美观。毋庸置疑，连续多牙缺失修复所追求的最终目标之一是龈乳头位置的平衡与对称。即使微小的瑕疵也会造成修复效果的不协调，进而影响整体效果。如果只有一个龈乳头较长，且支撑此龈乳头的牙齿也需行修复重建，不妨行显微手术降低牙槽嵴的高度使龈乳头根向移动。

扫一扫即可浏览
参考文献

单侧缺损

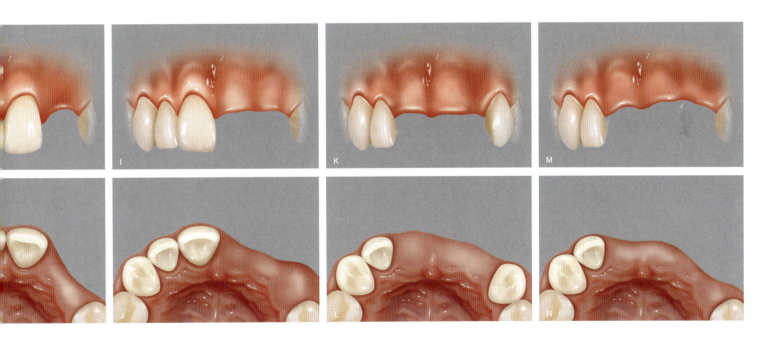

图9.26A ~ N

双侧缺损（**A ~ D**）和单侧缺损（**E ~ N**）的示意图。注意单侧缺损时不对称的龈乳头。对于双侧缺损的病例，通过修复体调整可获得平衡的修复效果。对于单侧缺损，因为在种植体之间难以获得与天然牙之间相似的龈乳头形态，修复挑战更大。

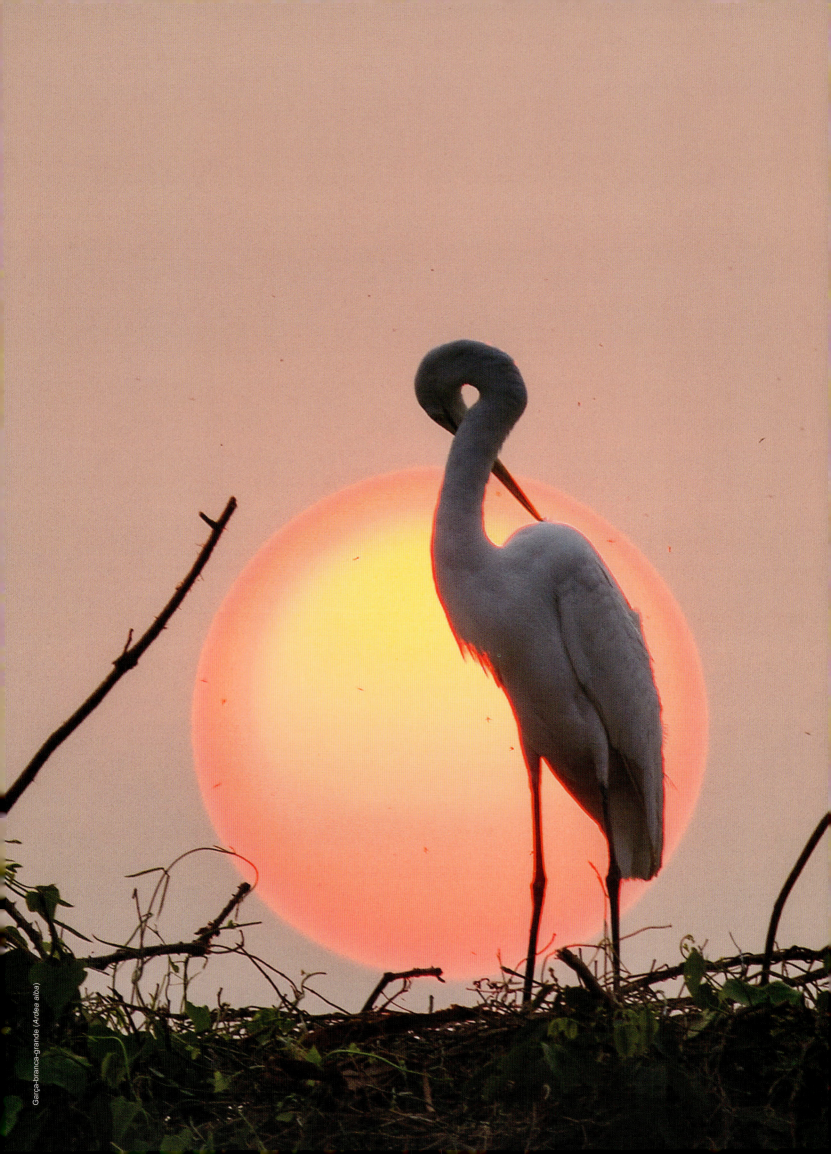

Garça-branca-grande (*Ardea alba*)

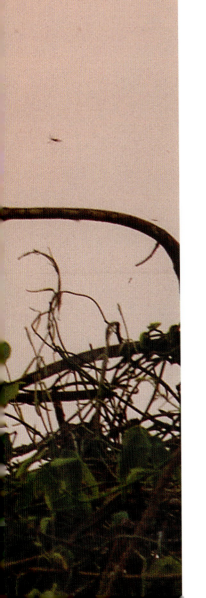

第 **10** 章

种植修复技术

精益求精的临床及技工室流程

Peri-implant prosthetic management aiming restorative excellence. Clinical and laboratorial stages

Victor Clavijo | Murilo Calgaro | Leonardo Bocabella

为获得最佳的种植修复效果，我们必须控制各层面的因素：上到手术本身，下到最终修复体固位方式的选择[1]。尽管手术技术不断进步、牙科修复材料不断发展、牙科技师的水平不断提高（使他们能制作出可以假乱真的全瓷修复体），但无论种植体连接类型如何、使用何种全瓷系统制作基台和冠，获得完美美学效果的最大挑战仍在于过渡区（transition zone）。除了拔牙后的生理改建以及手术创伤带来的影响，这个脆弱的界面也会被临时或正式修复体所影响，进而带来软组织轮廓、穿龈轮廓、黏膜边缘高点位置甚至软组织颜色等方面的改变[2-3]。因此，我们应掌握正确的生物学理念并恰当地处理软组织，这对于避免机械、化学和/或生物学损伤，从而更好地掌握过渡区的塑造至关重要。

即刻种植后的即刻临时修复

临时修复体的形态是维持软组织外形的关键[4]，然而，牙齿拔除后软组织塌陷导致水平及垂直方向上的参考点丧失，可能会带来一系列的临床困难。已拔除牙齿牙根颈1/3的形态是指导塑造软组织外形的最佳参考。分析牙周生物型对获取该信息也有帮助，因为软组织生物型与包括牙根在内的牙齿形态存在显著相关性。因此，理想的情况是，每个临时修复体都能基于牙根[6]和牙槽窝形态（图10.1）来个性化再现牙根形态[5]，支持黏膜边缘[7]而不改变原始软组织轮廓。我们可以从两个方向对软组织轮廓进行分类：**水平向**和**垂直向**。

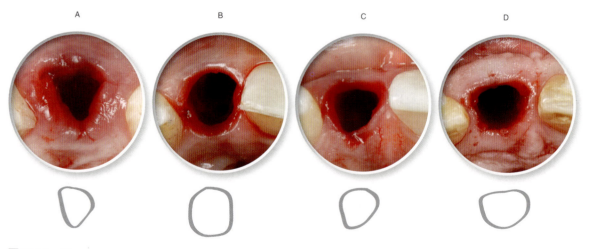

图10.1A ~ D

注意每个拔牙窝独特的形态，这体现了对基台和种植体支持的临时修复体进行个性化制作的必要性（**A ~ D**）。

水平轮廓（图10.2）指黏膜边缘根方2mm内的近远中及颊舌向轮廓。该区域负责支持种植修复体颈部软组织并促进生物学封闭形成，进而帮助植体周组织愈合并建立软组织外形。种植体任何轴向方面的错误均会对这个关系产生负面的干扰[8]。

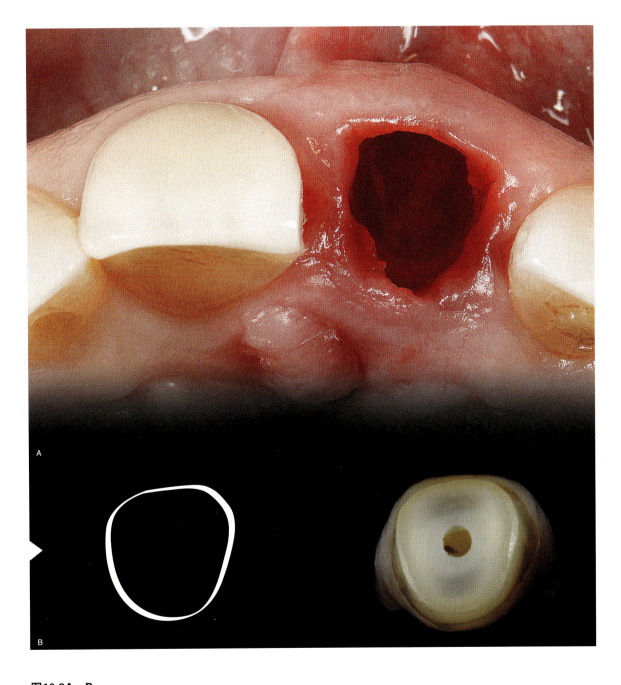

图10.2A，B

注意牙根颈部区域外形与新鲜拔牙窝外形水平形态的相似性（**A，B**）。

垂直轮廓（图10.3）指位于水平轮廓根方直到种植体平台的区域。理想情况下，应设计出凹陷形态以留出更多空间容纳植体周软组织，进而增加组织厚度。该区域组织量越多，植体周黏膜退缩和颜色不匹配的可能性就越低。显而易见地，垂直轮廓受到种植体冠根向位置的显著影响。植入过浅的种植体无法给予临时修复体正确的穿龈轮廓，将引起美学问题。笔者建议，在美学区，种植体平台应位于未来预期的植体周软组织边缘根方3~4mm的水平。

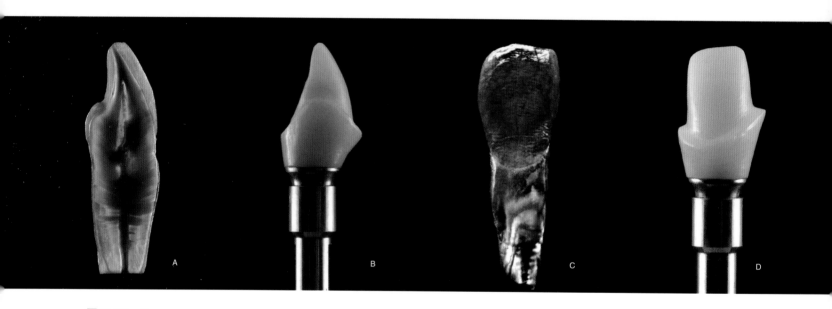

图10.3A ~ D

个性化基台应在水平方向拥有与天然牙一致的外形；而垂直轮廓应更凹陷（**A ~ D**）。

　　恰当的临时修复体外形可保持穿龈轮廓和植体周黏膜的稳定。3~6个月的愈合期后，软组织轮廓趋于稳定[1]，最终的外形取决于植体位置和组织重建的量（图10.4）。临时修复体必须始终平滑，彻底抛光且无锐利边缘，以避免造成软组织水平和垂直轮廓的破坏[9]。健康的植体周黏膜沟是后续印模制取的必要条件。

　　水平轮廓和垂直轮廓的理念与基台和冠的关键区和亚关键区的定义相关联[10]。

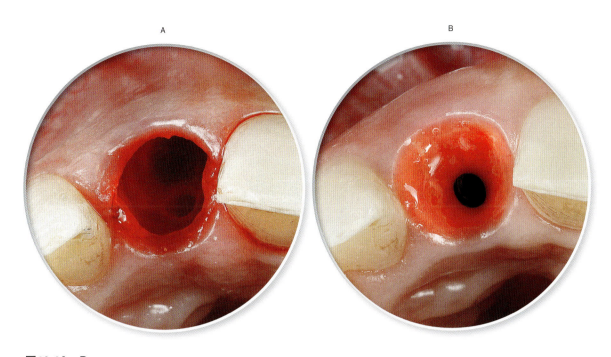

图10.4A，B

拔牙窝（**A**）和软组织成形后水平轮廓的保持（**B**）。

关键区（critical area）（图10.5）是修复体颈部位于黏膜边缘水平的部分，宽度（冠根向）约1mm。关键区位于唇侧的部分对于确定牙龈高点和软组织边缘位置十分重要，而在邻面的部分则能确定全冠的颈部形态（三角形或方形）。临床上，修复体关键区的设计应与所期望的牙冠形态一致，并与正式修复时牙龈形态相协调。

亚关键区（subcritical area）（图10.5）是关键区向根方延伸至种植体平台的区域。根据学者的研究[10]，亚关键区的形态可以为凹陷、突出或平坦。该区域外形的轻微改变不会影响黏膜边缘的位置；然而过凸的外形可能对软组织外形有不利影响。

可以调整关键区和亚关键区的外形以增强植体周软组织的美学效果。然而，在全冠设计需要保持不变的情况下，关键区的外形在制作正式修复体时不应被改变。对于这类病例，我们仅可对亚关键区的外形做出修整，从而调整软组织外形而不影响全冠的形态。

无疑，种植体的三维位置和软组织量可能有助于修复治疗，也可能会带来麻烦。位置过浅或过度偏颊的种植体可能无法获得可观的美学效果，也可能使得软组织长期稳定性不佳[11-12]。

在理解了水平轮廓和垂直轮廓以及关键区和亚关键区的理念后，修复医生和技师必须通力合作，来维持既得的软组织外形。

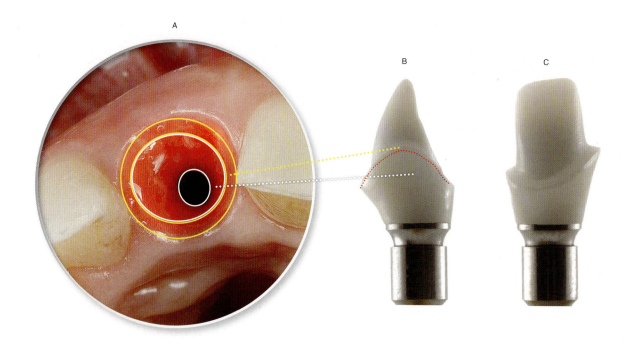

图10.5A～C

关键区（黄圈）和亚关键区（白圈）的界定（**A～C**）。

制作临时修复体

即刻种植后若可以进行即刻临时修复，应采用螺丝固位。螺丝固位的临时修复体在适应性、可逆性、可塑性、维护性及避免粘接剂残留风险等方面有诸多好处[13]。除某些待拔患牙有条件良好的天然牙冠或人工全冠的病例外，笔者建议在术前于技工室制作临时修复体，这也是以修复为导向的种植治疗理念的一部分[14-17]。

无论选择何种技术，制作临时修复体最重要的是确定水平轮廓。预评估水平轮廓的最简便方法是在模型上磨除牙冠部分（图10.6A）。这时就可清晰看出，水平轮廓与组织生物型和牙齿形态之间存在关联。每颗牙齿在水平方向上的牙根外形不同（图10.6B），这意味着若临时修复体未能重现此形态，最终植体周软组织形态将发生改变。

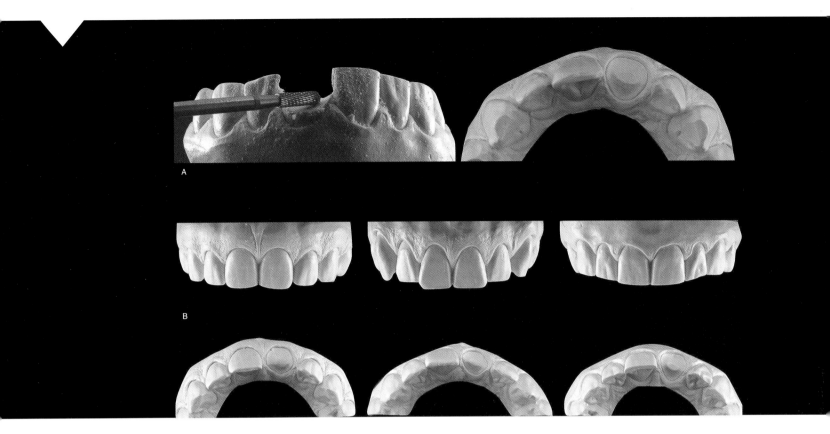

图10.6A，B

在模型上磨除牙齿冠部，可见水平轮廓（模型引自Jan Hajto的著作《Anteriors》）（**A**）。注意每颗牙齿形态的水平轮廓均不相同（**B**）。

　　当使用成品人工牙时，第一步是测量待拔患牙的尺寸（宽度和高度）（图10.7），并确定牙冠形态和颜色。选好合适的成品牙后，将其牙冠的腭侧部分用Maxi-cut车针磨除，创造出容纳临时基台的必要空间（图10.8）。在邻面区域，修整成品牙形态以复制CEJ的天然外形，用预先确定的水平轮廓帮助成品牙在模型上就位（图10.9A～E）。

　　将成品牙安放到模型后，开始将水平轮廓转移至临时修复体。用蜡稳定丙烯酸树脂冠的颈部（图10.9F），采用尼龙重衬技术复制水平轮廓（图10.9G，H）。我们倾向于使用另一种颜色的丙烯酸树脂以便辨识（水平轮廓）。最后一步是进行该区域的修形和抛光。临时修复体对水平轮廓的复制（图10.10）是维持植体周软组织外形的关键。

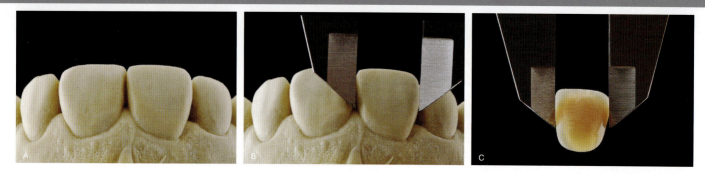

图10.7A ~ C

选择与模型测量所得尺寸比例相似的成品人工牙（**A~C**）。

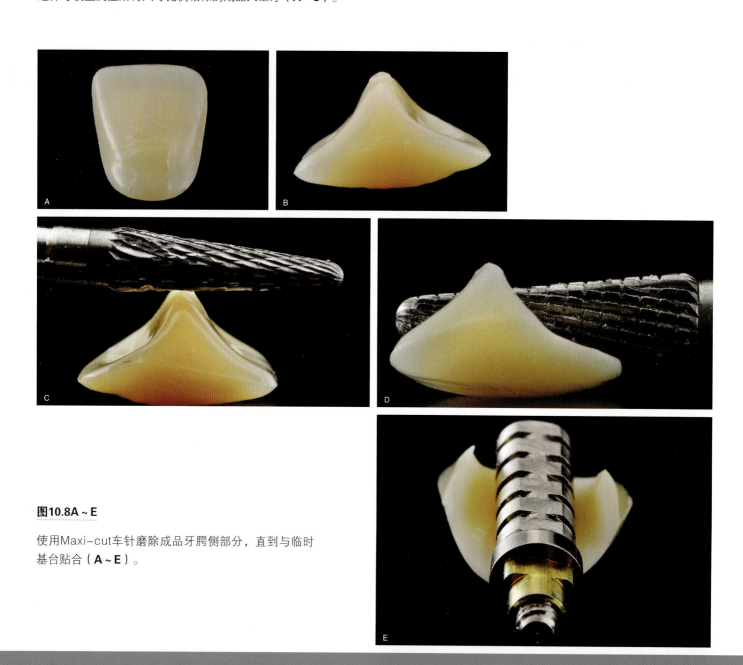

图10.8A ~ E

使用Maxi-cut车针磨除成品牙腭侧部分，直到与临时基台贴合（**A~E**）。

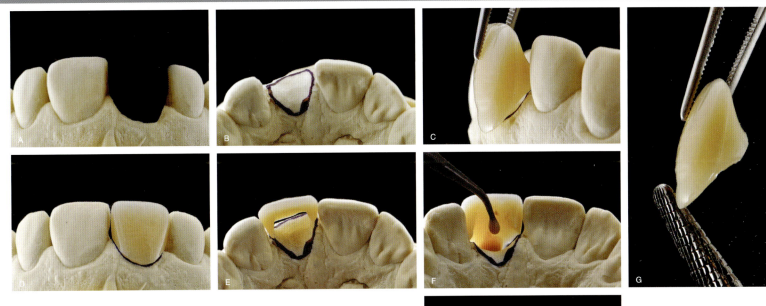

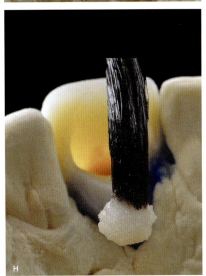

图10.9A ~ H

磨除待拔除牙齿的冠部，用笔标记颈部范围（**A**，**B**）。修整成品牙颈部和邻面的外形以模拟牙龈顶点和CEJ，并将成品牙在模型上就位（**C ~ E**）。用蜡将成品牙固定在模型上（**F**）。用丙烯酸树脂制作腭侧颈部外形（**G**，**H**）。

图10.10

比较天然牙和采用逆向复制技术制作的临时成品牙的水平轮廓。

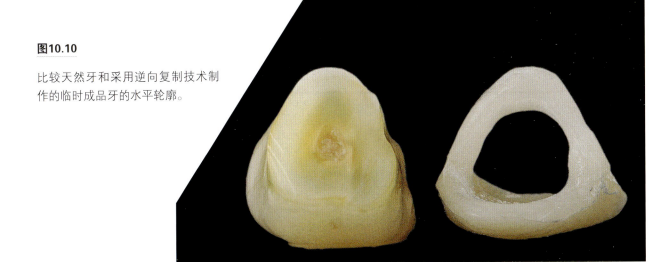

外科医生完成即刻种植体植入后，修复医生便可以着手制作临时修复体，首先选择合适的钛临时基台并连接到种植体上；然后用记号笔或金刚砂车针标明颊侧软组织水平以及基台需降低的高度（图10.11）。先将临时基台于替代体上就位，使用碳化硅切盘和Maxi-cut车针修整。制备两个肩台；一个位于颊侧避免软组织颜色不匹配，一个位于腭侧用以参考并消除咬合干扰（图10.12）。

对于非平台转移内连接种植体，我们建议磨除基台外侧根方部分以帮助其完全就位于种植体平台上范围内[18]（图10.13）。平台转移的种植体基台也可依上述建议进行修整。将临时基台用金属处理剂预处理后，表面堆塑一薄层遮色复合树脂并光固化（图10.14）。

使用流动树脂涂布于预先准备好的丙烯酸树脂冠与基台之间并光固化，使其稳定于正确位置上。为辅助其准确就位，可使用略向切端延伸的腭/舌侧硅橡胶导板。在添加复合树脂或丙烯酸树脂将临时冠与基台相连接前，应使用聚四氟乙烯胶带或螺丝起保护基台螺丝孔（图10.15A～D）。在光固化后取下粘接到基台上的丙烯酸树脂牙，清洁，吹干，将孔隙和不平整区域用流动树脂修补（图10.15E）。

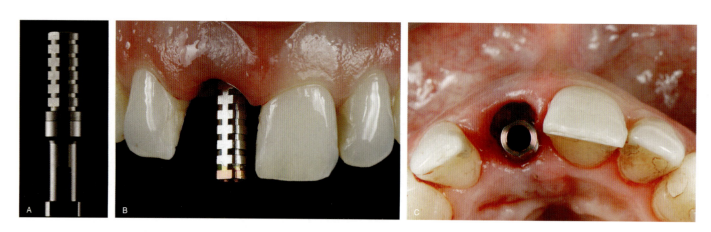

图10.11A～C

将钛临时基台连接到替代体（**A**），及种植体上（颊面观-**B**；𬌗面观-**C**），植体位置理想，为制作螺丝固位的临时修复体创造条件。

图10.12A～C

标记好最适高度后，使用碳化硅切盘修整钛临时基台（**A**）。在钛基台的颊舌侧制备圆凹斜面，避免修复体透灰和早接触（**B**，**C**）。

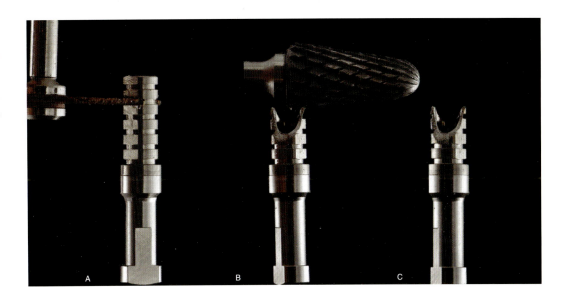

图10.13A～C

修整钛临时基台，制备出平台转移效果（**A～C**）。

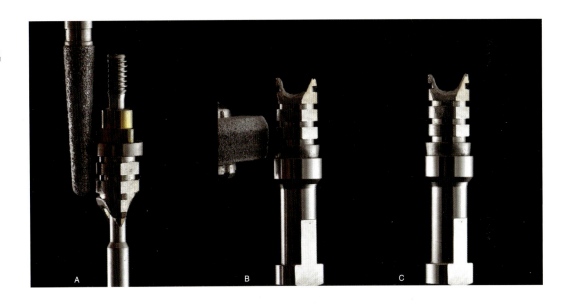

图10.14A～C

使用金属处理剂和不透明的复合树脂遮盖钛临时基台颜色，并光固化（**A～C**）。

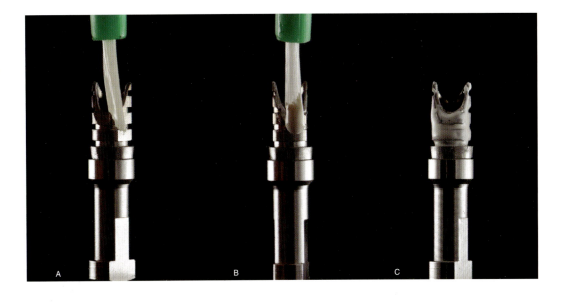

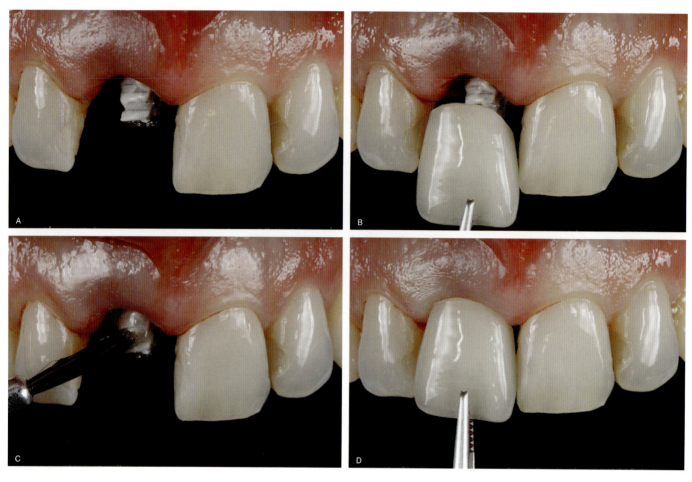

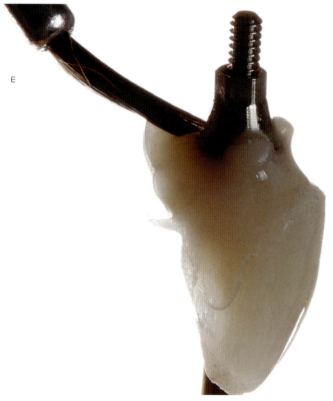

图10.15A ~ E

连接已完成遮色的钛临时基台（**A**）。检查临时冠贴合度（**B**）。遮色后的临时基台上涂布一薄层丙烯酸树脂以利于重衬（**C**）。临时冠就位，丙烯酸树脂粘接（**D**）。添加丙烯酸树脂修补所有重衬后的凹陷和空隙区域（**E**）。

外形的确定（水平轮廓和垂直轮廓；关键区和亚关键区）

　　临时修复体的最终成形由两个必不可少的步骤收尾，目的是调整水平与垂直轮廓。首先，依照牙龈顶点和CEJ，标记唇侧和邻面参考线。然后，使用橡皮轮（Exa-cerapol硅橡胶抛光车针）（图10.16）修整水平轮廓。此时，在水平方向从近中向远中分析临时修复体时，仍可能见到较凸的外形轮廓（图10.17A），随后将对其进行进一步修整。临时修复体应再次在种植体上试戴（图10.17B），拍摄根尖片确认就位并确定关键区范围。在这一步，我们建议在理想牙龈顶点冠方1mm位置划线设定关键区，以供软组织生长[19]（图10.17C）。

　　完成以上步骤后，可以开始完成垂直轮廓的制备，使用Exa-cerapol橡皮轮，主要从唇舌向方向修整关键区根方朝向种植体平台的区域（图10.17D）。该区域的外形在接近龈缘的部分趋于平缓，而在接近种植体平台的部分则越凹陷。种植体直径越细，该区域的凹陷程度应越显著。在邻面区域，垂直轮廓应更平坦而非更凹陷，根据亚关键区的理念，这对支持龈乳头十分重要（图10.17E，F）。

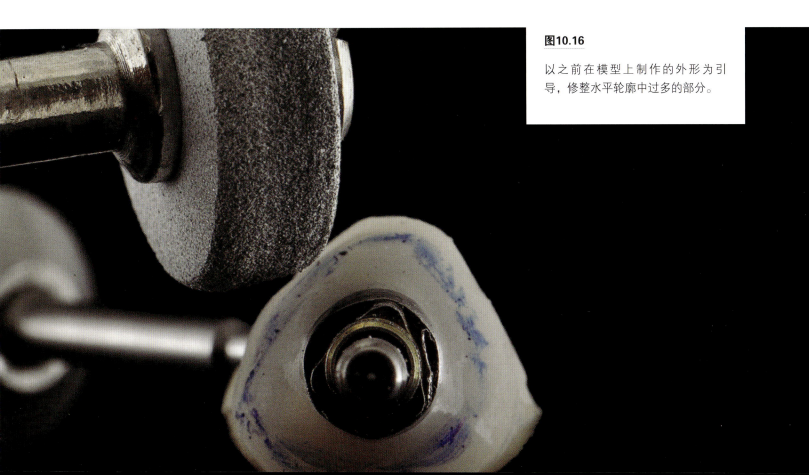

图10.16

以之前在模型上制作的外形为引导，修整水平轮廓中过多的部分。

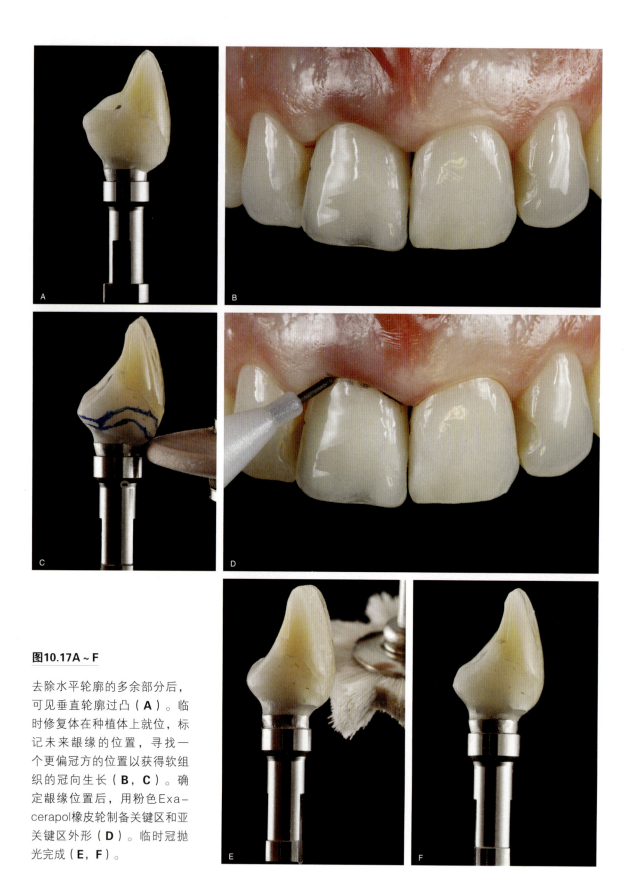

图10.17A～F

去除水平轮廓的多余部分后，可见垂直轮廓过凸（**A**）。临时修复体在种植体上就位，标记未来龈缘的位置，寻找一个更偏冠方的位置以获得软组织的冠向生长（**B**，**C**）。确定龈缘位置后，用粉色Exa-cerapol橡皮轮制备关键区和亚关键区外形（**D**）。临时冠抛光完成（**E**，**F**）。

这些理念适用于软组织边缘位置恰当的情况。然而，对于存在软组织退缩的病例，必须对临时冠形态做出修整[7]（图10.18），应重新确立新的颈部边缘使软组织冠向移动。

在安装临时修复体前，应使用70%乙醇进行机械清洁，之后采用2%氯己定溶液消毒1分钟。最后，安装临时修复体，徒手旋紧。使用聚四氟乙烯带和光固化复合树脂封闭螺丝孔。

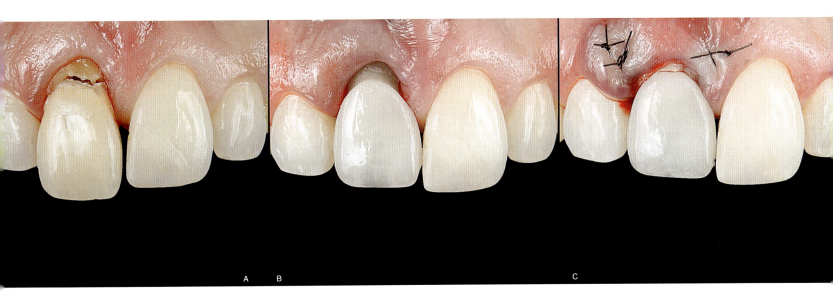

图10.18A ~ C

边缘牙龈退缩的病例。偏冠方划定新的水平轮廓，有助于黏膜边缘的冠向移位（**A ~ C**）。

个性化愈合基台

　　由于初期稳定性较低和/或咬合关系不佳而无法进行即刻临时修复时，可以使用个性化愈合基台[20]。与临时修复体相似，它同样可以较好地维持软组织外形，同时避免了负荷过大的风险。前文所述的临时修复体龈下区域的设计原则也同样适用于个性化愈合基台，区别之处仅在于后者无牙冠结构（图10.19）。在这些情况下，应以其他方式，例如可摘局部义齿或马里兰桥等，进行临时修复，以满足美观需要。

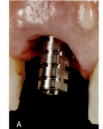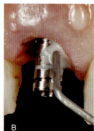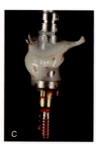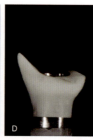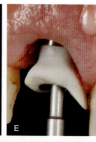

图10.19A～F

钛临时基台就位（**A**）。使用流动树脂以直接法制作水平轮廓（**B**）。取下临时基台（**C**）。使用流动树脂和Exa-cerapol抛光轮重衬并完成临时基台的制作（**D**）。将个性化愈合基台就位后置入拔牙窝（**E**）。个性化愈合基台的𬌗面观，拔牙窝的外形得以维持（**F**）。

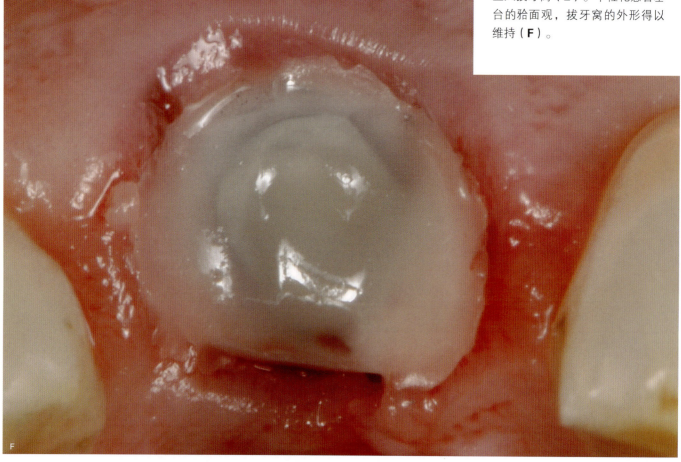

前牙美学相关的软组织处理

前牙区软组织处理（组织调整）必须永远尊重关键区和亚关键区的理念。如此，我们可以通过添加或去除修复材料以调整预期的软组织形态，这与"球体理念"一致[10]。该理念认为软组织的特性与气球类似，也就是说，当在基底部施加压力时，顶部区域体积增加，反之亦然（图10.20）。

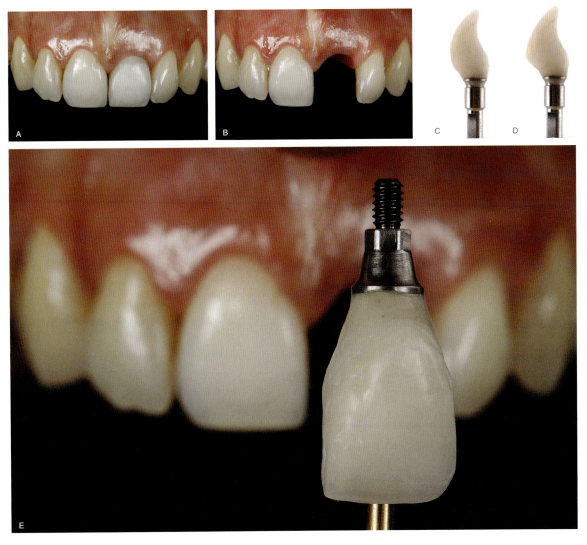

图10.20A~E

21螺丝固位临时修复体愈合4个月后（**A**）。取下临时修复体后，植体周软组织的唇侧观（**B**）。临时修复体侧面。注意颈部区域的凹陷，利于边缘软组织冠向生长（**C**）。为创造新的牙龈顶点，在关键区和亚关键区添加一些丙烯酸树脂后，临时修复体的侧面观（**D**）。注意邻面亚关键区的外形并不是凹陷的（**E**）。

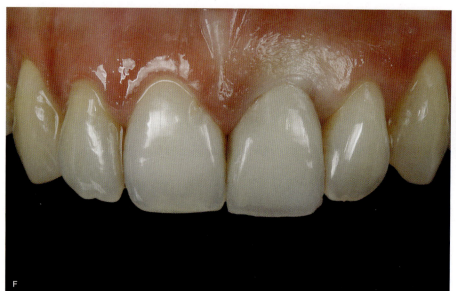

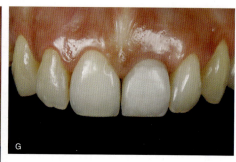

图10.20F～I

临时冠就位后。可见软组织暂时性缺血，该状态不应超过5分钟（**F**）。比较初始和最终状态（**G**）。注意临时修复体调整后唇侧软组织体积的改变（**H，I**）。

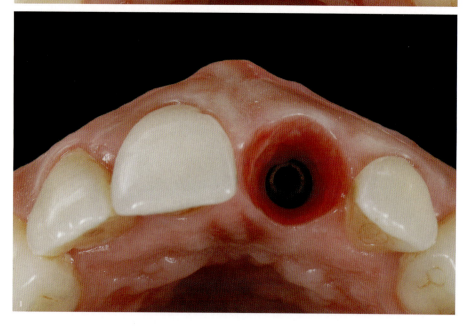

当涉及已愈合的牙槽嵴时，由于牙槽嵴的愈合过程已经发生，必须重新建立植体周的水平轮廓和垂直轮廓。采用经典的翻瓣技术暴露植体，安装愈合基台可能导致瘢痕形成、软组织退缩和龈乳头丧失。与之相反，Vela等[21]建议采用无创的方式，通过修复手段暴露种植体，从而避免二期手术。该技术应用了卵圆形桥体，每周在基底部逐渐增加1.0～1.5mm树脂。该技术要求软组织厚度至少3mm，这强调了前续步骤中组织重建的重要性。在这种治疗方法中，球体理念再一次得以应用，目的在于获得丰满的植体周软组织，尤其是在唇颊侧（图10.21）。

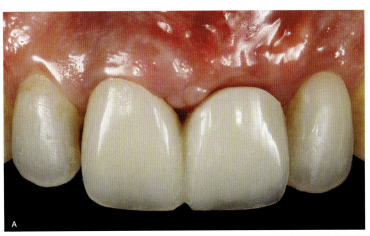

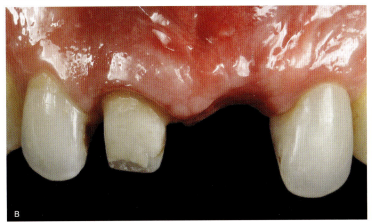

图10.21A～C

种植体植入6个月后的临床情况（**A**）。取下临时修复体后植体周组织唇面观和殆面观（**B**，**C**）。

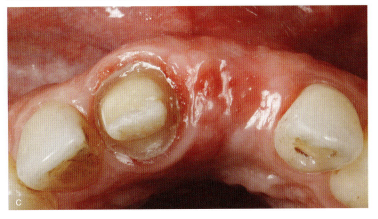

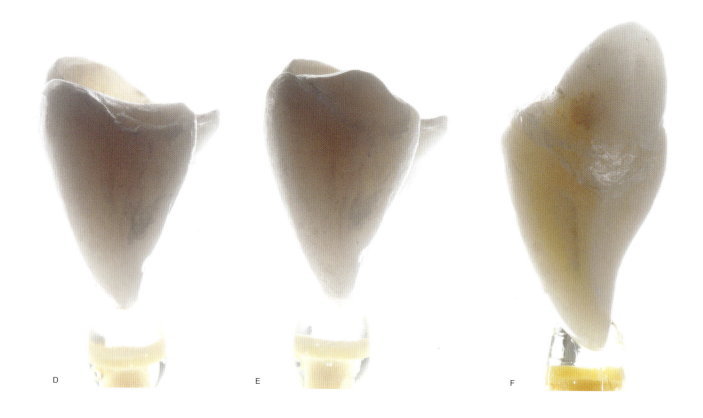

D   E   F

图10.21D～L

组织调整前桥体的侧面观（**D**）。添加丙烯酸树脂制作卵圆形桥体，通过非手术的修复手段暴露种植体（**E**）。注意在连续5次复诊后临时修复体上所添加树脂的体积（**F**）。经5次组织调整后植体周组织颊面（**G**）和殆面观（**H**）。注意暴露的覆盖螺丝（**H**）。插入螺丝起取下覆盖螺丝（**I**）。临时冠戴用3个月后植体周组织的颊面观（**J**）。取下临时冠后植体周组织的颊面（**K**）和殆面观（**L**）。注意通过软组织处理所获得的软组织增量及最终的效果。

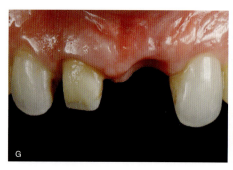
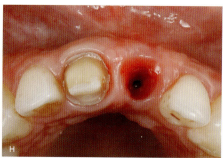
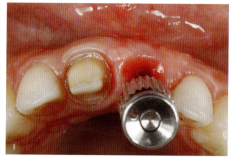

G   H   I

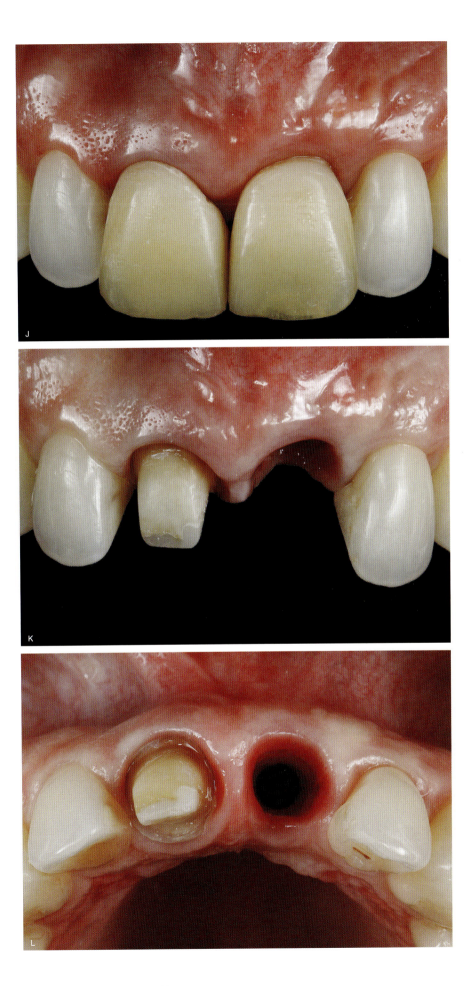

种植印模制取

　　取印模应当在植体周软组织外形稳定后进行，目的是将口内观察到的所有细节转移至模型上[22]。开窗或闭窗的个性化转移杆可成功用于印模制取。这一步的精确性事关能否为技师提供尽可能多的信息，这对于制作正式的个性化基台和全瓷冠非常重要。我们可以在3种个性化转移技术中做出选择。

流动树脂直接法个性化印模

　　因其简便性和灵活性，该直接法技术[23]是个性化转移的第一选择。取下临时修复体后立即将转移杆连接在种植体上，注入流动树脂并光固化。应尽量避免软组织收缩及液体的存在对准确复制植体周软组织轮廓所造成的干扰。对于多颗种植体相邻的病例，每次应仅完成一个牙位的操作，以尽可能减少植体周组织缺少支持的时间（图10.22）。

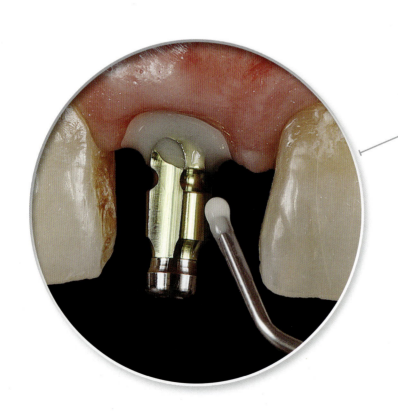

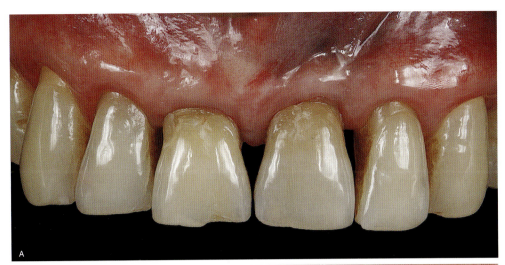

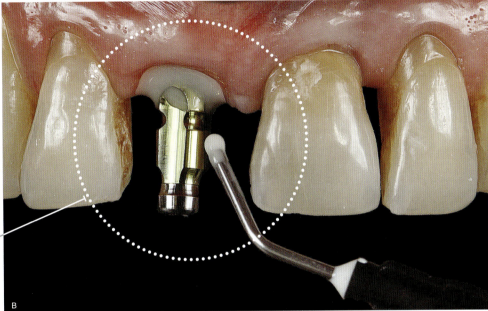

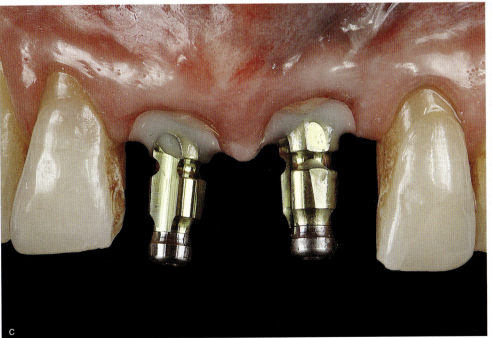

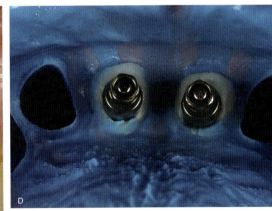

图10.22A～D

上中切牙位点种植体愈合6个月后的颊面观（**A**）。在转移杆周围注入流动树脂以直接复制软组织形态（**B**）。11的个性化转移杆完成后，对21种植体进行相同操作（**C**）。印模的𬌗面观（**D**）。

个别设计的个性化基台

该技术[24]需要更多的椅旁时间，并需使用一个新的临时基台，但它是制作正式基台最精确的方法，正式基台的外形直接在种植体上修整完成。在预备外形以及颈部边缘深度方面，复制临时修复体能提供更好的精确性（图10.23）。

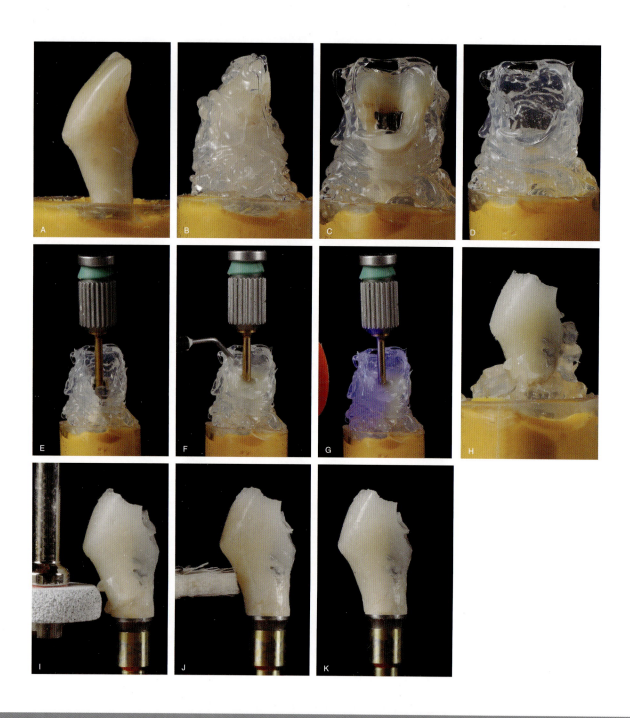

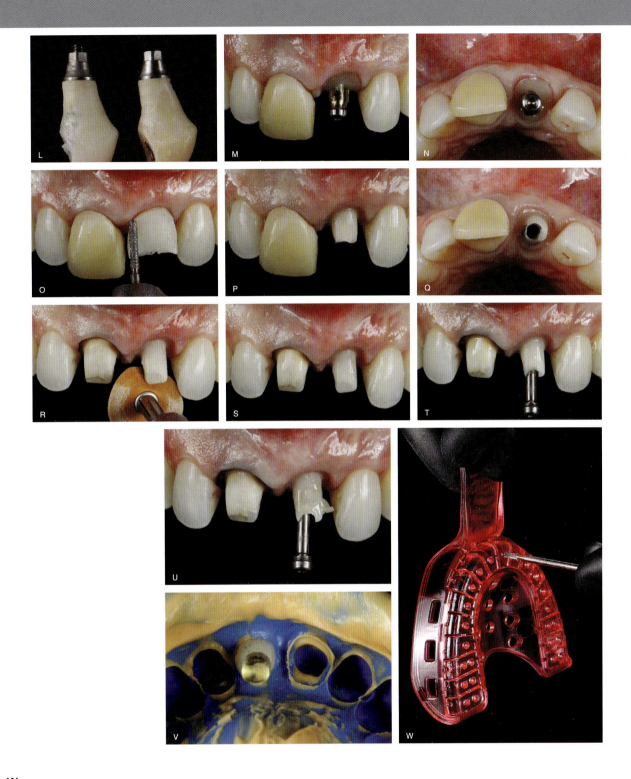

图10.23A～W

将临时冠在替代体上拧紧，固定于硅橡胶底座上（**A**）。使用透明印模材料复制临时修复体（**B**）。注意腭侧区域应暴露在外以利于之后取下临时修复体（**C**）。印模材料固化后取下临时修复体（**D**）。戴入并固定钛临时基台（**E**）。透明印模材料内部注入流动树脂，复制临时修复体（**F**）。流动树脂每个面光固化40秒（**G**）。去除透明印模材料后可见气泡（**H**），使用Exa-cerapol橡皮轮予以去除并用毡轮抛光（**I～K**）。比较最初的和复制后的临时修复体（**L**）。复制临时修复体期间连接转移杆，以防止软组织塌陷（**M，N**）。修整复制的修复体，确定未来基台的最终形态（**O～Q**）。添加少量树脂强化外形后，使用砂盘最终修形并抛光（**R**）。最终预备完成的个性化基台（**S**）。插入转移螺丝（**T**）。用复合树脂制作固位区，避免灌制模型时基台位置发生移动（**U**）。个性化托盘开窗，取下转移螺丝（**V**）。个别设计的树脂个性化基台转移后（**W**）。

经典个性化印模帽

该技术[25]是复制通过临时修复所塑造的穿黏膜形态的最经典方法。它依靠对临时修复体黏膜下部分制取阴模以复制该区域的特征。尽管需花费更多椅旁时间，该技术仍是一项有效且安全的技术。其优势包括使最终修复基台得以精确地复制临时修复体的穿黏膜形态；但该技术也有劣势，包括必须使用新的替代体和修复材料；另外，若个性化转移杆抛光不当，则可能损伤植体周软组织（图10.24）。

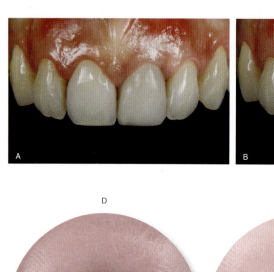

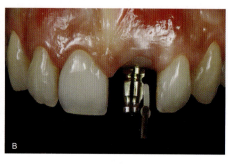

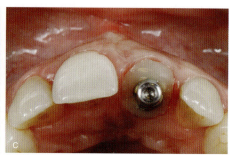

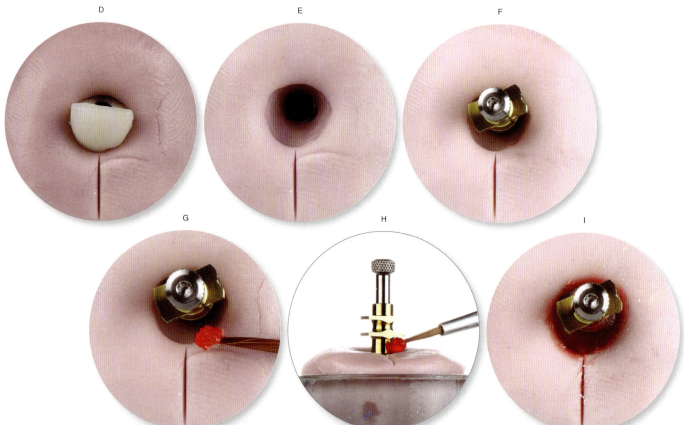

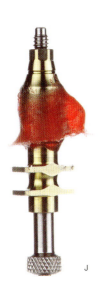

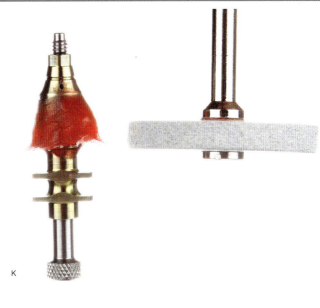

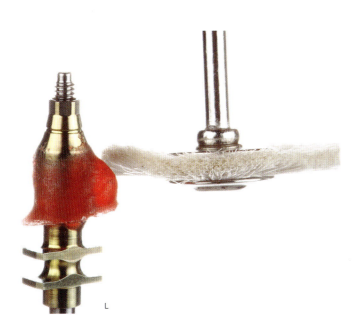

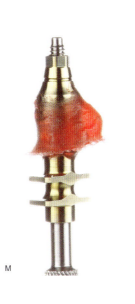

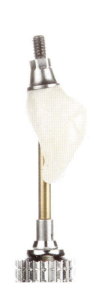

图10.24A～N

21种植体支持的临时修复体颊面观（**A**）。连接转移杆，用流动树脂充填成品转移杆与软组织之间的空隙，以防止软组织塌陷（**B，C**）。临时冠与种植体替代体连接后埋入硅橡胶印模底座内，在临时冠颊侧的硅橡胶上制备印迹（**D**）。将转移杆连接到种植体代型上，用丙烯酸树脂和特制铅笔形成个性化转移杆（**E～I**）。丙烯酸树脂固化后，使用Exa-cerapol抛光轮和毡轮修形并充分抛光，避免对植体周软组织产生刺激（**J～L**）。对比临时修复体与个性化转移杆复制的穿黏膜形态（**M**）。个性化转移杆口内就位（**N**）。

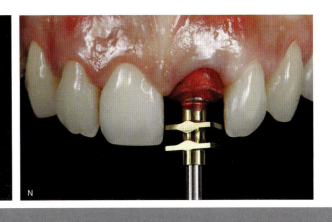

基于全瓷冠最终形态确定并制作个性化基台的最终形态[17]

制取印模后，便可开始技工室流程。灌制个性化模型，以便恰当评估种植体位置和植体周软组织形态。技师可根据未来正式全瓷修复体的预期形态对软组织形态做必要修整。人工牙龈形态修整完成后，技师和修复医生应选择制作个性化基台的全瓷材料类型，可选范围有混合式基台、扫描切削基台，或结合压铸技术或分层堆塑技术的预成基台。当基台最终形态已由临时修复体确定、黏膜边缘水平位于理想位置时，我们可以采用前文所述的复制临时修复体、转移植体周软组织形态的方法。在这类病例中，技师须先对人工牙龈加以修整，然后将待制作或待复制的基台代型修形/抛光（图10.25和图10.26）。

个性化基台制作完成后，考虑到基台表面污染物可能会引起组织炎症和植体周炎[26-29]，因此无论使用何种材料，均应对其进行消毒。我们建议的方案：（1）蒸气和水清洁；（2）2%氯己定活性清洗；（3）乙醇超声荡洗5分钟；（3）去离子水冲洗。

下列临床病例证明，严格遵守上述规程对于获得满意且稳定的效果至关重要[30]。

扫一扫即可浏览
参考文献

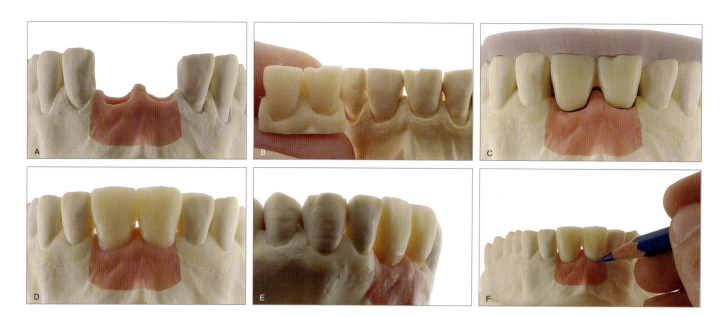

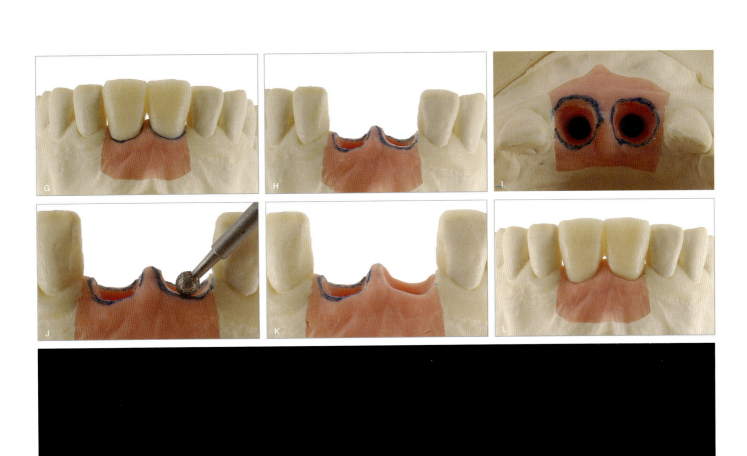

图10.25A ~ O

灌制模型（**A**）。蜡型复制11和21的原始形态（**B**）。将蜡型在模型上匹配后，确定最终颈部形态。注意将蜡型放于叠于颈部，使牙龈顶点位于同一水平（**C ~ E**）。铅笔标记出新的牙龈形态（**F，G**）。去除蜡型后，可见多出的人工牙龈以及需要修整区域（**H，I**）。用金刚砂球钻修整人工牙龈形态（**J，K**）。再次插入牙齿蜡型，完成穿龈轮廓，根据正式修复体制作基台形态（**L，M**）。两个氧化锆基台制作完成后，分层堆瓷，获得两颗种植体支持的螺丝固位单冠（**N，O**）。

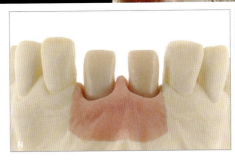

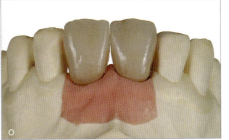

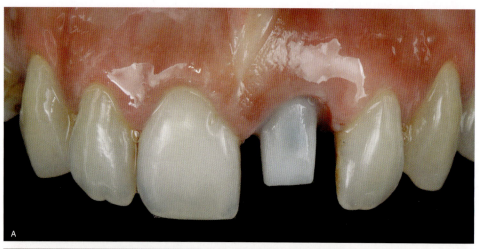

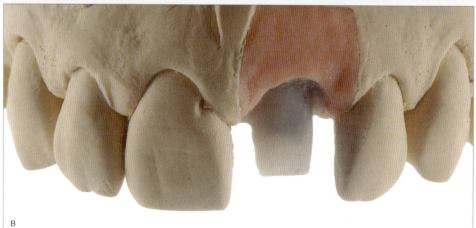

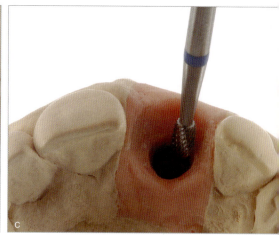

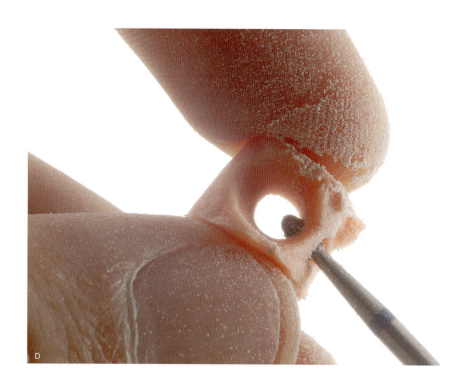

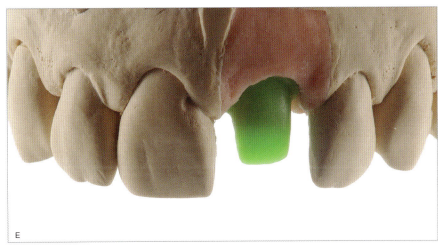

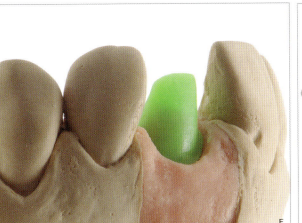
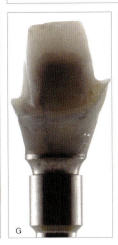
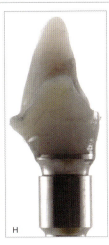
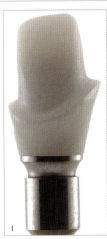
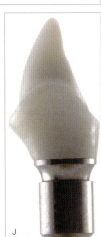

图10.26A ~ K

采用临时修复体复制技术制作的基台的颊面观（**A**）。灌制模型（**B**）。因为复制临时修复体时出现的小沟和不完美之处，需要进一步的修形和抛光（**C**，**D**）。修形、抛光后的基台。用薄层蜡使粗糙表面光滑（**E**，**F**）。通过复制口内制作的临时基台，制作正式的氧化锆基台（**G~J**）。个性化基台试戴。注意基台周围的植体周黏膜边缘顶点与对侧同名牙牙龈顶点一致（**K**）。

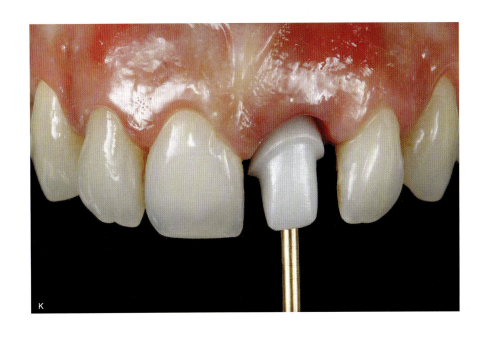

临床病例1

11即刻种植、即刻临时修复（图10.27）。

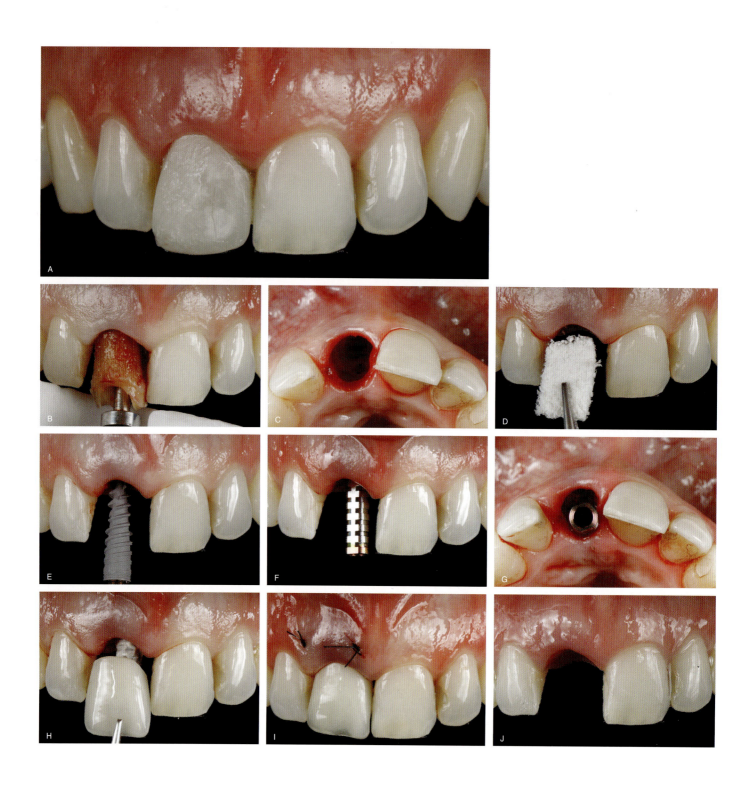

图10.27A ~ N

11根折（**A**）。微创拔牙（**B**）。拔牙窝形态的殆面观（**C**）。使用去蛋白小牛骨胶原进行植体周硬组织重建（**D**）。植入小直径种植体（**E**）。钛临时基台就位。可见种植体三维位置良好（**F**，**G**）。采用个性化水平轮廓技术制作临时冠（**H**，**I**）。愈合4个月后植体周软组织颊面及殆面观（**J**，**K**）。试戴氧化锆基台（**L**，**M**）。1年随访时，11种植体支持全瓷冠的最终效果（**N**）。技师：Leonardo Bocabella。完整病例展示见第8章。

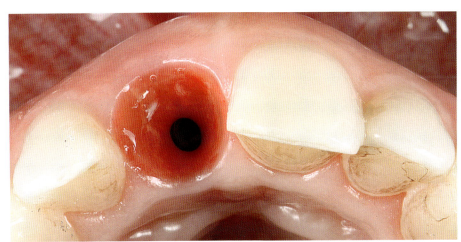

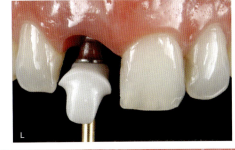

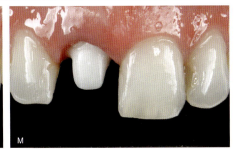

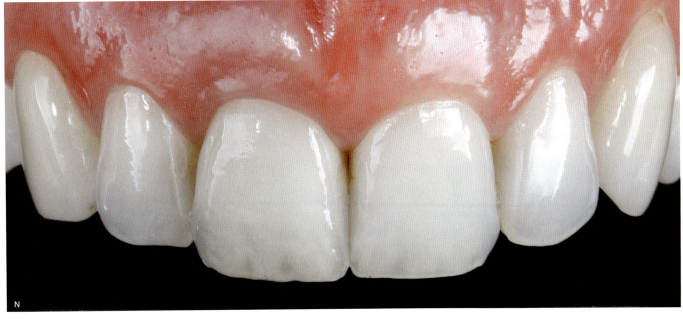

临床病例2

先天缺失侧切牙的延期种植（图10.28）。

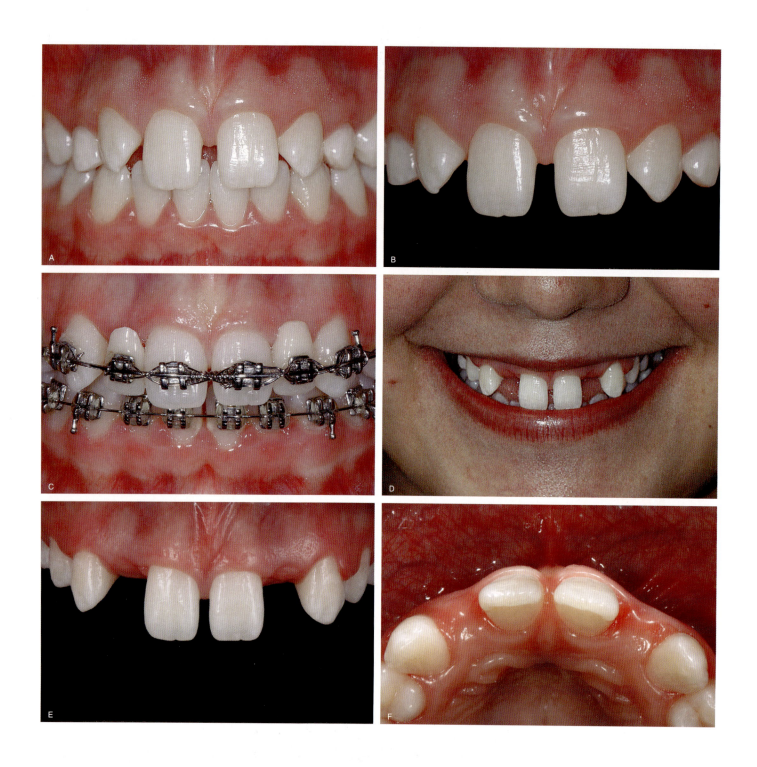

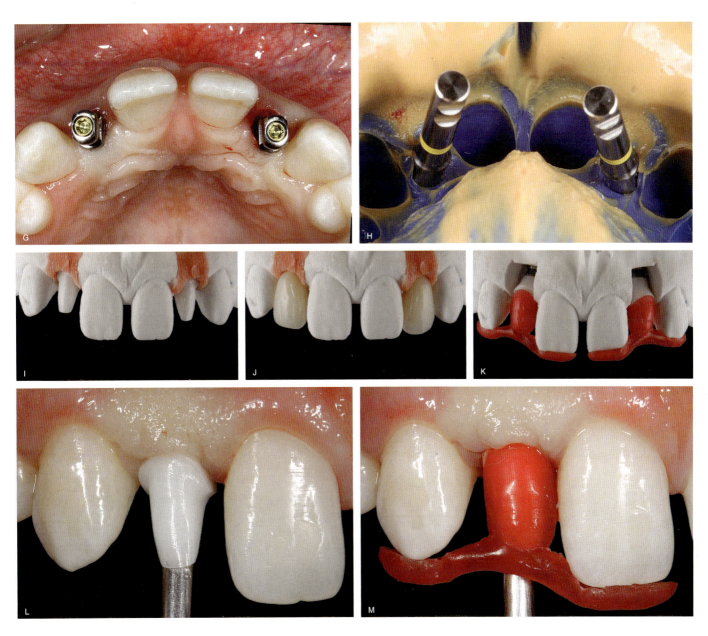

图10.28A～M

上侧切牙先天缺失，尖牙向中线侧移位，乳尖牙滞留（**A，B**）。进行正畸治疗以获得侧切牙种植间隙，并将尖牙移动至最佳位置（**C**）。通过修复前的正畸治疗获得了充分的修复间隙（**D～F**）。转移杆就位后𬌗面观，准备制取印模（**G，H**）。个性化氧化锆基台（**I**）。氧化锆基台上的临时冠（**J**）。制作丙烯酸树脂导板辅助基台正确就位（**K**）。丙烯酸树脂引导下基台就位（**L，M**）。

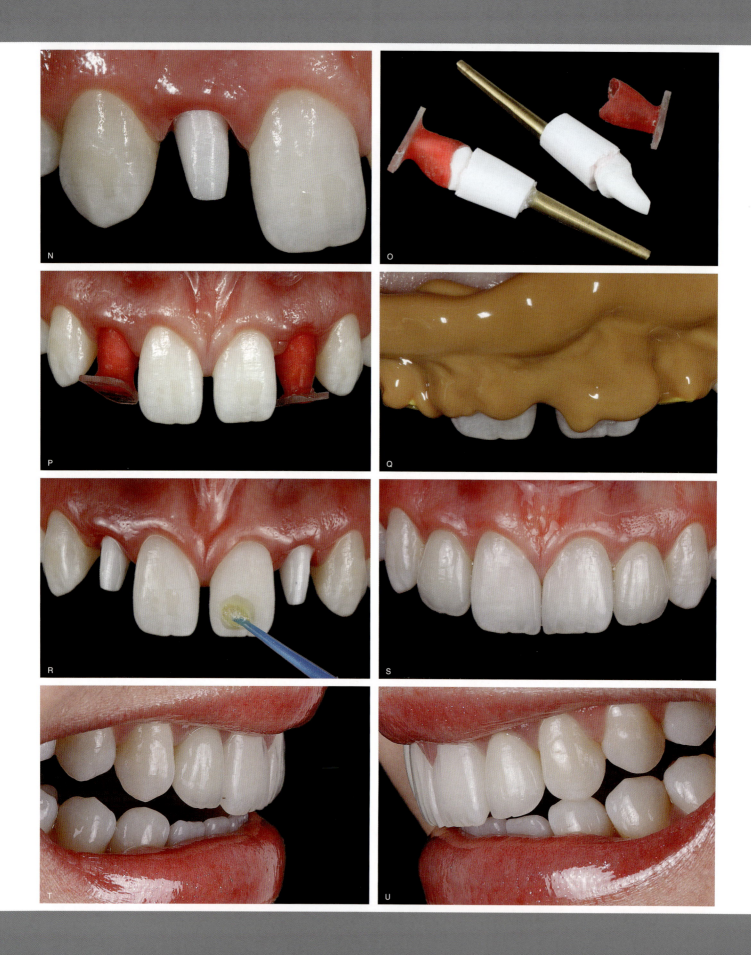

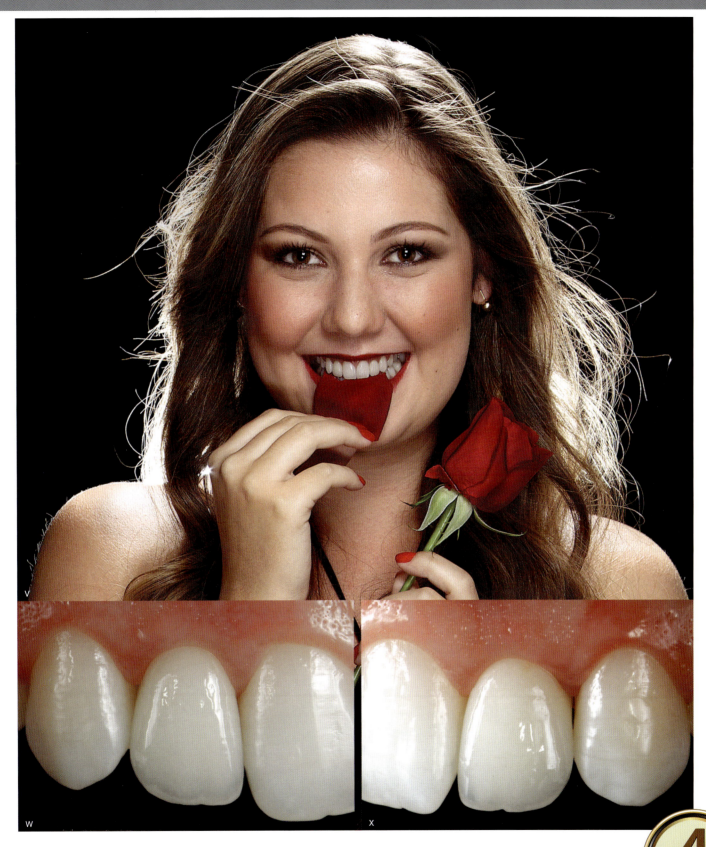

图10.28N ~ X

基台连接、临时冠修复3个月后软组织成形的效果和龈乳头的塑造（**N**）。丙烯酸印模帽用于转移基台位置（**O~Q**）。11和21粘接贴面（**R**）。12、22全瓷冠与11、21贴面的临床照片。可见微笑美观而协调（**S~V**）。4年后随访（**W，X**）。正畸医生：Ana Rafaela de Campos Garcia；技师：Luis Alves Ferreira；摄影师：Dudu Medeiros。

临床病例3

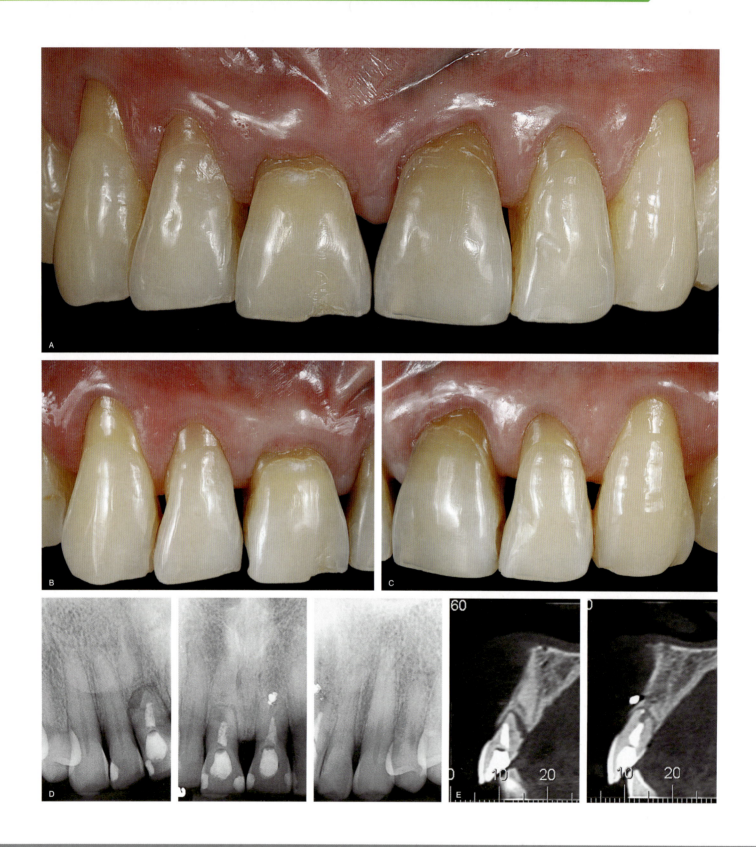

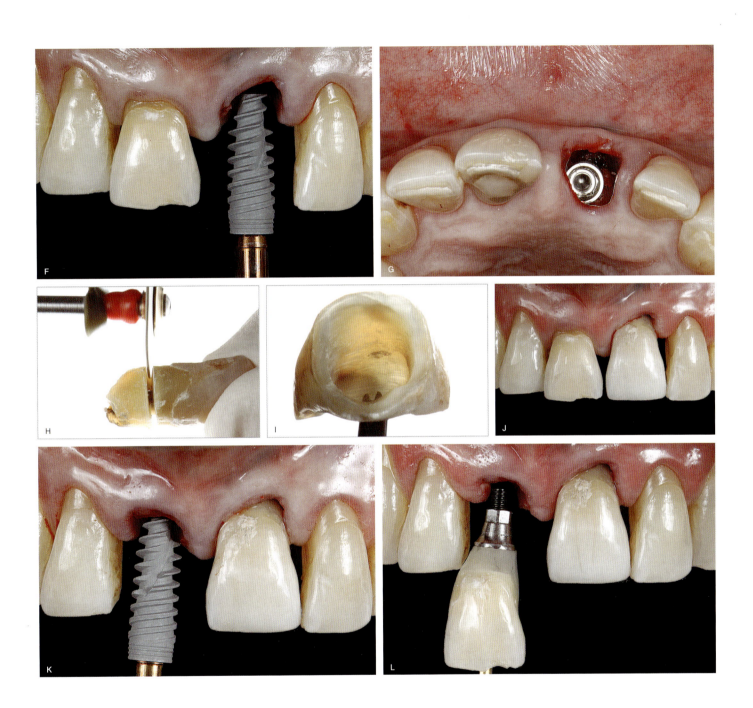

图10.29A~L

11和21因牙根吸收，条件不佳。可见牙龈退缩、龈乳头高度丧失、切端磨耗（**A~E**）。21即刻种植（**F，G**）。使用患者天然牙冠制作种植体支持的临时冠。保存水平轮廓有助于临时修复体的制作（**H~J**）。21临时冠就位后。进行11即刻种植与即刻临时修复（**K，L**）。

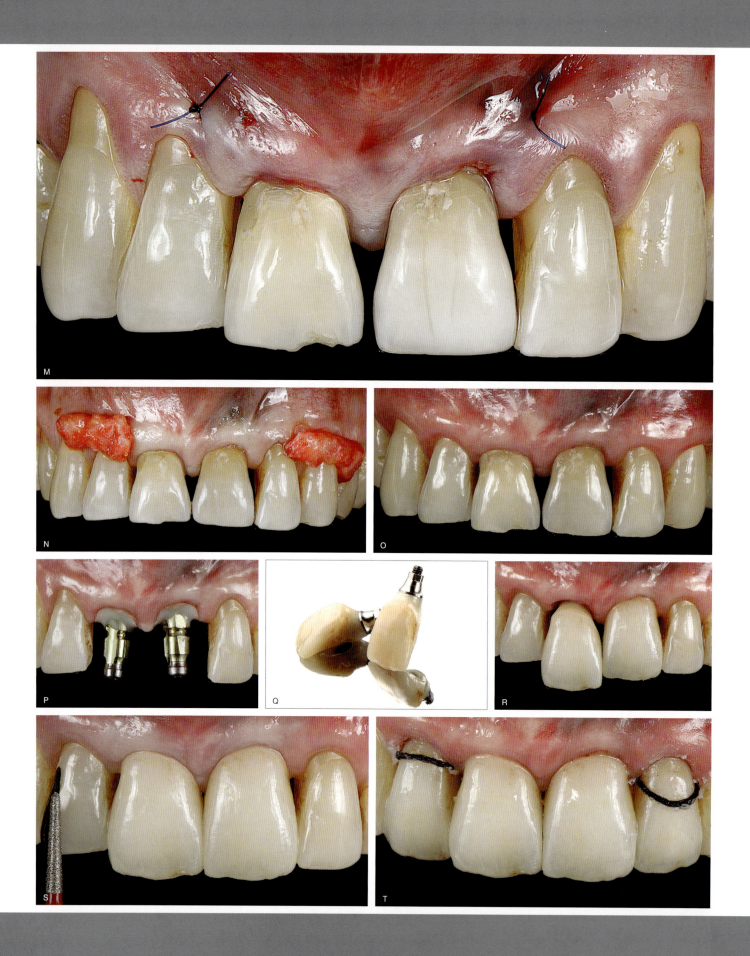

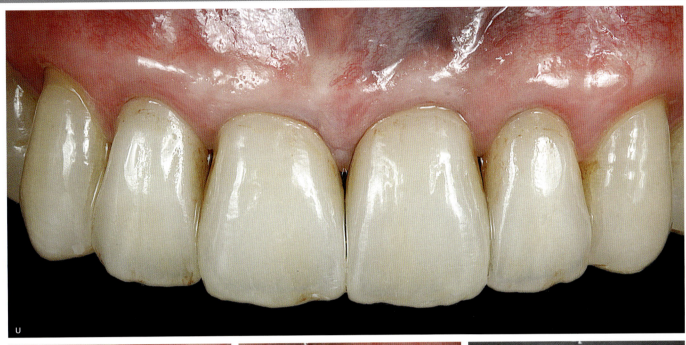

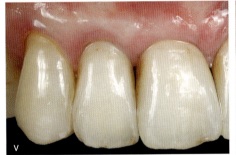
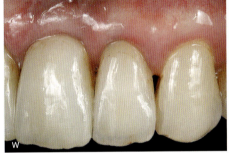
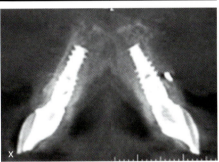

图10.29M ~ Y

13、12、22、23根面覆盖术（**M**，
N）。术后2个月获得协调的牙龈形态
（**O**）。流动树脂个性化转移杆就位
（**P**）。作为最终修复体的11、21螺丝
固位全冠（**Q**）戴牙（**R**）。12和22瓷
贴面粘接（**S，T**）。最终修复效果，
修复体与牙周及植体周软组织完美整合
（**U~W**）。CBCT显示颊侧缺损得到
完全重建（**X**）。2年后随访。可见植
体周黏膜边缘及相邻种植体间的龈乳头
稳定（**Y**）。技师：Murilo Calgaro。

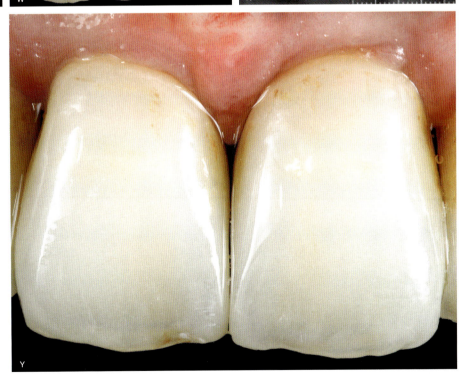

临床病例4

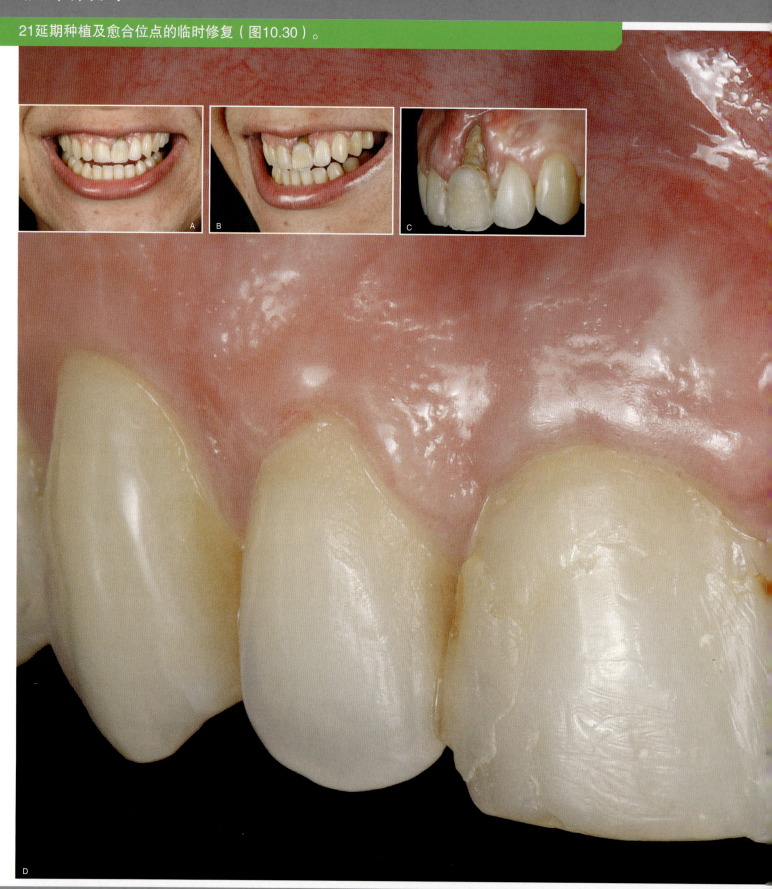

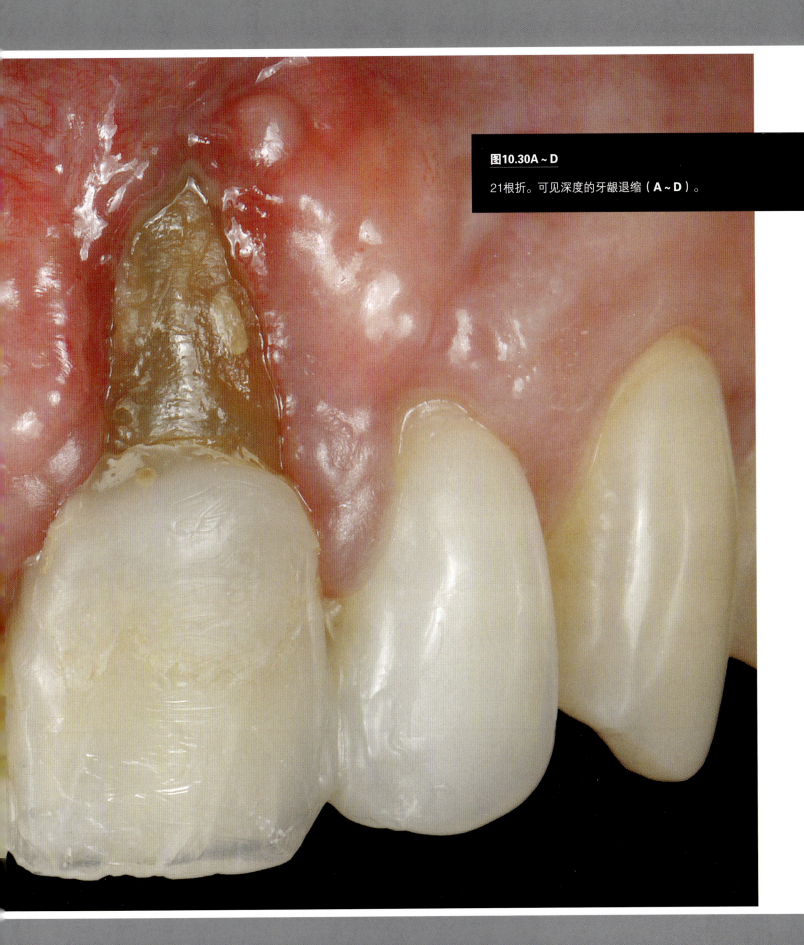

图10.30A～D

21根折。可见深度的牙龈退缩（**A～D**）。

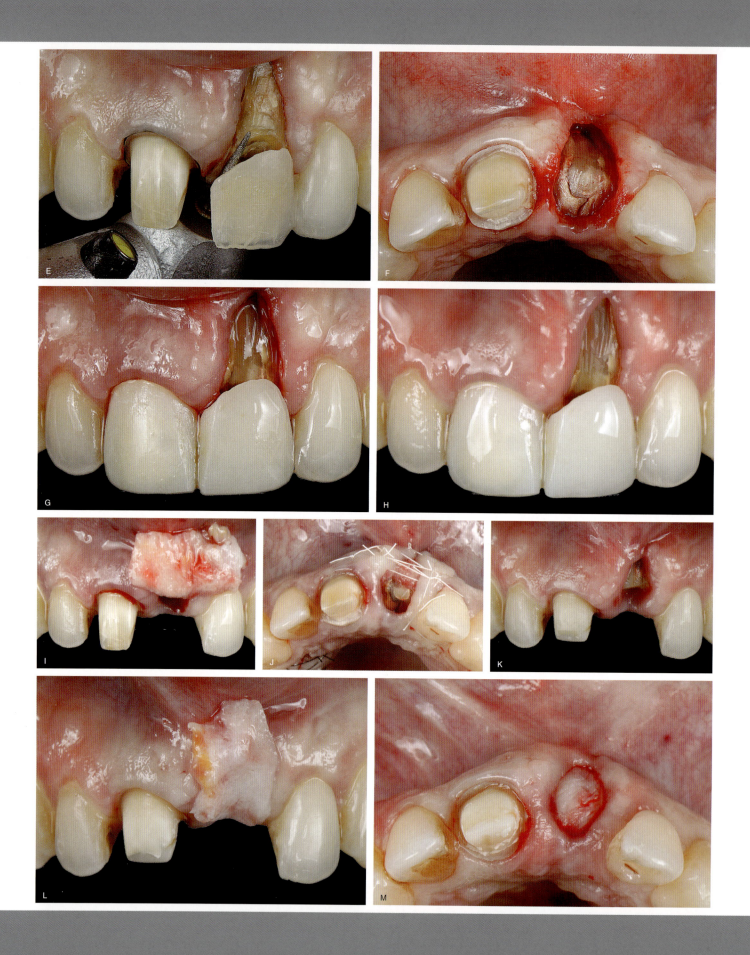

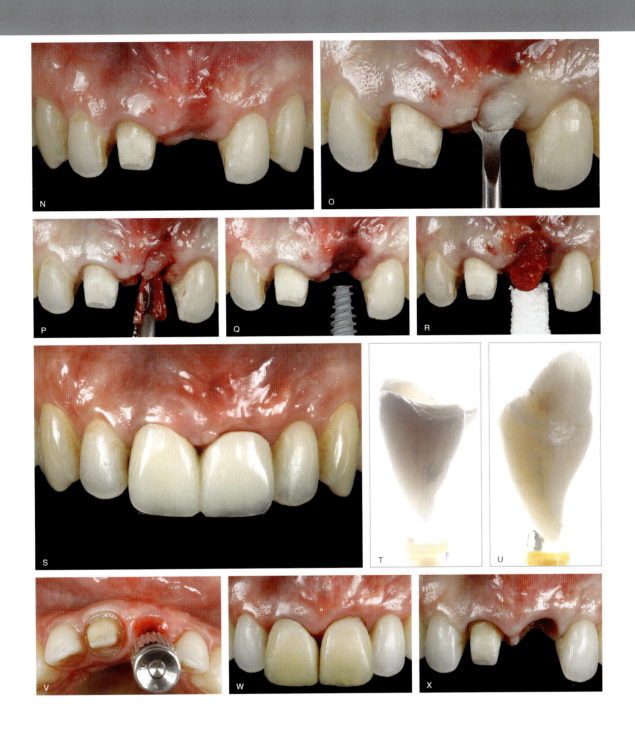

图10.30E ~ X

对21采取牙根埋置技术。对牙根进行大量磨除，用树脂将折断处封闭（**E ~ G**）。2个月后可见软组织自发生长（**H**）。采用结缔组织移植进行根面覆盖（**I，J**）。进行第二次结缔组织移植增加软组织厚度，同时覆盖余留的暴露根面（**K，L**）。不翻瓣拔除埋入的牙根，即刻种植并进行组织重建（**M ~ R**）。术后6个月（**S**）。制作临时修复体，之后采用非手术的修复手段可进行二期暴露（**T，U**）。二期暴露后植体周软组织的殆面观（**V**）。用螺丝固位临时冠完成软组织的最终成形（**W，X**）。

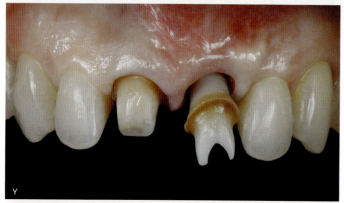

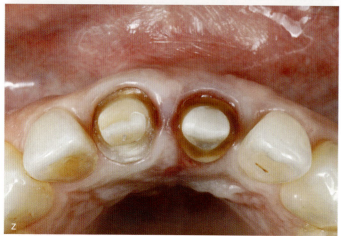

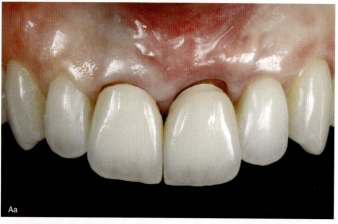

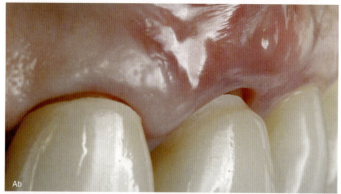

图10.30Y ~ Af

戴入个性化基台（**Y，Z**）。11和21全瓷冠。注意全瓷冠颈部边缘软组织成形的设计和顶点的位置（**Aa，Ab**）。最终修复效果。可见协调的美学效果与动人的微笑（**Ac ~ Af**）。技师：Leonardo Bocabella。

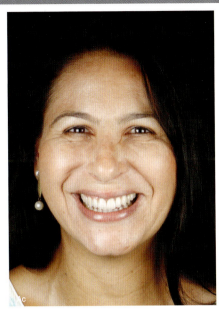

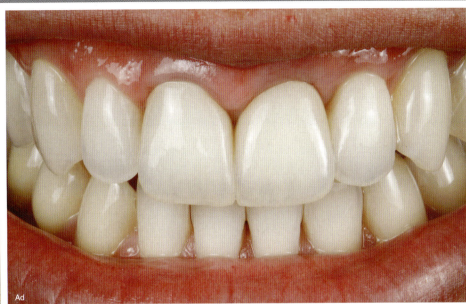

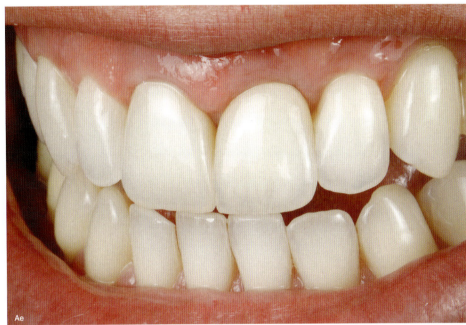

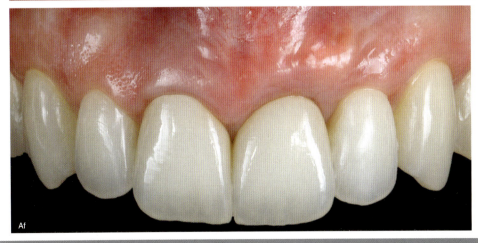

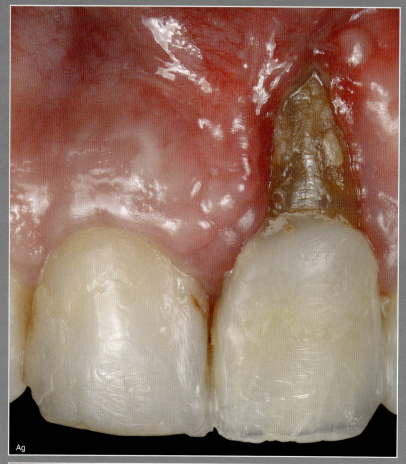

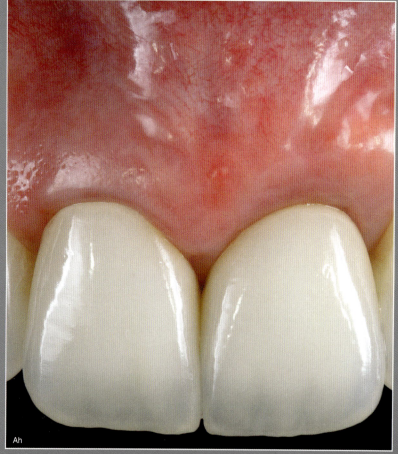

图10.30Ag，Ah

术前（**Ag**）与术后（**Ah**）临床对比，通过牙周与修复的跨学科协作，本病例获得了理想的美学效果。